—

"十一五" 国家重点图书

中国中医药名家经典实用文库

徐福松
实用中医男科学

主　编　徐福松

中国中医药出版社
·北　京·

图书在版编目（CIP）数据

徐福松实用中医男科学/徐福松主编.—北京：中国中医药出版社，2009.10（2024.9重印）
（中国中医药名家经典实用文库）
"十一五"国家重点图书
ISBN 978-7-80231-700-0

Ⅰ.徐…　Ⅱ.徐…　Ⅲ.中医学：男科学　Ⅳ.R277.57

中国版本图书馆 CIP 数据核字（2009）第 134632 号

中国中医药出版社出版
北京经济技术开发区科创十三街 31 号院二区 8 号楼
邮政编码　100176
传真　010-64405721
山东临沂新华印刷物流集团有限责任公司印刷
各地新华书店经销

开本 787×1092　1/16　印张 52.25　彩插 2.75　字数 1193 千字
2009 年 10 月第 1 版　2024 年 9 月第 9 次印刷
书号　ISBN 978-7-80231-700-0

定价　198.00 元
网址　www.cptcm.com

服 务 热 线　010-64405510
购 书 热 线　010-89535836
维 权 打 假　010-64405753

微信服务号　zgzyycbs
微商城网址　https://kdt.im/LIdUGr
官 方 微 博　http://e.weibo.com/cptcm
天猫旗舰店网址　https://zgzyycbs.tmall.com

如有印装质量问题请与本社出版部联系（010-64405510）

《中国中医药名家经典实用文库》

编 委 会

主　编　王国辰

副主编　傅　芳　张年顺　林超岱　李秀明

编　委（按姓氏笔画排序）

王淑珍　包艳燕　伊丽萦　刘　喆

芮立新　李占永　肖培新　罗会斌

罗海鹰　周艳杰　徐　珊

执行主编　华中健　刘菊妍

总策划　华中健　张钢钢

出版者的话

　　21世纪的今天，随着现代医学模式由生物模式向生物、心理、社会和环境相结合模式的转变，现代的医学理念由治愈疾病向预防疾病和提高健康水平方向做出调整，以中医药为代表的传统医药的理论思维和辨证论治方法的生命力正在、并将进一步凸显出来，中医药继承创新和发挥特色优势比任何时候都显得更为紧迫和重要。与此同时，党和国家更加关心和支持中医药工作，反复强调"要大力扶持中医药和民族医药发展，充分发挥祖国传统医药在防病治病中的重要作用"，并采取了一系列重大措施，中医药事业迎来了前所未有的发展战略机遇期。正是在这样的大背景下，我们不失时机地推出了《中国中医药名家经典实用文库》（简称《文库》）大型系列丛书，被国家新闻出版总署列为"十一五"国家重点图书出版项目。

　　突出传统中医特色，吸收现代研究成果，浓缩名医大家经验，贴近当前临床实际，为读者提供一套特色鲜明、质量上乘、规范实用的中医临床参考书籍，打造出具有时代特征和典范作用的中医临床学术精品，这是策划、编写此套大型《文库》的宗旨。

　　整套《文库》既有中医临床学科，也有中医临床专科疾病，第一批将出版《周仲瑛实用中医内科学》、《夏桂成实用中医妇科学》、《徐福松实用中医男科学》、《石学敏实用针灸学》、《孙桂芝实用中医肿瘤学》、《邵长荣实用中医肺病学》等。每册均以该学科或专病领域德高望重、学验俱丰、卓有建树的名医专家冠名，意在彰显专著的权威性和名医特色。主编则由该名家或本领域一流权威专家领衔担纲，以确保专著质量，做到名副其实。《文库》的编写框架，从基本体例到具体内容都力求遵从中医辨证论治规律，尽可能符合当代中医临床医师的临证思维和实际操作过程，并充分吸收现代研究成果，严谨规范，切于实用，较好地反映出当代中医临床学科水平。

名老中医药专家的临床经验是他们数十年长期临床实践、学术研究的积淀，并与中医药理论、前人宝贵经验有机结合的智慧结晶，是他们融古贯今、继承与创新的成果，在一定程度上代表着当今中医学术和临床发展的水平，是中医临床学科体系中不可或缺的重要部分，也是中医临床的特色之一。因此，《文库》尤其注重融入名医成熟的辨治经验，除在各部分内容中有机结合，很好体现外，还专设"临证经验"栏目，集中选介名医诊查辨治的心得体会、处方用药的技巧要诀以及典型验案举例等，从而更加符合中医临床实际，更好地体现中医特色，这是此套文库的一大亮点。

今年是新中国60华诞，又恰逢中国中医药出版社建社20周年。作为重点献礼图书，这套《文库》的出版，既是对正处于蓬勃成长期的出版社综合实力的很好检验，也是所有中医药出版人志存高远、欲成大器的具体体现。我们有信心在各位专家和广大同仁的支持和帮助下，精心制作，认真修订，使之不断充实、完善，共同打造出无愧于时代的精品、好书，充分展示新时期中医药的别样风采。

中国中医药出版社

2009 年 8 月

徐福松实用中医男科学

编 委 会

主　　编　徐福松

执行主编　秦国政　金保方

副 主 编　刘承勇　杨文涛　何　映　秦云峰

编　　委　（按姓氏笔画排序）

徐福松　小传

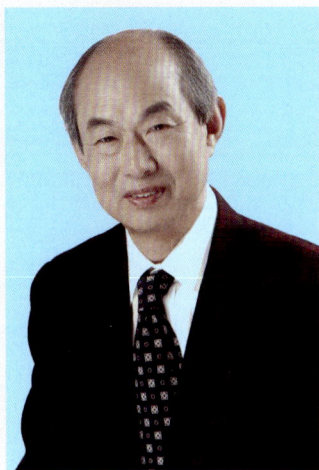

徐福松，1940 年 11 月生，江苏江阴人。全国名老中医，第四批全国老中医药专家学术经验继承工作指导老师，全国著名中医男科学家，现代中医男科学创始人和奠基人之一，享受国务院特殊津贴。

其出身于中医世家和师带徒。尽得其父、著名儿科专家惠之公及舅父、全国名老中医许履和教授之薪传；又为著名针灸学家邱茂良教授、著名外科学家顾伯华教授之高足。20 世纪 80 年代初整理出版了《许履和外科医案医话集》、《增评柳选四家医案》，校注出版《疡科心得集》、《外科精义》等书，参加了香港"中国书展"，受到省卫生厅"江苏省名老中医继承讲习会"大会表彰。

历任江苏省中医院男科主任；南京中医药大学教授、博士生导师，男科学研究所名誉所长；江苏省中医药学会男科专业委员会主任委员、名誉主任委员；华东地区中医男性学分会副主任委员；中国中医前列腺疾病专业委员会主任委员；中华中医药学会男科分会主任委员、名誉主任委员；中国性学会理事，中国传统性医学专业委员会副主任委员；亚太地区中医男科学会副理事长；国际中医男科学会副主席；《男科学报》、《中华新医学杂志》副主编，《中华男科学杂志》副主编、顾问；江苏省卫生厅科学技术委员会委员、高评委中医专业组成员；高等学校科学技术同行评议人，全国优秀中医临床人才研修项目专家指导委员会委员；国家食品药品监督管理局药品审评专家，国家自然科学基金会项目评审专家，国务院学位委员会硕士和博士点评议专家等职。

临证 50 载，学验俱丰，所治病员遍布世界五大洲，在海内外享有盛誉；传道授业，桃李满天下；勤于笔耕，著作等身。代表作有：《实用中医泌尿生殖病学》、《男性病治疗》、《男科纲目》、《男科临症指要》等。

医、教、研成绩显著，贡献突出。曾荣获江苏省中医院十佳医务人员、优秀共产党员，南京中医药大学优秀研究生导师，江苏省中医药科技成果进步奖，江苏省名中医，江苏省有突出贡献中青年专家，全国职工自学成才金奖等奖项及荣誉称号。

秦国政　简介

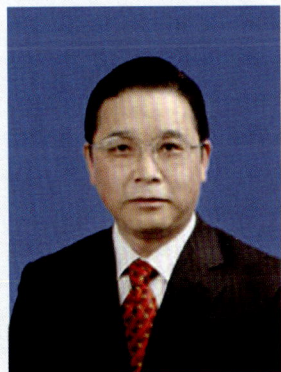

　　秦国政，1960年3月生，云南省昭通市镇雄县人。中共党员。1983年毕业于云南中医学院中医专业并获学士学位，1998年毕业于北京中医药大学中医外科（男科方向）专业并获临床医学博士学位，2001年1月于南京中医药大学博士后科研流动站出站。教授、主任医师、研究生导师。现任云南省中医医院（云南中医学院第一附属医院暨临床医学院、云南省中医医疗集团总医院）院长、云南省中医医疗集团董事长、云南城投医疗产业开发有限公司副董事长、国家中医药管理局男科疾病证治规律重点研究室主任、云南省中西医结合男科研究中心主任，兼任国际中医男科学会副主席、中华中医药学会理事暨男科分会和外科分会副主任委员、中国性学会理事暨中医性学专业委员会副主任委员、国家新药审评专家、国家自然科学技术基金项目评审专家、国家科学技术奖励评审专家、全国学位与研究生教育评估专家、全国中医药科学技术奖评审专家、云南省中医药学会副会长暨男科专业委员会主任委员和中医防治艾滋病专业委员会主任委员、云南省性学会副会长、云南省医院协会副会长、云南省学位委员会学科评议组成员、云南省高校学术委员会委员、云南省艾滋病治疗专家指导委员会副主任等职。系云南省重点学科中医内科学术带头人、云南中医学院重点学科中医外科学术带头人，现代中医男科学创始人和奠基人之一。

长期从事中医男科临床、科研、教学和教育教学管理及医院管理工作。发表学术论文100余篇，编著、主编（副主编）、参编并出版著作、讲义和教材31部。2001年以来，先后主持国家级科研项目1项、部省级科研项目3项，参与主持国家科研项目4项。2002年起领衔在全国率先开办中医学专业男科方向全日制本科教育，主编190余万字的试用教材5部供教学使用。曾有《论男科瘀证》、《勃起功能障碍（阳痿）中医发病学规律研究》、《实用中医男科学》、《王琦男科学》（副主编）等获优秀论文奖或著作奖，先后被授予昭通地区先进科技工作者、云南省卫生系统模范工作者、中国百名杰出青年中医、全国卫生系统先进工作者、云南省名中医、全国中医药继续教育管理工作先进个人、全国中医医院优秀院长等荣誉称号，享受云南省人民政府特殊津贴。

金保方　简介

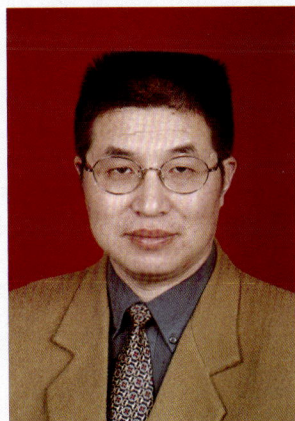

金保方，1964 年 12 月生，江苏泗洪人，中医男科学博士，中西医结合男科学博士后，主任医师，副教授，硕士研究生导师。南京中医药大学男科研究所所长兼男科教研室主任，南京中医药大学第三附属医院（南京市中医院）男科主任，江苏省人民医院生殖中心特聘专家，江苏省"青蓝工程"男科学中青年学科带头人培养对象。

先后师从我国著名男科学家徐福松教授和黄宇烽教授，善于以中西医结合方式处理临床疑难杂症，对男科疾病的中西医结合诊治有独到的见解。率先提出精囊与性功能相关说，并通过实验和临床加以证实；对腰椎间盘突出与性功能异常的相关性也进行了较深入的研究，并积累了一定的临床经验。重视内分泌系统在女性生理病理中的作用，主张调整和顺应内分泌规律是治疗所有妇女疾病的根本大法；对辅助生殖技术的药物（中西药）干预有一定的心得和认识。

现为国际中医男科学会常务委员，中华中医药学会男科分会委员，中国中西医结合学会男科分会委员，中国性学会性医学分会委员，中国中医药研究促进会生殖医学专业委员会常务委员兼副秘书长，江苏省医学会男科分会委员，江苏省中西医结合学会生殖医学分会常务委员，江苏省中医药学会男科分会副主任委员，全国高等医学院校医学影像教育研究会第一、二届理事，《中华男科学杂志》编委，《中国中西医结合影像学杂志》编委。

近几年来，发表论文 50 余篇，其中 SCI 收录 2 篇，MEDLINE 收录 8 篇；主编参编论著 10 部，主持或参与科研课题 11 项。

徐福松实用中医男科学

中国书法家协会副主席言恭达为本书题词

中医男科学人

顾秀莲 二〇〇八年
青月十六日

全国人大常委会副委员长、全国妇联主席顾秀莲为本书题词

岐黄济世
男科传人

为徐福松宝司中华男科病学题

戊子年夏 孙隆椿

卫生部原副部长、全国政协科教文卫体委员会副主任孙隆椿为本书题词

贺《徐福松实用中医男科学》付梓

岐黄传人
男科学人

殷大奎

二〇〇八年九月

卫生部原副部长、中国医师协会会长殷大奎为本书题词

岐黄传人 男科学人

「徐福松亲采用中医男科病学」出版

陈可冀 题
二〇〇八年初冬
于北京

中国科学院院士、中国中西医结合学会名誉会长陈可冀研究员为本书题词

弘扬民族瑰宝
发展中医事业

为「徐福松实用男科学」题

陈焕友

二〇〇八年九月

江苏省委原书记、省人大常委会原主任陈焕友为本书题词

中医男科准绳

贺《徐福松实用中医男科学》付梓

郭兴华

二〇〇八年八月

江苏省卫生厅厅长郭兴华为本书题词

贺《绿韵松实用中医男科学》付梓

中医男科　传世之作

澳门科技大学　项平

戊子年十月

澳门科技大学中医药学院院长、澳门科大医院院长项平教授为本书题词

干 序

中医文献中第一部男科专业论著，首推岳甫嘉的《男科全书》。惜乎至今尚未破译其时代。博学的多纪元胤也没有缴出满意的答卷。

继之，则就是傅山的《男科》。

傅山（1606~1684 年），字青主，生于明而殁于清，除了他的道德文章，为世所尊敬之外，医学中《傅青主女科》、《傅青主男科》，更震颤炎黄医学。

不过时代的轮子，在几百年，甚至几十年、几年、几个月中，可以辗出不少新的病种，以致当时的书本上说得周全的病种，竟远远不及现在的所见。势所必然地不能不跟着现在疾病而产生新理论、新学说、新办法。

徐福松教授的《徐福松实用中医男科学》的产生，也是势所必然。

时代造出了英雄，这个英雄也就成了造时代的勇士。

"序""跋"专业户的我，也就乐为之序。

九十七岁叟干祖望
2008 年之夏于茧斋

序

　　中医文献中尊一部男科专业论著，首推乐甫嘉的《男科全书》。惜乎迄今尚未破译其口诀。博学如多纪元胤乱也没有缴出满意的答卷。

　　继之，则就是傅山的《男科》。

　　傅山（1606—1684年）字青主，生于明而殁于清，除了他的连篇文章、论世所章载之外，医学中《傅青主女科》《傅青主男科》更震古烁今类医学。

　　不过时代的轮子，在几百年甚至几十年、一时几个月中可以辗出不少新的病种，以致当时的书本上说得周全的病种，竟远远不及现在的所见。势所必然地不得不跟着现在疾病而产生出新理论、新学说、新疗法。

　　徐福松教授的《徐福松实用中医男科学》的产生，也是势所必然。

　　时代造出了英雄，这个英雄也就成了造时代的勇士。

　　"序""跋"是业内的我，也就乐为之序。

九十二岁叟于祖望 2008年之夏

于鱼后

吴　序

《徐福松实用中医男科学》之出版，实乃男科界之大事，也是中医界之大事。男科学作为一门年轻的学科，是近30年才发展起来的。虽然近年来现代医学在诸多领域发展很快，特别是以万艾可（伟哥）为代表的PDE-5i的出现，使许多男性性功能障碍者得以重振雄风；但在男科更多的领域，中医仍然是不可或缺的主力军，在男科疾病的治疗中起着很大的作用。因此，该书的出版，必然会对男科临床以及中医男科学的发展影响深远。

由中国中医药出版社策划，新闻出版总署"十一五"重点图书规划项目——《中国中医药名家经典实用文库》，筛选出了包括周仲瑛等在内的当代著名中医学人，出版专科或专病学术经验集。徐福松教授作为中医男科学界唯一的代表当选，诚属实至名归。

徐福松教授是现代中医男科创始人和奠基人之一，全国著名中医男科学家。1974年首创中医男性专科；1979年起带教国内外第一代男科学硕士研究生12名、博士研究生14名；1988年主编并主讲《中医男性病学》（讲义），率先将中医男科学列入大学教程；1998~2000年成功指导我国第一位中医男科博士后出站。教书育人，传道授业，为江苏、云南、广西、上海、安徽等省市以及阿根廷、越南等国培养了中医男科学学术带头人，可谓桃李满天下。为我国男科学的普及和提高，作出了重要的贡献。

作为中医男科学的拓荒者，徐福松教授勤奋刻苦，勇于探索，对男子不育症、性功能障碍、前列腺精囊疾病及其他疑难杂症进行了深入的研究，并积累了丰富的临床经验，病员遍及全国各地及世界五大洲。

徐福松教授勤于思考，善于总结，迄今为止，共发表学术论文218篇，出版专著29部。首创男科纲目、内肾外肾论、阳痿阴亏说等，并创立草薢汤、精泰来、二地鳖甲煎等方，对慢性前列腺炎、免疫性不育（不孕）、阳痿等症疗效显著。

　　"宁静以致远，淡泊以明志"。徐福松教授之所以学有所成，业有所长，绝非偶然。其出身于中医世家，少年时代即跟随其父、著名儿科专家徐惠之先生攻读岐黄之术；稍长，又深得其舅父、孟河学派传人许履和教授之薪传；其后又先后跟随著名针灸学家邱茂良教授、著名外科学家顾伯华教授学习针灸、外科。加之其踏实用功，虚心好学，淡泊名利，兢兢业业，终成大器。

　　此前，徐福松教授的《实用中医泌尿生殖病学》、《男性病治疗》、《男科纲目》等专著的出版，在学术界都产生了广泛的影响，成为男科医、教、研同行的必备参考书，并多次重印。独具特色的徐福松中医男科学体系初步建立。《徐福松实用中医男科学》由徐福松教授亲自领衔主编，重点内容由其亲力亲为；其他参加编写者多为徐老之得意门生，深得徐老之真传，也是我国中医男科界年轻有为的中坚力量，如秦国政教授（博士后）、金保方教授（博士后）、杨文涛教授（博士）。相信该书的出版，必然会进一步完善徐福松教授中医男科学体系，对中医男科学的发展产生不可估量的推动作用。

　　同为中医工作者，作为徐福松教授的学生和同道，对其取得的成就非常高兴，也深受鼓舞。特为之序。

南京中医药大学校长　吴勉华

2008 年夏奥运进行时

代前言

论徐福松教授对中医男科学的创建与贡献

秦国政

徐福松，字达，又字得一，号木公，斋号自求，晚号一毛老人，江苏江阴人，1940年出生于中医世家。全国著名中医男科学家，当代中医男科创始人和奠基人之一。其治学严谨，学识渊博；诊病研学，德艺双馨；传道授业，为人师表；著述丰茂，贡献卓著；不名反名，声高众望。

"根之茂者其实遂，膏之沃者其光晔"。徐福松教授认为中医是一门理论性很强的科学，其基础理论是中医之根；中医又是一门实践性很强的科学，在临证中可以汲取丰富的营养。力主理论与临床并重，医、教、研、著全面发展。尝谓："为医者，临床乃第一生命"，"为医者，不可一日无临床"，"将经验升华为理论，生命不息，医教研不断，笔耕不止"。其行医准则是："行医贵有悟心。通过四诊，首先悟出病人的脉理、病理和心理，然后悟出其中的医理和哲理，最后因人、因时、因地、因病、因源而宜，对症下药，审因疏导，始克有效。"

徐福松教授传承其父、著名儿科专家惠之公和其舅父、全国名老中医许履和教授之术，并发扬光大，在中医男科领域耕耘三十余载，终成大家，善治男子不育症、性功能障碍、前列腺精囊疾病及各种男科疑难杂症，病员遍及中国大陆各地和港澳台地区及世界五大洲，发表学术论文218篇，出版专著28部。以下仅以我所知，试对其创建中医男科学及其对该学科的贡献加以论述。

一、扬家学，垦荒辟路，创建中医男科之学

许履和教授为徐福松教授之舅父，系著名中医外科学家，对子痈、子痰、囊痈、脱囊等男性外科感染性疾病之诊治经验丰富。徐福松教授在学习、继承许履和教授学术经验的基础上，通过多年的临床实践，证实中医中药治疗男性生殖系统炎症确有疗效，因之较为系统地对许履和教授的学术经验进行了总结。徐福松教授指出：许履和教授认为男性生殖系统炎症在脏腑经络方面，与足三阴、足阳明、足少阳及任脉、督脉存在联系，在临床上与之关系最为密切的是肝、肾、脾、胃四经；治疗原则可归纳为"实则治肝"，"虚则治

肾"。所谓"实则治肝",即前阴部的急性化脓性感染多是湿热下注肝经的实证,应当从肝论治,以清泄肝经湿热为主,代表方剂如龙胆泻肝汤之类;所谓"虚则治肾",就是前阴部的慢性炎症多是肾阴不足的虚证,应当从肾求治,以滋阴降火为主,代表方剂如六味地黄汤之类。但前阴部的结节性、增殖性炎症多是痰浊凝聚所致,又当从脾胃论治,以化痰为主,代表方剂如加味二陈汤之类。同时又须分辨虚、实、痰的交杂表现,急性、慢性的相互转化,以及其他兼夹症状,分别给予随症加减。

为了便于临床诊治,徐福松教授早在20世纪70年代便将男性生殖系统炎症分为非特异性感染和特异性感染两类,并将中西医病名相互对照,如非特异性感染中将囊痈与阴囊感染和阴囊脓肿、脱囊与急性坏疽性阴囊感染、子痈与急慢性睾丸炎附睾炎、子系肿与精索炎、精浊与急慢性前列腺炎、血精与精囊炎、淋证与尿道炎、阴茎痰核与阴茎海绵体硬结症各自对应,在特异性感染中将下疳与阴茎结核、子痰与睾丸附睾结核、梅疮与梅毒性阴茎溃疡(硬性下疳)各自对应等。同时,从部位着眼,将男性生殖系统炎症分为阴囊炎症(囊痈、脱囊)、睾丸和附睾炎症(子痈、子痰)、精索炎症、精囊炎症、前列腺炎症(急性前列腺炎、慢性前列腺炎)、阴茎炎症(淋症、下疳、阴茎痰核)等。并对各病症的证治要点进行了归纳与总结。

以上家学传承、临床实践、学术思考可视为徐福松教授开创中医男科之渊薮。于是徐福松教授走上了艰难的垦荒之路,从临床基地到学术学科等方面开始了漫长而卓有成效的中医男科学的学科建设工作。

在临床基地建设方面,于1974年12月26日在江苏省中医院外科之下创建中医男性专科门诊,对男性泌尿生殖疾病进行广泛深入的临床研究和学术探讨。因成效显著,加之有广泛的社会需求,医院于1993年3月1日将中医男性专科门诊升格为独立建制的一级临床学科,并将其更名为男科,任命徐福松教授为科主任,这是全国各级医院中最早建立的成建制的中医男科。1996年4月该科被确定为江苏省首批中医重点临床专科建设单位。男科于1996年12月开设病房,设置床位16张。2000年8月,男科通过江苏省首批省级中医重点临床专科验收。2001年9月,男科病房扩充至24张床位,迈出江苏省中医重点临床专科Ⅱ期建设的重要一步。

在学术学科建设方面,于1987年编著并在中国大陆出版了我国第一部中医泌尿学科专著《实用中医泌尿生殖病学》,该书获1988年度北方十省市(区)优秀科技图书二等奖,并被列为"海峡书选"大陆出版名著,于1989年又在中国台湾由千华出版公司独家出版发行。《实用中医泌尿生殖病学》共分2篇7章,收载男性泌尿生殖疾病83种,从概述、病因病机、诊查要点、治疗方法、注意事项、文献摘录等方面对各病进行了介绍,初步建立起中医男性泌尿生殖学科体系。1991年编著并出版了第一部中西结合男科专著《男性病治疗》一书,该书首列绪论简述男性病学的发展史,后分上、下两篇14章,收载男科疾病52种,上篇总论从男子生殖系的解剖、男子性和生殖功能概述,男性病的病因病理、男性病的诊断、男性病的预防、男性病的治疗等方面阐述了男科有关基础理论知识，下篇各论对每一疾病从概述、病因病理、临床表现、诊断、治疗、预防护理、临床资料等方面加以介绍，初步建立起中西医男科临床治疗学体系，该书已成为男科医、教、研同行的必备参考书，至今已重印 5 次，总印数达 5 万余册之多。1993 编著出版《男科纲目》一书，该书编写体例不走现代通用之篇章结构编写章法之路，独辟蹊径，分设腺、性、精、育四纲，"腺"纲下设睾系疾病、精囊腺疾病、前列腺疾病为目，"性"纲下设性器官疾病、性功能疾病、性传播疾病为目，"精"纲下设排精异常、精液异常、精子异常为目，"育"纲下设男子节育、男子不育及优生优育为目，共 4 纲 12 目 64 病证，从定义、发病率、分类、特点、病源、证候、治法、辨证论治、辨病治疗、单方验方、外治疗法、手术疗法、针灸疗法、气功疗法、推拿疗法、精神心理疗法、预防保健等方面详细论述了各种病证的诊治问题，建立了独具特色的中医男科学体系，首次提出"腺、性、精、育"四大类主病（症）为"男科之纲"新学说，是男科发展中的一个里程碑，获全国中医优秀科技图书三等奖。《徐福松实用中医男科学》充分吸收现代研究成果，融入名医经验，尤突出徐福松教授临床经验，集中选介徐福松教授诊查辨证心得体会、处方用药技巧要诀及典型验案范例等，全书分 10 章，收载男科病证 126 种，总论从中医男科病学的定义、研究范围、发展简史和男性生理功能概述以及中医男科病的病源探求、四诊合参、类证条辨、治疗原则、防护要点、保健心法等方面作了阐释，各论从概述、病因病机、诊断与鉴别诊断、辨证、治疗、转归及预后、预防与调护、徐福松临证经验、现代研究进展、小结等方面对 126 种男科常见症状、常见疾病、常见综合征等病证进行了介绍，进一步建立和完善了独具特色的徐福松中医男科学体系。

二、勤临证，治病救人，丰富中医男科之技

徐福松教授临床几十年，治疗男科患者数以十万计，治疗男性不育症、慢性前列腺炎、男子性功能障碍、前列腺增生、精囊炎、男子乳房发育症、附睾结节等，疗效显著，经验丰富，值得借鉴。其他一些辨治思路，也值得效法，如认为男科病的病理特点之一是正虚邪恋、虚实夹杂，故常用扶正祛邪、消补兼施法施治，使消中有补不会克伐正气、补中有消毋虑留滞邪气；在辨治男科病时，主张主病辨证、勿忘整体，辨证之度、量度施治，辨清标本、治本顾标、多方辨证、兼顾治之；强调男科病的辨证以全身和局部相结合，诊断以宏观和微观相结合，治疗以辨证和辨病相结合；指出男科病大凡病发于肝、膀胱、心者以实证居多，病发于肾、脾、肺者以虚证居多，故确立男科病的内治法则是实则治肝、治膀胱、治心为主，虚则治肾、治脾、治肺为主；用酸甘化阴法治疗慢性前列腺炎、前列腺增生、精液不液化症等；当今男人多郁症、心理障碍者司空见惯，给予药物治疗的同时，尤注重心理疏导，并要求病人配偶合作，以收相得益彰之效。同时致力于男科疾病的诊疗规范研究，指导制订了类前列腺炎综合征、慢性前列腺炎、前列腺增生症、阳痿、精囊炎等疾病的诊断疗效标准或诊疗常规，对规范和提高中医诊治男科疾病水平起到了积极的促进作用。以下仅对其治疗某些男科疾病的学术思想和经验进行简要论述。

1. 男性不育症

徐福松教授对男性不育症，常分两大类进行治疗。一为精液精子异常类，二为性腺炎症类。两类病源虽互有联系，但治疗却有所不同。

（1）精液精子异常类不育症：对精液精子异常类不育症，采用辨证与辨病相结合的方法进行诊治。其治疗思路是：精浆异常和精子异常，以精子异常为主；精子数量与质量异常，以精子质量异常为主；精子质量（形态）与精子自身免疫，以精子自身免疫为主。

以辨证为主、辨病为辅，其法有八。一是补肾填精法，为最常用治法，用于睾丸偏小松软、性功能减退、腰膝酸软、神疲乏力、面色少华、脉细者，常用自制验方聚精汤。二是滋阴降火法，用于死精症、畸精症、少精症、弱精症、精液不液化症、高密度精子症、免疫性不育症等伴形瘦体薄、夜盗汗、红绛舌、光剥花苔者，以知柏地黄丸合五子衍宗丸为宜。三是脾肾双补法，用于少精症、弱精症、精液不液化症者，常用方为水陆二仙丹（丸）。四是清热利湿法，用于无精子症、少精症、死精症、畸精症、精液不液化症、精液量过多、高密度精子症、免疫性不育症等精液精子异常者，用自创草薢汤灵活变通治之。五是豁痰祛瘀法，用于无精子症、精液不液化症以及高密度精子症等精液异常，用加减红白皂龙汤治之。六是疏肝通结法，用于无精子症、畸精症、死精症等，以逍遥丸加减治疗。七是酸甘生津法，用于精液不液化症、精子密度过高等，用自创验方乌梅甘草汤治疗。八是肺肾同治法，用于少精症、弱精症、免疫性不育症、无精子症等精液异常，用苍耳子散合玉屏风散加减治疗。

以辨病为主、辨证为辅，其类有六。一是精液不液化症，多为阴虚火旺、湿热内蕴，治以酸甘化阴法，方用自拟乌梅甘草汤加减，同时加服温肾药物以避免滋阴药物之寒性影响精液质量。二是精子减少症，多为肾精不足、气血两亏，治以滋肾填精、补益气血法，方用自拟聚精汤加味。三是死精子过多症，多因生殖系统炎症或长期运用对精子有刺激性的药物所致，治以滋阴填精、补益气血、活血化瘀通精法，方用自拟红白皂龙汤合聚精汤加味。四是精子活力低下症，多为肾之阴阳不足，但大部分患者多以肾阳虚衰者为多，治以温补肾阳，方选巴戟丸加减。五是精子畸形症，多为睾丸病变、内分泌功能紊乱引起，治以滋阴益肾，方用水陆二仙丹加味，伴精子活力低下者合聚精汤同用。六是免疫性不育症，多因睾丸损伤、炎症、输精管道感染、阻塞等诱发免疫反应。本病有虚实之别，其虚因于脏气不足，其实源于湿热、痰浊、瘀毒等邪内扰。其病位首在肝肾，次在脾肺，或以正虚，或以邪恋，或本虚标实。病因之本为体虚，标为损伤或感染。病机为正虚邪恋，正虚者，肝肾肺脾之虚也，邪恋者，湿热瘀血之病也；或由肝肾阴虚，湿热内蕴，气血不和，精道瘀滞所致；或因肺脾气虚，平时容易感冒，邪热入于营血，归于精室，阻滞精道而成。当邪正同治、补虚泻实、标本兼顾，以收正胜邪却、源清流洁之效。"补虚"则补益阴阳气血，以填养精室，增强机体抗病能力，稳定调节免疫功能；"泻实"可消除破坏免疫平衡诸多因素，清理生精之所，畅达输精之道，使抗体消失，施精成孕。临床分肝肾阴虚湿热、肺脾气虚易感、湿毒蕴滞、痰瘀互结四型辨证治疗，肝肾阴虚湿热证，治以滋阴降火，清利湿热，用自制验方：生地12g，泽泻10g，丹皮6g，碧桃干10g，碧玉散15g，知母6g，茯苓10g，枸杞子10g，车前子10g，白芍10g；肺脾气虚易感证，治以补肺健脾，清肠泄热，用自制验方：人参10g，白术10g，茯苓10g，黄芪12g，怀山药10g，广木香6g，砂仁2g，黄连2g，薏苡仁15g，炙鸡内金6g；湿毒蕴滞证，治以清热利湿，解毒泄浊，方用程氏萆薢分清饮合四妙丸加减；痰瘀互结证，治以逐瘀化痰，方用二陈汤、消瘰丸、四物汤化裁。或根据精浆、血浆不同抗精子抗体进行治疗，血浆抗精子抗体阳性者，多为阴虚内热，治以滋阴降火、清利湿热，方用自拟男转阴1号方加味；精浆抗精子抗体阳性者，多为精道不通、瘀血内阻，治以活血化瘀通络，方用自拟男转阴3号方加味。

（2）性腺炎症类不育症：性腺炎症类不育症，以虚实夹杂、标本同病者居多，聚精汤治之少效，当分别给予标本同治，消补兼施，诊断应注意隐性炎症，治疗宜兼顾标本虚实，用药忌妄投苦寒温热，护理须有利生精养精。慢性前列腺炎所致者，治以补肾固精、分清渗浊法，用萆薢分清饮合菟丝子丸加减；慢性精囊炎所致者，治以滋阴降火、凉血止血法，药用二至丸合大补阴丸加味；慢性附睾炎所致者，治以疏泄厥阴、补益中气法，用枸橘汤合补中益气汤加减；附睾结核所致者，治以养阴清热、化痰散结法，用二海地黄汤（六味地黄汤加海藻、昆布）加减，另吞五味龙虎散（参三七、血竭、䗪虫、蜈蚣、全蝎各等份，研末）；腮腺炎性睾丸炎后遗睾丸萎缩所致者，治以滋养肝肾、清解余邪法，用归芍地黄汤加减，另吞胚宝片或紫河车粉。

此外，治疗两类不育症，切忌妄投苦寒或温热之品。苦泄过度，一则败胃，引起胃脘疼痛，恶心呕吐；二则伤阳，导致性欲淡漠，阳痿不举，同时影响精子质量。温肾壮阳过激，容易导致生殖道充血、水肿，不仅加重炎症，而且阴精被灼，影响精子数量和质量。护理首重精神情志调节，保持心情舒畅，若生气发火、情绪抑郁、恼怒、恐惧、悲观等，既有碍性机能，又影响精子数量和质量，并忌热水坐浴，以免睾丸受灼，妨碍生精。饮食宜清补，不宜温补，宜多食龟、鳖、鱼、禽、蛋、海参等血肉有情之品，以利补肾生精，忌食酒类、辣椒、葱、蒜、生姜等刺激性食物，以免助火生热，加重生殖道炎症。

2. 慢性前列腺炎

认为湿热、肾虚、瘀血、肝郁、中虚五者是慢性前列腺炎的基本病因病机。湿热是标，肾虚是本，瘀血是进入慢性过程的进一步的病理反映，肝郁是久病情志抑郁的必然转归，中虚是湿热伤脾的必然结果，或系素体脾虚所致，或由肾虚及脾之故。辨证强调辨证与辨病相结合，治疗强调祛邪补虚、标本同治，总的治疗原则为"消补兼施"，临床常将该病分为湿热、瘀血、肝郁、中虚、肾虚诸型论治。所谓消，包括湿热型用萆薢分清饮或自拟前列腺1号方加减清热导湿，肝郁型用自拟前列腺2号方加减解郁通淋，瘀血型用验方王不留行汤或自拟前列腺3号方加减活血化瘀；所谓补，包括肾虚型用菟丝子丸或自拟酸甘化阴汤加减滋阴敛精，中虚型用补中益气汤补益中气。若湿热肾虚并重，当补肾导湿以消补兼施、通涩并用，方用自拟草菟汤加减。慢性前列腺炎临床上最多见的是草菟汤证，因而应用最多的也是草菟汤。然临床虚实夹杂者多，须量其兼夹之证复合用之。同时，不论何型，常嘱患者配用前列腺炎 3 号方（苦参、龙胆草、黄芩、黄柏、制乳没）煎汤坐浴，这对改善局部血液循环，促进炎症吸收有一定帮助。

3. 男子性功能障碍

徐福松教授常将男子性功能障碍分五型辨治。一是肝郁不疏证，治以疏肝解郁，方选沈氏达郁汤加减；二是心肾不交证，治以清火养阴，交济心肾，方选黄连清心饮加减；三是阴虚火旺证，治以滋阴降火，阳痿、早泄选二地鳖甲煎，不射精、遗精用大补阴丸变丸为汤；三是脾肾两虚证，治以健脾益肾，不射精用秘精丸加减，阳痿用还少丹加减；四是下焦湿热证，治以清热化湿，方选萆薢分清饮加减；五是血脉瘀滞证，治以活血化瘀，方选活血散瘀汤加减。

徐福松教授又主张从脾胃论治男子性功能障碍。认为古今医家对于性功能障碍的治疗，常从肝肾立论，不无道理，但于脾胃一层，每多忽略。徐福松教授指出，在某种意义上，性事亦当以胃气为本。宗筋聚于阳明，阳明主润宗筋，治痿独取阳明，自当包括阳痿在内。胃为五脏六腑之海，出生之后，必以食为天，精生于谷，精化为气。临床所见，胃气之强弱，与性欲之强弱成正比。体力劳动者，胃强善啖，精气多旺，其于欲事多强；脑力劳动者，纳谷不旺，精气多虚，其于欲事多弱，是胃气能为肾气之助。若脾胃先病，累及他脏；或他脏先病，累及脾胃，皆可引起男子性机能障碍。治疗总以明辨因果关系，审证求因，审因论治为原则，病因去则脾胃旺，他脏安则脾胃盛，脾胃强则宗筋振。本病与脾胃关系较为密切者，有以下 5 种情况：热灼胃阴证，治宜清补甘润，方选麦门冬汤加减；湿热伤脾证，治宜清利湿热，方选柴胡胜湿汤加减；饮食伤胃证，治宜和胃消积，方选保和丸合枳术丸加减；肝强胃弱证，治宜扶土抑木，肝木乘胃、脘痛呕酸者用二陈汤加左金丸，肝木乘脾、脘腹胀痛者用香砂六君子汤加味；脾虚及肾证，治宜健脾益肾，方选秘精丸加减，中气下陷者配服补中益气丸，心脾两虚者进以养血归脾丸。

阳痿是男子性功能障碍中最常见者，有因虚而致者，亦有因实而痿者，临床不可概以虚证立论，须全面辨证而论治。徐福松教授治疗阳痿有八法。一是疏肝解郁法，用于肝郁不疏证，方选沈氏达郁汤或自拟起痿 1 号加减；二是清利湿热法，用于湿热下注证，方选柴胡胜湿汤或自创草薢汤灵活变通；三是活血化瘀法，用于血脉瘀滞证，方选少腹逐瘀汤或活血散瘀汤或红白皂龙汤加减；四是滋阴降火法，用于阴虚火旺证，方选自拟二地鳖甲煎加减；五是温肾壮阳法，用于命门火衰证，方选还少丹或自拟熟地二香汤加减；六是脾肾双补法，用于脾肾两虚证，方选自拟起痿壮阳汤；七是补肾宁神法，用于肾虚神怯证，方选自拟起痿 3 号方加减；八是补益心脾法，用于心脾两虚证，方选归脾汤加减。其中，把疏肝解郁、清利湿热、活血化瘀归纳为"实则治肝"，把滋阴降火、温肾壮阳法纳为"虚则治肾"，同时指出：治肾莫若治心，填精莫若疏肝，温补莫若清热，补虚莫若泻实。

4. 前列腺增生症

徐福松教授治疗前列腺增生症常以虚实而论，虚者多为肾阳不足，治以益肾化气、软坚散结，方用老人癃闭汤加减；实者多为湿热瘀阻，治以清利湿热，化瘀散结，方用公英葫芦茶加减。其治前列腺增生症，用药经验丰富。阴虚火旺者，喜用乌梅、天花粉，惯以二海地黄汤滋补肾阴，咸寒软坚为基础，加乌梅、天花粉酸甘化阴生津止渴，谓天花粉既能生津又能消肿，用之对肥大之前列腺及阴虚火旺症状均能收到良好效果。浊瘀阻塞者，擅用穿山甲、大黄，常以代抵当丸加减，通瘀行水，启癃开闭，并强调穿山甲、大黄为必用之药。提壶揭盖，善用黄芪、杏仁，每于温补肾阳时，配黄芪、杏仁以升提开肺，使上下升降有节，气化开阖有度，癃闭自通，此亦"病在下取之上"之意。缩小腺体，常用山药、麦芽，谓中医虽无前列腺之名，但似可与"精室"相互参，男性之精室犹如女性之乳房，以回乳之药移用于男子前列腺增生可也，凡前列腺增生趋于稳定期患者，每加山药、麦芽。盖回乳汤中有用山药之记载，麦芽又是回乳之专品，两药甘平，宜于长服久服，有助于前列腺体缩小，并具涩精缩泉开胃之功效，尤适用于脾胃功能衰弱且前列腺增生之人。

对前列腺增生所致急性尿潴留，分膀胱积热和阴虚火旺两个证型辨证论治，膀胱积热证治以清热利尿、活血开闭，方用公英葫芦茶加减；阴虚火旺证治以滋阴降火、软坚开闭，方用二海地黄汤加减。两证均可加入通关滋肾丸。在辨证施治的同时，喜用海藻、昆布化痰软坚，有利于急性尿潴留的解除。

5. 精囊炎（血精）

徐福松教授诊治精囊炎，认为明确中医药治疗的适应证当为首要。明确指出：对于感染性因素所致的精囊腺、前列腺、尿道、附睾的急慢性炎症，睾丸、会阴部损伤及前列腺手术后引起的血精，中医药治疗可收良效；对于前列腺结石、精囊腺结石及泌尿生殖系结核所致的血精可试用中医药治疗；对于解剖异常如苗勒管囊肿、恶性肿瘤如前列腺癌、精囊静脉曲张、会阴部长期反复压迫、肝硬化伴门脉高压（致痔静脉丛通过侧支前列腺丛压力也增高，精阜旁后尿道上皮下静脉扩张破裂）、糖尿病及一些血管、血液疾病所引起的血精则非单纯中医药所宜；至于偶然发生的血精，经检查未发现特异改变，可能是房事过程中某些组织因急剧充血和机械性碰撞出现微细小血管破裂出血所致，对这种特发性血精只要暂停房事1~2周就能完全恢复。唯此方能做到有的放矢，而不是盲目施治。在治疗上，要分清虚实标本缓急，疏导为先，内外同治，确立理血、清源、固本为治疗大法，指出滋阴降火是治血精之常、清热化湿是治血精之变、补益气血是治血精之本、凉血止血是治血精之标。此外，在治疗血精时，还注重外治，或中药坐浴，或保留灌肠，或尿道用药，每获良效。

6. 男子乳房发育症

徐福松教授认为，男子乳房发育症病因病理多为"气滞痰郁"，取叶天士"男妇乳疬方"（橘叶、青皮、制香附、夏枯草）合二陈汤加牡蛎组成"加味乳疬方"疏肝理气、和胃化痰、软坚散结，配合外贴八将膏 [飞腰黄9g，冰片1.5g，全蝎（焙）10只，蝉蜕（去翘足）6g，炙蜈蚣10条，炙五倍子24g，炙穿山甲9g，公丁香6g。共研极细末，掺于太乙膏上]，贴盖患部，7日1换，取得了较满意的效果。

7. 附睾结节

认为其病因多责之肝郁气滞、痰浊凝滞、死精败浊瘀阻精道以及湿热蕴阻诸端，且多相兼为患。常用治法有五，一是疏肝行气破结法，用于因肝经郁滞者，方用栀子清肝汤合枸橘汤加减；二是活血散瘀通塞法，用于因外力所伤者，方用护睾活血汤加减（三棱、莪术、露蜂房、苏木、大川芎、路路通、石菖蒲、红花等）；三是清利湿热导浊法，用于因湿热败精互结，方用萆薢汤加味；四是化痰软坚散结法，用于因附睾结节较硬或伴睾丸僵硬而无他症可辨者，方用昆布海藻汤合消瘰丸加减；五是培本扶正散结法，用于因年老体弱或恙延日久者，方选还少丹或二地鳖甲煎加减。

8. 性病过治综合征

徐福松教授认为，性病患者因大量不规则地使用抗生素及心理负担过重等因素，会引起"性病过治综合征"。其临床表现有：精神压抑，烦躁不安，神经质，自责恐惧感，记忆力下降，注意力不能集中，疲惫无力，焦躁易怒，纳差腹胀，性欲减退，阳物勃起力差，甚至外阴部有痒感、虫行感等精神神经系统症状。其治法有二，一是肝郁脾虚、痰浊内阻者，治宜疏肝健脾，化痰泄浊，佐以安神，方选涤痰汤、六君子汤加减，药用胆南星、制半夏、枳实、竹茹、石菖蒲、炙远志、茯神、丹参、白术、陈皮、砂仁、木香、龙骨、牡蛎、郁金等；心肾阴伤、湿热浊蕴者，治宜滋养心肾，清利湿热，化浊安神，方选天王补心丹、二陈汤、萆薢分清饮加减，药用生地、麦冬、丹参、酸枣仁、远志、半夏、陈皮、茯苓、萆薢、益智仁、乌药、车前子、五味子、黄连、栀子、石菖蒲、泽泻等。

三、遣方药，溯源求本，拓展中医男科之术

要不断提高中医诊治男科疾病的水平和疗效，必须不断研究和拓展其治疗手段和方法。徐福松教授临床治疗男科疾病之所以疗效卓著，就在于他孜孜以求地在遣方用药上溯源求本、旧为新用、尊古不泥、创立新方，不断增加治疗方法。

徐福松教授治疗男科病，处方以古方为主，间用新方或自制验方。其发皇古义，善以古方化裁治疗男科疾病。如将萆薢分清饮和菟丝子丸化裁创立草菟汤补肾导湿，用于治疗阳痿、早泄、遗精、精液黏稠不化、脓精症、畸形精子症、慢性前列腺炎、血精、男性免疫性不育、精索静脉曲张、前列腺增生症等相似疾患；用外科名方枸橘汤加味治疗睾丸炎、附睾炎、附睾结节、睾丸鞘膜积液、精索静脉曲张等睾系疾病；用四妙丸合水陆二仙丹加减清泄补涩治疗早泄，等等，皆有良效。同时，徐福松教授又善于创制新方用于临床，如创酸甘化阴汤治疗慢性前列腺炎、精液不液化症，创聚精汤治疗精液精子异常类不育症，创加减红白皂龙汤治疗无精子症、精液不液化症以及高密度精子症等精液异常，创乌梅甘草汤治疗精液不液化症、精子密度过高等，创男转阴1号、3号方分别治疗血浆抗精子抗体阳性、精浆抗精子抗体阳性，创前列腺1号、2号、3号方和酸甘化阴汤加减分别治疗湿热、肝郁、瘀血、肾虚型慢性前列腺炎，创起痿1号方、二地鳖甲煎、熟地二香汤、起痿壮阳汤、起痿3号方加减分别治疗肝郁不疏、阴虚火旺、命门火衰、脾肾两虚、

肾虚神怯型阳痿，其效也著。在使用剂型时，善用水煎剂治主症、主病，用成药治兼症、兼病，取长补短，相辅成功。

徐福松教授承其舅父许履和教授之经验，用药中正平和、轻清灵动，一般每味药量仅在 10~12g 之间。如用石菖蒲治疗慢性前列腺炎，仅 2g 之微，以引经通精窍；治不射精时，石菖蒲用量不过 6~10g，以豁痰开精闭，意在轻可去实。又如黄连、黄柏、栀子、龙胆草等苦寒泻火药，每味只用 3~5g，而且中病即止，以防苦寒败胃伤阳。

又步其家父惠之公"用药如用兵"、"兵贵神速"之用药特点，有时味少量大、大刀阔斧，有时虫类攻下、出奇制胜。如治阳痿而用蜈蚣、蜂房；治无精虫而用大黄、地鳖虫，治男子免疫性不育症用桑白皮、薏苡仁、牡蛎；治尿石症用金钱草、桑枝、威灵仙；治癃闭用葫芦茶、猫爪草；治乳糜尿用刘寄奴、马鞭草；治阳痿用白蒺藜等，用量均有 30~50g 之多。

脏腑用药以补肾为要，首重滋阴，如生熟地、鳖甲、龟板之属；他如心肾同治之用黄连、肉桂，肝肾同治之用何首乌、枸杞子，脾肾同治之用金樱子、芡实等等，无不用之娴熟。在治男子不育症中所创从肺论治，用麦冬、沙参、桑白皮、黄芩；从胃论治，用石膏、芦根、淡竹叶、栀子等，此二法可谓别树一帜。对脾肾同治，更有独到见解。诚然，男子不育症虽以肾虚为轴心，当以补肾为主，如熟地黄、鱼鳔、枸杞子、紫河车等；但先天之精的充养，有赖于后天之精，后天之精的化生，有赖于先天之精，故特别推崇"先天生后天"、"后天养先天"之说，而以脾肾同治立论。徐福松教授每于补肾之中，参以党参、茯苓、薏苡仁、黄精之属。况一般男科病病程冗长，长期服用中药，稍有不慎，即可伤及脾胃，祸端丛生。如苦寒过度伤及脾阳肾阳，或壮阳过度伤及胃阴肾阴，或服药时间不当而碍胃伤脾，导致脘痛腹泻等等。因此，除在选方用药时注意外，在服药时间上倡导每天上午和晚上"两个九点半服药法"，一则半空腹服药减少药物对胃肠道的刺激，二则可均匀维持药物在血液中的浓度。其别出心裁处，悉从顾护脾胃，发挥药效着眼。

徐福松教授治疗男科病，崇尚全身治疗，有时辅以局部处理，并善将内、外、妇、儿诸科的特殊用药，灵活运用于男科病证。如宗张景岳意，用龟板、紫河车、脐带、鹿角等血肉有情之品治疗男子精少不育，取"精不足者补之以味"；宗叶天士调摄冲任法，用紫石英、龟板等治疗功能性不射精，以利精关之开阖。又如用乌梅、甘草之酸甘化阴治疗精液不液化，用地、芍、归、芎之引精归血治疗梦遗滑精，用石菖蒲之清热化湿、引药归经治疗因湿热下注引起的前列腺疾病，用石菖蒲之开通精道、疏畅精液治疗早泄、逆行射精、不射精等射精障碍，用石菖蒲之宁心安神、疏肝解郁治疗阳痿等性功能障碍等，无不得力于内科用药。再如用续断、穿山甲治阴茎、附睾结节，源出于清·邹岳（五峰）《外科真诠》。生麦芽、益母草、怀山药既能回乳又治男性尿末滴白，牡蛎、菟丝子、椿根皮、续断等既治妇人带下又治男子精病，即"男女同源"之理；莲须、木瓜、桑螵蛸、白薇，既治小儿尿频遗尿，又治成人遗精早泄，即溺窍、精窍异路同门之意。

徐福松教授治疗男科疾病善用药对。如用草薢对菟丝子治疗前列腺炎，补肾祛浊，补泻兼施，化湿不伤阴，益肾无留邪；用蒲公英对陈葫芦治疗前列腺增生症，利水除湿消肿，中正平和无耗气伤阴之弊；用石菖蒲对生牡蛎治疗滴白、尿浊等精室、尿道疾病，开通精道，逐除湿浊，使精窍和尿道各司其职；用怀山药对怀牛膝治疗男科诸证，脾肾双补，活血益肝，虚实俱到；用广木香对公丁香治疗男科诸证，健脾温中，散寒止痛，可免长期用药苦寒伤阳败胃；用续断对桑椹子治疗肝肾不足之精液异常、性功能障碍等病，寒温并用，阴阳双补，药性不燥不烈；用生黄芪对天花粉治疗阴虚之男性性功能障碍，寒温互助，平稳有力；用白蔹对白及治疗早泄，收敛清热，一清邪火，二收欲火，有散有收；用乌梅对甘草治疗精液不液化症，酸甘化阴，常见立效；用金樱子对芡实治疗遗精、尿频及尿后余沥，益肾收涩，常收奇效；用昆布对海藻治疗前列腺增生伴尿潴留，滋阴降火，软坚散结，通窍利水，疗效满意。

四、勇创新，探幽揭秘，完善中医男科之论

一门学科能不能不断向前发展，与有无新的理论观点和学说不断出现休戚相关。徐福松教授通过长期临床实践经验的积累和总结，不断地进行学术思辨，将感性认知上升到理性认识，提出了诸多新观点和创立了一些新学说，从而促进了中医男科学的不断发展。以下仅对"腺、性、精、育"男科四大类主病（症）说、阳痿阴亏说、内肾外肾论说和睾系藏精主生殖说略加论述。

1. "腺、性、精、育"男科四大类主病（症）说

徐福松教授在历代理论和临床研究的基础上，借鉴妇科"经、带、胎、产"四大主病疾病分类法，并参照西医学男子生殖系解剖学、生理学、病理学、诊断学等理论，从中医学阴阳五行、脏腑经络等理论为圭臬，由博返约，首次提出男科"腺、性、精、育"四大类主病（症）概念，作为男科疾病谱的四个大纲。性功能（性）、生殖功能（育）的解剖、生理、病理学基础是主性腺和副性腺（腺），生殖功能又是腺、性加上精液（精）的复合体。它们既互相区别，又互相联系。其中腺是基础，性是外象，精是物质，育是结果，四者存之与共，缺一不可。腺、性、精、育四大类主病（症）为男科研究之纲，其下所辖诸病（症）为目。如此，男科之纲目则是以腺（指男子主性腺和副性腺疾病）为纲，以睾系疾病、精囊腺疾病、前列腺疾病为目；以性（指男子性功能为主的病变）为纲，以性器官疾病、性功能疾病、性传播疾病为目；以精（指男子精液病）为纲，以排精异常、精液异常、精子异常为目；以育（指与生育有关的诸问题）为纲，以男子节育、男子不育及优生优育为目。

腺类疾病是男科四大类主病重点之一，其中，睾系疾病常见的包括先天性（隐睾）、化脓性（睾丸炎、附睾炎、精索炎）、特异性（附睾结核、鞘膜积液）、损伤性（睾丸损伤、精索静脉曲张）、肿瘤性（睾丸肿瘤、精索囊肿）等类；精囊腺疾病主要包括急慢性精囊炎、精囊结核、精囊肿瘤等，其中以精囊炎最为多见；前列腺疾病在临床上极为常见，可发于青、中、老各种年龄层次，其疾病性质也各不相同，青、中年多见感染性（前

列腺炎、前列腺结核）和溢出性（前列腺溢液）病变，老年人多见退行性（前列腺增生症）和肿瘤性（前列腺癌）病变。

性类疾病是男科临床最常见、最重要的四大类主病之一。其中，性器官病变主要有先天性（阴茎短小）、感染性（阴茎头包皮炎、阴茎结核、阴囊脓肿、坏疽、湿疹、象皮肿等）、肿瘤性（阴茎癌）、纤维性（阴茎硬结症）等，亦有原发性和继发性的其他病变（阴茎易勃、缩阴症、尿道狭窄、尿道瘘）；性功能疾病既包括性欲方面的改变（亢进、减退），又包括阴茎勃起障碍（阳痿），或二者的复合（如性欲减退加阳痿），既可见于未婚青年（手淫症），亦可见于老年人（更年期综合征），更可见于房事中（房事茎痛、房事晕厥）和房事过度后（房劳伤）；性传播疾病包括梅毒、淋病、软下疳、性病性淋巴肉芽肿、腹股沟淋巴肉芽肿、艾滋病等十多种以性行为为主要传播途径的一些急慢性传染病。

精类疾病中，排精异常包括不射精、早泄、遗精等；精液（浆）异常主要包括精液量（过多、过少）、色（血精、脓精）和质（精液黏稠不液化、精液稀薄清冷）等的改变；精子异常主要包括精子数（无精子症、精子减少症、精子增多症）、质（死精子症、精子动力异常）、形态（精子畸形、精子凝集）等异常，有的单项出现，有的数项共存，有的互相影响，并宜与精液异常互相参照。

"育"有生育、养育、生长发育三义，包括男子节育、男子不育及优生优育。男子节育，又称男子避孕，包括男子绝育，研究的内容有男子节育的沿革、节育环节、传统节育法、现代节育法（含输精管结扎术及其并发症）、中草药节育的研究等问题；男子不育是夫妇婚后同居2年以上因男方原因而女方未孕者，即中医所称的"无子"、"男子艰嗣"等；优生优育则研究人类遗传素质，提高生育质量。

四大主病是中医临床各科特有的疾病分类，是临床各科发病规律的集中体现，如内科的"疯、痨、臌、膈"，外科的"痈、疽、疮、癣"，妇科的"经、带、胎、产"，儿科的"痧、痘、惊、疳"。历代医家通过大量的临床实践，对当时疾病谱尤其是对那些常见病、多发病、疑难杂症进行类比分析、逻辑思维、总结提炼成四大主病，作为临床各种疾病谱的四个大纲，指出临床各科总的研究范围和方向，有执简驭繁、提纲挈领之妙。徐福松教授所创的男科四大类主病说，与内、外、妇、儿之"四大主病"遥相呼应，发前贤所未发；以腺性精育四者为纲，下统九十余目，举纲繁目，满而不漏，全而不繁；创男科四大主病之先河，集男科学术经验之大成；其理论思维创新，学术体系完整，临床实践切用，理法深浅明晰，其理论研究极大地丰富和发展了中医男科之内涵，为学科研究的纵深发展提供了新的思路依据，奠定了坚实的理论基础，对促进中医男科理论及临床的研究具有重要意义，无疑是男科学发展的一个重要里程碑。

2. 阳痿阴亏说

世俗每将阳痿与阳虚等同，投以壮阳之品，结果阳痿增甚者不乏其人。徐福松教授认为，阳道失于振奋虽与心、肝、脾、肾四脏功能失调和气血经络失和息息相关，据其数十年的男科临床实践实验观察分析，其病阴精亏损者甚多。指出，当今太平盛世，"阴虚者十有八九"，切莫一见阳痿，便不分青红皂白，妄投龟龄集、阳春药、男宝、鹿茸等温肾壮阳之品，投之有时虽能图一时之快，但必招致百日之苦。临床每见越壮阳而越阳痿者，犹禾苗缺水（阴虚）则痿软（阳痿），只宜添水（滋阴）不宜烈日曝晒（壮阳）一样。

徐福松教授提出阳痿阴亏说，其由有四。一是认为推究阳痿本质，肾中阴精的盛衰实为最主要的因素，肾阴伤可导致肾阳受损而成痿，尤其是中青年患者，相火自旺，或欲火萌生，手淫遗精，房室过度，或嗜食酒醴辛辣，久服温热壮阳之品，以致阴精亏损，阳无所依，从而见阳物不能振举，或举而不坚，或历时短暂，不能行房。阴愈虚则火愈旺，火愈旺则阴愈虚。目前，大多数阳痿患者为中青年，因中青年处于性活动频繁时期，性欲相对旺盛，真阴容易亏耗。二是认为当代社会随着人口的增多、环境的恶化、全球气候变暖，可使真阴受灼；而生活方式的改变，夜生活的增加，工作中的紧张压力，性观念开放导致的性生活的频繁，常使真阴暗耗。目前，人的阴精虚损较之以往任何时候都严重，现代人的阴虚体质更加明显。精液常规检查中，每毫升精子标准数量的一再降低便是明证。三是传承古人之说。如清代医家韩善徵在其《阳痿论》中指出，阳痿"因于阳虚者少，因于阴虚者多"，"真阳伤者固有，而真阴伤者实多。何得谓阳痿尽是真火衰乎"，"独怪世之医家，一遇阳痿，不问虚实内外，概与温补燥热。若系阳虚，幸而偶中遂自以为切病；凡遇阴虚及他因者，皆施此法，每有阴茎反见强硬，流精不止，而为强中者，且有坐受温热之酷烈，而精枯液涸以死者"。四是长期的临床实践经验总结。

根据当代阳痿患者多为阴亏，徐福松教授认为，一旦发生阳痿，特别需要分清肾精与肾阳的关系，抓住肾精亏虚这一病理本质，补养肾阴，切不可一味壮阳，否则将使肾阴更亏，阳痿更加严重。其在临床上每宗丹溪滋阴学说，指出阳痿的发生既与肾阴虚关系最为密切，则滋阴补肾即为治疗阳痿的治本大法，并在大队滋阴降火药中少佐补肾温阳之品1~2味。滋阴降火选生地、熟地、鳖甲、牡蛎、丹皮、天花粉、金樱子等味，而不用龙胆草、黄柏等清泄相火之泻阳药，并配桑寄生、川断以补肾强腰；补肾温阳用枸杞子、菟丝子等药，而不用阳起石、锁阳等纯阳无阴之壮阳药，并佐五味子、茯苓以宁心安神，冀其心肾相交。如此，阴助阳以兴，阳得阴以举，阳痿之证可愈。其通过临床实践所创制的二地鳖甲煎、滋阴起痿汤、滋水清肝汤等诸多滋阴补肾专方，临床用于论治阳痿，获效甚显。

需要指出的是，徐福松教授诊治阳痿并非唯拘泥于"阴亏"一端，常常反复强调告诫后学：男子的性与生殖之生理功能、病理变化和五脏六腑、气血经络具有密切关系，男科疾病切莫围于"肾亏"或责由"肝实"，最忌一病言一法，男科临证局限于某个脏腑或单一的方法都是不对的，应该综合分析、整体论治。

3. 内肾外肾论说

徐福松教授通过长期的男科临床实践，并将传统医学与现代医学理论联系起来，反复分析、探究、提炼，提出自成体系的内肾外肾学说，其内容为：内肾主水，相当于西医解剖学中的泌尿系统；外肾主精，相当于西医解剖学中下丘脑-垂体-性腺轴系统和解剖学的外生殖器官；内肾、外肾合而为中医肾，相当于泌尿系统、生殖系统、下丘脑-垂体-腺轴（甲状腺、胸腺、肾上腺、性腺）系统及神经内分泌免疫系统。内、外肾在解剖上相互联系，生理上密切相关，病理上相互关联，治疗上互相影响。内肾、外肾是中医肾的物质及功能基石，肾阴、肾阳是中医肾的物质及功能的运用和体现。

他认为，中医的"肾"，高度综合了西医学一些器官和系统的功能，形成了独特的"肾主水，主生殖，藏精"等理论。肾主水，为水脏，称之为内肾；肾藏精，主生殖，称之为外肾。肾是生精、生气、生血的根本，也是生长、发育、生殖之根本。肾是藏精之处，施精之所，天癸之源，冲任之本。因此，完整的肾不仅包括了西医学之泌尿系统、生殖系统和下丘脑-垂体-性腺轴系统，而且还包括了下丘脑-垂体-腺轴（甲状腺、胸腺、肾上腺）系统及神经内分泌免疫系统等。

内肾外肾说的提出有积极的意义，一是阐明了中医肾之解剖、生理、病理，道出了内肾外肾之实质与功能，悟出了内肾外肾之真谛，强调了肾在机体调控中占据主导地位，它丰富、充实、发展了中医基础理论藏象学说的内容；二是不但对男科，而且对其他临床学科疾病发病机理、临床诊治等实践认识具有重要的指导作用；三是明晰和发展了《内经》对肾的阐述，构建了中西医学理论实践融会贯通之桥梁，利于学科发展，易于启迪后学。

4. 睾系藏精主生殖说

中医学的藏象学说视肾"主水、纳气、藏精，主生长发育与生殖"。其中肾"主水"为水脏，具有调节人体水代谢等作用，已被现代医学证实，从中西医之说皆合乎道理，然肾"藏精，主生殖"之论，易生迷惑。

徐福松教授根据对藏象学说解剖、生理、病理三方面的分析研究和丰富的临床实践经验，认为中医学所说的"肾"有五脏之一的肾、专指左肾、男性生殖器三种含义，包括了西医学之泌尿、生殖、内分泌及中枢神经等系统的功能，中医学肾的"藏精，主生殖"应为睾系所主。即睾系能产生促进机体生长发育、发动性功能的阴液物质，同时产生和储藏生殖之精，以主生殖。

五、纳新知，衷中用西，增强中医男科之能

徐福松教授不仅中医男科理论功底深厚、临床经验丰富，而且善于吸纳西医学新知，衷中用西，开展多项中医男科临床研究，从而不断地增强中医男科的学术研究和临床诊疗能力。曾主持过慢性前列腺炎、男子免疫性不育症、生殖道沙眼衣原体感染、不同中医证型男子不育症睾丸组织病理学等科研课题的临床及实验研究，并通过省级鉴定，获得科技成果进步奖。以下仅简要介绍其主要研究项目及其研究成果。

1. 开展口腔病与男子不育症相关性的临床研究

临床工作中发现不少原因不明的男性不育患者合并有口腔病。通过研究，确认口腔病是男性不育症的病因之一。研究发现，男性不育症合并口腔病患者存在 IgG、IgA 升高的

体液免疫亢进和C₃下降的细胞免疫下降的现象，经单纯口腔处理后均恢复正常，且口腔治疗有助于提高男性生育能力，说明去除口腔病原发灶，有助于免疫功能趋向正常，恢复睾丸的生精功能，达到治疗不育症的目的。认为口腔牙周病变，与肾阴不足，胃热有余所致的男子不育症有密切关系。基于这一理论指导，徐福松教授提出滋补肾阴与清泻胃火相结合，采用"补肾清胃法"治之，方选聚精汤合玉女煎化裁。临床研究提示，男性不育症合并口腔病患者，细胞免疫功能低下，表现为病久正虚；体液免疫亢进，局部免疫反应则表现为邪恋邪实。"久病及肾"，"久病必虚"，本病以虚实夹杂，上实下虚，肾虚胃实为特点。临床研究表明，"肾"与免疫功能存在密切关系，通过补肾可以改善和加强机体的免疫功能"祛邪"在免疫反应中多起抑制作用，如采用清热除湿方法，可抑制免疫反应。因而"补肾清胃法"可以增加机体的免疫力，维持免疫自稳功能，从而使先天得充，后天得养，充分发挥肾主生殖的功能。采用中药治疗、口腔治疗、中药合口腔治疗三种方法进行的临床研究表明，中药合口腔治疗方法的疗效优于口腔治疗方法，口腔治疗方法的疗效优于中药治疗方法，提示中药合口腔治疗方法的作用机理可能是通过消除原发病灶、稳定内环境、改善免疫功能、祛除毒素等环节，从而使睾丸的生精功能恢复正常。

2. 开展精泰来治疗男性免疫性不育的疗效和安全性研究

徐福松教授认为，男性不育病人中大约25%与免疫因素有关，其病位在肝肾、次在脾肺，本为肾虚，标为湿热和瘀血。基于此，创制精泰来专方有针对性的治疗。精泰来主要成分有生地、泽泻、野菊花、蒲公英、生蒲黄、益母草、天花粉、赤芍等。经过198例病人随机选入精泰来组和强的松组，进行6个月治疗和6个月随访共12个月的随机平行对照试验，对精泰来治疗男性免疫性不育的有效性和安全性进行评估。结果表明：抗精子抗体转阴率精泰来组优于强的松组，不良反应的发生率精泰来组小于强的松组，提示精泰来可有效治疗男性免疫性不育，并有较好的耐受性。

3. 开展保精片治疗慢性前列腺炎的临床研究

徐福松教授认为，慢性前列腺炎属中医学"精浊"范畴，病机不外虚实两端，实则为湿热痰血，虚则为脾肾不足。基于此，创制保精片专方进行有针对性的治疗。保精片主要成分有菟丝子、益智仁、茯苓、丹参、车前子、草薢、碧玉散、小茴香、川断等，有补肾健脾，清利湿热，活血化瘀之功。经过对218例病人2个月1疗程的分证临床研究（湿热下注35例、瘀血内阻44例、脾气虚弱36例、肾虚不固37例、虚实夹杂66例），结果表明总有效率为91.28%（痊愈43例、显效125例），疗效与证型无显著差别，提示保精片适合治疗各种证型的慢性前列腺炎并能收到明显疗效。

4. 开展聚精丸治疗精液异常所致男性不育症的临床研究

徐福松教授认为，先后天失调、脾肾不足乃精液异常致男子不育的病理基础。基于此，创制聚精丸专方进行有针对性的治疗。聚精丸系由临床应用20多年的效方聚精汤制成，主要成分有熟地、枸杞子、何首乌、紫河车、仙灵脾、沙苑子、茯苓、黄精、薏苡仁等，有滋肾填精、补脾助运之功。经过对由精浆、精子异常所致的246例男性不育症进行系统的 6 个月为 1 疗程、平均治疗 151 天的临床研究，结果表明总有效率为 85.77%，其中受孕率为 17.1%，治疗后精液中精子密度、活动率、活力、顶体酶完整率、前向运动速度等均有明显的提高和改善，尤其是精子活力较治疗前改善显著，而精子畸形率则显著下降，提示聚精丸具有改善生精功能和提高精液质量的良好作用。同时显示年龄偏小者疗效为优、婚龄越短者疗效越好。

5. 开展生殖道沙眼衣原体感染的临床研究

泌尿生殖道沙眼衣原体（CT）感染可引起多种疾病，并可发生严重的并发症和后遗症。为了探讨男科疾病沙眼衣原体感染的发病情况等，对 1630 例（男性 1286 例，女性 344 例）男科初诊病人进行无选择性的沙眼衣原体检测，检测阳性者对其配偶也进行沙眼衣原体检测，并观察沙眼衣原体的感染情况，以期为临床深入研究防治提供重要依据。研究结果表明：总感染率为 33.4%，男女感染率分别为 33.8% 和 32.0%，男性感染无症状率为 12.9%，女性感染无症状率为 26.4%；年龄与性活动是泌尿生殖系 CT 感染的危险因素，性活动频繁的 26~50 岁病人发病率较高；有性乱史者，其 CT 检出率较高；沙眼疾病病人易引起眼-手-生殖器感染；未婚者 CT 感染率较低；司机、个体经营者、待业人员、干部感染率明显高于工人和农民；感染的病种主要分布在男女不育症、慢性前列腺炎、阳痿、早泄、非淋菌性尿道炎、慢性附睾炎、睾丸炎等病人中，其中非淋菌性尿道炎、慢性前列腺炎、附睾炎的 CT 检出率较高，非淋菌性尿道炎的 CT 病原感染率高于慢性前列腺炎、附睾炎；CT 感染可能是男性不育的原因之一，它对精液的影响主要表现在精子数量减少、活力降低，且与血清抗精子抗体、精浆抗精子抗体的产生有一定的关系。

六、为人梯，传道授业，培养中医男科之才

徐福松教授深知，中医男科学的发展必须后继有人，而且是有才能的人。因此，在临床、科研的同时，还甘为人梯，毫无保留地将其学术经验传授给他人，不断地培养中医男科有用之才，从 1979 年起开始带教国内外第一代中医男科学硕士研究生。其培养的单个中医男科人才的种类和数量可谓全国之最，包括博士后研究员、博士研究生、硕士研究生、全国优秀中医临床人才、跨世纪中医学术和技术带头人（安徽）、"113" 工程人才（江苏）、中医希望之星人才（上海）、师带徒、进修医师等中国各地和阿根廷、加拿大、新加坡、越南等国家的各级各类中医男科人才 100 多名。1988 年起于南京中医学院（现南京中医药大学）率先将中医男科学列入大学教程，主编《中医男性病学讲义》并向医学类学生讲授该门课程。此外，从 1981 年起，就许履和先生治学精神和学术经验、中医男科学的源流与特色、中国性医学的现状与发展、男科四大主病的临床研究、中医男科学术经验述略、睾丸藏精主生殖、内肾外肾等理论问题和男性不育症、慢性前列腺炎、性功能障碍、男性生殖系统炎症、血精（精囊炎）等男科疾病的诊断与治疗等问题在国内外作了数十次专题学术讲座，在更大范围内培训了更多的男科工作者。2007 年扶助筹建了南京中医药大学男科学研究所并任名誉所长，进一步巩固了南京中医药大学男科学在学术界的

地位，并为其在男科学医、教、研诸方面进一步发展壮大奠定了基础。

以上仅对最早从事中医男性医学临床实践与学术研究的先驱之一徐福松教授在创建中医男科学方面的医疗、教学、科研和著述等工作略加论述，权作《徐福松实用中医男科学》代前言。目的有二，一是作为该书的导读，引导读者从深度和广度两方面汲取教授的临床经验和学术思想，提高自身男科诊疗水平；二是从宏观上一定程度地彰显教授对建设中医男科学的贡献，因为我们应该记住在现代中医男科学这块土地上辛勤耕耘和拓荒的奠基者和创始者们。

编写说明

　　先生师出名门，博采众长，理论功底深厚，临诊经验丰富，乃当代中医男科学创始人和奠基人之一，更为我国男科界传道授业之翘楚。

　　"敏于行而讷于言"——这是圣人所言。只改一字，"敏于思而讷于言"便是先生写照。先生不事张扬，甘于沉寂，实则胸中有雄兵百万，思绪如江海奔腾。但正因其"讷于言"，使其埋头于男科领域辛勤耕耘，乐此不疲；同时也使其在学术之路上独行其道，义无反顾。以至今日之著述丰硕，桃李满天，不名反名。

　　本书分10章，共126个病证。

　　本书遵从中医辨证论治规律，符合中医男科临床医师的临床思维和实际操作过程，充分吸收现代研究成果，融入名医经验，尤突出先生临床经验，集中选介先生诊查辨证心得体会、处方用药技巧要诀及典型验案范例等，经验部分内容撰写皆为先生亲力亲为，并反复修订。不仅有临床常见病、多发病，更有男科少见病、罕见病，对临床之价值不言而喻。

　　总论部分由秦国政君执笔。秦兄为先生之博士后，随师研习多年，刻苦用心，所学甚广，实为自求斋门下弟子中的佼佼者。眼下虽诸事缠身，但仍全力以赴，兢兢业业，一丝不苟。

　　最让人感动的是先生之同代人秦云峰老师，不畏艰难，勇挑重担，任务最重，却事事在先，实为晚辈后学之楷模。

　　何映教授自入行以来，一直伴随先生左右，对先生了解甚多，此次参与编写，实在是不二人选。

　　魏跃钢教授、凌立君博士后及李相如主任，皆为各自领域的领军人才，其成长过程，深受徐老影响，三人的加盟使本书增色不少。

其他参与编写者，文涛君、承勇君、周翔君及不才，皆为自求斋门下弟子，自当倾力而为。鲁迅说过："野人怀土，小草恋山，亦可哀也。"但野人怎答谢得了那广博的大地，小草怎答谢得了那崇高的大山？先生本身就是一本大书，我等怎能轻易读透？

特别幸运的是晓玉、新东、建国、华俊、堵吉、奚如、玉春诸君，出道伊始，即得此机会，参与编校，相信受益匪浅，影响深远。

先生临诊，至今仍用毛笔书写。看到砚台，忽然想到陆放翁的诗句"古砚微凹积墨多"。要多大功夫，耗多少心血，花几多青春，出多少锦绣文章，才能让"古砚微凹"且"积墨多"啊？

这不就是先生的缩影吗？

　　　　　　戊子年夏自求斋门下弟子金保方于金陵

目录

徐福松实用中医男科学

绪论 ·· 1

第一章　男性生理功能概述 ··· 10

　　第一节　肾与泌尿生殖功能 ··· 10

　　第二节　其他脏腑与泌尿生殖功能 ······························· 12

　　第三节　经络气血及天癸与泌尿生殖功能 ······················ 14

第二章　中医男科疾病病源探求 ······································ 16

第三章　中医男科疾病四诊合参 ······································ 23

　　第一节　望诊 ·· 23

　　第二节　闻诊 ·· 26

　　第三节　问诊 ·· 27

　　第四节　切诊 ·· 29

第四章　中医男科疾病类证条辨 ······································ 34

第五章　中医男科疾病治疗原则 ······································ 39

　　第一节　治疗原则 ·· 39

　　第二节　治疗方法 ·· 41

第六章　中医男科疾病防护要点 ······································ 47

　　第一节　男科病的预防 ··· 47

　　第二节　医疗护理 ·· 54

　　第三节　精神心理护理 ··· 55

　　第四节　生活康复护理 ··· 59

第七章　中医男科疾病保健心法 ······································ 65

　　第一节　男科疾病保健的基本方法 ·································· 65

第二节　男科疾病调护的方法 ………………………………………… 73

第八章　中医男科常见症状诊治 ………………………………… 78

第一节　排尿异常 ……………………………………………………… 78

尿频 …………………………………………………………………… 78

尿急 …………………………………………………………………… 84

尿痛 …………………………………………………………………… 87

尿等待 ………………………………………………………………… 91

尿流变细 ……………………………………………………………… 95

尿流中断 ……………………………………………………………… 99

排尿不尽 ……………………………………………………………… 103

尿意不尽 ……………………………………………………………… 104

排尿困难 ……………………………………………………………… 107

尿潴留 ………………………………………………………………… 115

尿闭 …………………………………………………………………… 121

尿失禁 ………………………………………………………………… 125

遗尿 …………………………………………………………………… 131

气尿 …………………………………………………………………… 136

第二节　尿液异常 ……………………………………………………… 140

尿浊 …………………………………………………………………… 140

尿血 …………………………………………………………………… 147

脓尿 …………………………………………………………………… 155

菌尿 …………………………………………………………………… 159

蛋白尿 ………………………………………………………………… 164

乳糜尿 ………………………………………………………………… 172

糖尿 …………………………………………………………………… 178

残渣尿 ………………………………………………………………… 183

尿精症 ………………………………………………………………… 187

第三节　腰痛 …………………………………………………………… 193

第四节　膀胱疼痛 ……………………………………………………… 198

第五节　阴痛症 ………………………………………………………… 201

阴阜痛 ………………………………………………………………… 201

阴茎痛 ………………………………………………………………… 204

尿道痛 ………………………………………………………………… 207

会阴痛 ………………………………………………………………… 211

睾丸痛 ………………………………………………………………… 214

第六节 阴核症 ……………………………………………… 219

　　阴茎痰核 ……………………………………………… 219

　　附睾结节 ……………………………………………… 224

　　睾丸肿块 ……………………………………………… 229

第七节 阴汗症 ……………………………………………… 233

第八节 阴臭症 ……………………………………………… 236

第九节 阴痒症 ……………………………………………… 241

第十节 阴寒症 ……………………………………………… 249

第十一节 男子阴吹 ………………………………………… 253

第十二节 血精症 …………………………………………… 256

第九章 男科常见疾病诊治 …………………………………… 267

第一节 男子性功能疾病 …………………………………… 267

　　性欲减退 ……………………………………………… 267

　　性欲亢进 ……………………………………………… 275

　　手淫症 ………………………………………………… 283

　　阳痿 …………………………………………………… 287

　　阴茎异常勃起 ………………………………………… 308

　　遗精（滑精） ………………………………………… 317

　　早泄 …………………………………………………… 332

　　不射精 ………………………………………………… 343

　　逆行射精 ……………………………………………… 353

　　射精痛 ………………………………………………… 359

　　性焦虑 ………………………………………………… 366

第二节 男子不育症 ………………………………………… 371

　　精液酸碱度异常 ……………………………………… 371

　　无精液症 ……………………………………………… 374

　　精液量过少症 ………………………………………… 377

　　精液量过多症 ………………………………………… 381

　　精液不液化 …………………………………………… 385

　　精液清冷 ……………………………………………… 391

　　脓精症 ………………………………………………… 394

　　无精子症 ……………………………………………… 398

　　少精子症 ……………………………………………… 406

　　精子过多症 …………………………………………… 414

　　死精子症 ……………………………………………… 418

弱精子症 …………………………………………… 423

畸形精子症 ………………………………………… 429

血清精浆抗精子抗体阳性不育症 ………………… 434

第三节 前列腺、精囊疾病 ………………………… 441

前列腺溢液 ………………………………………… 441

前列腺痛 …………………………………………… 444

急性前列腺炎 ……………………………………… 449

慢性前列腺炎 ……………………………………… 453

前列腺脓肿 ………………………………………… 464

前列腺结核 ………………………………………… 468

前列腺增生症 ……………………………………… 473

前列腺癌 …………………………………………… 485

精囊炎 ……………………………………………… 493

精囊结核 …………………………………………… 499

精囊肿瘤 …………………………………………… 502

精阜炎 ……………………………………………… 507

第四节 睾丸、附睾、精索病变 …………………… 514

睾丸炎 ……………………………………………… 514

睾丸鞘膜积液 ……………………………………… 520

睾丸损伤 …………………………………………… 525

睾丸萎缩 …………………………………………… 529

隐睾 ………………………………………………… 532

睾丸肿瘤 …………………………………………… 539

附睾炎 ……………………………………………… 545

附睾结核 …………………………………………… 551

精索炎 ……………………………………………… 556

精索静脉曲张 ……………………………………… 561

精液囊肿 …………………………………………… 567

第五节 阴囊、阴茎、尿道疾病 …………………… 572

阴囊感染 …………………………………………… 572

阴囊坏疽 …………………………………………… 576

阴囊象皮肿 ………………………………………… 579

阴囊湿疹 …………………………………………… 583

缩阴症 ……………………………………………… 588

阴茎头包皮炎 ……………………………………… 590

阴茎硬结症 ……………………………………………………… 594

阴茎结核 …………………………………………………………… 599

阴茎癌 ……………………………………………………………… 603

尿道炎 ……………………………………………………………… 607

尿道狭窄 …………………………………………………………… 610

尿道瘘 ……………………………………………………………… 614

会阴脓肿 …………………………………………………………… 617

第六节　男子乳房病 ………………………………………………… 622

男子乳疬 …………………………………………………………… 622

男子乳房发育症 …………………………………………………… 625

男子乳腺癌 ………………………………………………………… 630

第七节　性传播疾病 ………………………………………………… 637

淋病 ………………………………………………………………… 637

非淋菌性尿道炎 …………………………………………………… 642

性病性淋巴肉芽肿 ………………………………………………… 647

尖锐湿疣 …………………………………………………………… 652

传染性软疣 ………………………………………………………… 658

腹股沟肉芽肿 ……………………………………………………… 660

生殖器念珠菌病 …………………………………………………… 663

生殖器疱疹 ………………………………………………………… 665

软下疳 ……………………………………………………………… 670

滴虫病 ……………………………………………………………… 675

股癣 ………………………………………………………………… 677

疥疮 ………………………………………………………………… 679

阴虱 ………………………………………………………………… 684

梅毒 ………………………………………………………………… 686

艾滋病 ……………………………………………………………… 694

第十章　男科常见综合征诊治 …………………………………… 705

第一节　男子更年期综合征 ………………………………………… 705

第二节　房事疲劳综合征 …………………………………………… 716

第三节　输精管结扎术后综合征 …………………………………… 723

第四节　白塞病 ……………………………………………………… 732

第五节　性病神经综合征 …………………………………………… 744

第六节　性病后综合征 ……………………………………………… 750

第七节　男子慢性疲劳综合征 ……………………………………… 757

第八节　男子感染性疾病后机体功能失调综合征 ·········· 768

附录一　男科临床检验正常值 ·········· 777

附录二　男科常用方剂 ·········· 788

附录三　男科常用中成药 ·········· 806

主要参考书目 ·········· 820

跋 ·········· 825

绪 论

一、中医男科学的定义

中医男科学是一门独立的与中医妇科学相对应的、运用中医药理论来认识和研究男性生理、病理、养生、优生等特点以及男性特有疾病的发生、发展、转归、诊断、治疗和护理保健规律的一门中医内外科综合性临床分支学科，是中医学不可或缺的一个重要组成部分。

中医男性医学的学科命名，曾经有"中医男性学"、"中医男性病学"、"中医男性泌尿生殖病学"、"中医男科"以及"中医男科学"等概念。其中，"中医男科学"较符合学科实际。因为"中医男科学"这一命名有四个特点，一是符合中医临床学科的命名习惯，如中医女性医学命名为"中医妇科学"而不称为"中医女性学"或"中医女性病学"；二是有前人对男性医学命名的依据，如《男科证治全编》、《医学正印种子编·男科》、《傅青主男科》等，均以"男科"命名；三是这一命名能充分覆盖中医男性医学的学科内涵；四是与"中医妇科学"相对应，易被人们理解和接受。

二、中医男科学的研究范围

由于古代乃至 20 世纪 80 年代初，中医男性医学一直未形成自身的理论体系，其内容仅散见于中医内科、外科、儿科等临床学科中。因此，中医男科学的研究范畴必须界定。

中医男科学研究的对象是男性，研究的范畴应包括基础理论、临床实践和实验研究三方面与男性有关的医学问题。基础理论研究方面，包括中医男科文献及典籍的挖掘与整理、男性特有生理及病因与病机、诊断与辨证、治则与治法、治疗手段、药物与方剂、预防与护理、疾病时的情志变化、性事保健与养生优生等。临床实践包括性功能障碍、不育症、阴茎疾病、阴囊疾病、睾丸与附睾疾病、精索疾病、精囊与输精管道疾病、前列腺疾病、男性绝育术后疾病、性事疾病（房中病）、男科杂病（除上述疾病外的男性特有疾病）和男性的性保健以及运用中医中药来研究生育与节育等。性传播疾病虽非男性特有疾病，但因其为性传播，加之目前尚未建立较完整的中医性病学体系，所以，这类疾病多归属于男科临床研究的范畴。实验研究主要是指在中医理论指导下，运用传统方法结合现代研究手段和方法，对中医药治疗男科疾病的作用机理进行研究，如动物造模、运用现代检测手段检测有关生理指标等。开展中医男科实验研究工作，不仅能丰富和发展中医男科学理论的学术内涵，同时还能推动并指导临床研究的深入。

三、中医男科学发展简史

中医男科学起源很早，但形成专门的学科又是很晚的事。我们的祖先对男科学的认识虽很细致和深入，但未形成专门的体系，许多资料零乱而不系统。因此，有关男科的起源和发展问题还有待于进一步考证。现仅根据现有文字记载的资料，择其要者作梗概性的论述。

1. 商周至秦汉之间是中医男科学的萌芽期

中医男科病学从起萌到形成，经历了一个漫长的发展过程，其起源可追溯到两千多年前的公元前17世纪。从1899年在河南安阳西北部商王朝后期文化遗址——殷墟发掘的甲骨文及商周的著作中可发现，商周时代已认识到在解剖、生理方面男女生殖器的结构与功能各不相同，并认识到某些药物与"种子"和"节育"有关，如《山海经·中山经》中有鹓鸟"食之宜子"和《西山经》中有蓇蓉"食之使人无子"的记载。

我国现存最早的医书是长沙马王堆三号西汉古墓出土的简帛医书《五十二病方》、《十一脉灸经》、《脉法》等。《五十二病方》中所论除内、外、妇、儿、五官等疾病外，也记载了一些男科病的病名及治法，如以阴囊肿大为主的癫疝或疝气，用马屎治疗。《阴阳十一脉灸经》和《阴阳脉死候》中分别记载癫疝、偏疝等。可见当时对男性泌尿生殖系疾病有了一定的认识。

春秋战国时期的《黄帝内经》总结了秦汉以前丰富的医学知识，对男性泌尿生殖生理、病理的论述较详，为中医男科奠定了坚实的理论基础。如《素问·上古天真论》记载的"男子盛衰论"以八八分期论述了男性的生长、发育、生殖和衰老等生命现象的生理变化过程。即"丈夫八岁，肾气实，发长齿更；二八肾气盛，天癸至，精气溢泻，阴阳和，故能有子；三八肾气平均，筋骨劲强，故真牙生而长极；四八筋骨隆盛，肌肉满壮；五八肾气衰，发堕齿槁；六八阳气衰竭于上，面焦，发鬓颁白；七八肝气衰，筋不能动，天癸竭，精少，肾脏衰，形体皆极；八八则齿发去。肾者主水，受五脏六腑之精而藏之，故五脏盛，乃能泄；今五脏皆衰，筋骨解堕，天癸尽矣。故发鬓白，身体重，行步不正而无子耳"。对男性生殖器的生理解剖与功能也有所认识，《素问·厥论》说："前阴者，宗筋之所聚，太阴阳明之所合也。"《素问·痿论》说："阳明者，五脏六腑之海，主润宗筋。"

《素问·刺节真邪论》说阴茎为"身中之机，阴精之候，津液之道。"对男性生殖系与经脉关系的论述更为具体，《灵枢·经脉》说足厥阴之脉"循股阴入毛中，过阴器"，足厥阴之别"经胫上睾，结于茎"；《灵枢·经筋》说足阳明之筋"其直者，上循伏兔，结于髀，聚于阴器"，足太阴之筋"上循阴股，结于髀，聚于阴器"，足少阴之筋"并太阴之筋而上循阴股，结于阴器。"不仅如此，《内经》还记载了疝病、囊缩、囊纵、阴痿、阴缩、失精、睾丸卒肿、阴茎挺长、暴痒、阴痛、天宦等男科疾病，并阐述了这些疾病的机理或治法。从上可见，《内经》有关男科生理病理疾病等知识，是后世中医男科学发展和形成的主要理论基础，有些理论至今仍有效地指导着中医男科临床，如《灵枢·经筋》阐述的"足厥阴之筋，其病阴器不用"、"伤于内则不起"之阳痿病理观，为后世医家提出"阳痿从肝论治"的治疗思路提供了理论依据。

秦始皇帝三十一年（公元前216年）到汉初元七年（公元前42年）间的名医淳于意，为医案体例的创始人，在其25例"诊籍"中有"涌疝"一案，为男科疾病的第一个医案。

外科鼻祖汉·华佗所著的《中脏经》中论述了卵缩的病理机制及表现、生死和疝病脉证等。他的另一部著作《华佗神医秘传》中对男科疾病的论述更为具体，从病因病理、临床表现和论治方法等方面论述了癞疝、心虚遗精、无梦自遗、阴虚遗精、虚劳失精、虚劳尿精、脱精、强中、阴痿、阳缩、阴肿、阴囊湿痒、囊痈、子痈、男子乳房肿如妇人等十余种男科疾病。还值得一提的是论述了囊痈与疝气的鉴别诊断，开辟了男科疾病鉴别诊断之先河。

汉建安张仲景著《伤寒杂病论》，奠定了辨证论治的基础。对男科疾病如失精、阴寒、狐疝等的论述，不仅有病名、症状，而且论述了病因病理和治法方药。更难得的是认识到男病多虚的特点，并对此进行了细致的阐述。关于男病多虚，近代名医陆渊雷说："盖五劳六极，男子为多，七伤又全是男子生殖器病，虚劳多标男子者，殆以此也"。仲景对男病多虚的论述为后世男虚论奠定了基础。

《武威汉代医简》中首次记载了男科"七伤"的具体证候，即"一曰阴寒，二曰阴痿，三曰阴衰，四曰囊下湿痒、黄汗出，辛恶（痛），五曰小便有余，六曰茎中痛如林（淋）状，七曰精自出，空居独怒，临事不举，起死玉门中，意常欲得妇人。"所论"七伤"皆认为是虚劳引起，所述症状较《内经》有关虚劳的描述要确切具体，补足了张仲景著作中阙如的"七伤"内容。

从上述可以看出，商周至秦汉时期对男性生殖系统的生理、病理、疾病、治疗以及男性生命现象的生理变化过程均有了一定的认识，是中医男科病学的萌芽时期。

2. 晋宋之间是中医男科学的发展期

西晋南北朝临床医学成就很大，著述颇多，但多已散佚，流传至今较为完善的著作仅有葛洪的《肘后备急方》。该书对男科疾病的治疗，专拟一篇加以记述，曰《治卒阴肿痛颓卵方》，收载了治疗男子阴卒肿痛、阴疝、阴茎中卒痛、阴疮损烂、阴蚀欲尽、阴痒汗出、囊下湿痒皮剥、阴头生疮、阴痛等十余种疾病的单验方及灸法，从而使男科方剂有了一定的发展。

疝病是男科常见疾病之一，根据对古尸的研究，南北朝高昌国男子张遥一侧阴囊肿大的情况表明，我国男性患疝病的历史以有实体病例解剖为依据，迄今已有1500多年。

隋·巢元方所著《诸病源候论》是一部包罗临床各科疾病的中医病因病理学专著。其中对男科疾病的论述独树一帜，专主虚论，认为男科疾病大多由肾虚引起。所论男科疾病有无子、少精、精血、时气阴茎肿、遗精、阳痿、阳强等16种，所论"七伤"证候，皆认为系肾脏亏损所致，其具体内容与《武威汉代医简》有所不同，论曰："七伤者，一曰阴寒，二曰阴痿，三曰里急，四曰精连连，五曰精少、阴下湿，六曰精清，七曰小便苦数、临事不举。"巢氏对中医男科的贡献在于发展了中医男科病因病理学说思想。

唐·孙思邈著《备急千金要方》在论述男科疾病方面，补充了《诸病源候论》治法方药的不足，并有所发展。该书《精极》篇中论精极之病，载方19首、灸法12种。在卷十一中论述了厥阴经脉与男性生殖器的关系以及肝的功能失常与男科疾病的关系。卷十九论述了肾与外肾的关系，并指出男病有"五劳七伤"、"五劳六绝"、"八风十二痹"等，其中对六绝、八风十二痹没有具体的证候描述，五劳、七伤的内容为："一曰阴衰，二曰精清，三曰精少，四曰阴消，五曰囊下湿，六曰腰胁苦痛，七曰膝厥痛冷不能行，小便淋漓，茎中痛，或精自出。有病如此，所谓七伤。一曰志劳，二曰思劳，三曰心劳，四曰忧劳，五曰疲劳，此谓五劳。"同时还认识到肾劳不仅有虚，而且有实。尤值一提的还有该书记载了世界上最早的导尿术。

男性不育的一大原因是生殖生理缺陷。唐代王冰便提出了"五不男"之说，即天、犍、满、怯、变。天即阳痿不用，又称为"夭"，也就是阴茎短小、畸形等；犍指男子阴茎被阉割；满指经常遗泄，精子缺少或不健全；怯为临事举而不强；变指体兼男女之男性两性畸形。

大约成书于晋隋唐时期的敦煌医方《黑帝要略方》和《不知名医方第十七种》叙述了男子房损、阳痿、阴疮、卵肿、阴小等的治疗方法，内服药有汤剂、丸剂、粉剂，而以酒剂为多，外用药包括洗剂、涂剂、敷剂和坐药。此外，尚有灸法、食疗等。

到了宋代，印刷术的盛行使医学知识得到了广泛的流传。宋·王怀隐等编撰的《太平圣惠方》开卷首论"丈夫盛衰法"和"论女子盛衰法"，明确地指出男女生长衰老过程各不相同。所论男科疾病，先论理，次论证，后论法与方。所述病理，也多以虚劳立论。全书载有男科方剂127首，计虚劳梦泄方13首、虚劳阴痿方10首、虚劳失精方7首、虚劳尿精方8首、虚劳少精方7首、虚劳阴肿方8首、虚劳阴疮方4首、虚劳阴下湿痒生疮方8首、阴癫方12首、阴肿方11首、阴痛方9首、阴疮方22首以及阴下湿痒方8首等诸男科方剂。该书对男科的贡献在于发展了中医男科疾病同病异治思想和中医男科方剂学。稍后的《圣济总录》对男科的论述与《太平圣惠方》基本相同。

宋·施桂堂的《察病指南》是现存较早的中医诊断学专著。其中从脉象上来阐述了男女生理之不同，发展了中医男科脉学理论，认为"男子阳脉常盛，阴脉常弱"、"男得女脉为不足，病在内"。这是最早的男科脉学理论的记述。

严用和的《济生方》提出了男科重要理论"肾精贵乎专涩"的论点。在《诸疝门》中论述了诸疝（厥疝、癥疝、寒疝、气疝、盘疝、胕疝、狼疝）及阴癥（肠癥、气癥、卵胀、水癥）的分类和证治。对阴㿗的病因认为是因不爱卫生，或房事过度，或七情所伤，或冷湿所侵引起。难得的是还认识到若小儿有生以来便有此病者，是宿疾，因先天禀赋不足引起。该书还记载了治疝名方橘核丸。

从以上简要介绍中可以看出，晋隋唐宋时期，男科理论逐步深化，男科病证诊疗范围逐渐扩大，治疗方法与方药随之增多，学科研究得以向纵深发展。

3. 金清之间是中医男科学的雏形期

金元时期由于病因论点和治疗用药不同，中医学形成了以刘完素、李东垣、张子和及朱丹溪四大家为主的寒凉、补土、攻下和滋阴四大派别，对中医男科也产生了一定的影响，对疝证、遗精、精浊、下疳等作了详细的论述。

刘完素认为阴疝乃肾虚寒水涸所致，治当泻邪补脉。同时还指出白淫乃七情不畅所致。

张子和除论述了茎中痛、下疳以及寒、水、筋、血、气、狐、癥七疝的病形、治法外，还提出了"疝本肝经宜通勿塞"的论点，认为"诸疝皆归肝经"，"凡疝者，非肝木受邪，则肝木自甚"，力批《内经》、《铜人》论七疝之说及那种不辨病情一概大温大补的治法，指出男子之疝"不可妄归肾冷"，"不可便言虚而补之。治疝——以攻下和上涌"。要言之，张氏倡"疝病治肝"，治疝当以治肝为本，宜通勿塞，气疝、狐疝等当疏肝理气，寒疝、水疝宜温肝逐水，血疝宜柔肝活血，癥疝当散肝祛湿，筋疝宜清肝宁心。这些理论于男科临床至今仍有现实意义。

朱丹溪认为自《素问》以下，历代名医论疝皆为寒之说不全面，指出疝乃"湿热之邪不得疏散"引起，并认为治之"非痛断房事与厚味不可"。同时还认识到男科疾病与七情不畅有密切关系，七情不畅可引起阴痿、少精、阴缩等疾病。所论男科疾病有失精、阴疮、囊痛、阴囊风、阴痿、阴缩、疝病等。

李东垣对男科理论最大的贡献是认识到了阴囊随气候的变化而伸缩的规律，他说："以平康不病之人论之，夏暑大热，囊卵累垂；冬天大寒，急缩收上"，并进一步阐述了这种规律的道理，"冬天阳气在内，阴气在外，人亦应之，故寒在外则皮急，皮急则囊缩。夏月阴气在内，阳气在外，人亦应之，故热在外则皮缓，皮缓则囊垂"，这种认识从现代生理学角度来看也是正确的。

同时代之窦汉卿的《疮疡经验全书》对囊痈、阴囊毒、阴蚀疮等男性外科病作了详细论述，并最早记载了阴囊痈切开排脓的手术治疗方法。

元·萨谦斋之《瑞竹堂经验方》论疝，反借"疝主肝经"之说，提出疝是邪风在肾与血聚逐渐成形而致的"疝在肾经"的观点，指出其治无补法而当疏利。对男科疾病的贡献是记载了男子更年期综合征，论曰："世人中年，精耗神衰，常言百事心灰。盖源心血少而火不能下降，肾气惫而水不能上升，至心中隔绝，荣卫不和。所苦者，上则心多惊怖；中则塞痞，饮食减少；下则虚冷遗泄，甚则阴痿不兴，脏气滑泄。"载有"铁瓮先生交感丹"为治，反对峻补肾阳，认为峻补下田的方法是"健伪失真"会引起疾病恶化。另外还收载了治疗男子五劳七伤的精锁正元丹。

明清时期，医学有很大发展，男科资料得到了进一步的整理，中医男科学的雏形基本形成。

明·吴博论疝之治，主张祛逐肝经湿热、消导下焦痰血，反对张子和攻下的论点。薛己的《薛氏医案》载有男性阴茎痰核第一个医案。汪机《外科理例》对男科前阴疾病如下疳、囊痈、阴疝、水疝、阴挺、阴囊湿痒、阴茎痰核等，或论因论治，或仅论治，或载医案，尤对囊痈论述甚详。皇甫中《明医杂著》除对男科有关疾病论述详尽外，还提出了"男子之劳，起于伤精"的论点。李梴《医学入门》提出"气宜降、精宜升"的观点。方隅《医林绳墨》指出"疝本于肾而治在于肝"，并论述了阴痿与强中的成因、表现及治法。对男科的最大贡献是提出了男科前阴疾病的分脏论治法，指出："凡遇阴子之病，当从乎肝治；阴茎之病，亦从乎肝治；阴囊之病，当从乎脾治；精道之病，当从乎肾治。"王肯堂《证治准绳》论疝与历代理论不同，认为"任脉是疝病之本源，各经是疝病之支流"。张三锡《医学准绳六要》论述了阴汗、阴臭、阴痒、阴茎痛等男性前阴诸病。陈实功《外科正宗》对男科前阴病论述更详，从病因病机、临床表现、治法、治验、治方等诸方面进行阐述，并记载了第一例男性因患乳癌而死亡的病历经过。张介宾《景岳全书》除主阳痿命门火衰论外，论失精之证也颇周详，证分九种，认为此病"五脏皆有所主"。同时，力批前人论疝之说，指出对子和、丹溪等人的"疝本属厥阴一经"的论点不可信也不可法，认为"疝气所属，本非一经"。

由于男科知识的积累，明代时中医男科学的雏形已基本形成。岳甫嘉编著了中医学史上第一部中医男科专著《男科证治全编》，可惜该书失传，从而使男科内容聚而复散。所幸其著另一男科专病著作《医学正印种子编·男科》得以传世至今。

清·林之翰《四诊抉微》发展了男科脉学理论，认为"男子尺脉恒弱"，"男得女脉为不足，病在内。左得之，病在左；右得之，病在右"，"男得女脉者，谓尺盛而寸弱"。陈梦雷等辑《古今图书集成·医部全录》使男科资料得到了一次很好的收集，所论男科疾病有近30种。吴谦等编《医宗金鉴》记述了疝病的气血寒热虚实辨证要点，认为疝病"在左边阴丸属血分"、"在右边阴丸属气分"，"凡寒则收引而痛甚，热则纵而痛微。凡湿则肿而重坠；而虚也重坠，但轻轻然而不重也"。同时对阴肿、疳疮等男科疾病也作了较详的论述。温病大家叶天士论失精之病颇有见地，分为梦泄、精浊、精滑、遗精，指出其治非草木血肉有情之品能愈，"全赖自知利害，保真为第一要"。论阴痿，认为是"心悸内怯"和"情志怫郁"致"心肾不交"所为。郑钦安《医法圆通》认为疝病"上缩则阴盛，红肿乃热增"。对失精病则认为"神魂不藏是其本旨"，"法宜封固"。更重要的是明确指出阴茎的勃起功能受心控制，即"玉茎之举，必须心火下煦"。石寿棠《医源》在男性生理解剖方面，认为"肾藏精"是因肾与精液总管相通之故，并认识到男子精、溺两管至前阴合而为一。在养生方面，认为必须"寡欲节劳，以养其心"，再适寒温、调饮食，则精自足，此为葆精妙法，也为男子优生之要法。高秉钧《疡科临证心得集》首次详细论述了阴茎癌的病因病理、演变过程，并将其列为疡科四大绝证之一，他说阴茎癌"初起马口之内生肉一粒，如竖肉之状，坚硬而痒，即有脂水。延至一二年或五六载，时觉疼痛应心，玉茎渐渐肿胀，其马口之竖肉处翻花若榴子样，此肾癌已成也。渐至龟头破烂，凸出凹进，痛楚难胜，甚或鲜血流注。斯时必脾胃衰弱，饮食不思，即食亦无味，形神困惫，或血流至二三次，即玉茎尽为烂去，如精液不能灌输，即溘然而毙矣。"许克昌《外科证治全书》论述了囊脱、阴头痛、小儿茎肿、强中等男科疾病，并认识到下疳疮外因是由于"娼妇阴器瘀浊未净，辄与交媾，致淫精邪毒，感触精宫为患"，且"最不易愈"，同时还指出其有传染性。

这一时期还值得一提的是《傅青主男科》、《血证论》和《阳痿论》三书。

《傅青主男科》认识到男科疾病有其特点，须分科研究，该书便是为有别于妇科而著。此著虽题为"男科书"，但不是男科专著，不过其对男科病的论述颇有见地。如对失精证的论述分精滑梦遗、夜梦遗精、遗精健忘等，其理皆为心肾不交，其治不论何因，均从心肾着手，可谓抓住治失精之机要。另外，还对阳强、阴痿、疝气、肾子痛、偏坠等疾病进行了论述。

《血证论》中《男女异同论》篇提出了"男子主气"的论点，用逻辑推理方法论述了男女生理上的差异。认为"男子以气为主，气主阳气而上行，血随气上而成髭须。丹田为男子气血之总会，男子血入丹田从水化而为肾精。男子之精属气属水，而其中也有血有火。男子主气，气主阳而上行，血余不从下泄，而循冲任脉上绕唇周而为髭须，而生髭者乃泄血之余也。"这种认识方法虽不完全揭示男性精气与髭须的实质，但就中医对此问题的认识高度来看，无疑是一个很大的进展，对中医男科理论的补充有重要意义。

《阳痿论》二卷，是中医史上男科专病的又一部著作，但未得刊行，系清末医家韩善徵所著。卷上论总义和病机，卷下列医案和方药。该书对阳痿的病因病机论述甚为精细，对病理力主阴虚，尚有痰、暑、瘀阻等。该书不仅是阳痿病的最早专著，也是对阳痿病论述最要者。

清末民国初期的陆清洁编著《大众万病医药顾问》，使中医临床各科资料得到了很好的收集整理，男科资料也是如此。《大众万病医药顾问》计16种，每种论述一科疾病，男科资料主要集中在《性病科》、《内科》及《妇人科》等科中，共论男科疾病如男子不育等十余种，对每一病均从病源、症状、变证、疗法、调养、方解等诸方面详加阐述。《性病科》除外女科病，全是男科病，在该科总论中列有用药、服药、煎药、卫生、医理"五须知"，望诊、闻声、闻证、切脉"四要诀"，并在"总诀"中提出了治性病之"六要诀"，内容包括戒手淫、绝欲、以补药为主以及阴痿、失精、早泄的体育疗法等。总之该书对男科内容的论述较前任何时候的论著均较详细，对男科学的发展作出了积极的贡献。同一时期的《中国医药汇海》对男科疾病的论述主要是前阴外科疾病如阴囊毒、茎中痒等共11种。若把此著中的男性外科疾病与前著中所论男性内科疾病相合，则基本上包括了男科特有的疾病范畴。

综上所述，金元至清末民国初期，尤其是明清时期，男科病的辨证施治渐臻完善，对男科病的病名、相关概念、鉴别诊断、诊治方药等认识的深度均远远超出上述各期，并相继出现了一些以"男科"命名的书或著述，如《男科证治全编》（已佚）、《医学正印种子编·男科》、《傅青主男科》、《素甫医案·男病治效》以及《阳痿论》等。这一时期的医家通过大量的男科临床实践，积累了不少经验，有稽可考的男科医案达500余例。从而使中医男科学的雏形得以基本形成。此外，这一时期对性传播疾病的诊治也积累了一定经验，并出现了《解围元薮》、《霉疮秘录》等论著。

4. 新中国成立后是中医男科学的成形期

尽管古代医家从不同侧面充实和发展了男科内容使男科医学代有发展，但由于在社会、经济、文化等方面的诸多因素和对男科疾病特点认识的不足，中医男科一直没有形成较为完整的理论体系，更无相应的系统学科专著问世。

新中国成立以后的相当一段时期，中医学得到了突飞猛进的发展，虽然因政治、经济等方面的原因，没有将男科医学作为一门独立的临床学科加以重视，但对男科医学的某些内容从理论到临床都进行了广泛的探讨，共发表了数百篇有价值的研究文章。著名中医学家秦伯未明确指出"由于男女生理上的特点，前阴症状各不相同……在病因方面，多因阳虚、气陷和肝火、湿热。一般以肾为男子的先天。"在《中医临证备要》中记述了男子乳房结核、无子等十余种疾病。中医外科专家许履和对男科疾病尤其是前阴疾病的治疗很有创见，《许履和外科医案医话集》记述了睾丸血肿、子痰、阴茎痰核、阴囊血痣等近20种男性外科病。索延昌《虚证论》一书中专立《男虚论》一章对一些男科疾病加以论述，这是新中国成立后首次对男科疾病加以专门论述的文献。活血化瘀专家颜德馨《活血化瘀疗法临床实践》记载用活血化瘀法治疗阴囊萎缩等男性疾病，开创了活血化瘀法在男科临床中运用的新篇章。《男性不育》从各个方面论述了男子不育的各种问题，是新中国成立后的首部男科专病著作。

进入20世纪70年代末80年代初以后，随着国际"男性学"热潮的出现和国内经济的迅速发展、政治环境的相对宽松及社会的客观需求，中医界高度重视对男科学的研究，中医男科学的发展进入了高峰时期。1980年起，青年学子秦国政开始收集整理古今散在的中医男科文献，着手构建中医男科学学科体系，并于1986年首次明确提出了这一中医临床学科完整的学科概念，即"中医男科学"。1985年前后，徐福松、王琦等学者从临床实践和理论研究两方面开始了创建中医男科学的工作。1988年王琦、曹开镛主编的《中医男科学》出版，从而标志着中医男科学作为中医临床医学的一个专门学科得以形成，其学科基本体系得以构建。随后出版的《中华中医男科学丛书》（王琦等）、《男科纲目》（徐福松等)、《中国男科学》(安崇辰等)、《实用中医男科学》(秦国政) 以及《实用中西医结合泌尿男科学》(李曰庆等)、《王琦男科学》(王琦等) 等男科学专著,从深度、广度等方面充实、完善了中医男科学的内容,进一步完善了中医男科学学科体系的构建,丰富、充实和发展了中医男科学的理论内涵。近年各地出版的其他中医男科专著从古代房中文化的研究、临床、方剂等不同角度为中医男科学体系的更加完善作出了积极的贡献。

□ 第一章 □

男性生理功能概述

人体是一个复杂的有机体，五脏六腑及所属经脉是相互联系、相互协调的一个系统。任何一个泌尿男科的生理现象，虽然可能有其某一主导脏腑，但又是在多个脏腑及相关经络、气血的相互影响、相互制约下产生的。

第一节　肾与泌尿生殖功能

中医所称的肾，不仅具有泌尿功能，而且具有生殖功能。肾在泌尿生殖功能中占有主导地位。因此可以说，泌尿生殖功能，主要是肾的功能反映。

一、肾与泌尿功能

《内经》云："肾者主水"，是指肾有主持和调节水液代谢的功能，故有"肾为水脏"之称，又有"诸水皆生于肾"之喻。肾的泌尿功能，主要依赖肾阳（命门之火）的气化作用，使水液分布各走其道，其清者上升为津液，浊者下降为溺，以维持人体水液代谢的平衡。如《景岳全书·肿胀》说："夫所谓气化者，即肾中之气也，即阴中之火也。阴中无阳则气不能化，所以水道不通，溢而为肿"。

脾胃运化水谷依靠命火之温煦，命火衰微，水不能化气上升，如同灶内无火，水液停滞为水肿，气化不利而尿少。《医门法律·水肿门》又说："肾者胃之关也'。肾司开阖，肾气从阳则开，阳太盛则关门大开，水直下为消；肾气从阴则阖，阴太盛则关门常阖，水不通而为肿。"说明肾阳主开，偏胜则泌尿功能旺盛，肾阴主关，偏胜则泌尿功能减退。再者，肾司二便，主二阴，是说明肾有管理大小便的职能，亦是肾主水液代谢的一个组成部分。

二、肾与生殖功能

在男性，肾的生殖功能，主要是指随着肾气、天癸的相继旺盛，从而产生生殖之精孕育后代。生殖之精是生育繁殖的根本，形成生命的始基，故《素问·金匮真言论》云："精者身之本也"，《灵枢·决气》云："两神相搏，合而成形，常先身生，是谓精。"肾气、天癸、生殖之精需赖后天水谷精微之充养。后天水谷精微来源于饮食所化生的营养物质，具有濡润五脏六腑及组织器官，维持人体生命活动，促进生长发育的作用。故《内经》有肾"受五脏六腑之精而藏之"之说。

肾气的盛衰，直接决定着人的生殖能力和生长、发育、衰老过程。如《素问·上古天真论》说："丈夫八岁，肾气实，发长齿更。二八，肾气盛，天癸至，精气溢泻，阴阳和，故能有子。三八，肾气平均，筋骨劲强，故真牙生而长极。四八，筋骨隆盛，肌肉满壮。五八，肾气衰，发堕齿稿。六八，阳气衰竭于上，面焦，发鬓颁白。七八，肝气衰，筋不能动，天癸竭，精少，肾脏衰，形体皆极。八八，则齿发去。肾者主水，受五脏六腑之精而藏之。故五脏盛乃能泻。今五脏皆衰，筋骨解堕，天癸尽矣。故发鬓白，身体重，步行不止，而无子耳。"可见肾气是人体生殖功能和生长发育的物质基础，肾气盛、天癸至则精气溢泻而能有子，肾气衰、天癸竭或天癸尽则精少而无子。

此外，肾之"司作强"、出"伎巧"的作用，是肾的生殖功能的一部分。所谓作强和伎巧，应包括了性机能和性行为，以及精关的开阖作用。肾精充足，肾气强盛，则作强有职，伎巧能出，开阖有度，生殖功能正常。

三、肾主命门之火

命门，即生命之门户，生命之根本之意。火，指其功能而言。命门之火，一般称为肾阳，又称真阳，也藏于肾。命门或命火对人体的作用极为重要。《难经·三十六难》说："命门者，诸精神之所舍，元气之所系也。故男子以藏精，女子以系胞。"《难经·八难》说："诸十二经脉者，系于生气之源。所谓生气之源者，谓十二经之根本也，谓肾间动气也，此五脏六腑之本，十二经脉之根，呼吸之门，三焦之原，一名守邪之神。故气者，人之根本也，根绝则枯矣。"换言之，五脏为人身之本，肾为五脏之本，命门为肾之本，阴精为命门之本。正如张景岳《景岳全书·命门余义》所谓："命门为精血之海，脾胃为水谷之海，均为五脏六腑之本，然命门为元气之根，为水火之宅，五脏之阴气非此不能滋，五脏之阳气非此不能发，而脾胃以中州之土，非火不能生……岂非命门之阳气在下，正为脾胃之母乎？吾故曰脾胃为灌注之本，得后天之气也，命门为化生之源，得先天之气也。"命门或命门之火虽极重要，但必须有肾水（肾精）相济才能发挥作用，因为肾水与命门火是人身的真阴、真阳，所以肾水与命火，实际上是肾之阴阳的表现形式。在肾中，肾水命火，一阴一阳，相制相合，对人体生命活动和脏腑功能活动起着重大的作用。张景岳在《类经附翼·真阴论》中说："命门之火，谓之元气；命门之水，谓之元精。五液充则形体赖而强壮，五气治则营卫赖以和调，此命门之水火，即十二脏之化源。故心赖之，则君主以明；肺赖之，则治节以行；脾胃赖之，济仓廪之富……此虽云肾脏之技巧，而实皆真阴之用。"可见人体的一切机能活动，包括生殖功能、五脏六腑的正常活动，都离不开命门之火的温煦。所以《景岳全书·命门余义》强调命门的重要性："五脏之阴气，非此不能滋；五脏之阳气，非此不能发。"

第二节　其他脏腑与泌尿生殖功能

按照整体观念与脏腑学说中医的泌尿生殖功能，除以肾脏为主外，与其他脏腑的功能亦是不可分割的。

一、其他脏腑与泌尿功能

《素问·经脉别论》云："饮入于胃，游溢精气，上输于脾。脾气散精，上归于肺，通调水道，下输膀胱。水精四布，五经并行，合于四时五脏阴阳，揆度以为常也。"这说明饮食在人体的吸收、输布、排泄过程，在正常情况下，饮食入胃，由胃而脾，由脾而肺，由肺而三焦，由三焦而分别清浊，清者远行于脏腑，浊者化为尿液而达于膀胱，使体内水液代谢维持着相对的平衡。在此代谢过程中，肾的气化作用贯彻始终，其他脏腑的泌尿功能亦包括在内。

1. 肺

肺居胸中，位于上焦。肺主行水，为水之上源。肺主一身之气，以肃降下行为顺，"气行水亦行"，对人体水液的运行和排泄产生一定的影响。肺气充沛，能司肃降，则上焦之水液不断运行，并下输膀胱，从而保持小便通调，水液平衡；反之，肺气虚或肺受邪，肃降失职，则不能通调水道、下输膀胱，可致小便不利、尿少水肿等水液输布障碍的病变。可见肺在人体泌尿功能中亦起着重要作用。

2. 脾

脾位于中焦，主运化。脾有消化吸收和运送水谷精微的功能，同时把代谢产生的水湿运行排泄到体外，维持体内水液的平衡。脾主运化的功能，主要依赖脾气的作用。脾气功能的特点是以上升为主的，即所谓"脾宜升则健"。脾健则精微能运，水湿能化；脾虚则精微难运，水湿潴留，而发生水肿等病变。说明脾在泌尿功能中的作用亦是不可忽视的。

3. 三焦

三焦为六腑之一，有气化作用。能够通调水道，沟通全身津液，是人体水液代谢的重要通道。《素问·灵兰秘典论》说："三焦者，决渎之官，水道出焉。"《难经·三十一难》说："三焦者，水谷之道路"、"上焦如雾"，主宣发散布。即通过心肺的输布作用，将饮食精微敷布于全身，温养肌肤筋骨，通调腠理；"中焦如沤"，主腐熟水谷，使营养物质化生营养精微；"下焦如渎"，主泌别清浊，将糟粕及代谢的水液排出体外，这种功能主要是指肾和膀胱的泌尿功能，也包括肠道的排便功能。因此，三焦的功能，关系到水谷精微，特别是水液代谢的消化、吸收、输布与排泄的全过程。若三焦水道不利，会使水液潴留，发生小便不利、水肿等病证。

4. 膀胱

膀胱位于小腹部，是贮藏津液，排泄尿液，化气行水，参与水液代谢的重要器官之一。《素问·灵兰秘典论》说："膀胱者，州都之官，津液藏焉，气化则能出矣。"一般情况下，膀胱所藏的津液，就是人体的水液，故谓"膀胱水府也"。实则即系尿液，因尿液为津液之余，如《诸病源候论·膀胱病候》云："津液之余者，入胞则为小便。"人体代谢后的水液，下输膀胱变为尿液，再通过膀胱的气化作用而排出体外。

严格地讲，膀胱的气化有赖于肾阳的作用，因肾为水脏，膀胱为水府，肾与膀胱在生理上共同完成泌尿功能。但膀胱储藏津液而不渗漏，是靠肾气的固摄；膀胱排泄尿液而有节律，亦靠肾气的推动。这就是肾的"开阖"作用；而肾的开阖，靠肾的气化功能来调节。因此，膀胱的气化作用，实为肾的气化功能的一部分。

二、其他脏腑与生殖功能

同泌尿功能一样，生殖功能除了以肾为主外，与其他脏腑也是不可分割的。所谓"五脏盛，乃能泄"，即是此意。

1. 心

心与生殖功能的关系和肾的生殖功能是紧密相连的。肾居下焦，属水，以阴为主，其性喜静，主藏精主水；心位居上焦，属火，以阳为主，其性易动，主神志，主血脉。心与肾有上下相交，阴阳相济的关系。心与肾相互协调，相互制约，使之保持相对平衡，即"心肾相交"、"水火既济"。如果肾水不足，不能上济心阴，则心阳独亢，出现失眠、心悸、有梦而遗等"心肾不交"之证。又心主神明，是人体生命活动的总称，人的精神意识、思维活动，莫不由心主宰，当然也包括人的生殖功能在内。如性机能、性行为，有时往往由心而定。即喻嘉言所说："心为情欲之府"（《医门法律·卷一·附答内经十问》）。张景岳《景岳全书·遗精》亦说："精之藏制虽在肾，而精之主宰则在心。"盖心为君火，肾为相火，心火一动，相火随之亦动，即所谓火动乎中，必摇其精。故人有所感，必先动心，心火动则欲火动，方有阴茎勃起、男女交媾等行为。临床所见之心火引动相火之梦交、遗精、见色流精，或同房受惊，心无所依，神无所归而产生的性机能障碍，或新婚之夜，心神不宁，未交而萎，一交即泄等，皆属此类。

2. 肝

肝与生殖功能的关系也是值得重视的。肝为刚脏，主疏泄，性喜条达，包括阴茎勃起和射精等功能在内。临床所见情绪不悦，或盛怒之下出现的阳痿、阴缩、射精不能等，与肝气郁滞不舒，疏泄功能失常有关。非从肾治疗所能奏效。又肝主筋，主运动，为"罢极之本"，前阴为宗筋之所聚，临床所见劳累过度，而致阴茎难以勃起等现象，与肝筋罢极有关。再者，肝与胆相为表里，胆主决断，十一脏皆取决于胆。阴茎之所以能勃起，必有少阳胆气激发相助肾气而使宗筋振举，临时不惧；如胆气不充，则肾气失助，气血不得充于宗筋，茎体不强而痿，即胆不断则宗筋怯之故。

第三节　经络气血及天癸与泌尿生殖功能

一、经络与泌尿生殖功能

经络遍布全身，内属脏腑，外络肢节，无处不到，有沟通表里上下，联系脏腑器官和通行气血津液的作用。人的五脏六腑、四肢百骸、五官九窍、皮脉肉筋骨等，都赖经络的联系和气血的濡养，方能发挥各自的功能，维持正常的生理活动。经络本身的功能活动，称为"经气"，在经气的推动下，气血随着经络输送到全身，发挥濡养温煦的作用。故《灵枢·本脏》说："经脉者，所以行气血而营阴阳，濡筋骨，利关节者也。"经络的这种功能与泌尿生殖功能也有着千丝万缕的联系。因此，不能舍此而不顾。诚如《外科大成·经络大略》说："治病不知经络，犹捕盗不知界分。"泌尿生殖功能亦概不例外。

由于冲、任、督三脉均起于精室，并隶属于肾，故肾气与天癸对其均有较大影响，使冲、任、督脉在男性生理、病理中发挥着重要作用。

1. 对阴器及第二性征的作用

冲、任二脉下络阴器，上行于躯体之前，贯穿上下，旁通博达，在肾气及天癸的作用下，不仅对阴器及宗筋的发育有重要影响，而且对第二性征的发育也有重要作用。如冲、任二脉受损或先天发育不全，则阴器及第二性征的发育均会受到影响。《灵枢·五味五音》篇曰："宦者去其宗筋，伤其冲脉，血泻不复，皮肤内结，唇口不荣，故须不生"，"其有天宦者……其任冲不盛，宗筋不成，有气无血，唇口不荣，故须不生"，即是从胡须、宗筋等说明冲任二脉的生理病理作用。

2. 参与生精

冲任二脉在生殖之精的生成过程中起着重要作用。如《素问·上古天真论》所言："丈夫八岁，肾气实，发长齿更。二八，肾气盛，天癸至，精气溢泻，阴阳和，故能有子。"说明男子在青春期后，冲任二脉气血充盈，脉道畅通，对生殖之精的化生提供足够的营养与动力。

3. 对性事活动的影响

督脉与阴器的联系较为密切，且与心脑相通，主要是传递心神对宗筋的支配信息。故对性事活动有重要作用。同时在性事活动中需要大量气血的供应，这与冲任二脉的传导作用密不可分。如冲任督三脉受损或虚衰，均会导致性事活动发生障碍。

二、气血与泌尿生殖功能

气血是人体生命活动的物质基础，当然也是脏腑功能、经络功能的物质基础，同样亦是泌尿生殖功能的物质基础。

1. 气

人体的气，一指脏腑组织的生理功能，一指构成人体和维持人体生命活动的精微物质。气分真气、宗气、营卫之气、脏腑之气。其中真气是人体生命活动的原动力，禀于先天之精，养于后天之精，脏腑之气推动着各脏腑的功能活动。这两种气，即包括了"肾气"。肾和其他脏腑的泌尿生殖功能，如精微的化生、运行和固摄，水液的形成、输送、储存和排泄等，都与气的功能密切相关。

2. 血

血为水谷精微所化生，如《灵枢·决气》说："中焦受气取汁，变化而赤，是谓血。"血对人体各脏腑组织器官具有濡养作用。血与泌尿生殖功能的关系，主要表现在与精的关系上。精为至宝，男子血贵；精是血之粹，血是男子之精。精血可以互相转化，血可以变为精，精可以化为血。精血是人体生命活动和生殖繁衍不可缺少的物质基础。精血为气之母，气又为精血之帅，精血的化生，有赖于气化作用。《张氏医通》说："气不耗，归精于肾而为精，精不泄，归精于肝而化清血。"（卷五·诸血门）是对气、血、精三者关系较为贴切的描述。

三、天癸与生殖功能

1. 天癸的产生

天癸的产生与心肾关系密切。心主宰机体的一切生命活动，天癸必须在心功能正常的情况下才能产生。通过心的功能，肾直接促使天癸的生成。肾气充足则天癸盛，肾气衰则天癸少。心与肾相互协调促使天癸产生。心肾相交，水火既济，便可促使天癸的正常生成。此外，天癸的生成还需脾胃运化吸收水谷精微以为养。

2. 促使机体发育与维持种子功能

天癸是一种与肾气的盛衰有关的、同人体整个生命过程尤其是生殖过程有着密切联系的物质，并促进人体的生长发育、生殖机能的旺盛，维持男子精液的产生和种子的功能。《素问·上古天真论》说："丈夫八岁，肾气实，发长齿更。二八，肾气盛，天癸至，精气溢泻，阴阳和，故能有子。"天癸至后将维持男子的种子功能，"七八，肝气衰，筋不能动，天癸竭，精少，肾脏衰"，八八时则"天癸尽"而"无子"。

□ 第二章 □

中医男科疾病病源探求

病因是引起疾病的原因。凡能破坏人体的生理状态，导致疾病发生的一切因素与条件，都属病因的范畴。在男科学领域，由于男性生殖器官构造及生理功能的特点，故引起疾病发生的病因，也表现出一定的特异性。虽然男科疾病的病因相当复杂，但不外乎内因、外因或不内外因；有肇于先天或源于后天等等。临证时应结合患者实际情况，全面观察、综合分析，以助于辨证和治疗。

一、先天因素

明·绮石《理虚元鉴》说："因先天者，指受气之初，父母或已衰老，或乘劳入房，或病后入房，或妊娠失调，或色欲过度。此皆精血不旺，致令所生之子夭弱。"（卷上·虚证有六因）父母体质薄弱，或近亲婚配，或早婚多育，或老而得子，或其母孕期劳欲不节，经常患病服药，临盆子痫难产等，皆可引起泌尿生殖系疾病，尤以儿科诸疾为突出，先天性畸形为多见。据有关统计，各种先天性畸形患者中，30%~40%有泌尿生殖系畸形。这些先天性畸形，中医皆归咎于"先天"之误。盖人禀父母精血化生，"妊娠一月名胎胚"（《妇人大全良方·卷十·妊娠总论第一》），"有谓之胚者，以其未成为器而犹坯也"，"有谓之胎者，以食于母而为口颐也。"（《小儿卫生总微方论·卷一·禀受论》）古人早已将人的生命始基称为"胚胎"，认识到先天因素对于胎儿的生长、发育及至出生后的健全与否至关重要。明·万密斋《幼科发挥》云："夫男女之生，受气于父，成形于母。故父母强者，生子亦强；父母弱者，生子亦弱。"（卷一·胎疾）一切新生儿疾患（胎疾），如五迟、五软、鸡胸、龟背等，莫不与先天因素，即父母禀赋薄弱有关。

中医认为，"肾为先天之本"。故在某种意义上说，先天的因素，亦即肾的因素、精的因素。明·楼英和李梴两位医家，发现如果父精中有血丝，下一代则易患胎瘤、红丝瘤（相当于"毛细血管瘤"），就是典型的例证。如《医学纲目·胎瘤》说："身有红丝病……汝肾中伏火，精中多有红丝，以气相传，生子故有此疾，遇触而动，发于肌肉之间，俗名胎瘤是也。汝试视之，果如其言。"《医学入门·遗精》亦说："有火盛，精中多有血丝，令溺于桶，瞪视之便见，后生子，一岁，身生红丝瘤，不救。"这种以"肾为先天"的遗传学说，来解释某些先天性疾患的理论，可供研究泌尿生殖系疾病病因学说的参考。

二、饮食不节

饮食是摄取营养物质，维持机体生命活动的必要条件。但饮食不节又是导致疾病发生的重要原因。因脾主运化水谷精微，胃主受纳腐熟水谷，故饮食失调，首先伤及脾胃，然后影响其他脏腑，变生他病。

1. 过食辛热

如辣椒、葱、蒜、生姜、酒、煎炒炙煿、羊肉、狗肉、猫肉等助热助火之品，致使脾胃湿热内生，流注下焦，而为淋浊，或热伤血络，迫血妄行，而为血淋。《诸病源候论》即有"饮食不节"引起诸淋的记载。或冲任蕴热，肾阴亏损而发生遗精、早泄、阳强等病证。

2. 过食生冷

如瓜果、冷饮等，致使脾胃受伤，损伤脾肾阳气，久之可发生精室虚寒，精气清冷而致不育、阳痿、遗精、早泄、遗尿等证；脾虚湿盛，水溢肌肤，可见水肿；脾虚不能统血，可见尿血。

3. 过食发物

如蛙、虾、香菇、咖啡、浓茶等物，可致遗精、早泄。

4. 过食肥甘

过食肥甘致使代谢失常，易成消渴。《素问·奇病论》指出："数食甘美而多肥"，是发生消渴的主要原因。此外还可致痰湿内生，郁阻经络而形成乳疬、阳痿、阴茎硬结症等。

5. 过食咸味

过食咸味可致水肿。因咸能伤肾，肾伤则气化失司，水湿积聚成肿。《备急千金要方》即有水肿忌盐百日之诫。

6. 过少饮水

过少饮水，加之过少活动，过多出汗，是产生石淋的重要原因。

7. 饮酒过多

饮酒过多致使湿热内生，湿热蕴于精室，可致淋证、血精、不育等。如张景岳说："饮食之类，人之脏腑各有所宜，似不必过于拘执。惟酒为不宜。盖胎种先天之气，极宜清楚，极宜充实。而酒性淫热，非惟乱性，亦且乱精。精为酒乱，则湿热其半，真精其半耳。精不充实，则胎元不固。精多湿热，则他日痘疹惊风，脾败之患，率已基于此矣。"此一论述，不仅阐明了饮酒对男科病的致病原理，且对优生学极具启蒙之力。

三、房室过度

性生活是人类正常生活的一部分，但若不加节制，则易引起房劳伤。房劳伤，又易导致其他一系列病变，其病根在于耗精伤气。因此，房劳过度，在中医男科的病因学中，有着特殊的意义。

1. 房劳过度导致早衰、损寿

已婚者房室不节，纵欲无度，每夜必欲或一夜数欲；或年过四十，依然纵情恣欲，嗜而无厌，精耗气伤，而致早衰。《素问·上古天真论》说："以酒为浆，以妄为常，醉以入房，以欲竭其精，以耗散其真，不知持满，不时御神，务快其心，逆于生乐，起居无节，故半百而衰也。"又青年人受黄色荒诞小说、书刊、电影、电视等精神污染，沉溺于色情之中，频频手淫和遗精，也可导致房劳伤。古云："荒淫无伦，精神耗散，意淫于外，欲火内扇，虽不交合，但精已暗泄，自促其寿命。"上述"半百而衰"、"自促其寿命"，即指房劳伤的后果是早衰和损寿。

2. 房劳过度引起虚劳、消渴、痨瘵

虚劳原因甚多，房劳伤是其主要者。《金匮要略》虚劳门"五劳虚极"，房劳伤即是其中之一。葛可久《十药神书》云："盖因人之壮年，气血充聚，精液完足之际，不能守养，惟务酒色，岂分饥饱，日夜耽嗜，无有休息，以致耗散精液，则呕血吐痰，骨蒸烦热，肾虚，精竭形羸，颊红面白，口干咽燥，小便白浊，遗精盗汗，饮食艰难，气力全无。"房劳又易伤肾之精，导致阴虚火旺，诱发消渴，故元·朱震亨指出："真水不竭，安有所谓渴哉"（《丹溪心法·卷三·消渴四十六》）痨瘵每由纵欲而虚损，"瘵虫乘机袭入"之所致。故明·徐春甫有"凡人平素保养元气，爱惜精血，瘵不可得而传。惟夫纵欲多淫，若不自觉，精血内耗，邪气外乘。"（《古今医统大全·卷四十六·痨瘵》）即可患"痨瘵"之说。

此外，尚有大病后过早交合，招致旧病复发的"房劳复"。如《金匮要略》所言之伤寒后房劳复；《血证论》所言的失血之人，不忌房劳而致的血证后房劳复者即是。又产后房劳而致的产后房劳复者亦有之。《傅青主女科·产后血崩》谓："少妇产后半月，血崩……谁知是不慎房帏之过哉！"

四、情志内伤

情志内伤主要指七情过激。在一般情况下，喜、怒、忧、思、悲、恐、惊七种情志活动是人体对客观外界事物的不同反映，属生理现象，不足为病。但当突然、强烈或持久的情志刺激，超过了生理活动所能调节的范围，则可引起人体内阴阳、脏腑、气血、经络的功能失调而致病。正如《素问·阴阳应象大论》所说："人有五脏化五气，以生喜怒悲忧恐。" 可见情志活动必须以五脏精气作为物质基础，而外在的各种刺激只有作用于有关的内脏，才能表现出情志变化。对男科疾病而言，情志因素大都导致功能病变，少数可致器质性病变。

1. 突受惊恐

平时遭受惊恐，或性交时意外受吓，或初婚时性交痛而畏惧，久久不能自解，以致出现阳痿、遗精、射精不能等。如《灵枢·本神》说："恐惧而不解则伤精，精伤则骨酸痿厥，精时自下。"《临证指南医案》谓：阳痿"亦有因恐惧而得者。盖恐则伤肾，恐则气下也。"

2. 所愿不遂

失恋失意，思虑过度；或情志抑郁或夫妻不睦，精神紧张；或性欲不一致，同房不协调，忍精不泄，可见性欲淡漠、阳痿、早泄、悬痈、疳疮等。如清·俞震说："少年新婚，欲交媾，女子阻之，乃逆其意，遂阴萎不举。(《古今医案按·卷八·阳痿》) 吴谦说：疳疮多由"欲火未遂溲淋难。"(《医宗金鉴·外科·卷九·疳疮》) 清·许克昌说："悬痈多有忍精提气而成。所谓欲泄不泄，化为脓血是也。"(《外科证治全书·卷三·悬痈》)

3. 悲哀太甚

遇有严重痛心之事，悲哀欲绝，可出现性机能障碍和其他病变。如《素问·痿论》曰："悲哀太甚，则胞络绝，胞络绝则阳气内动，发则心下崩，数溲血也。"

4. 恼怒太过

口角斗殴，怒发冲冠；或郁怒于中，未得发泄，以致阴纵、阴缩、淋证等。如《血证论》说："前阴属肝，肝火怒动，茎中不利，甚则割痛，或兼血淋。"(卷六·淋浊)

情志之误有"因郁致病"和"因病致郁"两种情况。以不育症为例，可因各种情志因素导致不育（因郁致病）；反之，长期不育，又可出现各种情志变化（因病致郁）。因此，正确认识和处理此类致病因素，尤宜引起医者和病者的重视。

五、外感邪毒与六淫

感受邪毒，一为前阴部直接感染，二为他处染毒，流窜至前阴部。三为外感六淫与精气相搏而发病等。如清·程杏轩《杏轩医案》载有痄腮（腮腺炎）引起睾丸炎案，指出："耳旁部位属少阳，睾丸属厥阴，肝胆相表里，料由少阳之邪不从表解，内传厥阴故耳。"可见古人对男科感染性疾患的病因病理已有一定的认识。

1. 直接染毒致病

多因包皮过长，秽垢内积，湿热酿毒；或房室不洁，染及淫毒等，而成淋浊、疳疮、梅毒等症。如《外科正宗》谓："下疳者……由妇人阴器瘀精浊气未净，接与交媾，以致淫精传袭而成。"(卷之三·下疳论三十一) 亦可因阴囊藏污纳垢，复受"风湿外袭"，而成肾囊风；或阴囊破碎，湿热外侵，而成囊痈、脱囊、子痈。《医门补要》尚有"欲后下床小便，寒邪乘虚侵入肾经，玉茎肿亮不痛。"(卷下·见症实录) 等，皆属前阴直接染毒之例。

2. 邪毒流串致病

如先感风热疫毒，结于少阳，唯患痄腮；肝胆相为表里，少阳之邪下注肝经，而致"卵子瘟"，后期转为睾丸萎缩、男子不育等。或先感冒风寒、风热、乳蛾、喉痛，而后邪毒流串，下注内停，继发淋浊等。还有先患皮肤疮疖，而后疮毒内归，继发水肿者。如《医宗粹言》说："今多有生疮，因洗浴迫毒归内而肿。"《沈氏尊生书》亦说："有血热生疮，变为肿病。"（卷五·脾·肿胀）皆属他处染毒，流窜肾经为患。

3. 六淫与精气相搏致病

（1）风：风为百病之长，是六淫中主要的致病因素。风为阳邪，其性开泄，侵袭人体，多首先客犯肺卫系统及足太阳膀胱经，出现太阳中风或肺卫表证。因为膀胱为州都之官司决渎，肺则主通调水道，二者均与水液代谢有关。如风邪郁遏，影响肺气的肃降和膀胱的气化，则可导致水液代谢失常，出现风水表证。临床可见发热、恶风、咳嗽、颜面及肢体浮肿以上半身为著，小便短少，脉浮等症。风邪致病，还易兼夹其他外邪，如风热客于厥少二阴经脉，临床则可见肾囊风、阴痒、囊痈等证。

（2）寒：寒为阴邪，易伤阳气，其性收引凝滞，临证以形寒、肢冷、面色苍白、小便频数清长、少腹冷痛、阴囊冷痛、腰膝酸冷、舌淡苔白、脉迟涩等为特征。寒邪除可依附风邪侵袭人体肌表外，还可直中体内脏腑经络，引起体内的寒性病变。《素问·举痛论》说："寒气客于厥阴之脉，厥阴之脉者，络阴器系于肝，寒气客于脉中，则血泣脉急，故胁肋与少腹相引痛矣。"《灵枢·经筋》则说："足厥阴之筋……伤于寒则阴缩入。"故外寒以经脉气血凝滞不畅为主要表现，可见少腹冷痛、睾丸坠胀、阴囊冷痛、阴缩等。内寒以气虚阳微，脏腑虚寒为主要表现，可见阳痿、阳缩、寒疝、精液清冷等病证。

（3）湿：湿为阴邪，其性重着黏滞，又有趋下的特点。《灵枢·百病始生》说："浊湿伤下。"《素问·太阴阳明论》说："伤于湿者，下先受之。"故其致病最易阻遏气机，耗伤阳气，且易侵犯下焦肝肾。湿邪致病，亦易兼夹他邪，在泌尿男科系统中以湿热为患最为多见。临床以会阴部坠胀、少腹腰骶部坠痛、小便不利、尿混浊、阴囊潮湿、白浊、舌苔腻、脉濡滑等为特征。湿邪久郁，可化为湿热，若湿热下注蕴结膀胱，可形成淋证、癃闭。湿与寒并成为寒湿，可导致寒疝。湿聚于局部为痰湿，郁结于前阴，可发阴茎硬结或精索囊肿等。此外，还可见囊痈、子痈、脱囊、失精、阳痿、阳强、阴汗、阴痒等病。

（4）热：热与火常互称，热为火之渐，火为热之极。热为阳邪，其性燔灼，易伤阴液。如火热深入血分，易伤血动血耗血；聚于局部，则可腐蚀血肉，发为痈肿疮疡。《素问·阴阳应象大论》说："热胜则肿。"发于前阴部位及泌尿生殖系统的诸多感染性化脓性疾患，多属火毒为患。临床上多见小便黄赤灼热、疼痛、阴囊红肿疼痛，或有发热、心烦、口渴等，舌红苔黄，脉数。热邪可分为实热、虚热、外热、内热。外感火热之邪或其他病邪郁久化火，则可致睾丸肿痛、茎中痛痒。内热则多由脏腑气血失调或五志过极化火而成，可影响肝肾冲任等脏腑经络功能失调而出现阳强、房事茎痛。实热则以局部红肿疼痛、淋浊、茎痛或有高热、舌红、脉数有力为主。虚热则以潮热、盗汗、遗精、血精、舌红少苔、脉细数为主。

（5）疫疠：疫疠之邪是一种易于传染扩散的病邪，是性传播疾病的毒邪，多见于不洁净的性行为，遭致感染致病。疫疠致病，传染性强，症状相似，如梅毒、淋病等。《本草纲目》描述梅毒："男女淫畏，湿热之邪积蓄既深，发为毒疮，遂致相互传染。"临床以下身瘙痒、灼痛、阴茎溃烂、红肿、流脓、舌苔黄腻、脉数等为特征。

六、外伤

在中医男科病因学中所占比重不大。较常见的有跌打损伤、负重过度、强力行房、金刃所伤等。

1. 跌打损伤

常见的有肾损伤、会阴和尿道损伤所致的血尿。外伤所致的睾丸、会阴部血肿。脊髓损伤所致的尿闭、尿失禁等。如韩善徽说："经云人有堕坠，恶血留内，腹中胀满，不得前后，先饮利药。盖跌仆则血妄行，每有瘀滞精窍，真阳之气难达阴茎，势遂不举。"（《阳痿论》）

2. 负重过度

负重过度必损伤脏腑组织，损伤精气，所谓"劳则气耗"，"久立伤骨，久行伤筋，久视伤血"。如负重远行，强力举重所致的腰痛、精索静脉曲张等。《诸病源候论》说："强力举重，久坐湿地伤肾，肾伤少精，腰背痛，厥逆下冷。"（卷三·虚劳候）

3. 强力行房

性交时用力过猛，或频频手淫，直接损伤阴茎；精室之血络受伤，血随精流而致的血精；瘀血阻络而致的阴茎痰核等。

4. 金刃所伤

常见的有泌尿生殖系的各种创伤。他如输精管结扎术后综合征，疝气、精索囊肿、精索静脉曲张术后之阴囊血肿，尿道镜、膀胱镜等检查时的泌尿生殖道损伤、炎症、尿道狭窄等，亦偶可见及。

七、医药之误

医药之误即医源性因素。某些手术治疗及器械检查误伤已如前述，不复赘述。而药石乱投，而致偾事者，临床亦不少见，必须引起足够的警惕。

1. 误用热药

青年人阴虚火旺及湿热下注引起的阳痿甚多。而时医一见阳痿，即嘱患者购服龟龄集、鹿茸精、阳春药等壮阳药。结果越壮阳，越阳痿，譬犹禾苗缺水而萎（阴虚），烈日曝晒（壮阳）则由萎而枯，此医之过也。又夏月阳痿，亦不可妄投壮阳热药。周禹载早就指出："膏粱富贵之人，暑月阳事痿软，医以温热进之，误也。"（转引自《阳痿论》）再如，囊痈多为阴虚湿热下注所致，苦误用热药，不啻火上加油。如《外科正宗》说："囊痈，近时人误用疝家热药，多致热甚为脓，虑难收敛。"（卷之三·囊痈论三十三）

2. 误用寒药

不顾素体脾胃虚寒，而妄投苦寒之剂，必伐生生之本，而加重病情。如悬痈脾弱者，若"首尾误服寒凉，损胃伤脾，冰凝气血，以致患孔渐开，秽脓不止者，亦定变成虚羸痨瘵，终为难疗。"（《外科正宗·卷之三·悬痈论三十四》）又遗精多属阴虚火旺，但若"久服冷利等剂，以致元阳失守而滑泄者，此误药之所致也。"（《景岳全书·卷二十九·遗精》）

3. 其他

素禀不耐之人（过敏体质），偶投某种中、西药物（如内服磺胺类、抗生素、安眠药、解热镇痛药；或外用东丹、升丹、枯痔散等）引起过敏，可致龟头部过敏性药疹、阴囊湿疹、阴茎水肿等。

□ 第三章 □

中医男科疾病四诊合参

四诊，即望、闻、问、切，就是通过观察、询问、检查病人的症状、体征，以了解疾病的发生、发展及其各种表现，帮助判断病情的方法，是中医学诊断疾病的传统手段。四诊相互联系，密不可分，其中任何一个环节都不可偏废，所谓"上工欲令其全，非备四诊不可。"《丹溪心法》指出："欲知其内者，当以观乎外，诊于外者，斯以知其内。盖有诸内者，必形诸外……"强调了四诊在诊断中的重要性。

"四诊"是辨证论治的前提，诊断男科疾病时，要结合"四诊"探求男科疾病的致病原因、病位所在、脏腑功能情况、邪正消长、病情的转归和证候特点，为辨证和立法做准备。由于男性具有独特的生理结构和功能，以及生、长、壮、老的规律，从而决定了男科疾病的诊察、辨证有不同于其他各科的特点。在男科临床上，四诊的运用，依据病证的不同，当有所侧重，必须"四诊合参"，局部与整体相结合，才能更全面、系统地了解病情，才能从错综复杂的症状中探求病因、病位、病性，以求得正确的诊断。

第一节 望 诊

望诊，是医生运用视觉来是观察病人神、色、形态及分泌物、排泄物色质的异常变化以测知病情的一种诊断方法。"有诸内，必形诸外。"内部脏腑功能的病理现象可从外部表现出来，因而可以通过外在的疾病表现，推断出脏腑气血功能的状况，了解疾病的部位所在，正所谓"望而知之谓之神"。男科望诊内容包括望神、望面色、望形体等，通过对神色、形体、乳房、外肾、分泌物及排泄物的色、质、量等项内容的观察，不仅能够测知病情，而且也可直接观察某些生殖器官的结构状况。

一、望神

望神可以了解病人机体精气的盛衰和病情的轻重。包括精神、神态、气色三个方面。男科疾病患者表现的精神状态多为忧郁、焦虑、悲观、恐怖等，常萎靡不振，自怨自艾。因为神是以精气为物质基础的。《灵枢·本神》说："两精相搏谓之神。"《灵枢·平人绝谷》篇又说："神者，水谷之精气也。"这就充分说明了生命活动表现的神是由于先天两性精气的结合，又依赖后天水谷精微的滋养。所以精气充足，体健神旺，反之，精气亏虚，体弱神衰，有病多重。特别是男子以精为本，精的盛衰对男性疾病关系极大，直接影响神的变化，而神的变化对男科疾病诊断有一定参考意义。《灵枢·本神》篇说："怵惕思虑则伤神，神伤则恐惧，流淫而不止，恐惧而不解则伤精，精伤骨酸痿厥，精时自下。"

二、望面色

面部的色泽变化，可以反映脏腑气血的盛衰和病理变化。而面色所见的部位也因男女性别而异，《素问·玉版论要》篇云："女子右为逆，左为从，男子左为逆，右为从。"说明女子以右为主，男子以左为主。又曰："男子色在于面王，上为小腹痛，下为卵痛，其圜直为茎痛"。一定的部位又反映了具体的病变。男科的"女劳疸"，由于肾气虚衰而额现黑色，成为诊断本病的主要特征之一。狐惑病其面乍赤、乍黑、乍白，可谓特有的面部变化。一般说来，青色主风病、寒证、痛证；赤色主热病，黄色主湿病与血虚；白色主虚证、寒证；黑色主寒证、痛证及血瘀。可结合全身情况，用于男科辨证。《素问·玉真要大论》及《素问·六元正纪大论》中有"面尘"之称，指面色灰暗又蒙灰尘。实证多因燥邪，伏邪内郁，虚证多因久病肝肾阴虚，常伴有头晕耳鸣，五心烦热，遗精等症。

三、望舌

舌质主要反映脏腑气血的盛衰，舌苔主要反映病位的深浅，病变的性质，邪正的消长。同样在男科疾病的诊断上也有一定的意义。

1. 望舌色、舌质

舌质颜色的情况不同，可以察知脏腑的虚实、气血的盛衰。如肝经实热，心火偏旺，舌质可见红色或赤红为实热证；阴虚火旺舌质可见鲜红为虚热证；肾阳虚命门火衰，舌质可见淡白色为虚寒证；脾阳虚损，舌质不仅淡白，而且舌体胖嫩或边有齿痕；肝肾阴虚，阴寒内盛，瘀血阻滞，舌质可见青紫而暗或紫色斑点；舌卷缩多为厥证，可见于囊缩。结合病人全身症状，有助于男科疾病诊断与辨证。

2. 望舌苔

苔的薄厚，可察病邪之盛衰，苔的颜色，可察病变之寒热，苔之润燥，可察有无津液之亏。苔薄白而燥，为病将伤津；白厚而燥者，为湿郁化热，津液已伤；淡白润而厚，为内有寒湿；苔薄微黄，为邪热尚轻；苔厚深黄，为内热炽盛。苔黄厚而腻，为湿热壅盛；黄厚而干，为热盛伤津。苔灰黑润滑，为阳虚有寒；苔黑干燥，为火炽津枯之象。望舌苔应与舌色舌质合参，进行综合分析，并结合临床其他症状，用于男科辨证。

四、望形体

人之形体，内合五脏，肺合皮毛，脾合肌肉，心合脉，肝合筋，肾合骨，形体的强弱胖瘦内与脏腑气血的盛衰相应，所以，望形态可以测知内脏的坚脆，气血盛衰和邪正的消长。男子到16岁左右，身体逐渐发育成熟，四肢及躯干肌肉发达壮健，口唇已生长胡须，阴茎及睾丸增大，阴囊皮肤变暗黑色，阴毛亦长，精液量增加。到20岁左右，达到完全成熟。如年逾20而身体矮小，肌肉瘦削，须毛、腋毛、阴毛稀少，阴茎短细，睾丸小者为肾气未充，天癸迟至，肾精不足。

1. 望毛发

一般说来，毛发黑色，荣润茂密，是肾气足，精血充盈的表现，毛发稀疏脱落或干枯焦，为肾气衰，精血虚少所致。

2. 望乳房

男性乳房单侧或双侧增大，宛如女性，且不红、不溃、不痛或微痛、内有结节者，是病理增生，多因肝郁气滞或痰瘀互结所引起；为诊断乳病的重要特征之一。若乳房肿大、溃烂、疼痛剧烈、流血，多为癌毒所致。初生不久的小儿乳房也会增大，这是由于母体雌激素遗留在幼儿体内较多的缘故，会自行消退。

3. 望外肾

望外肾必先察外肾的发育情况，有无异常，对诊断男性疾病有较大的意义。古代有"五不男"之称："天、漏、犍、怯、变"。其中的"天"，即指男性先天性外生殖器和睾丸缺陷的发育异常；"漏"即精关不固精滑梦泄；"犍"即指阴茎及睾丸切除者；"怯"即指阳痿；"变"即指两性畸形。说明我国古代医家早就重视对男性生殖器的望诊。

如见阴囊一侧或两侧无睾丸，即为无睾症或隐睾症；睾丸小，阴茎短细者，即为外生殖器发育不良，可见于无精子或少精的不育症；阴茎或阴囊收缩，伴有少腹拘急疼痛者多见于肾阳虚衰或感受寒邪、寒滞厥阴所致的缩阳症；阴囊肿大，大小不定，忽大忽小，推之或平卧时肿物上移或消失者，多为疝气囊肿。阴囊不紧不松，稍有色素沉着，阴茎发育正常者，为肾之精气充足表现；阴囊松弛不收，阴茎短小，为先天肾气不足，后天失于脾精营养；阴囊黑痣，肿大青紫，易出血或出血难止者，多为络损血溢之血痣。阴囊肿大，甚或连及阴茎包皮，且透明放光、不痛不痒者，多为水湿积聚不散。阴囊或左或右肿大，大小固定，光射透亮，常为积水囊肿；阴囊皮肤甲错增厚，奇痒而不流脂水者，多为血虚血燥。阴囊皮肤湿润或溃烂，脂水浸淫成片，为湿热下注，如阴囊潮湿或红肿生赤粟样疙瘩，或浸淫黄水者为诊断绣球风病的重要特征。

出生后阴茎不举，或小便喷射不出，为先天肾气不足；包皮遮盖龟头，尚能翻转者，为包皮长而不能翻转与龟头粘连者，为包茎。包皮内面及冠状沟红肿溃疹，皮垢增多，烧灼痒者，为心火下注或湿热蕴结。如见龟头、阴茎肿大，甚则溃烂，多为湿热，是诊断下疳的重要标志。龟头溃烂翻花，或血流不止，灼热疼痛，多为阴茎癌；阴茎持续勃起，胀痛不适，多为阴虚火旺或湿热下注；伴皮下青紫者，又属瘀血。阴茎皮下紫瘀血斑，按之不退色者，为瘀血内积。

此外，对于尿道口的大小、位置，阴茎及尿道有无畸形，阴囊的大小、形状、有无瘘管、肿胀、疤痕、溃疡等项目也必须视及。

五、望排泄物

观察病人排泄出的尿和精液的色、质、量及黏稠度，是帮助诊断男科疾病的重要参考依据。

1. 望小便

小便清长色白者为寒，黄者为热；尿色白而混浊为白淫；小便点滴而出，不痛者为癃，痛者为淋，尿中有砂石状物为石淋；有血为血淋；有膏状物为膏淋；欲尿而不出者为闭等。

2. 望前列腺液

正常前列腺液乳白色，质稀；伴有炎症时，可为淡黄或乳白色，黏稠；伴有精囊炎时，可为红色或淡红色。

3. 望精液

精液的望诊一般是从问诊间接所得，但有必要时，仍需医者亲自审视。通过望诊了解精液量的多少，色之深浅，质之稀稠，再结合其他情况，是诊断男科疾病的重要依据之一。如血精为精囊炎的主要特征。精液量少，多为肾气不足；精液过多，多为湿热或寒湿下注。精液黄稠，或带有血液，甚或奇臭，多为湿热扰精或阴虚火旺；精清而冷，多为肾阳虚；精薄稀少而味淡，多为肾虚精亏；精液稠厚，呈团块状，难于液化，多为精瘀，交合而无精者，为肾气不足或肝气郁滞，或为精道瘀阻。

在望诊精液时，还须注意区分病理性和生理性的异常。到了老年，精稀而少属于自然衰老现象。服用某些药物如棉酚可以抑制精子的生成，输精管结扎术后由于精神紧张可导致无精液或少精液。

第二节　闻　诊

闻诊是医生通过嗅觉和听觉了解病人的声音和气味两方面的变化。所谓"闻而知之谓之圣"，说明善于运用闻诊来诊察病情，亦是医生临证的一个重要技能。闻诊包括闻气味和闻声音两部分内容。

一、闻气味

人在患病后，脏腑气血及其代谢产物，由于受到邪气的熏蒸，通过呼吸、排泄物等发出一种异常的气味。如《素问·金匮真言论》中有肝病其臭臊、心病其臭焦、脾病其臭香、肺病其臭腥、肾病其臭腐等的论述。所以，通过辨别病人的气息，身体及排泄物的气味，以推测疾病的性质、病位，为辨证论治提供部分依据。

在男科中可以通过辨别病人气息、身体、排泄物等的气味，作为辨证的一部分依据。一般说各种排泄物与分泌物，包括二便、精液、脓液等。有恶臭者多属实热证；清稀，略带腥味者多属虚寒证。精液的气味，一般认为有一种特殊的腥味。如闻见血腥味或臭秽者可见精囊炎等；若气味较淡或臭秽者，多属寒证；精液臭而色黄且稠，为湿热下注，常见于泌尿生殖系炎症；脓液腥臭，多由湿热为患，见于急性化脓性睾丸炎合并感染；腐臭难闻者，多为湿热蕴结成毒，系癌肿溃烂后表现之一，多见于癌肿晚期。

二、闻声音

闻声音，重点在聆听语声的高低、强弱、清浊、缓急；音调的变化，以测知病情。语声是表达人的思想、感情的重要形式。

男子二八之年，声音开始变化，正常男性语声低沉重浊。如果发声如童，音出如宦者，为性发育不成熟。若已属成年，仍语音如童，并见第二性征不明显者，为性发育不良，肾气不充，天癸迟至。病人呻吟不已或哀号啼叫，多属痛证，见于急性睾丸炎、阳缩、阴茎或睾丸外伤等。时太息者，多因情志抑郁，肝失疏泄，见于阳痿、遗精、乳病等。睾丸肿瘤、前列腺癌、阴茎癌患者，在病程中若出现咳嗽、音哑等情况，则应考虑是否有癌肿转移到肺的可能。

此外，患有男科疾病的病人在叙述病史时，多语声悄然，唯恐他人听到，尤其是患阳痿、失精、早泄、不射精等性功能障碍者更明显。

第三节 问 诊

问诊是男科诊断重要的一环，在四诊中占有重要地位。《素问·征四失论》说："诊病不问其始，忧患饮食之失节，起居之过度，或伤于毒。不先言此，卒持寸口，何病能中。"至明代张景岳将问诊归纳为"十问"，并将问诊视为"诊病之要领，临证之首务"。要诊断一个疾病，只有了解了它的全面情况，辨证时才有充分的根据。临床上有很多证候是患者的自觉症状，加之男科疾病多涉及婚育等情况，更有些难以启齿之疾，只有通过详细问诊，才能洞察病情。

一、问年龄

了解年龄对分析男科疾病有一定的参考意义。如中医认为"二八肾气盛，天癸至，精气溢泻"，"五八肾气衰，发堕齿槁"，"七八肝气衰，筋不能动，天癸竭，精少，肾脏衰，形体皆极"。这就可以了解到男性生理和病理在不同年龄有不同特点，从而决定了男科疾病在不同年龄阶段亦具有不同的疾病发生趋向。如滑精、遗精多发生在青少年；中壮年期虽体格健壮，精力充沛，生殖机能旺盛，但如操劳过度或七情过度，致使阴精耗损，肾气大伤，可发生精、痿、窒、育诸疾；50岁以后则随着肾精的衰少，天癸渐竭，性机能与生殖能力亦衰退，乃至消失，由于肾气渐衰，命门之火不足，天癸渐少、机体阴阳失调，可见性欲减退、更年期综合征等。60岁以后属老年期，肾气大衰，天癸衰竭，可见癃闭、前列腺增生、睾丸肿瘤等病。性欲减退在青壮年当视为病候，暮年性欲及房事频度减少，则属生理变化。

二、问现病史

现病史往往是促使患者就诊的原因。主要询问发病时间、诱发或加重原因、缓解因素、症状间有无相互影响、疾病发生变化的过程、治疗经过、用药及疗效如何等。通过现病史的问诊，抓住其主要矛盾，既可为其他相关问诊提供思路，又有助于鉴别诊断。如某些患者自诉患有"阳痿"，但并不一定是真正的阳痿，有的只是偶尔暂时的不勃起，属正常现象。这种情况多由疲劳、心情不安、醉酒或急性病、焦虑等所致。在诊断时，就要通过详细的询问，了解有无其他兼证，如早泄、遗精等，必要时可结合其他有关检查，以作出较准确的诊断，不可偏执一词，草率从事。又如房事茎痛，当区分射精疼痛与交接痛。射精痛是指射精时阴茎及睾丸疼痛；交接痛则是阴茎插入阴道即感阴茎疼痛，抽送时更甚。睾丸痛当问其疼痛是单纯睾丸痛或阴囊痛或二者合并疼痛，以及疼痛的性质是冷痛、灼痛或胀痛，因其病机各不相同。房事腰痛，其疼痛部位多在腰骶部，以腰部酸困或隐痛为男科腰痛的特点。

三、问精候

由于男性在解剖上有精室，在生理上有生精、排精、藏精等功能，病理上易发生生精、排精失常所致的疾病，因此在男科疾病中，问精候有较大的参考意义。

问精候包括精的色、量、质有无异常，有无遗精、滑精、早泄现象，次数多少。排精时有无疼痛，排精后有无腰腹痛、晕眩或情绪、精神有无异常等。

如精液稀薄清冷量少为"精冷"，多属虚寒，如精液夹血呈红色，茎中作痛为"血精"；如在性交过程中没有精液排出为"不射精症"；如尿液中夹精液或排尿后精液流出为"小便夹精"；如不性交而精自遗泄。无梦而遗者为滑精。一般身体健康之男，每月遗精1~2次，而无其他不适，属正常生理现象。如遗精次数频繁，并出现全身症状者当为病证。对排精后出现的全身症状亦应了解详细，综合分析。

四、问既往史

询问患者的既往病史，了解与现病史及男科疾病有关的病证。如不育症病人应了解其幼年时有无睾丸炎病史或附睾结核病史，有无睾丸外伤等；做过哪些手术，手术后结果如何？对何种药物有过敏反应等，以助诊治。如幼年时是否得过腮腺炎、隐睾症、睾丸疾病或外生殖器损伤；腹部或腹股沟、外阴部是否做过手术，手术的情况及结果等等，这些因素都可能导致脉络损伤，气滞血瘀，生精、排精功能障碍而发生无精、不育等。某些疾病如结核病、肝炎、糖尿病、丝虫病、甲亢、严重贫血等，也可影响男性生殖器官功能，引起男科疾病；糖尿病易并发阳痿、癃闭；结核病易并发遗精等。

中医学十分重视神经精神因素在男科病发病中的作用。男科疾病因于情志者，多属功能性病变，各种恐惧心理均可造成阳痿。素有神经衰弱者，易患阳痿、早泄、性欲减退等。某些药物如抗高血压药、雌激素、镇静催眠药等，可明显降低性欲，甚至造成阳痿。某些抗肿瘤药、棉酚类避孕药，常常损伤男性生殖器官，致生精功能障碍，导致不育。而麻黄碱、酚妥拉明、苯丙胺等药物，则又能增强性欲，引起性欲亢进。此外，还应该询问有无不洁性交史。因性行为不轨，感染疫毒，可导致淋病、梅毒、尖锐湿疣，甚至艾滋病等。

五、问婚育史

对于已婚男子，应询问其结婚年龄（含再婚年龄）、妻子年龄及结婚前后健康状况，生育情况，若同居两年以上未避孕而不孕育者，应对男女双方进行检查，以明原因。要询问双方有关检查情况。

此外，还需了解其对计划生育有无采取措施及采取何种措施。

六、问家族史

了解其家属有无传染性、遗传性疾病或肿瘤等病史，直系亲属死亡的原因（是否为生殖系统疾病所致）等。某些男科疾病不仅是通过性交传播，而且生活接触如生活用具、衣物等，亦可造成间接传染，如淋病、尖锐湿疣、疥疮等。艾滋病、非淋球菌性尿道炎等则可通过宫内或产道传染给胎儿。阴茎癌、睾丸及附睾肿瘤、前列腺癌等，或可有家族遗传因素。因此，了解家族史，有助于某些男科疾病的诊断。

七、问个人史

个人史包括工作、生活、饮食、嗜好、居住环境、卫生习惯等。如长期接触放射线或高温作业等可破坏睾丸生精系统，而致不孕。生活无规律，暴食暴饮，烟酒无度，地居潮湿寒冷等原因可导致多种男性疾病。询问有无手淫的不良习惯等。

八、问房事

要了解其房事频率，有无早泄或阳痿、阳强，有无性交疼痛，性交后有无不适等。

第四节 切 诊

切诊，包括脉诊和按诊两部分，是医者运用手的触觉对患者进行触摸、按压，以获得病情资料的一种诊断方法，即所谓"知内者，按而纪之"（《素问·脉要精微论》）。

一、脉诊

脉诊是四诊的主要部分，也是中医特有的诊法之一。《素问·五脏生成》说："夫脉之大小滑涩浮沉，可以指别。"就是说通过触摸、切按病人的脉搏，以探查脉象，了解病情，为辨证论治提供依据。

脉为血之府。心主血脉，又为五脏六腑之大主。所以，气血在脉中运行所反映出的脉象，不仅与心气、心血的盛衰有关，而且与五脏六腑的生理、病理变化密切相关。如《灵枢·逆顺》说："脉之盛衰者，所以候血气之虚实有余不足。"任何致病因素导致机体阴阳、气血、脏腑、经络发生病理变化，均能反映于血脉，从而引起脉象的变化。因此，根据脉的脉位、节律、形势等动态变化，可以测知疾病的病位、性质，邪正盛衰，病情轻重及其预后。如《金匮要略·血痹虚劳病脉证并治》说："男子脉浮弱而涩，为无子，精气清冷。"又说："夫失精家少腹弦急，阴头寒，目眩，发落，脉极虚芤迟，为清谷、亡血、失精。"所以，诊脉在男科疾病的诊断上有重要意义。

一般来说，男子之脉，常较妇人为盛，不沉而动，其状劲而有力，寸脉较盛，尺脉较弱，此为男子常脉。如《察病指南》说："男子阳脉常盛，阴脉常弱"，"男子尺脉沉"；《医家四要》说："男子寸盛而尺弱"，"男子阳为主，两寸常旺于尺"；《难经·十九难》说："男脉在关上，女脉在关下，是以男子尺脉恒弱，女子尺脉恒盛，其常也……男得女脉为不足……女得男脉为太过。"尺脉反映的是下焦、肾、精、天癸等生殖与性功能的多种信息。《金匮要略·腹满寒疝宿食病脉证治第十》指出："腹痛，脉弦而紧，弦则卫气不行，即恶寒，紧则不欲食，邪正相搏，即为寒疝。"所以，男科各病证，要认真地切脉，以探查脉象，了解病情，诊察尺脉尤为重要，同时要结合四诊收集到材料，进行分析、归类，以得出正确的判断。正如《素问·脉要精微论》所言："微妙在脉，不可不察。"

男科病脉主要有以下几种：

1. 浮脉

脉浮而虚，为肾气浮越不藏，如纵欲伤精、精脱不禁者多见之。脉浮而实，多为寒邪客肾，逼肾气外浮，如阴冷、阴缩可见之。

2. 沉脉

脉沉弱无力，主脾肾阳虚，气血不足，见于更年期综合征、性欲减退、早泄等病证；沉而有力，为寒滞厥少二阴，如病久或纵欲伤肾、肾气不足必脉沉无力；阴冷、阴痛、寒疝，其寒甚者，脉沉有力。

3. 迟脉

迟缓无力，多为肾寒精冷；迟而细小多为精血不足；迟而有力，多为精瘀不畅；青壮时期脉迟缓而无力者，多精气不足。

4. 数脉

数而无力，多为精气衰少，如脱阳可见之；数而滑，多为湿热扰精；数而有力，多为寒甚痛急，如缩阴疼痛难忍时可见之。

5. 涩脉

涩细无力，多为精气不足；若尺脉弱而涩滞，多属下焦阳虚，命门火衰，主精冷、无子；涩而有力，多为精瘀不畅或血滞外肾。

6. 弦脉

弦而无力，多为肝郁血虚；弦而有力，多为寒滞厥阴；弦而滑数，多为虚火扰精；脉细弦，多为肝怯肾虚，阳痿、不射精者可见此脉；脉弦细而数，为阴虚火旺或肝肾阴虚，多见于强中、血精、房劳伤；脉弦而涩，多属寒滞，肝脉或瘀血内阻，可见于子痈、前列腺炎、阴冷等病证。

7. 滑脉

滑而数，多系湿热下注，精血、阳痿、失精等属湿热者可见之；滑而有力，多为痰湿阻于厥少二阴，如乳病、阴茎痰核等可见之；尺脉细弱而滑，多为痰湿，主少精、不育。

其他如脉芤为气血肾精亏损，如非大病之后，必为房劳过度，精竭病重；双手尺脉过于旺盛，为下焦相火升腾之象，见于性欲亢进之人，所谓"尺偏旺者，好色少子"。

以上脉象为男科病所多见，但须与其他诊法所得资料综合分析，才能作出诊断。

二、按诊

按诊，又称触诊，是对病人肌肤、手足、脘腹及其他病变部位进行触摸按压，以测知其温冷、软硬、滑涩、压痛、痞块或其他异常变化，从而推断疾病的部位和性质的一种诊病方法。触诊在男科疾病的诊断中占有极重要的位置，有时可据触诊所得内容作出决定性的诊断。男科触诊部位主要是乳房、下腹部和腹股沟部以及内外生殖器。

1. 按乳房

如男性乳房肿大，必须进行触诊。对其有无肿块及肿块之大小、质地、表面情况、活动度、压痛以及与皮肤粘连等情况要了解清楚。肿块位于乳晕中央、边缘清楚、表面光滑、轻微触痛压痛，且始终不溃者，多为痰湿气血瘀阻不化之乳病；局部肿块质硬如石，初起不痛，表面凸凹不平，边缘不清，推之不动，多为癌毒聚积之乳癌。

2. 按下腹部

在下腹部耻骨上触到肿块，且阴囊内无睾丸者，可能是盆腔内隐睾发生的恶性肿瘤。腹股沟处肿物可随体位变动而变动，并且阴囊内睾丸缺如者，可能是隐睾恶变。阴茎癌发生转移或阴茎冠状沟发炎时，可引起腹股沟淋巴结肿大。腹股沟肿块，站立时增大，头低足高仰卧缩小者，多为疝气肿块。

3. 按外生殖器

触诊方法：检查者坐在凳子上，患者与检查者对面站立，充分裸露外生殖器；若不能站立者可取仰卧位，然后用拇指、食指、中指进行触诊。为了避免患者因羞怯或恐惧而造成局部肌肉紧张，影响触诊效果，触诊前应向患者讲明确诊的意义，并禁止第三者在场。

（1）阴茎尿道触诊：必须注意包皮能否翻转，阴茎头有无肿块，阴茎内有无硬结，尿道有无压痛，阴茎海绵体有无肿块等。阴茎头肿块，多为阴茎癌的主要症状，在早期尚未溃破时，不触诊往往漏诊、误诊。在未翻转包皮时冠状沟处触及肿块，可能为包皮垢堆积形成，须进一步翻转包皮以鉴别。阴茎休部硬结、压痛，伴阴茎勃起疼痛及曲向患侧者，多为阴茎痰核。阴茎腹侧尿道部位有肿块、压痛，伴小便改变如尿流变细或停顿者，应考虑尿道肿瘤、尿道结石。阴茎头丘疹、触痛，并有脓点者，系阴头痛。

（2）阴囊触诊：应注意睾丸之有无、大小、表面情况及弹性、压痛等，附睾之头、体、尾部有无硬结、肿胀及压痛，输精管之粗细，有无结节及向上延伸的范围，精索是否变粗、有无曲张静脉，阴囊肿大时的质地、内容物的性质等。由于阴囊内包块的病情极为复杂，故触诊时必须注意其位置、范围、表面、重量、压痛、硬度、活动度等情况。睾丸增大，坚硬如石，沉重下坠，压痛明显者，多为肿瘤性疾病。附睾尾部肿大，轻度压痛者，多为子痨（附睾结核），经抗痨治疗不愈，又多为子痈（包括非异性附睾炎）；附睾头中胀大，质地稍硬，压痛轻微，伴坠胀者，多为精瘀留滞不去之精液囊肿。睾丸稍大，表面光滑，质硬，压痛明显，多为子痈。阴囊内肿块，质地不硬，无压痛，托起较轻，卧而回复腹腔内者，多为疝气。阴囊内精索增粗，表面粗糙，质软，如捏粉条之感，无压痛者，多为精索静脉曲张。阴囊肿大，表面光滑，质软，无压痛，有波动感者，多为水疝；肿大表面不滑，质稍硬，压痛明显，伴阴囊皮肤青紫者，多为血疝。

（3）按内生殖器：包括前列腺、精囊等的触诊，主要是通过直肠进行检查。

按前列腺：触诊前列腺时，要注意其大小、形状、表面、质地、灵敏度、活动度以及有无波动感。如前列腺肿大、膨胀，有热感，表面光滑规则，压痛明显者，多为急性前列腺炎；大小不等，表面不光滑，不规则硬变，压痛，多为慢性前列腺炎；肿胀，有波动感，高度触痛，多为前列腺脓肿；正常或增大，质硬，边界清楚，局限区坚硬如石，或有结石磨擦感者，多为前列腺结石；腺体增大，表面隆起光滑，边缘清楚，富于弹性，中央沟变浅或消失，前列腺向直肠壁凸出者，系前列腺增生；前列腺体上孤立的、边缘清晰的小硬结节，多为前列腺癌的早期；腺体肿大，质坚硬，固定不移，隆起向直肠腔突出，表面有结节者，多为急性前列腺癌晚期。

按精囊：精囊位于前列腺上外方，形状不定，平时不易触到，很少压痛，受压时有要排尿之感，触诊时要注意其大小、轮廓、坚度、肿胀，是否柔韧，是否有硬结或包块等。精囊膨大、弯曲、肿大、触痛明显者，多为急性精囊炎；肿大、坚硬，呈索状者，多为慢性精囊炎；精囊部不规则硬结，渐进性增大累及整体精囊者，多为精囊肿瘤。

通过对四诊所得资料进行分析研究，从而对男科疾病作出确切的诊断，为临床治疗提供可靠的依据，是男科临床实践工作中极为重要的一环，诊断的正确与否，直接影响疗效的好坏。中医男科的临床诊断应辨病与辨证相结合，先辨病，后辨证，证从病辨，以病统证。重视疾病病名的诊断与鉴别诊断，在病名诊断确定的基础上，再进行辨证。确定病名可从整体上掌握疾病的发生、发展与转归，辨证则可以了解疾病在不同阶段、不同个体的特殊性。只有对疾病的总体情况和不同阶段表现出来的特殊性有了全面的了解后，才能制定出既顾及疾病总体情况和不同阶段的治疗方法；只有将辨病论治与辨证论治有机的结合在一起，才能更好地提高男科临床的治疗效果。

□ 第四章 □

中医男科疾病类证条辨

男科疾病临床症状繁多，常见症状有排尿异常、尿液异常、疼痛、肿块、性功能障碍等。了解和熟悉这些症状，对男科疾病的辨证和诊断是极其重要的。男科疾病有的属内伤杂病，有的属外科疾病，因此，在辨证时既要运用内科病的辨证方法，又要运用外科病的辨证方法，由于男科临床的特殊性，对一些疾病分证论治，对另外一些疾病则予以分期论治，同时还可将两种辨证方法有机地结合起来进行辨证，对疾病既分证又分期，可更好地反映疾病的病理变化。男科辨证亦不外以脏腑阴阳气血辨证和病因辨证为基础，将其灵活运用，并反映出男科特色，就是男科辨证。本章将男科疾病常见症状归纳为男科病类证条辨如下，以供临床诊断辨证参考。

一、辨五淋

淋指小便滴沥涩痛，欲去不去，欲止不止，小腹拘急引痛而言，是泌尿生殖系感染中最常见的症状。

"淋出溺窍"，一般分为五种，俗称"五淋"。北周·姚增坦《集验方》说："五淋者石淋、气淋、膏淋、劳淋、热淋也。"（《外台秘要》卷二十七·五淋方三首）

1. 石淋

尿中时夹砂石，小便涩滞而痛，尿流不断，欲解不利，甚则尿中带血，腰痛如绞，引及少腹外阴。多见于泌尿系结石等。

2. 气淋

脐下满闷，甚则胀病难忍，尿意窘迫，小便涩滞，淋沥不畅。多见于神经性或前列腺增生引起的排尿困难等。

3. 膏淋

小便混浊，乳白如米泔水，上有浮油，或夹凝块，或混血液，尿时不畅，或兼尿痛。参见于乳糜尿合并尿路感染等。

4. 劳淋

小便淋沥不已，余沥难尽，腰酸而有下坠感，疲劳后加重，缠绵难愈。多见于泌尿生殖系结核、结石，前列腺增生，慢性尿路感染等。

5. 热淋

起病多急，遇热即发，小便频数点滴而下，尿色混浊或黄赤，灼热刺痛，痛引脐中，或连腰部，并伴恶寒发热，口干而苦，大便秘结。多见于急性尿路感染、泌尿生殖系结石、结核合并感染等。

二、辨血尿与血淋

血尿即溺血，又称溲血。它是指血从前阴而出，或夹血块而下的一种疾患。主要辨尿血与血淋，其要点为："痛者为血淋，不痛者为尿血。"即现代医学所分的无痛性血尿和有痛性血尿。无痛者为尿血，有痛者为血淋。

1. 尿血

多见于泌尿生殖系结核或肿瘤。分虚实两类。

实证：多属暴病。尿色鲜红，尿时多伴热涩之感。

虚证：多属久病。尿色淡红，尿时多无疼痛不适感。

2. 血淋

多属实证。可见于急性尿路感染，泌尿系结石等。其症尿中夹血，或尿色鲜红，排尿不畅，灼热涩痛，引及少腹胀满而病。

三、辨癃与闭

因古代有的医家将淋、癃相提并论，故先辨淋与癃，辨癃与闭。

淋与癃。排尿困难，两者相似。但淋证尿频而疼痛，尿量正常；癃则无尿痛，尿量减少。《医学心悟》说："癃闭与淋证不同。淋则便数而茎痛，癃闭则小便点滴而难通。"

癃与闭。癃者，排尿不畅，点滴而出，属久病；闭者，小便不通，点滴而出，属暴病。辨证分暴、缓、危三类。

实证：发病多急骤。小腹胀或疼痛，小便短赤灼热，滴沥不畅，或涓滴不通。多见于神经性、反射性、机械性、药物性所致的排尿困难或尿潴留。

虚证：发病缓慢。面色不华或㿠白，少腹重胀肛坠，小便排出无力，或点滴不通，精神疲乏，气短声微。多见于年老体弱的前列腺增生，前列腺癌，或肾衰竭所致的少尿或无尿症。

危证：小便不通日久，少腹胀满疼痛，胸闷气喘，恶心呕吐，甚则肿胀神昏。多见于上述两证后期的危重阶段。

四、辨尿浊与精浊

"浊出精窍"（生殖道），分尿浊、精浊两种。尿浊出于溺窍（泌尿道），精浊出于精窍（生殖道）。

1. 尿浊

（1）白浊：小便混浊，自如浴浆，尿时无疼痛之感。多见于乳糜尿。

（2）赤浊：在乳白色的尿中混有血液。多见于乳糜血尿。

（3）尿浊与膏淋：尿色均呈乳白米泔样，但膏淋初起有"淋"（即尿痛）的特征，尿浊则无明显的尿频、尿急、尿痛。两者可互相转化。

2. 精浊

（1）白淫：不交合而尿道口时泄白浊之精样物，黏腻如膏，虽不便溺，亦常有之。多见于前列腺炎。

（2）血精：交媾或梦遗之精液为血色。多见于精囊炎。

五、辨遗溺与遗精

1. 遗溺

遗溺属泌尿系病变。应辨遗尿和尿失禁。两者都表现为小便不能控制。

（1）遗尿：多见于幼童，为睡眠中发生排尿，醒后方知，常称睡中遗尿。

（2）尿失禁：多见于老年人及病后体虚之人。为清醒状态下尿液不断排出，膀胱中不能存尿。

2. 遗精

遗精属生殖系病变。应辨遗精和早泄。

（1）遗精：无性交活动时的射精。有梦称遗精，无梦称滑精。

（2）早泄：在性交过程中射精过早。

六、辨疼痛

男科疾病的疼痛主要表现为腰痛和阴痛。腰痛是指腰部一侧或两侧疼痛，阴痛是前阴部疼痛的总称，亦可专指阴茎痛、尿道痛、睾丸痛或会阴痛。两者都是泌尿生殖系常见的主要症状或伴随症状。

腰痛和阴痛，可固定不移，亦可向他处放射，如放射至同侧少腹、阴部及大腿根部等。

1. 腰痛

（1）实证：腰痛病程短，突然发作，痛势急剧而拒按。如泌尿系结石之腰痛，多表现为剧烈绞痛，称"肾绞痛"，其疼痛常放射至同侧少腹及前阴，尿常规检查有红细胞。肾周围脓肿之腰痛，多为持续性胀痛，化脓时为搏动性跳痛，伴全身寒热，实验室检查白细胞总数及中性粒细胞数量升高。急性肾盂肾炎之腰痛多为一侧轻，一侧重，肾区肋脊角有强烈叩击痛，伴全身发热，尿频、尿急、尿痛，常规检查有大量脓细胞，尿培养有细菌生长。

（2）虚证：腰痛病程久，反复发作，隐痛绵绵而喜按。如肾结核之腰痛，多表现为酸痛，疲劳后加重，伴有低热、盗汗、血尿等。肾下垂之腰痛绵绵而有下坠感，休息则减轻。多囊肾之腰痛为刺痛，固定不够，腹部可扪及包块，伴有血尿。慢性肾盂肾炎为腰部隐痛，尿培养有细菌生长。

2. 阴痛

（1）实热证：前阴疼痛较甚，且伴潮红灼热。如阴茎、龟头、包皮、尿道炎，表现为阴茎或尿道灼痛，阴囊湿疹感染，痛而兼痒；睾丸炎，睾丸剧痛，阴囊红肿疼痛，溃后脓液稠厚，易于收口；睾丸外伤性血肿，初起疼痛较甚，继发感染，则跳痛，后期肿硬为主，疼痛轻微。

（2）肾虚证：一般都发生于房事后或排尿后，其痛隐隐，或呈空痛。如性交痛、射精痛等。

（3）痰瘀证：其痛轻微或为刺痛，并有包块，部位多固定，睡眠或休息时加重，适当活动后稍有缓解或减轻。如附睾结核。

七、辨前阴部包块

前阴部包块包括阴囊包块和阴茎部包块。慢性感染或其他病变最常见的主要体征之一。

1. 急性感染包块

包块有明显压痛，皮肤有红肿热痛，并易化脓和出现全身寒热。如阴囊感染、急性睾丸炎、附睾炎、化脓性鞘膜积液等。

2. 慢性感染包块

包块质地中等，轻度疼痛和压痛，无明显全身症状。如附睾头部有结节，多为慢性附睾炎；附睾尾部的结节，多为附睾结核；附睾和精索肿大或有结节而输精管正常者，应考虑为血丝虫病；如一侧睾丸明显肿大而无疼痛，透光试验阳性者，为睾丸鞘膜积液。

3. 其他病变包块

如附睾头部的圆形或椭圆形包块，有囊性感者，应多考虑精液囊肿；包块完全局限在睾丸内而呈实质性，质量轻重，应先考虑肿瘤，并应注意腹股沟部有无转移性病灶；精索静脉曲张多见于左侧，阴囊内上端可扪及曲张之静脉团，有软体虫样感觉，平卧后可减轻或消失；阴茎头、包皮发生经久不愈的类丘疹、类头疣样、菜花样肿物，应考虑癌瘤；阴茎慢性溃疡久不愈合应做涂片或活组织病理检查，排除结核和癌瘤；阴茎海绵体呈条索状或圆形肿块，多为阴茎海绵体硬结症。

八、辨水肿与阴肿

所谓水肿，是指体内水液代谢功能障碍，水液潴留，溢于肌肤，引起头面、眼睑、四肢、腹部，乃至全身浮肿的一种病证，在泌尿科以肾性水肿及尿毒症为主。阴肿，也可以是全身水肿的一部分，这里专指前阴部因各种感染引起的水肿。

1. 水肿

（1）阳水：其肿来势急暴，病程较短，大都从头面部肿起，目窠如"蚕卧起之状"，肿势以腰以上为剧，肤色光亮而薄，按之凹陷易复。多见于急性肾炎或慢性肾炎急性发作等。

（2）阴水：其肿来势缓慢，病程较长多从下肢肿起，肿势以腰以下为剧，肤色萎黄或暗，按之凹陷难复。多见于慢性肾炎及尿毒症、肾病综合征等。

2. 阴肿

（1）急性：起病较急，前阴部某处肿而红热，疼痛较甚，甚则化脓，脓液稠厚，并伴尿频、尿急、尿痛，恶寒发热等全身症状。多见于阴囊感染、睾丸炎、阴茎包皮龟头炎等阳证。

（2）慢性：起病缓慢，前阴部某处肿胀，皮肤增厚而色不变，无明显灼热疼痛，亦无明显全身症状。多见于阴茎包皮及阴囊象皮肿、睾丸鞘膜积液等阴证。

九、辨阳痿与阴缩

两者在各论中有专题讨论，在此仅扼要辨之。

1. 阳痿

阳痿又称阴痿，是常见的性机能障碍之一。指阴茎勃起障碍，不能正常性交，常伴性欲低下。一般由情志因素引起，病程都较长。《灵枢·经筋》说："足厥阴之筋……其病……阴器不用，伤于内则不起。"

2. 阴缩

阴缩又称缩阴，是较少见的神经系病变。指阴茎突然内缩，并伴少腹剧痛。常有受寒因素，病程较短。《灵枢·经筋》说："足厥阴之筋……伤于寒则阴缩入。"

十、辨阴纵与强中

两者都有阴茎勃起不倒的现象。

1. 阴纵

阴纵是在非性交时阴茎挺长不收，反而不能行房。多见于因脊髓病变所致的阴茎异常勃起。

2. 强中

强中是在性交后依然阳强不倒，常伴性欲过旺。以功能性不射精居多。

□ 第五章 □

中医男科疾病治疗原则

第一节　治疗原则

中医男科学的治则与治法应根据男科疾病的客观实际不断丰富和发展，方能更有利于提高临床疗效。

一、整体调节、标本兼顾、三因制宜

西医对男科病的治疗多采用对症治疗，即重视局部治疗。而中医治疗男科病证，不仅具有针对性，而且作用层次多，既注重调治局部病变，又重视整体功能的调节，局部与整体兼顾。从药物作用角度分析，中药对性腺轴的作用是既能作用于靶器官睾丸，又能作用于下丘脑与垂体，并呈双向调节，可维护该轴的正负反馈功能。从临床治疗方法来看，亦多标本兼顾。如治疗男性乳房异常发育症，并非采用单纯的激素疗法，而是针对本病的基本病理变化，予以疏肝调肾、调整机体内分泌功能的同时，又根据局部痰瘀互结的病机辅以活血化痰、软坚散结之法。再如治疗阳痿，既调理肝肾等脏腑以求整体功能协调，又用活血化瘀以改善局部血液循环，从而达到恢复性功能的目的。在调护上，中医男科的节欲、食疗、气功、针灸、按摩以及情志疗法等，皆从调整整体功能着手而兼顾局部。

现代中医男科学具有生物-心理-社会医学模式的特点，并非单纯的生物医学模式。在继承传统因人制宜的基础上，根据人的体质不同、性格差异、环境因素的变化等进行相应治疗的同时，寓心理治疗于针药之中，未病先防、已病防变，可获取单纯药物治疗不能达到的效果。

二、辨病辨证相互结合，重视针对性或特异性治疗

在诊断上既辨病又辨证，在治疗上既辨病论治又辨证论治，是中医男科临证的特色。这种病与证结合诊治的方法，不仅能把握疾病的全过程而给予相应的治疗，又能根据疾病的不同阶段或不同个体上的变化给予变通的对症治疗。而现代医学对许多男科疾病虽然有较为详尽的诊察方法和手段，但尚缺乏特异性的有效治疗方法，如对病理性遗精、顽固性早泄、不射精、阳痿、阴茎异常勃起、输精管绝育术后遗症、免疫性不育、性欲亢进等均如此。

在诊断上既辨病又辨证，使病与证有机地结合起来，可以更好地指导临床辨病论治与辨证论治的立法用药，提高治疗效果。如精神性阳痿，情志不舒、气血不畅是其病机特点，但所表现的证候却又有肝郁气滞、心脾两虚、气滞血瘀、湿热下注等的不同，治疗应在疏肝解郁辨病治疗的基础上，或理气行滞，或健脾养心，或行气活血，或清利湿热等。再如免疫性不育一症，现代医学认为是由于抗精子抗体的产生而引起，但根据中医男科辨证，本病可表现为气滞血瘀、湿热蕴滞等不同证候，因而在治疗时除选用一些对免疫反应有针对性的药物治疗外，还应结合证候的不同而辅以相应的治法，如清利湿热、化瘀通窍等，这种病症结合论治的方法就较单纯运用免疫抑制剂的方法优越。

方有专用、药有专司的专方专药与辨证论治并行不悖、相辅相成，在对男性疾病的治疗中也得到了充分体现。如用中药脱敏汤治疗免疫性不育主要是脱敏治疗；尖锐湿疣主要是针对人类乳头状瘤病毒，消疣体、抗病毒，有以穿山甲、山慈菇、板蓝根等组成治疣汤或以五妙水仙膏外用治疗等；蜈蚣治疗阳痿有独特疗效，近年已被作为专药而应用，等等。

三、突破传统治疗观点

传统中医男科在许多疾病的治疗中补法占统治地位。随着现代对男科疾病病机认识的深化，治疗观念亦应随之而变。如江苏徐福松教授将男科病辨证论治归纳总结为"实则治心肝为主"、"虚则治脾肾为主"两个规律，并以此为临证指导，取得了理想的临床疗效。

所以说，要根据疾病的基本病理变化，或补，或通，或通补兼施。而所谓"通法"，非仅指通利二便，应包括通关利尿、通利精窍、通里攻下、清泻湿热、活血化瘀、化痰祛湿、软坚散结等。只有拓宽治疗思路，突破传统治疗观念，才不至于陷入一法无效便束手无策的困境。

四、治疗手段应多种多样

中医药学的治疗手段丰富多样，中医男科临床治疗学不仅要全面地继承这种优势，还应加以发展。在临床实践中，除了中药内服外，恰当选用手术、针灸、按摩、气功、食疗、药物外治、理疗等治疗方法会取得显著疗效。

五、中西医结合治疗

中西医结合疗法应成为男科临床实践的一个重要的治疗方法，因为其优于单纯用中药或单纯用西药的疗效。其特点在于：①发挥中西医各自优势，并互相补充。如前列腺增生出现尿闭，采用导尿术导尿后，保持导尿管加用中药利尿剂或电针刺激，能显著提高治疗效果。②药物互补，发挥协同作用。如治疗精液不液化症，在用滋阴化浊、活血祛瘀中药的同时，服用颠茄合剂效果更满意；用补中益气汤加克罗米芬或人绝经期促性腺激素治疗少精症的疗效，比单用其中任何一种药物治疗的效果都要好。③有些男科病，如隐睾症、精索静脉曲张等，当用中西药治疗均无效时，及时采取手术治疗可以补药物治疗之不足。

临床医学以其实用性为特征，为适应千变万化的临证需要，其思维就应该具有开放、活跃及散发的特点，才能对各种男科疾病作出策应。

第二节　治疗方法

一、辨证论治

根据临床所见，男性病发于肝、心者，以实证居多；发于肾、脾者，以虚证居多。所以我们将辨证论治归纳为"实则治心肝为主"、"虚则治脾肾为主"两个规律。

1. 实则治心治肝为主

（1）治肝：主要包括清泄肝火，疏肝理气，活血化瘀等法。

清泄肝火：适于湿热下注肝经所致的病证，如前阴部的急性感染。临床有起病急骤，发展迅速，治疗容易奏效等特点。方选龙胆泻肝汤、当归芦荟丸、泻热汤等。但使用此法宜暂不宜久，必须中病即止，以免苦寒伤阴、败胃。又热易去而湿性黏滞腻，非易骤化，故使用本法时，又须防止疾病迁延成慢性或反复发作。

疏肝理气：适于肝郁气滞所致的病证，如男子性功能障碍等。临床常有情志抑郁，性急多怒等病史。治疗或迅即奏效，或不易见效，或时有反复，常受精神情绪的影响。除药物治疗外，尚须配合精神治疗。方选逍遥散、沉香散、荔枝核汤、枸橘汤等。

活血化瘀：适于血脉瘀滞所致的病证。临床常有外伤史或过度负重，或强力入房史。症如睾丸血肿、精索静脉曲张、血精等。其痛固定不移，刺痛拒按，或有血肿，或有青紫，或有结节，或有静脉曲张，治疗多难速效。方选桃红四物汤、膈下逐瘀汤、五味龙虎散等。

（2）治心：主要包括清心泻火，清心导赤，清火解毒等法。

清心泻火：适于君相火旺，心肾不交所致的病证，如性功能障碍等。除与肝气郁结有类似转归外，临床每有容易心烦、紧张、激动、不易控制等特点。常应配以精神治疗。方选黄连清心饮、封髓丹等。

清心导赤：适于心热移于小肠所致的病证，如尿路感染等。临床特征除与上条有相似之处外，并有尿路刺激征。方选导赤散等。

清火解毒：适于火毒蕴结所致的病证，如阴茎包皮龟头炎等。临床每有忍精火郁史，或包皮过长，性交不洁等。常须配以局部处理。方选黄连解毒汤等。

2. 虚则治肾治脾为主

（1）治肾：主要包括补益肾阴，滋阴降火，填精补髓，固摄肾气，温肾壮阳，补益肾督等。

补益肾阴：适于真阴亏损所致的病证，如性功能障碍、前列腺炎、前列腺增生等。临床多有手淫频繁，房室过度，病程日久等病史。方选六味地黄汤、左归丸、大补元煎等。

滋阴降火：适于一切阴虚火旺之病证。多见于青年人，不仅阴虚，而且火旺，比真阴亏损更进一步。滋阴利于降火，降火利于阴复。方选大补阴丸、知柏地黄丸、杞菊地黄丸等。

填精补髓：适于肾精不足所致的病证，如虚劳、早衰、男子不育、男子更年期综合征等。临床多有先天不足或后天失调史。方选聚精丸、还少丹、斑龙丸、龟鹿二仙膏等。

固摄肾气：适于肾虚精关不固，或带脉失固所致的病证，如遗精、早泄、慢性前列腺炎、男子不育等。方选菟丝子丸、五子衍宗丸、茯苓丹、固本摄精丸等。

温补肾阳：适于肾阳不足，命火式微所致的病证，如阳痿、早泄、缩阴症、癃闭等。临床多见于老年人，或阳虚体质之人，常与脾阳不足兼见。方选金匮肾气丸、济生肾气丸、右归丸等。

补益肾督：适于肾督亏损所致的病证。病程和疗程均较久。方选龟鹿二仙膏等。

（2）治脾：主要包括补益中气，补益气血等法。

补益中气：适于中气不足，脾气下陷所致的病证，如慢性前列腺炎、前列腺增生等。临床腰、腹或会阴部有下坠感，休息则轻，疲劳则重，是其主要特征。方选补中益气汤等。

补益气血：适于气血两虚的病证，如不育症等。面色少华，脉细而弱是其主症。有时需参以活血化瘀法。方选嗣育汤、人参养荣汤、十全大补汤等。

二、单方验方

专指内服"单方验方"。或为水剂，或为成药。详见各论有关内容。

三、西药治疗

男科临床分病因治疗和对症治疗两类。此为内科疗法的重要基础和手段。

1. 病因治疗

（1）内分泌疗法：主要治疗性功能障碍、男子不育症及其他某些疾病。其中抗不育疗法另述。常用药有：人绒毛膜促性腺激素、丙酸睾酮、甲基睾丸素及非激素类药物育亨宾碱等。治疗男性欲低下、性功能障碍、更年期综合征、隐睾、克氏征、男子性腺功能不全，雄激素有替代作用。乙蔗酚常用于前列腺增生症，前列腺炎和老年性阴道炎，亦可为非甾类药物泰舒、尿通、安尿通、克念菌素等所替代。高泌乳素血症阳痿，以麦角环肽治疗，可降低血中泌乳素，睾丸酮值升高。

（2）抗不育疗法：人绒毛膜激素、丙酸睾丸酮、克罗米芬、阿米替林，对少精症或精子质量下降所致男子不育症，为常用有效药物；如因精索静脉曲张所致，配合精索静脉高位结扎，药物效果更佳。

（3）抗感染疗法：青霉素、氨苄青霉素素、庆大霉素、链霉素、红霉素、氯霉素、先锋霉素、麦迪霉素、螺旋霉素、复方新诺明、奈啶酸、呋喃西林、四季青糖浆等，皆可用以治疗非特异性化脓球菌或杆菌所致的尿道炎、前列腺炎、附睾炎、睾丸炎、阴囊炎及龟头包皮炎等疾病，按细菌培养及药敏化验选药，单用或联用。

（4）抗结核疗法：链霉素、异烟肼、对氨水杨酸为最常用之三联疗法，对结核杆菌有抑制和杀菌作用，用以治疗附睾结核、前列腺精囊结核、阴茎头结核；链霉素不适合者，也可用利福平、乙胺丁醇等代之。

（5）抗性病治疗：在国际交往频繁的今日，亦须重视。大剂量青霉素、氨苄青霉素、羧苄青霉素、头孢三代，对生殖、泌尿道急性淋病有显效，并可治愈。青霉素治疗梅毒有特效，消灭梅毒螺旋体，免向内脏、神经系统侵犯，预防先天性梅毒，已完全取代昔日常用的抗梅毒特效药、毒性较大的新砷凡明（914）和油制铋剂。危及患者生命的艾滋病已出现于五大洲，然目前尚无特效药物问世。

（6）抗肿瘤疗法：生殖器官恶性肿瘤，常以切除根治，结合化疗、放疗。化疗药物的选用，决定于肿瘤病理组织类型。如睾丸胚胎癌、畸胎瘤、绒毛膜上皮癌，二期睾丸切除后，首选放线菌素D，结合苯丁酸氮芥，或胺甲基叶酸，或长春新碱等化疗；三期只能用化疗。有不少报告，神光霉素对胚胎癌疗效较佳。二期或三期精原细胞瘤，以苯酸氮芥化疗。晚期前列腺癌，5-氟尿嘧啶、环磷酰胺、氮芥，有辅助疗效，睾丸切除后尤佳。博莱霉素对阴茎癌有可取效果，然尚未能改变治疗程序。

2. 对症治疗

（1）对焦虑、抑郁所致的男女性功能紊乱，如阳痿、早泄、交媾困难、乏情欲高潮，用氯丙米嗪或丙咪嗪抗焦虑药，可获改善。

（2）中枢神经病理性兴奋，精神紧张，情绪波动，神经衰弱，经常失眠，则用中枢神经系统镇定药，如安眠酮片、10%水合氯醛溶液、三溴片、鲁米那尔等；或用中枢神经系统安定药，如氯丙嗪片、利眠宁片、安定片、谷维素片等，使病理性兴奋受到抑制，让患者得到充分休息和睡眠，精神神经活动趋于正常。久用可抑制性功能。

（3）为减轻疾病痛苦，可使用索密痛、消炎痛、普鲁苯辛、654-2、颠茄等镇痛解痉剂。

四、局部处理

局部处理为常用治法之一。尤适用于男性病的急性感染或慢性顽固难治之症，常作为内治的辅助疗法。

1. 围药

围药即是用中药外敷的方法。主要适于男科疾病的急性感染肿疡期，有清热解毒、活血化瘀、消肿止痛之功。如外敷青敷膏或金黄膏治疗阴囊感染、睾丸炎等；外敷毛茛膏治疗会阴部脓肿等。

2. 掺药

掺药即是中药粉剂、散剂。适于男科感染的溃疡期等。如上述病症溃后，脓多时用五五丹，脓少时用九一丹，有提脓祛腐之功；脓尽时用生肌散，有生肌收口之功，形成漏管时，用拔毒药，有解毒蚀管之功。

3. 膏药

膏药即是用中西药加入一定的赋形剂调和而成，或按一定程序熬制而成。适于男科感染性疾病的肿疡、溃疡或结节性病变。如鱼石脂膏、余氏消炎膏等，可用于肿疡期；黄连油膏，可用于一切溃疡疮面的保护；紫金膏外敷，治疗附睾结核；柏椿膏外敷，治疗结核性窦道；痰核膏外贴，治疗阴茎海绵体硬结症等。

4. 脐药

脐药即是将一定的中药敷贴脐上。如五倍子粉填脐治遗精，茴香炮姜散敷脐治阳痿等。

5. 湿敷

湿敷即是用纱布在中药煎出液或浸出液中浸湿后敷于患处。有冷湿敷和热湿敷两种。如龟头包皮炎用皮炎洗剂冷湿敷；阴茎结核溃疡用黄连水冷湿敷；阴茎异常勃起用寒水石、玄明粉冷湿敷；又如鞘膜积液用肉桂海浮散煎汤热湿敷等。

6. 坐浴

坐浴即是用中药煎汤趁热局部坐浴。如睾丸血肿机化用落得打、红花等药煎汤趁热熏洗患处以活血化瘀，前列腺炎用前列腺炎 3 号方煎汤熏洗会阴部，待温后坐浴，以清热解毒，活血化瘀；阴囊包皮象皮肿，用透骨草、鲜樟树叶、松针、生姜等煎汤熏洗患处，以温经散寒、活血消肿等。

7. 灌肠

灌肠即是用中药注入直肠，并保留之。如前列腺炎或尿潴留，用金黄散、山芋粉加水调成糊状作保留灌肠等。

8. 导尿

导尿即是用橡皮或金属导尿管插进膀胱，以解除尿潴留。亦可用于探测尿道有无狭窄；采取尿标本，进行各种检查；注入造影剂或药物，帮助诊断和治疗。必要时可将导尿管保留。

五、手术疗法

1. 脓肿切开

脓肿切开适于男性生殖器官脓肿。脓肿最多见于阴囊。如坏疽性阴囊炎坏死液化，会阴部挫伤阴囊大血肿继发感染；阴囊内手术鞘膜积水切开翻转或男性绝育术后创口感染；尿道断裂或尿道狭窄发炎，尿外渗组织坏死皆可形成阴囊脓肿。附睾结核向外穿破形成皮下脓肿，前列腺化脓性脓肿等，皆须作切开引流，经阴囊或经直肠。

2. 清创缝合、止血

清创缝合、止血，适于对闭合性和开放性创伤进行处理。对会阴、阴囊、阴茎内小血肿，早期压迫止血，冷敷止痛，晚期热敷促其吸收。对阴囊内大血肿，无论是挫伤或手术引起，均须切开，取出凝血块，处理活动性出血；如有睾丸破裂，尚须修补白膜，勿轻易切除。尿道损伤，无尿外渗之会阴血肿，多能吸收，少数肿痛严重则切开减压，如有感染组织坏死，则须广泛切开，并作耻骨上膀胱造瘘使尿流转向。阴囊开放性损伤，有时睾丸外溢，须彻底清创，还纳睾丸，低位引流，皮肤褥式缝合。意外事故，阴茎折断大血肿，应切开取出瘀血，缝合阴茎海绵体外膜，可防止阴茎畸形或性功能障碍。

3. 矫正畸形

生殖泌尿系先天性畸形较多，凡妨碍排尿及影响性、生殖功能者，均须及早纠正处理。如包茎、包皮过长施环切术，尿道外口狭小施切开术；小阴茎扩大成形术，以利性交，阴茎腹侧弯屈，施纤维组织松解术；尿道下裂，施 Denes Browne 尿道成形术，纠正阴茎弯曲，自尿道前期排尿；激素治疗无效之隐睾症，施 Torek 睾丸固定术；阴囊皮肤缺损，施再造术；阴囊阴茎象皮肿，施成形术等。

4. 病变组织切除术

病变组织切除术，如用于睾丸鞘膜积液切开翻转术中多余鞘膜切除；坏疽性阴囊炎之发黑皮肤与糜烂组织彻底切除；慢性窦道及附睾结核不愈瘘管切除术；精液囊肿，精索鞘膜积液切除术；小的阴茎癌、阴茎结核，阴茎角局部切除术等。

5. 伤病器官全切或部分切除术

阴茎癌阴茎部分切除或全切术；睾丸肿瘤、睾丸结核、精索扭转睾丸坏死、腹内型隐睾无法阴囊固定、睾丸外伤后萎缩疼痛、晚期前列腺癌有骨转移，应施睾丸切除术；附睾结核、附睾肿瘤、慢性附睾炎经常发作疼痛，可施附睾切除术。

6. 其他

精索静脉曲张疼痛，影响生育者，行精索静脉高位结扎术；男性绝育行输精管结扎，有疼痛结节，则施切除术；尿道创伤性或炎性狭窄，行尿道扩张术，或疤痕组织切除吻合术等；器质性阳痿，用 Small Carrion 半硬假体或 Seott 可膨性假体阴茎海绵体内支撑物植入术。

7. 显微外科

显微外科开展较晚。借助医学放大镜，实施更为精致细微手术。如血管性阳痿，做腹壁下动脉阴茎海绵体吻合术；阴茎异常勃起，做大隐静脉阴茎海绵体吻合术；输精管结扎术后输精管分层端端吻合术，术后再通率显著提高；还有睾丸移植术中行小动脉吻合术等。

8. 腔镜手术

腔镜手术，即通过腔道镜进行手术操作，代替开放性手术。这在外科尤其泌尿外科日趋普遍。男性学科有尿道镜直视下特制电刀尿道瘢痕狭窄切开术，前列腺增生症之经尿道前列腺汽化电切术（TURP），使阻塞尿流通畅，患者多乐于接受。

六、针灸疗法

针灸疗法实为局部或全身疗法之一。借针灸达到疏通经络，调和气血，平调阴阳，恢复脏腑和男性生殖功能的作用。针刺手法及取穴原则，可参考辨证论治。即实证多取心、肝经穴位，多施以针刺疗法，手法以泻为主；虚证多取肾、脾经穴位，多施以灸法或针刺加灸，手法以补为主。这里介绍两组穴位，以备选用。

实证：太冲、蠡沟、昆仑、神门等。

虚证：肾俞、脾俞、太溪、三阴交等。

临床选穴随具体病证灵活加减。

七、其他疗法

1. 精神心理疗法

患者长期为疾病折磨，精神多有抑郁，显现紧张、压抑，需多安慰、鼓励。医疗性保护非常有价值。患性功能障碍者，精神疗法更不可少。例如精神支持疗法、暗示疗法、行为疗法、生物反馈疗法等，常结合中枢神经镇静剂或其他药物治疗。

心理疗法欧美较为重视。由心理学家或从事心理医疗工作者承担，以精神分析疗法治疗各种精神心理失常所致的男女性功能障碍。

2. 性疗法

性疗法为专治性功能障碍的特殊疗法。如阳痿、早泄等用手指挤捏阴茎头，训练性感集中术等，同时指导性生活方法。由于发挥男女间性"补偿"作用，互为补充，激发情欲，男子射精不遂，无性高潮等，均可得以解决，共同体会性感欢快。

3. 全身支持疗法

本法与其他疗法一样重要。重在使紧张情绪松弛，充分休息，调节饮食，食用高热量、高蛋白、高维生素食物供机体代谢。保证良好睡眠，通过身心调节，增强抵抗力，促进神经、内分泌活动，加快组织修复和健康恢复，缩短治疗时间。

□ 第六章 □

中医男科疾病防护要点

民以食为天，人以性繁衍。男科疾病直接涉及到人类的性及生殖问题。由于性科学的禁锢，人们长期受到封建意识的影响，往往是"谈性色变"。而男科病患者，由于受到社会、家庭乃至个人的种种因素影响，大多具有特殊的心理状态，患者常常讳疾忌医，羞于启齿，更不愿公开诉说，以致长期默默承受着沉重的心理负担。有些"患者"由于对性知识的缺乏，又常常怀疑自己患有某种男科疾病，为此而感到内疚、自责、恐惧不安，以致严重地影响了工作、学习以及家庭的和睦。同时，给临床治疗也带来了一定困难。因此，男科病的预防、护理工作就显得尤为重要。在充分重视由社会、家庭等诸多因素对男性造成的心理影响的基础上，注意男科疾病预防；并且根据病情，针对不同的个体，精心地辨证施护，亦是防治男科疾病，缩短疗程，提高疗效的重要一环。

第一节　男科病的预防

按照中医"治未病"的原则，做好男性病的预防工作，以期降低发病率和复发率，具有与治疗同等重要的意义。主要预防途径有：普及性知识教育；重视婚前检查、教育及指导；注意生理卫生，防止邪毒侵袭；提倡早期就诊，早期治疗；注意防止医源性伤病等。

一、普及性知识

性和生殖是科学性和社会性都很强的复杂课题。我国过去长期囿于封建意识影响，对此多取鄙视回避态度，视成"可为而不可议"，无师自通，听其自然，酿成许多谬误。因此，普及性知识，是摆在男性病预防工作议事日程上的第一位的重要工作。

1. 各期性教育

在人的一生中，始终贯穿着多种形式的性活动：儿童期的潜伏；少年期的生长；青春期的旺盛；成年期的稳定；老年期的衰退。对这一生理过程，人们必须有所理解，任何阶段出现干扰或破坏，均会影响性生殖功能。

儿童的性教育，实际是父母性知识在下一代的体现。要保护、培育儿童性心理正常发展。3岁以内明确树立性角色和性身份，男女儿童融洽接触应受到鼓励。儿童模仿性强，双亲间的亲昵活动，有性刺激的成人电影、电视，均不宜在较大儿童面前展现。

青少年时期，性腺发育成熟，第二性征突然明显，身心不断受到性意识、性冲动的袭击，奇诧、羞愧、惶恐、消沉、手淫、性犯罪均可发生。对中学生要上好生理卫生课，适当讲解性生殖的解剖生理等问题，引导他们将精力用于学习和文体活动等，顺利度过青春期。

婚姻，是两性结合的开始，反映人生旅途中又一重大转折。已婚者，出于心理的、生理的、病理的主客观因素影响，可出现暂时的或长期的性功能波动和紊乱，使人困惑不解，苦恼不堪，甚则酿成悲剧。目前有谓性功能障碍者空前增多，其实是群众认识提高，思想解放，愿向医师及亲人暴露隐私。解决途径有二：一为保持身心健康，防止疾病侵袭；二为做好群众的性知识科普宣传，提高科学文化知识。内容上还应注意到残疾人、男性更年期性紊乱等问题。

与此同时，还须设立专门咨询机构，为他们排忧解难。这方面的工作做好了，可减少出现性变态心理，诸如同性恋、性冷淡、性虐待、纵欲和禁欲等反常现象。

2. 性知识教育

夫妻保持规律的性生活是正常现象，但必须在合适条件下，建立于自愿基础上。不通过爱抚，唤醒情欲，只是简单粗暴的性行为，情同"有婚姻关系的强奸"，有似性虐待，对女方性心理伤害很大，会使女方出现阴道痉挛，分泌减少，性交困难，性冷淡及性高潮抑制，降低双方交媾情趣。性生活频度取决于多种因素，而与年龄因素关系最大，任何纵欲或禁欲都会产生不良后果。两性生殖器官密切接触，为受精必要手段，也是传播感染性病的媒介，如蜜月期膀胱炎、肾盂肾炎等便是实例。妇女月经期、妊娠早期和晚期、分娩后恢复期，均应停止性生活。

3. 性病防治教育

性交活动时把疾病传播给对方很普通。性病便是其中之一。性病通常有梅毒、淋病、软性下疳及淋巴肉芽肿等。轻者有损健康，酿成多种后遗症；重者丧失生育能力，或贻害子孙后代。全球性难题——艾滋病，由于患者免疫机制破坏，死亡率极高，迄今尚无有效治疗手段和对策。病毒携带者也使异性恋者身受其害。因此，性病的防治刻不容缓。我国由于社会主义制度的优越性，废除娼妓，从根本上铲除了性病传播的根源，性病一度罕见。但不能不清醒地看到，近来，随着改革开放，性病又卷土重袭。须在各方面采取预防措施，医护检验人员更须保持警惕，提高诊断治疗能力，将其消灭于萌芽状态。

4. 调畅情志

中医称精神因素为"情志因素"，通过神经、内分泌的调节，控制机体各系统的活动，性生殖系统尤其是如此。任何过度兴奋，抑郁，紧张，恐惧，悲哀，忧虑，疲劳，均会使性能力降低。精神性阳痿就是明显的例证。要通过体育活动保持身体健康，精力充沛，思想开朗，精神愉快，以预防各类男性疾病的发生。

二、重视婚前检查、教育和指导

医务人员应按医疗原则，认真把好婚前检查关。要严格制止近亲结婚，说明利害关系，避免下一代发生先天性畸形、遗传病、低能儿。有重要先天性遗传病，未经治愈的梅毒、麻风等，以及严重精神病，不该开绿灯。通过全身及外生殖器官检查，判断是否具备结婚、生育条件，如不适合生育者，应及时指导避孕方法，从而做到优生优育，提高民族素质。根据对象，分别做好婚前性教育、性卫生、性指导等工作。使婚后性生活美满，防止发生性病。

三、注意生理卫生，增强抗病能力

健全的体魄有赖于适当的营养，有节律的生活，有趣味的精神调剂，体贴和睦的家庭生活，规律而有节制的性生活等。加强体育锻炼，增强抗病能力，注意生理卫生，养成良好的个人卫生习惯，亦是预防工作的重要一环。控制结核播散，以减少泌尿生殖系结核。良好的社会环境，高尚的性道德修养，婚姻外性行为的防范，是减少或杜绝性病传播的有效手段，注意个人卫生，生活起居有节，是防止生殖泌尿系非特异性感染的重要步骤；精力旺盛，思想集中，重视安全，操作细致，是防止公共事故、生殖器官损伤的较好方法。

四、提倡早期就诊，早期治疗

男科疾病大多为难于启齿的"隐疾"，要提高群众对疾病的辨别能力。一旦怀疑或发现异常，不应讳疾忌医，拖延时间，养痈成患。对各种男性生殖器先天性畸形，应早做有效处理。如包茎，特别是针孔式包茎须早行环切术，可预防龟头包皮炎和阴茎癌的发生。隐睾，出生后9个月内尚未自行下降者，10个月起便应选用绒毛膜激素（HCG）治疗，无效则行手术，使阴囊下降固定，以保持睾丸生精功能，亦可预防睾丸肿瘤的发生。严重尿道下裂畸形，至迟应在学龄前矫正，可避免儿童心理创伤，解除生活不便。真两性畸形，应及早纠正与处理，对性心理的培育，性生活的适应有良好作用。克氏症小阴茎常被忽视，应在青春期前注射大量雄激素，以促进阴茎发育，呈现第二性征，使其能进行正常性生活，免除终生痛苦。

后天性伤病的早期诊治更为迫切。如流行性腮腺炎隔离治疗，既可免于接触传染，又可防止睾丸炎、睾丸萎缩；急性睾丸扭转早期探查和复位，可防止睾丸坏死；会阴部创伤、睾丸破裂、阴囊大血肿，须早期探查，取出凝血块，修补睾丸，是保存睾丸功能的得力措施；前尿道断裂，及时作端端外翻缝合；骨盆骨折并发后尿道断裂，应早期进行膀胱造瘘，延期处理损伤尿道，以防止尿道狭窄，减少性功能障碍。单侧附睾结核早期抗痨或手术切除，可保全睾丸，免于侵犯对侧附睾。彻底治疗淋病性尿道炎，可免附睾破坏，保持精道通畅。早期梅毒应用大量青霉素，以遏制二、三期梅毒，并防止遗传给下一代。积极治疗阴囊皮肤炎。不致发生坏疽性阴囊炎、阴囊脓肿、阴囊象皮肿；早期有效处理生殖泌尿系非特异性感染，可防止转为慢性，影响性生殖功能。睾丸癌的早期发现和切除，结合化疗、放疗，5年治愈率明显提高。性功能障碍早期易治，晚期比较棘手。

五、防止医源性伤病

医师通过医疗，可减轻、消除患者痛苦，恢复健康。然而在医疗过程中，由于医务人员言语不慎，态度生硬，检查草率，治疗拖延，用药不当，消毒马虎，手术粗野，常带来不良后果，轻则发生合并症，重则危及生命。这便是医源性损伤疾病，须予防范。

1. 提高医务人员素质

素质较好的医生，除具有较丰富的医学理论知识与精湛的医疗技术外，还须具备良好的医德医风，赢得患者及其家属的信任与合作。精神治疗决不可少。患者由于痛苦、恐惧，精神紧张，反应敏感，医生流露、暗示任何失望的神态，有刺激性的言谈，均会影响病人情绪、信心，徒然加重病情。病情未查清前，最好不要轻下断语，对神经症、阳痿、癌症等，诊断更宜慎重。正确的治疗取决于正确的诊断。检查要仔细，准备要充分，要考虑到并注意避免手术中可能发生的意外并作好对策。

2. 合理用药

随着医学科学的不断发展，对男科病病因的认识在不断深化，药物对男性性生理机能的影响日益受到人们的普遍重视。药物作为防治疾病的主要手段，正确合理的用药是取得良好疗效的前提。反之，则会给人体造成不应有的损害。任何药物，凡能导致机体阴阳内环境失衡，脏腑间生克关系失调，气血运行障碍或紊乱等，都可能导致男性性功能障碍或精液（子）生成受制，而诱发或加重男科疾病。临床研究表明，药物不仅能影响患者正常的性生活和心理情绪，而且在一定程度上还可影响患者原有疾病的治愈。因此，在男科临床治疗中，如何有效地使用药物而不至于给患者造成不良的影响，是一个值得重视和深入研究的问题。

（1）用药宜忌与护理：包括药物配伍禁忌、服药饮食宜忌、病证用药宜忌等三个方面。

①药物配伍禁忌：中医治病用药，以复方为主，单味药物经配伍组成复方，由药物间相互作用而产生的整体功效，更适合于复杂的病情。药物配伍得当与否，直接影响着整体效应。配伍得当，能增强疗效，减低毒副作用；反之，配伍不当，则会降低原有药效，甚至产生不良反应。

早在金元时期，古代医家概括出"十八反"、"十九畏"作为中药配伍禁忌。并已被收载入《中华人民共和国药典》，至今仍为中医临床用药的一项常规。尽管某些有名古方的用药超出"十八反"、"十九畏"的界限，如感应丸中巴豆与牵牛子同用；甘遂半夏汤中甘草、甘遂并列；以及海藻玉壶汤中甘草与海藻合用等等。近年来亦有报道人参配五灵脂、丁香配郁金能增强疗效，未见毒性反应，说明"十八反"、"十九畏"中的某些内容同实际存在着出入。但无论文献记载、临床应用、实验研究，并没有统一的结论。因此，在尚未弄清其药物相互配伍后的作用机理之前，应持审慎态度，若无足够根据及实用经验，当尽量避免盲目使用，以《中华人民共和国药典》为据，将"十八反"、"十九畏"仍作为男科临床用药禁忌为宜。

②服药饮食宜忌：服药饮食禁忌，俗称"忌口"。在服药时，应宜忌哪些食物，对药效的发挥，有着不可忽视的影响。食物同药物一样，也具有性味、功能、主治。某些食物本身又是药物，如大枣、莲子、桂圆肉、生姜、桑椹、山药、乌梅、山楂、大麦、小麦、赤小豆、薏苡仁、海带等等，故有"药食同源"之说。

服用某药，应忌食某些食物，以避免药物与食物间相互作用而影响疗效。如服人参或人参制剂忌食萝卜；服含有生物碱的中药，应忌饮牛奶；服含有铁质的中药，应忌饮茶等等。

古代医学文献中有常山忌葱；地黄、何首乌忌葱、蒜、萝卜；薄荷忌鳖肉；鳖甲忌苋菜；茯苓忌醋以及蜜，反生葱等记载。此外，还有乌梅不宜与猪肉同食；螃蟹不宜与柿、荆芥同食；鸡肉不宜与胡桃、荞麦同食；鸭肉不宜同大蒜、鳖肉同食等等。

根据病证的不同，忌食某些食物，是忌口的另一项内容。《黄帝内经》中有："心病忌温食，肺病忌寒食"。《灵枢·五味》亦有肝病禁辛，心病禁咸，脾病禁酸，肾病禁甘，肺病禁苦等记载。指出了某经疾病忌食某性质的食物。同时，也提出了五脏精气不足的"五宜"饮食方案。如《灵枢·五味》说："脾病者，宜食粳米饭、牛肉、枣、葵；心病者，宜食麦、羊肉、杏、薤；肾病者，宜食大豆黄卷、猪肉、粟、藿；肝病者，宜食麻、犬肉、李、韭；肺病者，宜食黄黍、鸡肉、桃、葱"等。《金匮要略》则列"禽兽虫鱼禁忌并治"、"果实菜谷禁忌并治"专篇讨论饮食禁忌。

一般而言，疾病饮食禁忌总的原则是温热性病证忌食辛辣、油腻食物；寒性病证忌食生冷饮食；虚性病证忌食滑泄食物；实性病证忌食温补食物。具体来讲，性功能障碍者，不宜食滋腻、辛辣食物，如酒、葱、蒜、莲子、肥肉、油炸食品等。对病属湿热、痰火为患的遗精、阳痿等患者尤为禁忌，以免生热助湿。龟头包皮炎、阴茎冠状沟炎、坏疽性龟头炎、阴茎带状疱疹、阴囊湿疹、股癣等病，忌食鱼、虾、蟹、猪头肉、猪蹄、鹅肉、鸡肉、南瓜、芥菜等腥荤发物。药物性阴茎皮炎、包皮过敏水肿、阴茎头包皮固定性药疹等有过敏体质的患者，在服药时不宜同食鱼、虾、蟹、羊肉等含特异蛋白的食物，以免诱发或加重病情。素体偏阳虚者，不宜食生冷食物，如冰食、冬瓜、丝瓜、南瓜、绿豆等，以免更伤中阳。素体偏阴虚者，不宜温热食物，如羊肉、狗肉、鹿鞭、海虾、雀肉、雀蛋、大枣、鲫鱼、韭菜等，须防助热伤阴。

③病证用药禁忌：辨证用药，是中医治疗学的精华。男科疾病与脏腑尤其是肝、脾、肾的功能密切相关。在临床治疗时，要重视脏腑本身的功能状态及脏腑间在生理、病理上的相互影响，在审证求因的基础上根据病性之寒热虚实，结合患者的年龄、体质状况来辨证用药。

一般情况下，青壮年多体格壮实，肾气充盛，生机勃发，当避免妄用温补之品；而老年时期，体衰肾气不足，或久病、重病，元气受损，则适当使用补肾助阳药物。如阳痿一病，青年患者少有肾虚、气血衰少的表现，其治重在心肝；而老年患者，则治在脾肾。对于素有脾胃病者，应慎用苦寒药物，以免重伤胃气。

（2）不同途径给药方法与护理：男科临床常用的药物剂型有汤剂、丸剂、胶囊、散剂、冲剂、栓剂等。中药的不同剂型有不同的给药途径，因而护理措施也各有不同。

①内服给药：药物效能的发挥，除受到药物剂型、剂量、给药时间的影响外，还取决于服药方法。清·徐灵胎说："方虽中病，而服之不得其法，非特无功，反而有害。"强调了服药方法的重要性。

一般而言，补益药，以饭前或空腹服为佳；补阴药，宜晚上 1 次服，可提高疗效，减少副作用；固涩止遗药，早晚各 1 次服；补肾药，宜在早晚空腹服，淡盐水送服，可引药入肾，以助药力。健胃药，用于开胃的宜饭前服，用于消食导滞的宜饭后服。刺激性较大的药物，宜餐后服或同时进少许食物，以减轻对胃黏膜的刺激。为防止食物影响药物的吸收或消化酶对药物的破坏，可在空腹或两餐之间服药。中、西药同用，若有配伍禁忌，则应错开服药时间。

根据药物剂型的不同服药方法亦异。汤剂有分服、顿服、频服、连服之不同。应根据病情需要、药物的性质以及病人体质状况来选用。其他剂型的药物服法，如丸剂、胶囊宜用开水或药引、汤剂送服。水丸、糊丸应整个吞服；大蜜丸宜掰成小块吞服或嚼服。散剂、冲剂以及贵重中药或芳香药物，如三七、琥珀、麝香等，宜用药引或汤剂冲服。

服药时还应注意药物的温度和剂量问题。服药温度，首先是指中药汤剂的药液温度。一般有冷服、热服、温服之分。其次，是指送服中成药或西药的开水、药引等的温度。总的原则是寒证用热药，宜热服，即"寒者热之"；热证用寒药，宜冷服，即"热者寒之"。不论汤剂或中成药，大凡止血、收敛、清热、解毒之剂宜冷服；理气、活血、化瘀、补益之剂宜热服。

服药剂量有 1 日剂量和 1 次剂量之分。药物剂量的大小，直接关系到药物的疗效和毒副作用，剂量过大会引起药物中毒，而剂量过小又达不到治疗的目的。对一些峻烈有毒性的中药如附子、肉桂、阳起石、细辛、天雄、淫羊藿等，更应注意剂量。在已知能引起性功能障碍的西药中，药物剂量的大小与性功能障碍有明显关系，如胍乙啶每日给药剂量在 25mg 以上时，50%~60% 的男性出现射精延迟或不能射精。甲基多巴每日剂量在 1~1.5g，则有 10%~25% 的男性发生性功能障碍。因此，合理用药，严格掌握药物的适应证及副作用，既能达到治疗目的，又可防止药物对性功能的损害。

服药后应辨证施护，辅以适当措施，促进疗效发挥。如服解表药，可同时饮些热开水或热粥以助药力，并注意避风寒、卧床休息，取汗以微微汗出为宜。服清泻剂应注意观察患者大便的次数、性状、颜色以及有无腹痛等兼症。服补益剂后，宜稍事活动，以助脾胃运药，并应注意调理饮食。对脾胃虚弱不受药者，可适当加入健脾运胃之品，或配合食疗。服理气剂应同时配合情志调护、保持情志舒畅，注意起居有节。服用药酒时，应考虑病人的酒量，以免引起头晕、呕吐、心悸等不良反应。

②药物外治：《理瀹骈文》说："外治之理，即内治之理；外治之药，即内治之药，所异者法耳。"药物外治法，是利用药物直接作用于病人体表某部或病变部位，借冷热温度刺激和摩擦熏熨，使药物通过皮肤和黏膜吸收，而起到治疗作用。常用的有热熨、熏洗、贴敷、脐疗、坐浴、涂搽、直肠灌注及肛门栓塞等。

运用药物外治法时，除注意病人对药物是否过敏外，还应考虑病人年龄和病变部位的皮肤特性。一般外生殖器及会阴部皮肤对药物比较敏感，用药时宜先从低浓度开始，观察其耐受的情况，然后酌情增减。用药前以适当的清洁剂洗净患处，皮肤、黏膜如有破损，要注意无菌操作，以防感染。油膏、软膏、散剂调成糊状涂抹患部，以轻涂柔搽为妥。热熨、熏洗、坐浴，要注意药液的温度适当，太热易致烫伤，太凉则药效不足。湿敷时，先将消毒纱布或毛巾浸透药液，稍拧后敷于病处。皮肤用药后，如出现痒、水泡、红肿等现象，宜暂停用药，严重者做对症处理。

保留灌肠的中药，根据辨证确定方药、剂量，一般灌肠药剂量要比内服药剂量大，宜用浓缩煎剂，药量100~150ml，药液温度不宜过高（35℃~38℃），以减少对黏膜的刺激。灌肠前，嘱病人排空大便，以避免妨碍药物吸收。病人取侧卧位，使用硬质橡胶粗导管或肛管，蘸润滑剂后缓慢插入，深度约25~30cm，灌药速度不宜太快。灌药后，嘱病人保持平卧半小时，以达到保留目的。肛门栓塞，栓剂使用药，宜低温（2℃~5℃）保存，以防被室温软化。临用时取出，嘱病人取侧卧位或胸膝位，给药者的食指戴上指套，蘸上润滑剂，将药栓轻轻纳入肛内。

3. 严密消毒，防止交叉感染

消毒不严密，常导致交叉感染，或伤口感染化脓，手术失败，严重者引起全身反应，发生多脏器功能衰竭死亡。如尿道下裂成形术后形成尿道瘘；器质性阳痿阴茎假体移植，阴茎海绵体感染，常被迫取出支撑物，或自尿道口自行逸出。

4. 操作轻巧细致，避免组织损伤

医源性损伤时有发生。对术者提出高要求，防止手术合并症发生。诸如腹股沟疝修补不可误扎输精管；男扎避免损伤输精管动脉及发生痛性结节；附睾切除不可误伤睾丸动脉，以免睾丸萎缩；血栓闭塞性脉管炎腰交感神经切除，应保留至第1腰椎，以免影响射精；尿道狭窄扩张，动作要轻柔，尿道探条口径要适合，防止疼痛、出血、假尿道形成或感染性休克发生。

第二节 医疗护理

通过医疗，可以减轻、消除患者的病痛，使其康复。然而，在医疗过程中，由于医者的言行不慎、态度粗暴，或医疗技术不精，用药不当等因素，同样会给患者造成肉体或精神、心理上的痛苦，对男科病患者来说，尤其如此。因此，医者不仅要有丰富的医学理论知识和高超的医疗技术，还应具备良好的医德医风，懂得心理学，尤其是性心理学，才能更好地适应患者的需要，避免或减少医源性损伤的发生。

一、局部护理

男科疾病主要是房事和阴部疾患。由于疾病部位隐蔽，不易被重视，常因局部卫生或衣服的摩擦等因素，而影响疗效或加重病情。因此，做好局部护理，有助于提高疗效，缩短疗程。具体有以下几个方面。

1. 注意个人卫生，勤洗涤，以淋浴为好，水温不宜过高，经常保持阴部洁净。

2. 内裤应宽大，忌穿紧身裤，以有利于阴部的血液通畅及阴囊散热。勤换内衣裤。患病期间，不宜骑车时间过长。

3. 包皮过长、包茎者，宜早日施行包皮环切术。及时清洗外阴，以免包皮垢沉积，减少对局部的刺激。

4. 阴茎、阴囊部疾患，可用中药煎出液或浸出液浸透纱布后湿敷患部或乘热熏洗，以利于炎症吸收，促进局部血液循环。

5. 睾丸、附睾、阴囊等部位疾患，在治疗期间，可用阴囊托带兜起阴囊。急性期者，可给予冷敷，以减轻充血、水肿、疼痛。慢性期者，可给予热敷。保持阴囊清洁、干燥，减少感染机会。

6. 由于手淫、房事过度而发病者，应戒除手淫，并停止房事一段时间，以有利于康复。

7. 晚睡前，可用温水浸泡足部、养成侧卧习惯。睡觉时不得将手置放在外生殖器部位。

8. 前列腺疾患，医生检查、治疗时，手法要轻柔、和缓，按摩用力不宜过大，时间不宜过长，次数不宜过频。在急性期，禁忌按摩。亦可用中药如当归、苦参、蛇床子、野菊花、红花、败酱草等煎汤乘热熏洗会阴部，待水温适宜后坐浴，以促进炎症吸收。

9. 对于由性交传播的性病，如淋病、尖锐湿疣等，治愈前禁止同房，不可自行用手捏、抓，以防继发感染。

二、其他疗法与护理

常用的有针灸疗法、拔火罐疗法等。

1. 针灸疗法

男科临床常用的针灸疗法，有体针、耳针、温针、埋针、灸法等。针灸具有止痛、清热、散寒、疏通经络、调畅气血等作用，是男科临床常用的辅助治疗手段之一。针刺时，应根据病人的病情、体质、精神状态等情况，选择适宜的进针、行针手法，并注意观察病人有无头晕、恶心、出汗等晕针现象。针毕嘱病人休息 10 分钟后再离去。运用体针、埋针、耳针时，要注意无菌操作，以防止感染。运用温针、灸疗时，要掌握热度，通常以病人感到灼热和局部皮肤潮红为度，防止烫伤。

2. 拔火罐疗法

拔罐疗法，是利用罐具的负压作用。造成局部组织充血或皮下少量而均匀的出血，对机体产生一种良性而温和的刺激，达到消肿、止痛等目的。常用于男科疾病引起的腰脊酸痛、阳痿、早泄、前列腺炎等病症的辅助治疗。拔罐前。应检查罐具的口部是否平整光滑，有无破损。拔罐过程中，注意防止烫伤皮肤。拔罐后，嘱患者注意保持局部皮肤的清洁，切忌抓搔，以防继发感染。

第三节　精神心理护理

随着生物医学模式向生物-心理-社会医学模式的转变，出现了医学与相关学科，特别是心理学、社会学之间的相互交叉渗透，这种趋势在男科学范畴中尤为显著。世界卫生组织提出了健康新概念：即身体健康、心理健康、社会适应能力健康。因而，人们愈来愈重视由心理、社会因素所导致的心身疾病。而大部分男科疾病属此范畴。

人是自然、社会、思维的统一体，在人的健康和疾病中，无疑都包含着这三个方面的因素。在男科疾病中，社会、心理因素在影响、制约人的正常性活动的同时，也显现出比生物因素更重要的致病能力。临床研究和大量事实表明，精神心理状态对许多男科疾病的发生、发展、转归、预后有着重要的影响。尤其是心理素质脆弱者，更容易受到外界事物、环境的影响，而产生焦虑、抑郁交织错杂的复杂心理紊乱状态。

由于男科病特定的病位、病情，加之受传统封建观念的影响，患者往往讳疾忌医，不愿公开求治或不能全面真实地反映病状，不仅影响了疾病的诊治，且患者也承受着沉重的精神、心理负担。陷入矛盾的心理冲突之中。因此，对男科疾病的治疗，就不单是解除病人身体上的痛苦，更要医治病人精神、心理方面的创伤。

"情欲之感，非药可愈；七情之病，当以情治。"（《理瀹骈文》）针对不同男科病证患者的心理特点，因人而异，采取相应的心理护理措施，是男科疾病治疗的一项重要工作。

一、性功能障碍患者的心理护理

男子的性功能包括性欲、阴茎勃起、性交、情欲高潮和射精等几个方面。整个过程由一系列复杂的条件反射和非条件反射构成。因此，具有正常的男性生殖器官、正常的内分泌系统和神经的生理、生化反应以及正常的精神心理状态，是维持男性正常性活动的基础。

精神心理因素在男性性功能障碍的发生、发展过程中占有重要地位。其作用形成既可以是直接或间接的致病因素，也可以是疾病过程中继发或伴随的现象。据调查心因性性功能障碍约占性功能障碍患者的50%。某些器质性性功能障碍患者甚至在治愈后，依然存在着精神心理因素，影响着性功能的恢复。

性功能障碍是男性性行为和性感觉的障碍，表现为性生理反常及缺失。对许多男性来说，性能力是自我力量和自尊心的重要象征。由于个体对环境要求与自身应付能力认知的不平衡，就会引起心理应激反应，并通过非特异性心理与生理反应表现出来，诸如焦虑、抑郁、恐惧、失望、自信力差、敏感多疑等。心理应激一旦产生，反过来又影响着性生理反应的唤起与表达，从而形成担心失败—引起失败—加重畏惧心理—再次失败的恶性循环。因此，心理护理的目的，就在于打破这种恶性循环，帮助患者克服心理障碍，消除或减少情绪反应的不良影响，促使其恢复性交能力。

1. 医务人员必须充分了解病人的心理状态，关心同情患者，增强其治病信心。建立良好的医患关系，赢得病人及其家属的信任与合作，是取得疗效的关键。

2. 指导夫妻间的性操作技术，消除因单调、呆板的性交方式所带来的厌倦情绪，可防止由缺乏性知识而导致的性行为失败。

3. 通过夫妻间的语言或非语言密切交流，融洽感情，改善夫妻性生活关系，协调性生活，消除潜在的心理应激源。

4. 在性功能障碍的治疗中，妻子起着重要的辅助治疗作用。妻子应主动参与治疗，而不要做旁观者。妻子的温柔、体贴、劝慰，可减轻丈夫的"性操作焦虑"，增强其自信心。

5. 为性活动选择适当的时机，避开情绪不佳、疲倦、身体不适等时间。

6. 改善不利于性活动的环境条件，减轻精神、心理压力。

7. 通过性教育，纠正患者以往形成的错误观点、习惯，让患者认识到，性生活并非简单地性交，性活动是一种自然的生理心理过程，是一种生活乐趣，而不是一种责任、负担，排除其不必要的思想顾虑，使其适应性功能的自然性。

8. 疏导启发患者"移情易性"，增强其自我调整能力，将精神注意力从疾病上转向其他方面，积极参与有益于身心健康的活动，如读书、对弈、散步、旅游等。

二、前列腺疾病患者的心理护理

前列腺是男性生殖系统的最大附性腺体，其功能状态与男性性功能及精神生活密切相关。

前列腺疾病会对人们的心理产生巨大的压力。同时，作为一种心身疾病所引起的心理应激反应，也对前列腺功能有着深刻的影响。特别是慢性前列腺炎，病程冗长，反复发作，症状时好时坏，常常会扰乱患者的"情绪性稳态"，引起一些全身症状如乏力、困倦，以及各种神经衰弱症状如健忘、失眠等。由于前列腺的慢性充血、水肿，以及炎症的存在，在性兴奋时，易引起前列腺的痉挛性、疼痛性收缩，从而导致直肠、睾丸或阴茎的疼痛，造成患者的焦虑、恐惧心理，甚则诱发性功能障碍，出现性欲低下、早泄、血精等。

因此，对前列腺疾病采取综合治疗的同时，辅助适当的护理措施，如让患者知道本病虽难根治，容易复发，但对身体健康无大害；纠正患者不正常的性欲思虑和过度房事；调节情志，排除心理障碍等，这对疾病的康复，无疑是大有裨益的。

三、不育症患者的心理护理

男性不育症本身并非是一种独立的疾病，可为由几种疾病如精子发生障碍、精液异常、输精管道阻塞或性功能障碍，精液不能进入阴道等引起的一种后果。据统计，已婚夫妇不育约占15%，而不育因素约35%~40%归于男方。同时，也有一定数量是由于夫妇双方生育能力较低造成的。

"不孝有三，无后为大"的传统观念常给婚后不育的夫妇造成巨大的精神压力。可以认为"不育是生活危机、心理性威胁及情绪应激的复合体"（Menning，1975），"每对因不育症而求医的夫妇都受到一种绝望情感的折磨"（Berger，1980）。

性是人类的一种自然的功能，一种本能，生育是性活动的直接结果。大多数已婚夫妇都期望能够有自己的孩子，不育症往往是构成家庭这个小社会中的重要应激源，由于不育而使患者身受社会、家庭、心理、躯体冲击导致心理障碍的发生。

患者在治疗前，夫妇双方很可能已经为不孕的问题发生争论，甚至口角，给感情蒙上了一层阴影；在看到同龄人或别人家的孩子时，心理会产生某种压力和负罪感；因为没怀孕，夫妻双方可能会相互埋怨、猜疑；为了怀孕，就会明确或含蓄地要求频繁的性生活，而频繁的性交，不仅导致生精机能紊乱，精液（子）量减少、质量不高，降低了受孕能力，而且会造成过度疲劳、精神紧张，增加了心理压抑感而消弱了性的亲近和欢乐。盼子不得，男方会错误地认为自己没有做父亲的能力就等于失去了男性的阳刚气慨而变得忧郁、沮丧。

由于造成不育症的原因很多，而每位不育症患者又可能存在多种致病因素。因而，对心理功能的冲击是多因素的复合作用。对不育症的治疗也是多方面、综合的。其中心理护理是一项不可忽视的内容。

1. 指导患者夫妇双方彻底检查造成不育的原因，针对病因积极治疗。

2. 通过性知识教育，消除患者对性征、生殖解剖和生殖生理的神秘感，使之对自己的病状有正确的认识，有利于治疗。

3. 夫妻间真诚相待，通过坦率地交流，表达相互间的渴望或担忧，沟通思想，增进夫妇之间非性交的爱抚和亲近，创建和谐的性生活。

4. 对怀孕受挫和性交困难而丧失信心的夫妇给予疏导、启发，并作适当性技术指导，减轻其紧张心理。

5. 调动患者自身的积极因素，调畅情志，增强愈病信心。

四、生殖系统肿瘤患者的心理护理

癌症是一种心身疾病，已为世人所公认。早在 1883 年英国学者 Snow 用统计学方法分析情绪反应与癌的关系时，就指出"精神因素是癌症病因中最强烈的因素"。这一结论，亦被近年的神经-内分泌-免疫机制的研究进展所证实。

心理防御机制是尚未确诊的早期癌症患者用来消除对癌症恐惧的主要方式。一旦癌症被确诊，病人由原有的恐癌心理进而陷入极度的恐惧。常表现出立即丧失工作能力、情绪抑郁、多疑、食欲下降、失眠、体重减轻，甚至举止失措。这种强烈的心理应激状态，对癌症的发生、发展、治疗效果以及术后的康复，都产生着重大影响。

癌症患者之所以发病，与其心理社会适应能力有着密切关系。由于患者没有能力改变外部的客观环境，而对之又缺乏应付能力，"要求-能力"的不平衡，常导致心理压抑和情绪低落，使免疫功能受到抑制而诱发致病。因此，增强患者的心理社会适应能力，是康复和防止复发的综合性措施的关键。

1. 根据病人的具体情况，因人而异，制定切实可行的护理措施，帮助病人树立和增强活下去的信心。

2. 医护人员，尤其是家属，应从生活、情感上关心、体贴患者，让其感受到亲情的抚慰。避免不良的精神刺激。

3. 使患者认识到提高对家庭和社会环境适应能力的重要性，必须努力改变自身的心理应对方式，调控人际关系，摆脱心理困境。

4. 借助气功、放松疗法、意象疗法等，消除患者的紧张情绪，调动积极的心理因素，增强抗病能力。

五、性传播疾病患者的心理护理

性病患者所承受的心身痛苦较其他男科疾病尤为显著。除疾病造成身体痛苦外，更重要的是患病后产生的心理障碍。

由于患者对性病知识的缺乏，加上家庭、社会舆论的压力，使其精神上极度紧张，不敢正视自己的问题。具体表现出如犯罪感、自卑感、恐惧、羞怯、报复心理、盲动心理，甚至麻木冷淡，无所谓心理等复杂的心理状态。因而，性病患者讳疾忌医现象十分严重，延误病情，也使性病蔓延难以控制。即使求医，也不愿吐露真实姓名、职业、住址。这些心理变化将直接影响患者对医务人员的信任而妨碍治疗效果。因此，根据患者各种心理障碍产生的原因，给予心理护理及指导，是性病防治工作的重要内容。

1. 通过性知识教育（包括性卫生、性生理、性道德以及性病防治等知识），提高患者的认识能力，使其敢于正视自己的问题，积极配合治疗。

2. 医务人员对患者态度诚恳、言语温和，不应歧视、厌恶患者，以免引起其反感和压抑的心理。

3. 尊重患者的意见，对其病情予以保密，使其有安全感，增加患者的自信心和对医务人员的信任感。

4. 因势利导，耐心启发，帮助患者从思想上树立正确的人生观，做到洁身自爱。

第四节　生活康复护理

生活，是"人或生物为了生存和发展而进行的各种活动"（《现代汉语词典》）。生活由物质生活和精神生活两大部分构成。性活动作为人类生存、繁衍的一种自然本能，属精神生活。是生活的一部分。生活与性事密切相关，二者是一个有机的整体。没有性，则生活缺乏情趣，离开了生活，则性活动失去了赖以存在的物质基础。健康、和谐的性生活，给日常生活增添了无穷的乐趣，是维系家庭的纽带、社会安定的有利因素。从这个意义上讲，性治疗不只是为了性生活的美满，而是为了美满的生活，为了保持人的健康体魄，也是优生优育，优化民族素质的需要。因此，生活康复护理工作对性事疾病的防治有着极其重要的意义。

早在《内经》中就有关于饮食护理的记载："病热少食，食肉则复，多食则遗，此其禁也。"说明病情的反复，是由于不注意调摄饮食的结果。"数问其情，以从其意。"（《素问·移精变气论》）则强调了要注重病人的精神因素。在《礼记》中，也记载有"疾病，内外皆扫，撤亵衣，加新衣"，指出患者不但要注意环境卫生，更要注意个人卫生。《外科正宗》认为："冬要温床暖室，夏宜净几明窗"。"饮食何须戒口，冷腻硬物休餐"，指出患者应注意调适寒暖、讲究室内卫生，以及饮食宜忌等护理内容。因此，在男科疾病的治疗和休养期间，对患者的生活环境如饮食、起居、精神等调摄护理，也是男科工作的一个重要方面，若能重视这项工作，调护得宜，常常能收到事半功倍之效，有助于患者病体的康复。

一、调理饮食，顾护脾胃

古人很早就已认识到饮食对养生、性事保健的重要作用。如《素问·脏气法时论》说："五谷为养，五果为助，五畜为益，五菜为充，气味合而服之，以补精益气。"《备急千金要方》则把食治列为医疗疾病诸法之首，书中说："夫为医者，当须先洞晓病源，知其所犯，以食治之，食疗不愈，然后命药。"并认为"食能排邪而安脏腑，悦神爽志以资气血"，可延年益寿，还可举"阳道"，兴"阳事"，延缓性衰退和治疗某些性事疾病如阳痿等。可见食养既补益气血，又平调脏腑功能，利于病体的康复，备受历代医家推崇。

精是人体极重要的精微物质，是保持性欲和性功能正常的物质基础。男子以精为主，脾胃为后天之本，气血生化之源，具有主润宗筋和充养生殖之精的功能。由脾与肾、先天与后天的相互资生、促进，从而保证了阴器的生长、发育及性事活动的物质需要。但由于饮食不节，损伤脾胃，常可导致许多男科疾病发生，诸如阳痿、遗精、不育症等。如《临证指南医案》说："……又有阳明虚，则宗筋纵……"《杂病源流犀烛》亦说："有因脾胃湿热，气化不清，而分注膀胱者……精随而出。"说明由于脾胃病变，一则致水谷精微乏源，宗筋失养不用；二则脾胃不运，津微变生湿浊而下流，导致阳痿、遗精等病证。由于饮食有荤素之分，五味之别以及五味与五脏间有着特殊的亲和性，而生殖之精的化生对五味的比例有一定的需求，太过或不足，均可产生不利的影响。如《素问·六节藏象论》说："五味入口，藏于肠胃，味有所藏，以养五气。气和而生，津液相成，神乃生。"《金匮要略·脏腑经络先后病脉证第一》说："五脏病各有所得者愈，五脏病各有所恶，各随其所不喜为病。"说明饮食五味的协调有致，才能保证脏腑功能的正常和机体的健康。若饮食失节，五味偏嗜，既会直接影响到精气的化生，也可间接地通过脏腑的偏盛偏衰影响到性功能的正常发挥。现代医学研究证明，某些微量元素、维生素及酶类的缺乏，会影响性功能的健全，而产生相应的男科疾病。如缺钙，会引起性交后腰痛、手足抽动现象；缺铁可致性交后易疲劳乏力；缺锌可使睾丸萎缩，性欲减退。而钙、磷、锌等微量元素对激发精子活力有特殊功效。维生素能促进蛋白质合成，参与糖、脂肪代谢。各类维生素缺乏，可影响生殖腺机能、精子的生成和活力。如维生素 A 缺乏，可致精子产生能力减弱；维生素 E 缺乏，能造成睾丸损害等，从而引起少精、性功能减退，甚至不育。

性功能障碍患者，多有身体虚弱，或先天不足，后天失养，机体阴阳失调，精血亏损。尤宜调理饮食，调整脾胃功能，使气血生化有源，精血充盈，促进疾病向愈或病后的康复。饮食护理，首先要做到饮食有节，不偏嗜，适当选用富含矿物质和微量元素的食物如海带、虾皮、紫菜、豆制品、粳米、黑大豆及动物的肝脏等。各类富含维生素的食物如植物油、芝麻、花生、乳类或乳制品、蛋类等。含优质蛋白质的食物如动物的肉类、乳类、鱼类、胎盘等等。由于食物的种类繁多，有五谷、五果、五畜、五菜之类，且有主次之分，应根据食物的性味、机体阴阳偏盛偏衰、疾病性质等，辨证择食。同时，注意食物间的搭配和食型的选择。如鲜胎盘与黄豆、大枣炖服，能补肾益精，补养气血；猪肾配胡桃仁，可益肾固精；莲子同粳米煮粥，健脾益气等等。在烹调动物类食物时，可适当伍入少许佐料，既避免其腥味，且增加其效果。如养阴食物中加入胡椒、花椒、生姜、肉桂等辛热调味品，可防其滋腻太过；助阳食物中加用木耳、香菇、冬笋等甘润之品，能制其辛燥之偏。食型，有饭、汤、粥、饼、包子等，根据治疗需要，可灵活选择。

二、起居有常，劳逸结合

《内经》认为："起居有常，不妄作劳"，是却病延年的必要保健措施之一。如若"起居无节"，"以妄为常"，又"不知持满，不时御神"，势必损形伤神，耗竭真精，致生疾病。正常的性功能有赖于健康的心理和体魄，而有规律的生活，充足的睡眠是保证心脑健康的前提条件。现代医学认为，大脑是人类生命活动的中枢，人的一切活动都是在大脑皮质层高级中枢和皮质下中枢的调节下进行的。正常的性反应有赖于性刺激"感受传入-中枢整合-反射传出"这一经典反射弧的完整性和健全性。其中任何一个环节障碍，出现性兴奋或性抑制，都会导致阴茎勃起或射精障碍。许多性事疾病患者，由于情绪紧张，精神恐惧，常处于焦虑、抑郁的心理状态，以致严重的睡眠不足，伴见有失眠多梦、心烦易惊等症状，反过来又导致大脑皮层性中枢的应激性失调，从而影响疾病的康复。临床观察表明，阳痿患者，在睡眠充足之后，心神宁静，往往出现阴茎勃起；患早泄者，睡眠后性兴奋性降低，可以延长性交时间。现代医学用镇静催眠剂治疗性功能障碍，其道理也是相同的。因此，对男科病患者来说，起居有常，保持充足的睡眠，尤其重要。要安排好每天的生活作息，形成规律，养成习惯，持之以恒，保证形体与精神的健康，以利于疾病的康复。

"作劳"，包括劳力、劳心、房劳等方面。适当的劳作为人们日常生活之必需，但烦劳过度，则于人体有害。如《景岳全书》说："劳倦不顾者，多成劳损。""不知自量，而务从勉强，则一应妄作妄为，皆能致损。"《医家四要》也指出："曲运神机则劳心，尽心谋虑则劳肝，意外过思则劳脾，预事而忧则劳肺，色欲过度则劳肾。"在各种劳损中，尤以忧郁思虑、烦劳过度，损伤心脾和恣情纵欲，房劳伤肾，导致男科疾病者比较多见。如《三元延寿参赞书》认为"强勉房劳者，成精极"，能导致"体瘦尪羸、惊悸梦泄、遗沥便浊、阴痿、小腹里急、面黑耳聋"等虚损病证。但过度的安逸，也会使气血涩滞，或损气伤肉，导致男科疾病。因此，要劳逸适度，劳适结合，对久病初愈，体未复原者，尤须注意，不可勉强施为。

三、调畅情志，和利血脉

情志活动，受心的主导、制约，有赖于肝气的疏泄、条达，太过或不及都可成为致病因素。在男科疾病的发生、发展和转归的过程中，情志致病作用尤为突出。情志致病，一是直接伤及内脏，二是影响脏腑气机，导致脏腑功能紊乱，气血不畅，天癸节律紊乱或精关开合失常，引起性欲低下或亢进、阳痿、不射精等。因此，要调畅情志，和利血脉，避免五志过极，郁怒伤肝，促进疾病康复。

四、房事适度，节欲保精

"夫精者，生之本也。"精是生命的基础，既关系到人类生殖和生长发育能力，更关系到人体各种机能活动的能力。精盛则生命力强，能适应外界环境的变化而不易受病；精衰则生命力弱，适应能力及抗病能力均随之减低。同时，精的盛衰也是决定性能力的物质基础。性欲是人的生理需要，"情性之大莫若男女……人承天地、施阴阳。"（《白虎通·嫁娶》）欲不可绝无，人的性欲同食欲一样应该得到满足，葛洪在《抱朴子·释滞》一书中谓："人复不可都绝阴阳，阴阳不交，则坐致壅阏之病，故幽闭怨旷，多病而不寿也……唯有得其节宣之和，可以不损。"明确指出绝欲的危害及适度行房的重要性，并提出两性交合，应以"节宣之和"为标准。如是，既可发泄体内的"壅阏"，促进气血运行通畅，也不致过度损耗精血，导致身体病损。在人的一生当中，性欲的暂时压抑，则会在精神心理上造成痛苦的体验，但欲望被压抑日久或因其他原因而得不到宣泄，就会出现病态，导致性心理、性功能障碍。《景岳全书》说："凡思虑焦劳忧郁太过者，多致阳痿。"就男子的生育能力来说，长期不过性生活，除了心理上受到压抑外，精子在附睾存留过久，容易老化，活力减低，使女方不易受孕。

人的性欲既不可绝无，更不能恣纵，当有节度。纵欲的危害，为历代医家所重视，一再强调恣情纵欲是导致疾病，早衰短寿的主要原因之一。纵欲是引起性事疾病，尤其是性功能障碍的主要原因。早在《内经》中就有"入房太甚，宗筋弛纵，发为筋痿"之论。《万氏家传养生四要》说："交接多则伤筋；施泄多则伤精。肝主筋，阴之阳也，筋伤则阳虚而易痿。肾主精，阴中之阴也，精伤则阴虚而易举。阴阳俱虚，则时举时痿，精液自出，念虑虽萌，隐曲不得矣。"欲多伤精。纵欲的直接后果是损精伤肾，继而导致脏腑之精不足，髓海不充，产生相应的病证，诸如腰痛、头晕、耳鸣、健忘、阳痿、早泄、不射精等。频繁的性交，不但影响精子的质量和数量，还会影响精子与卵子的结合和着床，是导致不孕不育的原因之一。凡贪色者，谓之淫。而婚外的两性乱交、同性恋等，不仅损及个体，更会危害家庭和社会，尤其是作为性传播疾病的主要传染途径和方式，当禁绝之。

适度的房事生活能给人增添活力，使人精神愉快，心情舒畅。同时，亦给家庭带来和睦、安宁和幸福。"适度"，主要是指行房的频率。对此，古代医家出于固护精液，以养生延年为宗旨，有过诸多论述，不一而足。总起来讲，古人对同房施泄频度，认为应根据年龄不同、体质强弱、阳气盛衰而异，并考虑到季节的差异。一般而言，行房的次数，会随着年龄的增长而逐渐减少，这是性生理特点。究竟正常的标准是多少，很难有统一规定，在考虑个人的体质、精力、年龄、情绪、环境等诸多因素的基础上，总以行房后第二天精神是否饱满、身心是否愉快等来衡量，以不出现周身倦怠、精力懒散不集中、腰膝酸软、阴茎不适感等症状为宜。大凡在不同的年龄层次，不顾自身条件，超越正常的施泄频度而行房过多的，均可视为纵欲。患性事疾病者，尤当节制房事，而久病、大病初愈，元气犹怯者，不宜过早行房，避免疾病复发。如《伤寒指掌》说："病后气阴两虚，早犯房事，真元大伤，而复着外邪，邪入下焦阴分，销烁阴精，为病极重。"

五、戒除陋习，健身却病

不良的生活习惯是许多男科疾病的发病原因之一。尤其是手淫、吸烟、酗酒等为害最深。

手淫，古代中医称为"外淫"、"强泄"等。在现代性医学中，属自身性行为的一种。一般是指自己用手刺激外生殖器，以满足性欲的活动。作为一种补偿行为和性宣泄手段，在性要求一时得不到满足的情况下，通过手淫可以达到性的暂时性满足和自我安慰。从有关文献来看，手淫现象，在各个年龄层次都有发生，而未婚青年有此现象者约占70%。已婚者，则被作为性要求的补偿方式。在幼儿和青少年，手淫是一种习得性行为；在成人，则是缓和性张力的最常见原因，偶尔手淫，并无害处。若成习惯或强迫性手淫，则会给身心健康带来损害。手淫过度，不只是造成肾精的亏损，宗筋损伤，出现精神萎靡、头晕头痛、健忘失眠、腰膝酸软、阴茎不适感等生理方面的病证。更重要的是对心理健康的影响。"长期与过度的手淫所发生的最清楚的一种结果是自觉或自我意识的畸形发展，或近乎病态的发展，而和自觉的心理相须相成的自尊的心理则不发展"。（《性心理学》，潘光旦译）手淫作为一种非正常的性发泄手段，与社会风尚、行为规范、生活习俗等相悖。染上手淫恶习的人往往陷入十分矛盾的心理状态，表现为高度的情绪紧张、焦虑、悔恨、自责、烦恼等，并成为阳痿、早泄、不射精、性欲减退、前列腺炎等男性疾病的病因。因此，戒除手淫，消除心理障碍，不仅有利于健康，且有利于男科疾病的康复。

中医学把酒后入房列为性事禁忌之一。认为"饮食之类……唯酒不宜"（《竹林女科》）。如若"以酒为浆，以妄为常，醉以入房，以欲竭其精，以耗散其真，不知持满，不时御神，务快其心，逆于生乐，起居无节，故半百而衰也。"（《素问·上古天真论》）认为饮酒入房，贪图淫乐，耗散真元，损伤肾精，是伤生损寿的根本原因，并可造成多种疾病。因酒醉入房，气竭伤肝者，于男子则精液衰少，阳痿不举。且"酒性淫热，非唯乱性，且亦乱精，精为酒乱则湿热其半，真精其半……"（《竹林女科》）亦是不育症的常见原因之一。现代医学认为，烟酒是性功能障碍的病理因素。以阳痿为例，大量资料表明，吸烟人群阳痿发病率高于普通人群两倍。50岁以上吸烟者，20%会出现阳痿。酒精对性唤起和性能力有衰减作用。少量饮酒可产生刺激或减少对性的抑制。酒量过多，即使未达到酒醉水平，也将会迅速抑制性唤起及人的一般性行为。据文献报道，酒精是导致性功能障碍的常见原因之一。慢性酒精中毒的男性，大约40%有阳痿，5%～10%有射精障碍。由于大量酒精摄入能触发焦虑不安情绪而导致勃起失败，形成失败–焦虑–失败的恶性循环，在紧张、焦虑情绪影响下使勃起功能丧失。同时，慢性酒精中毒者，常伴有明显的肝脏损害及内分泌紊乱，也可影响性功能和性欲。此外，过嗜烟酒，对精子的生成、成熟及畸形精子的比例都有明显影响，从而诱发不育症。因此，戒烟戒酒，是治疗男科疾病的先决条件。

很多慢性疾病都直接或间接地对男性性功能有不同程度的影响，诸如冠心病、高血压、糖尿病、慢性肾脏疾病以及泌尿生殖系统疾病等。除了疾病本身所造成性解剖和性生理方面的影响外，大多数病人还夹杂着心理因素，表现为性欲降低、阴茎勃起障碍、射精障碍、心理负担加重等。据估计，男性糖尿病患者中，有40%～60%伴有阳痿。而患有高血压病，应用抗高血压药物治疗者，有10%～15%的人可因药物的副作用引起性功能障碍。因此，加强体育锻炼，增强体质，减少疾病的发生，也是防治男科疾病的一个重要环节。临床上，许多男科病患者，往往由病程延长，加之沉重的精神心理负担，以致体质虚弱，脏腑功能失调，气血不足，抗病能力降低，有碍于疾病的治疗与康复，更需要通过适当的体育锻炼，增强体质，以促进男科疾病的康复。

六、以性治性，协调阴阳

正常、和谐的性生活，需要配偶双方在生理、心理、情感、行动上默契协调，共同努力才能完成。在诸多影响性欲的因素中，夫妻关系是最重要的因素之一，诸如女方对丈夫的嘲笑、冷淡，或丈夫对妻子的敌视、不信任等，均可致性生活的不协调。而传统的"男主女从"的错误观点，又常常使女方不是积极、主动地参与，而是处于"旁观"者地位，夫妻间缺乏交流，不能及时了解对方的感受、要求，男子唯恐不能使其性对象获得性满足而感到紧张、焦虑、烦躁不安等，从而影响性反应周期的完满表达，导致性心理和性功能障碍。如阳痿、早泄、不射精等。因此，改善夫妻关系就成为解决性欲、协调性生活的一把钥匙。

由于生理上的差异，男女的性欲和性反应在强度、速度及情感诸方面均有不同，一般男子性冲动容易激发，出现较快，几分钟内就可达到高潮。而女方性欲和性冲动则落后于男性，来得较晚，表现出明显的不同步。因此，性事前充分的爱抚，使男女双方性欲与性兴奋得到同步的感觉，是保证性事顺利进行的前提，也是性生活和谐的必要条件。逆情交合，不仅达不到满意的性交快感，而且还会造成生理和心理上的双重痛苦，也是性欲减迟、性冷淡、性交疼痛等性事疾病的主要原因。因此，协调阴阳，使男女双方心灵沟通，达到"神和意感"，不仅能和谐性事，也有助于性事相关疾病的康复。现代性医学采用的性感集中训练疗法，主张夫妻同治的原则，提倡妻子积极参与治疗，以增进双方相互理解和交流。并认为，夫妇共同治疗的目的，不是用于创造新的性功能，而是帮助恢复患者原有的、被非自然化了的性功能。

夫妇间对性交的姿势、体位、时间、方式的意见和感受不统一，也会导致性生活不和谐。较长时期性生活的单调、呆板，会使配偶双方感到性生活枯燥，甚至失去兴趣；有些性交姿势不利于女方性高潮的出现，长此以往，会使女方产生性冷淡、性厌恶等，从而影响双方的情感；有些性交体位可造成不必要的损伤，如阴茎损伤多是在女上位的性交姿势中出现。因此，性交姿势、体位、时间、方式的经常变换，有利于激发性功能，增强性快感，促进性心理的愉快、和谐。某些性交体位，又有助于一些男科疾病，尤其是性事不当所致的疾患的康复，也可增加生育机会。如早泄者，宜选择侧位交，可延缓射精时间；阳痿、不射精者，可选择女上位交；而胸膝位交，可减少精液外流，提高受孕机会等等。对阳痿等病证，可以通过男女交合来使之康复。如《备急千金要方》云："治之法，但御而不施，不过百日，气力必致百倍。"所谓"御而不施"，意指阴茎纳入阴道中而不泄精，体力自然健壮，阳痿也随之康复。

□ 第七章 □

中医男科疾病保健心法

第一节　男科疾病保健的基本方法

《中国大百科全书·现代医学》对健康的定义引自世界卫生组织章程序言："健康是体格上、精神上、社会上完全的安逸状态，而不只是没有疾病或不衰弱。并进一步提到，用与环境的适应程度来定义健康，把人同环境联系起来理解健康，是一个进步。"医学研究告诉人们，人类的健康状况和寿命的长短，虽与先天禀赋的遗传因素有密切关系，但后天的调养摄生是不可缺少的重要方面。中医早在《黄帝内经》时代，对此问题就已有了高度的认识和重视，如《素问·上古天真论》中说："上古之人，其知道者，法于阴阳，和于术数，食饮有节，起居有常，不妄作劳，故能形与神俱，而尽终其天年，度百岁乃去。今时之人不然也，以酒为浆，以妄为常，醉以入房，以欲竭其精，以耗散其真，不知持满，不时御神，务快其心，逆于生乐，起居无节，故半百而衰也。"经文原则地指出能坚持正确的养生，就能"尽终其天年"，同时也告诫人们，不适当的生活方式，有悖于养生之道，就会损命拆寿，"半百而衰"。

男科疾病所包括的如：性功能障碍、不育症、前列腺疾病、性传播疾病、生殖器肿瘤等，除了有其特殊的生理病理的变化外，诸如知识结构、思维习惯、性行为方式、饮食结构及习惯、居住环境、人事关系、社交环境等这些因素，都可能是男科疾病产生的诱因，又可对男科疾病的治疗、保健有着不可忽视的影响。因此，重视对男性的保健与调护，协调好人体内环境和外环境的关系，以通过主动调节外界因素对人体内环境产生积极的影响，从而达到男科疾病的未病防病、已病早愈、瘥后防复的积极作用。而中医男性保健学是一门正在兴起的男科学的分支学科，它的任务正是针对男性未病之时采取适当的保健养生方法，提高男性健康质量，预防男科疾病的发生，从而达到延年益寿的目的。

一、调畅情志，心态平和

情志可以说它是男性保健的首要因素。在男科疾病的发生、发展、转归和治疗过程中，情志作用尤为突出。一方面，情志的太过或不及都可成为致病因素，如愤怒、过喜、忧郁、悲伤、痛苦等，因其可直接伤及内脏，并影响脏腑气机，导致脏腑功能紊乱，气血不畅，天癸节律紊乱或精关开合失常，引起性欲低下或亢进、阳痿、不射精等男科疾病。因此，要调畅情志，和利血脉，避免五志过激。由于社会竞争日趋激烈，生活节奏加快，男性工作压力越来越大，容易形成过度紧张、精神疲劳。如果日积月累，不仅会引发失眠、偏头痛、高血压、消化性溃疡、缺血性心脏病等，还会使性欲减退，造成男性性功能障碍。因此，男人必须学会调畅情志，女人也要学会怎样关怀男性，让男人保持心态平和。

1. 应时调神

根据时令变化，调节精神情感以利于在不同季节气候的变化之中保证机体健康不病。要随着四时气候的变化应时调节自己的精神活动，使机体保持最佳的活动状态。《素问·四气调神大论》中清楚明白地讲述了应时养神的具体方法和要求。春季气候温暖，自然界充满欣欣向荣的景象，人的精神活动也要活泼而富有生机；夏季气候炎热，所以要保持精神愉快，不要过分激动，以适应酷热的气候特征；秋季气候转凉，所以要保持清静安谧的心绪，使神气收敛，以适应萧索的秋气特征；严寒的冬天，为了使阳气内藏，就要有安静含蓄的精神状态。如此才能适应四时气候的更迭对机体带来的不利影响。

2. 保持乐观，心态平和

乐观能使人健康长寿，良好平和的心态能增进人的身体健康，延长人的寿命。在日常生活中经常会见到，当情绪愉快，心情舒畅时，即或是粗茶淡饭，也会被视作美味佳肴，而悲观、沮丧等恶劣的心绪，纵有山珍海味也难以下咽。保持乐观的情绪，还有助于克服更年期的烦躁和悲观抑郁的心理，减少老年病症的发生，能顺利地度过更年期。乐观、平和的心态可使人的内脏机能活动保持最佳的工作状态，是健康长寿的重要因素。

3. 及时排除恶劣情绪

刺激人的精神、意志、情绪、性格等心理因素，对人的健康有重大影响。《素问·举痛论》说："余知百病皆生于气也，怒则气上，喜则气缓，悲则气消，恐则气下……惊则气乱，思则气结。"情绪低沉是身体健康的大敌，长寿的拦路虎。它能使人的气机紊乱，各脏腑器官及其相互间的联系失调。恶劣的心境能使人的免疫机能降低，产生多种疾病。医学界的分析认为，有50%~80%的疾病与精神刺激有关，如消化性溃疡、溃疡性结肠炎、支气管哮喘、心脏病的发作、高血压、甲亢、酒精中毒、失眠、偏头痛、阳痿，以及神经精神系统的功能碍障疾病等，无不与消极的恶劣心境密切相关。正因为如此，医学家们就十分重视精神调养，通过精神调养，自我调控，就可排除不良的情绪刺激。唐朝百岁老寿星，大医学家孙思邈总结了调神的具体方法，他说："莫忧愁，莫大怒，莫悲恐，莫大恨……勿悄悄怀忿恨……若能勿犯者，则得长生也。"

4. 有效减轻心理压力

心胸豁达，摒弃私欲，是保持乐观情绪，排除恶劣心境的最有效办法。私心很重的人，往往心胸狭窄，患得患失，情绪易于激动，总处于精神紧张状态，而紧张的精神活动，会给机体带来伤害。应把个人的生命活动融于社会群体的生命活动之中，要有献身于社会，献身于人类的远大胸怀和高尚情操。具有这样的精神状态，才会在遇到恼人的事物，复杂的人事纠纷时做到达观和畅怀，只有如此，任何不良的情绪刺激和不必要的心理压力都能及时地摆脱。此外，还应当多参加一些社团群体活动，与大家在一起谈天说地，参加诸如琴棋书画之类的有益活动，就会唤起童心，振奋精神，同样起到陶冶性情，调节精神，增强摆脱不良情绪刺激和有效减轻心理压力的能力。

二、饮食合理，营养充足

合理的饮食是健康的根本。食物有不同的偏性，可对身体产生不同的影响。许多男科疾病的发生，诸如阳痿、遗精、不育症等，即与饮食有关。如《杂病源流犀烛》说："有因脾胃湿热，气化不清，而分注膀胱者……精随而出。"说明由于脾胃病变，致水谷精微乏源，宗筋失养不用，则脾胃不运，津微变生湿浊而下流，导致阳痿、遗精等病证。

1. 饮食原则

美国专家对男性饮食进行了专门研究，告诫男士们要注意降低脂肪及胆固醇的摄入，增加蛋白质的摄入，同时指出铬（专门的食物添加剂，药店出售的一些含复合维生素和微量元素的药物中均含有铬）、膳食纤维、镁、锌、维生素 E、维生素 A、维生素 C、维生素 B_6、水等 9 种物质是男性饮食中必不可少的，要适当增加摄入量。

2. 男性不可不吃的食物

男子要保持健康和性功能正常，不可不吃的食物有坚果类，如核桃、榛子、花生等；海鲜类，如虾、海参、鱼、蚝、泥鳅等；绿色蔬菜类，如韭菜、豆荚、胡萝卜等；肉类，如羊肉、瘦猪肉、鸡肉、麻雀肉、鸽子肉等。大枣、芝麻、蜂蜜、腰果、葡萄、莲子、黄豆、山药、牡蛎、南瓜子、所有贝类、啤酒酵母、小麦糠、小麦胚芽、燕麦等食物对于预防、改善、维持和提高男性性功能有重要作用，也可经常食用。

3. 男性不宜的饮食

男性在未生育前，建议不要喝可乐类饮料、不要吃芹菜。

4. 定量而食

《内经》中就十分重视"饮食有节"，认为"饮食自倍，肠胃乃伤。"孙思邈告诫说："不欲极饥而食，食不过饱；不欲极渴而饮，饮不过多。饮食过多，则结积聚，渴饮过多，则成痰癖。"指出饮食要有节制，不能暴饮暴食，不能过量食饮，否则就会破坏肠胃的生理活动，扰乱机体的动态平衡而发病。

5. 定时而食

按时进食同样是合理饮食不可缺少的方面。一日三餐，定时而食。在其他时间不宜进食，打乱进食时间规律，这对保持肠胃正常活动程序很有益处。如果食无定时，就会破坏肠胃的正常活动状态，引起消化机能失调，食欲减退，消化、吸收能力减弱，"脾胃不和，百病变化由生"。

6. 食无所偏，五味和调

所谓五味和调，就是要合理配制膳食，食谱要广泛一些。中医学认为，不同的食物有不同的性味，各种不同性味的食物分别归走其所亲和的脏腑组织，若长期偏食某一性味的食物，就会导致该味所亲和的脏腑器官的功能偏亢，同时还引起与之相关的另一些脏器受累，就破坏了脏腑间的协调平衡关系，从而发生疾病。此外，中老年人的饮食不可过咸，《灵枢·五味》说："心病禁咸"，因为"多食咸，则血脉凝涩"（《素问·五脏生成》）。"盐能摧人寿"，尤其对患有高血压、心脏病等中老年人，更当严格控制盐的摄入。中老年人也不可过食甜味，因为"多食甘，则骨痛而发落。"（《素问·五脏生成》）甘味"多食之，令人悗心"（《灵枢·五味论》）。过量进食糖类，可使人发胖，使人的免疫机能降低，还可诱发糖尿病。可见，五味和调，合理的食谱，对健康长寿有重要作用，正如张子和所说："五味贵和，不可偏胜"，讲的就是这个意思。

7. 饮食清淡，少食厚味

膏粱厚味食用太过，于健康无益，会加重胃肠负担，引起肠胃积滞而生痰热生瘀血。少食厚味早在《黄帝内经》时代就有明训，说："高粱之变，足生大丁"。这里所说的膏粱厚味，恣食肥甘，主要是指脂肪和糖类而言。热量过多，脂肪过多，会引起肥胖和维生素 A 的缺乏，易患直肠癌、胃癌、乳腺癌等。有的医学家指出，中、老年人尤当"忌馋"，俗言道，"少年长骨，青年长肉，中年长膘"，可见预防肥胖对中老年人显得尤为重要，除加强运动外，还应注意"忌馋"，控制糖类和脂肪的摄入。

8. 饮食宜忌，因体质而异

人的体质类型千差万别，个体差异较大，各人应结合自己的身体素质，制订适合于自己身体条件的膳食结构，早在《黄帝内经》时代就明确指出要根据不同的体质，选择合理的饮食宜忌，《灵枢·五音五味》中就作了专门论述。就目前临床情况看，人的体质有素体偏于阴寒，有偏阳热，也有素体湿胜的。阴寒体质者，宜食辛甘、温热食品，不宜多食苦寒食物；阳热体质的人则与此相反，宜甘寒凉润之食，不宜多用辛温炙煿之品；素体湿重者，不宜多食肥甘油腻，易于生痰之物。所食不当，也会生病。

此外，进食不宜过快，中老年人更不能狼吞虎咽。因为中老年人的胃肠机能降低，消化能力减弱，咀嚼不充分，就会影响营养物质的吸收，于健康十分不利。国外学者提出要养成细嚼的进食习惯，认为细嚼能促进体内激素的分泌，能预防细胞老化，可以使人年轻而延缓衰老。细嚼能加强大脑皮质活动，从而预防脑细胞衰老和老年性呆痴病的发生。认为细嚼 30 秒钟，能使食物中存在的致癌物质的毒性消失，从而起到防癌作用。

三、体能锻炼，劳逸适度

常言道："生命在于运动"，"流水不腐，户枢不蠹"，持之以恒的运动，才能达到运动锻炼的目的。以往的研究已经证明，运动可全面改善身心状态，提高神经系统的反应能力、应激能力和协调性，舒缓精神上的忧虑、紧张、抑郁等不良情绪，提高循环、呼吸、消化、内分泌、运动等系统的功能，间接提高生殖系统的功能，增强性功能。临床上，许多男科病患者，往往由病程漫长，加之沉重的精神心理负担，以致体质虚弱，脏腑功能失调，气血不足，抗病能力降低，影响疾病的治疗与康复，这更需要通过适当的体育锻炼，增强体质，以促进男科疾病的康复。

适当的体力活动，充足适宜的休息，是健康长寿不可缺少的条件。过劳或过逸，对身体健康则是不利的。《素问·宣明五气》曰："五劳所伤：久视伤血，久卧伤气，久坐伤肉，久立伤骨，久行伤筋，是谓五劳所伤。"就指出不适当的劳和逸都是伤人致病的原因。运动锻炼固然是有益于健康的，但是我们应该根据每个人的体质、年龄、不同的病情等选择适当的运动方式或者运动量，才能达到有效的锻炼结果。总之，加强体育锻炼，增强体质，减少疾病的发生，也是防治男科疾病的一个重要环节。

四、日常起居，谨守常道

《黄帝内经》认为："起居有常，不妄作劳"，是却病延年的必要保健措施之一。如若"起居无节"，"以妄为常"，又"不知持满，不时御神"，势必损形伤神，耗竭真精，致生疾病。要保护男性健康，养成良好的生活习惯非常重要。

1. 重视生活起居，合理安排作息时间

良好的生活起居规律，能使机体活动始终处于协调和谐的运转之中，就能健康少病而长寿。在《素问·四气调神大论》中就规定了一年四季的活动规律，认为春夏的生机旺盛，要晚卧早起，多进行户外活动，积极锻炼；严冬阳气内敛，神气潜藏，则要早卧晚起，避寒就温，多接触日光，减少不必要的体力消耗。这对老年体弱的人是很适宜的。其基本精神在于提倡起居活动的规律性，要适应外界气候的变化。使机体在四时气候的变更中保持平衡协调，健康少病。

2. 选择适宜的居住环境

人有一半时间是在居室中度过的，清静而卫生的居室，对人的身心健康有益。居室要有良好的通风和适宜的温度湿度。太干燥会使人咽喉疼痛，流鼻血。湿度太大，在冬季会使人有冷感，且容易感冒。居室的采光照明要合理，色彩要协调柔和，居住环境要安静，避免噪音的刺激，这些良好的居住卫生，是有利于健康的必要条件。

3. 保持办公室空气清新

据研究，在患男科疾病的人群中体力劳动者的比例大大低于城市"白领"脑力劳动者（城市白领患者比例占到70%左右），与办公室空气污染有关。因此，必须常开窗、常通风，保持办公室空气清新。以前认为，商店、工厂、街道是环境污染最严重的地方，但最新的检测表明，办公室是空气污染的重灾区。办公室里的人本身就是室内空气污染的主要来源，当人们不断向外呼出二氧化碳和水汽时，也同时释放出多种有毒物质和异味，人体肺部可排出 25 种有毒物质，人呼出的气体中含有 16 种挥发性毒物。此外，电脑等办公设备、胶合板、地毯、防火材料等，往往因含有甲醛、氡和石棉等有害物质，也会造成空气污染。有统计表明，越是工业发达、污染严重的国家和地区，男性不育症的发病率越高。

五、摒除恶习，洁身自好

男性的一些恶习，如吸烟、酗酒、手淫等，直接危害健康。因此，摒除这些恶劣习惯，是男性养生中颇为困难又十分重要的问题。

1. 戒吸烟

一提起烟，不少人认为其与健康关系不大，更有人认为："饭后一支烟，赛似活神仙"。当今社会，香烟成了疏导人际关系的媒介物，一些男子把吸烟当成是男子汉一种不可缺少的风度。然而，吸烟对健康的危害愈来愈清楚地被科学研究所证实。吸烟可以干扰丘脑-垂体-性腺轴功能，降低男子精液质量，导致少精子症和弱精子症，使精子数目减少22%，严重者可减少57%，还可诱发静脉曲张，导致不育。有人研究报道，烟草中的尼古丁和多环芳烃化合物对多种实验动物均可造成睾丸萎缩、精子中断、形态改变。有人认为，男性多发肝癌（男女之比为 3~5:1）的原因之一就是吸烟。《滇南本草》、《本草纲目》都一致指出它"辛温，有大毒"，将它作为行气止痛、解毒杀虫的药物。

2. 戒酗酒

对于酒的功过，历代毁誉参半。《养生要集》言其："能益人，亦能损人。"酒为水谷之精气，五味之精华，对于健体强身，甚为有益。故历代养生学家，医药家以及文人墨客，对酒大加赞誉，许多药酒更是却病延年的佳品。关于酒的作用，人们多有见解。如《寿世保元》云："夫酒者，祭天享地顺世和人，行人气血，乃可陶性情，世人能饮者固不可缺。凡遇天寒冒雾，或入病家，则饮三五盏，壮精神避疫疠。"对于酒的危害，医家更颇多论述。龚廷贤有《嗜酒丧身》论，罗天益有《饮伤脾胃》论。如罗天益认为，酒"伤冲和，损精神，涸荣卫，竭天癸，夭人寿。"《名医杂著》云："梦遗滑精，饮酒厚味，痰湿之人多得之。"《医学入门》也说："饮酒厚味乃湿热内郁，故遗而滑也。"现代研究证明，酒能破坏精子膜结构，使精子发生畸变或活力减弱，说明了酒对男性危害之大。

3. 戒手淫过频

男子手淫就是用手刺激、摩擦阴茎，以引起性快感或达到射精。大多数男子都有手淫的行为，偶然发生，一般不会影响健康，但个别男子经常手淫，则会危害健康。现代医学认为，长期手淫会使性兴奋中枢经常处于紧张状态，导致性中枢的衰竭，使性功能早衰，出现阳痿、早泄，也会使大脑疲劳，心理紧张，导致神经衰弱等症。因此，如王孟英所说："手淫的危害，较之实有其事，确有其人者，尤为甚焉矣。"

克服手淫的方法。首先要养心怡性，立志修身，树立正确的人生观，增强事业心和工作责任感，不沉湎于色情；其次，要移情易性，积极参加各种有益于身心健康的文娱体育活动，进行一定的气功锻炼，丰富生活内容，从单纯追求本能快感中解脱出来；再次，要保持性器官的卫生，避免穿紧身裤，被子不宜过暖、过厚，睡时不要俯卧。总之要避免对性器官的局部刺激而诱发阴茎勃起，当然其他黄色书刊和色情较浓的诱惑，则在禁除之列。我国著名医学家吴阶平教授在 20 世纪 80 年代曾撰文道："不以好奇去开始，不以发生而懊恼，已成习惯要有克服的决心，克服之后就不再担心，这样便不会有任何不良后果。"

4. 洁身自好

随着对外开放，性泛滥也在我国出现，性传播疾病也越来越多。因其致病的特殊性，不仅害己，还害家人，更有种种悲剧出现。所以，为了自己、家人的幸福，必须杜绝嫖娼、滥交。

六、节制房室，怡情养生

人的性欲既不可绝无，更不能恣纵，当有节度。纵欲是引起性事疾病，尤其是性功能障碍的主要原因。欲多伤精。纵欲的直接后果是损精伤肾，继而导致脏腑之精不足，髓海不充，产生相应的病证，诸如腰痛、头晕、耳鸣、健忘、阳痿、早泄、不射精等。频繁的性交，不但影响精子的质量和数量，还会影响精子与卵子的结合和着床，是导致不孕不育的原因之一。中医在房事中比较重视"节欲保精"，《素问·上古天真论》："醉以入房，以欲竭其精，以耗散其真……故半百而衰也。"因为，"夫精者，生之本也"。（《素问·金匮真言论》）张介宾在《类经》中说："欲不可纵，纵则精竭。精不可竭，竭则真散。盖精能生气，气能生神。营卫一身，莫夫乎此。故善养生者，必宝其精，精盈则气盛，气盛则神全，神全则身健，身健则病少。神气坚强，老当益壮，皆本乎精也……无摇汝精，乃可长生。"就从精、气、神与健康长寿的关系突出节欲保精的重要意义。据研究，性生活过度会影响身体多系统的功能活动，如出现耳鸣耳聋，头晕目眩，腰酸困倦，健忘心悸，精神不振，齿发早脱，阳痿早泄等症状。当然，中老年人也不必"惜精如惜命"，不能过分地抑制性生活这种生物本能，只是要把性生活限制到合理的生理限度。

七、局部保健，不容忽视

男科疾病固然有全身因素在内，但主要涉及的是房事和阴部疾患。由于病变部位局限隐蔽，兼因文化观念的束缚，使之局部卫生不方便，以及衣服的摩擦和活动度大等因素，常常会影响疗效或加重病情。因此，做好局部调护，也是维护男性健康质量的重要方面；对于提高疗效，缩短疗程，同样也是很有必要的。对此，我们不要"勿以善小而不为"。具体有以下几个方面。

1. 注意个人卫生，勤换内衣裤，勤洗涤，以淋浴为好，水温不宜过高，经常保持阴部洁净。

2. 内裤应宽大，宜穿透气性好的棉布质地的裤子等，忌穿紧身裤，如牛仔裤、腈纶裤等，以有利于阴部的血液通畅及阴囊散热。

3. 包皮过长、包茎者，宜早日施行包皮环切术。及时清洗外阴，以免包皮垢沉积，减少局部刺激。

4. 龟头、包皮、阴茎、阴囊等部位，有炎症、溃疡等疾患，需要用中药煎出液或浸出液浸透纱布后湿敷患部或乘热熏洗，以利于炎症吸收，促进局部血液循环。而用外用药外擦、清洗时，一定要注意药物使用的浓度，一般都要稀释。因为此处的皮肤比较娇嫩，不论中药或西药都容易发生灼伤。如高锰酸钾用 1：5000 的，碘伏要稀释 20 倍，中药宜稀释 3~6 倍等。切忌用原汁清洗。

5. 睾丸、附睾、阴囊等部位疾患，在治疗期间，可用阴囊托带兜起阴囊。急性期者，可给予冷敷，以减轻充血、水肿、疼痛。慢性期者，可给予热敷。保持阴囊清洁、干燥，减少感染机会。若考虑到厌氧菌感染，有时甚至需要直接裸露在空气中，以促进疾病的恢复。

6. 晚睡前，可用温水浸泡足部、养成侧卧习惯。睡觉时不要将手置放在外生殖器部位。

7. 前列腺疾患，医生检查、治疗时，手法要轻柔、和缓，按摩用力不宜过大，时间不宜过长，次数不宜过频。在急性期，禁忌按摩。前列腺炎坐浴，可促进炎症吸收。但要注意具体病情，若同时伴有精索静脉曲张者，不能简单地提倡热坐浴，以防加重病情。可以改为用热毛巾敷会阴部，同样能起到相同的作用。

8. 前列腺增生的老年患者，常常有小便余沥不尽，要注意嘱咐老人小便时，不要匆忙，一定要待小便滴净后，再行穿衣裤，否则，容易引起下部感染。

9. 对于由性交传播的性病，如淋病、尖锐湿疣等，治愈前禁止同房，不可用手捏、抓，以防继发感染。患者所用内衣裤，要单独清洗，不能与家人的衣物混杂清洗。

10. 生病期间，如患前列腺炎，则不宜骑自行车时间过长，也不宜长时间驾车，以免加重不适感。若坐垫被晒烫时，也不宜马上坐下不动，最好待温度适宜再坐下。

八、注意防护

应注意防止外在各种有害物质对机体的损伤，以保护身体健康。随着对男科学的深入研究，发现许多外在因素可以直接影响男性的身心健康，如接触放射线、有毒化学物质、有毒元素以及高温作业等，可以影响男性体内性激素的分泌以及睾丸的生精功能，导致性功能障碍、不育等疾病；某些刺激性物质污染外生殖器后可引起过敏反应或直接损伤局部组织。而生活放纵、不洁性交或婚外乱交，不仅容易染上性传播疾病，而且还可因此而导致不育、性功能障碍等多种疾病。因此，男性养生保健尤当注意防护，一是搞好职业防护，凡从事有毒有害和危险工作时，一定要严格执行有关规定，加强防护，切勿粗心大意或存侥幸心理；二是养成良好的生活作风，检点自身行为，切忌不洁性交或婚外乱交。

第二节　男科疾病调护的方法

男科疾病大致有男性性功能障碍，男性不育，前列腺精囊疾病，阴茎疾病，男科杂病，阴囊及睾丸、附睾、精索疾病和性传播疾病等几类，从前述可知，这些疾病的生理病理有着一定的特殊性，为了提高对男科疾病的诊疗效果，应该重视其调护方法。

一、男科疾病调护的基本原则

根据男科疾病病因病理的特点，其调护的基本途径是从药物、行为、心理三方面入手。并要明确以下几个基本原则。

1. 加强性科学知识的教育，澄清认识上的误区，有助于提高调护效果。如有的患者一味追求快速治病，并要求医生处理要使其"断根"。这些错误观念，反而使得患者欲速则不达，浪费了时间、金钱，病反而越来越重。其实，男科疾病，也是有其客观规律的，只有积极配合医生进行规范治疗，才能获得良好效果。

2. 重视心理疏导。由于男科病特定的病位、病情，加之受传统封建观念的影响，患者往往讳疾忌医，不愿公开求治或不能全面真实地反映病状，不仅影响了疾病的诊治，也让患者承受着沉重的精神、心理负担。尤其是心理素质脆弱者，更容易受到外界事物、环境的影响，而产生焦虑、抑郁交织错杂的复杂心理紊乱状态。因此，对男科疾病的治疗，就不单是解除病人身体上的痛苦，更要医治病人精神、心理上的创伤。所谓"情欲之感，非药可愈"、"七情之病，当以情治。"（《理瀹骈文》）针对不同男科病证患者的心理特点，因人而异，采取相应的心理调护措施，这是男科疾病治疗过程中不容忽视的重要环节。

3. 注重行为矫正。由于男科疾病主要是涉及性行为方式，故其调护，必须重视注重行为矫正。从行为主义的原理来说，只有注重矫正，才能获得行为的规范。如性感集中训练法，就说明这个道理。

4. 鼓励患者积极就医。许多男科疾病都有漫长的病史，导致许多患者对治疗失去了信心。为医者，要让患者知道，像不育症、前列腺炎、ED 等男科病，虽然治疗棘手，但并非完全不可治，只是要尊重疾病的客观规律，要在时间上、心理上密切配合医生，接受规范的治疗方法，争取最终战胜疾病。

辨证施治的个体疗法，是中医治疗学的精华。针对男科疾病的调护，同样也是要遵循辨证施治的原则。其中，男科疾病与脏腑，尤其是肝、脾、肾的功能密切相关。在配合临床治疗的调护时，要重视每一个个体脏腑本身的功能状态及脏腑间在生理、病理方面的相互影响，在辨证的基础上根据病性之寒热虚实，结合根据每一类疾病的特点，以及患者的年龄、体质状况来具体给予调护。

二、常见男科疾病的调护方法

1. 男性性功能障碍患者的调护

男性性功能障碍，在临床上相当常见，对病人的精神状态有很大影响。患者十分痛苦，但又难与人言，俗称"隐疾"，苏南地区称"暗毛病"。因此，正确了解和掌握性机能的有关知识，根据病人的具体情况，分析致病因素，并给予适当治疗，是十分必要的。男性性功能是一个复杂的生理过程。包括性欲、阴茎勃起、性交、情欲高潮和性的满足等环节。其中某一环节发生障碍而影响性机能完善时，就称为男性性功能障碍。常见的如阳痿、早泄、遗精、不射精等。生活环境和对于性生活的各种认识，都会影响性功能。不正常的生活习惯，如手淫、性交过度、性交中断等；不正常的精神状态，如恐惧、紧张、过度兴奋、缺乏信心、极度疲劳等，是发生性机能障碍最常见的原因。为此，其调护的基本方法是：

（1）阳痿：①已婚男子偶然因发热、过度疲劳、情绪不佳等引起的一时性阳痿，多半是一种正常的抑制；未婚男子自称阳痿（无性欲或性欲低下），往往只是没有足够刺激引起性欲，均不能视作病态。②平时应端正思想，戒除手淫，避免性的刺激。如发病与全身衰弱，营养不良，或身心疲劳有关，则应适当增加营养，注意劳逸结合。③夫妻双方应了解性生活的基本知识，避免将正常现象视为病态，徒增思想负担。既病之后，应及时到泌尿专科就诊，力争查明原因，消除不利的精神心理因素，取得医生对性生活的正确指导。医生应做细致的思想工作；患者应树立信心，不可悲观失望；女方应谅解、劝慰、鼓励并配合丈夫，共同战胜疾病。

（2）早泄：①正确认识和对待性生活，对早泄的概念有个基本的了解，防止将正常情况误解为早泄。性交究竟以多长时间为早泄，没有统一的规定。一般认为健康壮年人在性交 2~6 分钟时射精，但在更短时间内射精仍属正常范围。有的学者认为，只要双方感到性的满足，就是最合适的时间，不能单纯以时间长短作为标准。②性交前的情绪正常与否，与射精的快慢有很大影响。情绪激动和紧张，常常导致早泄，必须注意。尤其是女方的体谅和合作十分重要，责难和威胁往往适得其反。③禁止手淫，节制房事，避免剧烈之性欲冲动。更不能在一次性交发生早泄后几小时再次性交，企图利用前一次性交后的抑制状态，来延长第二次性交的时间。这种重复性交，有损健康，不足为取。④如由慢性前列腺炎、精囊炎等器质性疾病所引起，应积极治疗原发病。如伴有阳痿，亦应积极治疗。

（3）遗精：①应区别遗精之属于生理现象或病理状态。若成人未婚，或婚后久疏，偶有遗精（每月一二次），遗后并无不适，此乃生理现象。有时病人自称遗精，实际并非遗精，而是性兴奋时出现的尿道分泌物，或是无性兴奋下的前列腺分泌液，不作病态论，若视为病态，必徒增精神负担。②既病之后，不要过分紧张，亦不要专恃药物，"补涩"杂投。在遗精时切勿中途忍精，或用手按住阴茎，不使精液继续外流，以免败精流注，致生他变。遗精后不要受凉，更不可用冷水洗涤，以防寒邪乘虚而入。③消除恐惧心理和有关异性杂念。不看色情书画、电影、电视。节制性生活，戒除手淫。适当参加体力劳动和体育锻炼。少进烟、酒、茶、椒、葱、蒜、姜等刺激性物品。不要用烫水洗澡。睡时宜取屈膝侧卧位，被褥不能过厚过暖。④如有包皮过长，应做包皮环切术。如有阴茎头包皮炎、前列腺炎、精囊炎等，应及时到泌尿专科就诊。

（4）不射精：①某些患者婚后数年不射精，是因为没有掌握正确的性交方法所致。一经医者指导，即夜便可生效。②患者应保持乐观精神，消除焦虑、急躁、愧恨情绪。女方对男方不要提出射精要求，可以减少男方的紧张心理，有利于发生射精。③治疗期间，切忌使用安定剂和某些降压药。因为这些药的本身就有导致不射精的副作用。

2. 不育症患者的调护

性是人类的一种本能。生育是性活动的直接结果。大多数已婚夫妇都期望能够有自己的孩子。据世界卫生组织估计，全世界共有 6000 万~8000 万对夫妇患有不育症，约30%~40%归于男方。我们在临床上，常将男性不育症归纳为性功能障碍（如阳痿、早泄、不射精、遗精等）、精液异常（如无精、少精、死精、精液不液化等）和先天或后天器质性病变（如睾丸发育不全、隐睾、输精管阻塞、尿道下裂等）三类。其中性功能障碍和前列腺炎、精囊炎等，请参阅有关章节；先天和后天器质性病变，药物疗法一般效果不好。由于造成不育症的原因很多，而每位不育症患者又可能存在多种致病因素。对不育症的调护也是不可少的。

（1）指导患者夫妇双方彻底检查造成不育的原因，针对病因积极治疗。

（2）通过性知识教育，消除患者对生殖解剖和生殖生理的神秘感、盲目感，使之对自己的病状有正确地认识，有利于治疗。

（3）夫妻间要真诚相待，通过坦率地交流，表达相互间的渴望或担忧，沟通思想，增进夫妇之间非性交的爱抚和亲近。和谐的家庭生活，是十分有利于受胎的。

（4）对怀孕受挫和性交困难而丧失信心的夫妇给予疏导、启发，并作适当性技术指导，减轻其紧张心理。调动患者自身的积极因素，调畅情志，增强愈病信心。

（5）讲授必要的有关生殖医学的常识，如精子生成的周期大约是 87 天，要有效地观察治疗效果，就应该有耐心在时间上配合医生，而不能有急于求成的焦躁心理。

（6）注意精神和饮食的调节，以及性生活的节制。如《济阴纲目》说："聚精之道，一曰寡欲，二曰节劳，三曰息怒，四曰戒酒，五曰慎味。"（卷六·论求子贵养精血）

3. 前列腺精囊疾病患者的调护

由于前列腺作为男性生殖系统的最大附性腺体，与男性性功能、生殖、泌尿等密切相关，故前列腺疾病是男性病中最常见的一大类疾病。其病程的缠绵、治疗的困难，特别是慢性前列腺炎，病程冗长，反复发作，症状时好时坏，常常会扰乱患者的"情绪性稳态"，引起一些全身症状如乏力、困倦，以及各种神经衰弱症状如健忘、失眠等。而前列腺的慢性充血、水肿，以及炎症的存在，在性兴奋时，易引起前列腺的痉挛性、疼痛性收缩，从而导致直肠、睾丸或阴茎的疼痛，造成患者的焦虑、恐惧心理，甚则诱发性功能障碍，出现性欲低下、快感降低、早泄、血精等。

（1）急性前列腺炎：①急性期不可做前列腺按摩，以防感染扩散；②急性发作时应卧床休息，多饮水，保持大便通畅；③屏除诱发因素。如戒酒，忌食辣椒、葱、蒜、姜等刺激性食物，忌房事，预防感冒及会阴损伤，避免骑自行车。

（2）慢性前列腺炎：①本病常难根治，容易复发；但对健康影响不大。这两方面的情况均应向患者说明之。一则嘱患者加强预防，坚持治疗；二则解除不必要的精神负担。②进行适当的文体活动，增强体质，调节精神，预防感冒。③忌进刺激性食物，如酒、辣椒、葱、蒜、姜、咖啡、可可等，以免引起前列腺充血，使病情加重或反复。④不宜长时间骑车、骑马或久坐。⑤平时多饮水，保持大便通畅。⑥治疗可能存在的病灶。如泌尿生殖系感染及口齿、咽喉等疾患。

（3）精囊炎：①急性期禁忌精道检查和前列腺精囊按摩，避免性生活和性刺激；②慢性期可做热水坐浴，或中药坐浴；③患者宜食鳖、龟、鳝鱼、牡蛎肉、海参、乌贼鱼、淡菜、母鸡、鸡血、猪骨髓等血肉有情之品；忌食辣椒、葱、蒜、姜、酒、猪头肉、羊肉、狗肉、猫肉、烧肉等辛热助火之"发物"，以免影响治疗效果，防止愈而复发。

4. 性传播疾病患者的心理护理

在我国，性病患者因传统文化观念的差异，所承受的心身痛苦较其他男科疾病尤为显著。由于患者对性病知识的缺乏，加上家庭、社会舆论的压力，使其精神上极度紧张，不敢正视自己的问题。常伴有犯罪感、自卑感、恐惧、羞怯、报复心理、盲动心理，甚至无所谓等复杂的心理状态。因而，性病患者讳疾忌医现象十分严重，延误病情，也使性病蔓延难以控制。即使求医，也不愿吐露真实情况。这些心理变化将直接影响患者对医务人员的信任而妨碍治疗效果。或者，一旦得了性病，心情急躁，盲目求医，而由于现在诊治性病的医疗机构良莠不齐，常常使患者不能得到规范的治疗，留下许多后患，造成不必要的经济损失，进一步加重患者的心理挫伤。因此对性病患者精心的调护及指导，是性病防治工作的重要内容。

（1）加强性知识教育尤其是性病防治等知识，提高患者的认识能力，使其敢于正视自己的问题，积极配合治疗。许多难治的疾病，其实与患者本身的认知因素有很大的关系。

（2）要到正规定点医院，治疗要及时、要规范、要彻底、要多复查，梅毒要定期复查。

（3）配偶要注意检查，预防交叉感染。

（4）医务人员对患者态度诚恳、言语温和，不应歧视、厌恶患者，以免引起其反感和压抑的心理。

（5）尊重患者的意见，对其病情予以保密，使其有安全感，增加患者的自信心和对医务人员的信任感。

（6）因势利导，耐心启发。帮助患者从思想上树立正确的人生观，做到洁身自爱，戒除不洁性交。

（7）治疗期间要注意饮食的清淡，多饮水，禁酒、咖啡、浓茶、羊肉、狗肉等刺激性的食物。

（8）要注意个人卫生，勤洗手，内裤不要和家人的混杂在一起洗涤，对污染的衣物一定要进行彻底的消毒。

至于阴茎疾病，阴囊及睾丸、附睾、精索疾病以及男科杂病，可以根据男科疾病调护的基本原则，结合每一个患者的具体情况，制定出适宜的调护措施。

□ 第八章 □

中医男科常见症状诊治

第一节　排尿异常

尿　频

尿频就是排尿次数较正常为多。中医称为小便频数、小便数、溲数等。《灵枢·经脉》就有"风寒，汗出中风，小便数而欠"的记载。

尿频可分为生理性与病理性两种。正常成人每日排尿 4~5 次，夜间 0~2 次，饮水多或气候寒冷排尿可稍增加；若每日排尿次数过多，甚至达 10 次以上，则为病理性尿频。尿频病人轻者每日排尿 6~7 次，重者可达数十次。生理性无需治疗，对病理性尿频中医治疗有时可收到较好治疗效果。

【病因病机】

中医认为小便频数可由多种原因引起，病变主要涉及到肾和膀胱，且与心经有一定关系，《诸病源候论·小便数候》说："小便数者，膀胱与肾俱虚，而有客热乘之故也。肾与膀胱为表里，俱主水，肾气下通于阴，此二经既虚，致受于客热，虚则不能制水，故令数，小便热则水行涩，涩则小便不快，故令数起也。"临床上该病既可见于虚证，也可见于实证，虚证多为肾虚精亏，肾气不固，封藏失职，不能制约；或气虚下陷，固摄无力，以致膀胱气化失司，不能约束。实证多为湿热下注，蕴结下焦，影响膀胱气化功能，以致膀胱约束不利；或心火下移小肠，膀胱气化失司，尿液排泄失常而见小便频数。

【发病机制及病理】

尿频常见于泌尿系感染，尤以下尿路感染为明显。在膀胱炎时，由于膀胱黏膜充血、水肿、糜烂，膀胱的传入神经感应性增高，此时少量尿液即对膀胱形成刺激，引起膀胱收缩，而出现尿意。其他刺激如输尿管下端结石、小儿慢性包皮龟头炎、外阴炎，以及膀胱邻近器官的病变，如阑尾炎、盆腔脓肿的刺激。前列腺增生早期由于前列腺增大压迫尿道，造成排尿不畅，为了克服梗阻以排空膀胱，膀胱肌肉变肥厚，从而增强了膀胱的静止紧张力，致使膀胱内尿量尚未达到正常容积前，就产生尿意而形成尿频；在梗阻晚期，膀胱肌肉逐渐失去了代偿能力，膀胱不能完全排空，残余尿量逐渐增多，膀胱的有效容量逐渐减少，进一步使尿频加重。此外，肾结核、前列腺炎、尿道综合征、神经源性膀胱、尿崩症、急性肾功能衰竭多尿期、醛固酮增多症均可见尿频。

【诊断与鉴别诊断】

1. 诊断

尿频是指每日排尿次数明显增加而每次尿量减少的症状。尿频有两种情况，排尿次数增多而每次尿量正常，因而全日总尿量增多，见于糖尿病、尿崩症、急性肾衰竭多尿期等。排尿次数增多而每次尿量减少，或仅有尿意并无尿液排出，见于：①膀胱或尿道受刺激：膀胱、后尿道炎症、膀胱结核或结石，其中膀胱结核时，尿频持续时间特别长；②膀胱容量减少：见于膀胱内占位性病变、结核性挛缩膀胱等；③下尿路梗阻：见于前列腺增生症、尿道狭窄等。通常有排尿困难，表现为排尿开始迟缓，排尿费力，射程缩短、射力减弱、尿线中断或不成线，呈滴沥状；④神经源性膀胱：由于神经系统疾病导致膀胱功能失常；⑤精神紧张，焦虑或恐惧。

2. 鉴别诊断

（1）泌尿系感染：一般均伴尿急、尿痛等症状。对于上尿路感染还可伴有腰痛、发热、寒战、恶心、呕吐、食欲不振等，常伴有血白细胞计数升高，尿常规可发现脓细胞，中段尿培养多可明确致病菌。若为泌尿系结核，多伴有消瘦、低热、盗汗、血尿。

（2）前列腺增生：发生于老年男性，表现为进行性排尿困难，多在夜间尿频明显，排尿费力，尿线变细或分叉，甚至可发生尿潴留、腹股沟疝、肾积水等。直肠指检：前列腺多增大，中央沟变浅。B超检查可提示前列腺增生。

（3）泌尿系结石：一方面结石刺激可出现尿频，另一方面结石可继发感染而出现尿频，常伴有腰痛、血尿，表现可因结石的位置、大小、数目等而不同，可通过B超、腹部X线平片、静脉肾盂造影等明确。

（4）精神因素：多有精神紧张，怕出现排尿，尿频多在白天，或入睡前，分散注意力后，可较长时间不排尿，入睡后尿频症状消失，各项检查均无异常。

【辨证施治】

1. 膀胱湿热证

证候：小便频数涩痛，或量少而短赤灼热，小腹胀满，口苦口黏，或口渴不欲饮，或大便不畅，苔根黄腻，舌质红，脉数。

基本治法：清热利湿。

方药运用：八正散。方中木通、车前子、萹蓄、瞿麦通闭利小便，山栀清化三焦之湿热，滑石、甘草清利下焦之湿热，大黄通便泻火，清热解毒。若舌苔厚腻者，可加苍术、黄柏，以加强其清化湿热的作用；若兼心烦，口舌生疮糜烂者，可合导赤散，以清心火，利湿热；若湿热久恋下焦，又可导致肾阴灼伤而出现口干咽燥，潮热盗汗，手足心热，舌光红，可改用滋肾通关丸加生地、车前子、川牛膝等，以滋肾阴，清湿热而助气化；若因湿热蕴结日久，三焦气化不利，症现小便量极少或无尿，面色晦滞，舌质暗红有瘀点、瘀斑，胸闷烦躁，小腹胀满，恶心泛呕，口中有尿臭，甚则神昏等，系尿毒入血，上攻于心脑，治宜降浊和胃，清热化湿，通闭开窍，佐以活血化瘀，方用黄连温胆汤加大黄、丹参、生蒲黄、泽兰、白茅根、木通。

2. 心火下移证

证候：小便频数，茎中灼痛，排尿不畅，尿色黄赤，心烦口渴，口舌生疮，舌红，脉数。

基本治法：清心利尿。

方药运用：导赤散加减。导赤者，取其引导心经火热下行之意也。方中以生地清热凉血养阴，为主药；木通、竹叶清心降火而利水，二药能导热下行，使从小便而出，是为臣药；黄芩清肺以宣通水之上源，灯心增强清心利尿导热之力，是为佐药；甘草梢清热泻火，又能调和诸药，以作使药。六药配用，既有清热养阴，利水导热之功，又有泻火而无苦寒伤胃，利水而不伤阴之妙。

3. 阴虚火旺证

证候：小便频数，尿道灼痛，午后为甚，夜暮潮热，口渴喜饮，舌红苔少，脉细数。

基本治法：滋阴降火。

方药运用：知柏地黄丸加减。知柏地黄丸见于《医宗金鉴》，系六味地黄丸加知母、黄柏组合而成。六味三补三泻，知柏泻火坚阴，合而成为滋阴降火之名方。

4. 肾气亏虚证

证候：小便数或清长，身倦乏力，腰膝酸软，面色晦暗，舌淡，苔薄润，脉沉细无力，尺脉弱。

基本治法：补肾温阳，化气行水。

方药运用：济生肾气丸（《济生方》）。炮附子、茯苓、泽泻、山茱萸、炒山药、车前子、牡丹皮、官桂、川牛膝、熟地黄。方中附子、官桂温肾助阳；熟地、山药、山茱萸补肾滋阴；茯苓、泽泻、车前子、牛膝利水通淋；丹皮泻肾中伏火。诸药合用有补肾阳，益肾阴，助气化，通小便之功效。若腰痛甚者，酌加巴戟天、炒杜仲、续断以补肾强腰；小腹下坠者，酌加黄芪、党参、升麻以益气升阳。

【转归及预后】

尿频的转归首先是虚实的转化，湿热未尽，正气已伤，可表现为虚实夹杂，久病体虚复感外邪，亦可因虚致实。本证及时治疗可以痊愈，如迁延时日则可致湿热留恋反复发作，长期不愈，以致气阴日衰。也有湿热深结，小便点滴不通而成癃闭重证者。

【预防与调护】

1. 锻炼身体，增强体质，防止情志内伤，保持大便通畅，禁食辛辣刺激性食物。

2. 患病时禁忌房事，避免性兴奋。

3. 排除诱发因素，预防感冒及会阴损伤，避免骑自行车。

4. 下腹会阴部热敷或热水坐浴。

5. 避免会阴部受潮湿阴冷刺激，如疼痛剧烈时可服用镇痛药物。

【临证经验】

尿频主要涉及肾与膀胱，与肺、肝、脾有关，既可见于虚证，又可见于实证。

《妇人大全良方》缩泉丸，为历验不爽的有效成方，无论何证，悉宜之。

本证以阴虚兼湿热，或心火下移者为多。补阴血，泻火邪为治本症之要点，而以收涩之品佐之，如煅牡蛎、五味子、桑螵蛸等为常用收涩药，尤喜用单方木瓜，亦取酸收固涩之意。不宜过用苦寒，以免伤及脾肾。

验案举例

杨某，31 岁，工人。1983 年 1 月 9 日初诊。患者尿频 3 年，日夜 20 余次，入冬尤甚。经多方检查，未发现器质性病变，屡治无效。就诊时小便频数，每昼夜近 30 次，房事后可达 50 余次。尿色偏黄，尿道有热痛感，入夜口渴喜饮，手足心发热，腰酸膝软，脉细数，舌红苔少，根有剥苔。尿常规（-）。按阴虚火旺，膀胱被灼论治。用大补阴丸合缩泉丸变丸为汤剂，加宣木瓜、菟丝子各 10g，五味子、煅龙骨各 12g。连服 10 剂，尿频得减。再服 15 剂，竟获痊愈。遂配成丸药服用，以资巩固疗效。

【现代研究进展】

1. 李荣亨治疗尿频经验

（1）补肾温阳法：用于肾阳虚衰证。症见尿频、尿急，腰膝酸软，脑力减退，头晕目眩，耳鸣，小便清长，尿后余沥，甚至失禁，夜尿频多，小便清长，性欲下降，外阴潮冷，舌淡，尺脉无力。

邓某，69 岁，于 2004 年 2 月 20 日初诊。反复尿频，尿急，尿干痛 2 年，伴见小便清长，双下肢软弱乏力，双膝以下冷，偶有双下肢浮肿，夜尿增多，3～4 次/晚，眠差多梦，舌淡胖苔薄白，脉细弦。多次尿常规均提示 LEU（++～+++），白细胞 3～5 个/HP。曾在外长期服用抗生素等药物治疗，用药期间小便常规正常，停药即复发。亦曾在外服用补肾为主中药，无明显效果。辨证为肾阳虚衰，气化不利。用二仙汤加味。仙茅 15g，淫羊藿 30g，巴戟天 15g，黄柏 15g，当归 12g，怀牛膝 15g，枣皮 15g，生地 15g，丹参 20g，车前草 30g，桂枝 10g，杜仲 30g，山药 30g，败酱草 30g，陈皮 12g，甘草 10g。水煎，分 3 次温服，1 日 1 剂。2 剂后尿频尿急明显缓解，未出现双下肢浮肿，但仍时觉双下肢软弱，仍感双膝以下冷，舌淡红。上方去败酱草，加刺五加 20g，台乌药 15g。服药后尿路刺激症状基本缓解，无双下肢冷等症。服药 1 个月后停药，症状无反复，多次复查尿常规正常，病情明显好转。

（2）疏肝理气法：用于肝郁气滞证。症见尿频、尿急、尿痛，胸闷不适，喜长叹气，性情急躁易怒，每因情绪波动而症状加重，脘腹胀满，食少纳呆，口苦，失眠多梦，舌淡红苔薄白，脉弦。

罗某，32 岁。反复尿频、尿急、尿余沥不尽 7 个月，偶有阴茎扯痛，近 4 个月来早泄，时时心烦，易怒，睡眠差，晨起口苦，舌淡红苔白，脉弦。多次尿常规示 IEU（++～+++），白细胞 0～5 个/HP。前列腺液检查白细胞 15～20 个/HP，卵磷脂小体（+）。在外诊为前列腺炎，曾使用多种抗生素，但无明显效果。亦曾在外服用清热解毒为主中药，无明显缓解。辨为肝郁气滞，用柴胡疏肝散。柴胡 25g，枳壳 18g，白芍 15g，陈皮 15g，川芎 12g，当归 12g，香附 15g，郁金 15g，车前草 30g，黄柏 15g，茯苓 15g，淫羊藿 18g，合欢皮 15g，木香 15g，甘草 6g。水煎，分 3 次温服，1 日 1 剂。2 周后复诊，症状明显减轻，复查尿常规 LEU（+），镜检无白细胞，上方续用 2 周后，复查尿常规正常。后以二仙汤为主调节，3 个月后症状完全消失，复查前列腺液白细胞 0～5 个/HP，卵磷脂小体（+++）。

（3）健脾除湿法：用于脾虚湿遏证。症见尿频、尿急、尿痛，口干不欲饮，饮食无味，食少纳呆，身体困重，精神倦怠，舌淡红或淡胖苔腻，脉沉细。

吴某，62 岁。反复尿频、尿急、尿意不尽 3 年就诊，口干以晨起为甚，不欲饮水或饮少许温水，饮食无味，身体困重，精神倦怠，自汗，小便黄，舌淡有齿痕，苔白腻。多次查尿常规示 LEU（++～+++），白细胞 0～5 个/HP。长期用多种抗生素。辨证为脾虚湿遏。用六君子汤加减。党参 25g，白术 18g，茯苓 15g，陈皮 15g，半夏 12g，当归 12g，藿香 15g，薏苡仁 15g，车前草 30g，黄柏 15g，白豆蔻 15g，黄芪 30g，败酱草 15g，甘草 6g。水煎，分 3 次温服，1 日 1 剂。2 周后复诊，症状减轻，身体无困重，精神好，复查尿常规 LEU（+），镜检无白细胞，舌淡，苔薄白。换用中成药四君子合剂长期服用，间断服用藿香正气口服液，以后每月复查尿常规均正常，共随访 8 个月，均无不适。

2. 崔学教教授治疗尿频经验

崔教授认为，辨治淋证要注重整体观念，运用异病同治、同病异治、急则治其标等法则。根据患者主要症状特点、个体差异性及同时伴有的相关症状，进行分析归类，确定其能反映病变性质的证候属性。制定相应的治疗原则及处方用药，临床将尿频分为如下 4 型辨治。

（1）脾肾亏虚型：尿频但无疼痛、无热感，夜间为甚，形寒肢冷，或小腹坠痛，舌质淡，脉细。多见于老年人，常见于前列腺增生症患者。治宜益肾补气，祛瘀通淋。方用济生肾气汤、补中益气汤、桃仁四物汤加减。处方：熟地黄、山茱萸、桃仁、赤芍、泽兰各15g，黄芪、党参、王不留行各30g，升麻、柴胡各3g。

（2）阴虚内热型：尿频以白天为甚，伴下腹胀痛，腰膝酸软，多梦失眠，梦遗，耳鸣，口干，舌质淡红、少苔，脉细数。常见于慢性前列腺炎患者。治宜滋肾清心，行瘀凉血通淋。方用知柏地黄汤、泽兰汤加减。处方：黄柏、知母、熟地黄、山茱萸、桃仁各15g，山药20g，沙苑子、女贞子、芫蔚子各12g，王不留行30g。

（3）肝郁气滞型：性兴奋或性生活后尿频，伴会阴、小腹、睾丸疼痛，情绪焦虑，舌质暗红、苔少，脉弦，常见于慢性前列腺炎患者。治宜疏肝行气，凉血通淋。方用橘核丸、凉血地黄汤加减。处方：橘核、川楝子、荔枝核、槐花、白芍、丹参、黄芩各15g，柴胡、黄连各5g，生地黄12g。

（4）湿热蕴结型：尿频伴尿急、尿痛、尿灼热、尿末混浊滴白，舌质红，苔薄黄，脉滑数。常见于尿道炎、膀胱炎或膀胱结石患者。治宜清利湿热。方用八正散加减。处方：大黄10g，黄柏、栀子、萹蓄、瞿麦、赤芍、桃仁、车前子各15g，滑石30g，甘草5g，虎杖、土茯苓、蒲公英各20g。

强调活血化瘀是由于外感湿邪，湿阻血行；或长期手淫，或久无房事，或行房忍精不射，或意淫于外，精离其位，致败精浊液瘀滞于腺体，气血运行不畅，精血瘀滞；或劳伤过度，气不行血；或下焦湿热蕴久不愈；或不洁性交，邪毒外袭，日久不除，使邪留血滞。诸多因素，造成尿道瘀阻。崔教授根据长期临床经验，认为"瘀"是本病发病关键因素之一，活血化瘀法应贯穿本病治疗始终。

分清虚实，注重虚实兼顾由于淋证病因以湿热为主，病位在肾与膀胱。病初多为邪实之证，久病则由实转虚。如邪气未尽，正气已伤，则表现为虚实夹杂。崔教授认为，治实则清利，治虚则补益，分清标本缓急，扶正不助邪，祛邪不伤正，标本同治，虚实兼顾。

加强中西医结合。崔教授认为，采用中西医结合治疗本病，疗效确切。早期急性发作时，常合并出现尿急、尿痛、血尿、发热等症，应用有效抗生素治疗，疗效较佳，且疗程短。对部分疗效欠佳、症状反复者，配合中药治疗，可收佳效。

3. 温肾活血、清热利湿法治疗尿频

用薏仁附子败酱散合六味地黄汤加减：薏苡仁5g，附子5g，败酱草20g，生地20g，山茱萸15g，山药5g，桃仁15g，丹皮15g，泽泻15g。血尿者加大蓟、小蓟；排尿混浊者加萆薢、蒲公英；夜尿频多、色清、余沥不尽者加益智仁、桑螵蛸、覆盆子、莲须；肢肿者加大腹皮；倦怠者加黄芪、党参；腰疼痛者加杜仲、仙灵脾；舌淡暗者加赤芍、当归；尿痛、急者加白花蛇舌草、瞿麦。每日1剂，早、晚分服。

高某，42岁，教师。患者10年前患有肾盂肾炎，以后偶有发作。近1年发作次数增多，2个月前因着凉而引起尿频，小腹坠胀，腰痛。在当地卫生所用青霉素、环丙沙星治疗后效果不明显。一直口服氟哌酸及三金片。2周前尿频症状加重，反复不愈。刻下症：

尿频，每 15 分钟一次，腰酸痛，畏寒，小腹坠痛，舌苔白，舌胖大，边有齿痕，脉沉缓。尿常规正常。诊断为劳淋，辨证为脾肾两虚、膀胱湿热证。久病湿热伤阴，阴损及阳，肾阳日亏，膀胱气化不利而尿频且小腹坠痛。阳虚生外寒故见畏寒。尿频、尿急为膀胱湿热未尽之症。治则：清热利湿，温肾活血。方药：薏苡仁 15g，附子 7g，败酱草 20g，桑螵蛸 20g，熟地 15g，山茱萸 30g，山药 15g，桃仁 15g，丹皮 15g，泽泻 15g，萹蓄 20g，瞿麦 20g，蒲公英 30g，白花蛇舌草 20g，益智仁 20g，乌药 15g，茴香 10g，杜仲 15g，仙灵脾 15g。服上方 10 例，尿频明显缓解，无小腹坠痛。于前方减去蒲公英、白花蛇舌草、乌药、茴香，加芡实、金樱子。继续服药 10 剂后，无尿频、小腹坠痛、腰痛。嘱其继服 20 剂，以巩固疗效。随访 3 个月未复发。

按：本例为膀胱热毒所致，单纯清热解毒，不扶助阳气，正不胜邪，湿热更易留恋，故予以薏仁附子败酱散。同时病人久病肾虚，缠绵不愈，故投以六味地黄汤补肾阴。方中附子扶助阳气，败酱草苦寒清热解毒，萹蓄、瞿麦清热祛邪，熟地、山茱萸养阴，杜仲、仙灵脾补肾。本组病人长期用抗生素、八正散之类，初有效，继用则无效，缠绵不愈。故权衡正邪之轻重变通化裁，以两方为基本方剂，施用于临床，收到满意效果。

【小结】

1. 尿频是中西医共有的病证名称。中医药治疗当辨证与辨病相结合。

2. 尿频的诊断当明确病因，须做进一步检查，以明确诊断，判明尿频的性质，预后转归及治疗方法选择。

3. 尿频当辨虚实。应根据虚实进行，切忌一味补涩。属邪实者，当以清利为主，并防止伤正；属正虚者，当以补虚固涩为主。

4. 预防与调护，要在树立治疗信心，切忌局部受热、受压、受刺激损伤，忌食烟酒辛辣刺激性食物。

5. 临床研究注重分清虚实，辨证与辨病相结合。

尿　急

尿急是指有尿意时不能等待，需立即排尿。大致属中医五淋中的气淋。

尿急往往与尿频、尿痛同时发生，单因尿急而就诊者少见。尿急多见于膀胱炎、尿道炎、前列腺炎、前列腺增生等，亦可见于膀胱结石、膀胱癌或其他异物刺激等。此外，如仅有尿急而无尿痛者，多属精神因素，每因迫不及待而出现尿失禁。尿急常伴有尿频，但尿频并不一定伴有尿急。

【病因病机】

尿急多由于情怀不悦，肝气郁结，三焦壅遏，不得宣通；湿热下注，膀胱气化失宣，水道运行不利；病久不愈，或过用苦寒，脾胃受损，气虚下陷，摄纳无权。

【发病机制及病理】

尿急发生的机理主要是膀胱、尿道的神经末梢受到较强烈的刺激，脊髓排尿中枢的兴奋性超过了脊髓之上排尿中枢的抑制作用，或脊髓之上排尿中枢对脊髓中枢的抑制作用出现了障碍。

【诊断与鉴别诊断】

1. 诊断

尿急指病人突然有强烈尿意，不能控制需立即排尿，否则可能发生尿失禁。尿急往往与尿频、尿痛同时发生，单因尿急而就诊者少见。尿急见于急性膀胱炎、尿道炎、前列腺炎、输尿管下段结石、膀胱癌、神经源性膀胱，少数与精神因素有关。

2. 鉴别诊断

（1）泌尿生殖系感染：如膀胱炎、前列腺炎、肾结核。

（2）下尿路梗阻：如前列腺增生、后尿道瓣膜、尿道狭窄。

（3）神经病变：如神经源性膀胱、脊髓损伤。

（4）精神神经因素：如精神过度紧张、害怕排尿。

【辨证施治】

1. 膀胱湿热证

证候：小便频数涩痛，或量少而短赤灼热，小腹胀满，口苦口黏，或口渴不欲饮，或大便不畅，苔根黄腻，舌质红，脉数。

基本治法：清热利湿，通利小便。

方药运用：五淋散。方中山栀、赤苓清心肺，以通上焦之气，而五志火清；当归、赤芍滋肝肾，以安下焦之气，而五脏阴复；甘草调中焦之气，而阴阳分清，则太阳之气自化，而膀胱水洁矣。此治本之计，法之尽善者也。

2. 肝气郁结证

证候：尿急而频，滴沥不爽，少腹满痛，胸闷胁胀，舌苔薄白，舌质淡紫，脉沉弦。

基本治法：疏肝理气。

方药运用：沉香散加减。方用沉香、橘皮疏达肝气，当归、王不留行行气活血，石韦、冬葵子、滑石通利水道，白芍、甘草柔肝缓急。若肝郁气滞症状重，可合六磨汤加减，以增强其疏肝理气的作用；若气郁化火，而见舌红，苔薄黄者，可加丹皮、山栀等以清肝泻火。

3. 中气下陷证

证候：尿意急迫、尿少而清，尿后余沥，遇劳则甚，少腹坠胀，空痛喜按，面色少华，神疲乏力，舌淡苔薄，脉细无力。

基本治法：补益中气。

方药运用：补中益气汤加减。方中人参、黄芪益气；白术健脾运湿；桂枝通阳，以助膀胱之气化；升麻、柴胡升清气而降浊阴；猪苓、泽泻、茯苓利尿渗湿，诸药配合，共奏益气健脾，升清降浊，化气利尿之功。

【转归及预后】

尿急的转归是虚实的转化，湿热未尽，正气已伤，可表现为虚实夹杂，久病体虚复感外邪，亦可因虚致实。本证及时治疗可以痊愈，如迁延时日则可致湿热留恋反复发作，长期不愈，以致气阴日衰。也有湿热深结，小便点滴不通而成癃闭重证。

【预防与调护】

1. 治疗期忌食辛辣食物、忌酒。

2. 生活要有规律，起居有常，防止过度疲劳及受凉感冒。

3. 前列腺炎患者平时适当多饮水、多排尿，保持大小便通畅，以帮助前列腺分泌物排出。

4. 不宜长时间骑车或久坐，驾驶机动车时尤其注意坐椅的散热，避免温度过高，定时下车稍做活动及饮水排尿。

5. 适当的性生活，避免过度房劳。

6. 坚持适当的锻炼，合理饮食，增加营养，增强免疫功能，防止复发。

7. 若发现兼有其他泌尿生殖系统炎症，应同时治疗，去除复发诱因。

【临证经验】

尿急大致属中医五淋中的气淋，其辨证论治着眼处在于一个"气"字。实者肝气郁结、湿热下注、膀胱气化失宣，宜疏之、导之；虚者中气下陷，宜补之、升之。

肝气郁结者，用沉香散加减，以疏肝理气，常用药如：沉香、青陈皮、白芍、木香、乌药、冬葵子、石韦、王不留行、当归、六一散、琥珀。

湿热下注者，用五淋散加减，以清热利湿，常用药如：赤苓、生山栀、当归、土牛膝、泽泻、赤芍、碧玉散、车前草、荔枝草、灯心草、台乌药、木通。

中气下陷者，用补中益气汤加杜仲、枸杞子、怀牛膝等以补益中气。

【现代研究进展】

1. 穴位注射治疗尿频尿急

取穴：气海、关元。方法：患者取仰卧位，取一次性 2.5ml 注射器及 5 号半针头，抽取维生素 B 注射液 2ml，维生素 B 注射液 1ml，混合，穴位常规消毒后，垂直刺入，稍做提插，有针感后，注入药液，退针按压针孔片刻，每日 1 次，7 次为 1 个疗程。治疗 19 例，有效 16 例，总有效率约 84.2%。

西医认为本病由自主神经功能失调所致，气海、关元穴为强壮要穴，可益气固涩，本病患者年龄偏大，多气、阳不足，正符合其病机。且气海、关元穴位多为腰、骶丛神经分布，穴位注射不仅具有针刺局部神经的功能，药液还能营养调节神经，改善局部的生理平衡，从而起到治疗效果。

2. 桂枝加龙骨牡蛎汤治疗尿急

李某,62 岁,农民,1997 年 4 月 10 日初诊。自述出现尿急 2 年余,一有尿意便急忙入厕,稍迟即尿入裤内,冬天需备数条棉裤,为此十分苦恼,曾间断服中西药治疗近 40 天,疗效不佳;常伴有腰膝酸软,下肢发冷,尿色清白;多次尿常规检查均正常,舌淡红,苔薄白,脉沉细两尺尤甚。脉症合参,诊为阴阳失调而以肾虚为主之尿急证。治拟调和阴阳,补肾固脬之法。方用桂枝加龙骨牡蛎汤加味:桂枝、白芍各 12g,生龙牡各 30g,甘草 6g,大枣 5 枚,生姜 4 片,桑螵蛸、益智仁各 12g,乌药 9g。6 剂,每日 1 剂,水煎服。服完 6 剂后尿急明显好转,腰痛及下肢凉感亦明显减轻,守方再进 6 剂,病获痊愈。随访 4 年未再复发。

按: 患者尿急,伴见腰膝酸软,尿色清白,显系年老肾之阴阳不足,肾关不固,膀胱失约所致。故治用桂枝汤调和阴阳,龙骨、牡蛎固涩止尿,另加入桑螵蛸、益智仁、乌药以补肾缩泉。由于药中病机,故获效较捷。

【小结】

1. 尿急往往与尿频、尿痛同时发生,单因尿急而就诊者少见。中医药治疗当辨证与辨病相结合。

2. 尿急的诊断当明确病因,须作进一步检查,以明确诊断,判明尿频的性质,预后转归及治疗方法选择。

3. 尿急当辨虚实。应根据虚实进行,属邪实者,当以清利为主,并防止伤正;属正虚者,当以补虚固涩为主。

4. 预防与调护,要在树立治疗信心,切忌局部受热、受压、受刺激损伤,忌食烟酒辛辣刺激性食物。

5. 临床治疗需分清虚实,辨证与辨病相结合。

尿 痛

尿痛指病人排尿时膀胱区及尿道疼痛。中医属"淋证"范畴。

【病因病机】

尿痛多属实证,由热邪或湿热之邪阻塞尿道所致。热重则刺痛,湿重则胀痛,痛愈剧则热愈重。如石淋、血淋多为刺痛,膏淋多为胀痛。尿痛偶可见于虚证,如"劳淋"即由劳役过度而得,其痛隐隐,尿后空痛。

【发病机制及病理】

造成排尿疼痛的常见原因有泌尿系感染、结石、结核、肿瘤和异物。膀胱炎、尿道炎、前列腺炎引起的最为多见,主要是炎症刺激膀胱或尿道黏膜,引起膀胱或尿道的痉挛性收缩及神经反射所致,可出现排尿时疼痛加重;此外结石、异物、肿瘤、先天畸形等导致尿路梗阻,排尿时压力增加,肌肉痉挛,出现尿痛,梗阻还可导致感染,加重尿痛。

【诊断与鉴别诊断】

尿痛指病人排尿时膀胱区及尿道疼痛。在排尿的过程中尿路或尿道口的不适感，包括疼痛感、烧灼感以及酸胀感，个别患者会有小腹不适，同样包括疼痛感、烧灼感、酸胀感以及下坠感。此异常感觉多见于尿路系统的感染。

尿痛见于尿道炎、膀胱炎、前列腺炎、膀胱结核、膀胱结石、异物、晚期膀胱癌等，尿痛性质为灼痛或刺痛。尿道炎多在排尿开始时出现疼痛；膀胱炎常在排尿终了时疼痛加重；前列腺炎除有尿痛外，耻骨上区、腰骶部或阴茎头亦觉疼痛；膀胱结石或异物多有尿线中断。

【辨证施治】

1. 膀胱湿热证

证候：小便涩痛频数，或量少而短赤灼热，或有血尿，小腹胀满，口苦口黏，或口渴不欲饮，或大便不畅，苔根黄腻，舌质红，脉数。

基本治法：清热泻火，利湿通淋。

方药运用：八正散。方中木通、车前子、萹蓄、瞿麦通闭利小便，山栀清化三焦之湿热，滑石、甘草清利下焦之湿热，大黄通便泻火，清热解毒。若舌苔厚腻者，可加苍术、黄柏，以加强其清化湿热的作用；若兼心烦，口舌生疮糜烂者，可合导赤散，以清心火，利湿热；若湿热久恋下焦，又可导致肾阴灼伤而出现口干咽燥，潮热盗汗，手足心热，舌光红，可改用滋肾通关丸加生地、车前子、川牛膝等，以滋肾阴，清湿热而助气化。

2. 尿道阻塞证

证候：尿痛，尿血，腰背刺痛或酸痛，夜间加重，尿少而频，舌质紫暗或有瘀点，脉细涩。

基本治法：行瘀散结，通利水道。

方药运用：代抵当丸。方中当归尾、穿山甲、桃仁、大黄、芒硝通瘀散结，生地凉血滋阴，肉桂助膀胱气化以通尿闭，用量宜小，以免助热伤阴。若瘀血现象较重，可加红花、川牛膝、三棱、莪术以增强其活血化瘀的作用；若病久血虚，面色不华，治宜养血行瘀，可加黄芪、丹参、赤芍；若由于尿路结石而致尿道阻塞，疼痛不适，可加用金钱草、鸡内金、冬葵子、萹蓄、瞿麦以通淋利尿排石。

3. 肾气亏虚证

证候：小便隐痛，或数或清长，身倦乏力，腰膝酸软，面色晦暗，舌淡，苔薄润，脉沉细无力，尺脉弱。

基本治法：补肾温阳，化气行水。

方药运用：济生肾气丸（《济生方》）。炮附子、茯苓、泽泻、山茱萸、炒山药、车前子、牡丹皮、官桂、川牛膝、熟地黄。方中附子、官桂温肾助阳；熟地、山药、山茱萸补肾滋阴；茯苓、泽泻、车前子、牛膝利水通溺；丹皮泻肾中伏火。诸药合用有补肾阳，益肾阴，助气化，通小便之功效。若腰痛甚者，酌加巴戟天、炒杜仲、续断以补肾强腰；小腹下坠者，酌加黄芪、党参、升麻以益气升阳。

【转归及预后】

1. 只要及时治疗，合理调养，预后一般较好。
2. 若病程较长，反复发作，正虚邪恋，则缠绵难愈。

【预防与调护】

1. 积极锻炼身体，提高抵抗力。
2. 忌辛辣饮食，保持心情舒畅，切忌七情过极。
3. 消除外邪及各种诱发因素，如憋尿、过劳、纵欲。

【临证经验】

尿痛亦属于中医"淋证"范畴。尿痛多属实证，由热邪、湿邪、气滞、血瘀，或湿、热、气、瘀交错阻塞尿道所致。尿痛偶可见于虚证，其痛多为隐痛、空痛、坠痛、冷痛。可分别参考膀胱炎、尿道炎、前列腺炎、尿石症等有关内容。兹择其要者介绍于下：

尿痛之属于湿热下注者，治宜清热利湿，常用《证治准绳》五淋散（赤茯苓、芍药、甘草、当归、山栀、灯心草）。尿痛之属于气滞不宣者，治宜理气行滞，用《类证治裁》沉香散（沉香、石韦、滑石、当归、瞿麦、赤芍、冬葵子、白术、炙甘草、王不留行）合瞿麦汤（瞿麦、木通、大黄、黄连、桔梗、当归、延胡索、枳壳、羌活、射干、大腹皮、牵牛子、肉桂）。尿痛之属于血脉瘀滞者，治宜活血通淋，用《类证治裁》琥珀散（琥珀末、车前草、灯心草、薄荷）加减。尿痛之属于脾肾两虚者，用六味地黄汤合水陆二仙丹加减。尿痛之属于气虚下陷者，用补中益气汤加减。尿痛由尿石症引起者，治宜排石、化石，其方为：金钱草、鸡内金、滑石、元明粉、威灵仙、冬葵子、石韦、牛膝、琥珀、鱼脑石、桑树根、延胡索。

验案举例

案一　李某，36岁。1979年9月6月初诊。半月来尿道口潮红疼痛，尤于解小便时灼热疼痛加重，引及少腹，并伴尿频、尿急、尿黄、解时不爽、腰酸头昏、大便秘结，舌尖红，苔薄白微黄，脉弦滑带数。此湿热下注，而成淋证。治宜清热利湿为要。处方：木通5g，赤芍、云苓、生山栀、竹叶、当归、制大黄、冬葵子各10g，石韦12g，滑石15g。服药3剂，大便得通，淋证亦减。再以原方去大黄，续服5剂，诸症悉愈。

案二　张某，25岁，工人。1981年8月6日初诊。患者于今年2月7日突然左下腹绞痛，引及左腰部，伴有呕吐，尿常规：红细胞（+++）。按尿石症治疗，腹痛时作时止。8月5日在某医院摄腹部平片，确诊为"左输尿管下端结石"，乃来本专科求治。就诊时左少腹绞痛，引及左侧睾丸，伴有尿频、尿急、尿痛、尿黄。右肾区压痛、叩击痛，尿常规：红细胞（+++）。舌苔薄黄，脉细弦。认证为湿热下注而成石淋。治以清热利湿，排石通淋。进服八正散加减方12剂，少腹作胀而坠，并有尿痛现象，阴茎根部疼痛较甚。于8月18日排出黄豆大结石一枚，诸症随之消失，尿常规正常。随访3年，未见复发。

【现代研究进展】

1. 通淋八草汤治疗尿路感染

治疗组：予清热利湿，通淋解毒之通淋八草汤，方药：白花蛇舌草 25g，车前草 15g，马鞭草 15g，鱼腥草 20g，败酱草 15g，灯心草 15g，连钱草 12g，鹿衔草 15g。每日 1 剂，分早晚 2 次口服，10 天为 1 个疗程。

对照组：三金片（由金樱根、金刚刺、海金沙等组成），每次 5 片，每日 3 次，口服，一般用药 10 天为 1 疗程。

治疗组有效率 94.4%，对照组有效率 80.6%。经统计学处理，有显著性差异。

通淋八草汤是于敏教授多年临床经验的结晶，方中以白花蛇舌草为君药清热利湿、解毒；马鞭草、鹿衔草同为该方臣药，温凉并用，祛邪而不伤正，扶正而不助邪，且助君药清热利湿，解毒；其余药为本方佐使药。8 药合用共奏清热利湿，通淋解毒之功。现代药理学研究证明，清热解毒药物具有抗病原微生物、解毒、抗炎、解热作用。白花蛇舌草、车前草、马鞭草、鱼腥草、败酱草、灯心草、连钱草、鹿衔草对大肠杆菌、变形杆菌、雷伯杆菌、葡萄球菌、绿脓杆菌、衣原体及部分病毒等具体不同程度的杀灭或抑制作用。由于清热解毒、利尿通淋之品大多苦寒，长期反复服用易伤脾胃之气，故治疗中当时刻顾护脾胃，否则脾胃一伤，药物难以奏效，故在治疗中配伍焦三仙、鸡内金以固护胃气。

2. 萆薢分清饮治疗尿痛

张某，男，59 岁，2003 年 10 月 9 日初诊。排尿不畅 1 年，伴尿频、会阴部疼痛等症状，经医院检查诊断为前列腺肥大，经服药治疗效果不明显，半月前疼痛等症状加剧，采用前列腺液化验，显示有大量脓细胞并有少量红细胞，确诊为前列腺肥大伴慢性前列腺炎、尿道炎。刻诊：尿频、尿急、夜尿增多，排尿费力，会阴部剧烈疼痛、拒按，小便混浊，如米泔或有滑腻之物，尿道热涩疼痛，食欲振，形体消瘦，头昏无力，精神疲乏，腰膝酸软，烦热干渴，胸满。舌红、苔黄少津，脉细数。证属淋证日久过服寒冷，劳伤过度，以致脾肾两虚，脾虚生湿，阴虚火动，湿热壅结于下焦，故小便热涩刺痛，会阴剧痛拒按。治宜清热除湿，分清导浊。方用《医学心悟》程氏萆薢分清饮加味。药用：萆薢 20g，黄柏、白术、莲子心、丹参、石韦、冬葵子各 10g，石菖蒲 6g，茯苓、生地各 15g，车前子（包煎）、黄芩各 12g。水煎服，每日 1 剂。服药 10 剂后，会阴部及尿道热涩疼痛消失，排尿次数从 20 余次减为 10 次左右，前列腺液检查白细胞少数、未见红细胞，守原方继续治疗。服原方 8 剂后尿频已除，小便淋沥、精溺并出等症消失，排尿渐通畅。心胸脘胀满，四肢无力，精神疲乏，食欲欠佳，腰膝酸软，属久病脾肾两亏，原方去黄芩，加党参、山药、山萸肉健脾滋肾。服药 20 余剂后，诸症若消，精神渐复。继用中成药参苓白术散合六味地黄丸继续调整，嘱注意饮食习惯，慎食辛辣刺激品。

按：本病例确诊为前列腺肥大合并前列腺炎及尿道炎。诸淋日久往往虚实错杂，久病体虚，以致脾肾两虚。程氏萆薢分清饮清热除湿，分清导浊，兼治心脾，方中萆薢祛湿固精，两相兼固；车前子、茯苓淡渗利湿；黄柏苦寒坚阴，清泻相火协助萆薢除下焦湿热。

根据"浊属心肾"的理论，故配莲子心清心热，丹参养心血，石菖蒲交通心肾，使心火不炎于上，相火不扰于下，心肾相交而白浊可除。配伍健脾除湿的白术，即所谓"导湿之中必兼理脾，土旺则能胜湿，土坚则水液澄清"之义。实为治病求本，巩固疗效之举。

【小结】

尿痛是中西医共有的症状名称，中医药治疗当辨证与辨病相结合。尿痛的诊断当明确病因，须做进一步检查，以明确诊断，判明尿频的性质，预后转归及治疗方法选择。尿痛当辨虚实。应根据虚实进行，切忌一味补涩。属邪实者，当以清利为主，并防止伤正；属正虚者，当以补虚固涩为主。预防与调护，要在树立治疗信心，切忌局部受热、受压、受刺激损伤，忌食烟酒辛辣刺激性食物。现代研究注重分清虚实，辨证与辨病相结合。

尿 等 待

尿等待指排尿时不能畅快排出需要等待，既可见于下尿路梗阻，也可见于神经性疾病引起的膀胱排尿功能障碍，中医属癃闭、精浊、精癃、淋证等范畴。

【病因病机】

膀胱气化失调是癃闭的基本病机。但人体小便的通畅，有赖于三焦气化的正常，而三焦气化主要依靠肺的通调，脾的转输，肾的气化来维持，又需要肝的疏泄来协调。肺、脾、肾、肝功能失调，悉可导致癃闭。或外邪侵袭，下阴不洁，湿热秽浊，膀胱气化不利，则为癃闭；或饮食不节，久嗜肥甘、醇酒、辛辣，脾胃运化失常，湿热阻滞于中，膀胱气化不利，发为癃闭；或情志内伤，惊恐、忧思、怒、紧张，肝气郁结，影响三焦水液运送及气化，水道通调受阻，发为癃闭；或瘀浊内停，瘀血败精，痰瘀积块，尿路阻塞，则成癃闭；或体虚久病，年老体弱，肾阳不足，命门火衰，膀胱气化无权，溺不得生，发为癃闭。

【诊断与鉴别诊断】

1. 诊断

（1）起病急骤或逐渐加重，主症为排尿等待，小便不利，点滴不畅，甚或小便闭塞，点滴全无，每日尿量明显减少。

（2）触叩小腹部可发现膀胱明显膨隆等水蓄膀胱证候，或查膀胱内无尿液，甚或伴有水肿、头晕、喘促等肾元衰竭证候。

（3）多见于老年男性或产后妇女及腹部手术后患者，或患有水肿、淋证、消渴等病，迁延日久不愈之病人。

2. 鉴别诊断

（1）膀胱乳头状瘤或结石下移，堵塞膀胱颈口（即尿道内口）影响排尿。常于正常排尿中途突然感到会阴深部发胀不适，随之出现尿等待，或滴出血性尿，经卧床休息，或翻身侧转之后，又可恢复小便通畅。B超、CT及膀胱镜检查，均可迅速确诊。

（2）后尿道结石引起者，多为膀胱结石，由于腹压排尿过程中掉入后尿道堵塞造成。其特点是小便中途突然发生会阴部及尿道剧痛、排尿等待，或仅有少量血样尿滴出，男性多见。

（3）由前列腺疾病、尿道狭窄及后尿道、膀胱三角区急性炎症引起的排尿困难，先有尿频、轻度尿痛，未能及时治疗，症状便迅速加重并出现排尿等待、血尿。

【辨证施治】

1. 阴虚湿热证

证候：尿前踌躇，小便涩痛，小腹胀满，发热口渴，心烦不眠，舌红苔薄黄腻，脉细滑带数。

基本治法：养阴清热利水。

方药运用：猪苓汤。本方出自《伤寒论》，原方主治："若脉浮发热，渴欲饮水，小便不利者，猪苓汤主之。"方中轻淡之味猪苓为君，茯苓为臣，理虚烦行水道，泽泻为佐，而泄伏水，阿胶、滑石为使，镇下而利水道者也。

2. 肝气郁结证

证候：排尿不畅，尿前等待，小腹及胸胁胀满，烦躁易怒，舌红苔薄白，脉弦。

基本治法：疏利气机，通利小便。

方药运用：沉香散。方用沉香、橘皮疏达肝气，当归、王不留行行气活血，石韦、冬葵子、滑石通利水道，白芍、甘草柔肝缓急。若肝郁气滞症状重，可合六磨汤加减，以增强其疏肝理气的作用；若气郁化火，而见舌红，苔薄黄者，可加丹皮、山栀等以清肝泻火。

3. 肾阳虚损证

证候：排尿无力，失禁或遗尿，点滴不尽；面色㿠白，神倦畏寒，腰膝酸软无力，四肢不温；舌淡，苔白，脉沉细。

基本治法：补肾温阳，化气行水。

方药运用：济生肾气丸加减。方中肉桂、附子补下焦之阳，以鼓动肾气；六味地黄丸滋补肾阴；牛膝、车前子补肾利水，故本方可温补肾阳，化气行水，使小便得以通利。若兼有脾虚证候者，可合补中益气汤或春泽汤，以补中益气，化气行水；若老人精血俱亏，病及督脉，而见形神萎顿，腰脊酸痛，治宜香茸丸，以补养精血，助阳通窍；若因肾阳衰惫，命火式微，致三焦气化无权，浊阴不化，症见小便量少，甚至无尿，头晕头痛，恶心呕吐，烦躁，神昏者，治宜千金温脾汤合吴茱萸汤温补脾肾，和胃降逆。

【转归及预后】

本病预后取决于病情的轻重和是否及时有效的治疗。病轻邪不盛，正气未大伤，尿量增加，病趋向愈；病重正衰邪盛可致由"癃"而"闭"，出现诸多变证：若尿闭不通，水气内停，上凌心肺，发生喘、悸；水液潴留体内，而生水肿；湿浊上犯于胃，可致呕吐；脾肾衰败，气化不利，湿浊内壅，而致关格，预后差。

【预防与调护】

1. 对于急性的泌尿生殖系感染，如急性前列腺炎、急性附睾炎、急精囊炎等，应给予积极彻底的治疗，防止其转为慢性前列腺炎。

2. 调节性生活，禁忌手淫，并应注意性生理卫生，以防止前列腺的过度充血及生殖器官感染。

3. 注意生活起居，养成良好的生活习惯，防止过分疲劳，预防感冒，并进行有效的身体锻炼。

4. 忌烟酒，不吃辛辣刺激性食物。

5. 多饮水，不憋尿，以保持尿路通畅，并尽快排出前列腺的分泌物。

6. 对于已治愈的慢性前列腺炎患者，还应每晚用热水坐浴，以改善前列腺的血液循环，防止炎症复发。

【临证经验】

尿前等待，都因膀胱气化失司所致。从致病性质上分，有外邪、饮食不节、情志、瘀浊、体虚久病之分，也有直接阻塞尿路而发病，如浊瘀内停；从脏腑看，涉及肺、膀胱、脾胃、肝、三焦、肾。湿热下注者，公英葫芦茶主之；脾肾气虚者，老人癃闭汤主之。盖溺血同属阴，变气行血行为气行溺行，故方中宜加台乌药、小茴香入少腹温化行气，以利膀胱之气化，则溺前自无踌躇之虞矣。

【现代研究进展】

1. 要全保等"开后窍以启前窍"治疗癃闭

藏某，72岁，住院号11926，1993年8月13日因尿闭4天入院。患者有前列腺增生症20余年，夜尿频数，小便细有分叉，4天前突然尿闭，经急诊导尿至今，今晨2时许，转住中医科病房，上午9时28分至下午5时，小便点滴不出，小腹逐渐胀满疼痛，叩诊膀胱浊音界在耻骨上三横指，舌暗红，舌苔白厚，脉沉弦。诊为癃闭，治拟开后窍启前窍以治其标，下午5时服生甘遂粉胶囊3g，服后未觉有明显不适，7时许肠鸣加剧，出现腹泻，继而伴随轻微腹痛，泻水样便，约10次左右。至晚2时前窍开启，小便通，小腹胀满疼痛随之减轻，尿潴留基本解除，但排尿仍有不畅感，继服滋肾通关丸加味调理2月余，小便恢复正常。

按：该患者年高气衰，因肾虚于下，膀胱气化不利，久病溺癃，是为本虚之证，而突然尿闭，是为久病痰瘀湿热内生，闭阻前窍，形成溺闭。《丹溪心法》说："其热盛者，小便闭而绝无"，认为尿闭是内有实热之邪所致，病发猝然，标实为急。经云"急则治其标"，"实则泻之"，以甘遂峻下，开后窍以泻其热，随着大便畅泻，前窍因之而开启，小便排出。甘遂，一名猫儿眼，苦、寒，有毒，入肺、脾、肾经，有泻水逐饮，消肿散结的功效，用于治疗胸腹积饮、水肿、湿热肿毒等。《本经》载其主治"大腹疝瘕，腹满，面目浮肿，留饮宿食，破癥坚、积聚，利水谷道"。是开后窍启前窍治癃闭的峻剂，同时癃闭乃水饮积于膀胱，而甘遂有逐饮散结作用，最合病机。

2. 郭素青从肾论治癃闭

一般资料：本组 30 例，年龄在 45~58 岁。临床症状均见：小便不通或点滴不爽，排出无力，伴有精神疲乏，食欲不振，腰膝酸软，时有畏寒，舌质淡，苔薄白，脉细弱，无明显尿频、尿急、尿痛，符合肾气化不足兼脾虚癃闭特征。实验室检查：尿常规阴性。B 超示前列腺无明显异常，膀胱壁欠光滑，残余尿 50ml。

治疗方法：根据上述症状及辅助检查，排除器质性病变后，给予肾气丸合归脾丸加减治疗，以补脾肾，助气化。方药组成：生地、山药、茱萸、茯苓、泽泻、生地、炮附子、桂枝、黄芪、白术、甘草，水煎服，1 次/日，连服 1 周，配合少腹膀胱区按摩。

结果：30 例患者以气化不足为主，癃闭治疗 1 周后，尿量逐渐增多，症状改善，只有 1 例合并尿路感染出现尿痛、尿急，给予抗生素联合治疗，感染症状控制恢复，未出现不良反应，有效率为 96%。

讨论：《黄帝内经》首先提出了本病的病名和病位，通过明清医家的总结归纳，对本病的病因病机认识有了进一步深化。癃闭包括西医各种原因所引起的尿潴留及无尿症，如神经性尿闭、膀胱括约肌痉挛、尿路结石、尿路肿瘤、尿路损伤、尿道狭窄、前列腺增生、脊髓炎和尿毒症等出现的尿潴留和无尿症。对这些疾病，都可参考本篇进行辨证论治。尿癃阶段：排尿滴沥不尽，或排尿无力、尿流变细，且可出现尿流中断，每日总尿量稍有减少；尿闭阶段：每日总尿量明显减少，甚至发展至点滴全无。诊断时应详细询问病史，了解发病经过，以及伴随症状，再结合体检和有关检查，如肛门指诊、B 超、腹部 X 线检查、膀胱镜、肾功能检查等，以确定是肾、膀胱、尿道还是前列腺等疾病引起的癃闭，癃闭与关格均有尿量异常，但关格除小便不通外，同时可见恶心、呕吐。癃闭病势由轻转重，可发展为关格。癃闭若能得到及时而有效的治疗，由闭转癃，尿量逐渐增加，是病情好转的标志，通过治疗可获痊愈。癃闭失治或治疗不当，由癃转闭，为病势由轻转重的标志，最后可转为关格，若不及时抢救，可以导致死亡。

现代药理研究发现山茱萸、茯苓、泽泻、生地有明显的利尿作用，少佐炮附子、桂枝、黄芪、白术，可温补肾阳，健脾化气，与现代医学的急性肾炎、膀胱炎及尿潴留等病的临床表现相类似，其困扰众多患者，严重影响生活质量。中医临床辨证施治易犯"虚虚实实"之误，应正确对待，详分虚实，提高诊断及治疗效果，从而达到满意的治疗效果。本篇所论是癃闭其中一型，采取上述方法加治疗可使病情得到控制，如失治误治可致关格出现危象。

预防与调摄：①锻炼身体，增强抵抗力，保持心情舒畅；②消除各种外邪入侵和湿热内生的有关因素，如忍尿、压迫会阴部、过食肥甘辛辣及饮酒、贪凉、纵欲过劳等；③积极治疗淋证和水肿疾患。

【小结】

尿等待指排尿时不能畅快排出需要等待，主要由尿道狭窄、尿道结石、尿道肿瘤、或患有前列腺炎、前列腺增生、前列腺癌时，或膀胱颈挛缩等所致。尿等待病位在膀胱、尿道，但与三焦、肺、脾、肾、肝均有着密切的关系。引起癃闭的病因病机有湿热蕴结、尿路阻塞、肾元亏虚，治疗时首先要抓住主症，辨证求因；其次要根据证候分清虚实，然后再权衡轻重缓急，进行治疗。实证治宜清湿热，散瘀结，利气机而通水道；虚证治宜补脾肾，助气化而达到气化得行，小便自调的目的。

尿流变细

尿流变细指排尿时尿线较平时细。成年男性的尿道直径一般为 7~8mm，尿流的粗细也大致如此。女性尿道比男性略宽，尿流也粗些。当尿道有病变时，如尿道狭窄、尿道结石、尿道肿瘤，或患有前列腺炎、前列腺增生、前列腺癌时，或膀胱颈挛缩，尿流会变细。相当于中医"癃闭"范畴。

【病因病机】

本病多为劳伤肾精、感受外邪或内外因素交织，以致三焦水液的运行及气化失常而发生。过度劳累，饮食不节，易伤中焦脾胃之气；或中焦气虚，乃致清气不能升，浊阴难以下降，小便因而不利；先天不足，年高体弱肾元亏虚；外感或饮食不节，湿热下注；情志不畅，肝郁气滞；外伤或砂石致尿道阻塞。

【诊断与鉴别诊断】

1. 诊断

尿流变细是下尿路梗阻常见症状，临证须结合病史、临床表现及实验室相关检查，明确诊断。

2. 鉴别诊断

（1）膀胱乳头状瘤或结石下移，堵塞膀胱颈口（即尿道内口）影响排尿。常于正常排尿中途突然感到会阴深部发胀不适，随之出现尿流中断，或滴出血性尿，经卧床休息，或翻身侧转之后，又可恢复小便通畅。B 超、CT 及膀胱镜检查，均可迅速确诊。

（2）后尿道结石引起者。多为膀胱结石在排尿过程中由于腹压增高掉入后尿道堵塞造成。其特点是小便中途突然发生会阴部及尿道剧痛、尿流中断，或仅有少量血样尿滴出，男性多见。

（3）由前列腺疾病、尿道狭窄及后尿道、膀胱三角区急性炎症引起的排尿困难，先有尿频、轻度尿痛，未能及时治疗，症状便迅速加重并出现排尿困难、血尿。

【辨证施治】

1. 肾气不足证

证候：尿线变细，尿流分叉，精神倦怠，腰膝酸软，怕冷，溲清，舌淡，苔薄白，脉细弱。

基本治法：补中益气。

方药运用：癃闭汤加减。方中潞党参、炙黄芪、吴茱萸、肉桂、白果补益脾肾之气，茯苓、车前子、莲子健脾利湿。

2. 肾阴亏虚证

证候：尿线变细，淋沥不尽；头晕目眩，腰酸膝软，失眠多梦，咽干；舌红，苔薄，脉细数。

基本治法：滋肾养阴。

方药运用：左归丸加减。本方在熟地、枸杞、山茱萸、龟胶等大剂滋阴药中加鹿角胶、菟丝子甘温助阳，不独补阴而不损阳，更使阴液得阳升之力（阳中求阴）而源泉不竭。

3. 气滞血瘀证

证候：尿线变细，会阴、小腹胀痛，偶有血尿或血精；舌紫暗或有瘀斑，脉沉涩。

基本治法：活血祛瘀，通气利水。

方药运用：桂枝茯苓丸。方中桂枝、芍药一阴一阳，茯苓、丹皮一气一血，调其寒温，扶其正气，桃仁以之破恶血，消癥癖，桂枝化气而消其本寒，茯苓渗湿气，丹皮清血热，芍药敛肝血而扶脾，使能统血，则养正即所以去邪耳。

【转归及预后】

本病若得到及时而有效的治疗，排尿通畅，尿量逐渐增加，是病情好转的标志，通过治疗可能获得痊愈或好转。如果失治误治，病程迁延，或加重，甚至不能排尿，为病势由轻转重，此时临床出现头晕，视物模糊，胸闷喘促，恶心呕吐，水肿，甚至烦躁、神昏、抽搐等症，是由癃闭转为关格，若不及时抢救，可导致死亡。

【预防与调护】

1. 注意精神调养，保持心情舒畅，避免忧思恼怒，经常锻炼身体。
2. 忌食肥甘厚味及辛辣刺激食品，如烟、酒、咖啡等，多食含纤维素性食物。
3. 节制房事，不要长时间憋尿，保持大便通畅。
4. 有前列腺增生病史患者，要注意及时排尿，避免膀胱过度充盈。
5. 保持大便通畅，忌憋尿，保持阴部清洁卫生。

【临证经验】

尿流变细是尿路梗阻的常见症状之一，属癃闭范畴。余治此症，要点有四：肺气郁闭，可用麻杏石甘汤加味清热宣肺，使上下升降有节，气化开阖有度，则癃闭自通，此"提壶揭盖"、"病在下取之上"是也。湿热下注用公英葫芦茶清利湿热；根据"气为血帅，气行血行"之理，喜加台乌药、小茴香辛香理气，入少腹，走膀胱，以收"气行溺亦行"之效。阴虚痰结则用验方二海地黄汤滋阴软坚，方中海藻、甘草为十八反之一，但临床合而用之，非但未见副作用，而且"相反相成"，"激之以溃坚也"，更利于改善尿流梗阻。阴虚火旺，用验方乌梅甘草汤酸甘化阴，方中天花粉一味，既能养阴生津，又能清热消肿，诚疗尿流变细，消补兼施之主药也。

【现代研究进展】

1. 周维顺治疗前列腺癌经验

周维顺认为按照前列腺癌的病程进展，大致可分为：①湿热下注型：属病变初期，局部症状不明显，可有轻度尿频，排尿不畅，小便赤涩，阴囊潮湿，大便干结，舌质暗红苔黄腻，脉滑数。②肝肾阴虚型：属疾病中期，出现排尿困难，尿流变细，排尿疼痛，进行性加重，时有血尿，可有腰骶部及下腹部疼痛，头晕耳鸣，口干心烦，失眠盗汗，大便干燥，舌质红苔少，脉细数。③气血两虚型：疾病晚期，神疲气短，面色苍白，纳呆水肿，尿痛尿闭，尿血及腐肉，腰骶部疼痛并向双下肢放射，舌淡苔薄白，脉沉细无力。

治疗方案：①手术治疗：包括根治性手术和姑息性手术两种。建议临床分期为T1a～T2b的患者都要行手术治疗，切除癌肿。②内分泌治疗：是晚期前列腺癌的主要治疗方法，目的是对抗雄激素对前列腺的作用。方法包括：双侧睾丸切除术及应用对抗雄激素分泌的药物。③化学治疗：前列腺癌对化疗敏感差，化疗效果不肯定，且多有不良反应，故化疗仅用于肿瘤已波及前列腺包膜和有盆腔淋巴结转移的晚期前列腺癌和内分泌治疗失败后或激素非依赖性肿瘤，可选用单药或者联合化疗。吾师认为两种药物联合应用的效果较单独使用一种药物好。目前常使用的联合化疗方案有：AP方案、FAM方案等。④放射治疗：常用于A2、B、C期的患者，在一定程度上可缓解骨转移的局部疼痛和减轻病变的发展。⑤免疫治疗：吾师认为应用免疫治疗药物可以提高机体抵抗力、清除体内残余的少量癌肿组织，更好地配合放化疗等对机体正气损伤极大的治疗手段。⑥中医药：总的治则为清热解毒，利湿化积，慎用温阳。常用药物有半枝莲、半边莲、白花蛇舌草、龙葵、猫人参、猫爪草、生薏苡仁、猪苓、茯苓、蒲公英、山慈菇、夏枯草、王不留行、鸡血藤等。其中：①湿热蕴积型，治宜清热解毒，利湿散结，可用萆薢分清饮加减。方药：土茯苓30g，车前子30g，生薏苡仁12g，白术10g，龙葵30g，半枝莲20g，蒲公英20g，山豆根10g，赤小豆10g，瞿麦15g，萹蓄20g，滑石15g，灯心草12g，山栀子15g，生甘草6g，白花蛇舌草30g，败酱草20g，白茅根30g；②肝肾阴虚型，治宜滋阴清热，解毒散结。方药：女贞子15g，旱莲草15g，山药12g，枸杞子10g，山茱萸12g，熟地20g，茯苓10g，黄芪15g，当归10g，山豆根15g，土茯苓20g，海藻10g，昆布10g；③气血两虚型，治宜补益气血，软坚散结，可用十全大补汤加减。方药：人参10g，茯苓10g，白术10g，甘草6g，生地10g，当归10g，川芎10g，赤芍10g，大枣10枚。胃纳差者可加炙鸡内金12g，炒谷芽15g，炒麦芽15g；寐差者可加夜交藤30g，酸枣仁15g，煅龙牡各30g；有骨转移疼痛甚者可加香茶菜15g，延胡索20g，徐长卿15g。经动物实验和大量临床研究证实对该病治疗中有确切疗效的中成药有华蟾素、西黄胶囊、康莱特等。

体会：尽管西医根治术对于早期的前列腺癌可以治愈，但从中医学角度看，虽然肿瘤切除了，但不代表产生肿瘤的因素被消除了。中药对前列腺癌的治疗能起很好的辅助作用，可以减少病人术后及放、化疗后的副反应，增加病人的免疫力，提高生存质量。

案例：朱某，61 岁，因持续性腰痛 10 个月，于 2005 年 7 月 15 日入院。在我院行穿刺活检后确诊为前列腺低分化腺癌，并在泌尿外科行双侧睾丸切除术。术后未行放、化疗。刻诊：全身多处骨痛，夜间盗汗，大便秘结，晨起呕逆频频，舌淡苔薄白，脉滑数。治拟益肾养阴止痛，佐以降逆止呕。方拟：生地 15g，怀山药 20g，山茱萸 15g，补骨脂 15g，猪茯苓各 15g，泽泻 12g，生薏苡仁 30g，枸杞子 15g，白花蛇舌草 15g，半枝莲 15g，车前子（包）30g，炒谷麦芽各 15g，炙鸡内金 12g，红枣 30g，瓜蒌仁 30g，香茶菜 15g，延胡索 20g，徐长卿 15g。每日 1 剂，水煎服。每周门诊随访，诸药随症加减，至今已 2 年，仍健在。

2. 刘松、陈勤运用龙胆桃夏汤治疗前列腺增生症 34 例

前列腺增生症也称前列腺肥大症，是临床难治病与常见病。笔者自拟龙胆桃夏汤治疗前列腺增生症 34 例，取得满意疗效。现报到如下。

临床资料 34 例中，年龄 50 岁~60 岁者 5 例，61 岁~70 岁者 17 例，71 岁以上者 12 例；病程不足 1 年者 8 例，1~2 年者 16 例，2 年以上者 10 例。临床表现：均有不同程度的尿频、尿急、排尿无力、尿流变细及排尿时间延长，夜尿多，甚则排尿困难、滴沥不尽。直肠指检：前列腺侧叶增大，中央沟变浅或消失。B 超显示：前列腺有不同程度的增生。均排除肿瘤、尿道狭窄、神经性膀胱障碍等病变。

治疗方法：自拟龙胆桃夏汤药物组成：龙胆草 6g，桃仁、红花、大贝母、黄芪、桔梗各 10g，夏枯草、车前子各 15g，土茯苓、萆薢各 30g，赤芍 20g。每日 1 剂，连煎 3 次，取汁约 1000ml，分早、中、晚 3 次温服。尿道有灼热感，尿道口有白色分泌物，下焦湿热甚者，加蒲公英、黄柏；小便涩滞不畅，舌暗或舌有瘀点、瘀斑、脉弦涩者，加丹参、王不留行；腰膝酸软、阳痿、早泄、神疲纳差者，加熟地、杜仲、山茱萸、菟丝子；伴血尿、血精者，加茜草、白茅根、三七粉；大便秘结者，加酒大黄、玄明粉；小腹坠胀者加升麻；胸胁胀满、情志抑郁、多烦易怒者，加沉香、乌药。30 天为 1 个疗程。

治疗结果：显效（排尿困难等自觉症状消失，B 超检查前列腺较治疗前明显缩小，小便无滴沥不尽感）22 例；有效（排尿困难等自觉症状减轻，B 超检查或直肠指检前列腺缩小）9 例；无效（治疗前后症状、体征及 B 超检查无明显变化）3 例。总有效率为 91.1%。治疗时间最短者 16 天，最长者 60 天。

案例：陈某，68 岁，2001 年 11 月 12 日就诊。主诉小便滴沥不尽、尿细、夜尿多、小腹坠胀，反复发作 2 年。多家医院诊断为前列腺增生症，曾服前列康等药，症状时轻时重。3 天前饮酒后再次发病，小便点滴而出，小腹坠胀，烦躁不安，舌暗有瘀点，脉弦。直肠指检；前列腺如鸡蛋大小，中央沟变浅。B 超显示：前列腺 53mm×35mm×32mm。中医诊断为癃闭；西医诊断为前列腺增生症。治以利湿活血化痰。药用龙胆桃夏汤加丹参、王不留行各 15g，沉香、乌药、升麻各 10g。服药 4 剂后，小便通畅，小腹坠胀，烦躁症状明显减轻，精神好转。服用 1 个疗程后，诸症消失。继予 1 个疗程巩固疗效，复查 B 超：前列腺 45mm×27mm×24mm。

讨论：前列腺增生症多因前列腺长期慢性充血，前列腺腺泡、腺管间质炎性反应，坏死灶纤维化，管腔狭窄或小管被脓细胞、上皮细胞堵塞，前列腺液引流不畅、潴留，导致腺泡腔扩大。本病属中医癃闭、劳淋范畴。多由湿热、血瘀、痰浊互结所致。尿频、尿急、排尿滴沥不尽为下焦湿热之象，湿热浊毒是主要致病因素。本病多因感受湿热之邪，或嗜食肥甘厚味，中焦湿热浊毒不解，下注膀胱，膀胱气化不利，致小便不通。故用龙胆草、土茯苓、萆薢等清热利湿之品清利下焦之湿热；湿热流注下焦，日久则气郁血滞、脉络瘀阻，致使病情加重或缠绵难愈，故用桃仁、红花、赤芍活血化瘀，并改善局部血液循环，消炎止痛，抑制纤维母细胞增生，使前列腺变软、回缩，对血瘀阻滞之癥块有良好疗效。老年人肾阳不足、脾失健运，体内津液输布失常、聚而为痰；肾阴不足，相火妄动，煎熬津液，凝而为痰；或因肝气不舒、升降失常、三焦气机不利，聚津为痰。痰浊凝聚，阻碍气血运行，湿热、瘀血、痰浊互结，日久不散，凝结成块，阻滞尿道而致小便不利，故用车前子、夏枯草、大贝母化痰通闭、软坚散结；黄芪、桔梗有"下病治上、欲降先升"之意，为"提壶揭盖"之法。诸药合用，有利湿、活血、化痰之功，再根据病证主次和兼症多少的不同，分别增加清热利湿、活血化痰、滋阴温阳、凉血止血、疏肝利气之药。用药切中病机，方能获满意疗效。

【小结】

尿流变细指由于下尿路梗阻排尿过程中，尿流变细。主要由尿道狭窄、尿道结石、尿道肿瘤，或患有前列腺炎、前列腺增生、前列腺癌时，或膀胱颈挛缩等所致。尿流变细病位在膀胱、尿道，但与三焦、肺、脾、肾、肝均有着密切的关系。本病病因病机多为劳伤肾精、感受外邪或内外因素交织，以致三焦水液的运行及气化失常而发生；过度劳累，饮食不节，易伤中焦脾胃之气；或中焦气虚，乃致清气不能升，浊阴难以下降，小便因而不利；先天不足，年高体弱肾元亏虚；外感或饮食不节，湿热下注；情志不畅，肝郁气滞；外伤或砂石致尿道阻塞。治疗时首先要抓住主症，辨证求因；其次要根据证候分清虚实，然后再权衡轻重缓急，进行治疗。

尿流中断

尿流中断指排尿过程中尿流会突然中断。根据其不同的临床表现归属于中医"砂淋"、"石淋"、"腰痛"、"腹痛"及"血淋"范畴。

【病因病机】

尿流中断有湿热蕴结，尿路阻塞，肾元亏虚三种情况。湿热蕴结由过食辛辣肥腻，酿湿生热，湿热不解，下注膀胱，或湿热素盛，肾热下移膀胱，或下阴不洁，湿热侵袭，膀胱湿热阻滞，气化不利所致。尿路阻塞由瘀血败精，或肿块结石，阻塞尿道，小便难以排出，即《景岳全书·癃闭》所说："或以败精，或以槁血，阻塞水道而不通也。"肾元亏虚由年老体弱或久病体虚，肾阳不足，命门火衰，气不化水，是以"无阳则阴无以化"，而致尿不得出；或因下焦炽热，日久不愈，耗损津液，以致肾阴亏虚，水府枯竭而成。

【发病机制及病理】

现代医学认为，尿流中断多见于尿道炎或膀胱炎，因尿液刺激、膀胱收缩，阻止继续排尿；或膀胱结石、肿瘤或有血块及输尿管囊肿；或前列腺增生，尿道不完全梗阻，神经源性膀胱等。

【诊断与鉴别诊断】

1. 诊断

主要表现为尿流突然中断伴剧烈疼痛且放射至会阴部或阴茎头，改变体位后又能继续排尿或重复出现尿流中断。结石、肿瘤损伤膀胱黏膜可引起终末血尿，合并感染时出现脓尿。

2. 鉴别诊断

（1）输尿管囊肿：是输尿管末端的囊性扩张，其外层是膀胱黏膜，内层为输尿管黏膜，两者之间为菲薄的肌纤维及结缔组织。其原因是输尿管口狭窄或功能性挛缩所致。胚胎发育期输尿管与尿生殖窦之间的隔膜未吸收消退，形成输尿管口不同程度的狭窄，也可是输尿管末端纤维结构薄弱或壁间段的行径过长、过弯等因素引起，经尿流冲击后形成囊性扩张突入膀胱。

（2）膀胱结石或血块：尿流中断，体位变化后可恢复排尿，B 超、膀胱镜检查可明确。

【辨证施治】

1. 湿热蕴结证

证候：尿流中断，突发一侧或两侧腰痛、少腹剧痛，伴尿频，尿急，尿痛，尿黄，口苦口干，舌红苔白或黄，脉弦数或滑数。

基本治法：清利湿热，通淋排石。

方药运用：石韦散加减。方中金钱草、车前子、冬葵子、海金砂、石韦、滑石清热利湿通淋，枳壳、厚朴、川牛膝理气活血化瘀。小便灼热者加萹蓄 15g，瞿麦 15g，车前子 20g；便秘者加大黄 6g；痛甚者加延胡索 10g；伴感染者加金银花 20g。

2. 尿道阻塞证

证候：尿流中断，小便色黄、短涩不利，腰腹隐痛，局部有压痛叩击痛，活动劳累后加剧，面色萎黄无华，舌质暗或有瘀斑，苔薄白或微黄，脉涩。

基本治法：活血行气，化瘀通淋。

方药运用：代抵当丸。方中归尾、穿山甲、桃仁、大黄、芒硝通瘀散结，生地凉血滋阴，肉桂助膀胱气化以通尿闭，用量宜小，以免助热伤阴。若由于尿路结石而致尿道阻塞，尿流中断，可加用金钱草、鸡内金、冬葵子、萹蓄、瞿麦以通淋利尿排石。

3. 肾气亏虚证

证候：尿流中断或小便不利，一侧或两侧腰酸坠胀，四肢欠温，夜尿多，大便溏薄，精神疲倦，时作时止，舌淡，脉沉弱。

基本治法：补益肾气。

方药运用：金匮肾气丸。方中以附子、肉桂温热益其火，以熟地、山茱萸之濡润壮其水；火欲实，则丹皮、泽泻之酸咸者，可以收而泻之；水欲实，则茯苓、山药之甘淡者，可以制而渗之。水火既济，则开阖治矣。

【转归及预后】

本病若得到及时而有效的治疗，排尿通畅，尿量逐渐增加，是病情好转的标志，通过治疗可能获得痊愈或好转。如果失治误治，病程迁延，或加重，甚至不能排尿，为病势由轻转重，此时临床出现头晕，视物模糊，胸闷喘促，恶心呕吐，水肿，甚至烦躁、神昏、抽搐等症，是由癃闭转为关格，若不及时抢救，可以导致死亡。

【预防与调护】

1. 调节性生活，不要频繁手淫，并应注意性生理卫生，以防止前列腺的过度充血及生殖器官感染的发生。

2. 注意生活起居，养成良好的生活习惯，防止过分疲劳，预防感冒，并进行有效的身体锻炼。

3. 忌烟酒，不吃辛辣刺激性食物。

4. 多饮水，不憋尿，以保持尿路通畅，并有利于前列腺分泌物的排除。

5. 对于已治愈的慢性前列腺炎患者，还应每晚热水坐浴，以改善前列腺的血运，防止炎症复发。

6. 对于结石、肿瘤要早诊断，早治疗，并密切随访。

【临证经验】

尿流中断与尿前等待、尿流变细有雷同之处。要在分辨虚实。实者水湿留于膀胱，或气血郁于水道；虚者虚火结于膀胱，或气虚阻于水道，皆可导致气化失司，水道不利，而成尿流中断。治则：实者导水湿，散瘀血，利气化以通水道，切勿妄投补益之剂；虚者滋肾水，益脾肾以调水道，不可滥用通利之品。唯有标本同病，虚实夹杂者，方可消补兼施，标本同治。

【现代研究进展】

1. 史维嘉以行气活络法治疗泌尿系结石所致的尿流中断

87例病人不同程度的见有尿流中断或/和肉眼血尿或镜下血尿现象。腹平片显示结石影31例，腹彩超诊为泌尿系结石43例。发生部位：肾结石11例，输尿管结石60例，膀胱结石3例，部位不确定者13例。以行气活络为法组方治疗。药物组成：香附15g，木香15g，枳实15g，枳壳15g，牛膝20g，丹参15g，川芎15g，赤芍15g，木通10g，泽泻10g，瞿麦15g。痛重加延胡索、白芍，血尿加旱莲草、白茅根。以适量的温水浸泡上述药物30~40分钟，然后用文火煎煮15分钟，过滤去渣，取药液150ml口服，日3次。结果：

87 例中，治愈 33 例，显效 49 例，无效 5 例，总有效率 94.2%。

史氏泌尿系结石所致的尿流中断，其病机是气机不畅、下焦瘀滞，故以行气活络法为主治疗本病，达到气畅络通、化瘀除滞、顽石自开的目的。方中木香、香附、枳实、枳壳理气行气，畅通气机，牛膝、川芎、赤芍活络通经、化瘀除滞、导石下行。现代药理研究证明，活血化瘀药物具有松弛平滑肌、扩张尿道以及解痉止痛、止血、利尿作用。临床中随症加减疗效较为理想，对于消除泥沙样结石疗效确切。

2. 邵建国治疗巨大膀胱结石并发膀胱癌

1982 年 1 月至 2005 年 2 月，我院共收治巨大膀胱结石并发膀胱癌患者 6 例，其中，有排尿中断者 2 例。行膀胱部分切除者 4 例，其中行一侧输尿管再植者 2 例，行膀胱全切、回肠代膀胱术者 2 例。结果：术后病理学检查示鳞癌 5 例，移行细胞癌 1 例。2 例死于肿瘤复发（术后 6 个月、10 个月），2 例死于肿瘤转移（术后 8 个月、15 个月），2 例目前尚生存（术后 16 个月、24 个月）。

讨论：巨大膀胱结石并发膀胱癌临床少见，其发病原因可能是结石长期刺激膀胱黏膜，使其呈慢性炎症改变，可出现大泡状水肿、出血及溃疡，日久发生鳞状上皮化生，最后导致癌变。巨大膀胱结石易诊断，但当合并膀胱肿瘤时，后者易漏诊。其原因为：①此类病例少见，医生未引起足够重视。②膀胱结石的临床表现掩盖了膀胱肿瘤的早期症状。③并发膀胱肿瘤以鳞癌多见，多呈扁平状、凹陷形或轻度隆起，B 超、膀胱造影，甚至膀胱镜检查或膀胱开放性手术中观察不仔细。④巨大膀胱结石多与膀胱后壁粘连，而粘连部位常是肿瘤生长部位，结石影响膀胱镜的检查。本组病例病程较长、结石巨大，患者未及时就医，导致结石长期存留诱发膀胱鳞癌。膀胱鳞癌恶性程度高，预后差。部分患者术前未行膀胱 CT、膀胱镜等检查，出现漏诊。其中 1 例患者行膀胱切开取石术时仍未发现肿瘤，术后 3 个月因血尿行膀胱镜检查时才确诊。因此，笔者认为，对于膀胱结石患者，尤其是病史较长，结石较大者，应行膀胱镜或膀胱 CT（强化）检查；手术取石时应仔细探查膀胱，如有可疑病变立即行快速病理检查，并根据结果及病变范围选择相应的手术方式。

3. 纽约大学医学院泌尿外科（Victor Nitti）对男性原发性膀胱颈梗阻所致排尿功能障碍的研究

近年来人们越来越清楚地认识到，原发性膀胱颈梗阻（PBNO）常常被作为小于 50 岁男性排尿功能障碍患者的相对常见的病因。最常见的主诉包括尿急、尿频、尿失禁、夜尿、尿线无力、排尿踌躇、尿滴沥和排尿中断，少数患者表现为完全性尿潴留或排尿后剩余尿增加、膀胱结石、憩室或反复尿路感染。绝大多数患者在诊断之前已有多年的症状和体征，并且经过了多种治疗，包括长期使用抗生素。盆腔痛、非细菌性前列腺炎以及男性身体和心理紊乱常常被诊断为这种疾病。

PBNO 的确切病因尚未清楚明了，其病因学的理论有很多种，大多倾向于膀胱颈结构改变、交感神经系统功能障碍等因素。

年轻男性 PBNO 患者的治疗选择包括观察性等待、药物治疗和手术干预。观察等待是症状复杂以及临床表现和（或）尿动力学检查没有上/下尿路失代偿患者的一种选择。α 受体阻滞剂已经成为 PBNO 的主要治疗药物，主要作用于膀胱颈平滑肌，类似于治疗 BPH 那样通过局部或中枢机制起作用。PBNO 可以通过经尿道膀胱颈切开术治疗，可进行单侧或双侧切开。患者治疗方式的选择取决于症状程度及其潜在并发症的发生率（如逆行射精）。我们的对策是首先采用 α 受体阻滞剂，当药物治疗无效或者不能耐受时采取手术治疗。

【小结】

尿流中断指排尿过程中，尿流会突然中断。主要明确是由尿道炎或膀胱炎、膀胱结石、肿瘤或有血块及输尿管囊肿及患前列腺增生或尿道不完全梗阻还是神经源性膀胱等引起。尿流中断病位在膀胱、尿道，但与三焦、肺、脾、肾、肝均有着密切的关系。引起癃闭的病因病机有湿热蕴结、尿路阻塞、肾元亏虚，治疗时首先要抓住主症，辨证求因；其次要根据证候分清虚实，然后再权衡轻重缓急，进行治疗。实证治宜清湿热，散瘀结，利气机而通水道；虚证治宜补脾肾，助气化而达到气化得行，小便自调的目的。

排尿不尽

排尿不尽又称尿后余沥或尿后余沥不尽，大致属中医精浊、癃闭范畴。多见于慢性前列腺炎、前列腺增生等病。

【病因病机】

肾亏于下，封藏失职。凡败精瘀浊，湿热下注，精室被扰，精关不固，皆可形成本病。或肾阴亏损，虚火自炎，阳无以化，水液不能下注膀胱；或肾气不充，气化不及州都，膀胱传送无力；或湿热素盛，肾热下移膀胱，膀胱积热，气化不利；或脾气虚弱，中焦运送无力，影响下焦气化，腑气不利，或痰浊、败精、瘀血内停，阻塞膀胱，经络痹塞，气化不利，水道不通，皆可形成本症。

【诊断与鉴别诊断】

1. 诊断

排尿不尽可见尿后余沥或尿后余沥不尽。

2. 鉴别诊断

排尿不尽是尿后却有小便余沥不尽，而尿意不尽是指排尿后仅有尿意，而无尿液滴出。

【辨证施治】

1. 肾亏湿热证

证候：尿后余沥不尽，阴阜或会阴胀痛，小便常黄，或兼尿频涩痛，腰酸，口干苦而黏，大便秘结。舌红苔黄腻，脉滑数。

基本治法：补肾导浊。

方药运用：补肾导浊汤。方中萆薢、茯苓、车前子清利湿热，益智仁、菟丝子、沙苑子补肾固精，台乌药、益母草、川断理气活血，石菖蒲通精窍，生甘草梢引经解毒。合而用之而成补肾导浊之方。

2. 气虚瘀阻证

证候：小便排出无力，滴沥不爽，余沥不尽，欲解不得，尿液澄清，腰腹重坠，神疲乏力，面色无华，舌淡紫，脉缓弱。

基本治法：益气通络。

方药运用：益气通络汤。方中黄芪、党参补中益气，五味子、山萸肉、肉桂补益肾气，鬼箭羽、红花、路路通活血通络，柴胡、台乌药疏肝理气，消补兼施，气虚瘀阻可解。

【转归及预后】

本病多属虚实夹杂之证，病程较长，其治疗效果亦不明显，病情常易反复。需找出排尿不尽的原因，有利于症状的减轻和消失，预后一般良好。

【预防与调护】

1. 患者应防止受寒感冒，切忌饮酒及辛辣食物。节制性生活。但应避免禁欲。

2. 平时多饮水，多排尿，不能憋尿。

3. 注意个人卫生和阴部卫生；避免久坐，经常变换体位。

4. 保持心情舒畅。适当参加文体活动，增强体质，调节精神，分散对排尿不尽的注意力。

【临证经验】

1. 注意区别排尿不尽和尿意不尽。两者均可为器质性病变所表现的症状，如慢性前列腺炎或前列腺增生等，但排尿不尽是排尿后仍有余沥滴出，而尿意不尽仅是有尿意而无余沥滴出，排尿不尽以虚实夹杂为多，而尿意不尽则以气机不利的实证为多。

2. 尿意不尽的治疗经验以清湿热、利气机为主，尿后余沥则以扶正祛邪，消补兼施为要，两者同中有异，但分散注意力又是异中有同之处。临证必须灵活辨证施治之。

【现代研究进展】

请参考尿等待、尿流变细、尿流中断等症。

【小结】

排尿不尽即尿后余沥不尽，属中医精浊、癃闭范畴。临床需区别与尿意不尽的异同。排尿不尽以虚实夹杂者居多，治疗以消补兼施为要，但不可忽视心理因素对本病预防、护理、治疗的影响。

尿意不尽

尿意不尽是指排尿后仍有尿意，再次排尿时却无尿液排出。属于中医淋证范畴。除多见于慢性前列腺炎外，与精神因素有很大关系。

【病因病机】

醇酒厚味：是指病人有饮用烈酒的习惯，特别是酗酒，烈酒助热生火伤及脾胃，内生湿热下注膀胱，灼伤尿路而生本疾。房劳过欲：性生活无度，忍精强占，败精不泄，留瘀化热感染而成。性事不良，有手淫恶习，致使相火郁遏，湿热内生，伤损尿路。衣物不洁：不注意个人卫生，内裤长时间不换，长时间不洗澡，或有会阴处损伤史，包皮过长等，都可引毒邪由下而入。性事传染：性生活不洁或性伴侣过多，由女性传染，毒邪由尿道上行延及前列腺而成。总之，本病之源多为湿热下注，湿热结合，蓄久成毒，而慢性者则是因急性期未能及时治愈，日久缠绵，伤耗脾、肾，合并湿热、瘀血、肾虚等虚实错杂而为病。

【诊断与鉴别诊断】

1. 诊断

尿意不尽是指排尿后仍有尿意，再次排尿时却无尿液排出。

2. 鉴别诊断

前列腺癌与前列腺增生两者发病年龄相似，且可同时存在，均可引起下尿路梗阻。但前列腺癌有发生骨骼与肺转移的特点，发病多在前列腺后叶，早期尿路梗阻症不明显。直肠指检可触及硬结或坚硬肿块，表面不光滑，两侧不对称，界限不清，甚至与骨盆粘连固定。盆腔部 CT 或前列腺穿刺活体组织检查可确定诊断。

【辨证施治】

1. 膀胱湿热证

证候：小便短赤灼热，尿意不尽，小腹胀满，口苦口黏，或口渴不欲饮，或大便不畅。舌质红苔黄腻，脉滑数。

基本治法：清热利湿。

方药运用：萆薢分清饮。方中萆薢能泄阳明厥阴湿热，去浊而分清；乌药能疏邪逆诸气，逐寒而温肾；益智脾药，兼入心肾，固肾气而散结；石菖蒲开九窍而通心；黄柏、车前有清热泻火之功；甘草梢达茎中而止痛，使湿热去而心肾通，则气化行而淋浊止矣。

2. 血瘀湿热型

证候：会阴部刺痛明显，牵扯睾丸，尿频、尿急、尿痛，尿意不尽，可有血尿或脓尿。病人面色灰暗，脉象涩而数，病情冗长。

基本治法：活血化瘀，清热利湿。

方药运用：化瘀利湿饮。方中当归、赤芍、桃仁活血化瘀，枳壳行气活血，大黄清热祛瘀，瞿麦、黄芩、栀子清热下行，石韦、木通通淋利湿，金银花、连翘解毒杀菌，诸药合用有化瘀清热利湿解毒之功效。

3. 肾虚湿热型

证候：腰膝酸软、阳痿梦泄、尿意不尽、尿道口时有黏液，伴有失眠、五心烦热、尿黄而短、排尿次数增多，少数人伴有血尿或午后潮热，脉象细数，舌红苔少。

基本治法：滋阴清热。

方药运用：知柏地黄丸加减。方中以知柏地黄丸滋阴补肾，加益智仁缩泉涩精而减少尿频，腰膝酸楚者加续断、寄生，有低热者加牡丹皮、青蒿，血尿者加大小蓟、仙鹤草、白茅根以清热止血，尿中有白浊者加金樱子、牡蛎以收涩止浊，失眠者加枣仁、远志以安神。

【转归及预后】

本病急性多属实，及时治疗易愈；慢性者虚实错杂，血瘀、湿热、肾虚错杂而出现一系列症状，其病程较长，治疗效果亦不明显，病情常反复。

【预防与调护】

1. 适当的体育锻炼，增强体质。锻炼身体可以增强人的免疫力和抗病能力，对前列腺局部来说，腹部、大腿及臀部的运动可使前列腺得到按摩，改善血液循环和淋巴循环，有利于局部炎症的吸收，增强内在抵抗力。

2. 平时多饮水，多排尿。平时不能憋尿，通过尿液经常冲洗尿道，帮助前列腺分泌物排出，以利预防感染。

3. 避免对前列腺的压迫。工作特殊的官兵或司机等，不要长时间久坐不动，在工作之余适当休息，并及时变换体位，可改善前列腺局部充血，减少避免慢性前列腺炎的发生。

4. 少食刺激性食物。应多吃清淡易消化的食物，多吃蔬菜，戒烟、酒及辛辣食物，保持大便通畅。

5. 保持心情舒畅，注意个人卫生。保持充足的睡眠和有节律的生活和乐观向上的精神状态，坚持热水洗浴，平时不要穿紧身裤。

【临证经验】

尿意不尽，急性者多为湿热下注、膀胱气化失司所致，治用导赤散或八正散加减清热利湿，不难奏效；慢性者肾虚与气滞、血瘀、湿热、痰浊交互为患，阻滞不化，病势缠绵，难以速效，且易反复，治用验方萆薢汤合四逆散再加益母草、白茅根等，补肾导浊、消补兼施，缓缓取效。尿意不尽者，着重一个意字，在药物治疗的同时，尤须分散注意力，则尿意不尽感可望在不知不觉中消失。

【现代研究进展】

请参考尿等待、尿流变细、尿流中断等症。

【小结】

尿意不尽是指排尿后仍有尿意，再次排尿时却无尿液排出。属于中医淋证等范畴。本病之源多为湿热下注，湿热结合，蓄久成毒，而慢性者则是因急性期未能及时治愈，日久缠绵，伤耗脾、肾，合并湿热、瘀血、肾虚等虚实错杂而为病。急性者初起易于治疗，口服清热解毒利湿中药，如导赤散，或八正散之类往往收效显著。慢性者治疗上要时刻注意标本兼顾，消补兼施，调补肾中阴阳与清热利湿、活血化瘀相辅相成，方能取得满意疗效。

排尿困难

排尿困难是指以小便点滴而出，甚则闭塞不通为临床特征的一种病证。其中以小便不利，点滴而短少，病势较缓者称为"癃"；以小便闭塞，点滴全无，病势较急者称为"闭"。癃和闭虽有区别，但都是指排尿困难，只是轻重程度上的不同，因此多合称为癃闭。病情严重时，尚可出现头晕，胸闷气促，恶心呕吐，口气秽浊，水肿，甚至烦躁，神昏等症。

【病因病机】

湿热蕴结，过食辛辣肥腻，酿湿生热，湿热不解，下注膀胱，或湿热素盛，肾热下移膀胱，或下阴不洁，湿热侵袭，膀胱湿热阻滞，气化不利，小便不通，或尿量极少，而为癃闭。

肺热气壅，肺为水之上源。热邪袭肺，肺热气壅，肺气不能肃降，津液输布失常，水道通调不利，不能下输膀胱；又因热气过盛，下移膀胱，以致上下焦均为热气闭阻，气化不利，而成癃闭。

脾气不升，劳倦伤脾，饮食不节，或久病体弱，致脾虚清气不能上升，则浊气难以下降，小便因而不通，而成癃闭。故《灵枢·口问》曰："中气不足，溲便为之变。"

肝郁气滞，七情所伤，引起肝气郁结，疏泄不及，从而影响三焦水液的运行和气化功能，致使水道通调受阻，形成癃闭。且肝经经脉绕阴器，抵少腹，这也是肝经有病，可导致癃闭的原因。所以《灵枢·经脉》提出："肝足厥阴之脉……是主肝所生病者……遗溺、闭癃。"

尿路阻塞，瘀血败精，或肿块结石，阻塞尿道，小便难以排出，因而形成癃闭。即《景岳全书·癃闭》所说："或以败精，或以槁血，阻塞水道而不通也。"

【诊断与鉴别诊断】

1. 诊断

（1）以排尿困难，全日总尿量明显减少，点滴而出，或小便闭塞不通，点滴全无为临床特征。

（2）多见于老年男性，手术后患者。常有淋证、水肿病病史。

（3）凡小腹胀满，小便欲解不出，触叩小腹部膀胱区明显胀满者，是为尿潴留，若全日小便总量明显减少或不通，无尿意，无小腹胀满，触叩小腹部膀胱区亦无明显充盈征象，则多属肾衰竭。

（4）适当选择肛门指诊、B超、腹部X线摄片、膀胱镜、肾功能检查，以明确是肾、膀胱、尿道还是前列腺等疾病引起的癃闭。

2. 鉴别诊断

（1）前列腺癌与前列腺增生两者发病年龄相似，且可同时存在。但前列腺癌有早期发生骨骼与肺转移的特点。发病多在前列腺后叶，早期尿路梗阻症不明显。当病灶侵犯前列腺侧叶时，直肠指检可触及硬结或坚硬肿块，表面不光滑，两侧不对称，界限不清，甚至与骨盆固定。盆腔部CT或前列腺穿刺活体组织检查可确定诊断。

（2）神经源性膀胱功能障碍，部分脑血管疾病、糖尿病、帕金森病都可以发生尿失禁，且多发生于老年人，需注意与前列腺增生鉴别。前几种内科疾病除有本身疾病的特点外，还有肛门括约肌松弛、阴茎海绵体反射消失等有别于前列腺增生。

（3）膀胱或肾肿瘤糜烂，出血较多形成凝血块堵塞尿道，多为血管瘤和恶性肿瘤（膀胱癌及肾癌），绝大多数都有过无痛性血尿史。

（4）前列腺增生排尿困难，开始时为夜间尿频，逐渐发展成白天小便次数亦多，尿流变细、流速缓慢无力。饮酒、劳累、受凉是造成排尿困难、血尿、膀胱尿大量潴留的常见诱因。B超检查及穿刺活检能准确检测病变程度、有无并发症及早期癌变，可为制订合理治疗方案提供根据。

（5）膀胱乳头状瘤或结石下移，堵塞膀胱颈口（即尿道内口）影响排尿。常于正常排尿中途突然感到会阴深部发胀不适，随之出现尿流中断，或滴出血性尿，经卧床休息或翻身侧转之后，又可恢复小便通畅。B超、CT及膀胱镜检查，均可迅速确诊。

（6）后尿道结石引起者，多为膀胱结石在排尿过程中由于腹压增高掉入后尿道堵塞造成。其特点是小便中途突然发生会阴部及尿道剧痛、尿流中断，或仅有少量血样尿滴出，男性多见。

（7）由前列腺、后尿道、膀胱三角区急性炎症引起的排尿困难，先有尿频、轻度尿痛，未能及时治疗，症状便迅速加重并出现排尿困难、血尿。

【辨证施治】

1. 肺热失宣证

证候：小便不畅或点滴不通；咽干口燥，胸闷，呼吸不利，咳嗽咯痰；舌红，苔薄黄，脉数。

基本治法：清热宣肺，通调水道。

方药运用：黄芩清肺饮加杏仁、桔梗、桑白皮等。本方出自《证治汇补》，适用于热在上焦肺经气分而导致的渴而小便闭涩不利。肺为水之上源，方中以黄芩、桑白皮清泄肺热，源清而流自洁；麦冬滋养肺阴，上源有水水自流；车前子、木通、山栀、茯苓清热而利小便。可加金银花、连翘、虎杖、鱼腥草等以增清肺解毒之力。若症见心烦，舌尖红，口舌生疮等，乃为心火旺盛之征象，可加黄连、竹叶等以清泻心火；若大便不通，可加杏仁、大黄以宣肺通便，通腑泄热；若口渴引饮，神疲气短，为气阴两伤之象，可合大剂生脉散，以益气养阴；若兼表证而见头痛，鼻塞，脉浮者，可加薄荷、桔梗以解表宣肺。

2. 湿热下注证

证候：尿少黄赤，尿频涩痛，点滴不畅，甚至尿闭，小腹胀满；口渴不欲饮，发热，或大便秘结；舌红，苔黄腻，脉滑数。

基本治法：清热利湿。

方药运用：藿朴夏苓汤加减。方中以杏仁宣通上焦肺气，蔻仁开发中焦湿滞以舒脾，薏仁益脾渗湿，利下焦之湿热，半夏、厚朴除湿消痞，行气散满，通草、滑石、竹叶清利湿热，藿香、豆豉、猪苓、茯苓、泽泻芳香化浊，醒脾渗湿，共奏芳香化浊、理气渗湿之效。

3. 中气下陷证

证候：小腹坠胀，小便欲解不爽，尿失禁或夜尿遗尿；精神倦怠，少气懒言；舌淡，苔薄白，脉细弱。

基本治法：补中益气。

方药运用：春泽汤加减。方中人参益气；白术健脾运湿；桂枝通阳，以助膀胱之气化；猪苓、泽泻、茯苓利尿渗湿，诸药配合，共奏益气健脾，升清降浊，化气利尿之功。

4. 气滞血瘀证

证候：小便努责方出或点滴全无，会阴、小腹胀痛，偶有血尿或血精；舌紫暗或有瘀斑，脉沉涩。

基本治法：行瘀散结。

方药运用：桃核承气汤加减。本方乃调胃承气汤加桃仁、桂枝两味，以散其膀胱蓄血，方中以桃仁为君，能破血结，而缓其急；以桂枝为臣，辛热之气，而温散下焦蓄血；以调胃承气汤为佐为使，以缓其下者也。盖瘀血去路不外二便，大黄、芒硝引从大便出，而桂枝兼化小水，此又是一层意义。

【其他治疗】

1. 急性尿潴留的处理。食盐 500g，炒热，布包，乘热熨小腹部、脐部，冷后炒热再熨。或针刺中极、归来、三阴交、膀胱俞等穴，灸气海、关元、水道等穴。或导尿，在无菌操作下，置入导尿管引流尿液。如尿潴留时间较长，膀胱极度膨胀的患者，应分次导尿，一般可先放出 500ml，其余部分可在数小时后放出。

2. 手术非手术治疗无效，则根据患者的全身情况选择前列腺摘除术。

3. 取嚏或探吐法。打喷嚏或呕吐，前者能开肺气，后者能举中气而通下焦之气，是一种简单有效的通利小便方法。其方法是用消毒棉签，向鼻中取嚏或喉中探吐；也有的用皂角粉末 0.3~0.6g，鼻吸取嚏。

4. 外敷法可用葱白 500g，捣碎，入麝香少许拌匀，分 2 包，先置脐上 1 包，热熨约 15 分钟，再换 1 包，以冰水熨 15 分钟，交替使用，以通为度。

5. 导尿法若经过服药、外敷等法治疗无效，而小腹胀满特甚，叩触小腹部膀胱区呈浊音，当用导尿法以缓其急。

【转归及预后】

排尿困难若得到及时而有效的治疗，初起病"闭"，后转为"癃"，尿量逐渐增加，是病情好转的现象，通过治疗完全可能获得痊愈。如果失治或误治，初起病"癃"而后转为病"闭"，为病势由轻转重。若病情发展，临床出现头晕头痛，视力模糊，胸闷喘促，恶心呕吐，烦躁，神昏等症，是由癃闭转为关格，若不及时抢救，可以导致死亡。诚如《景岳全书·癃闭》所说："小水不通是为癃闭，此最危最急症也，水道不通，则上侵脾胃而为胀，外侵肌肉而为肿，泛及中焦则为呕，再及上焦则为喘。数日不通，则奔迫难堪，必致危殆。"一般说来，膀胱有尿者，预后较好。膀胱无水者若病程短，全身状况较好，预后也尚可；若病程较长，全身状况较差者，预后不佳，又见尿毒上攻者，预后极差。

【预防与调护】

1. 注意精神调养，保持心情舒畅，避免忧思恼怒，经常锻炼身体。
2. 忌食肥甘厚味及辛辣刺激食品，如烟、酒、咖啡等，多食含纤维素性食物。
3. 节制房事，不要长时间憋尿，保持大便通畅。
4. 有前列腺增生病史患者，要注意及时排尿，避免膀胱过度充盈。
5. 保持大便通畅，忌憋尿，保持阴部清洁卫生。

【临证经验】

排尿困难相当于中医所称的"小便不利"，亦称"癃证"或"尿涩"。

本症多属实。热、湿、气、瘀为辨证之要点，即阴虚者亦有实邪。非实莫尿涩，此之谓也。

热结阴伤者，宜清热养阴、利尿通关。用《兰室秘藏》滋肾通关丸（肉桂、知母、黄柏）加生地、车前子、泽泻、山栀、碧玉散、丹皮、灯心草。

湿郁膀胱者，宜除湿利水，用藿朴夏苓汤加减。常用药：藿香、川朴、草薢、茯苓、车前子、杏仁、陈葫芦、滑石、薏苡仁、半夏。

肝气郁结者，宜理气通淋，用柴胡疏肝饮加减。常用药：柴胡、枳壳、香附、青皮、台乌药、小茴香、沉香、甘草。

浊瘀阻塞者，宜行瘀散结，用桃核承气汤加减。常用药：桃仁、桂枝、大黄、芒硝、炙甘草。

验案举例

熊某，54 岁。副教授。1980 年 8 月 23 日初诊。

排尿困难 1 周余。在某医院诊断为前列腺肥大（轻度）。现小便滴沥不爽，尿频尿急尿黄，无尿痛，少腹及会阴部发胀，口中干渴，大便正常，脉弦带数，苔根中黄厚，舌边紫。此属肾阴损伤，湿热下注，络脉瘀阻，膀胱气化失利，以致小便不利，防其转为癃闭。兹拟补肾通窍，清热化湿。

生地 12g，草薢 10g，石菖蒲 3g，土牛膝、石韦、瞿麦、萹蓄、天花粉、桃仁各 10g，三菱、莪术各 5g，灯心草 3 扎，六一散（包）12g，沙苑子、车前子（包）各 10g，台乌药 5g，菟丝子 10g。5 剂。

9 月 11 日二诊：药后效果明显，排尿渐畅，尿量增多，小便色清，舌苔薄，口稍干，脉弦。继进上方 5 剂，以后痊愈。随访 3 年，排尿正常，未见复发。

【现代研究进展】

1. 调气五法治癃闭

（1）化气利水法：《伤寒论》74 条："中风发热，六七日不解，渴欲饮水，水入则吐者，名曰水逆，五苓散主之。"125 条："少腹硬，小便不利者，为无血也。"所谓"无血"是指蓄水而非蓄血。综述《伤寒论》记载，蓄水证临床症状是：小腹胀满，小便不利，微热，渴欲饮水，水入则吐。治宜化气利水，五苓散主之。

高某，男，58 岁，2001 年 2 月 11 日初诊。患者因思虑过度小便闭塞、点滴难下 2 日住院。经西医对症处理及针灸疗法，无明显改善。每日须导尿 1 次，症状才能缓解。于 2001 年 2 月 14 日邀请中医会诊。刻诊：患者小便不通已 5 日，伴小腹胀满作痛，按之硬，渴欲饮水。水入则吐，头晕面赤，饮食减，苔白，脉浮滑。诊断为膀胱蓄水证。证属膀胱气化不行，郁久化热所致。治宜化气行水，佐以清热，方选五苓散加味：云苓 12g，肉桂 6g，泽泻 9g，白术 12g，猪苓 9g，黄柏 6g。水煎服，每日 1 剂，分 2 次服。两天后小便自解欠畅，继服上方 2 剂，小便自如，诸症缓解。出院。

（2）益气利水法：《脾胃论》曰："脾病能使九窍不通。"《灵枢》曰："中气不足，溲便为之变。"中气不足，可使小便不利而蓄水，多见于劳累过度，或年老体弱、产后气虚者，治宜益气行水，方选补中益气汤。

张某，女，26 岁。患者 2000 年 12 月 3 日临产入院，顺产，产后不明原因小便不通，保留导尿管。于 2000 年 12 月 10 日邀中医会诊。刻诊：患者小便不通 6 天。伴小腹坠胀不适，面色少华，形体瘦弱，神疲乏力，不欲食，少许恶露，舌苔白，脉细弱，证属产时用力过度，气虚致膀胱气化不行，治宜益气利水，补中益气汤加减：黄芪 18g，党参 30g，升麻 3g，白术、桂枝各 9g，当归、泽泻、桔梗、生蒲黄各 6g。水煎服，每日 1 剂，服药 2 剂后，患者有尿意，拔管后小便自解。

（3）温肾利水法：肾兼水火，水液之通畅和气化，全赖肾火维持。命门火衰，则下焦失于温养，水气失于蒸腾。临床可致癃闭，方选济生肾气丸。

吴某，男，78 岁，2003 年 8 月 13 日初诊因小便不通 1 日住院。患者有前列腺肥大病史 3 年。入院后西医对症处置效果不明显，不插导尿管小便不能自排。于 8 月 17 日邀诊：小便闭塞 5 日。小腹膨隆，头昏晕，倦怠喜寐，下肢不温。胃纳甚差。舌干少津，不欲饮，脉沉细。考虑肾阳衰微，气化不行，治宜温肾化气利水。济生肾气丸改汤剂加减：车前子、川牛膝、熟地、泽泻、山萸肉各 12g，炙附片、桂枝、丹皮各 9g，山药 24g，茯苓

30g，连须葱白 6 根，川椒 6g。开水煎服，日 1 剂。服药 2 剂，自行排尿 1 次，量多，随后小便自调，头晕减轻，下肢转温，食欲好转，出院。

（4）清滋化气法：热盛伤阴，亦可见膀胱气化不行而致小便不通或小便淋沥涩痛。治宜清滋化气，用滋肾丸。

朱某，女，68 岁，2005 年 7 月 3 日初诊。因发热腹痛入院，随即出现尿频尿急尿痛，直至小便点滴难下，诊断为泌尿系感染、尿潴留。西医给予抗生素及对症治疗，效果不明显。于 2005 年 7 月 6 日邀请中医会诊。刻诊：患者小便不通 3 日，小腹胀满，有尿意，不能自排，自觉尿道涩痛，口渴欲冷饮，水入不吐。查体温 37.5℃。舌苔薄黄少津，脉细略数。给予八正散加减，服药 2 剂后，尿频尿急尿痛症状略见缓解，但小便仍不能自解，考虑患者热盛伤阴，膀胱气化失司，治宜清热滋阴化气。滋肾丸加味：知母、黄柏、玄参、车前子各 10g，肉桂、甘草各 3g，沙参 15g，党参 30g。水煎服。每日 1 剂，服 2 剂后小便自通，诸症缓解。

（5）破瘀益气法：《证治准绳》曰："有瘀血而小便闭者。"《景岳全书》曰："或以败精，或以积血，阻塞水道而不通也。"即言败精瘀血阻塞尿道，亦可形成癃闭。治宜破瘀排精，益气通尿，辨证用方。

张某，男，48 岁，2000 年 12 月 13 日初诊。患者因车祸伤及腰部，见血尿，第二天出现小腹胀急，排尿困难，诊断为右肾挫伤，尿潴留。给予导尿及对症治疗 3 日不效，于 12 月 17 日邀中医会诊。刻诊：小便不通 3 日，腰腹刺痛，活动受限，不欲食，大便不通，查右侧腰腹部大片青紫色，压痛明显，舌紫暗有瘀斑，苔白，脉细涩，证属瘀血阻滞，膀胱气化失司，治宜破血通滞，行气利尿。失笑散加味：生蒲黄、五灵脂、桃仁、红花、当归、生军、龙胆草、泽泻、车前子各 10g，杜仲、川断、川牛膝各 12g，苏木、生甘草各 3g，水煎服，每日 1 剂。服药 3 剂，大便通，色黑，腰痛减，小便通欠畅，但小腹坠胀，面色苍白，乏力，舌苔白，脉细弱，考虑血瘀见退，伴气虚不运，用补中益气汤加味：党参、黄芪各 24g，当归 9g，升麻、柴胡各 3g，白术 12g，陈皮 3g，桃仁、红花各 9g，云苓 12g，桂枝 6g，川断 9g，生甘草 3g，服 3 剂，小便通畅，小腹坠胀消除，精神好转，化验尿常规正常，出院。综上，治疗小便不利，当以调治气机为要务，其治疗大法有二：一为用肉桂、桂枝类温化膀胱水气，一为参芪补气以下达膀胱，膀胱得气化而后津液能出，故调治气机是治疗癃闭之关键。

2. 通后窍以启前窍治疗癃闭

癃闭的发生，多由湿热蕴结、三焦气化不利，肺脾肾的通调、转输、蒸化失职及肝郁气滞所致。临床治疗则因证候的虚实而各异。实证则宜清湿热、散瘀结、利气机而通水道；虚证则宜补脾肾而助气化，尚可根据"上窍开则下窍自通"的理论，升提肺气以通小便。然临床上部分病例，以之治疗而罔效，细考之，患者除小便不利之外，又见口苦咽干、烦渴欲饮、腹胀而硬满、大便燥结不行等症，辨证当为胃腑燥实，大肠气壅，腑气不行，热移膀胱，津液不能旁达，故而见后窍塞而小便亦闭。《灵枢·本输》篇曰："实则闭癃……闭癃则泻之。"明代医家张景岳亦云："大小便俱不通者，必先通其大便，则小便自通矣。"根据"六腑以通为用"的原则，临证时以峻下热结之法治之，每获良效。方以承气汤通腑为主，酌加滑石、车前子、栀子、泽泻等以利水通淋，清利下焦湿热。

男，47岁，2004年9月11日初诊。患者平素大便燥结，数日一行，1周前午夜2时许突然发病，初始尿频，排尿不畅，继则点滴不出，小腹急胀。西医治疗罔效，中药服清热利尿之品4剂亦未见功，赖导尿维持。症见腹胀如鼓，坐卧不宁，口苦咽干，烦渴欲饮，大便3日未行，患者苦楚不堪。舌质红，苔薄黄，脉弦滑而数。此属肠热气壅，腑气不行，热迫膀胱，气化不利，而为癃闭。徒予分利而有何益？通利大肠即所以泻下焦气壅。治宜通腑泄热，俾腑气一通，膀胱气化得行，则小便自行。然病延数日，其势已急，非急下难期厥功，立投大承气汤加栀子、滑石，处方：大黄12g，芒硝（冲服）12g，厚朴25g，枳实15g，栀子10g，滑石（包煎）30g。水煎分3次服，每8小时服1次。1剂未尽得大便通，小便亦随之而下，脉弦数之势已缓，少腹急结疼痛稍减。但尿而不畅，热灼涩痛，原方减其半续进1剂。服药已尽，排尿正常，唯觉乏力身倦、口干欲饮，舌红，苔薄微黄，寸口脉弦细，乃为中州气弱，胃热伤津之象，给予补中气、养胃阴之品6剂，诸症悉除。

3. 倒换散治癃闭

（1）脊髓损伤：脊髓损伤后，膀胱的神经支配中断，生理功能丧失，容易发生尿潴留、膀胱—输尿管反流及尿路感染等并发症。黄某，女，45岁，因高处跌落致脊髓损伤，腰以下截瘫并发尿潴留，留置尿管持续导尿。2周后拔除尿管，患者有尿意但不能自行排尿，予以间歇导尿，经几次导尿后出现血尿，患者及家属紧张不安。内科会诊亦无良法，即请中医会诊，予以倒换散：荆芥12g，大黄6g（2∶1用量），每于膀胱充盈有尿意而不能尿出时，泡水10分钟后服，15～30分钟后均能自行尿出，1周后患者逐渐能自行排尿。

（2）前列腺增生肥大：李某，男，70岁。患者有前列腺增生病史5～6年，间歇性排尿不畅。此次因不慎受寒后出现进行性排尿困难3天，点滴不通伴小腹胀满疼痛10小时来诊。肛门指检示：前列腺Ⅱ度肥大，质韧，中央沟消失。予以抗炎等药物治疗并持续导尿。4天后病情仍无明显好转，停止导尿后，病人仍不能自行排尿。请中医会诊：患者坐卧不宁，下腹部膨隆饱满拒按，小便欲解不能。此为下焦素有湿浊瘀滞，复因感受外邪，肺失宣降，不能通调水道，膀胱气化不利而致。以倒换散：荆芥18g，大黄9g，泡水10分钟后服，30分钟尿自出，继以利湿化浊，祛瘀通淋汤剂调治1周小便畅通。

倒换散出自《普济方》，《普济方·小便淋秘门》中记载："倒换散，治无问久新癃闭不通。小腹急痛。大黄、荆芥上各另为末。每服一二钱，温水调下。临时加减。"《本草纲目·卷十四草部》载有："癃闭不通，小便急痛，无论新久，荆芥、大黄为末等分，每温水调服三钱。小便不通，大黄减半；大便不通，荆芥减半，名倒换散"。倒换散虽仅为荆芥、大黄二味药组成，但作用精妙。本方荆芥辛平，质轻上浮，具有祛风解表，宣提肺气作用，开上以通下，荆芥在本方中有"提壶揭盖"之功；大黄苦寒，攻积导滞，通利两便，如《大明本草》谓大黄能泄壅滞水气，利大小便。近代名医张锡纯通过长期的临床观察发现，"大黄之色服后入小便，其利小便可知"（《医学衷中参西录》）。因此两药合用，上能宣提肺气，下可通利三焦，一升一降，气化得行，小便自通，故上窍开则下窍自通，本方作用精妙之理，正在于此。

4. 癃闭从瘀论治

周某，76 岁，退休工人。1976 年 10 月 5 日初诊。患前列腺肥大症十余年，每次排尿滴沥不尽，近半月来日趋严重，终致近两天点滴不出，小腹坠胀特甚。急赴某院求治，确诊为前列腺肥大，急性尿潴留。患者因年事已高，拒绝导尿，转求中医治疗。询知大便已 1 周未解，恶心欲吐，眠食几废。察其面色灰滞，脸浮足肿，舌边有瘀斑、苔黄腻，按脉弦数。肛诊前列腺Ⅲ度增大。此乃癃闭危症，由通腑庶几能解。仿桃仁承气汤法：桃仁、生大黄（后下）、元明粉（冲）各 10g，桂枝 5g，怀牛膝 12g，冬瓜仁 20g，生甘草 6g，炒麦芽 15g。服 1 剂，大便畅解，小便随之大量排出，浮肿消退，食欲增进，精神爽慧。苔腻微黄，脉弦缓。改予化瘀利湿法：丹参、冬瓜仁各 20g，丹皮、桃仁、知母各 10g，官桂 5g，生薏苡仁 30g，黄柏、怀牛膝、车前子各 12g，炒王不留行子 15g，30 剂。服后小便畅通，余沥亦除。

按：此类排尿不畅，都由平素房劳过度，或忍精不泄，导致败精浊液稽留于前列腺中，或湿热下注于膀胱，湿热交结于下焦，久之气病及血，均可形成瘀积肿大，阻塞水道，从而排尿困难。故主张不重利尿而重化瘀，俾瘀积消散，水道自然通畅。

5. 桔梗提壶汤治疗癃闭

患者，女，50 岁。1992 年 1 月 20 日初诊。小便不通 10 天。10 天前，因感寒而致头痛，恶寒发热，小便不利，继而小便量少，闭塞不通，欲解不出，间断导尿排出。来诊前，于某医院全面检查，无器质性病变，诊为尿潴留，给予新斯的明肌注及五苓散等药物治疗 5 天无效。症见小便不通，膀胱胀满，胸膈满闷，腰酸，身倦纳呆，精神萎靡，面色苍白。舌淡、苔薄白，脉弦。诊断：癃闭。证属肾气亏虚兼水湿内停，气道湿滞，气化不行。治宜宣肺开提，温阳化气。方用自拟桔梗提壶汤。药用桔梗 9g，杏仁 9g，生姜 6g，白蔻 6g，砂仁 4.5g，法半夏 9g，肉桂 9g。水煎服，每日 1 剂，分 2 次温服。暂投 1 剂，服后 1 小时微汗出，自觉肠蠕动增强，小溲即有解意，于下午 2：00 自行小便 1 次。尿量约 400ml，当晚又解出小便三四次，尿色黄量较少。

二诊（1 月 21 日）：精神转佳，膀胱胀满解除，小便稍不利，余症大减。原方中肉桂减为 3g，加滑石 15g，黄柏 6g。投 2 剂。

三诊（1 月 23 日）：小便自利，尿色淡黄，胸膈满闷渐瘥。舌质转淡红，脉虚缓。1 月 21 日方去桔梗、生姜，加人参、紫河车各 10g，又投 2 剂。服完 2 剂后，小便通畅，尿量正常，症状消失。予金匮肾气丸服 2 周，调理善后。随访 1 年未见复发。

按：本例系年老体弱、不胜风寒之邪外袭，以致邪传膀胱，水湿与热邪相搏，气道涩滞，气化不行，而致蓄尿过多，膀胱胀满，小便癃闭。对于本病的治疗，不可用五苓散强为通利，若从下利，则其胀愈加，而窍愈塞，尿愈不出。治宜桔梗提壶汤。方中杏仁、白蔻宣畅胸膈；砂仁、半夏醒脾开胃；肉桂化气行水；桔梗开提；生姜升散，如壶盖吮紧，提起则出热气之意，诸药协和，共奏宣肺温阳，化气行水之功，可使上焦得通，中焦得运，然后下焦膀胱之气方能转运，小便得通。

【小结】

癃闭是以排尿困难，全日总尿量明显减少，点滴而出，甚则小便闭塞不通，点滴全无为临床特征的一类病证。诊断癃闭应确定是膀胱无水症，还是尿潴留。若属膀胱无水症，则应准确测定每日的尿量。癃闭的病位在膀胱，但和肾、脾、肺、三焦均有密切的关系。其主要病机为上焦肺之气不化，肺失通调水道，下输膀胱；中焦脾之气不化，脾虚不能升清降浊；下焦肾之气不化，肾阳亏虚，气不化水，或肾阴不足，水府枯竭；肝郁气滞，使三焦气化不利；尿路阻塞，小便不通。癃闭的辨证以辨虚实为主，其治疗应据"六腑以通为用"的原则，着眼于通。但通之之法，因证候的虚实而异。实证治宜清湿热，散瘀结，利气机而通利水道；虚证治宜补脾肾，助气化，使气化得行，小便自通。同时，还要根据病因病机，病变在肺在脾在肾的不同，进行辨证论治，不可滥用通利小便之品。内服药物缓不济急时，应配合导尿或针灸以急通小便。

尿潴留

膀胱内充满尿而不能排出，即为"尿潴留"。常由排尿困难发展而来。是临床上经常遇到的一个症状。中医所称的小便不通和癃闭，与此颇相类似。

【病因病机】

癃闭可见于久病、老年人，中虚气陷，膀胱气化无权，三焦决渎失司。反复导尿，感染湿热，阻遏膀胱，气闭水积。或外伤、腰麻、手术（特别是肛门手术）后，经络阻隔，气血瘀滞，膀胱蓄血，水道闭阻。或感冒风寒，肺气不宣，不能通调水道，下输膀胱，即所谓"上窍不通则下窍不行"。

【发病机制及病理】

尿潴留有急性、慢性之分。许多原因和疾病可并发此症，且给病人带来较大痛苦。个别严重者可导致尿毒症或败血症。

尿潴留的病因分三类：①尿道狭窄、梗阻：尿道炎症水肿，或结石、尿道狭窄、外伤、前列腺增生，或肿瘤、急性前列腺炎，或脓肿、膀胱肿瘤等阻塞尿道；②膀胱疾病或功能障碍：膀胱结石、炎症疤痕、肿瘤、膀胱颈肥厚等使尿道开口变窄或梗阻；③神经因素：各种原因所致的中枢神经疾患以及糖尿病等所致的自主神经损害。

【诊断与鉴别诊断】

1. 诊断

根据病史及典型临床表现，诊断并不困难。体格检查时耻骨上区常可见到半球形膨胀的膀胱，用手按压有明显尿意，叩诊为实音。超声检查可以明确诊断。

2. 鉴别诊断

（1）无尿：无尿是指肾衰竭或上尿路完全梗阻，从而导致膀胱内空虚无尿。

（2）急性尿潴留：在急性尿潴留突然发生的短时间内膀胱充盈，膀胱迅速膨胀而成为无张力膀胱，下腹胀感并膨隆，尿意急迫，而不能自行排尿者。既往排尿正常，无排尿困难的病史。

（3）慢性尿潴留：慢性尿潴留是由膀胱颈以下梗阻性病变引起的排尿困难发展而来。由于持久而严重的梗阻，膀胱逼尿肌初期可增厚，后期可变薄，黏膜表面小梁增生，小室及假性憩室形成，膀胱代偿机能不全，残余尿量逐渐增加，可出现假性尿失禁。

尿潴留久不解除，继续发展，可出现尿毒症；合并尿路感染者，可引起败血症，甚则危及生命。

【辨证施治】

1. 湿热阻滞证

证候：小便点滴不通，或量少而短赤灼热，小腹胀满，痛苦欲绝，口苦口黏，或口渴不欲饮，或大便不畅，苔根黄腻，舌质红，脉沉数。

基本治法：清热利湿。

方药运用：公英葫芦茶。方中蒲公英、葫芦茶、冬葵子清热利湿，木通、车前子、滑石、怀牛膝通利下焦，瞿麦、石韦利湿通淋，藿香醒脾和胃，王不留行通窍，三棱、莪术活血化瘀，诸药合用，共启清利湿热之效。

2. 肺热壅盛证

证候：全日总尿量极少或点滴不通，咽干，烦渴欲饮，呼吸急促或咳嗽，苔薄黄，脉数。

基本治法：清肺热，利水道。

方药运用：清肺饮。本方出自《证治汇补》，适用于热在上焦肺经气分而导致的渴而小便闭涩不利。肺为水之上源，方中以黄芩、桑白皮清泄肺热，源清而流自洁；麦冬滋养肺阴，上源有水水自流；车前子、木通、山栀、茯苓清热而利小便。可加金银花、连翘、虎杖、鱼腥草等以增清肺解毒之力。若症见心烦，舌尖红，口舌生疮等，乃为心火旺盛之征象，可加黄连、竹叶等以清泻心火；若大便不通，可加杏仁、大黄以宣肺通便，通腑泄热；若口渴引饮，神疲气短，为气阴两伤之象，可合大剂生脉散，以益气养阴；若兼表证而见头痛，鼻塞，脉浮者，可加薄荷、桔梗以解表宣肺。

3. 膀胱蓄血证

证候：小便不通，少腹胀痛，手不可近，大便不通，口唇深红，口不干渴，舌有瘀斑，苔薄微黄，脉滑数。

基本治法：导瘀清热。

方药运用：代抵当汤加减。方中归尾、穿山甲、桃仁、大黄、芒硝通瘀散结，生地凉血滋阴，肉桂助膀胱气化以通尿闭，用量宜小，以免助热伤阴。用当归、生地者，欲下血而不损血耳，且引诸药至血分也；诸药皆犷悍，而欲以和剂也。此方能行瘀活血，治虚人瘀血证。

4. 中虚气陷证

证候：小便不通，少腹坠胀，面色萎黄，精神疲乏，少气懒言，语声低微，纳谷不振，舌淡苔白，脉细软。

基本治法：补中益气。

方药运用：补中益气汤。方中人参、黄芪益气；白术健脾运湿；桂枝通阳，以助膀胱之气化；升麻、柴胡升清气而降浊阴；猪苓、泽泻、茯苓利尿渗湿，诸药配合，共奏益气健脾，升清降浊，化气利尿之功。

【转归及预后】

癃闭若得到及时而有效的治疗，初起病"闭"，后转为"癃"，尿量逐渐增加，是病情好转的现象，通过治疗完全可能获得痊愈。如果失治或误治，初起病"癃"而后转为病"闭"，为病势由轻转重。若病情发展，临床出现头晕头痛，视力模糊，胸闷喘促，恶心呕吐，烦躁，神昏等症，是由癃闭转为关格，若不及时抢救，可以导致死亡。诚如《景岳全书·癃闭》所说："小水不通是为癃闭，此最危最急症也，水道不通，则上侵脾胃而为胀，外侵肌肉而为肿，泛及中焦则为呕，再及上焦则为喘。数日不通，则奔迫难堪，必致危殆。"一般说来，膀胱有尿者，预后较好。膀胱无水者若病程短，全身状况较好，预后也尚可；若病程较长，全身状况较差者，预后不佳，又见尿毒上攻者，预后极差。

【预防与调护】

1. 锻炼身体，增强抵抗力，保持心情舒畅，切忌忧思恼怒。

2. 消除诸如忍尿，压迫会阴部，外阴不洁，过食肥甘辛辣，过量饮酒，贪凉，纵欲过劳等外邪入侵和湿热内生的有关因素。

3. 积极治疗淋证和水肿、尿路及尿路周边肿瘤等疾病，对防治癃闭均有重要意义。

【临证经验】

癃与闭，有轻重缓急之分，并可互相转换。由癃至闭者，为由轻转重；由闭转癃者，为由重转轻。

癃闭的辨证，旨在分别虚实。湿热壅盛，气郁血瘀者属实；克伐太过，正气虚衰者属虚。若虚实夹杂，更宜审查周详。

癃闭的治疗，应根据"六腑以通为用"的原则，着眼于通，即通利小便。但通之之法，有直接、间接之分，因证候的虚实而异。实证治宜清湿热，散瘀结，利气机而通利水道；虚证治宜补脾肾，助气化，使气化得行，小便自通。同时，还要根据病因病机，病变在肺在脾在肾的不同，进行辨证论治，不可滥用通利小便之品。

癃闭诸药不效，或药入即吐，或攻下不利，宜用宣上法。以木通、老葱煎汤服，顷时探吐，再服再吐，以尿通为度。肺经有热，渴而小便闭，可用黄芩清肺汤清肺热；肺燥不能生水，气化不及州都，脉右寸独数大，小便点滴而下者，可用生脉散去五味子，加大剂量紫菀清肺金、滋化源。此病在下而取之上，开上窍以通下窍之法也。

据国内外有关资料统计，BPH 中约有半数病人可发生急性尿潴留。1989 年，本人曾小结接治的 2003 例前列腺增生症患者，其中合并急性尿潴留者 28 例，仅占 1.4%。这可能是因为病人在发生急性尿潴留时，大都习惯于去西医院就诊之故。来中医男科接受中医药治疗的，一般都是西药治疗无效，或难以忍受反复导尿之苦，或不愿手术，或因故不适于手术的病人。

据本组所见，本症最常见的原因是并发尿路感染（19 例），其余依次为饮酒（8 例）、感冒风寒（6 例）、忍尿、骑自行车（各 3 例）、暴怒（1 例）等因素。有时数种因素同时出现。中医辨证均归于膀胱积热、气化失司的标证。

本组兼脾虚气陷或肾阳不足者并不多见（分别为 4 例和 3 例）。老年人性活动频率低下，性生活导致急性尿潴留者较少见（2 例）。但当今太平盛世，素体阴虚火旺者不复少见（13 例），在此基础上又有兼湿热、夹痰瘀的区别，临床辨证时必须贯穿中西医结合、辨证与辨病相结合的原则，既注意急性尿潴留时出现的症状体征（标），亦重视原有 BPH 时的有关症状（本），只有标本兼顾，辨证才能中的。

我们在临床上分两个证型进行辨证论治，膀胱积热 15 例，阴虚火旺 13 例，有效率为 78.6%。经统计学处理，两证型间疗效差异不显著（$\chi^2 = 0.02$，$P > 0.05$）。奏效时间以膀胱积热快于阴虚火旺证。这恐系膀胱积热是标，急则治标，容易奏效；阴虚火旺兼有湿热，标易治，本难奏效之故。他如兼阳虚者助阳，兼气虚者补气，兼血瘀者化瘀等，均可随症选用。

本组有效病例，一般服药少则 1~5 帖，多则 6~10 帖，平均 4.5 天。耻骨上膀胱造瘘者可逐步延长夹管时间，尽可能从尿道排尿；保留导尿者，可见小便从导尿管旁渗出，说明中药已经奏效，即可试以拔管，拔管后一般均能自行排尿。临床非在迫不得已时，导尿管不要反复使用或保留时间过长，否则容易引起或加重尿路损伤、感染或梗阻。

本人在辨证施治的同时，喜用海藻、昆布化痰软坚。《本草从新》云："海藻，苦能泄结，咸能软坚，寒能涤热，消瘰疬结核，癥积阴溃之坚聚"。昆布多服"令人瘦削"。良性前列腺增生症（BPH）可算作"癥积"，用此二味能否起到"泄结"、"软坚"、"瘦削"作用，而有利于急性尿潴留的解除，值得进一步研讨。又甘草、海藻为"十八反"之一，临床合而用之，不仅没有不良反应，而且提高了疗效，加快了肿块的消化吸收。东垣早有以海藻甘草同用治疗瘰疬马刀之经验，取其"激之以溃坚也"，可以佐证。

验案举例

叶某，69 岁，工人。1981 年 4 月 27 日初诊。患者因间歇性排尿困难 4 年，尿潴留 4 天，于 1981 年 4 月 1 日入某医院急诊室观察。观察后，经膀胱气钡造影，确诊为前列腺肥大，因肝功能谷丙转氨酶 128U，不宜手术，而行保留导尿，半个月后自动出院，来本专科就诊。

当时前列腺Ⅲ度肥大合并尿潴留，已在外院保留导尿半月，少腹胀痛而坠，尿黄口干，舌苔薄白微黄而糙，脉弦滑带数。此肾亏湿热留恋，膀胱气化失司所致。经用清热导湿之颠倒散加味，三天后已有小便从尿道渗出，少腹坠胀已轻，口渴亦减，舌苔薄白不糙，脉细不数。嘱服原方。两天后拔除导尿管，能自行排尿，但有尿频，大便软，阴茎根部有下坠感，舌苔薄白微黄，脉弦带滑。再以原方中参入补中益气丸，每服 5g，日 3 次。一周后排尿已基本正常，但夜尿尚多，前列腺肥大Ⅱ~Ⅲ度。仍以原法调理而瘥。随访 4 年，未见复发。

必须强调，应注意尿潴留和尿闭在概念上的区别。前者一般指膀胱尿不能排出；后者多属肾脏实质性病变，不能排泄尿液。临床遇到尿潴留，特别是产后、术后所致者，一般应先给予针刺、中药或暗示疗法等处理，以期自动排尿。若经上述处理无效时，可施行导尿术，必要时应予保留导尿；并针对引起尿潴留的原因加以处理。

【现代研究进展】

1. 隔姜灸治疗产后尿潴留

隔姜灸组：取穴为关元、气海、中极、肾俞、膀胱俞等，选其中 2~3 穴。每穴上作隔姜灸：切取厚约 0.2cm，宽约 4cm×4cm 左右的生姜一片，用牙签穿刺数孔，然后将底锥 2cm 左右的圆锥形艾绒放置在姜片上，点燃艾绒，置放在穴位上，每穴 3~4 壮。

针刺组：取穴同隔姜灸组，手法采用补法，使针感向会阴部传导，注意针刺中极、气海等穴位时不能进针太深，以免伤及膨胀的膀胱。每次留针 20 分钟以上。

两组均每日治疗 1 次。隔姜灸组 45 例经治疗后，40 例治愈，3 例有效，2 例无效；治愈率 89%，总有效率 96%。针刺组 45 例治疗后，30 例治愈，10 例有效，5 例无效；治愈率 67%，总有效率 89%。统计学检验有显著性差异。

卢某，25 岁。2005 年 3 月 10 日初诊。产后 2 天小便困难，少腹胀痛难忍，需插导尿管方能解小便，尿道口灼痛难忍。查小腹膨隆，叩诊膀胱区呈浊音。诊断为产后尿潴留，经用上述方法施灸中极、气海，1 壮后病人就有尿意，上厕所立即排出大量小便而痊愈。

2. 周智恒教授治疗下尿路梗阻经验

（1）机械性梗阻：临床多见于前列腺增生症致尿道狭窄症。周教授认为，其因为高龄气虚，血行不畅，痰瘀滞于下焦，致膀胱气化失司所致。治以益气活血，化痰祛瘀。基本方：黄芪 30g，石见穿、三棱、莪术、皂角刺、王不留行、泽兰、泽泻各 10g，车前子、浙贝母各 15g。加减：小腹胀满者加香附、乌药；脾虚纳差加党参、山楂曲、苍术、白术；失眠者加夜交藤、百合、酸枣仁。并可加用穿山甲等虫类搜剔之品，以加强活血化瘀之功。

张某，71 岁，2004 年 4 月初诊。患者尿频、尿急、排尿踌躇、尿线变细 4 年。每晚夜尿 4~5 次，排尿时小腹作痛且胀，舌暗红、苔薄黄微腻，脉滑。检查：小腹稍压痛。

前列腺B超检查示：上下径35mm，左右径44mm，前后径36mm，残余尿84ml。肛门指检：前列腺鸭蛋大，中央沟变浅。证属气虚痰瘀阻滞下焦，膀胱气化失司，治以益气活血化痰。予基本方加穿山甲、黄柏、延胡索各10g，茯苓15g。每日1剂，水煎服。坚持治疗1年，于2005年4月13日复诊：诸症消失。复查前列腺B超示：上下径28mm，左右径39mm，前后径30mm，残余尿<10ml。原方继续治疗以巩固疗效。

（2）动力性梗阻：膀胱有贮尿和排尿功能，两者相互配合则功能正常，如失调则可见贮尿和排尿的改变，出现排尿阻塞和排尿刺激症状，或小腹胀痛，腰膝酸软。结合现代理化检查，则考虑膀胱逼尿肌的无序收缩，或膀胱括约肌开阖失当，临床上每见于慢性膀胱炎症和尿道综合征。周教授认为，本病与肾之阳气不足相关，使膀胱受累，故治以益肾助阳，并针对下焦湿热配以清热利湿之品。基本方：黄芩、黄柏、萹蓄、车前子各10g，白花蛇舌草30g，生甘草6g，淫羊藿、仙茅、肉苁蓉、锁阳各12g，菟丝子15g。加减：若小腹痛剧加延胡索、乌药、白芍、炙甘草；夜寐差加百合、夜交藤、酸枣仁；尿频、尿急、量少，加益智仁、五味子、金樱子、芡实；湿热盛加羊蹄根、栀子等。诸药配伍，肾阳得温、湿热得清，而膀胱之贮尿与排尿功能得以恢复，诸症缓解。值得一提的是，坚持此方治疗1年以上，方可收效明显。

江某，34岁，2004年1月初诊。患者尿频、尿道灼热伴小腹胀痛隐隐十余年。查体及尿常规、膀胱镜检查均无异常。曾在多所医院诊治，经服抗生素、舍尼亭等，效果欠佳。察其舌淡、苔薄黄微腻，脉弦滑。证属肾虚湿热蕴结下焦，治宜补肾益气，清热利湿。以基本方加木通、玄参各10g，生甘草6g。每日1剂，水煎服。连服半年，症情缓解，嘱续以上方加减治疗。2005年6月23日复诊：排尿无不适，小腹胀痛不明显，舌淡、苔白，脉平。调整处方：黄芪、白花蛇舌草、党参各30g，菟丝子、覆盆子、女贞子、金樱子、白术、白芍、茯苓各15g，泽泻、栀子、当归、丹参、生地黄、柴胡、车前子各10g。继续服用，以巩固疗效。

【小结】

癃闭是以排尿困难，全日总尿量明显减少，点滴而出，甚则小便闭塞不通，点滴全无为临床特征的一类病证。诊断癃闭应确定是膀胱无水症，还是尿潴留。若属膀胱无水症，则应准确测定每日的尿量。本病需与淋证、关格进行鉴别。癃闭的病位在膀胱，但和肾、脾、肺、三焦均有密切的关系。其主要病机为上焦肺之气不化，肺失通调水道，下输膀胱；中焦脾之气不化，脾虚不能升清降浊；下焦肾之气不化，肾阳亏虚，气不化水，或肾阴不足，水府枯竭；肝郁气滞，使三焦气化不利；尿路阻塞，小便不通。癃闭的辨证以辨虚实为主，其治疗应据"六腑以通为用"的原则，着眼于通。但通之之法，因证候的虚实而异。实证治宜清湿热，散瘀结，利气机而通利水道；虚证治宜补脾肾，助气化，使气化得行，小便自通。同时，还要根据病因病机，病变在肺在脾在肾的不同，进行辨证论治，不可滥用通利小便之品。内服药物缓不济急时，应配合导尿或针灸以急通小便。

尿 闭

肾脏不分泌尿液，膀胱内空虚，即为尿闭。是急、慢性肾衰竭（简称急、慢性肾衰）的主要症状，与中医的"关格"、"癃闭"、"小便不通"等相似。如《证治汇补》说："关格者……既关且格，必小便不通。"（卷八·癃闭·关格）

【病因病机】

尿闭多由肾气不足，湿浊之邪内侵，肾脏脉络痹阻，气滞血瘀，肾关开阖无权所致。或久病伤及脾肾，或肾病久而自伤，脾肾阳虚，气不化水，三焦壅塞。或尿闭不解，尿毒稽留，可以热化伤阴而阴竭，又能寒化伤阳而亡阳，最后阴阳离决而告终。

【发病机制及病理】

肾前性因素：主要指各种原因引起血容量绝对或相对不足而导致肾脏严重缺血、肾小球灌注不足，肾小球滤过率降低，不及时纠正会导致不可逆的肾组织坏死。

肾性因素：主要为急性肾小管坏死，病因有严重脱水、失血而长期休克，误用血管收缩药引起的缺血性急性肾小管坏死；药物如氨基糖苷类（庆大霉素等）、二性霉素、甘露醇、造影剂、低分子右旋糖酐以及生物毒素（蛇毒、菇类中毒、鱼胆中毒）和重金属引起的中毒性急性肾小管坏死，血型不配、机械损伤、重症急性肾炎、黑水热等急性溶血性疾病常产生大量血红蛋白，或挤压综合征大量肌红蛋白产生，或多发性骨髓瘤，少尿的肾病综合征、磺胺及尿酸肾内小结石等引起的肾小管阻塞性急性肾小管坏死。

肾后性因素：主要由于尿路梗阻而引起，主要原因有结石、血块、肿瘤压迫、误扎双侧输尿管、磺胺及尿酸结晶、凝溶蛋白（见于多发性骨髓瘤）等。

【诊断与鉴别诊断】

1. 诊断

24小时内尿量少于100ml者，即称无尿；少于400ml者称少尿。少尿常是无尿的前驱症状。急性肾衰之尿闭，为无尿期的主要特征，初起多有原发病的症状，大都起病迅速，尿量迅速减少，可持续数日至数周，一般8~14天。伴有尿毒症、高血钾等症状、体征。慢性肾衰之尿闭导致的尿毒症，一般分尿毒症前期和尿毒症后期。

2. 鉴别诊断

（1）肾前性：由血容量不足、心排出量减少所致。

（2）肾实质性：见于急性肾小管坏死、急性肾间质病变、肾小球和肾小血管疾患等。

（3）肾后性：急性尿路梗阻，如结石、肿瘤等多见。

【辨证施治】

1. 热毒炽盛证

证候：壮热不已，烦躁不安，心悸气喘，口干欲饮，头痛身痛，尿少黄赤，或者尿闭，舌质红，苔黄干，脉数。

基本治法：清热泻火解毒。

方药运用：白虎汤合黄连解毒汤加减。石膏、知母、甘草、粳米、黄连、黄芩、黄柏、栀子。若发热重者，加紫雪散以清邪热；口渴甚者加石斛、天花粉以清热生津止渴；小便短赤或尿血者加大小蓟、茅根、生地榆以清热利尿、凉血止血；腑实便秘者加大黄或调胃承气汤以清泻阳明邪热；吐衄、发斑者加生地、丹皮、玄参以凉血化斑。

2. 湿热蕴结证

证候：尿少尿闭，纳呆食少，恶心呕吐，胸闷腹胀，口中尿臭，发热，咽干，烦躁，严重者可神昏谵语，苔黄腻，脉滑数。

基本治法：清热解毒，利湿化浊。

方药运用：方选甘露消毒丹加减。滑石、茵陈、黄芩、菖蒲、川贝、通草、藿香、射干、连翘、薄荷、蔻仁。若热势重者加石膏、金银花以助清热解毒；湿重或水肿者，加泽泻、云苓皮、车前子以利水湿；痰蒙心包重者加菖蒲郁金汤以豁痰开窍。

3. 邪陷心肝证

证候：身热心悸心烦，神昏谵语狂躁，抽搐痉厥，甲青唇黑，舌质红绛紫暗，脉滑数。

基本治法：清心开窍，凉肝熄风，活血化瘀。

方药运用：方选安宫牛黄丸合羚角钩藤汤合桃仁承气汤加减。羚羊角、霜桑叶、川贝、生地、钩藤、菊花、茯神、白芍、甘草、竹茹、桃仁、当归、丹皮、大黄、芒硝、安宫牛黄丸。若高热甚而风动不止者加紫雪丹以清热熄风止痉；痰蔽心窍而神昏深重者加至宝丹以涤痰清热开窍。

4. 内闭外脱证

证候：神昏谵语或昏愦不语，躁扰不安，手足厥冷，汗出黏冷，气微欲绝或气短息促，二便秘结，唇黑甲青，舌绛色暗，干燥起刺，脉细数或沉伏难触。

基本治法：宜开闭固脱。

方药运用：方选生脉散合参附汤送服安宫牛黄丸。此时亦当配合应用西药，及时救治。

5. 气阴亏损证

证候：气短，神疲，乏力，嗜睡，自汗或盗汗，手足心热，心烦不宁，腰酸，舌质淡红，苔薄，脉细数无力。

基本治法：治宜益气养阴。

方药运用：方选参麦汤加减。西洋参、麦冬、石斛、木瓜、生甘草、生谷芽、鲜莲子。若肾阴虚损，阴虚火旺，小便频数而烦热，色黄赤者，加六味地黄丸合二至丸，以补肾阴，清虚热；肾气虚损，肾气不固，小便清长而量多者，加肾气丸合桑螵蛸散以固肾气，司摄纳；若湿热留恋不解，纳差厌食，呕恶便溏，心烦苔黄者，加温胆汤以清热化湿。

【转归及预后】

尿闭，又称癃闭，为排尿困难，小便量少，点滴而出，甚至闭塞不通的疾病，与现代医学的尿潴留、无尿症相似，其后果可出现尿毒症的一系列中毒反应，包括本案所述的"神昏谵语，舌謇目暗"等神经系统病变而危及生命。

【预防与调护】

1. 预防

（1）调养五脏，平素起居、饮食有节，讲究卫生，避免外邪侵袭，尤其在传染病流行的季节和地区更应加强预防措施；不过食辛辣厚味，以免滋生湿热；调畅情志，保持精神愉快，使气血畅达而避免产生气滞血瘀；加强体育锻炼，提高机体防御能力。

（2）防止中毒：急性肾衰竭可由药物引起，还有部分因接触有害物质所致。因此，应尽量避免使用和接触对肾脏有毒害的药物或毒物。若属意外服用或接触应及时发现和及早治疗。

（3）防治及时：一旦有诱发急性肾衰竭的原发病发生，应及早治疗，注意扩充血容量，纠正水、电解质紊乱及酸碱失衡，恢复循环功能。

2. 调护

（1）少尿期

①绝对卧床休息，注意肢体功能锻炼。

②预防感染，做好口腔及皮肤护理，一切处置要严格执行无菌操作原则，以防感染。

③如行腹膜透析或血透治疗，按腹透、血透护理常规。

（2）多尿期

①嘱患者多饮水或按医嘱及时补液和补充钾、钠等，防止脱水、低钾和低钠血症的发生。

②以安静卧床休息为主。

（3）恢复期控制及预防感染，注意清洁及护理。

【临证经验】

肾脏不分泌尿液，膀胱内空虚，即为尿闭。是急慢性肾衰竭的主要症状，与中医的"关格"、"癃闭"、"小便不通"等相似。如《临证汇补》说："关格者……既关且格，必小便不通。"

尿闭，其本为虚，其标为实。本虚在脾肾之阳，标实为湿毒之瘀。本虚标实，病情危重，预后不良。必须辨证与辨病相结合，以望逆转。

气虚瘀阻，多见于急慢性肾衰无尿（少尿）期，参附汤合五苓散加味，以益气化瘀，常用药：人参、黄芪、车前子、猪苓、茯苓、泽泻、丹参、熟附子、白术、桂枝、川芎、红花、大黄。

脾肾阳虚者，多见于慢性肾衰尿毒症，用温脾饮合黄连温胆汤加减，以温调脾肾，常用药：附子、人参、大黄、制半夏、陈皮、竹茹、枳实、干姜、大腹皮、黄连、炙甘草。

又单方卫矛汤，用鬼箭羽30g，黄酒一杯，加水煮沸，去渣，趁热饭前顿服，治尿毒症尿闭效。

这里值得强调治疗本症之要点在于温清并进。温者，温脾肾之阳，以提高肾功能治其本；轻者，清留潴之毒，以减轻尿毒症治其标。肾阳渐壮，气能化水，尿毒渐解，水道通利，则关格得启，尿闭渐开，临证时尚需观其证情之孰轻孰重而有所侧重。

对急性肾衰无尿（少尿）期，应严格控制入液量，掌握"宁少勿多"的原则。慢性肾衰者，应严格控制钠盐和蛋白质之摄入量，适当增加糖和脂肪的含量，充分补充多种维生素。

尿闭见于急、慢性肾衰者，症情危重，预后较差，甚则发生死亡。必须中西医密切配合，积极抢救，或可转危为安。

【现代研究进展】

1. 钟定波医案

钟某，57岁，老中医，因饱食山猪肉下酒，突然尿闭4天，西医外科检查前列腺极度肿大，堵塞膀胱及尿道内口，软胶导管无法导入，金属导管虽导入而尿仍不出。病者拒绝膀胱造瘘，只得在耻骨联合上膀胱处抽尿，老人痛苦难忍，于1971年6月转中医科治疗。此时病者膀胱胀急，疼痛哭吼，面色淡黄，口淡不渴，舌苔薄腻而黄，脉缓。此酒湿伤中，湿热下流膀胱之证，盖膀胱因湿热阻滞，不得气化而闭塞不通。患者自服中药数剂，荟萃一派峻利之品，服之仍无效果，以不得气化之故也。予五苓散重用桂枝，以转膀胱之气化，气化得行小便通矣。桂枝45g，白术12g，泽泻12g，茯苓30g，猪苓15g，车前子15g。入夜服药，鸡鸣小便即通。

按：此案为癃闭之重证，两度导尿未得成功，行膀胱穿刺缓解于一时，虽然未用通关丸加减，但具有其方意。尤其是重用桂枝助膀胱气化之法，与通关丸方中肉桂之义同。

2. 周仲瑛尿闭证治经验

周仲瑛认为肾病综合征出血热为温疫热毒伤人，可导致急性肾衰，临床多分为发热期、低血压期、少尿期，并表现为温热病的卫气营血传变的病理过程，其传变极快。

少尿期病理变化以蓄血为基础，而蓄血与蓄水又常互为因果，阴伤与蓄水又可并见，表现为瘀热互结，水热潴留，阴津耗伤。治疗当以泻下通瘀为主，兼以滋阴利水，以达到泻下热毒，凉血散瘀，增液生津，通利二便的目的。方宗《温疫论》桃仁承气汤及《温病条辨》增液承气汤、导赤承气汤、《伤寒论》猪苓汤等加减出入。药用大黄、芒硝、枳实、生地、麦冬、白茅根、木通、桃仁、牛膝等，日2～3剂。呕恶不能进食者，可予煎剂保留灌肠，日2～3次。水邪犯肺，喘咳气促不得卧，加葶苈子泻肺行水；血分瘀热壅盛，加用水牛角、丹皮、赤芍等凉血化瘀；津伤明显，舌绛干裂，口干渴，可合入玄参，取增液汤合方以滋阴生津；小便赤少不畅，可再加阿胶、猪苓、泽泻、车前子等滋阴利水。

3. 时振声采用辨证辨病论治尿闭的经验

瘀水互结：多见于急性肾炎合并急性肾衰的患者。症见尿少或尿闭，头昏头痛，心悸气短，恶心呕吐，或有水肿，腹胀，胸闷等。由于感受外邪，内扰及肾，肾络瘀阻，气化失司，水道不通所致。治疗宜活血通络利水。若偏热者，方选血府逐瘀汤加减，药用石决明、草决明、当归、生地、桃仁、红花、枳实、赤芍、牛膝、车前子、益母草、白茅根、茯苓、泽泻等。若偏寒者，可用桂枝茯苓丸合防己黄芪汤加减，药用防己、生黄芪、白术、泽泻、桂枝、丹参、茯苓、赤芍、天麻、牛膝、车前子等。

【小结】

尿闭是以小便闭塞不通为主症的一种病证，包括排尿困难，少腹胀满，甚至小便闭塞不通，膀胱有尿之尿潴留和膀胱无尿之无尿症。需分清肾前性、肾实质性、肾后性；尿闭属重症，当先辨病后辨证，必要时需要中西医结合治疗。通过通腑泄浊使水湿从肠道排出，从而达到通大便而利小便之目的。

尿 失 禁

尿失禁指的是不自主的无意识排尿，这种疾病会损害健康，影响生活质量，导致性情孤僻或抑郁症的发生。按照不同的病因，尿失禁有充溢性、压力性、中枢性和先天性畸形等类型，中医统称为"遗溺"。本文着重讨论压力性尿失禁。

压力性尿失禁指膀胱内压骤增时（如咳嗽、喷嚏、直立、行动等），尿液不自主地从尿道外口流出，相当于中医所称的"膀胱咳"（《素问·咳论》："膀胱咳状，咳而遗溺"），前列腺术后尿失禁较多见，中医辨证论治有一定疗效。

【病因病机】

中医认为尿失禁与肾、膀胱、脾关系密切。肾与膀胱经脉相连，水道相通。老年人若先天不足，肾气亏损；或房事不节，色欲过度，累及肾元；或年老体弱，元气渐衰，皆会导致肾的固摄无力，膀胱的气化失司而发生小便异常。脾司健运，位于中焦，主升降而输布津液，一旦脾气不足，健运无权，津液失去布散则水湿停聚内生，流注膀胱，导致膀胱的气化功能失调；或由于水湿日久不化，郁而发热，邪热易耗伤阴津，日久也累及肾阳，导致肾的固摄无力，膀胱气化无权，于是就会产生小便异常。

尿失禁的病因可分为下列几项：①先天性疾患，如尿道上裂。②创伤，如妇女生产时的创伤，骨盆骨折等。③手术如前列腺手术、尿道狭窄手术等；儿童为后尿道瓣膜手术等。④各种原因引起的神经源性膀胱。

【诊断与鉴别诊断】

尿失禁的严重度，Ⅰ度：咳嗽等腹压增高时偶尔出现尿失禁；Ⅱ度：任何屏气或用力时出现尿失禁；Ⅲ度：直立时出现尿失禁；Ⅳ度：直立或平卧时均出现尿失禁。

充溢性尿失禁发病主因是膀胱颈部的梗阻性病变，最主要的是老年性前列腺肥大及尿道狭窄、尿道结石、尿道的恶性病变等，此如江河下游淤滞而引起上游泛滥一样，本病引起的慢性膀胱尿潴留，由于过分充溢又不能排净，最终遂呈不自主的点滴状溢出状态。

【辨证施治】

1. 阴虚火旺证

证候：小便失禁，尿道灼热，尿色较黄，口渴欲饮，五心烦热，夜寐盗汗，大便干结，脉细带数，舌红苔少。

基本治法：滋阴降火。

方药运用：大补阴丸。方中熟地滋阴填精，龟板育阴潜阳，二者大补真阴，壮水制火以培其本；黄柏苦寒泻相火以坚阴，知母滋润肺肾，清热泻火，二味泻相火保真阴以清其源；猪脊髓为血肉有情之品，填精补髓，助熟地、龟板滋水。全方合用，滋阴精而降相火，以达培本清源之效。

2. 中虚下陷证

证候：小腹坠胀，小便欲解不爽，尿失禁或夜尿遗尿；精神倦怠，少气懒言；舌淡，苔薄白，脉细弱。

基本治法：补中益气。

方药运用：补中益气汤加减。方中人参、黄芪益气；白术健脾运湿；桂枝通阳，以助膀胱之气化；升麻、柴胡升清气而降浊阴；猪苓、泽泻、茯苓利尿渗湿，诸药配合，共奏益气健脾，升清降浊，化气利尿之功。若气虚及阴，脾阴不足，清气不升，气阴两虚，症见舌质红，可改用补阴益气煎；若脾虚及肾，而见肾虚证候者，可加用济生肾气丸，以温补脾肾，化气利尿。小便涩滞者，可合滋肾通关丸。

3. 肾气不固证

证候：排尿无力，失禁或遗尿，点滴不尽；面色㿠白，神倦畏寒，腰膝酸软无力，四肢不温；舌淡，苔白，脉沉细。

基本治法：补肾温阳，化气行水。

方药运用：桑螵蛸散加减。方中桑螵蛸补肾固精，辅以龙骨、龟板滋肾固涩，增强其功效；菖蒲、远志，开心窍安心神与补肾药同用，有交通心肾作用；茯苓、党参益气安神，当归补血养心。共奏交通心肾，缩泉固精之效。

【转归及预后】

本症较难治，一般通过积极治疗或锻炼可以减轻症状，有的亦能根治。

【预防与调护】

1. 要有乐观、豁达的心情，以积极平和的心态，笑对生活和工作中的成功、失败、压力和烦恼，学会自己调节心境和情绪。

2. 防止尿道感染。养成大小便后由前往后擦手纸的习惯，避免尿道口感染。性生活前，夫妻先用温开水洗净外阴。若性交后发生尿痛、尿频，可服抗尿路感染药物 3~5 天，在炎症初期快速治愈。

3. 保持有规律的性生活。研究证明，更年期绝经后的妇女继续保持有规律的性生活，能明显延缓卵巢合成雌激素功能的生理性退变，降低压力性尿失禁发生率，同时可防止其他老年性疾病，提高健康水平。

4. 加强体育锻炼，积极治疗各种慢性疾病。肺气肿、哮喘、支气管炎、肥胖、腹腔内巨大肿瘤等，都可引起腹压增高而导致尿失禁，应积极治疗这些慢性疾病，改善全身营养状况。同时要进行适当的体育锻炼和盆底肌群锻炼。最简便的方法是每日晨醒下床前和晚上就寝平卧后，各做 45~100 次紧缩肛门和上提肛门活动，可以明显改善尿失禁症状。

5. 限制水分摄取，尤其是睡前。饮食要清淡，多食含纤维素丰富的食物，防止因便秘而引起的腹压增高。避免摄入咖啡因，咖啡因也是一种利尿剂。

6. 详实纪录每日的饮食及大小便情形，以利医生追踪原因。

7. 排尿时尽量排光膀胱的尿液，然后站起来再坐下，微向前倾，再排一次。

8. 勿憋尿，一有尿意，应马上排尿，最好在饭前、饭后及睡前，将尿液排尽。训练排尿习惯，先在短时间内固定去排尿，再慢慢延长，可有效改善尿失禁的问题。

9. 在打喷嚏、咳嗽、提重物或弹跳时，应事先紧缩括约肌，以免尿液外漏。有尿失禁的前兆，放松心情再缓步走向厕所排解。可使用成人纸尿裤。

【临证经验】

排尿失去控制，尿液不随意地流出，称为尿失禁，中医统称为"遗溺"。

本病多属虚，有肺、脾、肾虚之别，但总以肾亏膀胱不约为主，其辨证与遗尿有雷同之处，可以互参。

本症以脾肾气虚居多，脾虚气陷用补中益气汤益气升陷；肾气不固用菟丝子丸温肾固涩，常用药为：熟附片、五味子、熟地、山萸肉、补骨脂、巴戟天、菟丝子、益智仁、川断、露蜂房、桑螵蛸、茯苓、山药、莲子肉、枸杞子。阴虚火旺用一阴煎滋阴降火，常用药：生熟地、丹参、益智仁、沙苑子、菟丝子、杜仲、白芍、麦冬、知母、龟板、龙骨、桑螵蛸、甘草。若日久不愈，可用张景岳巩堤丸脾肾双补，方中熟地、菟丝子、破故纸、韭菜子，大补肾脏；然约束肾中之气又在脾，故以白术、山药大补脾土，益智仁辛香温暖、独入脾家，且于固涩之中，仍有流动之意；附子助其火，茯苓去其邪火，而以五味子一味固其关，巩其堤，诚治尿失禁之妙方也。

验案举例

罗某，64 岁。1979 年 8 月 16 日初诊。今年 5~7 月，因患前列腺癌，先后行前列腺及两侧睾丸切除术，术后创口愈合良好，但小便失禁，不能控制，晨起口干，脉细。由肾气伤残，膀胱失约所致，拟补肾阴、摄膀胱之法调治。桑螵蛸、益智仁、怀山药各 10g，台乌药 3g，党参、茯苓、煅龙骨、炙龟板、沙苑子各 10g，白花蛇舌草 12g，菟丝子 10g。

5 剂。

8 月 22 日二诊：小便失禁已有好转，晨起口干亦减，但尿时有热感，其色微黄，脉带数，前法佐以清泄。原方加黄柏 5g。5 剂。

9 月 14 日三诊：前方又服 12 剂，小便失禁已基本控制，溲色不黄，热感亦消失；唯口尚干，脉数，舌质较红。原方加生地 10g。5 剂。此后病痊愈。两年后随访，未见复发。

【现代研究进展】

1. 补肾法治疗尿失禁

熟地 30g，山茱萸 15g，茯苓 10g，益智仁 30g，芡实 15g，莲子肉 15g，黄芪 15g，桑螵蛸 30g，五味子 10g。1 日 1 剂，水煎早晚分服；服药 12 天为 1 疗程。在服用中药汤剂的同时，让患者自己按摩三阴交、中极、关元、气海等穴，正反按摩各 50 次每日按摩 2~3 次。

80 例患者治愈 66 例，治愈率 82.5%；好转 9 例，好转率 11.25%；无效 5 例，无效率 6.25%。总有效率 93.75%。

老年性尿失禁为老年人常见病，其尿裤子、尿床，甚为痛苦。中医认为肾藏精气主司二便。老年人肾气亏虚，固摄无权，气化失司，则膀胱失于约束。故引起尿频、尿失禁等症状。在治疗上多从补肾着手，本方熟地、山茱萸、五味子补肾精，益智仁、芡实、莲子肉、桑螵蛸补肾气缩小便，黄芪补气以助其气化，茯苓淡渗利湿，使全方补中有通，补而不滞，诸药配合，通过补肾气缩小便使肾得以固摄，膀胱开合排尿功能得以恢复。在服药的同时按摩三阴交，以补三阴之气，加强膀胱之约束，按摩中极气海关元，以补肾固脬，内外兼治，故收到了良好的效果。

2. 益气摄尿方治疗尿失禁

以自拟益气摄尿方加减治疗。处方：黄芪 30g，党参 15g，白术、炙甘草、陈皮、当归、益智仁、五味子各 10g，柴胡、升麻、炙麻黄各 6g，蜈蚣 1 条。加减：舌红无苔，阴虚症状明显者去白术、陈皮，加生地黄、麦冬各 15g；兼小便热涩疼痛者加白花蛇舌草 30g，败酱草、车前草、蒲公英各 15g。每日 1 剂，水煎取汁 300ml，早晚分服。治疗结果显效 22 例，有效 7 例，无效 3 例，总有效率为 90.6%。

王某，78 岁。主诉：前列腺术后尿失禁 4 月余，臀部褥疮感染 3 月余。患者因前列腺增生于 4 月前行经尿道前列腺电切除术，拔出导尿管后发现站立和行走时小便失禁，每日需换十余次尿垫。同时因术后卧床褥疮感染，臀部形成一深及股骨的脓腔，经西医抗感染治疗和局部引流，脓腐渐尽，但创面新肉不长，久不收口。诊见：面色苍白，唇甲色淡，神疲乏力。气短心悸，舌淡、苔薄白，脉细弱。疮面色暗不鲜，脓水稀少。考虑患者以疮口不愈最为痛苦，宜先治之。辨证为余毒未尽，气血大亏。处以大剂补中益气汤加金银花、连翘。服药 10 剂，疮面色泽转红，新肉开始生长，患者因服药后尿失禁有所好转，遂提出先解决尿失禁的问题，以自拟益气摄尿方加减治疗。处方：黄芪、党参各 30g，白术、炙甘草、陈皮、益智仁、五味子各 10g，当归 15g，柴胡、升麻、炙麻黄各 6g，蜈蚣 1

条。每日 1 剂，水煎取汁 300ml，早晚分服。服上方 5 剂尿失禁明显好转，服 10 剂尿失禁基本消失。后以八珍汤加减治疗 2 个月，疮口亦得愈合。

3. 王耀光用巩堤丸治疗肾脏病所致尿失禁

巩堤丸出自《景岳全书》，作者张景岳是明代杰出的医学家，为温补学派的代表人物，其学术思想对后世影响很大。巩堤丸是指巩下焦水运之堤，防其泄而不固之意，由熟地黄、菟丝子、白术、五味子、益智仁、补骨脂、制附子、茯苓、韭菜子等组成。王耀光通过临床观察发现该方可以固肾缩尿、改善肾的气化功能，对肾虚尿频、尿少尿闭和劳淋等有良好的治疗效果。

患者张某，70 岁，初诊日期：2004 年 12 月 8 日。主诉：尿失禁 3 个月余。患者于 20 年前脊柱结核手术后瘫痪在床，不能自主行动，近 3 个月出现尿失禁，因患者活动不便，家属至各大医院求方问药，先后服用多种中成药（名、量不详）无效，遂至王耀光处就诊。诊其舌淡、苔薄白、脉沉细尺弱。尿常规示：白细胞 120 个/HP。经详问病史，并根据患者家属所述情况，诊断为尿失禁，中医辨证为肾阳不足，膀胱不约。分析病情，认为该患者年纪较大，肾气虚衰，其主水司气化功能亦日益衰退，而膀胱气化功能亦衰，水无以运，封藏失职，故水时溢泻于下，犹水决堤而横溢。该患者病机为肾阳不足，且脊柱手术后瘫痪在床，手术失败徒戕伐正气，加之"久卧伤气"，遂致肾阳衰惫，治则以温阳补肾，固涩敛精益气，予巩堤丸方加减。处方：怀山药 30g，怀牛膝 20g，茯苓 20g，五味子 15g，覆盆子 15g，菟丝子 30g，益智仁 15g，缩砂仁 6g，山茱萸 15g，泽泻 15g，熟地黄 30g，金樱子 45g，芡实 20g，生龙骨、生牡蛎各 30g，乌梅 15g，石榴皮 15g。上方 3 剂，水煎 300ml 分早晚服用。家属二诊时述患者于服药后当日尿失禁即改善，每于排尿前有些许自主感觉，每次排尿量增加，小便次数减少，效果颇佳。此后一直以巩堤丸为主方，随症加减，后服药 3 个月，偶有停药便致病情发作，服药 3 个月后病情基本控制，仍嘱其减量服药以巩固疗效。

讨论：《景岳全书》中谓巩堤丸"治膀胱不藏，水泉不止，命门火衰，小水不禁等证"，可知巩堤丸是治疗"小便数"、"遗溺"的方药。王耀光在本病例中用之治疗尿失禁辨证属脾肾阳虚者取得较好效果。王耀光体会，对于尿失禁，医者习用金匮肾气丸补肾，而巩堤丸补肾阳之力虽不及前者，但其补益肾气，固涩敛阴之力胜过前者，临床对尿频、尿失禁（小便数）、遗尿、劳淋等有显著疗效。王耀光通过辨证，该患者属于肾阳衰惫，膀胱不约，肾气化失司，因此，应用温阳补肾，固涩敛精益气法，方用巩堤丸而取效。该患者看似尿失禁，实际上存在不同程度的泌尿系梗阻，其中医病机类似癃闭。其治疗关键有三：一是温肾改善肾的气化功能，二是利尿促其水液下趋，三是固涩敛精，改善肾和膀胱的开阖。

4. 孙静：玉女煎加味在尿失禁治疗中的应用

尿失禁归属中医遗尿症，中医疗法往往是偏于补虚固涩，缩泉止遗，但部分病人疗效不甚理想。在临床工作中，运用中医辨证施治理论，审证求因，审因论治，用滋阴润燥，清热泻火的玉女煎加味治疗尿失禁，亦可获得满意疗效。

李某，50岁，2004年6月6日来诊，患尿失禁8年。8年前因外伤所致腰椎间盘脱出，同年实施手术治疗。手术治疗后腰间疼痛，行走受限，小便失禁。经多次治疗，效果不佳。临床表现：腰腿疼痛，口燥咽干，心烦易怒，小便失禁，大便干燥，舌质暗红，苔薄少津，脉沉涩。此证乃火盛阴亏，血瘀阻络。治法：滋阴补肾，化瘀通络。方药：熟地黄、石膏、知母、麦冬、牛膝、天花粉、葛根、丹参、鸡血藤、山茱萸。服6剂后症状明显好转，排尿自控能力有所恢复，再服6剂白天小便3~4次，夜间1~2次，每次均能正常排尿，排尿完全能自控，随访1年无复发。

张某，55岁，2004年7月3日来诊，患尿失禁3年。3年前患糖尿病，脑血管病后遗留尿失禁，每日尿次约15~20次，排尿不能自控，经常尿内裤。其临床表现：面色潮红，烦热干渴，左下肢屈伸不利，小便失禁，大便干硬，舌质红有瘀斑，苔薄少津，脉沉细数。辨其证乃胃热阴虚，血瘀阻络。治法：滋阴补肾，化瘀通络，生津清热。方药：石膏、知母、麦冬、牛膝、天花粉、葛根、丹参、鸡血藤、熟地黄、黄柏、玉竹。服用4剂后，病人烦热干渴等症好转，小便能自控，排尿次数明显减少，再服4剂病人排尿完全能自控，随访1年无复发。

讨论：小便的正常排泄与膀胱、三焦气化功能有关。若三焦气化失常，膀胱不能约藏，则小便不禁和遗尿。通常认为本病发生是阳不制水，而采用温阳利水法。

本方所讨论的尿失禁是少阴不足，阳明有余，兼有血瘀阻络。虽然肺主治节，为"水之上源"，属标；肾为水脏，为"水之下源"，属本，脾为制水之脏，但是肾的气化作用贯穿于水液代谢的始终。而肾阴不足，肾脏气化功能势必受到影响，一方的不足导致另一方的偏盛，生理上的动态平衡遭到破坏，气不化水，开阖无度，水液直趋于下，膀胱失约，则小便失禁。当肾阴不足，阴虚火旺，可上炎肺胃，使肺燥胃热，胃热偏盛，灼伤肺阴，耗损肾阴，而致肺燥，胃热肾阴虚并存，同时阴虚燥热，耗津灼液，而成瘀血，影响气血的运行，更能进一步影响脏腑的气化功能活动。

玉女煎见于《景岳全书》，本为"少阴不足，阳明有余"之证而设。方中石膏、知母清肺胃之热，知母又能滋阴润燥；熟地黄甘温补益，滋阴补血；麦冬甘凉质润，益胃升津；牛膝滋补肾水，引热下行，活血祛瘀；加用天花粉、葛根以增强清热生津滋阴之功用；选用丹参苦凉清泄，活血化瘀，尤对热盛瘀滞之证更为适宜；鸡血藤苦甘性温，活血补血；山萸肉甘温滋补肝肾，摄尿固本。故本方既能清热又能滋阴，且能化瘀通络，此为标本兼顾之法。使热撤阴存，瘀血得祛，气血通畅，阴阳平衡，终致肾阴足，肾气充，开阖有度，膀胱气化有司，则贮尿、排尿功能恢复正常。

【小结】

1. 应注意尿失禁与遗尿、漏尿相鉴别，以免发生诊断和治疗上的错误。

2. 前列腺术后所致尿失禁通过适当治疗可以减轻症状，有的亦能根治。

3. 本病多属虚，有肺、脾、肾虚之别，但总以肾亏膀胱不约为主。其辨证论治与遗尿有雷同之处，可以互参。

4. 压力性尿失禁应尽量减少增加腹压的动作，如上楼梯、用力笑、咳嗽、喷嚏等。

遗 尿

遗尿俗称"尿床"，凡3岁以上儿童，夜寐时不自觉地排尿于床，即谓遗尿。本症虽无严重后果，但长期遗尿，影响儿童身心健康。必须采取措施，积极进行防治。

遗尿证可分为原发性和继发性，但以原发性占绝大多数。原发性遗尿：无器质性病变。继发性遗尿：多有全身性疾病或泌尿系统疾病所致。常见的全身性疾病如糖尿病、尿崩症、智力低下、神经精神创伤，泌尿系疾病如膀胱炎、尿道炎、蛲虫刺激等。

【病因病机】

遗尿的发病机制虽主要在膀胱失于约束，然与肺、脾、肾功能失调，以及三焦气化失司都有关系。其主要病因为肾气不固、脾肺气虚、肝经湿热。肾气不固是遗尿的主要病因，多由先天禀赋不足引起，如早产、双胎、胎怯等，使元气失充，肾阳不足，下元虚冷，不能温养膀胱，膀胱气化功能失调，闭藏失职，不能制约尿液，而为遗尿。脾肺气虚素体虚弱，屡患咳喘泻利，或大病之后，脾肺俱虚。脾虚运化失职，不能转输精微，肺虚治节不行，通调水道失职，三焦气化失司，则膀胱失约，津液不藏，而成遗尿。若脾虚失养，心气不足，或痰浊内蕴，困蒙心神，亦可使小儿夜间困寐不醒而遗尿。肝经湿热平素性情急躁，所欲不遂，肝经郁热，或肥胖痰湿之体，肝经湿热蕴结，疏泄失常，且肝之经络环阴器，肝失疏泄，影响三焦水道的正常通利，湿热迫注膀胱而致遗尿。

【诊断与鉴别诊断】

1. 诊断

（1）发病年龄多在3周岁以上。

（2）寐中小便自遗，醒后方觉。（发生无意识排尿行为）

（3）睡眠较深，不易唤醒，每周≥2次。

（4）尿常规及尿培养无异常。

（5）部分病儿可查出阴性脊柱裂。

2. 鉴别诊断

热淋：热淋也可引起尿床，但本病多见尿频、尿急、尿痛等，尿常规有白细胞，尿培养有细菌生长。

【辨证施治】

1. 下元虚亏证

证候：睡中遗尿，甚者一夜数次，尿清长而频多，熟睡不易唤醒，神疲乏力，腰腿酸软，记忆力减退或智力较差，舌淡苔少，脉细。

基本治法：补肾益气，固摄下元。

方药运用：金匮肾气丸加减。方中以附子、肉桂温热益其火，以熟地、山萸之濡润壮其水；火欲实，则丹皮、泽泻之酸咸者，可以收而泻之；水欲实，则茯苓、山药之甘淡者，可以制而渗之。水火既济，则开阖治矣。

2. 肺脾气虚证

证候：病后体虚，睡中遗尿，尿频而量少，面白少华，神疲乏力，食欲不振，大便时溏，自汗盗汗，舌质淡胖，舌苔薄白，脉细软无力。

基本治法：健脾益气，升阳固涩。

方药运用：补中益气汤合缩泉丸。方中黄芪补益中气，升阳固表为主药，人参大补元气，甘草调和脾胃，白术燥湿健脾，陈皮行气醒脾，当归养血调营，升麻与柴胡升举清阳。困睡不醒，加石菖蒲10g，远志10g；大便溏薄，加煨葛根10g，炮姜炭10g；盗汗自汗，加龙骨（先煎）30g，浮小麦30g。

3. 肝经湿热证

证候：睡中遗尿，小便黄臭，面赤唇红，性情急躁，梦语磨牙，舌苔薄黄，脉滑。

基本治法：清肝泻热，化湿止遗。

方药运用：龙胆泻肝汤加减。方中龙胆草清泻肝胆之火，为本方主药，黄芩、山栀清热泻火，柴胡、当归、生地疏肝清热、养血活血，木通、车前子、泽泻清化湿热，甘草调和诸药。小便黄臭，加知母10g，黄柏10g；夜卧不宁，加龙齿（先煎）15g，钩藤（后下）10g；呼之不醒，加石菖蒲10g，郁金10g。

【其他治疗】

1. 五倍子、何首乌各3g，研末。用醋调敷于脐部，外用油纸、纱布覆盖，胶布固定。每晚1次，连用3~5次。用于遗尿虚证。

2. 连须葱白3根，生硫黄末3g。先将葱白捣烂，入硫黄末捣匀为膏，睡前置药膏于脐部，外用油纸、纱布覆盖，胶布固定。每晚1次，晨起除去，7天为1疗程。用于遗尿虚证。

3. 针刺夜尿点（在小指掌面第2指关节横纹中点处），每次留针15~20分钟。每日或隔日1次，7次为1疗程。

4. 耳针主穴：遗尿点（在肾点与内分泌点之间，食道点下方）。配穴：肾点、皮质下。每次留针30分钟，每日或隔日1次。

5. 取穴关元、气海、百会、足三里、三阴交。以1.5~2.0mW的氦-氖激光照射。每穴照1~2分钟，1日或隔日1次，6~10次为1个疗程，连用2~3个疗程。用于肾气不固与脾肺气虚证遗尿。

【转归及预后】

大多数原发性病变，经过适当治疗调养，一般可以得到治愈，预后是良好的。

【预防与调护】

1. 自幼儿开始培养按时和睡前排尿的良好习惯。

2. 积极预防和治疗能够引起遗尿的疾病。

3. 对于遗尿患儿要耐心教育引导，切忌打骂、责罚，鼓励患儿消除怕羞和紧张情绪，建立起战胜疾病的信心。

4. 每日晚饭后注意控制饮水量。

5. 在夜间经常发生遗尿的时间前，及时唤醒排尿，坚持训练 1~2 周。

【临证经验】

遗尿俗称"尿床"，多见于 3 岁以上儿童，成人很少发生尿床，宜排除癫痫、隐形脊柱裂等疾病。

病有寒热，证有虚实，但总属肺、脾、肾三经之气不固。治疗以温补下元，固摄膀胱为主。虚证以温肾固涩，健脾补肺为主；实证以泻肝清热利湿为主，配合针灸、激光、外治等法治疗。

肾气不固者，治宜益气补肾。其中肾阳虚用金匮肾气丸加补骨脂、鹿角胶；肾阴虚用五子衍宗丸加炒枣仁、金樱子、乌贼骨、煅龙骨等。

脾肺气虚者，用补中益气汤，健脾益气。肝有伏热者，宜清肝肾之热，湿热用龙胆泻肝汤，阴虚用知柏地黄汤。

按遗尿一症，古人多从虚寒论治，固属经验之谈；然王道无近功，需常服久治，方能根治。临床每有虚中夹热者，若一味补肾固涩，多致偾事。笔者喜用沈金鳌《杂病源流犀烛》闭泉丸（益智仁、白芍、白术、茯苓、白蔹、山栀）温清并进而收良效。

又家长对患儿既不能责备、打骂，亦不能不闻不问，任其自然；应消除任何不良的精神因素，帮助和鼓励患儿树立克服恶习的信心；白天勿过度玩耍，使夜寐不致过沉，有尿意时易于醒来。汤药应在白天服完；夜餐不进流质饮食，临睡前先令患儿排空小便，以减少夜尿次数；家长应掌握患儿的遗尿时间，提前唤醒患儿排尿，切勿在酣睡状态下强令患儿排尿，以利养成良好的排尿习惯；遗尿常发生于仰面平卧时。睡眠姿势应右侧卧位，也可用毛巾围绕躯干，于腰背部扎个大结，当患儿寐中仰卧时，即可因感觉不适而转为侧卧，以免发生遗尿。以上诸点，需认真配合，有利于遗尿的痊愈。

验案举例

丁某，10 岁。1978 年 10 月 4 日初诊。患儿发育正常。在 2 岁后出现尿床，逐渐增多，不论寒暑，每夜必遗，甚者一夜达二三次之多，小便量奇多，色清，形体较胖，智力较好，面色㿠白。经中西医治疗无效。认证为下焦虚寒，命火不足。服金匮肾气丸、缩泉丸各 5g，日 2 次，补肾益火，约束膀胱水源，并嘱用猪膀胱 1 只，加糯米适量，煮服，每周 1 次。共服 3 月痊愈。

【现代研究进展】

1. 从湿热论治遗尿

湿热为阳邪，湿热相合，如油入面，湿不去而热不退，反之亦然，湿热缠绵胶结，病程较长。小儿遗尿湿热证可表现为睡中小便自遗，唤之难醒，神志朦胧，尿黄味臭，量多，时伴眠中梦语，学龄儿童还可见注意力不集中，活泼度减少，舌红，苔白腻或黄腻。因诸多因素导致湿热下迫膀胱，膀胱失约则睡中小便自遗，尿黄味臭，量多；湿热上扰清窍，则唤之难醒，神志朦胧，白天注意力不集中，活泼度减少，精神不振。舌红，苔黄腻或白腻是湿热内盛之象。由于小儿有"口不能言"或"即使能言，也言不足信"的特点，故舌象是诊断湿热证特异性的指标，临证但见舌苔黄腻，即按湿热论治。舌红主热，苔腻主湿，舌红苔腻是判断湿热之邪存在的重要依据，腻苔厚薄程度可反应湿邪多少，舌苔颜色与湿、热邪比例有关，一般湿重于热多见白苔，湿热并重可见黄白相间，热重于湿多见黄苔，热更甚可见黑苔。另外，舌象也是判断疾病转归的依据，如腻苔减退，苔色由黄转白，遗尿次数、尿量减少，为湿热渐去，方药对证，可守方加减；腻苔退尽，诸症悉除，为疾病向愈。

湿热为患，缠绵难解，治疗应清热利湿兼施，否则，但清热而湿不去，但祛湿而热不退。临床上常选用黄芩滑石汤加减治疗小儿遗尿湿热证。黄芩滑石汤是清代医家吴鞠通《温病条辨》用于湿温邪在中焦，湿热并重之证。按原文所说："脉缓身痛，舌淡黄而滑，渴不多饮，或竟不渴，汗出热解，继而复热，内不能运水谷之湿，外复感时令之湿，发表攻里，两不可施，误认伤寒，必转坏证，徒清热则湿不退，徒祛湿则热愈炽，黄芩滑石汤主之。"黄芩滑石汤由七味药组成：黄芩三钱，滑石三钱，茯苓皮三钱，大腹皮二钱，白蔻仁一钱，通草一钱猪苓三钱。立方依据在于虽然身痛而脉缓，为湿邪困脾而非中风，舌滑而不渴饮为湿温内蕴，汗出热解，继而复热，为湿热相蒸汗出，湿为阴邪，不因汗出而退。中阳本虚，内不能运化水谷之湿，外复受时令之湿，发表攻里均不恰当，如发表阳伤而成痉，若攻里而成洞泄。故清热利湿并举，方中黄芩、滑石、茯苓皮清湿中之热，白蔻仁、猪苓宣湿中之气，加通草、大腹皮宣气利小便，小便利而热自清。小儿尿黄味臭，常以土茯苓易茯苓皮；唤之睡意朦胧难醒者，加石菖蒲、郁金；梦语或尖叫者加钩藤、蝉蜕；小便量少加黄柏、萆薢等。

黄某，6岁，因夜间遗尿1年就诊。其母述小儿尿床，每夜1~2次，尿味臭，色黄量多。唤之难醒，神志朦胧，眠中梦语，纳食尚调，大便干，日一行，舌红，苔黄腻，脉滑。诊断为遗尿（湿热证），采用清热利湿法，方药：黄芩10g，滑石12g，猪苓10g，土茯苓12g，大腹皮10g，通草6g，白蔻仁6g，石菖蒲6g，郁金10g，蝉蜕6g，瓜蒌仁10g。5剂，日1剂，并嘱咐家长忌给小儿生冷油腻食品。二诊：小儿夜间能自己醒来解1次小便，未尿床。守方加减，再进5剂。2个月后其母来电话告知小儿未再遗尿。

2. 益气固脬汤配合推拿治疗遗尿症

采用益气固脬汤治疗。基础方：黄芪15g，党参10g，当归、白术、五味子、桑螵蛸各 6g，麻黄、陈皮、升麻、柴胡各 5g，甘草 3g（以上药量适用于 5 岁儿童，其他年龄段酌情加减），每日 1 剂，加水 200ml，取浓汁约 80ml，分次服，疗程 2~4 周。

推拿治疗取外劳宫、二人上马，清补脾肾，运水入土，用补法。每次 40 分钟，疗程 2~4 周疗效标准。

治疗结果显效 48 例，有效 9 例，无效 3 例，总有效率为 95%。

张某，10 岁，初诊时间 2004 年 12 月。其父代诉，素有哮喘，每年发作 2 次以上。每夜遗尿 1~2 次，日间尿频，3 岁以来遗尿从无间断。平常气短、汗多，每每大汗淋漓，纳差乏力。查患儿面白少华，舌淡苔薄白，脉沉细无力。辨证为肺脾气虚而肾水不摄，上虚不能制下，以致遗尿不断，予补益肺脾，固涩小便。处方：黄芪 20g，党参 15g，当归、白术、陈皮、升麻、柴胡、五味子、桑螵蛸各 10g，麻黄、生甘草各 6g。推拿治疗按上述方案进行。同时嘱患儿及家长训练膀胱正规排尿：①晚饭不食流质，少喝水。②在患儿经常遗尿的钟点前，唤醒患儿，自动上厕所排尿。治疗 5 天后诉遗尿次数减少，5 天内遗尿 2 次。继续原方案治疗 5 天，诉患儿纳增、汗少，但仍有 1 次遗尿。继续原方案治疗 15 天，已无遗尿。随访 6 个月，未复发。

临床宜补益肺脾，固涩小便。此即"治水者必须治气，治肾者必须治肺"之意。益气固脬汤中黄芪、党参、白术补脾益气；五味子补肾固涩；当归养血滋阴；升麻、柴胡升举脾胃清阳之气；陈皮行气健脾；桑螵蛸补肾助阳，固精缩尿；加麻黄温化膀胱，甘草调和诸药，共奏益气固脬之效。配合推拿疗法，选取补元气的穴位二人上马、清补脾肾，甚至用热穴外劳宫以补元气、强体力，再加以专治遗尿之穴运水入土，疗效显著。

3. 温肾缩泉汤治疗遗尿

温肾缩泉组服用温肾缩泉汤：黄芪 15g，五味子 10g，覆盆子 10g，益智仁 10g，乌药 8g，菟丝子 10g，肉桂 8g，桑螵蛸 10g，麻黄 5g。多梦者加茯神 10g，远志 8g；不易唤醒者加石菖蒲 10g，郁金 10g；手足心热者加龟板 20g，鳖甲 20g。每日 1 剂，疗程为 8 周。弥凝组给予弥凝片 0.1g，每日 1 次，睡前 1 小时口服。联合组口服弥凝片，同时服用温肾缩泉汤。疗程均为 8 周。

临床疗效比较：用药 1 个月后，弥凝组和联合组的疗效比温肾缩泉组好，但弥凝组与联合组疗效接近。用药 2 个月后，3 组疗效比较，温肾缩泉组、弥凝组及联合组疗效接近。

方中黄芪益气健脾；肉桂温补肾阳；菟丝子温肾化气，固涩益精；益智仁暖肾温阳，可助肉桂温暖下元，又有固涩缩尿之功；桑螵蛸补肾助阳，固涩缩尿；麻黄宣通气机，散发津液，调节水道；五味子补肾养心，收敛固涩，既可起到醒脑作用，又可起到解痉作用；乌药温肾缩泉，有抗乙酰胆碱的收缩效应，能解除平滑肌的痉挛，松弛膀胱逼尿肌作用，故接受治疗的患儿易自醒。如此，诸药合用，肾阳得温，气化复司，从而达到治愈遗尿症的目的。

4. 肖诏玮从肺论治遗尿验案

杨某，6 岁。2005 年 12 月 12 日初诊。睡中遗尿，面白神疲，纳果汗多，小便清长，大便溏薄，偶尔咳嗽有痰，舌质淡红，苔薄白，脉细。证系肺脾气虚，肾气不固，膀胱失约。治宜益气健脾，温肾固涩止遗。处方：乌药 6g，益智仁 10g，桑螵蛸 10g，山药 15g，金樱子 15g，芡实 15g，牡蛎 24g（先煎），龙骨 24g（先煎），党参 10g，枸杞子 10g，蜜麻黄 5g。服药 6 剂，夜尿次数减少，继以健脾益肾调治 1 个月。随访 1 年未再复发。

按：肖老认为，肾主二阴而约束水道。张景岳云："小水虽利于肾，而肾上连肺，若肺气无权，则肾水终不能摄，故治水者必须治气，治肾者必须治肺。"且肺为魄之处，气之主，经曰："并精而出入者，谓之魄。"而"魄之为用，能动能作，痛痒由之而觉也。"联想遗尿患儿，多有夜间不易唤醒的特点，故肺存魄、主治节，亦是治疗小儿遗尿不可忽视的一环。本例在益气健脾、温肾固涩的基础上，用麻黄入肺以行治节，司藏魄之职，使治节得行，魄为所用，则遗尿可愈。现代医学认为，小儿遗尿与大脑觉醒意识迟缓有关。药理研究证明，麻黄有促进大脑皮层中枢的觉醒而建立排尿反射的作用。

【小结】

遗尿的辨证重在辨其虚实寒热，虚寒者多责之于肾，实热者多责之于肝。虚寒病程长，遗尿量多次频，小便清长无味，兼有面白神疲，纳少乏力，肢冷自汗，大便溏薄，舌淡苔少或舌质胖嫩，或边有齿痕，脉沉细。实热病程短，遗尿量少次数也少，小便黄臊味重，伴有面红唇赤，性情急躁，切齿夜语，睡眠不宁，大便干结，舌红苔黄，脉弦滑数。但对某些器质性病变引起的遗尿应治疗原发病；治疗期间吩咐患者及家属密切配合，晚上控制饮水，不要过于疲劳，定时小便，使其逐渐养成自觉起床排尿的习惯；鼓励消除自卑、怕羞心理，树立战胜疾病的信心。

气　尿

气尿即排尿时尿中出现气体，多为排尿过程中随尿液排出小气泡，或尿道中有气体排出，并有气体排出时发出的声音。中医称气尿为阴吹，偶可见于某些漏管，男性发病远少于女性，治疗有一定难度。

【病因病机】

气尿由外伤肝肾之脉络，气血从溺窍而耗散。或感染湿热疫毒，热盛肉腐，蚀筋穿膜，气从瘘出。

【发病机制及病理】

临床可因肾脏、膀胱、前列腺等疾病进行膀胱镜检查、逆行性造影、插导尿管时，气体进入膀胱，输尿管乃至肾脏，后随尿排出而产生气尿，这种气尿无需治疗，一般也不会带来危险。

尿路与肠道或阴道等含气器官或组织相通，因外伤、肿瘤、炎症、分娩、先天畸形、手术等原因使得气体与尿路之间相通，即瘘道形成，引起气尿。

尿路有产气菌感染，如大肠杆菌、产气杆菌、奇异变形杆菌、肺炎杆菌、酵母菌等都可以产生气体，当这些产气菌引起泌尿系统感染时，可使尿中葡萄糖等物质发酵产生气体，这些伴有气体产生的泌尿系统感染的部位主要是膀胱和肾脏，分别称为气肿性膀胱炎和气肿性肾盂肾炎。

【诊断与鉴别诊断】

1. 诊断

气尿即排尿时尿中出现气体，多为排尿过程中随尿液排出小气泡，或尿道中有气体排出，并有气体排出时发出的声音。

2. 鉴别诊断

（1）先天性尿道直肠瘘：多见于小儿，排尿时有气体排出，或直肠有尿液排出，通过直肠镜可看到瘘口，经直肠以美蓝液灌肠后，尿液则呈蓝色，这些均有助于诊断。

（2）病理性瘘道：尿路与肠道或阴道等含气器官或组织相通，因外伤、肿瘤、炎症、分娩、先天畸形、手术等原因使得气体与尿路之间相通，即瘘道形成，引起气尿。

（3）由气肿性膀胱炎或气肿性肾盂肾炎所致：气肿性膀胱炎是膀胱壁或腔内有气体存在的一种炎症，在糖尿病患者中发病率较高。病原菌为大肠杆菌、产气杆菌（包括变形杆菌）、金黄色葡萄球菌、链球菌及酵母菌等，由胃肠道、肺或皮肤为原发灶，经血或尿路上皮损伤处进入泌尿系病变部位，酵解葡萄糖而产生二氧化碳。非糖尿病患者长期接受葡萄糖注射或由于留置导尿管，引起膀胱损伤及感染，有利于细菌繁殖。

【辨证施治】

1. 气虚下陷证

证候：大病久病后，尿中有气体排出，小腹坠胀，大便溏薄，身倦乏力，食欲不振，气短懒言。舌质淡，苔薄白，脉沉细无力。

基本治法：补中益气，健脾养胃。

方药运用：补中益气汤加减。方中黄芪补益中气，升阳固表为主药，人参大补元气，甘草调和脾胃，白术燥湿健脾，陈皮行气醒脾，当归养血调营，升麻与柴胡升举清阳。

2. 毒恋瘀滞证

证候：尿瘘合并继发感染，或由感染继发尿瘘，排尿欠畅，尿黄而有热感，口渴喜饮，脉虚带数，舌质偏红，苔薄白。

基本治法：扶正化毒。

方药运用：加味四妙汤。方中生黄芪为主药，量大力宏，补气托毒；当归养血活血，配黄芪益气生血；金银花、生甘草清热解毒，四药相合，攻补兼施。复入白芍之润泽，助当归以养血；入香附之顺气，助当归以活血；生黄芪得甲片、皂角刺之攻消，则托中有透，得川断之益肾，则托中有补；且甲片善窜，直达病所；皂角刺纯辛，力尤锋锐；川断破瘀血，通血脉，则坚肿可消；生姜辛温解毒，善走助阳。如此，攻不伤正，补不滞邪，移深居浅，转重就轻，扶正化毒。

【转归及预后】

尿路与肠道或阴道等含气器官或组织相通，往往需要手术治疗。因气肿性肾盂肾炎具有相当大的危害性，可以说这是生死攸关的一个问题，故在此重点说明之。气肿性肾盂肾炎又可称为肾性气肿、气性肾炎等。这一命名并不意味着炎症仅限于肾盂内，实际上还包括肾实质和周围组织的感染。气性肾盂肾炎为常见的暴发性肾脏感染，肾内及肾周围均有气体，常并发脓毒血症、肾积脓、坏死。

【预防与调护】

1. 锻炼身体，增强体质，防止情志内伤，保持大便通畅，禁食辛辣刺激性食物。

2. 患病时禁忌房事，避免性兴奋。

3. 积极治疗原发疾病。

4. 排除诱发因素，预防感冒及损伤。

【临证经验】

排尿时尿道内有气体排出，即为气尿。气尿多由外伤肝肾之脉络，气血从溺窍而耗散，或由感染湿热疫毒，热胜肉腐，蚀筋穿膜，气从瘘出。本病系沉疴痼疾，以气虚下陷者居多，继发感染者，可见毒恋瘀滞，为一时性标症。一般需要进行手术修补，或针对发病原因处理。中医中药治疗部分气尿，常能收到一定效果。

气虚下陷者，治宜补中益气，用张氏脬损饮（黄芪、党参、白术、当归、五倍子、陈皮、炙升麻、柴胡、五味子、煅牡蛎、炙龟板、白芍、桑螵蛸、乌贼骨、没药、生甘草）加鹿衔草、丹参、丝瓜络、赤芍、金银花、蒲公英、白及。

毒恋瘀滞者，治宜扶正化毒，用托里生肌散（生黄芪、天花粉、鹿衔草、丹参、丝瓜络、白及、制乳香、制没药、赤芍、金银花、蒲公英、生甘草）主之。

本病以局部治疗为第一要义。徐灵胎说："外科之法，最重外治"（《医学源流论》）。治瘘之法甚多，如升、降两丹，腐蚀力强，于尿道瘘似嫌其烈。笔者喜用柏椿膏外涂瘘口，不知不觉中起效，堪称美备。此系民间单方，药性平和，药源丰富，使用方便，疗效可靠，可以推广使用。其作用机理尚不清楚，有待进一步研究。

【现代研究进展】

参见"男子阴吹"。

【小结】

气尿即排尿时尿中出现气体，多为排尿过程中随尿液排出小气泡，或尿道中有气体排出，并有气体排出时发出的声音。临床上较常见的气尿则是来自泌尿系与肠管之间所形成的瘘，亦可由气肿性膀胱炎或气性肾盂肾炎所致，认为中医气尿当分虚实，多见于先天不足，或久病重病之后。徐福松认为气尿多从消渴病发展而来。辨治以扶正为主，泻实为辅。

参考文献

[1] 姚蔚瑜．李荣亨治疗难治性尿路感染经验［J］．实用中医药杂志，2007，23（4）：244

[2] 陈铭，谢建兴，王峻，等．崔学教教授治疗尿频经验介绍［J］．新中医，2006，38（2）：12

[3] 杜万红．中医药治疗尿频症58例［J］．中国民间疗法，2006，14（3）：37

[4] 邢守平，安改香，张果仙，等．穴位注射治疗尿频尿急19例［J］．中国民间疗法，2007，15（3）：15

[5] 孔祥周，李秀年．桂枝加龙骨牡蛎汤应用举验［J］．国医论坛，2001，16（4）：8

[6] 黄顺祥．柴胡加龙骨牡蛎汤加减治疗小儿尿频综合征30例［J］．山东中医杂志，2008，27（1）：27

[7] 赫岩，石冲，李伟惠，等．通淋八草汤治疗尿路感染36例［J］．吉林中医药，2008，28（3）：195

[8] 吴瑞春．萆薢分清饮临床应用举隅［J］．山西中医，2007，23（2）：32

[9] 刘敏．隔姜灸治疗产后尿潴留［J］．浙江中医杂志，2008，43（3）：165

[10] 哈虹．张吉金教授验案举隅［J］．天津中医药，2007，24（5）：434

[11] 王国华，于婷儿．周智恒教授治疗下尿路梗阻经验介绍［J］．新中医，2006，38（10）：16

[12] 钟定波．老年癃闭治验［J］．上海中医药杂志，1982，（4）：17

[13] 周仲瑛尿闭证治经验［M］．专科专病名医临证经验丛书·肾脏病．北京：人民卫生出版社，2002.320-321

[14] 时振声.肾性尿少尿闭的中医辨证分型和治疗［J］．中华肾脏病杂志，1992，8（3）：173

[15] 徐正莉，吴力群，陈爱兰，等．从湿热论治遗尿［J］．四川中医，2007，25（4）：22

[16] 张颖，赵团结．益气固脬汤配合推拿治疗遗尿症60例［J］．陕西中医，2007，28（9）：1189

[17] 张雅凤，林忠嗣．温肾缩泉汤治疗遗尿患儿200例［J］．辽宁中医杂志，2007，34（4）：470

[18] 马榕花．肖诏玮儿科运用麻黄的经验［J］．福建中医学院学报，2008，18（1）：9

[19] 张丽娟．调气五法治癃闭［J］．中国医学理论与实践，2002，16（2）：206，241

[20] 孙建平，所俊强．通后窍以启前窍治疗癃闭［J］．山东中医杂志，2006，25（6）：415

[21] 宋立伟．王以文男科验案三则［J］．浙江中医杂志，2005，7：305

［22］夏红梅．妙用自拟桔梗提壶汤治疗癃闭探析［J］．中华现代中医学杂志，2007，3（2）：184

［23］史维嘉．行气活络法治疗泌尿系结石87例［J］．吉林中医药，2007，27（3）：28

［24］Victor Nitti．男性原发性膀胱颈梗阻的诊断与治疗［J］．临床泌尿外科杂志，2005，20（3）：129

［25］邵建国，刘殿成，于江．巨大膀胱结石并发膀胱癌6例报告［J］．山东医药，2005，45（11）：58

［26］黄芳芳，钱钧，钱钥．等．周维顺治疗前列腺癌经验［J］．江西中医药，2008，39（301）：29

［27］刘松，陈勤．龙胆桃夏汤治疗前列腺增生症34例［J］．陕西中医，2008，29（4）：423

［28］要全保，彭培初．"开后窍以启前窍"治疗癃闭探讨［J］．中国中医基础医学杂志，2007，13（1）：60

［29］郭素青，王秀丽．癃闭从肾论［J］．中国医药导报，2007，4（33）：154.

［30］高素敏，袁胜利．中医治疗老年性尿失禁80例［J］．中华实用中西医杂志，2006，19（24）：2968

［31］黄英．补中益气汤加减治疗女性尿失禁56例观察［J］．实用中医药杂志，2007，23（10）：619

［32］贾元博，王慧芳．益气摄尿方治疗经尿道前列腺电切除术后尿失禁32例［J］．新中医，2008，40（2）：79

［33］王耀光．巩堤丸治疗肾脏病临床应用举隅［J］．中医杂志，2007，48（8）：688～690

［34］孙静．玉女煎加味在尿失禁治疗中的应用［J］．福建中医药，2007，38（3）：34

第二节　尿液异常

尿　浊

尿液混浊，即尿液不澄清，指由尿道流出混浊尿液，或流出尿液当时不混浊，停放一定时间后便出现明显混浊沉淀，这里指以小便混浊不清而溲时并无尿道淋沥涩痛为主要特征的疾患。

就临床资料分析，尿浊有以下特点：①生病年龄不限：青少年、中老年均可出现。②病程不限：时间可长可短，亦有未经治疗，亦会自行消失，亦有延续至数年不等。③病程长者常有器质性病变倾向。④本病经及时治疗，一般能获愈，预后良好。

中医将白浊、赤白浊、溺浊、溺白、精浊、便浊等病名皆属于浊证的范围。尿浊相当于中医的尿白，又称溺浊，也属于浊证范畴。病变部位主要在下焦之肾和膀胱，常见证型有肾脾亏虚，湿浊下流，热结下焦，食积内停等证。临床上初起以实证为多，以湿热为主，病久以脾肾亏虚为主。经过治疗，大多数皆能获效，预后良好。

【病因病机】

本病多由脾肾亏虚，湿浊下流所致。

1. 湿浊下流

多由过食肥甘，中焦酿湿生热，下渗膀胱，或病后湿热余邪未清，蕴结下焦，清浊不分，而成尿浊；饮食不节，或劳倦，思虑太过，损伤脾气，脾失健运，而成尿浊；如再恣食肥厚，或劳欲过度，又使尿浊加重，或引起复发。

2. 热结下焦

这里下焦主要指膀胱或小肠。《素问·至真要大论》云："诸转反戾，水液浑浊，皆属于热。"水液混浊包括尿液混浊，王冰注："水液，小便也。"湿热内蕴膀胱，气化不利，清浊相混，产生尿浊；若湿热灼络，络损血溢，则尿浊夹血；心火过旺，心阴不足，移热小肠，尿下黄赤混浊。此外，还有嗜肥酗酒，暴怒抑郁，肝胆湿热内生，流注下焦而成尿浊者；暑天湿热，气机阻滞，浊气下流而致小便混浊者。《丹溪心法》赤白浊篇指出："赤浊是心虚有热，因思虑得之。白浊肾虚有寒，过于淫欲而得之。"提示浊证有寒热之别。明·戴思恭著《证治要诀》称："无他热证，纵虽赤浊，不可以赤为热，只宜以治白浊施之。"说明赤浊不一定都属于热。

3. 食积内停

小儿素体柔弱，加之后天失调，或感冒风寒，脾运失健，食积内停，尿色乳白。

4. 肾脾亏虚

《士材三书》说："脾遗热于肾，则赤白从溲而下，此浊之源流也。"病延日久，或劳欲过度，或年老体弱，肾元亏虚，固摄无权，则脂液下流，而成尿浊；若肾阴亏损，虚火伤络，可见赤浊。脾虚，中气下陷，则谷气精微下流，而成尿浊；若脾不统血，也可形成尿浊夹血。

总之，本症的病因病机，诚如清代《证治汇补》在分析便浊时指出"浊分气血，浊分虚实，浊分精溺。"初起以湿热积滞为多，属实，病久则脾肾虚亏，属虚实兼杂。

【诊断与鉴别诊断】

尿液混浊，即指尿不澄清。

具体来说，有以下情况：①尿液混浊不清。②尿液色黄而乳白，但移时即形成沉淀而混浊。或初尿不混，留置稍长，沉淀呈积粉样者亦属本病。③小儿尿液呈乳白色，尿常规中有大量盐类结晶。④尿常规脓细胞在 10 个以内，乳糜试验阴性，尿培养无细菌生长。

凡是符合一项或一项以上者，即可诊断。

（1）尿液混浊称为尿浊，一般尿时无明显疼痛感，男女皆可发生，有明显的感染者不在此列。

（2）目前均采用尿浊和精浊两大类的分类方法，每类中又分为赤浊和白浊。尿浊从颜色上区别：尿浊而色白如米泔浆者为"白浊"，溺色混浊而带赤者，称为"赤浊"，二者兼有合称"赤白浊"。赤浊的实质是赤白浊，即在白浊的基础上，由于心火、痰火、肾中相火偏旺，使白浊症状加重或迫血妄行而成赤浊。

（3）男子尿窍与精窍同一开口，如经常流出少量混浊精液或败精者称精浊，病变部位在精室。如《医宗必读》所指"赤白浊"，"浊病即精病，非溺病也。精者血之所化，浊去太多，精化不及，赤未变白，故成赤浊，此虚之甚也。所以少年天癸未至，强力行房，所泄半精半血；少年施泄无度，亦多精血杂出。虚滑者，血不及变，乃为赤浊。"

（4）注意与进食有关，特别是高蛋白食品，或饮水过少，或运动量过大，一过性生理性尿液混浊相鉴别。因此，鉴别诊断中，首先是来源于溺道，其次是排除一过性生理性尿液混浊，其三是肾功能不全者不在此列，但可参考。即可作尿常规、乳糜试验、尿培养、肾功能测定等相关检查以资鉴别诊断。

【辨证施治】

1. 肾虚不固证

证候：尿混浊色白反复发作，迁延不愈，小便频数，腰脊酸软冷痛，形寒肢软，精神萎顿。舌质淡，苔白，脉细弱。

基本治法：益肾固涩，导湿泄浊。

方药运用：菟丝子丸。本方来源于清代程钟龄《医学心悟》，方中菟丝子、沙苑子补益肾气，固藏肾精；石斛滋阴清热；山药健脾益肾涩精；茯苓、车前子利湿化浊；茯苓配菟丝子，有茯菟丹之意，亦可固精兼渗湿；车前子配菟丝子，为王旭高之法，专导败精之流注；远志宁心安神，合补肾药则交通心肾；牡蛎固涩肾精。故本方为脾肾双补，补涩兼施，合渗利药无留邪之弊。肾虚不固是尿浊的虚证，病程较长久，肾气不足势必发展为脾肾阳虚和心肾阴虚两个常见类型。脾肾阳虚为主，常见白浊，可选鹿茸补涩丸合黄瓜散。心肾阴虚可表现为白浊，更常见赤白浊，可选坎离既济丸，见赤浊加小蓟饮子，方中天冬、麦冬、知母、黄柏、丹皮养阴清热；熟地、当归、白芍、龟板胶、鹿角胶填补肾精；而加郁金、菖蒲、萆薢可加强芳香化浊、分清导浊功效。

中成药：①五子补肾片，每次6片，每日3次，温开水送服；②金锁固精丸，每次3~6g，每日3次，淡盐汤送下；③健肾地黄丸，每次60粒，每日3次，空腹淡盐汤或温开水送服。

食疗：金樱子粥：金樱子10~15g，粳米（或糯米）100g。先将金樱子加水200ml，煎至100ml，去渣取汁，入粳米，再加水600ml，煮成稀粥。每日早晚温热服食，5~7天为1疗程。

2. 脾运失健证

证候：小儿、年老体弱、大病后体质未恢复者，尿意不畅，尿色乳白，尿浊如泔水，如泥浆，面黄肌瘦，神疲乏力，腹部膨胀，厌食，口干，便溏，尤在多食油腻、甘甜食物及疲劳之后容易诱发，或使用渗利之品病情反而加剧。苔薄或舌质淡，脉缓。

基本治法：运脾消积。

方药运用：保和丸合运脾合剂加减。方中苍术运脾燥湿，合厚朴为平胃散意；白术、茯苓、薏苡仁健脾助运，化湿消积；山楂、神曲、谷芽、麦芽、莱菔子、鸡内金化食消积下气；陈皮理气和胃；连翘清热散结。本方常用于小儿或老年人，如青壮年者药量要加大。脾虚气陷之白浊，常表现为心脾两虚。如四肢疲倦，软弱无力与情绪波动、精神紧张或思虑过度同时存在而诱发白浊，可用补中益气汤合通灵散等加减。心脾两虚也可出现赤浊，责之于脾不统血，拟归脾汤加熟地、阿胶（又名黑归脾）施治。《病机临证分析·小便浑浊》："脾胃湿热下流者，多淋漓不尽，宜治浊固本丸，燥湿渗热。"化湿浊常用药物，如菖蒲、郁金、薏苡米、土茯苓等，可在辨证基础上，择其一二使用。

中成药：①参芪健胃冲剂，每次 10g，每日 3 次，开水冲服；②参苓白术丸，每次 6~8g，小儿用量酌减，每日 2 次，淡盐汤送下；③健脾资生丸，每次 9g，小儿用量酌减，每日 2~3 次，米汤或温开水送服。

食疗：白雪膏：山药、芡实、莲米各 30g，粳米、糯米、白糖各 1000g。以上除白糖外，磨成细粉，加水适量，揉成面团，做成糕。然后将糕上笼，用武火蒸 25~30 分钟，熟透，加入白糖即成。作点心食用。

3. 湿浊下流证

证候：尿液混浊，或白如米泔，或如泥浆，色或白或赤，无尿急涩痛。头重胀痛，肢倦身重，胸脘痞闷，纳谷不馨，或有恶心，渴不欲饮或口甜黏腻。舌苔白腻，脉濡或滑。

基本治法：清热导湿。

方药运用：八正散加减。本方瞿麦、萹蓄苦寒通利膀胱湿热，瞿麦专走下焦，萹蓄利小便为君药；车前子、滑石甘寒清热利水，淡渗利湿；木通苦寒清热，通窍利湿；山栀清热泻火，导泻三焦湿热，四药共襄瞿麦、萹蓄清热利湿，通淋利尿，为臣；大黄清热泄浊，从二便分消蕴结之邪，为佐；甘草缓急止痛，调和诸药，为使。总之，本方苦寒为主，淡渗为辅，膀胱之热，随湿邪而出，气化功能得以恢复，浊邪得清。热重于湿，可加黄柏、赤茯苓、青黛、灯心草等；湿重加石韦、冬葵子、泽泻等。苦寒药容易败胃，中病则减，并注意热与湿之间的转化。热流膀胱证属于热证、实证，以祛邪为要，诚如《赤水玄珠·白浊》指出："不可先用补剂及止涩之药，盖此症始未有不因于湿热下流者，补涩太早，反闭其邪，浊愈甚矣！"

中成药：①尿感宁冲剂，每次 15g，每日 3 次，开水冲服；②四妙丸，每次 3~6g，每日 3 次，温开水送服；③宁泌泰，0.38g/粒，每次 4 粒，每日 3 次，温开水送服。

食疗：泥鳅炖豆腐：泥鳅鱼 500g，去鳃肠内脏，洗净，放锅中，加食盐少许，水适量，清炖至五成熟，加入豆腐 250g，再炖至鱼熟烂即可。吃鱼和豆腐，喝汤，分顿用之。有清热利湿功效。

4. 热流膀胱证

证候：常突然发病，急性发作，尿液混浊而黄赤，有尿频、尿急、尿痛。腰膝酸软，或头晕耳鸣，纳呆，口干、口黏、或口苦。舌苔黄腻，脉濡数或滑数。

基本治法：分利湿浊。

方药运用：萆薢分清饮加减。选自程国彭《医学心悟》，萆薢分清饮，本方萆薢分清去浊，治尿浊之要药，治湿而不伤阴，为君药；白术健脾化湿，茯苓渗湿，车前子导湿，则萆薢分清去浊之力更宏，为臣药；黄柏清泄湿火，莲子心清热涩精，丹参去瘀生新，为佐药；石菖蒲化浊通窍，引诸药入精室。各药相合，清涩并用，有清热利湿，分清去浊功效，但本方重在分利湿浊，清热之力不强。如湿重可加泽泻、薏苡仁等；热重加导赤散；小腹胀可加台乌药、小茴香；如因油腻饮食容易诱发，可在方中加入神曲、炒山楂、香谷芽；选用清化湿浊的药物，《医学入门》告诫："不可纯寒药以伤血"是很有见地的，即使需要选用苦寒药，也应配合辛开燥湿之品，如石菖蒲、苍术等，对指导临床用药大有裨益。

中成药：①五皮饮，每次 9g，每日 2 次，开水冲服；②金钱通淋口服液，每次 10~20ml，每日 3 次。

食疗：香菇莼菜汤：香菇放温水中泡透，去蒂，洗净，挤水；莼菜洗净，竹笋尖切成细丝。汤锅置旺火上，倒入清汤和泡香菇的原汁（澄清过滤后用）烧沸，下香菇、莼菜、笋丝，待汤烧沸时加精盐、料酒、味精并盛入汤碗。吃菜喝汤。

【转归及预后】

尿浊病程短者，经及时治疗，一般能获愈；虚证或虚实夹杂者，恢复较慢，仅个别屡治不愈，应做进一步检查，排除恶变可能。总之，尿浊预后良好。

【预防与调护】

1. 尿浊病人应少吃油腻食品，动物油脂尤应忌食。赤浊者不宜进食温性的食物和调料，如羊肉、狗肉、辣椒、姜、酒等。

2. 尿浊若以血性或脓性为主者，除了治疗外，注意多饮水，保持小便通畅，防止尿道阻塞。

3. 宜注意劳逸结合，防止过度疲劳而诱发。

4. 应注意节制性生活，防止思虑过度而伤心肾。

5. 应定期作尿液检查，防止发生其他病变。

【临证经验】

治疗原则：脾主湿而恶湿，脾主运化，故湿热之证，病机不离脾胃。治以清利二法，但须注意清利不伤阴，或清中寓补，如此则易于见效。程国彭《医学心悟》提出："肾虚者，补肾之中，必兼利水，盖肾经有两窍，溺窍开则精窍闭也。湿热者，导湿之中，必兼理脾，盖土旺则能胜湿，且土坚凝则水自澄清也。补肾，菟丝子丸主之，导湿，萆薢分清饮主之。"即于补益之中，佐以渗利；渗利之中，可兼补益，关键在于补益而不涩滞，渗利而不伤阴，确定了治浊立法遣方的原则。

1. 引起尿浊的原因大致有两点：一是肾虚败精流注，二是湿热流入膀胱。其治疗原则，肾气虚补肾之中必兼利水，所谓"肾有两窍，溺窍开则精窍自闭"；湿热者导湿之中必兼理脾，所谓"土旺则能胜湿，土气坚凝，则水湿亦自澄清"。

2. 浊者，小便不清也，属湿热。初宜治脾渗湿热，久宜补肾固精，二陈汤加苍术、黄柏、萆薢，赤色者加丹参。浊病稍久，当固精兼渗湿，萆薢分清饮；中气虚者，补中益气汤。命门阳衰，气不摄血，每致败精为浊，宜桂附八味丸加菟丝子、车前子，以导败精。浊出精窍，与淋出溺窍不同，病久宜固肾，不宜分利，是要旨也。

【现代研究进展】

1. 刁娟娟以萆薢分清饮治疗尿浊

笔者曾治一患者，患单纯性肾病综合征 1 年余，激素采用中长程疗法，已经减至每日强的松 15mg 晨起顿服。但近 2 个月尿中蛋白复现反复难消，在（+～++）之间波动，且其尿检反复有白细胞 3～10 个/HP，多次中段尿细菌培养无阳性结果，尿液清，但尿中经常可见漂浮甚少量絮条状黄白色脓性分泌物，患者除尿次略多无任何不适，反复用西药抗生素治疗无效，按淋证用中药清热利湿治疗也无效，反复思考不得其解。后考虑虽尿液整体为清亮，但毕竟有不清之物，仍应以尿液不清辨之。故根据患者久病，面色黄而少华，倦怠，尿液不清，尿次略多，排尿无所苦，舌淡略胖有齿痕，苔白腻，脉沉濡，辨病为尿浊。此为脾肾两虚兼夹寒湿证，以丹溪萆薢分清饮加减，药用：萆薢 12g，石菖蒲 9g，益智仁 9g，乌药 6g，白术 9g，茯苓 9g，党参 9g，丹参 9g，甘草 6g。上方服用 5 剂，患者尿中黄白色絮状脓性物明显减少，7 剂后尿中蛋白开始转阴，尿检：白细胞（-），1 年半后完成激素中长程治疗，顺利治愈。所以，始终坚持中医辨证施治临床方能获得满意疗效，笔者认为该方主症只要出现尿液不清即可应用该方加减，病机当为脾肾两虚兼夹湿浊，而不应该以西医对疾病的认识来局限中医思路。

2. 秦有学尿浊治验例析

杨某，15 岁。2003 年 5 月 16 日初诊。其父诉病史，晨母倒儿夜尿时发现盆底沉淀积粉似碘盐末，时轻时重，经县、市、省级医院多次诊治，化验血尿常规定、尿细菌培养、彩超双肾、双输尿管、前列腺及膀胱、CT 均无异常。病程 3 年之久，家长唯恐重病，多方辗转求医，服抗菌西药罔效。索阅病例，迭饮中药八正散、五淋散、程氏萆薢分清饮、萆薢分清饮、止浊固本汤、六味地黄汤、知柏地黄汤、金锁固金丸，毫无寸功。望患儿面色不华，疲乏懒言，神情萎顿。问之：纳减便溏，小腹似下坠感，溲清长少力，余无痛苦。舌淡苔白，脉虚弱沉细。当时未急用药治疗，嘱留夜尿亲目睹。见碗四旁及底部沉淀物散在，均匀微小莹莹透明如味精，随呼同行视，均未曾见之，难辨何症。后想先贤之言，遂书方保和汤合补中益气汤加减：药用炙黄芪 10g，红力参 10g（去芦头，碎，另煎汁兑服，分 3 次食参渣），炙甘草 10g，炒升麻 6g，柴胡 6g，炒白术 10g，炒芡实 10g，陈皮 6g，肉桂 5g。取 6 剂，水煎服，每日 1 剂。先将诸药温水浸泡 30 分钟，其间搅拌 1 次。温火第一煎 20 分钟，二煎 30 分钟，混合，早、中、晚每 8 小时服药 1 次，以维持血药浓度，发挥君臣佐使功效。二诊：6 剂服完，尿中沉淀物消失。续守病守方，恒服 2 月，痼疾痊愈，随访健康。

3. 王琦辨证论治尿浊

王琦教授《王琦男科学》中提出：尿浊主要病因是泌尿系感染、丝虫病、肿瘤。证治分为：①湿热内蕴，治宜清热利湿化浊，方选萆薢分清饮、导赤散、龙胆泻肝汤加减。②脾虚气陷，治宜健脾益气，升清固涩，方选补中益气汤，或醒脾升陷汤加减。③阴虚火旺，治宜滋阴清热，凉血化浊，方选知柏地黄丸、大补阴丸、二至丸等加减。④肾阳虚衰，治宜温肾助阳固涩，方选鹿茸补涩丸、右归丸等加减。

4. 张泽生认为尿浊有虚有实

尿浊者，小便混浊，白如泔浆或夹凝块，或如油脂，或呈败絮之状，亦有夹带粉红色，尿时不痛。其证多由脾运失健，湿热下注所致，日久脾肾受戕，迁延难愈。

大凡赤浊多属阴血不足或湿热下注；白浊乃阳气虚寒，统摄无权，精微下趋所致。

初病尿浊或夹脂块、血丝、尿道或有堵塞灼热感，兼口渴苔腻，脉濡数者，多由湿热下注，浊气流入膀胱使然，治以清利湿热，余常用萆薢分清饮加减，夹血者益大小蓟、白茅根治之。

经云："阴精所奉其人寿，阳精所奉其人夭。"奉者，脾胃和，谷气升；降者，脾胃不和，谷气下流。症见尿浊反复，溲色如浆，少腹坠胀，神疲乏力，治宜升提脾气，脾复正位，而浊自已，一般可以补中益气汤加减。

溲浊日久，脾伤及肾，见溲白如脂胶，尿频不痛，腰酸头晕耳鸣，夜不安寐者，余常以桑螵蛸散治之，有益肾固涩之功。兼肾阴不足，湿热下注者，宜益肾清利，但用药不宜过分寒凉。盖寒性凝滞，易伤脾阳。唯甘寒佐以淡渗最为相宜，盖甘能化气，淡能利窍，余常用六味丸加通草。李时珍曰："通草色白而气寒，味淡而体轻，引热下降，而利小便。"

【小结】

1. 浊证是以尿道流出混浊尿液或精液为主要特征的疾病。流出混浊尿液为尿浊，尿后流精或流出血性、脓性等混浊的精液称精浊。以流出液的颜色又分白浊与赤浊。

2. 浊证要与膏淋、白淫、血尿等疾病相鉴别，辨证时应注意气血、虚实的关系。

3. 尿浊的实证以湿热下注为主，虚证以脾肾两虚为主，精浊的实证以痰浊下注为主，虚证以心肾两虚为主。

4. 小便之混浊，皆属精微物质之外泄，以治心、脾、肾为主，因精之主宰在心，精之所生在脾，精之藏制在肾。再结合寒热虚实之辨证而治之，是治浊证之关键。治疗时清化湿浊或清化痰浊的药物不但在实证时使用，在虚证的治疗中也应适当选用，而赤浊的治疗应加用凉血清热之品，但应注意不可过用纯寒药以伤血。

5. 预防与调护，尿浊病人应少吃或忌食油腻食品，不宜进食过温性的食物和调料，如羊肉、辣椒、酒等；注意多饮水，保持小便通畅，防止尿道阻塞；宜注意劳逸结合。

尿　血

尿血即尿中有血液，并超出正常生理范围。又有溺血、溲血、小便血等名称，可见于泌尿生殖系统的多种疾病。无痛者，中医称为"尿血"（溺血）；伴有尿频、尿痛或肾绞痛者，中医称为"血淋"。朱丹溪所谓"痛者谓之淋，不痛者谓之溺血"是也。

刚排出的尿液呈血红色或粉红色样，或有血块，为肉眼血尿；如仅在显微镜下发现较多的红细胞，为显微镜血尿，简称"镜下血尿"；古代所云尿血都是指肉眼血尿。在正常情况下，新鲜尿液标本不经离心沉淀，每高倍视野内红细胞超过 1~3 个；或收集 3 小时尿液作尿沉渣细胞计数，男性每小时红细胞排出数目大于 3 万，应认为血尿。

由于感染、结石、损伤、药物、肿瘤等直接损伤，或梗阻尿路的血管壁破裂，或代谢障碍、免疫损伤、中毒、凝血障碍、心血管病变及尿路邻近器官病变，均可引起不同程度的血尿。主要分为：①泌尿生殖系统多种疾病；②尿路临近器官疾病的影响；③全身性疾病；④功能性血尿。就临床资料分析，尿血有以下特点：①无性别差别、无年龄差别；②可以是急性，也可以是慢性；③可以是生理性，也可以是病理性；④可以是全身性疾病，也可以是局部性病变；⑤经治疗绝大多数可以治愈；⑥对老年男性要有警惕性，防止贻误病情。

尿血属于中医血证范围，病变部位在肾与膀胱。常见证型有膀胱蕴热证、阴虚火旺证、中气虚弱证等。

【病因病机】

《景岳全书·溺血论治》曰："溺孔之血，其来近者，出自膀胱……此多以酒色欲念致动下焦之火，而然常见相火妄动，逆而不通者，微则淋浊，甚则见血……溺孔之血，其来远者，出自小肠……盖小肠与心相表里，此内火气化之源清浊所由以分也，故无论焦心劳力或厚味酒浆而上下二焦，五志口腹之火，凡从清道以降者，必皆由小肠以达膀胱也。"

《太平圣惠方·治尿血诸方》曰："夫尿血者，是膀胱有热客，血渗于脬故也。血得热而妄行，故因热流散，渗于脬内而尿血也。"

《血证论·尿血》曰："膀胱与血室并域而居，热入血室则蓄血，热结膀胱则尿血。"

《医学衷中参西录·理血论》曰："中气虚弱，不能摄血，又兼命门相火虚弱，乏吸摄之力，以致肾脏不能封固，血随小便而脱出也。"

《三因极一病证方论·尿血证候》曰："病者小便出血，多因心肾气结所致，或因忧劳、房室过度，此乃得之虚寒。"

《沈氏尊生书》曰："尿血溺，窍病也，其原由于肾虚，非若血淋之由于湿热，其分别处，则以痛不痛为断，盖痛则血淋，不痛则为尿血也。"

以上古代医家已经认识到：热扰血分，血从内溢为病。病变部位在肾与膀胱，病理上常互为影响。实证多属湿热下注,结于膀胱,伤及血络;虚证多属肾阴不足,虚热内生,血络受损。此外,还有中气不足,虚寒不固,摄血无权;瘀血内阻,血不归经;砂石内留阻窍,损及血络;药毒伤及脾肾;外伤跌仆,损伤血络,引起血尿。

目前临床上尿血者病因主要从火分析,分实火和虚火。实火包括湿热、热毒、瘀热、肝火;虚火主要指肝肾阴虚、阴血亏虚。

【诊断与鉴别诊断】

1. 诊断

尿血是重要的症状,一旦发生即应进行全面彻底检查,包括尿常规、细菌培养、X 线造影、B 超检查及系统的泌尿外科检查和内科检查,仍未查明血尿原因者,必须坚持定期复查。①无论镜下或肉眼血尿,均说明可能有病变存在。可根据尿血患者年龄、性别、伴随症状等进一步综合分析,必要时可进行红细胞形态分析、CT 检查、肾动脉造影、膀胱镜等特殊检查,必要时进行肾活检。尽可能找出出血的原因及出血部位。②观察有无伴随症状:无痛性血尿,应排除泌尿系肿瘤;肾绞痛后的血尿,常见于上尿路结石;血尿合并膀胱刺激症状者,多见于结核或非特异性感染;长期轻度全血尿,经反复系统检查,仍原因不明者,一般称特发性血尿,表示现有诊断手段尚难显示出血病灶。

本病诊断并不困难。凡肉眼见到血尿,或尿常规检查即可诊断。①尿血有多少之分:多者尿呈血红色,称"肉眼血尿";少则尿色正常,仅在显微镜下发现红细胞,称"镜下血尿"。对无症状性镜下血尿也不应忽视。据统计,在泌尿外科患者中,50%以上的感染患者、67%结石患者、40%结核患者、20%肿瘤患者均表现为镜下血尿。因此,镜下血尿与肉眼血尿同样重要,决不应认为血量轻微而忽视其临床意义。②尿血有远近之别:确定尿血后必须全面检查,明确出血部位和原因。在连续排尿过程中,分别取开始、中间、终末三部分尿液作尿三杯试验,可帮助估计出血的部位。根据血尿出现的先后,判断发生血尿的可能病变所在。排尿开始尿内有血者(初始血尿),以后逐渐变清,提示病变多在尿道;排尿终末出现血尿者(终末血尿),提示病变多在膀胱三角区、颈部或后尿道;全程血尿,排尿全程均为血尿,提示出血来自膀胱颈以上部位。尿三杯试验可帮助估计出血的部位。③尿血发生的部位不同,特点不同:肾、输尿管,常伴肾绞痛,一般无排尿症状,呈全程血尿、暗红色,可有细条状血块,尿镜检常有管型。膀胱,常伴排尿症状,鲜红色全程或终末血尿,常伴大血块,镜检无管型。前列腺、尿道,终末或初血尿,鲜红色,多有排尿症状。④对无症状性镜下血尿不应忽视,据统计,在泌尿外科患者中,50%以上的感染患者、67%结石患者、40%结核患者、20%肿瘤患者均表现为镜下血尿。因此,镜下血尿与肉眼血尿同样重要,决不应认为血量轻微而忽视其临床意义。

2. 鉴别诊断

应鉴别泌尿系统疾病、全身性疾病、尿路邻近器官疾病等 3 类。其中 95%以上的血尿是由于泌尿系本身疾病所致,80%是由肾小球疾病感染和泌尿系肿瘤所致。血尿常见病因的初步确定,首先应结合发病年龄,伴随的临床表现,地方性流行病、多发病等,作出初步筛选。小儿期的血尿多见于急性肾炎、泌尿系结石、胡桃夹现象等。青少年或中年出现血尿，应考虑为泌尿系感染、结石或肾炎等。40 岁以上无痛性血尿，应多考虑泌尿系肿瘤。如伴有肾绞痛者，应考虑肾、输尿管结石。伴有膀胱刺激症状，如病程长、病情起伏不愈且日益加重者，应考虑膀胱肿瘤、膀胱结核的可能性；如同时伴有高热、腰痛，则应考虑肾盂肾炎；如同时伴有排尿痛，尿流中断或排尿困难，则应注意膀胱或尿道结石的可能性。如伴有肾脏肿块，单侧性者应考虑肾肿瘤、孤立肾囊肿、种种原因所致的肾盂积水、肾下垂及异位肾等；双侧性者，则多考虑为先天性多囊肾。如伴有身体其他部位出血，应考虑血液病、感染性疾病及其他全身性疾病等。如合并乳糜尿者，应考虑丝虫病，尤其在丝虫病流行区更应注意。如伴有浮肿、高血压、明显蛋白尿者，则应考虑肾小球肾炎。

（1）肾性血尿特征：血尿为全程性，均匀，暗棕色；可常伴发肾区钝痛或肾绞痛；血块为蠕虫状，时可发现红细胞管型或其他管型；除非伴有膀胱病变，一般无明显排尿不适症状，只有血块堵塞尿道时才发生排尿困难。

（2）膀胱性血尿特征：常伴有排尿不适的症状，但肿瘤出血也可无排尿不适；血尿颜色较鲜红，可分全程血尿或终末血尿；血块呈不规则形。

（3）尿道及前列腺性血尿特征：尿呈鲜红色，前列腺及后尿道出血为终末血尿，前尿道出血可呈尿道滴血或初血尿；常伴有尿急、尿频、尿痛及排尿困难等表现。

【辨证施治】

1. 膀胱蕴热证

证候：病初起，病程短；或有饮酒、喜食肥甘、辣椒嗜好。多为先血后尿，或全程血尿，尿多为血色鲜红，或夹有血块，伴尿频、尿急、尿热涩微痛；腰酸心烦，口干口苦。舌红起刺，苔黄或黄腻，脉数。

基本治法：清热泻火，凉血止血。

方药运用：小蓟饮子加减。小蓟饮子来自《重订严氏济生方》，为凉血止血、清热泻火良方，光考虑凉血止血尚不行，要根据尿血的程度和火热的起因。方中竹叶、山栀、通草清热泻火，尤其泻心火，心主血脉与小肠相表里，小肠主泌别清浊，心热甚移热于小肠，则下焦热甚搏迫血分，血热外溢而成尿血，木通、生地、甘草为导赤散，是治疗心移热于小肠专方；小蓟、生地为凉血止血主药，小蓟炭止血功效加强，凉血功效减弱；离经之血则易生瘀血，故以当归、蒲黄炭、藕节活血止血，并能引血归经，大便稀或日行 2 次以上，可去当归；佐以滑石清利湿热，如用碧玉散加强清热泻火凉血功效。为了巩固疗效，清热泻火可加连翘、土牛膝、土大黄等；凉血止血可加苎麻根、血余炭等；利湿加车前子之属。心热甚移热于小肠，常有尿道或茎中疼痛，古人喜用甘草梢，亦可加虎杖等。总之，本方凉血止血之力强于清热泻火，清膀胱湿热之力稍逊。另外，《重订严氏济生方》中本方是用通草，而非木通；近年来研究发现"关木通"含马兜铃酸肾毒性，要慎用或不用。

中成药：①尿感宁冲剂，每次 15g，一日 3 次，温开水冲服；②五淋丸，每次 6~9g，一日 3 次，温开水送服；③癃清片，每次 4~6 片，每日 3 次，温开水送服。

食疗：茅根车前饮：白茅根、车前子各 50g，白糖 25g，水煎服，10 天 1 疗程。

2. 阴虚火旺证

证候：病程较长，或有慢性疾病。多为先尿后血，血少鲜红，时作时止，伴有腰酸乏力，潮热颧红，头晕耳鸣，咽干口燥，夜寐盗汗。舌红苔少，脉来细数。

基本治法：滋阴降火，凉血止血。

方药运用：知柏地黄汤加减。本方由六味地黄汤加知母、黄柏组成。六味地黄汤是补肾阴的基本方，其特点是三补三泻。本方三补三泻，几乎每一味药之间都有交叉关系，补而不滞，泻而不伤。加用知母、黄柏是针对火旺，加强清泻之力，火旺得清，才能保存真阴。如阴虚明显可加龟板、阿胶珠、女贞子、旱莲草等；如火旺明显加玄参、黄柏、煅人中白等；出血明显加仙鹤草、苎麻根、槐花炭等。

中成药：①二至丸，每次 9g，每日 2~3 次，温开水送服；②金水宝胶囊，每次 3 粒，一日 3 次，温开水送服；③龟甲胶颗粒，每次 3~9g，每日 2 次，温开水冲服。

食疗：仙人粥：制何首乌 30~60g，粳米 60g，红枣 3~4 枚，白糖适量。将制何首乌煎取浓汁，去渣，同粳米、红枣入砂锅内煮粥，粥将黏稠时，加入红糖或冰糖少许以调味，再煮二沸即成。本粥可每日 1~2 次，7~10 天 1 疗程。

3. 中气虚弱证

证候：病程较长，常体弱多病，或有慢性疾患。尿中带血，尿色淡红，小便频数或自遗，或尿无力，滴沥不尽；少腹坠胀，面黄心悸，神疲食减，四肢清冷。舌淡苔薄，脉细无力。

基本治法：健脾摄血。

方药运用：归脾汤加减。方中党参、白术、茯苓、炙甘草健脾益气为主药，脾胃得健，气血自生，气能摄血；黄芪、当归补气益血，为辅药，使气固血旺；酸枣仁、龙眼肉、远志养心阴安神志；木香理气醒脾，并防补脾益气药之滞，此 4 味为佐药；生姜、大枣调和营卫，为使药。本方在此，意在健脾补中，气旺而血生，血生而气旺，达到脾能摄血，不用止血药而使尿血自除。明代张景岳在归脾汤基础上加黑山栀、炒丹皮，谓之加味归脾汤，对于有出血者更为合拍。如出血日久，出现贫血者可加用阿胶；如少腹坠胀明显，可加用补中益气丸；如神疲食减，可加用砂仁、谷芽、麦芽等；大便偏溏，四肢清冷，血尿色淡，可加用艾叶炭、杜仲炭等。

中成药：①补中益气丸，每次 6g，每日 2~3 次，温开水送服；②参苓白术散，每次 6~9g，每日 2~3 次，温开水送服；③人参健脾丸，水丸，每次 6~9g，每日 2 次，温开水送服。

食疗：黄芪粥：黄芪 30g，粳米 50g，红枣 20g，先用水煮黄芪取汁去渣，再用汁煮粳米、红枣成粥，早晨空腹食之，半月为 1 疗程。

【转归及预后】

尿血如长期治疗无效，可以转化成慢性，特别是"镜下血尿"，较为反复和顽固；长期出血易出现贫血，由实转虚；尿血者大都能找到病因，经过对症治疗一般能治愈，预后良好。

【预防与调护】

1. 保持个人卫生，忌洗桑拿或熏蒸。

2. 平时注意补充水分，多饮水；控制含糖饮料的摄入；食品忌过咸，过分油腻。

3. 少饮或不饮酒；忌食生冷，宜食新鲜水果。

4. 要慎用过多的活血药品，减少或不作骑跨动作，保持大便通畅。

5. 心情要舒畅，不动怒，注意劳逸结合，适当控制性生活。

【临证经验】

治疗原则：明代王肯堂认为："初起之热邪不一，其因皆传于膀胱而成淋，若不先治其所之本，止从末流胞中之热施治，未为善也。"说明治病必求其本，不能光见血止血，要四诊合参，结合现代医学检测去分析；徐灵胎亦指出："治淋之法，有通有塞，当要分别。"

说明具体的治法，有祛邪和扶正之别，不能拘泥于一法；大多是病初起以祛邪为主，病久扶正或扶正兼祛邪；关键是要抓住火去做文章，有火还是无火，实火还是虚火，好多问题可以迎刃而解。

1. 尿血一证，暴发多属实火；劳损久虚，多属虚火。大抵实火之证，脉必数而有力；虚火之证，脉必数而无力。依次为辨，庶不致误。

2. 若小肠火盛而尿血者，症见虚烦不寐，或舌咽作痛，治宜凉血泄热，如导赤散加黑山栀、瞿麦、琥珀。若肝火内炽而尿血者，必兼少腹胁肋刺痛，口苦耳聋，寒热往来，小便红赤，治宜凉肝泻火，用龙胆泻肝汤加丹皮、郁金。若热结下焦而尿血者，其症小便通利，余沥滴血，痛如血淋，治宜凉血止血，如小蓟饮子，或用新鲜苎麻根30g，煎服亦可。若房劳伤肾而尿血者，脉多洪数，治当滋其化源，如六味地黄汤加土牛膝；若无热象者，则宜治宜温肾止血，如鹿角胶丸（鹿角胶、没药、血余炭）。至若尿血日久，肾液虚涸者，又宜补阴止血，如六味阿胶汤（六味加阿胶、童便）。若肺肾两虚而尿血者，必见口干腰酸，治宜肺肾并调，如六味丸合生脉散之类。

3. 初见尿血，必先用寒凉。凉药不能止，或虽稍止，而终莫能除，法当甘温以补。若开手便温，适足以招谤，亦非自全之道也。

验案举例

商某，32岁，已婚。1977年6月18日初诊。

房事后血尿近8个月，有时小便血量多并夹有血块。曾在某军区医院多方检查，已排除肾结石及尿道炎症，但无明确诊断。因原因不明，未予治疗。每当房事过后第1次小便为全血尿，并夹有血块，第2次小便肉眼已见不到血液，镜下有少量红细胞，第3次小便镜检阴性。平时除头昏无力外，无其他不适。舌红少苔，脉无变化。此症因肾阴不足，媾精之际，相火内动，血被火冲，因而妄行。拟补肾泄火，凉血止血之法。

鹿角胶6g，阿胶、蛤粉各10g（同炒），血余炭5g，茅根（去心）15g，川柏（盐水炒）5g，丹皮炭6g，生地、墨旱莲、女贞子、炙龟板各10g。

7月3日二诊：药进3剂，未见疗效。继服半月，性交2次，未见尿血，但仍头昏无力，舌红少苔。还系阴伤火旺之象，再用丸药巩固疗效。

大生地120g，血余炭30g，炒丹皮60g，墨旱莲、女贞子、炙龟板各90g，阿胶90g、蛤粉30g（同炒成珠），炒菊花45g，鹿角胶60g，炙知母30g，川柏（盐水炒）45g。

上药共研极细末，用茅根（去心）90g，打汁，陈阿胶、鹿角胶煎汤泛丸，如绿豆大，每服9g，日2次，开水送下。

【现代研究进展】

1. 孙香娟等论五脏六腑皆尿血

尿血的成因：任何原因使脏腑功能失司，血不循常道，均可致尿血。尿血的病位，主要在膀胱，但与心、肾、脾、肺、肝、小肠和三焦有密切关系。

（1）热犯少阴证：以小便黄赤，颜色淡红或暗红，喉核赤肿，夜寐不安，手足心热，舌红，脉数或细数为主症。治以清热利尿，凉血止血。用黄连阿胶汤加减。黄连阿胶汤是治疗少阴热化，肾经郁热的代表方，常用于热病之后，余热不清，真阴受损而心中烦，不得卧的临床证候。

（2）心火亢盛证：以小便热赤，尿中带血，颜色鲜红，或如洗肉水，或如葡萄酒，或如浓茶，心烦不寐，口舌生疮，面红口干，渴喜冷饮，舌尖红，脉数为主症。以清心泻火，凉血止血为法。方选小蓟饮子加减。有"血尿第一方"之称的小蓟饮子，是严用和在钱乙导赤散基础上加用凉血止血药而成，是目前治疗尿血的代表方，可见尿血源于心者最为多见，尤其是病变初期。

（3）热邪犯肺证：以恶风发热，眼睑浮肿，或咽痛，或咽中赤肿，或咳嗽，或皮肤斑疹，继之出现尿血，舌质红苔薄黄，脉浮或浮数为主症。以清热宣肺，解毒利咽治之。用麻黄连翘赤小豆汤加减。此方为治疗风水相搏，眼睑浮肿，状如卧蚕的代表方，常用于尿血伴有浮肿的证候。

（4）脾胃积热证：以小便黄赤，尿色鲜红，口干口苦，便秘，或反复口疮口糜，或伴关节肿痛，或伴皮疹，或伴皮肤瘙痒，舌质红，苔黄腻，脉滑数为主症。宜清胃泻脾，凉血止血。以泻黄散出入。泻黄散泻脾胃伏火，多用于紫癜性肾炎早期见紫癜密布，颜色紫红，瘙痒，苔腻者。

（5）肝胆郁热证：小便短赤，尿色鲜红，胸胁苦满，默默不欲饮食，心烦喜呕，口苦咽干，情志异常（或抑郁太息，或急躁易怒），头晕头痛，大便秘结，月经不调，舌红苔腻，脉弦。宜清肝利胆，凉血止血。用丹栀逍遥散加减。此为肝经郁热的代表方，症见尿血时间偏长，每因情绪波动而加重，常有抑郁太息，心烦易怒的证候。

某男，四川省宜宾市人。2005 年 07 月 5 日初诊。眼睑浮肿半天。发病前 1 周有感冒史，双眼睑浮肿，咽部不适，纳差，尿黄短少，大便正常。舌红苔薄黄，脉浮数。尿常规潜血（+），红细胞（++）/HP。辨为风水相搏。以麻黄连翘赤小豆汤加减疏风清热，利水消肿。处方：麻黄 8g，连翘 12g，赤小豆 10g，金银花 12g，黄芩 10g，射干 10g，牛蒡子 10g，竹叶 8g，芦根 15g，小蓟 12g，白茅根 20g。3 付水煎服，1 剂/日。用药后肿消，尿常规潜血阴性，红细胞 2~3 个/HP。

2. 王小满从肾论治难治性尿血

（1）尿血：张某，43 岁，2001 年 3 月 10 日初诊。持续出现尿血（++~+++），经 B 超检查未见异常，多方求医效不佳。口苦心烦，失眠多梦，腰膝酸软，食欲不振，小便频数，大便干结，舌质偏红津少，脉细数。证属肾阴亏虚，火动迫血。治以六味地黄丸加味。山茱萸、山药、丹皮、泽泻、茯苓、益母草、栀子各 10g，生地、白茅根各 20g，仙鹤草 30g。3 剂，水煎，每日 1 剂。服后尿血微量，继服 3 剂，尿常规检查正常，随访 1 年未复发。

（2）多发性肾囊肿尿血：陈某，69 岁，2006 年 3 月 21 日初诊。腰痛 3 年，加重半年，小便频下，量不等，无涩痛，经 B 超检查发现双肾多发性囊肿，轻度积水，尿检隐血（+）、蛋白微量，经地级市医院腹腔镜手术。现术后 1 个月，尿血不减，头晕乏力，腰酸绵绵，下肢浮肿，饮食如常，小便频数，大便偏干，舌质淡红，脉象细弱。证属肾虚失藏，尿血自下。治以六味地黄丸加味。山茱萸、山药、生地各 15g，丹皮、泽泻、肉苁蓉、杜仲各 10g，白茅根 20g。水煎，每日 1 剂，分早晨、中午 2 次服。服药 30 剂后症状消除，继以六味地黄丸巩固疗效，随访 3 个月未复发。

（3）水肿尿血：镇某，20 岁，2006 年 5 月 5 日初诊。面浮肿，下肢轻度水肿，反复尿血，头晕乏力，腰膝酸软，纳谷不香，小便短少，大便尚调，舌淡苔薄，脉象沉细。尿检隐血（+），蛋白微量，白细胞（+）。证属肾虚络伤，气化不利。治以六味地黄丸加味。山药、生地、白茅根、车前草、萹蓄各 15g，山茱萸、丹皮、泽泻、茯苓、荷叶各 10g，仙鹤草 30g。5 剂，水煎，每日 1 剂。服后症状大减，尿血转阴，继服 2 个月症状消失，随访 3 个月未复发。

3. 张琪辨治 IgA 肾病尿血证经验

（1）急性发作期

①风热扰络证：IgA 肾病若因外感风热，热邪入里，热伤血络，则临床症见：发病后 1~2 天即见尿血鲜红或尿色如浓茶，恶寒发热，肢体酸痛，咽痛，舌边尖红，苔薄微黄，脉洪数或滑数。辨证：外感风热，热伤血络。治宜清热解毒。下焦湿热证：IgA 肾病若因感受湿热之邪或饮食不节等而出现湿热蕴结证候，则临床症见：尿色鲜红，或尿黄赤，尿常规检测以大量红细胞为主，伴咽干口燥，五心烦热，口舌生疮，咽痛，或兼见尿道灼热或疼痛，腰酸痛，脉滑数，舌质红，苔白干。辨证：湿热蕴结。治法：清热利湿，凉血

止血。

（2）慢性进展期

①气阴两虚证：IgA 肾病患者反复出现血尿，迁延不愈，症见：周身乏力，气短心悸，腰酸膝软，咽干口燥，手足心热，舌淡，脉沉细或细数无力，属气阴两虚之证，用自拟益气养阴摄血合剂治疗。

②气阴两虚，湿热留恋证：IgA 肾病患者反复出现血尿，迁延不愈，症见：肉眼或镜下血尿，尿黄赤而灼热，倦怠乏力，五心烦热，口干而黏，舌淡红，苔白微腻或少苔，脉细数。辨证属气阴两虚，湿热留恋。治法：益气养阴，凉血止血。

③阴虚内热证：IgA 肾病患者反复血尿，迁延不愈，症见腰痛，手足心热，神疲乏力，腰膝酸软，气短心悸，头晕耳鸣，尿黄赤，舌红少苔，脉细数或沉数。辨证属阴虚内热，气虚固摄无力。治法：益气养阴，凉血止血。

④阴亏火动，迫血妄行证：IgA 肾病患者症见：头昏腰酸，疲倦乏力，五心烦热，肉眼血尿或镜下血尿，舌红苔白少津，脉细数。辨证属肾阴亏耗相火妄动者，可用滋阴凉血辅以收敛法治疗。

马某，男，22 岁，2004 年 11 月 7 日来我院初诊，自述两个月前感冒后出现腰酸乏力、食少等症，家人带其至哈尔滨医科大学第二附院就诊，经病理活检确诊为 IgA 肾病。就诊时患者腰痛乏力，胃纳差，眠可，双下肢无浮肿，舌红，苔白，脉弦细。尿常规示Pro：（±），RBC：（++）。诊断为 Ig 肾病，辨证：气阴两虚，兼有血热。治法：益气养阴，清热凉血。方药：黄芪 50g，太子参 30g，枸杞子 20g，菟丝子 20g，茜草 20g，藕节 20g，地榆炭 25g，棕榈炭 20g，贯众 20g，三七 15g，白花蛇舌草 30g，半枝莲 30g，金樱子 25g，甘草 10g。服上方 2 个月后，患者腰酸乏力、纳差明显好转。复查尿常规示 RBC：（+），Pro：（-）。于上方去枸杞子、菟丝子、茜草、藕节、地榆炭、棕榈炭、贯众、半枝莲，加柴胡 10g，黄芩 10g，益母草 30g，车前草 15g，麦冬 20g，茯苓 20g，黄芪改为 20g。此后，在本方基础上加减长期服药，复查尿常规示 RBC：（±），Pro：（-）。

治疗体会：IgA 肾病临床最大的特点就是肉眼或镜下血尿，或伴有轻度蛋白尿。张老认为：疾病初期，病势颇急，尿血量多，呈肉眼血尿者，尚属易治。而久病血尿，时轻时重，反复发作，肉眼与镜下血尿交替出现，病势虽缓，然治愈颇难。久病血尿，以气虚统摄失职为多，血尿日久必伤阴分，且湿热内停又易灼伤血脉，故主张用益气养阴、利湿清热、凉血止血法施治。在此基础治法上，加白茅根、瞿麦、小蓟等通淋止血之品。若兼有热象者，加栀子、生地等以凉血止血；若湿热渐去，常配龙骨、牡蛎、海螵蛸、茜草以增强收涩止血之力。此时纯用益气养阴、收涩止血之品，恐过于壅滞留邪，每加大黄 3~7g，以疏泄气血，使补而不滞，摄而不凝，且大黄更有清热止血之妙。此外，IgA 肾病发展到慢性迁延期常兼见瘀血之证，在临床辨证治疗中，若能辨证精当，巧妙运用活血化瘀之品，往往能收到很好的治疗效果，但亦不能滥用，若用之不当，则往往会加重病情。所以，在治疗 IgA 肾病中，运用活血化瘀之品应当慎重。

【小结】

1. 尿血属于中医血证范围，病变部位在肾与膀胱。经过系统治疗，大多数能治愈，一般预后良好。

2. 尿血的原因可根据血尿伴随的症状及患者年龄、性别等进一步综合分析，对不能确定者应随访、观察，必要时可进行膀胱镜、尿路造影、肾动脉造影、肾活组织等特殊检查，找出出血的原因。对于一时难以确诊者，应注意观察和随访。

3. 尿血总的病机是气火逆乱，血不循经，络伤血溢。病理性质有虚实之分，实证为气火亢盛，虚证一为阴虚火旺，灼伤血络，一为脾气虚弱，血失统摄。辨证当分清实火和虚火，阴虚和气虚。

4. 治疗原则为治血、治火、治气。尿血临床上以火热居多，不宜长期用苦寒药，中病即减或中病即止；临证当注意虚实的联系和转化，采取相应的处理。如离经之血蓄积为瘀者，治应祛瘀止血，不宜单纯用苦寒或止敛。对长时间治疗无效者，一定要慎重其事，中西医结合，取长补短。

5. 预防与调护。注意补充水分，多饮水；控制含糖饮料的摄入；食品忌过咸，少饮或不饮酒，宜食新鲜水果；注意劳逸结合，适当控制性生活。

脓 尿

尿液中有超过正常数量的脓细胞，即称脓尿。患者排出的新鲜尿液呈乳白色，甚至伴脓块，为肉眼脓尿；或镜检尿液内白细胞数异常增多，为镜下脓尿。正常尿液中含有少量的白细胞，尿离心后镜检白细胞通常不超过 3~5 个/HP。

脓尿是中医、西医共同病名，尚可归属于浊病、淋证范围。临床上有虚、实之分，但以实证居多。常见证型有毒流少阴证、湿热蕴结证、正虚毒恋证等。由于抗生素的广泛使用，一般经正规治疗，并去除病因均能获效，预后良好。

【病因病机】

《素问·至真要大论》："诸转反戾，水液浑浊，皆属于热。"

清·林佩琴《类证治裁》："诸淋皆肾虚膀胱生热，故小水涩而不利也。"

由以上可知，脓尿既可是局部感邪、不洁性交、淋毒热邪、外伤等，热邪湿毒内侵溺窍，熏蒸膀胱，正邪相搏，气血壅滞，化腐为脓；又可是肝肾两伤，肾亏气化失司，湿浊不化，久蕴成脓，正虚邪恋；亦可他处感染湿热毒邪，热毒伤络，循经瘀滞溺道，流注膀胱，而成脓尿。加之累劳、饮酒、外感等因素诱发。虽然本病有虚实之分，但以实证、热证居多。

【发病机制及病理】

脓尿的发生主要是由于泌尿生殖系感染、肿瘤、结石、梗阻性疾病，过敏性炎症、异物、有害物质刺激或创伤；邻近泌尿道脏器的感染波及尿路所致。其中感染是最常见病因，有非特异性感染与特异性感染两类。非特异性感染常见细菌是大肠杆菌、变形杆菌、葡萄球菌等；特异性感染主要是结核病和淋病，其他如支原体、真菌、滴虫、疱疹病毒等。此外，泌尿系肿瘤、结石、损伤、前列腺增生、神经源性膀胱、尿道狭窄及泌尿系先天性异常等继发感染或造成梗阻亦可引起脓尿。发生的部位主要在泌尿生殖系统，发生感染时都有可能产生脓尿，疾病常包括肾盂肾炎、肾积脓、肾周围脓肿破溃与肾脏相通、膀胱炎、前列腺炎或脓肿、尿道炎及附近器官炎症（如盆腔脓肿）等。在未普及使用抗生素的年代，发病率较高。

就临床资料分析，脓尿有以下特点：①年龄不限；②有急性和慢性之分；③近年来淋球菌性尿道炎发病率较高；④医源性也不少见，特别是介入性治疗；⑤一般预后良好。

【诊断与鉴别诊断】

1. 诊断

本病诊断并不复杂，通过病史、临床症状和尿常规即可明确。①一般脓尿仅见尿液略带混浊；②严重感染、晚期泌尿系结核，或邻近器官有脓肿溃破，进入肾盂或膀胱时，肉眼可见大量脓尿，尿色混浊或乳白；③临床症状或轻或重，常随不同原因、不同疾病而异，兼症或有或无；④尿液沉淀后，显微镜检每高倍视野脓细胞超过 10 个以上者，即称为脓尿，严重者脓细胞成堆；⑤一般不主张使用介入性方法去诊断。

2. 鉴别诊断

①在收集小便标本时，应避免污染。因白细胞在碱性尿中，2 小时即可破坏 50%，故小便标本务必新鲜。②乳糜尿，虽有尿混浊，但乳糜试验阳性，尿常规可以有脓细胞或红细胞。

【辨证施治】

参考"菌尿"有关内容。

【转归及预后】

参考"菌尿"有关内容。

【预防与调护】

参考"菌尿"有关内容。

【临床经验】

1. 脓尿溺窍时流秽浊如脓，色白如泔，乃湿热内蕴，用苓术二陈煎（猪苓、茯苓、泽泻、白术、半夏、陈皮、炙甘草），或徙薪饮（陈皮、黄芩、麦冬、黄柏、白芍、茯苓、丹皮），以清热利湿。若真元不固，时下白浊，凝如膏糊，或小便频数，用萆薢分清饮，以分清渗浊固精。如溺窍时有秽物，如疮之脓，如眼之眵，淋漓不断，浊色发赤，治宜清心降火，用加味清心饮（茯苓、石莲、益智仁、麦冬、人参、远志、石菖蒲、白术、泽泻、甘草、车前子、灯心草，有热加薄荷）。如有败精瘀浊，先理浊腐，用虎杖散（虎杖、杜牛膝、麝香）。如精滑不固，治当补肾，用菟丝子丸。

2. 脓尿和其他化脓性病变一样，其病因病理均是受邪之后局部气血凝滞，营气不从，酝酿化热，热胜肉腐，逆于肉里则为痈疽，逆于尿道则为脓尿。

《内经》云："上焦如雾，中焦如沤，下焦如渎"，"肾受五脏六腑之精而藏之"，"膀胱水府也"；《巢氏病源》说："津液之余者，入胞则为小便。"可见脓尿的发生与肾和膀胱关系最为紧密。但肺主气，为水之上源，肺受邪，失肃降之能；心与小肠相表里，心热移于小肠；中气不足，"溲便为之变"等等，均可引起湿热下注，膀胱气化功能失司，热胜肉腐，逆于尿道而成脓尿，与其他"五脏六腑"均难割舍。有鉴于此，特引证清代名医王旭高先生"三焦火治法、五脏六腑火治法"一节，供各位同道治疗脓尿时参考。

三焦火、五脏六腑火治法：上焦火，黄芩、桑白皮、甘草，甚则石膏；中焦火，黄连、甘草；下焦火，黄柏、知母；肺火，黄芩、麦冬；心火，犀角、黄连、甘草；肝火，羚羊角、山栀、龙胆草、青黛；脾火，川连、防风、山栀；肾火，知母、黄柏；大肠火，条芩、槐花；小肠火，木通、鲜生地；胆经火，龙胆草、苦参、猪胆汁；心包火，犀角、连翘、犀黄；膀胱火，黄柏、车前子；三焦火，山栀为主；其余即上中下三焦之火也。

【现代研究进展】

1. 曹式丽三联疗法治疗慢性肾衰合并脓尿

（1）清热解毒利湿贯穿治疗始终：尿路感染临床以尿频、尿急、尿痛、脓尿和菌尿为特征。尿路感染在中医中多属淋病范畴。曹教授提出湿热存在于尿路感染全过程的理论观点，认为热毒与湿邪郁结，致膀胱气化不利，湿热之邪弥漫三焦而发生本病。但由于临床治疗往往难以把握祛邪与扶正的侧重，或因清利太过而致伤津劫液，耗气伤阳而转发虚证；或因补益过早而使余邪未尽，病情迁延或反复发作。因此为了彻底清除病邪，曹教授强调治疗必须做到合理用药。根据中药药理学作用，结合病邪的性质（湿热）与部位（尿路），清热解毒利湿宜选用甘寒、味薄之品，如：金银花、连翘、射干、板蓝根、锦灯笼等；并选择偏于入下焦和兼入血分之品，如：白花蛇舌草、金线重楼、败酱草、马齿苋、生地榆、土贝母、半支莲、凤尾草、白头翁、土茯苓、银花藤、红藤等。

现代药理学研究表明，清利湿热药物能显著抑制尿道致病性大肠杆菌 P 菌毛的表达，使其在人尿道上皮细胞的黏附能力下降，容易通过尿流和尿道蠕动而排出体外，因而有利于患者临床症状消除和化验指标改善。清热解毒利湿中药还具有广泛的抗病原微生物、抗毒素、抗炎、解热、抗肿瘤及增强机体非特异性免疫、抑制变态反应等作用；同时某些药物还具有调节胃肠道运动，促进消化液分泌，抗溃疡的作用。

（2）调理中焦脾胃重视整体治疗：中医防治慢性肾衰感染并发症，十分重视全身状况对局部病灶的影响。曹教授总结临床经验，强调本病无论标本缓急，在疾病的整个过程中，均与中焦脾胃密切相关，脾胃的症状往往较为突出。脾胃为转枢，中运失健，湿浊内生，枢机不力，加之外邪引动，则上焦雾露弥漫，痰浊壅塞，可凌心迫肺；下焦通调失司，清浊不分，湿浊阻渎，可下迫膀胱，故病势之消长进退与中焦脾胃状况呈正相关。常用：陈皮、半夏、厚朴、砂仁、旋覆花、代赭石、炒白术、党参、鸡内金等。代表方有平胃散、旋覆代赭汤、小半夏汤、温脾汤合三仁汤加减。

（3）活血化瘀通络适用病邪久稽：曹教授认为湿热久积，阻碍气机，灼伤血络而成瘀，即朱丹溪所谓的"湿热伤血"、"湿热熏蒸而为瘀"理论。主张慢性肾衰合并尿路感染迁延不愈，小便淋沥不畅，并有持续腰痛，舌质紫暗，脉细涩等血瘀证候时，必须调治其气血，根据其瘀血程度，选择适当活血化瘀之品，轻证者选用辛通畅络之丹参、当归、赤芍、桃仁、红花、川芎、刘寄奴等；重证者配合虫类搜剔，水蛭、全蝎、地龙、土鳖虫等，通血络、助气化、利小便。经多年临床应用验证，活血化瘀药不仅可增加肾血流量，提高肾小球滤过率，增加尿量，促进尿路细菌的排泄，缓解膀胱刺激症状；同时对于消除血尿、减轻腰痛，改善肾脏实质损害等均具有积极的作用。

董某，61 岁，2005 年 7 月首诊发现肾功能不全，现已 2 年余（血肌酐维持于 260～370μmol/L 之间），反复尿路感染病史近 10 年，现症尿频、尿急、尿痛伴小腹坠胀，舌红苔黄腻脉细数，体温 37.8℃，尿常规：白细胞 540 个/μl，红细胞 60 个/μl，尿蛋白（+）；血常规：白细胞 10.6×10^9/L，血红蛋白 108g/L。诊为慢性肾衰合并急性尿路感染。证属湿热下注膀胱，伤及血络。治宜清热利湿通淋，活血通络。药用：柴胡 15g，萆薢 15g，石韦 15g，金银花 30g，连翘 10g，萹蓄草 15g，瞿麦草 15g，土贝母 15g，土茯苓 30g，红藤 15g，泽泻 15g，六一散 10g，甘草 5g。水煎服，每日 1 剂。患者服药 1 周后，尿频、尿急、尿痛症状明显减轻，复查尿常规：白细胞 260 个/μl，红细胞 20 个/μl，尿蛋白（+）；血常规：白细胞 6.6×10^9/L，血红蛋白 109g/L，继予上方去石韦，土茯苓改为 15g，金银花减为 20g，加乌药 10g，砂仁 10g。连续服药 2 周后再次复查尿常规：白细胞 40 个/μl，红细胞 10 个/μl，尿蛋白（±）。继服此方加减 4 周后，尿常规转阴。复查肾功能：血肌酐 344μmol/L，尿素氮 12.7mmol/L，尿酸 298μmol/L。

2. 包晓星等培元活血通淋法治疗脓尿

临床资料：共 61 例，临床表现为小便不畅、淋沥不已，腰酸痛、低热，乏力，夜尿增多，或有水肿、脓尿。

治疗方法：治疗组用培元活血通淋中药治疗。黄芪 30g，山茱萸肉 10g，山药 20g，丹皮 15g，丹参 15g，泽兰 10g，车前子（包煎）15g，土茯苓 30g，白花蛇舌草 30g，乌药 10g，生甘草 5g，萹蓄 10g。低热者去黄芪，加黄柏 10g，知母 10g；畏寒明显者加菟丝子 10g，巴戟天 10g，附子 10g，肉桂 5g；腰酸痛明显者加杜仲 10g，桑寄生 10g，怀牛膝 10g；有脓尿者去黄芪，加忍冬藤 30g，半枝莲 30g。每日 1 剂，水煎 2 次，早晚分服。疗程 8 周，随访半年。对照组予抗生素治疗，一般情况下给予低剂量抑菌治疗（每晚睡前口服 1 次单剂量抗生素），复发时则按照药敏试验选择用药，主要选择半合成青霉素、头孢霉素、喹诺酮类，视患者具体情况单用或联用。疗程 8 周，随访半年。

治疗结果：两组总有效率比较有显著差异（$P < 0.05$）。中药治疗组疗效优于西药对照组。

讨论：传统认为肾间质纤维化与细菌感染持续存在密切相关，现在发现机体针对感染产生的抗体免疫反应也不容忽视。有研究证实，肾虚不足的本质所在是全身免疫能力低下，而膀胱湿热留恋则是局部免疫应答过强的表现。在治疗上，宜标本兼顾、扶正祛邪，用培元活血通淋法。中药土茯苓、白花蛇舌草、车前子清利湿热，丹皮、丹参、泽兰、乌药等活血化瘀。方中的药物多具有免疫调节作用，且已被证实。在益肾基础上加用清热解毒、活血化瘀药物，既增强了体质，提高了机体的免疫能力，又能清除余邪，促进纤维组织吸收，改善病变部位的血液循环，从而有效地控制复发。

【小结】

参考"菌尿"有关内容。

菌 尿

正常尿液是无菌的，若尿中有细菌存在，即为细菌尿。中医无此名称，需借助实验室检查作出诊断。菌尿的发生主要是由于泌尿生殖系感染、结石、梗阻性疾病或创伤及邻近泌尿道脏器的感染波及尿路所致。

感染性疾病才会有细菌尿，非特异性感染的致病菌70%~80%为革兰阴性杆菌包括大肠杆菌、变形杆菌、副大肠杆菌、产气杆菌与绿脓杆菌；其余20%致病菌为革兰阳性球菌，包括葡萄球菌、链球菌等，除此，还应考虑有L菌型感染与厌氧菌感染可能。

细菌尿一般都有相应的临床症状，有细菌尿而无症状者，称为无症状性细菌尿，男性少见，以产妇为多见。由于现代抗生素的普遍使用，以及给药途径的多样化，中西医结合治疗，一般来说，患者的疗效较好，预后好。

本病有以下特点：①男女不限；②男性包皮过长，是重要的发病因素；③饮食不节，特别是饮酒是常见的诱发因素和复发因素；④有急慢性之分，急性多于慢性；⑤细菌尿不能及时控制，常会引发泌尿生殖系统多部位的感染；⑥经治疗后，预后良好。

中医认为病位在膀胱和肾，性质有虚有实，急性期以实证、热证为主；慢性期为本虚标实为主。主要证型有毒流少阴证、正虚毒恋证、正虚毒恋证等。

【病因病机】

《灵枢·百病始生》："清湿袭虚，则病起于下。"

《素问·太阴阳明》："伤于湿者，下先受之。"

《诸病源候论》："肾主水而开窍在阴，阴为溲变之道，胞冷肾损，故小便白而浊也。"

《证治汇补》："湿热者，因脾胃湿热，中焦不清，下流膀胱，故便溲浑浊。"

从古代文献及现代研究表明，菌尿常因男子包皮过长，前阴不洁，或导尿不慎，感染湿热邪毒，循经上沿，留于膀胱；或全身感染，火毒内攻，入于营血，流注肾与膀胱而成，或正气受损，邪恋不去。病邪以湿热、热毒火热之邪为主，形成与脾胃有关，责之于肾，受之于下焦肾和膀胱。

【诊断与鉴别诊断】

菌尿诊断完全靠现代实验室检查作出诊断。因此，收集尿标本应注意无菌技术，导尿的可靠性可达95%，比较实用的方法是清洗外阴部取中段尿。尿标本力求新鲜，并在送检后30分钟内立即培养，搁置时间过久易有细菌生长。尿涂片染色找到细菌，或尿培养有细菌生长，一般说明有泌尿系感染。药物敏感试验对治疗有指导价值。

明确菌尿尚不够，还须进一步明确致病菌，常用细菌培养方法，但1次检查可有15%的假阳性，连续2次检查，假阳性率可降到5%。尿培养细菌计数，每ml尿液内细菌数在1万以下者为检验时污染，1万~10万者为可疑感染，10万以上者肯定为感染。引起泌尿系非特异性感染的细菌中，最常见的为大肠杆菌，其次为变形杆菌、葡萄球菌等。

少数患者有感染，但尿培养阴性，除为特异性感染外，还应考虑有L菌型感染可能。当细菌受到抗生素及溶菌酶等破坏时，即变成L型、圆形体和原生质体。这种菌型在低渗尿中易破裂，但在肾髓质的高渗尿中易于停留和繁殖，不被抗生素（作用于细胞壁者）所破坏。一旦治疗中止，这些菌型又恢复到原来的细菌状态。经青霉素类抗生素治疗的变形杆菌感染中，细菌更易变成圆球体，使感染复发。

判断尿中细菌来自上尿路还是下尿路，根据病史、体检、血、尿化验及X线检查，基本上大都能确定。比较准确的定位方法有经膀胱镜插管取肾盂尿检查、膀胱灭菌液冲洗后培养测定，但尚不能常规应用于临床。

【辨证施治】

1. 毒流少阴证

证候：一般都有较明显的全身毒血症状，如寒战高热，皮肤瘀斑等，口渴喜饮，出汗多；尿道灼热感或瘙痒感，小便黄赤，或混浊，或尿少尿闭。舌红苔黄，脉弦滑数。

基本治法：凉血解毒。

方药运用：犀角地黄汤合黄连解毒汤加减。犀角地黄汤方中犀角入血分，凉血而散血，透解火热之毒；生地清热凉血养阴，既降火以止血，又能补养因热伤之津液；芍药选用赤芍，凉血散血；丹皮泻火清热，凉血散瘀，止血不留瘀，凉血而不留邪。合则清热解毒，凉血散瘀，清解血分之热。犀角粉1g（用开水调服），目前犀角不能使用，主要用水牛角代替，用量一般在20~30g；如加强凉血解毒之力，尚可加玄参、青黛、大青叶。黄连解毒汤中黄连、黄芩、大黄泻三焦之热，再加山栀引热从小便而出，既泻火又使邪有出路，清解气分之热，纯属攻实祛邪方剂。三黄乃苦寒败胃之品，食欲不振时用量上不宜过大、过长，或加用藿香、陈皮之属佐之；大便秘结时要重用大黄，大便稀时要慎用之；尿混浊加芦根、茅根。

中成药：①清火栀麦片（胶囊）片剂：每次2片，每日2次；胶囊：每次2粒，每日2次，温开水送服。②癃清片，每次8片，每日3次，温开水送服。③清解冲剂，每次2包，每日3次，温开水冲服。

食疗：赤小豆粥：赤小豆500g，通草30g，小麦500g。以水煮通草取汁，去渣以后用汁煮赤小豆、小麦为粥，分3次食。

2. 湿热蕴结证

证候：尿道红肿，尿频、尿急、灼热刺痛，尿色黄赤或尿液混浊；或恶寒或发热，口中干黏而苦；腰腹疼痛如折，阴囊潮湿，会阴部胀痛。舌质红，舌苔黄腻，脉濡而数。

基本治法：导湿泄热。

方药运用：八正散加减。方中瞿麦、萹蓄、车前子、木通、滑石清下焦湿热，通淋泄浊；山栀、大黄清热泻火、泄热下行；山栀、木通、灯心草清上焦心火，利小肠与膀胱湿热，其中山栀兼清三焦之火；甘草缓急止痛，调和诸药。全方清三焦之邪火，重在清上、下焦，三焦通利而主决渎水道得畅，使湿热从下焦而出，主治下焦湿热蕴结证。如热重可加龙胆草、土茯苓、白花蛇舌草、半边莲等；湿重加用泽泻、萆薢、绿豆衣等，兼见血尿加用仙鹤草、地榆炭等。

中成药：①四妙丸，每次3~6g，每日2~3次，温开水送服；②尿感灵冲剂，每次15g，每日3次，温开水冲服；③复方金钱草颗粒，每次3~6g，每日3次，温开水冲服。

食疗：滑石粥：滑石30g，瞿麦10g，粳米30~60g。先将滑石用布包扎，再与瞿麦同入适量水中煎煮，取汁，去渣，加入粳米小火煮成稀粥，空腹食用。

3. 正虚毒恋证

证候：素体虚弱，病程较长或经过不正规的抗生素治疗。有细菌尿，尿滴沥不尽，尿道有蚁走感，遇劳加重，伴腰酸痛，阴部有坠胀感，小腹隐痛或射精痛，内裤可见少量黄斑迹。舌质红苔薄黄，脉细弱。

基本治法：扶正化毒。

方药运用：四妙汤合知柏地黄汤加减。四妙汤源出于《医宗说约》，由生黄芪、当归、金银花、生甘草组成，方中生黄芪补气扶正，托毒外泄，与当归相配补气生血，当归补血汤意，气血互生，增强扶正之力；金银花、生甘草清热、化毒、解毒。四药共襄，扶正化毒，偏重于热毒伤气、伤血，方中重用黄芪和金银花，药少力专，功效卓著，堪称扶正化毒之妙方；知柏地黄汤由六味地黄汤加知母、黄柏组成，偏重于热毒伤阴，两方相合，兼顾气、血、阴分之虚。气虚者加党参、白术等；阴虚者加炙龟板、生地等；热毒明显者尚可加野菊花、紫花地丁、黛灯心等；湿毒留恋者尚可加猪苓、碧玉散等。

中成药：①大补阴丸，每次9g，每日2~3次，温开水送服；②二至丸，每次9g，每日2~3次，温开水送服；③玉泉丸，每次9g，每日3次，温开水送服。

食疗：山药菟丝粥：怀山药30~60g，菟丝子10~15g，糯米100g，白糖适量。先将菟丝子加入适量水煎煮，去渣取汁，怀山药洗净切成片状，加入粳米与汁煮成稀粥，待粥熟后调入白糖，空腹食用。

【转归及预后】

现在由于诊断手段提高，抗生素的普遍使用，给药途径的多样化，以及中西医结合治疗，一般来说，患者的疗效较好，绝大多数皆能治愈，预后好。极少数患者转变成慢性后，易发生慢性前列腺炎或肾盂肾炎、附睾炎等疾病。

【预防与调护】

1. 做尿培养时，以清晨第 1 次尿为标准，并要求清洗会阴、尿道口，留中段尿检查。

2. 注意前阴部清洁卫生，尤应避免医源性细菌感染。

3. 尽可能早期发现无症状性细菌尿患者，并及早防治，以减少肾盂肾炎的发生。

【临证经验】

治疗原则：本病多属于实证、热证，治则清热利湿解毒；后期正气耗伤，为虚实夹杂，正虚毒恋，多表现为脾肾两虚兼湿热留恋证候，治则为扶正祛邪，攻补兼施。

1. 或云清火解毒为治疗菌尿的开首要方或唯一法则，殊不知"正虚毒恋"者，非扶正与化毒并进，不足为功。四妙汤（生黄芪、当归、金银花、生甘草）源出于《医宗说约》，重用生黄芪、金银花，偏重于热毒伤气、伤血，药少力专，功效卓著，堪称扶正化毒之妙方。

若患者湿热下注，兼有气虚下陷，当以化毒（清利湿热）为主，扶正（补中益气）为辅。

2. 在全身辨证论治的同时，结合细菌培养报告，有针对性地选择下列药物：

广谱抗菌：金银花、穿心莲、大青叶、板蓝根、蒲公英、黄连、黄芩、黄柏、丹皮、连翘、龙胆草。

抗金葡菌：鱼腥草、野菊花、马齿苋、虎杖、大黄、一枝黄花、玄参、车前草、荔枝草、青黛。

抗链球菌：野菊花、鱼腥草、虎杖。

抗结核杆菌：猫爪草、夏枯草、黄连、黄柏、紫地花丁、金银花、萹草、大蒜。

抗大肠杆菌：野菊花、马齿苋、地锦草、蒲公英、败酱草、半边莲、黄芩、龙葵、大黄、槐花、苦参。

抗绿脓杆菌：乌梅、五倍子、夏枯草、蚤休、诃子肉。

验案举例

曾某，27 岁，1989 年 5 月 3 日初诊。

患者于今年 3 月 27 日起出现尿频、尿急、尿痛，伴有腰部酸胀，全身发热，以后曾反复发作多次。4 次中段尿培养：大肠杆菌均在 10 万/ml 以上；尿常规：脓细胞（+++）、红细胞（+++）。曾经注射庆大霉素、青霉素、链霉素等，全身发热虽退，症状亦减轻，但细菌尿始终存在，乃来就诊。

现仍有尿频、尿急、尿痛，尿黄而混，腰酸而坠，口干喜饮，脉细，舌苔薄白质红。此为肾亏湿热下注，清浊混淆，治拟清热利湿法。

瞿麦、萹蓄、石韦各 12g，川断 10g，碧玉散（包煎）12g，黄柏 6g，荔枝草、车前草各 15g，菟丝子、延胡索各 10g，青麟丸（包煎）12g，海金沙（包煎）12g，黑山栀 10g。5 剂。

5月10日二诊：上药服后，疼痛明显减轻，口干亦改善，但仍腰酸而坠，尿频而黄混，脉细，舌苔薄白质红。再以原方参入补中益气，原方加补中益气丸12g包煎。

5月19日三诊：诸症自愈，仅有腰酸，尿常规（-）。原方继进10剂。

以上症状完全消失，3次尿培养复查均为阴性，1年后随访未复发。

【现代研究进展】

1. 刘晋峰等中西医结合治疗菌尿

肾盂肾炎是细菌入侵肾盂所引起的炎症，临床上易出现反复感染，缠绵难愈，最终可损害肾脏功能。采用中西医结合治疗急性肾盂肾炎30例，取得满意疗效。

一般资料：患者60例，表现为尿频、尿急、尿痛，伴发热畏寒，腰部肾区胀痛，双肾区叩击痛；尿检镜下可见红细胞、白细胞、尿蛋白；小便培养可检出致病菌；无肾囊肿、肾盂改变和肾功能损害。治疗组30例，尿细菌培养检出革兰阴性菌19例，革兰阳性菌11例。对照组30例，葡球菌14例，其他菌种3例。

治疗方法：治疗组给予中西医结合治疗，对照组单用西药治疗。西医治疗：根据尿细菌培养结果选择青霉素类、头孢类、氨基苷类、大环内酯类抗生素及磺胺、喹诺酮类药，给予治疗量连用2周，再酌情决定治疗时间，如症状消失、尿常规正常，则服维持量治疗7周，停药7天后检查尿培养及尿常规。中医治疗：第一阶段为病因治疗，原则为清热、利尿、通淋，药用车前子30g（包煎），萹蓄15g，瞿麦15g，滑石15g，灯心草6g，大黄6g，仙鹤草20g，白茅根20g。若体虚可去大黄，加黄芪、太子参、菟丝子、白芍。治疗2周后，如症状消失、尿常规正常，则进入第二阶段，以健脾、补肾药固本、清源为法，选用金匮肾气丸和五子衍宗丸加减巩固治疗7周。中药均每日1剂，水煎取汁500ml，分早晚2次，每次服250ml。

治疗结果：治疗组30例，治愈28例（93%），近愈2例（7%），全部有效；1例半年内复发，为50岁以上患者。对照组30例，治愈11例（37%），近愈10例（33%），好转7（23%），未愈2例（7%），有效率93%。

讨论：目前认为，抗生素治疗急性肾盂肾炎疗效快，但易复发，且易产生耐药性，部分抗生素对肾脏有毒性作用和菌群失调的副作用，不宜久用。中药方面，早期选用车前子、萹蓄、瞿麦、滑石、白茅根等利尿、通淋药，这些药物均有抑菌作用，并可抑制细菌黏附于尿道，加速细菌的排出；仙鹤草、益母草有止血、活血作用，可减轻炎症分泌物阻塞肾组织中的血管，减轻炎症反应，抑制肾纤维化生成。中药抑菌效果虽不如抗生素强，但可综合改善肾脏的炎症病理变化；细菌抑制后改用健脾、补肾药如山茱萸肉、菟丝子、杜仲、山药等，可促进机体免疫功能的增强及尿道内皮细胞的恢复。

2. 杨挥琴等五苓散治疗菌尿

慢性尿路感染是临床常见病多发病，主要临床表现为腰痛，小便不利，小便涩滞或刺痛，易反复发作，属中医学淋证范畴。采用五苓散治疗慢性尿路感染52例，并进行对照观察，现总结如下。

临床资料：诊断标准参照《中医病证诊断疗效标准》中淋证的标准；尿常规检查有大量白细胞，偶见白细胞管型、红细胞或脓球，尿细菌培养阳性，尿细菌培养≥10万/ml，但排除假阳性。

治疗方法：治疗组全部病例停用其他药物，用五苓散加味治疗。基本方组成：猪苓9g，茯苓15g，泽泻15g，白术9g，桂枝6g，车前草15g，土茯苓30g。加减：热淋者加蒲公英15g，败酱草9g；劳淋者加山药12g，熟地黄15g，山茱萸12g。每日1剂，水煎两次，兑后分两次温服。连续治疗1月后评定疗效。治疗前后均做尿细菌培养，查血常规、肝肾功能。并随访观察1年。对照组予左氧氟沙星片，每次0.2g，每日2次，口服1月。慢性肾盂肾炎或慢性肾盂肾炎急性发作者加用头孢三嗪，每日2g滴注，连续用2周；宁泌泰胶囊0.38g，每次3粒，每日3次。连续服用1月，治疗前后检查项目同治疗组，随访观察1年。

治疗结果：经统计学处理，两组疗效有显著性差异（P<0.05）。

3. 朱良春等清淋合剂治疗急性泌尿系感染

清淋合剂组成：生地榆、生槐角、半枝莲、白花蛇舌草、大青叶各30g，白槿花、飞滑石各10g，生甘草6g。重症剂量加倍。高热加柴胡20g，炒子芩15g。疗程：急性者1周，慢性者2周。本组急性52例，慢性急发48例。尿培养阳性者计大肠杆菌、副大肠杆菌共83例，白色葡萄球菌8例，其余为金黄色葡萄球菌、变形杆菌、链球菌及大肠、副大肠、产气杆菌等混合感染。结果：速效（服药后48小时症状、体征消失，尿常规转阴，72小时尿培养阴性）40例；显效（症状、体征在服药后72小时内基本消失，尿培养延至第7日转阴）26例；好转（症状、体征减轻，第7日尿培养的菌落数<10万/ml）16例；无效18例。本组近期治愈66%，总有效率为82%。对15例尿培养阳性的菌株做本品体外抑菌试验，结果除对金黄色葡萄球菌有明显抑菌作用外，对其他致病菌株均无抑菌作用。这与临床实际疗效不一，其机理有待研究。

【小结】

1. 感染性疾病才会有细菌尿，一般为非特异性感染，通过细菌学检查，大多数都能明确致病细菌，应注意同时有无衣原体或其他性传播疾病病原体感染，早期诊断，早期有的放矢治疗。

2. 治疗原则：及时、足量、规范、彻底。目前倾向于中西医结合治疗，特别是有耐药者、病程较长、年老体弱者等用中医调治，有其一定优势。

3. 判愈标准大多采用：停药后3~7天，取尿液培养，2次阴性（中间间隔一周）。治疗后4~7天应进行随访和判愈。

4. 预防与调护：注意前阴部清洁卫生，尤应避免医源性细菌感染；尽可能早期发现无症状性细菌尿患者，并及早防治，以减少并发证的发生；注意饮食卫生和生活起居。

蛋 白 尿

正常人体在24小时尿蛋白的排泄量应小于300mg，凡尿液中检查发现蛋白质含量超过人体正常范围者，即称为蛋白尿，是泌尿系统中的一个常见症状。如尿中经常有蛋白质存在，可认为肾小球有不同程度的病变。慢性肾小球肾炎患者中，约有 96.6% 可出现蛋白尿。

蛋白尿临床上分生理性和病理性两种：①生理性蛋白尿，多见于青年，与下列因素有关：体位、过劳、过冷、过热，或摄取大量蛋白质，或交感神经兴奋等，休息或去除原因即消失；②病理性蛋白尿为全身或局部病变所引起。在病变未愈前持久存在。肾小球病变时尿蛋白量少；肾小管病变时，出现高度蛋白尿；肾脏病晚期，尿蛋白反不增多。另外，尚可见于高热、充血性心力衰竭、肿瘤等。就临床资料分析，蛋白尿有以下特点：①患病年龄不限：青少年、中老年均可出现；②病程不限：时间可长可短，亦有未经治疗，亦会自行消失，亦有延续至数年不等；③病程长者常有器质性病变。④本病经及时治疗，一般能获愈，预后良好。

蛋白尿是实验室检查指标，过去中医对此无认识和记载。但其有关论述和辨证论治，相当于中医的水肿、浊证、腰痛等范畴。病变部位主要在肺、脾、肾，临床上初起以实证为多，以湿热为主，病久以脾肾亏虚为主。常见证型有肺肾两虚、脾肾阳虚、肝肾阴虚等。经过及时治疗，大多数预后良好。

【病因病机】

《景岳全书》："凡水肿等证，乃肺脾肾三脏相干之病，盖水为至阴，故其本在肾，水化于气，故其标在肺，水惟畏土，故其制在脾。今肺虚则气不化精而化水，脾虚则土不制水而反克，肾虚则水无所主而妄行，水不归经则逆而上泛，故传入于脾而肌肉浮肿，传入于肺则气息喘急，虽分而言之，而三脏各有所主，然合而言之则总由阴胜之害，而病本皆归于肾。"

《士材三书》："脾遗热于肾则赤白从溲而下，此浊之源流也。"

《实用中医肾脏病学》指出："蛋白质是人体的精微物质……微物质由脾生化，又由肾封藏，脾胃生化作用依靠肾阳的鼓舞，而肾的封藏作用又靠脾胃生化阴精以涵育。脾有升清别浊的功能，脾虚则不能升清，谷气下流，精微下注。肾主封藏，肾虚则封藏失司，肾气不固，这是蛋白尿形成的重要因素。有学者观察到蛋白尿和水肿的消长常一致，故认为除脾肾二虚外，也可由外邪造成肺气闭塞，宣降失常，或也可由内脏虚损后产生的湿热、热毒、瘀血等致病产物迫精外泄而形成。"

总之，本病的发生，与脾肾二脏关系最为密切，病延日久，肺脾肾受损，水病及血，久病入络，气血不足，兼有血瘀内阻，虚虚实实，甚为复杂。

【诊断与鉴别诊断】

凡尿液中检查发现蛋白质含量超过正常范围者，即称为蛋白尿。尿常规检查和尿蛋白定量测定即可确定。蛋白尿见下列中一项即可诊断：①尿蛋白排泄量持续>300mg/d；②任何一次排尿测定尿蛋白/肌酐比值>200mg/g；③任何一次排尿，尿测试片测定尿蛋白>300g/L。

①判断是否为真性蛋白尿，尿中混有血液或脓液等炎症分泌物及肿瘤分泌物时可出现蛋白尿；②当尿液中混有前列腺液、精液或下尿路分泌物时也会出现蛋白尿；③定位诊断，可选择尿圆盘电泳进行尿蛋白分子量的测定、放射免疫或酶联免疫法测定各种特异性蛋白质来区分蛋白质的来源：肾小球性蛋白尿、肾小管性蛋白尿、溢出性蛋白尿等。

总之，各种原发性或继发性肾脏疾病均可引起蛋白尿，根据病史、查体、实验室检查、影像学检查等进行综合分析，基本上能够判断是否为真性蛋白尿，个别必要时应进行穿刺，做组织病理检查以明确病因。

【辨证施治】

1. 肺肾两虚证

证候：尿混浊色白，多泡沫，反复发作，迁延不愈，容易感冒咳嗽，面色不华，轻度浮肿，食少倦怠，精神萎顿，腰脊酸痛，小便减少，大便时溏。舌质淡，苔白，脉濡数。

基本治法：肺肾同治。

方药运用：四君子汤合五皮饮加减。四君子汤由人参（或党参）、白术、茯苓、炙甘草组成，补气健脾，属于平补之剂。蛋白尿其本是肾虚不固，肺肾关系是金生水，肺虚影响肾水生成，肺肾两虚水液失调，精微物质蛋白流失尿酸浊色白，肺肾同治，重在补肺肾气，故用四君子汤；蛋白尿者易出现浮肿，特别是下肢或颜面部，水盛易阻滞气机，故用五皮饮治其标，茯苓皮淡渗利水，陈皮理气化湿，桑白皮、大腹皮下气利水，生姜皮辛散水气，五药合则行气利水。四君子汤仅为平补之剂，肺虚者，可加北沙参、百合、石斛等；肾虚者，可加枸杞子、女贞子、五味子等；亦可易百合固金汤；肺肾两虚者，易肺部感邪，可加黄芩、地骨皮、冬瓜皮、防风等。

中成药：①养阴清肺膏，每次15g，每日2次，温开水冲服；②百合固金丸，每次6~9g，每日2次，温开水或蜂蜜茶送服；③金水宝胶囊，0.33g/粒，每次3粒，每日3次，温开水送服。

食疗：虫草炖老鸭：老鸭1只（约750g），冬虫夏草10g，黄精15g，生姜10g，食盐、大蒜、葱段、酱油、胡椒粉、味精各适量。制法：将鸭宰杀去毛及肠杂，洗净剖开，纳入冬虫夏草、黄精、姜末，以线扎好口，加清水适量，用武火烧沸，改用文火煨炖至熟烂后，取出药渣，加入调味品即成。食鸭肉饮汤，每隔日1剂，分3次食完，连续服食5~7剂。

2. 脾肾阳虚证

证候：病程较长，或素体虚弱，腰酸膝冷，喜温恶寒，劳累后易出现下肢肿胀，尿液清长，夜尿频多，大便时干溏不一。舌质淡，苔薄，脉来沉细。

基本治法：扶脾温肾。

方药运用：左归丸合龟鹿二仙膏加减。左归丸为张景岳补肾阴之名方，从六味地黄丸衍化而来，去丹皮、茯苓、泽泻，加菟丝子、枸杞子补益肝肾；龟板胶、鹿角胶峻补精血；怀牛膝强壮筋骨，纯属甘味补肾。龟鹿二仙膏又名龟鹿参杞膏，来自明代《医方考》，鹿角补肾阳，龟板补肾阴，两者为血肉有情之品，生精补髓；人参大补元气，枸杞子补益肝肾；四药合则温肾益精，补气养血。两方相配，温补脾肾，偏重补肾。若脾虚明显去牛膝，加黄芪、党参、怀山药；肾阳虚明显加韭菜子、巴戟天、菟丝子、胡芦巴等；固摄无权，可加覆盆子、芡实、桑螵蛸等。此二方属于补益之剂，应该注意消化功能，不可急功近利，待病情好转后，尚可用丸、膏缓图之。

中成药：①肾宝口服液，每次 10~20ml，每日 3 次，连服 20~40 日；②济生肾气丸，每丸 0.2g，每次 10~14g，每日 2 次，空腹米汤或温开水送服；③肾炎阳虚片，每次 5 片，每日 2~3 次，温开水送服，20 天为 1 疗程，连用 3 个疗程。

食疗：鲤鱼赤豆羹：鲤鱼一条，洗，去鳞，去内脏、头尾及骨，冬瓜子 50g，水研取汁，赤小豆 50g，以冬瓜子汁煮鲤鱼、赤小豆等熟烂，起羹，空腹食之。

3. 肝肾阴虚证

证候：腰膝酸软，或头晕眼花，夜尿频多，每闻流水声而尿意频急，舌苔薄，脉细。

基本治法：补益肝肾。

方药运用：杞菊地黄丸合五子衍宗丸加减。杞菊地黄丸由六味地黄丸加枸杞子、菊花组成。在原三补三泻基础上，加枸杞子补肝肾之阴，肝肾之阴不足易阳亢有热，故加菊花以清解，使阴分不致进一步耗伤，达到滋阴补肾。五子衍宗丸由菟丝子、枸杞子、覆盆子、五味子、车前子组成。菟丝子、枸杞子补肾益精；覆盆子、五味子益肾固精；车前子利水清泄肾中虚火。二方相合，补益肝肾之阴，益精固涩，利水清泄。补中有泻，攻补兼施，以补阴为主。若阴虚明显，加龟板、鳖甲等；火旺加知母、黄柏、山栀等；下肢浮肿加滑石、薏苡仁、怀山药等；夜寐差，加牡蛎、龙骨等。

中成药：①麦味地黄丸，每次 1 丸，每日 2 次，温开水送服；②二至丸，每次 9g，每日 2~3 次，空腹温开水送服；③龟甲胶，每次 3~9g，每日 1~2 次，烊化兑服。

食疗：①枸杞山药炖鳖：鳖 1 只（去内脏），枸杞子 50g，怀山药 50g，女贞子 15g，熟地 15g，陈皮 6g。制法：把药物用纱布包好，药袋同鳖共炖煮至熟，去药渣调味，饮食汤鳖。每日分 2 次服食，连服 7~10 天；②核桃炖猪腰子：猪腰子 1 对，核桃仁 30g。制法：将猪腰子切开，剥去臊筋，洗净切细，与核桃仁同炖煮烂熟，不加盐。每日 1 剂，趁热食。

4. 血脉瘀滞证

证候：肾病后期，病程日久，面色或目眶黧黑；下肢浮肿，腰痛。舌质紫，苔薄白，脉涩。

基本治法：活血通脉。

方药运用：失笑散合二草汤加味。失笑散出自《太平惠民和剂局方》，由蒲黄、五灵脂组成，蒲黄甘平，生用性滑，行瘀利水，炒炭收涩止血；五灵脂甘温，通利血脉，祛瘀止血。二药相合，寒温适宜，能化能止，化中寓止，止中有化，故适用于血脉瘀滞，瘀阻不通者。验方二草汤出自《实用中医泌尿生殖病学》，由益母草、马鞭草组成，益母草辛开苦泄，寒凉清热，专入血分，活血行瘀，利水退肿；马鞭草寒能清热，苦能下降，有活血通经，行水消胀，解毒消肿之功。二药相配，凉血行血祛瘀，清热利水解毒，正适用于血脉瘀滞"血不利则为水"之水肿，瘀滞化热之症。本证血脉瘀滞为主因，水肿、瘀滞化热为其病理产物，活血祛瘀可加桃仁、红花、牛膝、参三七等；凉血解毒加丹皮、玄参、琥珀、茜草等；消水肿加泽兰、桑白皮、六一散等。临床实践提示，益母草、马鞭草的用量颇重，一般在 20~30g。

中成药：①通塞脉片，每次 8~12 片，每日 3 次，开水送服，2~3 个月为 1 疗程；②大黄蟅虫丸，每次 3~6g，每日 3 次，温开水送服；③鳖甲煎丸，每次 6g，每日 2~3 次，饭后，温开水送服。

食疗：桃仁粥：桃仁（去皮尖）10g，青粱米（或粳米）50g。制法：先将桃仁研碎，和米如常法煮粥。早晨起作早晨餐食用，食用时可加入红糖少许。

【转归及预后】

蛋白尿有未经治疗，会自行消失者；但大多数是经及时治疗，才会消失获愈，预后良好；也有少数病情控制不理想，转入慢性，病程不限，时间可长可短，亦有延续至数年不等，病程长者常有肾脏等器质性病变，预后较差，应作进一步检查，明确诊断，采取合理的治疗手段。

【预防与调护】

1. 蛋白尿证情复杂，要心情怡悦，树立信心，耐心治疗。

2. 积极治疗原发病，是控制蛋白尿的重要措施。

3. 平时注意身体保养，注意劳逸结合，防止过度疲劳，少感冒。

4. 防止诱发因素，保持个人卫生，特别是外阴要经常清洗。

5. 特别是饮食要调配合理，以清淡为好，忌肥腻香燥及辛辣油炸之品。常食清利之品，如生梨、西瓜、葡萄、冬瓜、绿豆等。

6. 应定期作尿液检查，防止发生其他病变。

【临证经验】

治疗原则：外邪盛时以祛邪为主，祛风、清热、化湿、泄浊等法；缓则治其本，调补肺、脾、肾，兼治外邪。并根据脏腑功能虚损程度，可兼补益。注意补益而不涩滞，渗利而不伤正。

蛋白尿急性者较易治愈，慢性者较难根治，且容易反复。要则：治标在肺，治本在肾，治运在脾。久病血瘀者，当以马鞭草、益母草、当归、丹参等以活血行瘀。兼有血尿者，则用黄芪、党参、白术、海螵蛸等益气摄血。肾虚渗漏不止者，又宜佐以赤石脂、乌梅、煅龙骨、煅牡蛎、补骨脂等补肾固涩，成药五子衍宗丸、威喜丸等亦可选用。蛋白尿消失或将愈时，可进服黄芪粥调理脾胃，以善其后。

验案举例

徐某，35 岁。1981 年 6 月 18 日初诊。患者 15 岁时出现面部浮肿，尿蛋白（++~+++），至今已 20 年，虽经多方治疗，未见效。平时经常感冒，两侧阻生牙发炎。就诊时脸面浮肿，早晨起加重，时有腰酸头昏，失眠心悸，便溏易汗，口干溲黄，五心烦热，冬天怕冷，手足烘热，大便常溏，脉小弦，舌红苔薄白，中有裂纹，边有齿痕。

辨证为气阴两虚，精微不敛。治拟益气养阴，佐以固涩。

1. 炒甘菊 6g，枸杞子、生地、茯苓皮各 10g，黄芪皮 12g，茧壳 20g，车前子、金樱子、芡实、乌梅炭、党参各 10g，茅根 15g，泽泻、女贞子各 10g。

2. 鲜牛奶半磅，日 2 次。

3. 拔除两侧阻生牙。

4. 适当进行体育锻炼，预防感冒。

治疗半月后复查尿常规，尿蛋白降为（+），红细胞消失，症状已有改善。再服 1 月，尿常规（-），临床症状亦消失。原方加 10 倍量，共研细末，淡盐水泛丸，如梧桐子大，每服 6 克，早晚各服 1 次，以鲜牛奶送下。随访 3 年，疗效巩固。

【现代研究进展】

1. 吴华阳等从四时五脏阴阳谈蛋白尿之辨治

（1）发于春：潘某，弱冠患白浊，医治 3 年不愈。其脉两寸短弱，两关滑，两尺洪滑。孙东宿曰：君疾易愈，第待来春之仲，一剂可疗，而今时不可。因问何以必待来年？孙曰：经云，升降浮沉必顺之；又云，天时不可伐。君脉为湿痰下流证也。洪大而见于尺部，是阳乘于阴，法当从阴引阳。但今冬令，为闭藏之候。冬之闭藏，实为来春发生根本。天人一理，若不顺天时，而强用升提之法，是伐天而泄元气。根本既亏，来春何以发生。闻言不信，别寻医药，仍无效。至春分，东宿以白螺蛳壳火煅存性四两，牡蛎二两，半夏、葛根、柴胡、苦参、川柏各一两，曲糊丸。早晚服，名曰端本丸。不终剂而全愈。

按：本案为一湿痰流注下焦所致的便浊病，为气机生发不及、湿热蕴结下焦、清浊不分所致。治疗当以升清降浊为大法，然冬藏难使气机浮达，此时如强用利湿清热升阳之法，不仅祛湿无功，且徒伤肾气。而今人多忽之，古人治此必待春生之际，气有萌动之机，借天时顺其势而导之，方能愈病。

（2）发于夏：一患者，32 岁，2006 年 8 月 2 日就诊。患者曾于 2005 年 7 月因尿中泡沫多而往当地医院就诊，查尿常规蛋白（+++）；住院检查，疑为慢性肾炎，但因患者拒绝肾穿刺而未确诊。后多次尿常规检查均见尿蛋白（++），肾功能正常。刻下：小便有泡沫，精神不振，乏力，大便日 2 次，质软；舌淡红、苔薄白，脉沉细。此为心火已衰，阴水内盛，浸渍脾土，水土不分，精微下泄而成蛋白尿。治当扶阳利水，温摄脾肾。处方：制附子 15g，桂枝 15g，干姜 15g，茯苓 15g，泽泻 15g，山药 12g，柴胡 9g，炒白术 9g，益智仁 12g。3 剂，水煎服。

按：方中附子、干姜大温心阳；茯苓、泽泻、桂枝温阳利水；白术、山药健脾益气燥湿；益智仁温肾暖脾，固涩精津；妙用一味柴胡畅发肝气，木舒则能固土，有"巩堤御水"之功，并借夏日之阳热，驱逐阴霾，使土固则水清。患者药后诸症大减，尿中蛋白转阴。因时令炎热，人居其中，阳气外泄，汗出甚多，欲补其真阳，非重剂不能为功，遂改附子为30g，桂枝30g，干姜30g。继用14剂，诸症皆除。原方配成丸剂续服1个月，随访至今未见复发。

（3）发于秋冬：王某，10岁，2004年1月24日就诊。患者2个月前因乏力、眼睑浮肿而就医。查尿常规蛋白（++++），静脉血蛋白质测定：白、球蛋白比例倒置，测静脉血总胆固醇8.72mmol/L。经十余天治疗尿蛋白转阴，胆固醇仍高，遂带激素出院治疗。后复查多次，尿蛋白（+），胆固醇仍高，因而寻求中医治疗。诊见：面色虚浮潮红，兴奋多言，食量大，二便正常，咽部充血，扁桃体肿大；舌暗红、苔薄黄，脉细数。证属肾阴不足，虚火上炎，肾失封藏，当先滋阴降火以治其标。处方：沙参15g，麦门冬12g，生地黄20g，山药15g，牛膝12g，玄参10g，金银花10g，知母10g，黄柏6g，牡丹皮5g。7剂，水煎服。

按：冬令本为闭藏之时，阳气内敛以供来春之升发，然患者面色虚浮潮红，兴奋多言，皆为阳不潜藏之象。析其缘由，患儿乃稚阴稚阳之体，脏气柔弱，加之久服西药糖皮质激素，蒸发肾中真阳，尿蛋白虽暂时消失，然脏真已损，此非长久之计。且冬日频服，扰动肾气，来春可忧。经曰："冬不藏精，春必病温"。是其理也。故以沙参、麦门冬、生地黄滋阴生津；山药平补气阴而兼收摄之功；玄参、金银花、知母、黄柏、牡丹皮清上炎之邪热；牛膝引热下行，使水生火退以复肾气摄纳之功。

2. 余立敏从"肾虚毒损"治疗慢性肾炎蛋白尿血尿

慢性肾炎是病情迁延、病变缓慢进展，最终将发展成为慢性肾衰竭的一组肾小球疾病。临床常以水肿、高血压、蛋白尿、血尿及肾功能损害为基本表现。本病经治疗后常常遗留轻重不同程度的蛋白尿，或血尿难以消除，从而为病情的反复留下隐患，给病人的心理增加压力。通过反复的临床实践，笔者体会到从"肾虚毒损"治疗慢性肾炎蛋白尿和血尿，可以提高临床疗效，取得较为满意的治疗效果。

李某，28岁。患慢性肾病5年余，某医院住院肾穿刺活检确诊为IgA系膜增生性肾炎，蛋白尿并血尿5年未消，就诊时尿蛋白（+++），潜血（+++），面红，腰时有酸痛。余无明显不适，经多方诊治，上述指标未能消除。舌红赤苔薄黄，脉弦数。先后用六味地黄汤、知柏地黄汤加减治疗，尿常规指标时低时高，无法稳定至正常。后思久病多瘀、久病入络、火热化毒、瘀血化毒等说，遂在知柏地黄汤的基础上，复配合五味消毒饮、抵当汤二方化裁。药用：熟地20g，山茱萸15g，山药15g，茯苓15g，泽泻15g，知母15g，黄柏15g，杜仲15g，黄芪30g，甲珠10g，水蛭10g，蒲公英30g，紫花地丁15g，金银花30g，生大黄10g。14剂后尿蛋白和潜血均控制在（++）之内波动。先后加减运用土鳖虫、益母草、三七、鳖甲、重楼、黄连、桃仁、车前子、白花蛇舌草等药，3个月后指标基本回复正常，再巩固治疗 3 个月，随诊未见复发。

讨论：本病先后用六味地黄汤和知柏地黄汤加减治疗，蛋白尿和血尿指标时高时低，未能恢复正常，后思久病多瘀、久病入络、瘀血化毒等说，复在知柏地黄汤的基础上，配合五味消毒饮、抵当汤治疗。方中熟地、山茱萸、山药、杜仲、黄芪补肾益气，茯苓、泽泻健脾利湿，甲珠、水蛭化瘀通络，生大黄、蒲公英、紫花地丁、金银花清热解毒排毒。肾气旺、热毒解、瘀毒祛、湿毒清，是以能愈。由此可见益肾化瘀、清热解毒在慢性肾炎蛋白尿和血尿治疗中的重要作用。

3. 李琦通因通用法治疗单纯性蛋白尿

谢某，43 岁，于 2006 年 11 月 3 日就诊。患者 3 年前体检发现蛋白尿（++），3 年来连续复查多次，尿蛋白均持续阳性。询问病史，未出现过水肿、血尿、高血压等症状，否认有糖尿病、肝炎、免疫性疾病等病史。多年来常感头晕、困倦乏力、纳差、腹胀、便稀，曾有中医开"补中益气汤"、"十全大补丸"口服，症状不见好转。查血压 125/80mmHg，形体消瘦，颜面、双下肢查无水肿，心肺腹（-）；血常规：白细胞 $5.0×10^9$/L，血红蛋白 129g/L；大便常规（-）；尿检：蛋白（++），红细胞（-），白细胞 2~3 个/HP，尿蛋白定量 0.85g/d；血生化：总蛋白 66.2g/L，血肌酐 59.7μmol/L，尿素氮 3.2mmol/L；舌质暗红，苔厚腻，脉沉滑。

4. 邹云翔肾虚脾弱（慢性肾炎）案

1 例慢性肾炎已 19 年，时常反复，迁延难愈，尿蛋白（+++）。辨证为肾虚脾弱，肝胃不和。药用：淫羊藿、枸杞子、党参、山药、茯苓、吴茱萸、川楝子、荔枝草、苍术炭、薏苡仁、法半夏、广陈皮。4 周后，尿检：蛋白微量。5 诊，健脾补肾，佐以和络。药用党参、山药、茯苓、薏苡仁、制苍术、巴戟天、续断、淫羊藿、枸杞子、白蒺藜、红花。

按：病既在肾，但补其肾，置脾虚和其他兼证于不顾，故难获效。邹老从脾肾同治，并顾及兼证，即获得较满意的效果。

5. 龚丽娟治疗肾炎蛋白尿的临床经验

（1）肾炎蛋白尿的治疗以辨证为纲：在治疗上要明确虚实主次，虚者多为肺脾肾气阴两虚为多，阳虚者少；实者以湿浊、湿热、热毒、血瘀的停留，尤以湿热居多。一般多见虚实夹杂证，以益气养阴、清热利湿、活血祛瘀立法。选用黄芪、太子参、炒白术、云茯苓、怀山药、细生地、肥知母补益肺脾肾之气阴；丹参、赤芍凉血化瘀；白花蛇舌草、河白草、土茯苓、荔枝草清热利湿为基本方，根据虚实主次随证加减。

（2）从检查测指标用药：①高脂血症，选荷叶、生山楂、决明子煎水代茶；②高尿酸血症，选玉米须、丝瓜络、金钱草煎水代茶；③高黏血症，用丹皮、丹参、当归、红花、赤芍、水蛭、地鳖虫；④免疫功能低下，多指脾肾气、阳亏虚，在食欲正常情况下，用炙黄芪、炒党参、山萸肉、熟地、仙灵脾、巴戟天、鹿角片等温补脾肾，金水宝补肾元；⑤贫血及低蛋白血症，在培补脾肾的基础上加当归、杞子、阿胶、紫河车健脾补肾以畅气血生化之源；⑥蛋白尿用中药辨证治疗1月无效者，可用雷公藤制剂治疗，如雷公藤多苷片或火把花根片，对控制蛋白尿、血尿有明显疗效，一般在服药14~30日内见效，蛋白尿逐渐减少或消失，同时对血尿也有较好疗效；⑦管型尿，可重用猫爪草。

【小结】

1. 蛋白尿是西医病名，尿常规和尿蛋白尿定量即可确定，临床上以肾性蛋白尿为主。

2. 本病的发生，与肺脾肾三脏关系最为密切，病延日久，肺脾肾受损，水病及血，久病入络，气血不足，常兼有血瘀内阻。

3. 蛋白尿是肺脾肾为病的外在表现，"肺脾肾三脏相干之病，盖水为至阴，故其本在肾，水化于气，故其标在肺，水惟畏土，故其制在脾。"指明了治疗大法，三脏之中，重点在肾。要顾护正气，扶正祛邪，或标本兼治。至于攻逐一法，仅属权宜之计。

4. 蛋白尿急性者较易治愈，慢性者较难根治，且容易反复。临证时尚须结合辨病，参考实验室检查，以观察症情的进退消长来辨证治疗，治疗时必须灵活变通，不能墨守成方。

5. 预防和护理，要耐心治疗，调节好情绪，注意摄生，掌握好膳食平衡，对治疗起着至关重要的作用。

乳 糜 尿

乳糜尿是指尿内含有乳糜或淋巴液。尿呈乳白色、米汤样或干酪样，含有脂肪、蛋白质、红细胞、白细胞及纤维蛋白原。如红细胞多，尿呈红褐色，称为乳糜血尿。食物中脂肪在小肠内被水解后与磷脂、胆固醇及载脂蛋白结合而形成乳糜微粒，最后经胸导管等淋巴系统进入血循环。当乳糜液不能沿正常途径进入血液而发生反流时，可造成淋巴引流淤积、淋巴管曲张、破裂。如破裂口与泌尿系统相通时，乳糜即进入尿中而形成乳糜尿。

乳糜尿的发生主因是淋巴管及其瓣膜破坏，腹膜后淋巴管与泌尿系形成病理性交通，乳糜进入尿路而形成乳糜尿。引起乳糜尿的最常见原因是丝虫病，丝虫成虫寄生于腹膜后淋巴系统，由于机械性及炎症性损伤，造成淋巴管及瓣膜破坏，淋巴管曲张，淋巴液淤滞、反流，经肾内破裂口流出与尿液混合，形成乳糜尿。其他如腹膜后肿瘤、创伤、结核也可引起乳糜尿。

乳糜尿有以下特点：①患者大多为青壮年，居住于丝虫病流行区，有丝虫感染史；②尿液呈米泔样乳白色，有时伴有血尿，而使尿呈粉红色，或夹有乳糜凝块，一般持续数日或数周后方消失；③乳糜尿可每年数发，或数年一发。过食油腻或过度疲劳，为诱发或加重的原因；④本病一般状态良好，严重者乳糜凝块阻塞输尿管，可产生肾绞痛、排尿困难，或尿潴留等。长期反复发作，可有体重减轻，营养不良，皮肤干燥，面色少华等症状。

乳糜尿是西医病名，与中医所称"膏淋"、"尿浊"相类似。本病病位在肾与膀胱，有虚有实，临床上主要有膀胱湿热证、脾虚气陷证、肾气不固证等证型。

【病因病机】

《诸病源候论》："诸淋者，由肾虚而膀胱热故也。"

《景岳全书》："淋久不止，及痛涩皆去，而膏淋不已，淋如白浊者，此惟中气下陷及命门不固之证也。"

说明本病实则为湿热蕴结膀胱，多由素嗜酒醴肥甘，脾胃留湿生热，湿热渗注下焦膀胱，导致肾脏分清泌浊功能失常，清浊混淆，则为膏淋。或感染血丝虫，虫体壅结经脉，气血津液不能畅行，积湿生热，影响肾和膀胱功能，亦致膏淋。虚则为脾肾两虚，湿热之邪日久，耗伤正气，或因劳欲过度，年老体弱，导致脾肾两虚，脾虚中气下陷，肾虚固涩无权，分清泌浊失司，精微脂液下泄，则为膏淋。若瘀浊久阻，热伤血络，血渗膀胱，则兼见血尿；多食肥脂或劳欲过度，可使本病加重或复发。总之，膏淋病在膀胱和肾，而与脾有关。

【诊断与鉴别诊断】

本病诊断是靠实验室检查确定，一般来说易于操作。乳糜尿静置后分成3层，顶层为白色脂质，中层为乳糜块，底层为红白细胞。乳糜易溶于乙醚，乳糜试验借以与脓尿、结晶尿相鉴别。肉眼观察尿液大多能看出，尿乳糜试验阳性，为定性诊断，是本病的有力依据。

引起乳糜尿的病因有：①先天性：先天性淋巴管或其瓣膜功能异常、先天性淋巴管畸形（如胸导管狭窄）导致淋巴回流受阻；②继发性：多见于丝虫病；纵隔、腹腔、腹膜后结核、肿瘤、胸腹部手术，创伤及炎症引起的淋巴管内外纤维化亦可发生乳糜尿。另外，肾盂肾炎、疟疾、丝虫病亦偶可引起乳糜尿。血液检查有时可查到血丝虫；急性期血白细胞计数增多，嗜酸性细胞亦显著增加；定位诊断：当乳糜尿合并全程血尿时，镜检有管型或乳糜凝块，表明乳糜尿来自肾脏。作膀胱镜检查可观察到乳糜尿来自哪一侧上尿路。逆行尿路造影，在部分病人中可见到肾盏淋巴逆流现象。淋巴造影能直接观察到肾内、肾周、腹腔及盆腔淋巴管和淋巴结，以及乳糜池和胸导管等部位的淋巴流通情况，对淋巴系统病变及瘘道的定位诊断有价值。

【辨证施治】

1. 膀胱湿热证

证候：多见于发病初期，小便混黄，或白如豆浆，或腻滑如涕如脂，凝结成条，小腹气滞，腰部疼痛，口渴喜饮，腰部疼痛或见尿频、涩、热、痛。舌质红苔白腻，脉濡数。

基本治法：分清泌浊，清利湿热。

方药运用：萆薢饮加减。萆薢饮和萆薢分清饮皆源自《医学心悟》，萆薢饮由萆薢、文蛤粉、石韦、车前子、茯苓、灯心草、莲子肉、石菖蒲、黄柏组成，与后者尚有区别。方用萆薢性味淡薄，长于渗湿，味苦亦能降下，分清泌浊，清热渗湿，长于治男子浊证；石韦、车前子清热利湿；茯苓、灯心草淡渗利湿；石菖蒲醒脾利窍，《重庆堂随笔》云：

"石菖蒲，舒心气，畅心神，怡心情，益心志，妙药也。"开心窍，利脾湿，司膀胱，是治浊要药；文蛤粉清热生津而不助湿；黄柏燥湿清热坚阴；莲子肉健脾摄精。全方清利湿热，俾湿去热清，膀胱气化得健，分清泌浊，健脾摄精，乳糜尿自愈。如热胜加龙胆草、山栀等；湿重加泽泻、滑石等；尿血明显加仙鹤草、苎麻根、槐花炭等；小腹气滞加乌药、小茴香；口渴喜饮加茅根、芦根等。明确由丝虫引起者，可用使君子10枚，马鞭草15g，鹿角屑18g，远志6g，黄柏10g，桃仁6g，牛膝、金铃子各10g，穿山甲15g，归尾6g。水煎服，连服7剂。或糯稻根10g，煎汤代茶；或贯众炭2g，白糖水冲，日3次。

中成药：①水蛭蚣冲剂，每次20g，每日3次，开水冲服，1~2月为1疗程；②八正合剂，每次15~20ml，每日3次；③尿感宁冲剂，每次15g，每日3次，温开水冲服。

食疗：金钱草苡米粥：金钱草30g，薏苡仁90g。先将金钱草放入砂锅内，加水500ml；将药汁与薏苡仁同入锅，加水适量煮粥。每日1剂，分2次服食。

2. 脾虚气陷证

证候：尿浊反复发作，小便乳白如藕糊，小腹胀滞，气坠迫肛，面黄肌瘦，大便溏薄，食少懒言，或见浮肿，进油脂或劳累则病增。舌淡苔薄白，脉濡细。

基本治法：补气升清。

方药运用：补中益气汤加减。补中益气汤是宗"虚者补之"、"陷者举之"的原则组成。方中黄芪补气益肺固表；党参、白术、炙甘草益气健脾和中；补气易于滞气，故用陈皮理气以防滞；清阳因虚而下陷，故用柴胡、炙升麻助黄芪、党参以升举清阳，使下陷之气得以升提，并能轻轻疏散以达表；气生于血，故配当归以补血，又使补气升阳不致化燥以耗血，即补阳宜兼和阴之义。诸药合用，补中益气，升阳举陷，补气药与升提药同用是本方的配伍特点。尿中油脂较多者，可加益智仁、芡实、补骨脂等；小便乳白较为明显者，可加水蛭蚣、飞廉、薏苡仁、藿香等；乳糜血尿加琥珀粉、人中白粉、血余炭粉各1g，和匀，蜜调，日2剂；食少可加谷芽、麦芽等；大便溏薄加怀山药、煨木香等；小腹胀滞加台乌药、小茴香等；夜寐差，加莲须、煅牡蛎等。

中成药：①参苓白术丸，每次7.5g，每日2次，空腹大枣汤送服；②补气升提片，每次5片，每日3次，温开水送服；③参芪膏，每次15g，每日3次，温开水送服。

食疗：脾肾虚而无湿热者，可用菱角50g，煎汤代茶，日1次。

3. 肾气不固证

证候：尿浊迁延日久，尿白如乳糜，兼有滑腻之物，尿频数，无涩痛，精神萎靡，消瘦无力，腰部酸痛，头晕耳鸣。舌红，脉细数，或舌淡，脉沉细。

基本治法：补肾固摄。

方药运用：六味地黄汤合菟丝子丸加减。六味地黄汤是补肾基本方，方中熟地黄益阴填精、养血补肾；山萸肉补肾滋肝，固涩精气；山药健脾补肾涩精，三味药补肾，兼补脾、肺、心、肝，使精微脂液得以固摄，乃为治本之法，合菟丝子丸，更固其源；丹皮泻火凉血，制约下焦虚火，并除山萸肉温肝敛涩之滞；泽泻利下焦之湿，有助于下焦气化和真阴的恢复，并防熟地黄补肾之腻；茯苓淡渗脾湿，与泽泻相配加强利湿，与山药相配清水之上源，并消山药补脾中满之壅。后三味药清泄肾中之湿浊，祛邪更有利于肾虚功能恢复。两方相合以补肾为主体，兼以清解，治脾治湿。如气虚明显，加黄芪、黄精，重用山药；阴虚者加龟板、鳖甲、二至丸等；尿乳白较为明显者，可加萆薢、水蜈蚣、石菖蒲等；夜寐差，加石莲子、五味子、煅龙骨等，其中石莲子，养心益肾。《本草备要》："清心除烦，开胃进食，专治噤口痢，淋浊诸症。"

中成药：①茯菟丸，每次3g，每日2~3次，饭前淡盐汤或温开水送服；②龙牡固精丸，每次6~9g，每日2次，温开水送服；③缩泉丸，每次9g，每日2次，空腹温开水送服。

食疗：生白果10枚，去壳存衣，捣碎，用煮沸豆浆一碗，冲服，日1次。

【转归及预后】

乳糜尿经过保守治疗，大多数能治愈，但疗程有长有短，常因诱因而复发，总体上预后良好。病程长者加之忌口等因素，体质会下降，甚至影响到正常生活、学习、工作，一般不危及到生命。对于顽固性者，内科保守治疗无效，只要条件允许，又符合手术指征，手术是可以选择的。

【预防与调护】

1. 发作期应卧床休息，节制房事，避免过度劳累。

2. 忌食脂肪、油类食物；忌饮酒及食辛辣刺激性食品；多饮水。

3. 如查到蚴丝虫时，应配合抗丝虫药治疗。

4. 对乳糜尿严重，反复发作，或营养消耗较多，久治无效者，可考虑手术治疗。

【临证经验】

辨证宜分别标本虚实。一般初病多实，久病多虚。标者，积湿生热，湿热下注，多属实；本者，脾气下陷，肾气不固，多属虚。但临床每以标本互兼，虚实夹杂为常见。

治疗原则：湿热者，导湿之中必兼理脾，所谓土旺则能胜湿，土气坚凝，则水湿亦自澄清；肾虚者，补肾之中必兼利水，所谓肾有两窍，溺窍开则精窍自闭。此治乳糜尿之要旨也。

乳糜尿是临床较为常见的一种疾病，以小便混浊如米泔水样，时尿中带血为其特征。治疗上也无特别有效的方法和药物。中医学无"乳糜尿"之病名，但其症状与中医"膏淋"、"尿浊"相似。用自拟"乳糜汤"治疗本病32例，其中13例是乳糜血尿、19例是乳糜尿。治愈后观察至今无1例复发，疗效甚佳。

乳糜汤组成：萆薢、益智仁、菟丝子、台乌药、马鞭草、刘寄奴、茯苓、车前子。主治湿热下注，肾虚不固，虫瘀交阻所致之乳糜尿。方中以萆薢、益智仁补肾固涩，泌清渗浊；马鞭草、刘寄奴温通苦泄，活血杀虫；茯苓、车前子健脾利湿；菟丝子补阳益阴，台乌药行气温中，诸药配伍共奏补肾导浊，活血杀虫之功效。阴虚者加女贞子、炮甲片等滋阴降火；脾虚者加苍术、薏苡仁等健脾化湿；尿中带血者如大小蓟、旱莲草滋阴益肾，凉血止血。

服法：水煎温服，上午九点半、晚上九点半各 1 次。

验案举例

案一 祝某，45 岁，1991 年 10 月 12 日诊。乳糜血尿史 8 年，反复发作。此次发作 1 月余，因疲劳过度而诱发。小便混浊，排尿不畅，尿中带血，入夜尤甚。少腹时有下坠感，头昏无力，口中干而黏，舌质淡胖，苔薄白，脉滑。尿乳糜试验阳性；尿常规：蛋白微量，红细胞（++++），脓细胞（0~2 个）。证属湿热下注，气虚下陷。治宜补肾固涩，清利湿热，佐以活血杀虫。药用乳糜汤加煅牡蛎 30g，川断 10g。另服补中益气丸，每次 5g，每日 2 次。服上药 5 剂，尿乳糜试验转阴；尿常规：蛋白微量，红细胞（-），脓细胞（-），仍有少腹下坠感，头昏乏力。原方再进 10 剂，无明显自觉症状。两次尿乳糜试验、尿常规均正常，再服补中益气丸以资巩固。

案二 余某，43 岁，1991 年 11 月 5 日初诊。乳糜尿史 10 年，近来出现血尿，伴有腰酸膝软，头昏乏力，口干，舌质偏红，苔薄白，脉细弦。尿乳糜试验阳性；尿常规：蛋白（++），红细胞（++++），脓细胞（0~2 个）。证属湿热下注，阴虚火旺，治以滋阴降火，清热利湿，活血杀虫。药用乳糜汤加女贞子 10g，天花粉 10g，旱莲草 10g，小蓟 10g，另服六味地黄丸，每次 6g，每日 2 次。服上药 7 剂血尿消失，仍有腰酸乏力，舌质红，脉细。尿乳糜试验转阴；尿常规：蛋白微量，红细胞（+），脓细胞（-）。原方再进 7 剂，无明显自觉症状，尿乳糜试验阴性，尿常规正常。原方 7 剂，另服六味地黄丸，以善其后。2 个月后又作 2 次尿乳糜试验、尿常规检查均正常。

【现代研究进展】

1. 田祥元以土家药治疗乳糜尿

土家医称乳糜尿为"膏尿积"。应用土家族医药治疗该病取得较好疗效，现总结如下。

临床资料：26 例患者，病程最长者 22 年，最短者半年。

治疗方法：基本方：板党 15g，炒于术 10g，枞茯苓 15g，鸡头米 15g，脚板苔 15g，香药 10g，糖罐子 15g，水菖蒲 10g，丝棉皮 15g。小便灼热者加黄皮树 10g，伴有血尿者加丝茅根 30g，锯子草根 15g。

治疗结果：26 例中痊愈 20 例，占 76.92%，好转 5 例，占 19.22%，无效 1 例，占 3.86%。总有效率 96.14%。

案例：任某，男，58 岁，干部，2000 年 5 月 13 日初诊，患者自诉近 10 年来，经常排泄乳白色尿液，如淘米水样，尤以早晨症状明显，近 1 月来，症状加重，伴腰膝酸软，无尿频、尿急、尿痛及小便灼热感，精神、饮食较差，舌质淡，苔腻，尿沉细。化验检查显示：乳糜尿试验（+），西医诊断为乳糜尿，土家医诊断为膏尿积。治疗以调中元、壮腰健胛、解毒散瘀，方用板党 15g，炒于术 10g，枞茯苓 15g，糖罐子 15g，丝棉皮 15g，鸡头米 15g，水菖蒲 10g，香药 10g，酸汤杆 15g，嘱患者禁食肥甘厚味之品，禁房事。经服

5 剂后排泄乳白色尿液颜色变淡，腰膝酸软症状明显减轻，精神、饮食较好，继续用原方巩固治疗 6 剂，尿液变成淡黄色，腰膝酸软症状消失，精神、饮食可。化验检查示：乳糜试验（-），半年后随访未见复发。

讨论：土家医认为膏积尿是由房事过度，或复加湿毒，损伤腰子、尿脬。腰子损伤精血不约而下注，故腰膝酸软。尿脬损伤则排尿失常，见尿如淘米水，甚至夹有小白块，尿灼热或伴血尿。中元运化功能减弱，故出现食少，面色苍白，全身乏力等。治疗原则为调中元、壮腰、健脬。方中板党、于术、枞茯苓、脚板苕调中元，糖罐子、丝棉皮壮腰，鸡头米、香药、水菖蒲健脬。

2. 杨楚徐以茯菟丸加味治疗乳糜尿

临床资料：全部病例共 41 例，临床表现：小便混浊，乳白如泔浆，尿时无疼痛，检查尿液多见蛋白或红细胞，尿乳糜试验阳性。

治疗方法：采用茯菟丸加味治疗。药物组成：茯苓、菟丝子、莲子、芡实、炒白术各 15g，山药、黄芪各 20g，小茴香、桂枝各 8g，露蜂房、白花蛇各 10g。加减：尿血或夹血块加赤芍、三七；蛋白尿、小便不利加萆薢、车前子、益母草；腰酸加杜仲、续断；大便秘结加火麻仁、决明子。每日 1 剂，水煎 2 次，分 2 次服，10 天为 1 疗程。

治疗结果：治愈 34 例（82.93%），好转 5 例（12.19%），无效 2 例（4.85%），总有效率为 95.12%。34 例治愈病例中，2 疗程治愈者 8 例，3 疗程治愈者 20 例，4~5 疗程治愈者 6 例。

案例：蔡某，36 岁，2000 年 3 月 13 日初诊。自诉近 10 多天来小便出现混浊，尿呈米泔水样，在当地医院治疗未效而来本院就诊。诊见：体倦懒言，小便混浊同米泔水，甚或豆浆样，伴小便时有胶状黏物排出，腰酸乏力，食欲差，睡眠欠佳，大便溏，舌淡白有齿痕、苔薄腻，脉细滑。查尿常规：蛋白（+++）、红细胞（+）；尿乳糜试验阳性。西医诊断：乳糜尿。中医诊断：膏淋，证属脾肾阳虚失运，气滞湿浊不化。治以补气益肾扶阳，理气健脾化浊。方用茯菟丸加味治疗。处方：茯苓、菟丝子、山药、炒白术、莲子、龙齿各 15g，党参、黄芪各 20g，白花蛇、露蜂房各 10g，小茴香、桂枝各 8g，益母草 30g。每日 1 剂，水煎 2 次，分 2 次服，连服 10 剂。二诊：症状明显减轻，小便仍见微浊，时见少量胶状物排出，腰酸减。药已中的，守上方再服 10 剂。三诊：小便时浊时清，尿中无胶状物排出，睡眠转佳。复查尿常规：蛋白（+）、红细胞（-）；尿乳糜试验弱阳性。药合病机，上方去龙齿，加五味子 8g，续服 10 剂。四诊：诸症悉平。复查尿常规：蛋白（-）、红细胞（-）；尿乳糜试验阴性。为巩固疗效，守上方去益母草续治 1 疗程，随访 2 年无复发。

【小结】

1. 要明确乳糜尿诊断，必须作乳糜试验。

2. 乳糜尿是西医病名，与中医所称"膏淋"极为相似；病位在肾与膀胱，有虚有实，临床上主要有膀胱湿热证、脾虚气陷证、肾气不固证等证型；治疗抓住脾肾和湿热虚实两端，特别是慢性者大多是虚实兼夹，以扶正为主，重视脾胃功能，用药忌过分苦寒，以平为治，要耐心守方。

3. 要树立治疗信心，去除诱发因素，忌食脂肪、油类食物；忌饮酒及食辛辣刺激性食品。

4. 如查到蝴丝虫感染证据，首先应针对病因抗丝虫治疗，同时配合其他症状治疗。

5. 对乳糜尿严重，久治无效者，或营养状况差者，可考虑手术治疗。

糖　尿

小便中含糖量超过人体正常范围，即为糖尿，是一种常见的有遗传倾向的代谢性内分泌疾病。

中医属于"消渴"的范畴。如《外台秘要》说："消渴能饮水，小便甜。"临床又有上消、中消、下消之分。本症除幼年型外，一般起病徐缓，难以估计时日。早期轻者常无症状，大多系中年以上，体态肥胖，精神食欲一如常人，仅于体检时或其他疾病检查时，偶然发现糖尿。但重症及有并发症者，则症状明显而典型。常易并发肺结核、高血压、动脉硬化、男子性机能减退、多发性疖肿、白内障、末梢神经炎等。日久症重者，甚则发生烦渴，目眶内陷，呼吸深快，神志昏迷，四肢厥冷，血压下降，脉细欲绝等危象。

本病有以下特点：①属于糖尿病范畴；②年龄在中年以上为多；③并发症多，经常同时合并几种；④男性易合并性功能障碍和前列腺炎；⑤治疗周期长，容易反复，特别是饮食因素；⑥病程较长，甚至是终生。

中医所称的消渴，并不都指糖尿病，尚包括尿崩症、精神性多饮多尿症等。本节着重讨论消渴的一部分即"糖尿"。病位在肺、脾、肾，主要病机是肾虚阴伤为本，燥热伤津为标。

临床上主要有肺热津伤、阳明燥热、肾亏不摄等证型。

【病因病机】

《素问·奇病论》曰："此人必数食甘美而多肥也，肥者令人内热，甘者令人中满，故其气上溢，转为消渴。"

《医门法律》曰："肥而且贵，醇酒厚味，孰为限量哉，久之食饮酿成内热，津液干涸……愈消愈渴，其膏粱愈无已，而中消之病遂成矣。"

《景岳全书·消渴干渴》曰："上消属肺，中消属胃，下消属肾。"

由此分析，消渴的病因病机与体质有密切关系，《内经》所谓"五脏皆柔弱"；再者，饮食因素，"数食甘美而多肥"，蕴结脏腑，积热生燥，消烁肺胃津液，阴液愈枯则燥热愈盛，以致渴饮水浆而不能自制；其三，精神抑郁，五志过极，皆从火化，火盛则消烁阴液，阴伤欲饮水为救，而成消渴；其四，房室不节，耗伤阴精，肾燥精怯，水谷精微未经蒸化上承，直趋下流，饮一溲一，发为消渴。本病总的病机是肾虚阴伤为本，燥热伤津为标，病变脏器涉及肺、脾、肾。大抵先上、中消，后下消；上轻，下危。本病有虚有实，证延日久，阴伤及阳，可见气阴两伤，或阴阳俱虚，甚则肾阳虚衰，最后出现阴竭阳亡的危象。

【诊断与鉴别诊断】

1. 诊断

本病诊断并不困难，尿常规检查即可诊断。典型表现：多尿，烦渴多饮，易饥多食，疲乏消瘦等，简称为"多饮、多食、多尿"的"三多"症状。并根据主次不同，分上、中、下三消。如偏于口渴多饮者为上消，属肺，偏于多食善饥者为中消，属胃；偏于多饮多尿者为下消，属肾。

2. 鉴别诊断

详细询问有关病史，并根据症状特征，做有关实验室检查。如尿糖阳性，空腹血糖大于 6.1mmol/L，应考虑为糖尿病；但是也有尿糖阳性，空腹血糖阴性；或尿糖阴性，空腹血糖阳性等情况；尿糖、血糖阴性，尿比重低于 1.005，则为尿崩症；如上述检查均正常，病人有精神异常史，则可考虑为精神性多饮多尿症。总之，本病诊断依据是尿液中含糖量超过人体正常范围。

【辨证施治】

1. 肺热津伤证（上消）

证候：口咽干燥，渴喜多饮，随饮随渴，易出汗，或干咳少痰，伴有小便频多，尿有灼热感。舌红少津，苔薄或黄，脉来洪数。

基本治法：清肺生津。

方药运用：天花粉散加减。验方天花粉散是由天花粉、生石膏、鲜生地、天冬、麦冬、肥知母、鲜藕汁、大黑豆、五倍子组成。方中天花粉、鲜生地、天冬、麦冬、鲜藕汁甘寒，养肺阴生津润燥，兼清肺热；肥知母、生石膏甘寒，清肺胃之热，热降存阴，且知母可滋阴。大黑豆形状同肾，补阴、利水、解毒；五倍子酸、咸、寒，敛肺降火，涩精缩尿。全方清肺生津，涩精缩尿。热重加芦根、黄连、黄芩等；肺阴津伤，加酸枣仁、北沙参等；痰中带血加仙鹤草、藕节炭等；出汗较多，加浮小麦、煅牡蛎等。

中成药：①金水宝胶囊，0.33/粒，每次 3 粒，每日 3 次，温开水送服；②玉泉丸，每次 9g，温开水送服，每日 2~3 次；③杞菊地黄丸，每次 9g，每日 3 次，温开水送服。

食疗：生津和胃饮：大鸭梨 4 个，藕 1 支，荷梗 1 段，橘络 5g，甘草 3g，生姜 10g，莲子心 10 根，玄参 5g。制法：将姜、藕、梨去皮捣碎榨取汁。荷梗切碎，玄参切片，和橘络、莲子心、甘草加水同煎半小时，滤取汁液，与姜、藕、梨汁合并。适量饮，每日数次。

2. 阳明燥热证（中消）

证候：消谷善饥，形体消瘦，兼有口渴尿频，大便干结，烦热汗多，苔黄燥，脉滑数。

基本治法：泻胃增液。

方药运用：增液承气汤加减。阳明燥热，胃肠热实，津液枯燥，大便难下，增液汤中玄参、麦冬、生地养阴生津，润燥清胃；大黄清热通腑、荡涤积滞；玄明粉咸寒，软坚化结通腑；合则清胃增液，通便泄热。如胃热盛，消谷善饥加生石膏、知母、黄连等；口渴，阴伤明显加鲜石斛、玉竹等；纳差加生山楂、神曲等；尿有灼热感，加水牛角、碧玉散等；烦热失眠者，加山栀、五味子、麦冬等。

中成药：①糖尿乐胶囊，0.3g/粒，每次 3~4 粒，每日 3 次，温开水送服；②抗饥消渴冲剂，每次 10g，每日 3 次，温开水冲服；③降糖丸，每次 10g，每日 2~3 次，温开水送服。

食疗：生津滋胃饮：绿豆30g，鲜青果25个，竹叶5g，橙子1个。制法：将鲜青果去核，橙子带皮切碎，同绿豆、竹叶共置锅内，加水适量，文火煎煮 1 小时即成。用法：适量温饮，每日可多次饮。

3. 肾亏不摄证（下消）

证候：小便频数量多，饮一溲一，甚则饮一溲二，尿有甜味，或如膏脂，泡沫多，腰酸膝软，头晕眼花。舌红，脉细数者；或舌淡，脉沉细者。

基本治法：补肾固摄。

方药运用：肾阴虚者用知柏地黄汤加减。六味地黄汤滋阴补肾，补中寓泻。知母苦寒，清热泻火，上清肺热，下清肾火，且生津止渴、滋阴润燥；黄柏苦寒沉降，长于泻肾家之火，清下焦湿热，其治阴亏火旺之证，是取其以泻为补之意，使火去不复伤阴，与知母相配，加强清泄肾火之力。全方扶正祛邪，攻补兼施。若阴虚明显可去茯苓、泽泻，加枸杞子、桑螵蛸、潼沙苑、金樱子、五味子等；肾阳虚者用金匮肾气丸加减。金匮肾气丸由六味地黄汤加附子、桂枝组成。方中六味地黄汤滋阴补肾，补中寓泻为基础方，加附子、桂枝温肾壮阳。全方既滋阴又温阳，既补肾又泄浊。若肾阳虚明显加菟丝子、补骨脂、仙灵脾等。

中成药：①甘露消渴胶囊，0.3g/粒，每次 4~6 粒，每日 3 次，温开水冲服，3 月 1 疗程；②消渴灵片，每次 8 片，每日 3 次，温开水送服；③下消丸，每次 6~9g，温开水送服，每日 2 次，3~6 月为 1 疗程。

食疗：消渴汤：生猪胰10g，黄芪15g，生地30g，山药30g，山萸肉15g。制法：将萸肉、山药、生地、黄芪置砂锅中加水浸 1~2 小时后，用文火煎煮 40 分钟，纱布滤取药液，第 2 次加水煎煮 30 分钟，滤取药液，两次合并，约得药液 200ml，加入洗净切片之猪胰，煮熟。食用法：喝汤，吃肉。可每日 1~2 次，15~20 天为 1 疗程。

【转归及预后】

经过控制饮食和系统治疗，尿糖是可以控制的。应当注意血糖和尿糖与饮食关系密切，如长期控制不好，容易发生并发症，除了内科常见的高血压、高血脂，"三高症"外；男性易合并性功能障碍和前列腺炎、尿道炎、阴囊炎、附睾炎等；年老体弱者除了本身疾病外，或出现误治、失治，甚至会发生出现神志昏迷，四肢厥冷，血压下降等危象，应进行中西医结合抢救。

【预防与调护】

1. 本病应早期诊断，早期治疗，经常检测血糖和尿糖。

2. 控制饮食，对糖类和淀粉类食物要按量配给；禁忌醇酒厚味、辛辣刺激之品；体胖者应注意控制体重，每日主食控制在 250~300g，多食蛋类、瘦肉和豆类等。

3. 注意劳逸结合，根据病情轻重，因人而异进行体育锻炼；并保持心情舒畅，避免精神紧张或忧郁，以增强治疗效果。

4. 如出现神志昏迷，四肢厥冷，血压下降等危象，应进行中西医结合抢救。

【临证经验】

治疗原则：养阴生津，润燥清热。以润肺、清胃、滋肾为主法；适当兼顾标本，并注意两者关系的转化用药。

尿糖中医称为"消渴"，分为肺、胃、肾三经，而冠以上、中、下三消之名。口渴不止为上消，食入即饥为中消，饮一溲一为下消。大抵上消宜润其肺；中消宜清其胃，兼滋其肾；下消宜滋其肾，兼补其肺。如命火式微，蒸腾无权，而成下消的，又宜用补火之法。

上消：舌上赤裂，咽中发热，口大渴，多饮，大便如常，小便清或小便赤涩者，治宜甘寒濡润，可用人参白虎汤，或孙思邈消渴方（茯神、瓜蒌根、生麦冬、生地黄、葳蕤、小麦、淡竹叶、知母、大枣）。

中消：口渴腹饥，饮食旺盛，形反消瘦，自汗，小便频数。若脉证兼实象的（脉大，便硬，能食，溲赤涩），宜苦寒荡涤，用调味承气汤；脉证兼虚象而口渴的，治宜清滋，用验方竹叶黄芪汤（竹叶、生地黄、生黄芪、麦冬、当归、川芎、炙甘草、炒黄芩、炒白芍、人参、石膏、灯心草、生姜）；若大便泄泻，宜健脾和胃，用钱乙白术散（人参、茯苓、白术、甘草、葛根、木香、藿香）。

下消：初起小便不摄，尿中多沉淀，烦渴引饮，渐至面目鑫黑，耳轮焦黑，小便混浊，上浮之沫如麸片，或似脂蜡状。多为色欲过度之人所患，亦名"肾消"，宜用八仙长寿丸。如饮一溲一，小便清白，为命火式微，宜用金匮肾气丸。

总之，前人多认为消渴系火证、燥热为患，常用清润之法。但临证应参合脉证，留恋寒热虚实，斟酌施治，不可执一。

【现代研究进展】

1. 陈家全从中医时间医学角度看糖尿病的治疗

糖尿病的择时治疗是指根据糖尿病的生物节律选择用药，调整因疾病而致的节律紊乱，使其恢复到正常的生理节律状态。有资料报道胰岛素依赖性糖尿病患者胰岛素需要量存在昼夜节律性改变，对糖尿病的观察发现，晚餐后 4 小时尿糖明显减少，而在晚上 10 时到第 2 天凌晨 3 时无尿糖，接着尿糖又开始持续增加，直到 7 时注射胰岛素，午餐后尿糖仍可持续 2 小时，认为糖尿病患者最需要胰岛素的时间在清晨（5~9 时），为了降低午餐前高血糖，应增加早上 7 时的胰岛素用量，而夜间应用胰岛素要注意发生低血糖，当然，临床应主要根据血糖监测来调整胰岛素用量。

2. 陈英群等从脾论治胰岛素抵抗糖脂代谢紊乱

从脾论治的理论依据：脾虚为本；痰瘀为标；久病入络、变证从络。

从脾论治的临床依据：基于上述胰岛素抵抗（IR）糖脂代谢紊乱脾虚为本，痰瘀为标，久病入络、变证从络的病机特点，突出脾在本病发生发展中的始动和关键作用，治疗上强调健脾助运。

现代大量研究发现，某些健脾益气类中药如人参、黄芪等均具有降糖作用。人参的降糖成分有人参多糖、人参皂苷和人参水提取物。另有研究发现，部分活血化瘀药物具有改善糖脂代谢的作用。有报道称，从葛根中提取的水溶成分葛根素，既具有降低血清胆固醇、升高高密度脂蛋白胆固醇的作用，也有一定的降糖疗效，而葛根素注射液则能改善 2 型糖尿病患者血糖控制状况，增加机体对胰岛素的敏感性。

从脾论治的法则：参、芪、苍术每方必用；助脾健运清暑益气汤并非局限于暑热之季；兼以活血化痰；久病应通络以防变。

3. 陈康等对肾虚血瘀糖尿病家系的研究

四川省新都县发现 1 个糖尿病家族大家系，其中包含 3 个子家系有明显的糖尿病倾向，以之为中心对其中 18 个成员作理化测试及肾虚血瘀诊断（严石林的肾虚量表与王阶的血瘀证），进而精选 3 例血瘀证糖尿病患者与该家系中的 2 例正常人作 14000 点的基因芯片杂交测试。研究证实，糖尿病血瘀证与内皮细胞功能紊乱、血小板过度活化、凝血纤溶异常、蛋白质非酶糖化等有关。研究显示，糖尿病时的血瘀证同脂质代谢紊乱密切相关，尤其是和 HDL-C 的降低、LDL-C 的升高有关。在本实验差异基因中，发现编号为 NM-000930 的组织血浆酶原激活子（PLAT），该基因在血栓的溶解、血管闭塞性疾病有重要作用，提示值得将这一基因与血瘀证机制联系起来进行研究。

【小结】

1. 糖尿病是西医病名，尿常规检查即可确定，属于中医"消渴"的范畴。

2. 尿糖是糖尿病的重要客观表现，也是疗效判断的主要依据。

3. 糖尿病容易发生并发症，在男科主要是合并性功能障碍和前列腺炎、尿道炎、阴囊炎、附睾炎等，只要控制好原发病糖尿病，才有利于并发症的治疗。

4. 糖尿病根据临床症状偏重，分为上、中、下三消，有虚有实，以虚实兼夹为多。主要病机是肾虚阴伤为本，燥热伤津为标。治疗原则是：养阴生津，润燥清热。以润肺、清胃、滋肾为主法。

5. 饮食调治是非常重要的环节，要持之以恒；对于中药治疗一段时间，尚不能控制糖尿者，要配合西药降糖药调治。

残 渣 尿

排尿时尿中出现固体残渣称为残渣尿。残渣物可分为血块、脓块，组织碎块、干酪样物质、散砂样的石块或粪块等。残渣物的出现既可以是尿路本身产生，如泌尿系感染的脓块、泌尿系结核形成的干酪样物质、泌尿系结石、泌尿系肿瘤之烂肉样肿瘤组织等；也可以是由于尿路与临近脏器之间有瘘道相通，致使其内容物排入尿路所致，其中最为常见的是在胃肠道，由于肠道肿瘤、结核、局限性结肠炎、憩室炎等引起的病理性瘘道。临床上可分为先天性、外伤性和病理性及原发性和继发性，大多数是后天性。

残渣尿的症状有以下特点：①年龄不限；②男女皆可发生；③病程可长可短，可以是急性或慢性；④常有原发病灶，或手术史；⑤常有排尿不畅，甚至发生尿潴留；⑥尿液中反复检测到残渣物。

残渣尿是西医病名，属于中医虚劳、尿漏等范畴。病位在肾和膀胱。

【病因病机】

《黄帝内经》曰："中气不足，则溲便为之变。"

《疡科心得集》曰："患此者俱是极虚之人，由足三阴亏虚损，湿热结聚而发。"

残渣尿病因较为复杂，归纳为5点：①先天不足，阴阳失调，经络阻隔，血脉瘀滞，局部失却涵养。②后天失调，饮食伤脾，或劳倦伤肾，感染或外伤后毒邪留恋，肾气不固，毒物下泄，气血不足，中气下陷，无以滋润局部。③下焦感染湿毒，气血壅滞，热胜肉腐，化腐脱落，蚀筋穿膜，由瘘道从溺道下，聚于膀胱而出。④肾阴亏虚，虚火内灼，炼液伤津，血败肉腐；或日久，阴损及阳，肾经虚寒，寒痰凝聚，下注膀胱而泄。⑤外伤肝肾之脉络，败血腐物从溺窍而排。总之，病位在肾和膀胱，病机是肾气不固，败物残渣从溺窍而出。起初多为实证，病久由实转虚，气血不足，中气下陷。

【诊断与鉴别诊断】

根据尿中有残渣物即可诊断，对有怀疑者，可作尿液离心，对沉淀物进行检查分析。

可以根据病史、体检、尿液培养、尿残渣病理分析、B超、尿路逆行造影、尿道镜检查等明确诊断。定位：是来自尿路，还是非尿路；定性：是感染、结核，还是憩室、瘘道，是结石，还是肿瘤等等。

【辨证施治】

1. 湿热蕴结证

证候：排尿欠畅或困难，尿黄而有热感，时有脓块或夹腐肉、血块残渣物排出。口渴喜饮，或有恶寒发热，小腹及腰部胀痛。舌红苔黄腻，脉滑数。

基本治法：清热利湿化浊。

方药运用：五神汤合草薢渗湿汤加减。五神汤源自《洞天奥旨》，由金银花、紫花地丁、赤茯苓、车前子、牛膝组成，方中重用金银花清热解毒，配紫花地丁增其清解之力；

赤茯苓、车前子清热利湿；牛膝活血通络，引药下行，直达病所；共奏清热解毒，分利湿浊之功。萆薢渗湿汤源自《疡科心得集》，由萆薢、薏苡仁、黄柏、茯苓、丹皮、泽泻、滑石、木通组成，方中萆薢渗湿化浊；泽泻、滑石、木通清热利水，以除湿热；薏苡仁、茯苓健脾渗湿；黄柏、丹皮清热除湿，凉血解毒。共奏清热利湿，解毒消腐之功。二方中前者重在清解，后者重在利湿化浊。如有发热加柴胡、鸭跖草、青蒿等；大便干结加上大黄、天花粉、槟榔等；尿中腐物恶臭加碧玉散、藿香、蚕砂等。

中成药：①季德胜蛇药片，每片 0.3g；每次 4 片，每日 3 次，温开水送服；②八正合剂，每次 15~20ml，每日 3 次；③清血解毒丸，每次 6g，每日 2 次，温开水送服。

食疗：茅根鲜藕栀子粥：白茅根 30g，鲜藕节 60g，栀子仁粉 6g，粳米 100g。制法：先将白茅根水煎滤汁去渣，加入鲜藕片，粳米同煮为粥，待粥熟时，调入栀子粉，稍煮即可食。每日分 2 次服。

2. 阴虚火旺证

证候：排尿欠畅或困难，尿有灼热感，尿混浊，时有干酪样腐块或夹血块排出。口渴欲饮，眩晕耳鸣，午后或夜间有低热盗汗，腰部酸楚。舌红苔少，脉细数。

基本治法：养阴清热。

方药运用：骨痨汤加减。骨痨汤出自《许履和外科医案医话集》，是许履和教授治疗骨和关节结核的经验方，由青蒿、银柴胡、鳖甲、丹皮、地骨皮、金银花、紫花地丁、桃仁、红花、苏木、杜仲、牛膝、川续断组成。许老提出，"从而亦可证明肾阴不足是导致本病（骨痨）的因素。但是我们认为，如果仅仅是阴虚，不到火旺的阶段，还不致腐蚀骨质而引起病变；故当骨质发生病变时，一般都存在着阴虚火旺的现象。"同理可推之，本病中既然有阴虚，又有尿混浊，时有干酪样腐块或夹血块排出，乃为火旺作祟。根据此意立法立方，方中青蒿、银柴胡、鳖甲、丹皮、地骨皮养阴清热，祛邪为主，重在治疗火旺；金银花、紫花地丁清热解毒；桃仁、红花、苏木活血化瘀；杜仲、牛膝、川断补肾壮骨。本方排泄之力稍弱，可加泽泻、滑石、车前子等；初起活血化瘀药不宜太多，用则凉血化瘀，仅一二味足矣。

中成药：①知柏地黄丸，每次 9g，每日 3 次，温开水送服；②青蒿鳖甲片，每片 0.45g，每次 4~6 片，每日 3 次，温开水送服；③大补阴丸，蜜丸，每次 9g，每日 2 次；水蜜丸，每次 6g，每日 2~3 次，温开水送服。

食疗：百合粥：鲜百合 30~50g，粳米 50g，冰糖适量。制法：先将粳米加水煮粥，至将熟时下入百合煮熟，调入冰糖适量，即可食用。

3. 正虚毒恋证

证候：病程较长，排尿无力或困难，尿液混浊，时有腐肉等物排出。面黄体倦，腰酸乏力，前阴部有下坠感。舌淡红边有齿痕，苔薄白，脉细软。

基本治法：扶正泄毒。

方药运用：加味四妙汤。四妙汤源自清代蒋士吉《医宗说约》，由生黄芪、当归、金银花、甘草组成；加味四妙汤源自清代邹岳《外科真诠》，由生黄芪、当归、川断、穿山甲、皂角刺、白芍、金银花、香附、甘草、生姜组成。方中生黄芪为主药，量大力宏，补气托毒；当归养血活血，配黄芪益气生血；金银花、生甘草清热解毒，四药相合，攻补兼施。复入白芍之润泽，助当归以养血；入香附之顺气，助当归以活血；生黄芪得甲片、角针之攻消，则托中有透，得川断之益肾，则托中有补；且甲片善窜，直达病所；角针纯辛，力尤锋锐；川断破瘀血，通血脉，则坚肿可消；生姜辛温解毒，善走助阳。如此，攻不伤正，补不滞邪，移深居浅，转重就轻，扶正化毒。若气虚明显加人参、白术、茯苓等；若阳气不足加鹿角胶、仙灵脾、肉苁蓉等；加强泄毒加车前子、猪苓、薏苡仁等。

中成药：①附桂八味丸，每次 9g，每日 2~3 次，温开水或淡盐汤送服；②二至丸，每次 9g，每日 2~3 次，温开水送服；③人参养荣丸，每次 9g，每日 2~3 次，温水送服。

食疗：莲子粉粥：莲子 50g，桂圆肉 30g，粳米 50g。制法：将莲子去皮，研成粉状备用；将粳米洗净，如常法煮粥，将熟时，徐徐撒入莲子粉，加入桂圆肉，略煮片刻即可。每日早晚温热食之。

【转归及预后】

残渣尿的出现有多种病因，其转归与原发病直接相关联，主要取决于原发病的性质以及对原发病的治疗。相对而言，炎症类型预后较好，肿瘤预后较差，有瘘管或窦道者经手术治疗一般预后较好。

【预防与调护】

1. 要有合理的膳食调配，忌食酒类及辣椒、葱、蒜、鱼腥等发物，以清淡为好。

2. 不宜饮浓茶、咖啡及含糖量过高的饮料。

3. 保持个人良好的卫生习惯，每日清洗阴部，勤换内裤。

4. 保持身心健康，积极治疗原发病。

5. 注意观察尿液变化，定期留好标本，为治疗提供真实情况。

6. 注意劳逸结合，避免久坐，少骑或不骑自行车，减少对会阴部的压迫。

【临证经验】

治疗原则：本病多属于虚证，或虚实夹杂，正虚毒恋。治则扶正祛邪，攻补兼施。

1. 本症有虚有实。初起以实证为多，常有湿热积滞，热结膀胱之证。病久以虚证为多，常有中气不足，阴虚火旺之象。实证湿热积滞者，治宜分利湿浊，用萆薢分清饮加减；热结膀胱者，治宜清热导湿，用八正散加减。虚证脾失健运者，治宜运脾消积，用保和丸合运脾合剂加减；阴虚火旺者，治宜滋阴降火，用大补阴丸加味。

2. 有瘘管形成者，局部治疗为第一要义。徐灵胎在《医学源流论》中说："外科之法，最重外治。"治瘘之方甚多，如升、降两丹，腐蚀力强，于尿道瘘似嫌其烈。余尝喜用柏椿膏外涂瘘口，不知不觉中起效，堪称美备。

【现代研究进展】

1. 马成杰等中西医结合诊治膀胱癌所致残渣尿

（1）西医治疗策略：分期为 0、Ⅰ、Ⅱ期：行保留膀胱的手术、电烙术等。术后局部灌注化疗药物，必要时术后放疗。Ⅲ期：选择进行部分膀胱切除术。术前、术后放疗，术后巩固化疗。Ⅳ期：放射治疗和化疗为主。临床中常用局部治疗的药物有：丝裂霉素、阿霉素、干扰素等。晚期膀胱癌以联合化疗为主。主要用含有顺铂、阿霉素等药物的化疗方案，目前常用 MVAP 方案、CAP 方案。此外临床还使用介入疗法、热疗法、激光及光动力学疗法作为辅助治疗。

（2）中医辨证论治

①湿热下注证：症见血尿、尿急、尿痛、尿频、腰背酸痛、下肢浮肿，或纳呆食少，或心烦口渴，夜寐不能，舌苔黄腻，舌质红，脉滑数或弦数。治以清热利湿，凉血解毒。方选八正散合四生汤加减：车前子 15g，萹蓄 15g，滑石 30g，瞿麦 20g，淡竹叶 15g，生薏苡仁 30g，生侧柏叶 15g，栀子 12g，甘草梢 60g，生地黄 20g，生艾叶 20g，小蓟 15g，土茯苓 15g，蒲公英 30g。

②瘀毒蕴结证：症见血尿，尿中有血块、腐肉，味恶臭，排尿困难或闭塞不通，少腹坠胀疼痛，舌质暗有瘀点，脉沉细。治以解毒祛瘀，清热通淋。方选抵当丸合五苓散：黄柏 10g，酒大黄 10g，水蛭 10g，穿山甲 10g，土鳖虫 10g，土茯苓 10g，猪苓、茯苓各 20g，龙葵 30g，仙鹤草 15g，黄芪 30g，女贞子 30g，三七粉（分冲）3g，琥珀粉（分冲）1.5g。

③脾肾亏虚证：症见无痛血尿，小便无力，面色㿠白，腰酸膝软，头晕耳鸣，体倦乏力，大便溏，舌质淡，苔白腻，脉沉细无力。治以补脾益肾，温阳止血。方选补中益气合桂附八味丸加减：黄芪 30g，党参 30g，怀山药 30g，白术 30g，茯苓 12g，泽泻 12g，熟附片 12g，补骨脂 12g，当归 12g，白茅根 30g，仙鹤草 30g，炙甘草 6g。

围手术及放化疗期的辨证治疗：术前中医治疗以扶正培本，清热活血解毒为主，方药为：生黄芪、炙黄芪各 30g，白术、猪苓、茯苓各 15g，泽泻、海金沙各 18g，仙鹤草 15g，龙葵 30g，白茅根 30g，女贞子 30g，旱莲草 15g。术后补肾益气，扶正通利为主，方药为：生黄芪、炙黄芪各 30g，旱莲草、补骨脂各 15g，当归 15g，白术、川芎、莪术、地龙、冬葵子各 10g，猪苓、茯苓各 15g。放疗期多表现为肺肾阴伤之证，应滋补肺肾之阴。方选百合固金汤加减。化疗期间热毒甚者清血热，解毒邪。方选清营汤合沙参麦冬汤；血象下降者，可用补气血，益肝肾为法，方用八珍汤合杞菊地黄丸加减，恶心呕吐者，宜和胃降逆止呕，可选二陈汤及旋覆代赭汤。

2. 毛红兵以六味地黄汤加减治疗残渣尿

赵某，42 岁，开始自觉腰痛，尿频，尿痛，在当地医院诊断为泌尿系感染，经注射青霉素和口服氟哌酸胶囊治疗，但疗效不佳，随后出现血尿，有时尿如米汤，混浊不清。当年 9 月经长沙某医院 X 线照片和血液、尿液化验，确诊为肾结核，并用链霉素、利福平、雷米封等抗痨药物治疗半年，疗效欠佳。患者在服药期间出现耳鸣、耳聋、腿软、头晕等症。主诉：腰痛，发热，腿软，头晕，耳鸣，耳聋，口渴，心烦，心悸，盗汗，尿色红，夹血块，时有尿米汤样沉渣。查：舌质红，舌尖红，少苔，脉细数。体温37.9℃，面色憔悴，呆痴无神，形体消瘦，头往前倾，毛发稀疏，枯萎无光泽，语言清晰，语音低微。X线胸片示右上肺斑状密影，右肺门稍抬高，两肺纹理较粗乱。血常规正常。尿液检查：尿呈酸性，少量蛋白，红细胞（++），脓细胞（+）。既往有肺结核病史。西医诊断为肾结核。中医辨证为肾阴虚。治以六味地黄汤加减。药用：熟地15g，山药12g，山萸肉10g，茯苓10g，泽泻10g，丹皮10g，枸杞子15g，麦冬10g，太子参10g。每日1剂，水煎，分两次服。服药期间嘱患者忌食辛辣燥性之物和烟酒。7剂后患者精神大振，诸症减轻，但仍有血尿，故易熟地为生地，加地榆炭、藕节炭各10g，再服7剂后患者尿血消失，诸症悉除。为巩固疗效，仍用原方加熟地15g，去生地、地榆炭、藕节炭，继服半月，诸症悉除。

【小结】

1. 残渣尿中残渣物既可以是尿路本身产生，也可以是因尿路与临近脏器之间有瘘道相通，致使其内容物排入尿路所致。

2. 残渣尿临床上主要分为先天性、外伤性和病理性3种，病位在肾和膀胱，分虚证和实证，以虚证居多。

3. 残渣尿是多种疾病在尿液中的客观表现，治疗的目的不仅仅是消除尿残渣，更主要是要针对原发病治疗，也符合中医"治病必求其本"的原则。因此，在局部治疗的同时，注意全身的治疗，控制原发病变，是不可缺少的一环，中医中药也是如此。

4. 转归及预后与原发病直接相关联，主要取决于原发病的性质以及对原发病的治疗情况。

5. 预防与调护，对本病十分重要，尤其是饮食、个人卫生，切忌会阴部受压。

尿 精 症

尿精症，是指排尿中有精液出，或排尿后有精液流出的疾患，属于白淫范畴。《诸病源候论》最早提出了"尿精"这一病名；白淫，最早见于《素问·痿论》。本病属于"隐疾"，常有心理或精神上的负担。

尿精症是在清醒状态下发生，有尿意而不伴有性的意识活动，虽可使尿液混浊不清，或溲时有尿道疼痛，但是出自精窍，尿液中可检测出精子或果糖。就临床资料分析，尿精症有以下特点：①指成年男子是在小便过程中发生；②发生时大脑意识清楚；③无性欲冲动；④非偶然发生，是经常发生或一段时间内发生；⑤尿液中可检测出精子或果糖。

尿精症也属于中医浊病、白淫范畴，其病位在肾和精室，病机肾虚不固，精离其位为主，常见证型有肾气不足、肾阴亏虚、湿热下注等证。

【病因病机】

《素问·痿论》曰："思想无穷，所愿不得，意淫于外，入房太甚，宗筋弛纵，发为筋痿，及为白淫。"

《诸病源候论》曰："虚劳尿精候，肾气虚弱故也。肾藏精，其气通于阴，劳伤肾虚，不能藏于精，故因小便而精液出也。"

《证治要诀》曰："有似淋非淋，小便色如米泔，或有如鼻涕之状，此乃精尿俱出，精塞窍道，故便欲出不能而痛。"

《景岳全书·淋浊》曰："便浊证有赤白之分，有精溺之辨……白浊证有浊在精者，必由相火妄动，淫欲逆精，以致精离其位，不能闭藏，则源流相继，淫溢而下，移热膀胱，则溺窍涩痛，清浊并至，此皆因于热也。"

尿精症以虚证居多，因肾主封蛰，主藏精，受五脏六腑之精而藏之，肾虚精关不固，是其主要病因。虚证者，或先天禀赋不足，或老年肾亏，或久病精气耗；亦或因房劳太过、频繁手淫、生育过多，房劳损伤肾精。若肾阴虚则阳亢，虚火扰于精室，致精随尿出；若肾阳虚则封藏失司，精关不固，开阖失控，使精随尿排。实证者，或因思想无穷，所愿不得；或忍精不射；或嗜食肥甘及辛辣酒醇，以致积湿生热，湿热蕴结下焦，扰于精室，失其开阖，以致精离其位，精随尿出。总之，虚证多责之于肾，或属气虚不摄，或属阴虚火旺，或属阳虚失固，或几者兼而有之；实证多责之于肝，以相火、湿热为主；或虚实相兼，有偏虚偏实之别。日久，则五脏俱损，出现气血阴阳之变。

【诊断及鉴别诊断】

1. 诊断

凡小便中混夹精液，或排尿后尿道口有精液流出者，即可诊断为本病。

2. 鉴别诊断

尿精症需与以下7种情况相鉴别。①遗精：遗精是指无性交而精液外泄，其有梦而遗者为梦遗，多伴有性兴奋而无尿意。②滑精：一般指在清醒状态下，无性交、无尿意而有精液滑出。③尿浊：小便混浊不清，或如泔浆，溲时无尿道疼痛，多出自溺窍，尿液中无精子。④精浊：尿后滴白，或溲后每有牵腻之物于马口，可以有小便混浊不清，属于前列腺炎范围；虽同出于精窍，但尿液中检测不出精子或果糖。⑤膏淋：小便混浊如米泔，或有滑腻之物，以小便淋沥、尿道热涩疼痛为特征，尿液中无精子。⑥逆行射精：性交后的第一次所排尿液中有精子，而平时无尿精现象，是因性交时精液反射入膀胱内所致。⑦在性欲冲动时，尿道口会有多少不等的透亮液体流出，属生理现象，为尿道球腺分泌物，既非遗精，亦非尿精，也属于白淫范畴。可以通过尿液检测，有无精子或果糖以资相鉴别。

【辨证施治】

1. 肾气不足证

证候：经常尿中有精液流出，尿液混浊，或尿频数；面色少华，头昏耳鸣，腰膝冷痛，下肢无力，或有阳痿。舌质淡红苔薄白，脉细弱。

基本治法：补肾固摄。

方药运用：孟氏菟丝子丸。孟氏菟丝子丸源自沈金鳌《孟氏诜诜方》，由菟丝子、熟地黄、白茯苓、石莲肉、远志肉、真龙齿组成。本方针对肾气不足，精关不固之病机，选用菟丝子温补肾气，以复其固摄之权；辅以熟地滋阴配阳，相互资生；白茯苓健脾益气，化生肾气之源，且利水渗湿，尿浊得清；石莲肉目前用莲肉代替，益肾固精，与龙齿相配，增固摄涩精之力，龙齿亦可改用龙骨；远志肉与龙齿相配养心安神，交通心肾，对心神不安，夜寐欠佳更加合拍。肾气虚弱明显者，可加山药、黄精、补骨脂等；尿精较多亦可配山茱萸、桑螵蛸、覆盆子等益肾涩精之品；肾阳不足可酌加肉苁蓉、续断、怀牛膝之属，乃至附子、肉桂等补肾助阳之品。

中成药：①济生肾气丸，每次 6~9g，每日 2~3 次，温开水送服；②右归饮，每次 9g，每日 3 次，温开水送服；③益肾灵颗粒，每次 20g，每日 3 次，温开水冲服。

食疗：菟丝子粥：菟丝子 30~60g，粳米 60g，白糖适量。制法：先将菟丝子洗净后捣碎，或用新鲜菟丝子 60~100g 捣烂，加水煮取汁，去渣后，入米煮粥，粥将成时加入白糖，稍煮即可食。

2. 肾阴亏虚证

证候：尿末尿道口有精液流出，尿黄，或尿液不清，尿道有灼热感；阳强易举，或早泄；颧红唇赤，腰膝酸软，五心烦热，潮热盗汗。舌红少苔，脉细数。

基本治法：滋阴降火。

方药运用：知柏地黄汤。知柏地黄汤由六味地黄汤加知母、黄柏组成。方中熟地黄填补肾阴，配山茱萸补肝肾而涩精；脾为生化之源，故用山药补脾肾而固精；泽泻清泻肾火，并防熟地之滋腻；丹皮清泻肝火又制山萸之性温；茯苓淡渗脾湿，以助山药之益脾。六味相合，滋阴不留邪，降火不伤正。复加知母、黄柏清泻亢旺之虚火。本方有滋阴降火之功，标本兼治，寓泻于补。肾阴亏损明显者加女贞子、旱莲草、鳖甲等；虚火旺者加地骨皮、银柴胡、山栀；尿灼热、尿混浊明显者加六一散、车前子、猪苓等。

中成药：①二至丸，每次 9g，每日 2~3 次，淡盐水或温开水送服；②左归饮，每次 5~9g，每日 2~3 次，温开水送服；③三才封髓丹，每次 9g，每日 2 次，温开水送服。

食疗：鲜莲银耳汤：鲜莲子 100g，干银耳 10g，鸡清汤 100ml，细盐、味精各适量。制法：将鲜莲子剥去外皮，拔去莲心，同干银耳一起浸泡 1~2 小时，泡发后放入砂锅内水煮熟焖透。最后加入鸡汤和细盐、味精，文火熬 15 分钟左右即可。可作早晨或晚间点心，空腹趁热时食 1 小碗，连用 5~7 天。

3. 湿热下注证

证候：常见于年青人，喜食肥甘或有饮酒史，或行房忍精不泄习惯。经常尿中流精，尿滴沥不尽，尿液混浊，小便短赤，尿道热涩刺痛。每遇饮食不节或行房忍精不泄后反复发作。口苦口黏，会阴部和阴囊湿痒，大便不爽。舌红苔黄腻，脉弦滑。

基本治法：清热利湿。

方药运用：程氏萆薢分清饮。本方以萆薢渗湿去浊为主药，白术健脾化湿，茯苓渗湿，车前子导湿，则萆薢分清去浊之力更宏，黄柏、车前子清泄湿热，复选莲子心清心除热涩精，丹参清腐化瘀生新，用菖蒲化浊宣通窍道，引诸药入精室，使湿热、败精尽从尿道而出。诸药相合，清涩并用，重在分利湿浊。如热重加龙胆草、碧玉散、黄柏、马鞭草；湿重可加泽泻、薏苡仁、瞿麦等；如因油腻饮食容易诱发，可在方中加入莱菔子、炒山楂、香谷芽等。

中成药：①八正合剂，每次 15~30ml，每日 2 次；②四妙丸，每次 3~6g，每日 2~3 次，温开水送服；③龙胆泻肝丸，每次 6~9g，每日 3 次，温开水送服。

食疗：车前叶粥：鲜车前叶 30~60g，葱白 1 茎，小米 55~100g。制法：车前叶洗净切碎，葱白切段。小米淘洗干净，入锅中加水煮粥，待熟时加入车前叶、葱白段和食盐，再炖 10 分钟，调入味精即成，晨起空腹食。

【转归及预后】

尿精症只要注意摄生和饮食调理，经过治疗后一般都能治愈，预后良好。极少数未愈者，尚要进一步进行泌尿生殖系统检查，采取中西医结合治疗。

【预防与调护】

1. 普及性知识，提高对本病的认识，增加对治疗的信心。

2. 养成良好的生活习惯，注意个人卫生，积极参加文体活动。

3. 根据自己的体质情况，调节好性生活。

4. 避免过食刺激性食品，特别是饮酒，多食新鲜水果。

5. 积极调治好基础病，有利于疾病的康复。

【临证经验】

1. 尿精症有广义、狭义之分。古代所称的尿精症是广义的，泛指尿液中混有精液，为肉眼所见。如《素问·痿论》所言之"白淫"。《诸病源候论·虚劳尿精候》所称之"尿精"。《类证治裁》所说的"有浊在精者……与溺并出……"等等。狭义之精是指镜下尿精，在尿液中检测出精子或果糖，且并非"逆行射精"之尿精症。

2. 尿精症有虚有实，临床辨别虚实的要点，在于病程的久暂、疼痛与否及舌苔、脉象。初病多实，多伴尿道热痒涩痛，舌苔黄腻，脉多有力；久病多虚，常有体虚，或慢性疾患，舌质淡红或嫩，苔少，脉多无力。

3. 尿精症常分三型辨证论治。一为湿热内蕴，扰乱精室，用萆薢分清饮加减，常用药如：萆薢、益智仁、茯苓、台乌药、石菖蒲、车前子、滑石、薏苡仁、甘草等；二为阴虚火旺，迫精内溢，用滋肾通关丸加味，常用药如：黄柏、肉桂、菟丝子、车前子、生地、杜仲、生甘草、五味子、桑椹子、煅牡蛎等；三为脾肾气虚，固摄无能，用加味封髓丹加减，常用药如：党参、金樱子、锁阳、砂仁、黄柏、生甘草、五味子、炙黄芪、远志、煅龙牡等。

4. 20 余年前，曾治一江宁干部，51 岁，患慢性前列腺炎，尿中夹有精子，诊为"（镜下）尿精症"，用萆薢分清饮合菟丝子丸治疗 1 年余，前列腺炎症状痊愈，但尿检仍有阳性指标，后得一民间单方，每日用贵州三方草 30g 煎汤代茶，连服 3 月，尿精消失。

无独有偶，近半年又治一尿精症患者，用前列倍喜胶囊服之效。本胶囊亦以贵州猪鬃草、蝼蛄、刺猬皮为主药，可见我国少数民族药，大有开发应用的前景。

【现代研究进展】

1. 王鸿谟分型施治白淫

（1）肾气不固证：主症：①尿后有精丝流出；②尿液不清，小便频数或夜尿频多。次症：①面白少华，精神不振，头昏耳鸣，腰脊酸痛；②形寒肢冷，小腹拘急，阴头寒。典型舌脉；舌淡或胖嫩，苔白。脉象沉细，两尺尤弱。诊断要求：凡具备一项主症、任何一项次症和典型舌脉者，可确定。论治法则：补肾益气，固摄精关。方剂选要：首选方剂：大菟丝子丸。备用方剂：金锁丹、右归饮加味。针灸疗法：取气海、三阴交、志室、肾俞，针用补法，可益肾气而固肾精。阳虚明显或病程较久者，应配合灸法。耳针可取精宫、内分泌、神门、心、肾，每次取 2~3 穴，用轻刺激，留针 3~5 分钟。

（2）阴虚火旺证：主症：①尿后尿道口有赤色浊物滴出；②小便短少而黄，尿液不清。次症：①阳强易举，举而不坚；②夜半咽干，眩晕耳鸣，腰膝酸软；③颧红唇赤，五心烦热，潮热盗汗。典型舌脉：舌红，少苔或无苔，脉细数。诊断要求：凡具备一项主症、任何一项次症及典型舌脉者，可确定本证候。论治法则：滋阴降火，固肾涩精。方剂选要：首选方剂：知柏地黄汤。备用方剂：三才封髓丹加味。针灸疗法：选肾俞、太溪、关元、中封、三阴交。肾俞、太溪用补法以滋补肾阴，关元用补法以补固元气，三阴交平补平泻以补益三阴，清泻虚火，中封用泻法降肝火而止尿精。

（3）湿热下注证：主症：①尿后尿道口有米泔样或糊状浊物，滴沥不断；②小便短赤、尿液混浊；③尿道热涩刺痛。次症：①睾丸肿胀，阴囊湿痒；②口苦咽干，胸闷脘痞，大便不爽。典型舌脉：舌红，苔黄腻，脉象濡数或弦滑。诊断要求：凡具备主症①③或②⑤，兼见任何一组次症和典型舌脉者，可以确定本证候。论治法则：清利湿热。方剂选要：首选方剂：程氏萆薢分清饮、抽薪饮、大分清饮。备用方剂：鱼脑石散。针灸疗法：取阴陵泉、三阴交、太冲、中封等穴，针用泻法，可清降肝火，清利下焦湿热。

2. 陆观虎心肾两亏案

申某，53 岁。小便流精经久，前医迭进固涩剂无效。大便干燥，口干纳少。舌质红、苔薄黄、脉细弦。证属心肾两亏，脾肾失运。宜用益肾固精，健脾开胃，兼泻心火之辈。处方：莲须 9g，芡实 9g，黑豆衣 9g，稻芽 9g，全瓜蒌 9g，陈皮 6g，川连 2g，白芍 9g，锁阳 6g，粉丹皮 6g，栀子 9g。二诊：服药 5 剂后，小便流精未止，两耳流水，纳食已增，大便亦顺，苔脉如前。心肾仍亏，脾虚已复。拟前方去瓜蒌、陈皮、白芍，加女贞子 9g，金樱子 9g，炒赤芍 6g，蒲公英 9g。药进 10 剂，诸症消失，病告痊愈。

【小结】

1. 尿精一病是中医病名，又与浊病、白淫相联系，临床少见，经过治疗后一般都能治愈，预后良好。

2. 本病诊断如有疑问，可作尿液检查，看有无精子及果糖。

3. 尿精症病位在肾和精室，病机肾虚不固，精离其位；有虚实之分，临床辨别虚实的要点，在于病程的久暂、疼痛与否及舌脉，一般初病多实，久病多虚。总之，虚证治疗多责之于肾，实证治疗多责之于肝。

4. 预防和调护，忌食辛辣刺激食物，根据自己的体质情况，调节好性生活，注意个人卫生。

参考文献

［1］刁娟娟．萆薢分清饮治疗小儿尿浊分析［J］．辽宁中医杂志，2007，34（5）：643

［2］秦有学．尿浊治验例析［J］．实用中医内科杂志，2007，21（9）：92

［3］孙香娟，张丰华，张玲，等．论五脏六腑皆尿血［J］．时珍国医国药，2008，19（4）：1003

［4］王小满．难治性尿血从肾论治临床举隅［J］．实用中医药杂志，2007，23（4）：267

［5］林启展，马育鹏，潘碧琦，等．张琪教授辨治 IgA 肾病尿血证经验［J］．广州中医药大学学报，2006，23（3）：234

［6］边晶．曹式丽三联疗法治疗慢性肾衰合并尿路感染的经验［J］．辽宁中医杂志，2008，35（4）：501

［7］包晓星，金伟民，张莉．培元活血通淋法治疗慢性肾盂肾炎31例观察［J］．实用中医药杂志，2008，24（2）：81

［8］刘晋峰，刘红耀．中西医结合治疗急性肾盂肾炎30例疗效观察［J］．山西医药杂志，2008，37（2）：114

［9］杨挥琴，金孟梓．五苓散治疗慢性尿路感染52例［J］．山东中医杂志，2008，27（4）：241

［10］吴华阳，刘果．从四时五脏阴阳谈蛋白尿之辨治［J］．上海中医药杂志，2007，41（4）：22

［11］余立敏．从"肾虚毒损"治疗慢性肾炎蛋白尿血尿［J］．中华中医药学刊，2007，25（5）：972

［12］段艳蕊．李琦教授通因通用法治疗单纯性蛋白尿治验［J］．云南中医药志，2007，28（9）：59

［13］邓聪．从风郁瘀论治蛋白尿［J］．中华中医药杂志，2006，21（8）：506

［14］田祥元．土家药治疗乳糜尿26例临床观察［J］．中国民族医药杂志，2007，2（2）：14

[15] 杨楚徐．茯菟丸加味治疗乳糜尿 41 例疗效观察 [J]．新中医，2006，38（7）：45

[16] 陈家全．从中医时间医学角度看糖尿病的治疗 [J]．中国现代药物用，2008，2（10）：112

[17] 陈英群，董福轮，王宇锋，等．从脾论治胰岛素抵抗糖脂代谢紊乱的思路 [J]．中医杂志，2008，49（3）：273

[18] 陈康，王米渠，谭从娥，等．5 个现代和古代家系的中医遗传学研究 [J]．成都中医药大学学报，2007，30（4）：56

[19] 张家庆．最近几年中医药防治糖尿病研究进展 [J]．中西医结合学报，2007，5（4）：373

[20] 马成杰，李忠．膀胱癌的中西医结合诊治 [J]．中国临床医生杂志，2007，35（5）：13

[21] 毛红兵．六味地黄汤治疗肾结核 [J]．湖南中医杂志，2004，20（2）：53

第三节 腰 痛

腰痛是指腰部、一侧或两侧出现酸痛、胀痛、坠痛等症状。

腰痛可由多种疾病引起，大体上可分为软组织性、骨关节性、椎管性、混合性及内脏性腰痛。常见如泌尿系统肿瘤或结石、腰肌劳损、腰椎间盘突出等。

临证时需注意除外器质性疾病后再予中医辨证论治。本节主要论述除外其他科疾病而与泌尿外科、男性科相关疾病的诊疗。

腰痛大致分虚证和实证两类。因腰为肾之府，故腰痛与肾的关系最为密切。

实证：腰痛病程短，突然发作，痛势急剧而拒按。如泌尿系结石之腰痛，多表现为剧烈绞痛，俗称"肾绞痛"，其痛常放射至同侧少腹及前阴，尿常规检查有红细胞。肾周围脓肿之腰痛，多为持续性胀痛，化脓时为搏动性跳痛，伴全身寒热，实验室检查白细胞总数及中性白细胞升高。急性肾盂肾炎之腰痛多为一侧轻，一侧重，肾区肋脊角有强烈叩击痛，伴全身发热，尿频、尿急、尿痛，尿常规检查有大量脓细胞，尿培养有细菌生长。

虚证：腰痛病程久，反复发作，隐痛绵绵而喜按。如肾结核之腰痛，多表现为酸痛，疲劳后加重，伴有低热、盗汗、血尿等。肾下垂之腰痛绵绵而有下坠感，休息则减轻。多囊肾之腰痛为刺痛，固定不移，腹部可扪及包块，伴有血尿。慢性肾盂肾炎为腰部隐痛，尿培养有细菌生长。

临床虽有虚实之分，还可以根据病因细分为以下几型，但各型兼见者多，单发的少，腰痛日久，则虚实夹杂，《杂病源流犀烛·腰脐病源流》指出："腰痛，精气虚而邪客病也"，因此用药时尚需互参。本病经及时治疗，一般能获愈，预后良好。

【病因病机】

腰为肾之府，乃肾之精气所溉之域。肾虚是发病的关键所在。《景岳全书·腰痛》篇认为："腰痛之虚证十居八九"。

1. 受寒湿。可以因为涉水冒雨，久居湿冷之地，衣着湿冷等感受寒湿之邪，寒湿凝滞收引，黏聚不化导致腰部经脉受阻，气血运行欠通畅，而发生腰痛。

2. 受湿热。长夏之际湿热交蒸或饮食不节，嗜食辛辣，酿生湿热，阻遏经脉，引起腰痛。

3. 滞血瘀。跌仆外伤或久病气血运行不畅或体位不当，腰部用力不慎，摒气闪挫，导致经络气血阻滞不通，瘀血留着腰部而发生腰痛。

4. 肾亏体虚。先天禀赋不足，劳累太过，或久病体虚，或年老体衰，或房事不节，导致肾精亏损，经脉失于濡养而发生腰痛。

【诊断与鉴别诊断】

1. 诊断

本病诊断并不困难。凡腰部一侧或两侧出现酸胀疼痛不适即可诊断为腰痛。

2. 鉴别诊断

腰痛以两侧为主，按之则舒，多属腰肌疾病。如发病急骤，有闪挫扭伤史，腰部一侧剧痛，活动受阻，或局部皮肤发紫，系血瘀所致，以急性扭伤为多，属于伤科疾患。起病较缓慢，腰部酸痛，天气阴雨，或过度疲劳后疼痛增剧，多属于风湿性疾病、慢性腰肌劳损等。

腰痛部位以脊椎为主者，多属于脊椎疾病，如类风湿性关节炎、脊椎结核、或肥大性脊椎炎等。并须排除外伤直接引起的骨折或脱位，及外伤诱发的椎间盘突出症。临床可按疼痛性质和发病年龄，结合过去病史和其他症状、体征，及脊椎 X 线摄片、CT 或 MRI 等加以鉴别。

肾绞痛伴有血尿者，多为泌尿系结石，须做肾盂造影；腰痛伴有少腹、会阴、阴阜疼痛、尿末滴白、尿后余沥等，须作前列腺液常规检查，排除慢性前列腺炎；腰痛伴有血精者，多为精囊炎；腰痛伴有无痛性血尿者，须作相应检查，排除肾囊肿、肾结核、肾癌等。

【辨证施治】

1. 寒湿腰痛证

证候：腰部冷痛重着，转侧不利，逐渐加重，静卧痛不减，遇阴雨天则加重，苔白腻，脉沉而迟缓。

基本治法：散寒行湿，温经通络。

方药运用：甘姜苓术汤加味。本方又名肾着汤，以甘草、干姜散寒暖中；茯苓、白术健脾渗湿。脾主运化水湿，主肌肉，脾阳不振，则寒湿留于腰部肌肉，故温补脾土以化湿。寒湿去则诸证自解。临证可加用桂枝、牛膝、杜仲、桑寄生、续断等药以加强疗效。

食疗：大蒜文火羊肉：用大蒜 50～100g，羊肉 250g。将羊肉洗净，切块，大蒜去皮，加水适量，文火煮至烂熟，调味后食用。此款的功效是暖腰膝，散寒湿，补肾气。适用于脾肾虚弱之寒湿腰酸、肢冷、神疲等。

可配合拔火罐、频谱照射、药物熏洗等方法治疗。

2. 湿热腰痛证

证候：腰部弛痛，痛处伴有热感，热天或雨天疼痛加重，而活动后或可减轻，小便短赤，苔黄腻，脉濡数或弦数。

基本治法：清热利湿，舒筋止痛。

方药运用：四妙丸加减。本方为治湿热常用方，由于湿热郁蒸，浸淫经脉，气血运行阻滞，故发为腰痛。方中苍术燥湿；黄柏苦寒清下焦湿热；薏苡仁清利湿热，川牛膝通利筋脉，引药下行，兼壮腰膝，四药和用，则下清湿热，壮腰膝，疼痛可愈。临证可加用木瓜、络石藤等以加强舒筋通络止痛的功效。

3. 瘀血腰痛证

证候：腰痛如刺，痛有定处，日轻夜重。证轻者俯仰不便，重则不能转侧，痛处拒按，舌质紫暗，或有瘀斑，脉涩。

基本治法：活血化瘀，理气止痛。

方药运用：身痛逐瘀汤加减。腰痛经久不愈，气血运行不畅，最易引起瘀血凝滞。方中当归、川芎、桃仁、红花，活血化瘀；没药、五灵脂消肿定痛并增强祛瘀之力；香附行气以活血止痛；牛膝引瘀血下行并强壮腰膝；甘草调和诸药。合方后功能宣通气血痹阻，治疗经久不愈之腰痛。

可配合药物熨法治疗：以肉桂、吴茱萸、葱头、花椒捣匀，炒热，以绢帕裹包熨痛处，冷则再炒熨之。

4. 肾亏体虚证

证候：久病体虚，阳痿遗精，腰膝酸软，或虚衰无子，大便不实，小便自遗。阳虚气怯神疲，畏寒肢冷，下肢浮肿，舌淡胖，脉沉细；阴虚形体消瘦，眩晕眼花，夜寐盗汗，舌红苔少，脉细弦。

基本治法：偏阳虚者，宜温补肾阳；偏阴虚者，宜滋补肾阴。

方药运用：偏阳虚者以右归丸为主方加减。方中熟地、山药、山萸肉、枸杞培补肾精，是为阴中求阳之用；杜仲强腰益精；菟丝子补益肝肾；当归补血行血，诸药合用，共奏温肾壮腰之功。偏阴虚者以左归丸为主加减。方中熟地、山药、山萸肉、枸杞、龟板补肾填精；菟丝子、鹿角胶、牛膝温肾壮腰，肾得滋养则虚痛可除。

可配合药物熨法治疗：以肉桂、吴茱萸、葱头、花椒捣匀，炒热，以绢帕裹包熨痛处，冷则再炒熨之。

中成药：杜仲补腰合剂，每次 25ml，每日 3 次。

食疗：①杜仲炖羊肾：用杜仲、补骨脂各 12g，羊腰子、公羊睾丸各 1 对。将羊腰子从两侧切开，去筋膜，羊睾丸用食盐抹擦，并用温水洗净，然后将各用料同置炖盅内，清水适量，加盖，隔水炖 3 小时左右，调味食用。此款的功效是补肾益肝，强筋健骨，暖丹田，壮元气。对命门火不足所致的元阳不振、腰膝酸痛、遗精泄泻、小便频数等，均有良好疗效。②鳖鱼补肾汤：用鳖鱼1只（约重300g），枸杞子30g，怀山药30g，熟地15g。将鳖鱼置热水中烫死，去肠杂、洗净、切块，与中药材一起，加水煨至鳖鱼烂熟，调味后吃或佐膳。此款的功效是滋补肝肾。适用于肝肾阴虚所致腰膝酸软、遗精、头昏、眼花等。

【转归及预后】

根据不同病因病机进行治疗，预后良好。

【预防与调护】

1. 节制房事，切忌恣情纵欲。

2. 有手淫习惯者，尽量减少甚至戒除。

3. 保持精神内守，心情舒畅，一旦患病，需解除思想负担，静心调养。

4. 避免久坐，并注意腰部保暖，防止受凉及坐卧冷湿之地，以利恢复。

5. 合理运动，应多进行以腰部运动为主的医疗体育活动。

【临证经验】

治疗原则：应本着"损其肾者，益其精，兼湿者，先去其湿，兼寒者散其寒、虚者补之，实者泻之，或补或泻，或攻补兼施"的原则辨证治疗。

腰暴痛属实者，宜温散，如羌活、秦艽、桂枝、白术、杜仲、当归、干姜、茯苓、防风。腰久痛虚者，宜六味八味，加鹿角胶、杜仲、牛膝、补骨脂，脾肾阳虚用青娥丸；瘀伤腰痛，痛如刺，轻者鹿角磨冲酒服，重者桃红承气汤；腰脊疼痛，兼有阳痿不举或椎间盘突出症者，加蜈蚣、金毛狗脊；腰痛放射至下肢，加独活、牛膝；大便失调者，重用白术；腰重痛者湿也，苓姜术桂汤。

陈修园治腰痛久不愈，用白术一两为主，佐牛膝、淫羊藿，若火虚者，加附子、当归、肉桂、杜仲，或加干姜。治寒湿腰痛，或加薏苡仁，据云神效。

王旭高治一腰痛，其人咳嗽大便秘，或时痛甚不可动，诸药不效，用滚痰丸而愈，是痰亦有腰痛也。

【现代研究进展】

1. 诊疗思维研究

刘世峰提出两条诊治心法，供参考：①要彻底跳出古人"腰痛以肾虚为本"之窠臼，突破传统思维模式，心存"腰痛不止于肾"观念；②要提高腰痛治疗效果，首先必须熟练掌握腰痛的理、法、方、药及整个辨证体系。根据个人体会认为以经络受邪、气滞血瘀、肾精亏损为纲辨治腰痛最为简捷有效。

另外，还应辨证与辨病相结合。如依据肾结石与腰肌劳损、强直性脊椎炎等疾病不同而采用不同治疗方法。

瘀血在腰痛发病中具有重要作用，由于腰部为人体之支柱、活动之枢纽；人体之三阴三阳经脉、奇经八脉，皆贯通于肾经而络于腰脊；腰部的活动范围最大，承受的重量最大，受伤的可能性亦最多，倘因用力不当，屏气闪挫，暴力扭转或因坠堕跌打，损伤筋脉，导致气血不通，腰部筋脉受损，瘀血痹阻于络可致腰痛卒发。或久病入络，气血运行不畅，气滞血瘀而形成腰痛。故病久之腰痛宜加用活血化瘀药物。

2. 中药熏蒸治疗

中医中药治疗腰痛历史源远流长《黄帝内经》早把这种外治作为治病的重要治则，书中指出"其有邪者，如此渍形以为汗"、"寒者热之，热者寒之……摩之浴之"。中药熏蒸疗法，是将中药经过加热以后经过皮肤、孔窍、经穴直接离子吸收至腠理、脏腑等，达到温经散寒、通络止痛、扶正固本的目的。其原理是：①降低神经末梢的兴奋性、松弛骨骼肌，达到镇痛作用；②温热能加速新陈代谢及增加组织再生能力；③增加白细胞吞噬活力，减少活性物质的释放，使炎症吸收；④促进邪毒、炎性致病介质及其他异物随汗液外泄。配合以中药熏蒸（由当归、桂枝、独活、五加皮、川樟木等中药组成，加入一定比例的水煎煮，煎开 60 分钟后取煎药过滤，药经熏蒸治疗仪雾化，用蒸汽行局部熏 30 分钟，每日 1 次，7 天为 1 疗程）。

3. 中药口服加外用

中药药袋的制备（吴茱萸 20g，川椒 20g，肉桂 10g，附子 10g，巴戟天 20g，川断 20g，淫羊藿 20g，白芍 10g，红花 10g，威灵仙 20g，将上药粉碎，过 60 目筛备用，用纯白棉布一块，缝制成长 10cm，宽 6cm 的布袋，布袋底层铺一层絮棉，将药粉均匀地撒于絮棉上，缝好袋口，中间缝制成井字形数趟，以防止药粉上下左右窜通堆积，外层再缝一块塑料薄膜，防止药味外泄）。

口服中药散剂制备：丹参 20g，川芎 10g，黄芪 20g，牛膝 10g，桔梗 6g，将上药粉碎，过 100 目筛，装瓶密封备用，用法：将中药药袋贴于腰部阿是穴（疼痛处），用布条宽处系药袋上束于腰部，松紧适度，昼夜佩带，每袋药可用 14 天再换新药，28 天为 1 疗程，结合服中药散剂，每次 10g 左右。

4. 针灸治疗

陈凤江等选用尺泽、曲池、小海、曲泽 4 穴位，每次仅取其 1 穴，以压痛明显的穴位为主治穴，单侧腰痛者取患侧，双侧腰痛及腰脊痛者取双侧，治疗采取常规针灸手法，间歇捻转，治疗中可配合腰部功能锻炼，每日针灸 1 次，5 次为 1 疗程。有效率为 87.5%。

【小结】

1. 腰痛是中西医共有的症状名称。多种疾病都可以引起。对于非器质性原因引起者中医药治疗效果较好，一般预后佳良。

2. 腰痛的诊断并不困难。对顽固难愈患者，须作进一步检查，以明确诊断，判明诱发原因、性质，选择恰当的治疗方法。

3. 腰痛多属虚证。亦有虚实夹杂者，治疗时需根据其他兼见病症合理辨证论治。

4. 预防与调护，宜适度房事，保暖与适当腰部运动相结合。

5. 现代研究需辨病与辨证相结合，内服药物与外用药物并重。

第四节 膀胱疼痛

膀胱疼痛是指耻骨上小腹疼痛，伴尿频、尿痛或者夜尿增多等一系列不适症状，可能包括溃疡及非溃疡性间质性膀胱炎、膀胱痛综合征、细菌性及非细菌性膀胱炎、前列腺炎、前列腺增生、尿潴留和尿道综合征等疾病。

本病引起原因较多，因现代医学认为膀胱是一个贮尿器官，当膀胱发生病变时或者膀胱附近器官发生病变时可出现膀胱区的疼痛。

【病因病机】

本病病在膀胱和肾，且与肝脾有关。病机主要是湿热蕴结下焦，导致膀胱气化不利。若病久，可伤阴伤阳伤气，导致脾肾两虚，膀胱气化无权，则病由实转虚，而见虚实夹杂。

1. 膀胱痛多属实证。由热邪或湿热之邪下注膀胱所致。热重则刺痛，湿重则胀痛，痛愈剧则热愈重。

2. 膀胱痛也可见于虚证。久病或劳役过度而得，其痛隐隐，膀胱区空痛、酸痛。

【诊断与鉴别诊断】

1. 诊断

本病诊断并不困难，只要出现排尿时候或者静息时下腹部、膀胱区疼痛，或伴有尿频、尿急等症状即可诊断，但对引起的原因应进一步区分。

2. 鉴别诊断

（1）尿道炎症：为烧灼样疼痛并伴有尿频、尿急，排尿时疼痛加重，尿道口可见红肿或有黏液性、脓性分泌物。尿液中可有大量白细胞、脓细胞。

（2）尿道肿瘤：多伴有血尿或有血性分泌物，排尿困难，尿线变细，并发感染时也可出现尿频、尿急、尿道烧灼感，甚则尿道周围脓肿。尿道造影、活检可明确诊断。

（3）尿道结石、异物：多伴有排尿困难、尿线细，分叉甚则尿潴留。尿道损伤或感染时则可见尿频、尿急、尿痛，终末血尿或尿初血尿。B 超、尿道 X 光平片及尿道造影可明确诊断。

（4）输尿管、膀胱结石：可有膀胱区疼痛，常放射到尿道及阴茎头部。经 B 超、尿路造影、膀胱镜检查多可明确诊断。

（5）前列腺炎、前列腺脓肿：疼痛有时也可放射至下腹部，出现下腹部、膀胱区痛，在急性期多有发热、恶寒、尿频、尿急、尿痛等尿路刺激症状，还可出现排尿困难、终末血尿。前列腺液化验，可见卵磷脂小体减少，白细胞每高倍视野在 10 个以上。如前列腺脓肿形成，B 超可助诊断。

【辨证施治】

1. 湿热下注证

证候：多为炎症性膀胱炎。膀胱区刺痛，伴尿道烧灼样疼痛，兼见尿频、尿急、尿痛，小便黄赤，甚则小便混浊、尿血，烦热口渴，或发热恶寒，大便干结或不爽。舌质红，苔黄腻，脉滑数。

基本治法：清热利湿，解毒消炎。

方药运用：八正散、龙胆泻肝汤等加减。本方主治湿热下注之淋证。方中用瞿麦利水通淋，清热凉血，木通利水降火为主药，辅以萹蓄、车前子、滑石以通淋利湿；大黄、山栀子、甘草梢以清热泻火，引热下行。

中成药：石韦片，每次 3 粒，日 3 次。

食疗：去壳白果仁 8~12 粒，薏苡仁 100g，加水适量煮烂，入冰糖适量，食用。

用白茅根 150g，竹叶 500g，煎汤代茶饮。或滑石粉 30g，生甘草粉 6g，琥珀粉 3g，和匀，分作 6 份，成人日服 2 次，每次 1 份，温开水调下。

2. 肝郁气滞证

证候：少腹膀胱区满痛，伴小便涩痛，淋沥不畅，苔白，脉弦紧。

基本治法：理气行滞，利尿通淋。

方药运用：沉香散合瞿麦汤加减。本方一方面以青木香、沉香、延胡索、枳壳舒肝理气止痛，另一方面以石韦、当归、瞿麦、大腹皮利尿通淋。两相结合，共同发挥作用，起到良好疗效。

中成药：小柴胡冲剂，每次 2 包，每日 3 次。

3. 脾肾亏虚证

证候：下腹部膀胱区痛不甚，隐隐作痛，遇劳即发，时作时止，伴腰酸膝软，神疲乏力，舌质淡，脉虚弱。

基本治法：健脾益肾。

方药运用：无比山药丸加减。方中山药、茯苓、泽泻健脾益气利湿，使摄纳有权；熟地、山茱萸、巴戟天、菟丝子、杜仲、牛膝益肾固涩，阴阳平补，使肾气封藏得司。五味子益气补肾，收敛固涩。脾肾双补，下元得固而诸症得解。

中成药：六味地黄丸或知柏地黄丸，每次 5g，每日 3 次。

【转归及预后】

证分急、慢。急性者湿热下注居多；慢性者气滞不宜为主，总属实多虚少。根据不同病因病机辨证与辨病进行治疗，预后良好。

【预防与调护】

1. 节制房事，切忌恣情纵欲；勤洗浴，保持前阴卫生。

2. 忌食辣椒、葱、蒜、酒类刺激性食物。

3. 保持精神内守，心情舒畅，静心调养，避免情志内伤。

4. 积极治疗原发病及并发症。

5. 慎起居，适寒暖，适当运动。

【临证经验】

治疗原则：实证宜清利，虚证宜培补正气。

1. 辨证论治

湿热下注者，以五淋散加减（赤苓、山栀子、当归各10g，甘草3g，芍药、灯心草、黄柏各6g，滑石、车前草、荔枝草各15g）；气滞不宣者，以沉香散合瞿麦汤加减〔沉香、木通各5g，石韦、当归、瞿麦、延胡索各10g，枳壳6g，肉桂（后入）3g，滑石15g，大腹皮12g，甘草2g〕。

2. 辨病论治

神经源性疼痛，用四逆散合金铃子散加减；泌尿系结石疼痛，用石韦散加桑枝；输尿管积血性疼痛，用琥珀散合失笑散加减；性病后膀胱疼痛综合征，用淋必清汤合四逆散加减；癌性膀胱痛，用轻乳散合二蛇汤（蛇莓、白花蛇舌草）加蜀羊泉。

验案举例

徐某，工人，1983年3月22日初诊。20多年前因右肾结核，在某医院行右肾切除术，术后情况良好。1983年1月28日开始左侧腰部酸痛，尿频、尿急、尿痛，在某医院泌尿外科检查尿常规有红细胞、脓细胞；膀胱镜检查，膀胱内略充血，未见异常；逆行肾盂造影，肾盂肾盏（左）未见明显器质性病变。诊断为"慢性膀胱炎"。注射青霉素40针，口服复方新诺明1周余，症状未见好转，乃来本专科就诊。就诊时左侧腰酸，会阴部有下坠感，尿频、尿急、尿痛，尿道口有灼热感，浑身乏力，口中干渴，脉细，舌苔薄白，质偏红。尿常规：蛋白微，脓细胞（++），红细胞0~2个/HP；血沉：40mm/h；肾图：右肾无功能曲线（右肾已切除），左肾功能曲线基本正常。

辨证为脾肾两虚，湿热下注而成"淋证"。治拟脾肾双顾，清热利湿。方选八正散合补中益气汤加减。

1. 瞿麦、萹蓄、生地、碧玉散（包）各12g，海金沙（包）、川断、泽泻各10g，知母、黄柏各6g，木通3g。

2. 补中益气丸，每服6g，日2次。

上药服5剂，尿频、尿急、尿痛已基本消失，其余诸症亦有改善，尿常规蛋白微量，未见脓细胞及红细胞。原方共服30剂，诸恙告瘥，尿常规（-），血沉10mm/h。随访1年未发。

【现代研究进展】

1. 膀胱疼痛相关疾病

膀胱疼痛是指耻骨上疼痛，伴尿频，尿痛或者夜尿增多等一系列不适症状，引起该症状的疾病较多，包括溃疡及非溃疡性间质性膀胱炎、腺性膀胱炎、放射性膀胱炎、膀胱痛综合征、输尿管下段结石、细菌性及非细菌性膀胱炎、前列腺炎、前列腺增生、尿潴留和尿道综合征等疾病。本病引起原因较多，因现代医学认为膀胱是一个贮尿器官，当膀胱发生病变时或者膀胱附近器官发生病变时可出现膀胱区的疼痛。

2. 膀胱疼痛诊疗思维

因引起本病原因众多，临证时应做相应的检查以诊断和排除相应疾病。如小便常规检查、细菌培养；膀胱或前列腺的 B 超检查；必要时可以做膀胱镜检查以除外相关器官的器质性病变。

在采用相应方法如手术等治疗器质性病变后或对于无特异性治疗的病变可以考虑应用中药进行治疗。详细治疗思路可参照前述中医药辨证论治方法。

【小结】

1. 膀胱痛是中西医共有的下腹部膀胱区域疼痛的一种症状，多种疾病都可以引起。临床应与辨病相结合，并适当合用抗生素，一般预后佳良。

2. 本病多由上行感染诱发。

3. 本病有急、慢性之分。急性期可有明显尿路刺激征，慢性期有可能缠绵难愈。

4. 预防与调护，宜节制房事，避免不洁性生活。

第五节　阴痛症

阴阜痛

阴阜痛是指耻骨联合部周围反复出现的酸胀、疼痛等不适感觉。

阴阜痛可以在剧烈性交后或者饮酒食辛辣后出现。引起阴阜痛常见如阴阜在剧烈性交中软组织损伤或者前列腺炎。

【病因病机】

1. 肾亏于下，封藏失职。凡败精瘀浊，湿热下注，精室被扰，精关不固，皆可形成本病。

2. 忍精。由于青壮年相火易动，所愿不遂，精未排出；或同房、遗精、手淫、惊恐等，忍精不泄，败精流注，精关不固，遂成精浊。

3. 感染。其人脾肺素虚，容易感冒，引动下焦湿热；或包皮过长，藏垢纳污，或性交不洁，湿热内侵，留于精室，精浊混淆，精离其位，亦可产生本病。

4. 病久伤及脾肾，脾气虚则湿愈难化，肾气伤则精易下泄，此为本病由实转虚的大致过程。肾虚是本，湿热是标，久病入络，络脉瘀滞，乃是进入慢性过程的病理反映。

【诊断与鉴别诊断】

1. 诊断

凡耻骨联合部（下腹正中可触及的骨骼）的一个三角区域经常或者反复出现的酸胀、疼痛等不适感觉即可诊断本病。

2. 鉴别诊断

临证时应注意鉴别引起阴阜痛的病因。如前列腺炎可伴有尿频、尿余沥等排尿不顺畅症状，还可出现阴囊、会阴酸胀痛等不适。

【辨证施治】

1. 湿热证

证候：年龄较轻，病程较短，阴阜部位或少腹、会阴胀痛，或有包皮炎、龟头炎、睾丸炎等病史。小便黄少、混浊或有沉淀，尿频尿急，尿道灼热刺痛，大便干结，努责时尿道口滴白量多，口中干苦而黏，舌苔黄腻，脉象弦滑带数。

基本治法：清热导湿。

方药运用：萆薢分清饮加减。本方兼顾清热与分利水湿。方中萆薢、云苓、车前子、白术、生薏苡仁健脾利水渗湿；黄柏、川朴花、石菖蒲、碧玉散（包）清利湿热。湿热去则气机运行顺畅，诸症可消。

中成药：①宁泌泰胶囊，每次 3 粒，每日 2 次。②前列泰胶囊，每次 3 粒，每日 2 次。

2. 瘀血证

证候：病程较长，或阴阜在性交中受伤。阴阜、会阴部刺痛明显，痛引睾丸、阴茎、少腹或腰部，终末尿滴白量少，小便滴沥涩痛，或见肉眼血精，眼眶黧黑，舌质紫或有瘀斑，脉涩。

基本治法：活血化瘀。

方药运用：王不留行汤加减。方中王不留行、延胡索、丹皮、丹参、皂角刺、桃仁、三棱、莪术、穿山甲、红花、苏木、川芎、赤芍等药物皆可以活血化瘀，散结止痛。牛膝引血下行。气血瘀血得以通畅而疼痛可消。

中成药：前列解毒胶囊，每次 3 粒，每日 2 次。

3. 中虚证

证候：病程较长，素体脾虚。阴阜、会阴部隐痛，有下坠感，终末尿滴白，尿意不尽，尿后余沥，劳累后加重，小溲清长或频数，神疲乏力，面色少华，纳谷不香，形寒畏冷，心悸自汗，舌淡而胖，脉细而软。

基本治法：补益中气。

方药运用：补中益气汤加减。炙黄芪、党参、当归、茯苓、芡实、薏苡仁、煅龙骨、煅牡蛎、白术、陈皮、炙升麻、炙甘草。上药补气健脾，升举阳气，可解阴阜坠胀痛之不适。

中成药：参苓白术丸，每次 1 丸，每日 3 次。

4. 肾虚证

证候：病程较长，有手淫或房劳过度史。阴阜部隐痛，可伴尿末滴白，尿道口时流黏液丝，小便余沥不尽，腰酸而软，有梦而遗，性机能减退，或有肉眼血精，面色黧黑，五心烦热，午后低热颧红，大便干结，小便黄少，失眠多梦，舌红苔少，中有龟裂，或有剥苔，脉细带数。

基本治法：补肾涩精。

方药运用：菟丝子丸加减。菟丝子、茯苓、山药、潼沙苑、车前子、石斛、生地、熟地、川断、益智仁、远志肉。上药补肾健脾，培元扶正，经络得温养则气血条达，阴阜虚痛可消。

中成药：六味地黄丸，每次 1 丸，每日 3 次。

【转归及预后】

根据不同病因病机进行治疗，预后良好。

【预防与调护】

1. 节制房事，切忌恣情纵欲，防止阴阜损伤。

2. 有手淫习惯者，尽量减少甚至戒除。

3. 保持精神内守，心情舒畅，一旦患病，需解除思想负担，静心调养。

4. 避免久坐，并注意保暖，防止受凉及坐卧冷湿之地，以利恢复。

【临证经验】

治疗原则：临床虚实夹杂者多，大抵慢性期虚多实少，急性发作期实多虚少，应注意扶正祛邪。

阴阜痛，急性者用萆薢分清饮加减，热象明显者用黄连解毒汤加味。反复发作者，用萆菟汤或加味四妙汤消补兼施；久病入络，加延胡索、青皮理气活血；有坠痛感者，加黄芪、柴胡等；有紧缩感者，合入芍药甘草汤。

用药时切忌用大量苦寒药，否则一可败胃，引起脘痛纳差，恶心呕吐；二可伤阳，导致性欲淡漠，阳痿不举；三可寒凝经络，徒增治疗难度。

【现代研究进展】

阴阜内的皮下脂肪比较发达，一般可见阴阜隆起，阴阜下方悬挂阴茎和阴囊。青春期发育后阴阜布满阴毛，阴毛的分布、疏密个体差异较大。阴阜在性生活中主要起"脂肪垫"的作用，能够缓冲、减轻性交中剧烈的冲击，保护性器官免受损伤。

阴阜痛是一种症状，可由多种疾病引起。

1. 阴阜外伤多在剧烈性交后出现，引起的原因在于性交过程中，男性耻骨联合与女性耻骨联合或骶尾骨反复过于猛烈冲撞损伤。诱因明确，局部可有触痛。此种阴阜痛可应用活血化瘀止痛中药内服及外用治疗。

2. 急、慢性前列腺炎也可出现阴阜痛，可伴有尿频尿急，尿余沥，或尿潴留、尿分叉等表现。经前列腺液常规检查或 B 超检查后参照前列腺炎进行中医药治疗。

【小结】

1. 阴阜痛是中西医共有的症状名称。包括多种疾病都可以引起。对于非器质性原因引起者中医药治疗效果较好，一般预后佳良。

2. 阴阜痛的诊断并不困难。对顽固难愈患者，须做进一步检查，以明确诊断，判明诱发原因、性质，选择恰当的治疗方法。

3. 阴阜痛多虚实夹杂，治疗时需根据其他兼见病证合理辨证论治。

4. 预防与调护，宜房事适度。

5. 现代研究需辨病与辨证相结合，根据不同致病原因进行治疗。

阴 茎 痛

阴茎痛是指阴茎部位出现疼痛症状。中医称阴茎痛为茎痛、茎中痛。早在《灵枢·经筋》篇就有"阴器纽痛"的记载。《儒门事亲》指出："茎中痛者，先宜清剂夺之，后以淡剂甘剂分之。"

多见于阴茎局部的病变，也可由其他部位的病变疼痛放射至阴茎。如阴茎包皮炎、阴茎头炎、前列腺炎、前列腺结石、阴茎纤维性海绵体炎，尿道炎等疾病。

男子的阴茎是前尿道的一部分，前尿道疼痛，可表现为阴茎痛。阴茎既为生殖器官，又为泌尿器官，因此阴茎痛多与排尿、性交有关，常在排尿、性交甚至活动时出现或加重。

【病因病机】

中医认为不通则痛，阴茎疼痛主要与尿道和阴茎血络瘀阻密切相关。常见的原因有寒凝痰阻、气滞血瘀、湿热蕴结、房劳损伤、肾虚精亏。

【诊断与鉴别诊断】

1. 诊断

根据阴茎部位与排尿、性交，或静息时候出现疼痛症状即可诊断。

2. 鉴别诊断

（1）尿道痛：排尿时候或者静息时候尿道疼痛，可伴有尿频、尿急等症状。即称尿道痛。本病包括前后尿道及其附属腺体的化脓性感染，如特异性尿道炎淋病、非淋菌性尿道炎以及除此之外的一切非特异性尿道炎。输尿管、膀胱结石引起的疼痛也可放射至尿道；前列腺炎、前列腺脓肿也可出现尿道痛。

（2）阴阜痛：是指耻骨联合部（下腹正中可触及的骨骼）的一个三角区域经常或者反复出现的酸胀、疼痛等不适感觉。

阴阜痛可以在剧烈性交后或者饮酒食辛辣后出现。引起阴阜痛的常见原因如阴阜在剧烈性交中软组织损伤或者前列腺炎。

【辨证施治】

1. 寒凝痰阻证

证候：阴茎疼痛，阴部发冷，或见阴茎有痰核结聚，遇寒加重，得热减轻。舌淡苔白。脉弦紧。

基本治法：温经散寒，化痰散结。

方药运用：温胆汤、暖肝煎等加减。方中半夏、陈皮、竹茹、枳实、茯苓理气化痰，薏苡仁、浙贝、软坚散结；肉桂、小茴香、乌药、沉香、生姜温经散寒。得温则气血通畅，痰浊随之而化，寒痛可解。

2. 气滞血瘀证

证候：阴茎疼痛、紫暗或有瘀斑，痛如针刺，勃起时加重。舌质暗红或有瘀斑，脉细涩。

基本治法：行气活血，通络止痛。

方药运用：桃红四物汤、身痛逐瘀汤、桃核承气汤等加减。方中桃仁、红花、当归、川芎、白芍活血化瘀，延胡索、香附、木香行气止痛。气血通畅而疼痛渐消。

3. 湿热蕴结证

证候：阴茎红肿疼痛，会阴潮湿，甚则尿道口流出浊物，烦热口渴，小便黄赤，或小便不利。舌质红，苔黄腻，脉滑数。

基本治法：清热泻火，解毒利湿。

方药运用：龙胆泻肝汤、黄连解毒汤、八正散等加减。方中龙胆草、木通、车前子、丹皮、山栀子、川楝子清热泻火利湿；延胡索、小茴香、甘草解毒活血止痛。

4. 肾虚茎痛证

证候：阴茎隐痛，多有房劳史。性欲低下，勃起不坚，甚则阳痿早泄。舌淡胖大，脉沉细无力。

基本治法：补肾益精。

方药运用：金匮肾气丸、右归丸等加减。偏阳虚者以右归丸为主方加减。方中熟地、山药、山萸肉、枸杞培补肾精，是为阴中求阳之用；杜仲强腰益精；菟丝子补益肝肾；当归补血行血，诸药合用，共奏温肾壮腰之功。偏阴虚者以左归丸为主加减。方中熟地、山药、山萸肉、枸杞、龟板补肾填精；菟丝子、鹿角胶、牛膝温肾壮腰，肾得滋养则虚痛可除。

【转归及预后】

根据不同病因病机进行治疗，预后良好。

【预防与调护】

1. 节制房事，切忌恣情纵欲。

2. 有手淫习惯者，尽量减少甚至戒除。

3. 保持精神内守，心情舒畅，一旦患病，需解除思想负担，静心调养。

4. 避免阴茎外伤，注意外阴清洁卫生。

【临证经验】

治疗原则：临床治疗当以通为主，但肾虚者又当注意补肾益精。

验案举例

案一 刘某，64 岁，南京人。阴茎冷痛 4 年余，伴见勃起功能障碍多年。自述阴茎疼痛以日间为主，局部发冷，得热则舒，全身乏力。有手淫受凉史，迭经中西医治疗，无效。舌质紫苔薄白，脉沉细。证属肝肾阳气不足，宗筋无以温煦。治以补气温阳。方以右归丸加减。药用：生熟地各 10g，怀牛膝 10g，菟丝子 10g，制附子 6g，鹿角霜 10g，小茴香 6g，乌药 6g，潼白蒺藜各 10g，生炙甘草各 5g，制乳没各 10g，当归 10g，干地龙 10g，白芍 10g，延胡索 10g，黄芪精各 10g，虎杖 15g。服用 7 剂，阴茎疼痛明显好转。原方加减，再服 14 剂，阴茎冷痛消失。

案二 王某，41 岁，上海人。阴茎疼痛且有向上紧缩感十余年，近 3 年无性生活。口干、腰酸、大便秘结，3 天 1 行，小溲黄，舌红少苔，脉象细数。自述阴茎疼痛以晚间为著，且局部有烘热感。证属阴虚火旺，热灼宗筋。治以滋阴降火，清热通络。方用大补阴丸加味。药用：大生地 12g，知母 10g，黄柏 10g，龟板（先煎）15g，鳖甲（先煎）15g，地龙 10g，赤白芍各 15g，生甘草 5g，柴胡 5g，枳壳 6g，枳实 6g。上方服 15 剂后，阴茎疼痛明显缓解。上方加减再服，共 3 月，阴茎疼痛消失，性功能恢复。

【现代研究进展】

阴茎痛关键是找到致病的原因，并予以治疗。

1. 阴茎损伤

多有阴茎损伤史，症见阴茎局部疼痛，出血，或出现瘀斑、血肿甚则坏死，并可出现排尿障碍、勃起障碍或疼痛。治疗时以消肿止血止痛为原则，必要时候考虑手术修复。

2. 阴茎癌

包茎或包皮过长，早期多见阴茎头、冠状沟附近出现丘疹，自觉刺痒，继则溃疡、疼痛或烧灼样刺痛，病灶处有脓性分泌物流出。肿瘤可呈菜花状或疣状。晚期可伴消瘦、贫血、发热、食欲不振等，作活组织检查可明确诊断。一旦明确诊断，早期手术。

3. 尿道结石、异物

除有阴茎疼痛外，往往有明显的排尿困难，或突然尿流中断，尿线变细、分叉、无力，甚则出现急性尿潴留。疼痛多剧烈，并可放射至阴茎头、会阴、直肠。B 超及尿道造影可明确诊断。可以作膀胱镜检查，如果是前尿道结石或异物，可以膀胱镜下或直视下取出。如果是后尿道结石则可考虑推入膀胱后按膀胱结石处理。

4. 尿道炎、阴茎头炎

尿道炎 尿频、尿急、尿道烧灼样疼痛为主要表现，其疼痛为阴茎内疼痛，尿道口可出现红肿，或有脓性分泌物排出。尿常规可见白细胞和脓细胞；阴茎头炎则多表现阴茎头及包皮处灼热疼痛，并可见阴茎头处潮湿红肿，甚则糜烂或溃疡。治疗时可参照尿道痛诊疗。

5. 阴茎异常勃起

表现为无性欲刺激情况下的阴茎持续性痛性勃起，甚则水肿，排尿困难或潴留。触诊可见阴茎海绵体明显胀满、张力大、触痛等。患者可有类似病史，或损伤史。可局部注射血管收缩剂，必要时可穿刺抽出阴茎内血液或进行手术。

6. 阴茎硬结症

为阴茎勃起时疼痛、弯曲、不坚，甚则出现排尿疼痛、阳痿。阴茎检查可发现阴茎海绵体有结节状或条索状硬结。参见阴茎硬结症治疗。

【小结】

1. 阴茎痛是中西医共有的症状名称。多种疾病都可以引起。对于非器质性原因引起者中医药治疗效果较好，一般预后佳良。

2. 阴茎痛的诊断并不困难。对顽固难愈患者，须作进一步检查，以明确诊断，判明诱发原因、性质，选择恰当的治疗方法。

3. 阴茎痛多虚实夹杂，治疗时需根据其他兼见病证合理辨证论治。

4. 预防与调护，宜适度房事。

5. 注意外阴清洁卫生，避免感染秽毒。

尿道痛

排尿时候或者静息时候尿道疼痛，可伴有尿频、尿急等症状，即称尿道痛。

中医学认为，尿道痛属于"淋证"、"淋浊"等范畴。主要是由房事不洁，肾阴耗损，邪毒内侵，湿热淫毒聚结泌尿道所致。当清热泻火，利湿降浊，若湿热阻滞经脉，气血瘀阻，治宜行气活血，化浊止痛；若久病失治伤及脾肾，治疗应健脾补肾，利湿化浊。

本病包括前后尿道及其附属腺体的化脓性感染，如特异性尿道炎淋病、非淋菌性尿道炎以及除此之外的一切非特异性尿道炎。输尿管、膀胱结石引起的疼痛也可放射至尿道；前列腺炎、前列腺脓肿也可出现尿道痛。

临证时应作小便常规、尿拭子、细菌培养等相应检查以鉴别。

【病因病机】

本病病位在膀胱和肾，且与肝脾有关。病机主要是湿热蕴结下焦，导致膀胱气化不利。若病久，可伤阴伤阳伤气，导致脾肾两虚，膀胱气化无权，则病由实转虚，而见虚实夹杂。

1. 尿道痛多属实证。由热邪或湿热之邪阻塞尿道所致。热重则刺痛，湿重则胀痛，痛愈剧则热愈重。如石淋、血淋多为刺痛，膏淋多为胀痛。

2. 尿道痛偶可见于虚证。如"劳淋"即由劳役过度而得，其痛隐隐，尿后空痛。

【发病机制及病理】

尿道痛多为尿道炎，引起发病的病原微生物较多。根据不同原因可以分为非特异性与特异性尿道炎。特异性尿道炎多由具有传染性的病原微生物引起，如淋球菌引起的淋病性尿道炎以及支原体、衣原体引起的非淋菌性尿道炎。应在尿道分泌物培养结果基础上给予西药的针对性治疗。另外由于病原微生物对西药耐药性的增加，应结合中药进行治疗，以增强疗效。

【诊断与鉴别诊断】

1. 诊断

本病诊断并不困难，只有出现排尿时或者静息时尿道疼痛，或伴有尿频、尿急等症状即可诊断，但对引起尿痛的原因应进一步区分。

2. 鉴别诊断

（1）尿道炎症：为烧灼样疼痛并伴有尿频、尿急，排尿时疼痛加重，尿道口可见红肿或有黏液性、脓性分泌物。尿液中可有大量白细胞、脓细胞。

（2）尿道肿瘤：多伴有血尿或有血性分泌物，排尿困难，尿线变细，并发感染时也可出现尿频、尿急、尿道烧灼感，甚则尿道周围脓肿。尿道造影、活检可明确诊断。

（3）尿道结石、异物　多伴有排尿困难、尿线细，分叉甚则尿潴留。尿道损伤或感染时则可见尿频、尿急、尿痛，终末血尿或尿初血尿。B 超、尿道 X 光平片及尿道造影可明确诊断。

（4）输尿管、膀胱结石：疼痛常放射到尿道及阴茎头部。经 B 超、尿路造影、膀胱镜检查多可明确诊断。

（5）前列腺炎、前列腺脓肿：疼痛有时也可放射至尿道，出现尿道痛，在急性期多有发热、恶寒、尿频、尿急、尿痛等尿路刺激症状，还可出现排尿困难、终末血尿。前列腺液化验，可见卵磷脂小体减少，白细胞每高倍视在 10 个以上。如前列腺脓肿形成，B 超可助诊断。

【辨证施治】

1. 湿热下注证

证候：多为炎症性尿道炎。尿道烧灼样疼痛，兼见尿频、尿急、尿痛，小便黄赤，甚则小便混浊、尿血，烦热口渴、或发热恶寒，大便干结或不爽。舌质红，苔黄腻，脉滑数。

基本治法：清热利湿，解毒消炎。

方药运用：八正散、龙胆泻肝汤等加减。方中萹蓄、瞿麦、木通、车前子、滑石以通淋利湿，使湿热从小便而去；龙胆草、大黄、山栀子以清热泻下焦之火，甘草调药和中，使苦寒之品不致伤胃。

中成药：石韦片，每次 3 粒，每日 3 次。

食疗：去壳白果仁 8~12 粒，薏苡仁 100g，加水适量煮烂，入冰糖适量，食用。

用白茅根 150g，竹叶 500g，煎汤代茶饮，或萹蓄草 30g，煎汤待茶频饮之。

2. 肝郁气滞证

证候：小便涩痛，淋沥不畅，少腹满痛，苔白，脉弦紧。

基本治法：理气行滞。

方药运用：沉香散合瞿麦汤加减。方中青木香、沉香、延胡索、枳壳舒肝理气止痛，石韦、当归、瞿麦、大腹皮利尿通淋。方中一则行气导滞，一则通过利尿使尿道气机通畅，两相配合则疼痛可愈。

中成药：小柴胡冲剂，每次 2 包，每日 3 次。

3. 脾肾亏虚证

证候：尿痛不甚，隐隐作痛，遇劳即发，时作时止，伴腰酸膝软，神疲乏力，舌质淡，脉虚弱。

基本治法：健脾益肾。

方药运用：无比山药丸加减。方中山药、茯苓、泽泻健脾利湿；熟地、山茱萸、巴戟天、菟丝子、杜仲、牛膝、五味子益肾固涩。综观全方，为阴阳双补又偏壮肾阳，并兼顾脾肾的平补之剂。

中成药：知柏地黄丸，每次 5g，每日 3 次。

【转归及预后】

根据不同病因病机辨证与辨病进行治疗，预后良好。

【预防与调护】

1. 节制房事，切忌恣情纵欲；勤洗浴，保持前阴卫生。

2. 忌食辣椒、葱、蒜、酒类刺激性食物。

3. 保持精神内守，心情舒畅，静心调养，避免情志内伤。

4. 积极治疗原发病及并发症。

5. 慎起居，适寒暖，适当运动。

【临证经验】

治疗原则：尿道痛并不一定病在尿道，多在下焦，宜清宜利。

1. 尿道痛者，中医属"淋证"范畴，分为 5 种，可分而治之。

淋证有石淋、劳淋、血淋、气淋、膏淋等"五淋"之分。因其成因，证候不一，故其治疗亦不相同，各宜审证求因，随症施治。

石淋，脐腹隐痛，小便难，痛不可忍，溲如沙石，尿色黄赤，或混浊，正如汤甑久受煎熬，底结白碱，宜清其积热，涤其砂石，初用加味葵子散（葵子、茯苓、滑石、芒硝、甘草、肉桂），重则神效琥珀散（琥珀、桂心、滑石、大黄、腻粉、磁石、木通、木香、冬葵子、灯心草），若溲出如沙，是为沙淋，用二神散（海金沙、滑石）。

劳淋，遇劳即发，小便淋沥不绝，如水滴沥而不断。劳于脾者，补中益气汤加车前子、泽泻；劳于肾者，六味地黄丸加麦冬、五味子。

血淋，心移热于小肠，热甚搏血，失其常道，渗于胞中，与溲俱下，宜清热止血，用小蓟饮子；若小肠实热，血色鲜紫者，用生牛膝、山栀、生地、犀角、藕节、车前子；若血虚而热，用生地、黄芩、阿胶、侧柏叶养阴清热止血。

气淋，气化不及州都，胞中气胀，少腹满痛，溺有余沥，用沉香散理气通淋；若气滞不通，脐下闷胀，用瞿麦汤通之；若气虚则补气，用八珍汤倍茯苓，加杜仲、牛膝。

膏淋，小便脂腻如膏，或便中有如蜒蚰之状，此为精溺俱出，精塞溺道，小便欲出不能，溺时茎中疼痛，治宜分利湿热，如茯苓、秋石、海金沙、沉香、泽泻、滑石之类。如不甚痛者，宜固摄其精，用鹿角霜、肉苁蓉、菟丝子、莲须、芡实、山药之类，后以六味丸合聚精丸调补之，慎勿误用通利。

又局方五淋散，可以通治五淋，气淋加香附、麦芽；血淋加牛膝、桃仁、红花、生地，入麝香少许；石淋加滑石、海金沙；膏淋合萆薢分清饮；劳淋合补中益气汤。

2. 尿道痛者，证分急、慢。急者湿热下注居多；慢者气滞不宣为主，总属实多虚少。

湿热下注者以五淋散加减（赤苓、山栀子、当归各 10g，甘草 3g，芍药、灯心草、黄柏各 6g，滑石、车前草、荔枝草各 15g），气滞不宣者以沉香散合瞿麦汤加减（沉香、木通各 5g，石韦、当归、瞿麦、延胡索各 10g，枳壳 6g，肉桂后入 3g，滑石 15g，大腹皮 12g，甘草 2g）。

【现代研究进展】

曹兵等用八正散治疗 40 例，治愈率 60%。付宏伟以清热利尿，解毒祛邪为主，佐以健脾益气，补肾固本之品，治疗 68 例，总有率达 94.12%。邓光远以自拟通淋解毒汤治疗 165 例，最短 7 剂，最长 60 剂，治愈 59 例。王自彬等以双草饮治疗 80 例，痊愈 56 例（70%），有效 17 例（21.25%），总有效率 91.25%。李代全应用清肝泻火，利水通淋之清热通淋汤合并四环素治疗，7 天为 1 个疗程，共治疗 1506 例，1 个疗程痊愈 1355 例（89.97%），好转 151 例（10.03%），明显优于单纯应用四环素的对照组。廖元兴以复方六草汤加美满霉素治疗，1 疗程治愈率 100%，金钱草 30g，车前草 30g，益母草 30g，旱莲草 30g，黄精 30g，怀山药 30g，灯心草 10g，甘草 15g，每日 1 剂煎服，同服美满霉素 0.2g，早、晚 1 次，10 天为 1 疗程。张志叶选用非淋通治方联合四环素族抗生素治疗 46 例，1 疗程治愈 44 例，2 个疗程全部治愈。

目前，尿道炎在临床上的发病率很高，由于药物使用混乱，剂量不足，疗程不规范，致使耐药现象日趋加重，将中医辨证与西医辨病结合起来，运用中、西医两套方法采集临床资料，利用实验室检测技术与中医舌、脉诊互相补充，可快速作出诊断。在治疗方面，抗生素对急性尿道炎效果较好，故应选择敏感高效的药物，足量规则用药。对于病程较长及有合并症的患者，应结合中药，辨证施治，这样不仅可以起到协同作用，而且还可减少抗生素的毒副作用，增强患者的耐受性，促进药物的吸收，提高感染组织的药物浓度，从而增强疗效。

【小结】

1. 尿道痛是中西医共有的症状名称。包括多种疾病都可以引起。临床应与辨病相结合，并适当合用抗生素，一般预后佳良。

2. 本病多发于包茎或包皮过长患者，可合并前列腺炎、精囊炎、附睾炎。

3. 本病有急、慢性之分。急性期尿路刺激征明显，慢性期有可能引起尿道狭窄。

4. 预防与调护，宜节制房事。

5. 提倡洁身自好，远离性混乱。

会 阴 痛

会阴疼痛是指某些疾病引起的会阴部疼痛，可呈灼痛、割痛、抽痛、跳痛等。除会阴局部病变外，其他部位的病变也可放射至会阴，出现会阴疼痛。由于会阴部位包括了外生殖器官，故广义的男性会阴疼痛，包括阴茎痛和睾丸痛。

会阴疼痛以会阴局部病变为主，泌尿生殖系统病变及其他部位如下消化道病变也可引起会阴部位的疼痛。常见原因有：

1. 前列腺病变。前列腺炎、前列腺脓肿、前列腺癌、前列腺结石均可引起会阴部位疼痛。

2. 尿路结石。尿道结石、膀胱结石、输尿管下端结石等。

3. 泌尿生殖系感染。尿道炎、膀胱炎、精囊炎等。

4. 会阴局部损伤。如骑跨伤等。

5. 其他直肠癌、直肠周围脓肿等。

【病因病机】

1. 肾亏于下，封藏失职。凡败精瘀浊，湿热下注，精室被扰，精关不固，皆可形成本病。

2. 忍精。由于青壮年相火易动，所愿不遂，精未排出；或同房、遗精、手淫、惊恐等，忍精不泄，败精流注，精关不固，遂成精浊。

3. 感染。其人脾肺素虚，容易感冒，引动下焦湿热；或包皮过长，藏垢纳污，或性交不洁，湿热内侵，留于精室，精浊混淆，精离其位，亦可产生本病。

4. 病久伤及脾肾，脾气虚则湿愈难化，肾气伤则精易下泄，此为本病由实转虚的大致过程。肾虚是本，湿热是标，久病入络，络脉瘀滞，乃是进入慢性过程的病理反映。

【诊断与鉴别诊断】

1. 诊断

由某些疾病引起的会阴部位的灼痛、割痛、抽痛、跳痛等疼痛症状皆可诊断。

2. 鉴别诊断

会阴疼痛，既应考虑局部病变，也应注意其他部位病变放射至会阴部。分析疼痛的性质、程度、久暂、局限或放射等，有助于鉴别病因。

（1）前列腺病变：如前列腺炎、前列腺癌、前列腺结石等。

（2）尿路结石：以输尿管下端以下结石为多见。

（3）泌尿生殖系感染：尿道炎、膀胱炎可引起。

（4）会阴部位骑跨伤。

（5）直肠病变如直肠癌、直肠周围脓肿等。

【辨证施治】

1. 下焦湿热证

证候：会阴胀痛、尿频、尿急、尿痛、小便短赤或混浊，会阴潮湿，心烦口苦。舌质红，苔黄腻，脉滑数。

基本治法：清热利湿，泻火解毒。

方药运用：方选八正散、龙胆泻肝汤、萆薢分清饮加减。方中萹蓄、瞿麦清热泻火，利尿通淋；木通、车前子、滑石、萆薢以清热通淋利尿；大黄、山栀子以清热泻火，使三焦之湿热由小便而泄。

中成药：①宁泌泰胶囊，每次3粒，每日2次。②前列泰胶囊，每次3粒，每日2次。

2. 尿路阻塞证

证候：疼痛放射至会阴，小便困难，尿线细，或小便滴沥，尿血或见砂石排出。舌质红，脉沉细。

基本治法：清热利湿，利尿通淋。

方药运用：石韦散、八正散加金钱草、海金沙、鸡内金等减。方中金钱草甘咸微寒，有清利湿热的作用，近世被视为治疗结石的专药；海金沙清热利尿，其性善降，专利水道；鸡内金、石韦善化结石；萹蓄、瞿麦清热泻火，利尿通淋；木通、车前子、滑石以清热通淋利尿，促进砂石排出。

中成药：宁泌泰胶囊，每次3粒，每日2次。

3. 血脉瘀滞证

证候：会阴刺痛，痛处固定不移，多有外伤病史。会阴部可见肿块、瘀斑，或小便困难、血尿或血块。舌质暗红有瘀点，脉细涩。

基本治法：活血化瘀，散结止痛。

方药运用：血府逐瘀汤、少腹逐瘀汤、桃核承气汤加减。方中有王不留行、延胡索、丹皮、丹参、皂角刺、桃仁、三棱、莪术、牛膝、穿山甲、红花、苏木、川芎、赤芍。上药活血化瘀，散结止痛。

中成药：前列解毒胶囊，每次3粒，每日2次。

另外，对直肠病变引起的会阴部位疼痛，应根据不同病机进行论治。属湿热蕴毒者，当以清热利湿、解毒凉血为法。用白头翁汤、芍药汤等；属脾肾亏虚者，治以健脾益气、补肾涩肠为法，用四君子汤，四神丸等加减。

【转归及预后】

根据不同病因病机进行治疗，预后良好。

【预防与调护】

1. 避免久坐，并注意保暖，防止受凉及坐卧冷湿之地，以利恢复。

2. 有手淫习惯者，尽量减少甚至戒除。

3. 保持精神内守，心情舒畅，一旦患病，需解除思想负担，静心调养。

4. 节制房事，切忌恣情纵欲。

5. 合理运动。

6. 忌食辛辣，忌酗酒。

【临证经验】

应详细鉴别引起会阴疼痛的原因和病变部位，并根据临床表现进行治疗。

感染者，当以清热利湿解毒为主；尿路结石者，又当以利尿通淋排石为法。外伤引起者，应予以活血化瘀止痛。

会阴乃至阴之地，此处疼痛，多见于三阴亏损之人，或见于中虚气陷之人，复感寒湿、湿热，或久坐、久骑，气血凝滞，不通则痛，总属本实标虚之象。治法：三阴亏损者，用《外科正宗》滋阴除湿汤（当归、川芎、黄芩、知母、贝母、白芍、地黄、地骨皮、陈皮、泽泻、生姜、甘草）以滋阴除湿；中虚气陷者，用《内外伤辨惑论》升阳举陷汤（补中益气汤加白芍、栀子）以益气升阳。寒湿重加小金丹，湿热重加四妙丸，瘀血重加海浮散、失笑散，气滞重加四逆散、金铃子散，阴虚气滞者合入化肝煎，便溏加香连丸，便干加青麟丸。

若诸治少效，尚需排除慢性前列腺炎、结肠炎、肛窦炎等临近部位病变，并给予恰当处理。

【现代研究进展】

对于会阴痛关键在于鉴别致病的不同原因，其后予以针对性的治疗。

1. 前列腺病变

前列腺病变引起的会阴疼痛最为常见。前列腺炎引起的疼痛，多放射至会阴及阴茎头，且有尿频、尿急、尿痛等症状。急性期疼痛较剧烈，可伴发热恶寒；慢性期多为隐痛，反复发作，尿后滴白等。前列腺癌引起的会阴疼痛，多伴排尿困难，直肠指诊可在前列腺后叶触及腺体肿大、坚硬、结节、腺体固定。活体组织检查，可明确诊断，B超也有助诊断。如属前列腺结石引起会阴疼痛，多为会阴腹股沟及骶骨部隐痛，性交射精时疼痛剧烈，或见血精，B超检查有助诊断。

治疗时可以参考前列腺部分疾病进行治疗。

2. 尿路结石

几乎所有部位的尿路结石引起的疼痛均可放射至会阴部位，但临床以输尿管下端以下结石为多见，临床除会阴疼痛外，多伴有排尿困难，排尿时疼痛加重，血尿或尿流突然中断等。尿路造影、膀胱镜、B超可明确诊断结石的部位及大小。

治疗时可以考虑中药的排石、必要时可以手术取出结石。手术方式有开放的及输尿管镜碎石取石等。

3. 泌尿生殖系感染

尿道炎、膀胱炎引起的会阴疼痛，多同时伴见尿频、尿急、尿痛，尿检可见多量脓白细胞，尿培养可见致病菌生长。由精囊炎引起的会阴疼痛，多为性交射精时加重，并出现血精。

治疗时可以参见尿道痛等章节。

4. 会阴部位损伤

常见的有骑跨伤。多有骑跨损伤病史，会阴部位可见肿块瘀斑等。

如伴有尿路损伤，还可出现排尿困难、血尿等。

治疗时轻者以药物保守治疗，必要时手术修复尿道及会阴部清除血肿。

5. 直肠病变

直肠病变以直肠癌、直肠周围脓肿引起的会阴疼痛多见，同时伴见大便异常、便血、便脓等。乙状结肠镜检查、活体组织检查可明确诊断。

治疗时应转肛肠科。

【小结】

1. 会阴痛是中西医共有的症状名称，多种疾病都可以引起。对于非器质性原因引起者中医药治疗效果较好，一般预后佳良。

2. 会阴痛的诊断并不困难。对顽固难愈患者，须作进一步检查，以明确诊断，判明诱发原因、性质，选择恰当的治疗方法。

3. 会阴多虚实夹杂，治疗时需根据其他兼见病证合理辨证论治。

4. 预防与调护，宜房事适度，保暖与适当运动相结合。

5. 现代研究需辨病与辨证相结合。

睾 丸 痛

睾丸疼痛是指因感染、肿瘤、外伤等原因引起的睾丸不同性质和不同程度的疼痛，是男科常见症状之一。其疼痛性质有胀痛、坠痛、刀割样疼痛等；疼痛的程度有隐痛、剧痛等。睾丸疼痛中医称之为"卵痛"、"子痛"、"肾子痛"。《灵枢·五色》说："男子色在面王，为小腹痛，下为卵痛。"由于肝之经脉循行于前阴，且主疏泄而藏血，故中医认为睾丸疼痛与肝的关系最为密切。

除睾丸本身病变引起疼痛外，阴囊内的附睾、精索的病变均可出现睾丸疼痛。其他如膀胱、前列腺等部位的病变所产生的疼痛也可放射到阴囊、睾丸。因此对睾丸疼痛之症，还需注意其他部位的病变。

引起睾丸疼痛的常见原因主要有睾丸炎、附睾炎、睾丸结核、附睾结核、精索炎、前列腺炎等感染性疾病、肿瘤、外伤及血脉瘀阻、精索静脉曲张等病变。

【病因病机】

1. 病因

（1）感受寒湿：久处寒湿之地，或冒雨涉水，或过食寒凉之品，感受寒湿之邪，寒邪侵犯肝之经脉，经络气机不利，气血瘀阻，结毒而发。

（2）湿热下注：久处湿热之地，感受湿热邪气，或饮食不节，恣食肥甘辛辣炙煿之品，湿热内生，下注宗筋，发为子痈。

（3）情志不舒：长期忧思恚怒，情志不舒，肝气郁结，疏泄不利，气郁化热，邪热郁结肝经；或外感风热之邪，侵犯肝经，致疏泄功能失常，热郁络阻，发为子痈。

（4）跌仆损伤：因跌仆外伤，睾丸血络受损，血瘀气滞，络脉空虚，复感邪毒而生子痈。

（5）过度劳累：房事不节或劳累过度，正气虚弱，则外邪乘虚而入，引发子痈。

此外，素体阴虚，夹有湿热或血瘀，若处南方，感受温热邪气的侵袭，内外合邪，易引发本病。

2. 病机

本病病变部位在睾丸，其病理演变过程为：在一种或多种致病因素的作用下，机体阴阳失调，脏腑功能紊乱，气血失常，邪毒下注肝经，蕴结于睾丸，郁久化热，热壅血瘀，肉腐成脓。急性期以邪盛正不衰的实热证候为主，慢性期以正虚邪恋，本虚标实的证候为主。

若急性子痈失治误治，日久不愈，导致气血不足，可转为慢性子痈；慢性子痈若复感湿热之邪也可转为急性子痈。睾丸外伤，络脉空虚，易感受邪毒，发为急性子痈；阴虚、湿热、瘀血体质，久居气候炎热地区，生活起居失常，劳累过度等也容易导致正气亏虚，感受邪毒，引发子痈。

子痈后期，若阴津被灼，肾阴亏虚，睾丸失于涵养则易引起萎缩，导致不育。

【诊断与鉴别诊断】

1. 诊断

发生在睾丸的不同性质和不同程度的疼痛，如有胀痛、坠痛、刀割样疼痛等疼痛即可诊断。

2. 鉴别诊断

应鉴别引起睾丸痛的不同病因。

（1）感染：如非特异性感染的睾丸炎、附睾炎、结核感染、前列腺炎、精索炎等都可引起睾丸部位疼痛。

（2）肿瘤：如睾丸肿瘤和附睾肿瘤。

（3）局部损伤：如睾丸损伤、附睾损伤和睾丸扭转等。

（4）其他：精索静脉曲张、精索鞘膜积液均可引起睾丸酸痛。

【辨证施治】

1. 湿热下注证

证候：睾丸疼痛剧烈，阴囊潮湿，红肿而触痛，小便短赤，淋沥不尽，大便不爽，口苦心烦。舌质红，苔黄腻，脉滑数。

基本治法：清肝利湿，化浊止痛。

方药运用：龙胆泻肝汤、八正散等加味。方中龙胆草、栀子、黄芩清热利湿；生地滋阴清热；车前子、泽泻、木通清下焦湿热；柴胡、木香、荔枝核、川楝子行气疏肝止痛；蒲公英、连翘、紫草、夏枯草解毒消肿，清热散结。上药共用，可使肝胆经之湿热由小便清利而去，经络气血畅通，而疼痛可解。

中成药：①宁泌泰胶囊，每次 3 粒，每日 2 次；②龙胆泻肝丸，每次 3g，每日 3 次。

2. 寒湿凝滞证

证候：睾丸疼痛，牵及下腹，遇寒加重，得热痛减，会阴冷汗出，阴囊外观无红肿，自觉睾丸、阴囊、小腹寒冷，小便清。舌质淡，苔白滑，脉沉弦。

基本治法：温肝散寒，化湿理气。

方药运用：天台乌药散、暖肝煎、金铃子散等加减。方中沉香、乌药、吴茱萸、干姜、肉桂、枸杞子等暖肝补肾散寒；茯苓健脾化湿；小茴香理气暖肝。上药合用，能散肝经之寒，畅通经络之气机，气血恢复畅通，则睾丸疼痛可除。

3. 气滞血瘀证

证候：睾丸胀痛、刺痛，可见阴囊青紫瘀斑，脉络曲张，触痛明显，或可触及肿块。舌质紫暗或有瘀斑瘀点，脉细涩。

基本治法：活血散瘀，行气止痛。

方药运用：少腹逐瘀汤、复元活血汤、橘核丸等加减。方中柴胡、枳实、香附、川楝子、橘核、木香行气止痛；赤芍、川芎、延胡索、水蛭、桃仁、红花活血散瘀。上方合用，睾丸气血得以畅行，瘀阻得除，而子痛渐消。

中成药：复方丹参片，每次 4 片，每日 3 次。

4. 脾肾亏虚证

证候：睾丸疼痛，并有下坠感，时重时轻，日久不愈，活动后加重，阴囊睾丸不红不肿，身倦乏力，腰膝酸软，小便清长，大便稀溏，或见阳痿、早泄。舌质淡，脉沉细无力。

基本治法：健脾益气，温阳补肾。

方药运用：补中益气汤、金匮肾气丸、右归饮等加减。方中茯苓、白术、黄芪补气健脾；肉桂、熟地、山萸肉、枸杞、菟丝子温补肾阳。肾得脾肾温煦而酸痛自止。

【转归及预后】

根据不同病因病机进行治疗，预后良好。

【预防与调护】

1. 节制房事，切忌恣情纵欲。

2. 有手淫习惯者，尽量减少甚至戒除。

3. 保持精神内守，心情舒畅，一旦患病，需解除思想负担，静心调养。

4. 避免久坐，并注意会阴部保暖，防止受凉及坐卧冷湿之地，以利恢复。

5. 合理运动。

6. 注意休息，平卧休息时候可以抬高阴囊以利血液回流，减轻肿痛。

【临证经验】

治疗原则：应本着"损其肾者，益其精"的原则。兼湿者，先去其湿，兼寒者散其寒，虚者补之，实者泻之，或补或泻，或攻补兼施。

睾丸痛辨证论治经验：

湿阻肝脉者，治宜化湿清热，方用萆薢分清饮加减，常用药：萆薢 10g，益智仁 10g，茯苓 10g，石菖蒲 3g，台乌药 6g，车前子（包）10g，六一散（包）20g，黄柏 6g，泽兰泻各 10g，薏苡仁 20g。

气滞肝脉者，治宜疏肝行气，方用四逆散合橘核丸加减，常用药：柴胡 12g，枳实 10g，赤芍 15g，香附 10g，川芎 10g，川楝子 10g，橘核 10g，木香 10g，延胡索 10g，水蛭 10g，桃仁 10g，红花 6g。

血瘀肝脉者，治以活血通络，方用王不留行汤，常用药：王不留行 10g，炮山甲 10g，川断 10g，川牛膝 6g，鹿衔草 15g，路路通 10g，地龙 10g，仙灵脾 15g，柴胡 10g，橘核 10g，延胡索 10g。

寒凝肝脉者，治宜温肝散寒，方用麻黄附子细辛汤，常用药：麻黄 6g，附子 6g，细辛 3g，赤芍 15g，橘核 15g，小茴香 10g，川楝子 10g，肉桂 6g，延胡索 10g，乌药 10g，柴胡 10g，甘草 5g。

【现代研究进展】

睾丸痛是中西医都有的一个症状，可以因睾丸本身疾病引起，也可因睾丸附近器官组织病变引起，临床治疗时应分析不同发病原因，从而进行有针对性的治疗。

1. 感染

非特异性感染的睾丸炎、附睾炎，患者睾丸疼痛较剧烈，甚则如刀割样，可伴有发热恶寒等全身症状，阴囊红肿，睾丸附睾肿大，触痛明显。结核感染者，多有泌尿系或其他部位的结核病史，多为隐痛、坠痛，阴囊肿胀，以后可破溃流脓，可触及睾丸或附睾有不规则的局限性结节，质硬，有明显触痛，可与阴囊皮肤粘连。由前列腺炎引起者，多伴有阴部坠胀不适感，可有尿频、尿急、尿痛、排尿困难等，前列腺液检查可见卵磷脂小体减少，白细胞增多。精索炎引起者，其疼痛较剧烈，多有手术外伤史，精索明显肿胀，血常规检查，可见中性粒细胞增高。

由此类原因导致者应加强抗感染治疗，中医对此类原因引起的睾丸肿痛往往多辨为湿热下注，结合中药清热利湿解毒剂具有较好的效果。

2. 肿瘤

睾丸肿瘤和附睾肿瘤，其疼痛多为胀痛或坠痛，可有异位睾丸和睾丸下降不全的病史。睾丸肿大、质地坚硬、表面不平，透光试验阴性。附睾肿瘤多发于附睾尾部。良性者表面光滑，界限清楚，有弹性感；恶性者表面不光滑，结节状，界限不清，质地硬韧。

一旦怀疑肿瘤引起的睾丸痛，应进行彩色 B 超、CT 等检查确诊。确诊后尽快手术治疗。

3. 局部损伤

睾丸损伤、附睾损伤和睾丸扭转，有外伤或剧烈运动史。睾丸疼痛剧烈，疼痛可向下腹、腰部放射，甚则引起痛性休克，并可伴有恶心、呕吐，阴囊肿胀，皮肤青紫瘀血，睾丸肿胀坚硬，触痛明显，可出现鞘膜积血或积液，穿刺可抽出血液。后期出现睾丸萎缩时，睾丸小而软。睾丸扭转者，可触及精索呈麻绳状扭曲，托起阴囊时，疼痛减轻。

治疗时根据损伤程度考虑中药保守治疗还是手术止血、修复。或对睾丸扭转进行手术复位。

4. 其他

精索静脉曲张、精索鞘膜积液，疼痛均较轻，多表现为阴囊牵扯样疼痛，以坠胀不适感为主，轻者也可无症状。精索静脉曲张多见于青壮年，站立时可见一侧阴囊胀大、睾丸下垂，并可见或触及蚯蚓状曲张的静脉团，平卧或托起阴囊时扩张之静脉团缩小，站立时再度充盈。精索鞘膜积液者，在阴囊上方可触及沿精索走行的卵圆形或柱形囊性肿物，囊性肿物较大时，透光试验阴性。

症状轻者可以中药治疗改善，严重者须进行手术解决这类引起睾丸痛的根本原因。

【小结】

1. 睾丸痛是中西医共有的症状名称，多种疾病都可以引起。对于非器质性原因引起者中医药治疗效果较好，一般预后佳良。

2. 睾丸痛的诊断并不困难。对顽固难愈患者，须作进一步检查，以明确诊断，判明诱发原因、性质，选择恰当的治疗方法。

3. 睾丸痛治疗时需根据兼见病症合理辨证论治。

4. 预防与调护，宜适度房事，保暖与适当运动相结合。

5. 现代研究需辨病与辨证相结合，内服药物与外用药物并重。

参考文献

[1] 刘世峰. 腰痛诊治心法 [J]. 亚太传统医药，2006，(4)：48

[2] 高留泉，高朝阳，高华．中药药袋外贴与内治结合治疗慢性腰痛 14 例 [J]．中医外治杂志，2006，15（2）：36

[3] 陈凤江，陈重．针灸配穴治疗腰痛 [J]．针灸临床杂志，2006，22（8）：30

[4] 曹兵，熊兵，马学才，等．八正散治疗非淋菌性尿道炎 40 例报告 [J]．贵阳中医学院学报，2000，22（3）：9

[5] 付宏伟，邢军．中西医结合治疗非淋菌性尿道炎 50 例 [J]．中国中西医结合外科杂志，2000，6（5）：358

[6] 邓光远．通淋解毒汤治疗非淋菌性尿道炎 165 例临床观察 [J]．吉林中医药，1995，10（5）：11

[7] 王自彬，陈洪荣，江超，等．双草饮治疗支原体尿道（宫颈）炎临床探讨 [J]，中国性病艾滋病防治，1998，4（3）：135

[8] 李代全．中西药治疗非淋菌性尿道炎 [J]．云南中医杂志，1994，15（3）：5

[9] 廖元兴，李也蒙，王俊杰，等．复方六草汤治疗非淋菌性尿道炎的疗效观察 [J]．临床皮肤科学杂志，1994，23（6）：317

[10] 张志叶．中西医结合治疗非淋菌性尿道炎 46 例 [J]．医学理论与实践，1999，12（2）：55

第六节　阴　核　症

阴茎痰核

阴茎痰核西医称为阴茎硬结症，是一种原因不明的阴茎纤维硬结性疾病，也称阴茎纤维性海绵体炎、慢性海绵体炎、纤维织炎等。1743 年 De. La. Peyronie 首先对其病理与诊治作了详细论述，故此病又称 Peyronie 病。此病以阴茎背侧有单个或多个条索状硬结，按时质硬为主要临床表现，以 30~50 岁左右的中年人多见。

本病中医称之为"玉茎结疽"、"阴茎痰核"等。

阴茎硬结症平时无明显症状，但严重者则影响性生活，一般无其他不良后果。

【病因病机】

玉茎结疽属于前阴疾病。前阴者，宗筋之所聚，太阴阳明之所合。故肝郁气滞、饮食不节、脾胃虚弱，或外感寒湿皆可造成气机失调，脾失健运，痰浊内生，下注宗筋，凝结而成痰核。也有久病入络，瘀血阻滞，痰瘀搏结而为病者。

1. 情志内伤，肝郁气滞。由于长期郁闷、恼怒或忧愁、思虑，使气机郁滞，肝气失于条达。津液的正常循行及输布往往有赖于气的统率。气机郁滞，故津液易于凝聚成痰。气滞痰凝，结于阴茎则形成阴茎痰核。

2. 外感寒湿，邪侵肌腠，居处湿冷、冒雨涉水或经常坐卧湿地，寒湿之邪浸渍肌肤，且湿邪困遏脾胃之气化功能，脾不能运又使湿从内生，津液停聚而为痰，痰凝气滞而为病。

3. 脾气虚弱，失于健运，脾主运化水湿之邪，若长期饮食不节，如嗜酒过度、饥饱失宜、过食肥甘、生冷，以致脾胃运化传导失职，或劳倦内伤、久病缠绵、思虑过度等皆可导致脾胃虚弱，失于健运，湿浊凝聚成痰，痰阻气机，痰气搏结发为本病。

4. 瘀血阻滞，脉络不通外伤瘀血，或气郁日久、瘀血阻滞，或因久病，气血运行不畅，脉络不通，瘀血与痰、气搏结而为病。

综上所述，气滞痰凝、痰瘀互结为本病的基本病理变化。

【发病机制及病理】

阴茎硬结症多见于中年男性，是一种原因不明的阴茎纤维硬结性疾病，即阴茎海绵体纤维化，是海绵体白膜与阴茎筋膜之间产生纤维性硬结，在男科临床中是一种较少见的生殖系统疾病。

【诊断与鉴别诊断】

1. 诊断

平时患者多无特殊感觉，当阴茎勃起时可有疼痛及阴茎弯曲，可影响性生活。严重者可有阳痿，排尿疼痛及排尿困难等症。于阴茎背侧冠状沟后方皮下，沿着阴茎背侧中线靠根部处（少数患者病变位于远端或侧方）可以见到或触及椭圆形、索条状或斑块状硬结，界限清晰，一个或数个不等。按之质地硬如软骨。勃起时可见阴茎发生背弯或向患侧弯曲。皮色大多正常，个别患者局部皮肤微红。皮肤一般不会发生溃烂。其病变局限，一般不累及尿道，与皮肤不相粘连。

2. 鉴别诊断

本病应注意与阴茎骨化病、阴茎结核及阴茎癌相鉴别。

（1）阴茎骨化病：阴茎骨化病是阴茎海绵体胶原纤维增生发生钙化所致，临床上十分罕见。虽然临床表现也有阴茎勃起时疼痛，性交困难。但阴茎局部不是一个或多个硬结，而是整个阴茎海绵体质地比较坚硬。因此，阴茎背侧的触诊是鉴别诊断的一种好方法。另外阴茎 X 线摄片检查可以见到阴茎海绵体骨化的征象；阴茎海绵体造影可以显示充盈缺损征象，阴茎有密度增高的阻光阴影。这些都是鉴别诊断的参考依据。

（2）阴茎结核：阴茎结核是结核杆菌侵犯阴茎而造成的病变。当结核在海绵体内蔓延时，局部若发生纤维化也可使阴茎发生弯曲。阴茎结核也很罕见，阴茎结核的好发部位多为阴茎头部，表现为结节或慢性溃疡，这些特点与阴茎硬结症不同。局部活检、结核病灶及溃疡分泌物的直接涂片或培养查出结核杆菌是鉴别诊断的重要手段。

（3）阴茎癌：阴茎癌若浸润阴茎海绵体时，可使海绵体出现硬结，但发病部位常为阴茎头、包皮内板、冠状沟处。局部活检发现癌细胞是鉴别诊断的有力依据。另外阴茎癌的病人可以有其他部位的转移灶，如肺部转移癌、骨转移癌等，且全身状况较差，预后不好。

【辨证施治】

1. 浊痰凝结证

证候：阴茎背侧一个或数个索条或斑块状硬结，倦怠乏力，纳呆腹胀，形体肥胖，大便溏薄，口淡无味。舌淡，苔白腻，脉濡或滑。

基本治法：健脾和胃，化痰散结。

方药运用：二陈汤为主加减。方中半夏、茯苓燥湿化痰；陈皮、甘草理气健脾和中。加白芥子以化皮里膜外之痰，加白僵蚕以化经络之凝痰。湿浊壅盛者再加苍术、厚朴，增强燥湿化痰作用。若寒象较重者加干姜、白附子等。兼有热象者加黄连、黄柏等。久病脾虚之人可加党参、白术、山药等加强益气健脾之功。

2. 痰瘀互阻证

证候：阴茎背侧痰核，按之较硬，硬结经久未消，胸闷，纳差，性情急躁易怒，喜太息，肢体沉重。舌质暗，苔薄白或白腻，脉弦或涩。

基本治法：化痰逐瘀散结。

方药运用：化痰逐瘀散结汤加减。本方重用当归以养血活血，牛膝、红花活血化瘀，蜈蚣活血通络，夏枯草、牡蛎化痰软坚，白芍、甘草缓急止痛。若兼有阴虚之象者加制首乌、夜交藤、鸡血藤，兼有寒象者加少量桂枝、附片，兼有脾气虚者加白术、黄芪，小便排出困难者加草薢、车前子等。

3. 阴虚痰火证

证候：阴茎背侧痰核，硬结表面皮肤微红，微痛，头晕耳鸣，健忘，腰酸，梦遗，伴五心烦热，口干津少。舌红苔腻而黄，脉细数。

基本治法：滋阴清热，化痰散结。

方药运用：知柏地黄丸、大补阴丸或左归丸加化痰散结之品。熟地滋补肾阴，山药补脾固肾，山萸肉滋补肝肾，泽泻宣泻肾浊，茯苓淡渗利湿，丹皮清泻肝火，知母、黄柏滋阴清热。上药合用可以滋养肝肾之阴并能清降虚火，以防虚火进一步炼液为痰。如结节坚硬不消者可加白芥子、玄参、穿山甲、橘核等以化痰软坚散结。

【其他治疗】

1. 西药治疗

（1）类固醇药物治疗：氢化泼尼松，口服 5mg，每日 2~3 次，共 2~3 月；或地塞米松 2mg 加 2% 普鲁卡因 1ml，局部注射，每周 1~2 次。4 周~6 周可收到效果；或醋酸氢化可的松 25mg 加 1% 普鲁卡因溶液 1ml，每周 1 次。

（2）维生素药物治疗：维生素 E 100mg，每日 3 次，连服 3 个月~6 个月，或维生素 E 30mg，每日 1 次，口服，连服 6~9 月。

2. 药物外治

（1）食醋磨紫金锭或万应锭，涂搽患处，每日 2~3 次。

（2）红灵丹或藤黄粉敷于硬结处，用胶布盖贴，隔日一换。

（3）阳和解凝膏剪成小块贴患处。

（4）化毒散软膏、甘乳膏、黄连膏、紫色消肿膏等也具有一定的软坚散结作用。

（5）当归尾12g，小茴香8g，红花9g，白芷6g，桂皮10g，伸筋草15g。煎水熏洗患处。

（6）野菊花60g，生甘草60g。煎水外洗。

（7）当归、地龙、草乌、五灵脂、乳香、没药、白芥子各15g，木鳖子（炒黄后研粉）5g。水煎存液约300ml，用药布浸吸缠渍阴茎，每日早晚各半小时。治疗月余后可见效。

（8）草乌、煨军姜各10g，煨南星、赤芍、白芷各3g，肉桂1g，共为细末，热酒调敷。用于寒痰凝滞之阴茎痰核为佳。

3. 针灸治疗

取曲骨、中极、三阴交为主穴，配以关元、大赫、鱼际及局部环针刺法，手法以泻为主。或辨证配穴如选用肝经的太冲、曲泉穴；肾经的水泉、照海穴，脾经的太白、商丘穴等。留针10~30分钟，若属寒证可用灸法。

4. 单验方治疗

（1）复方软坚药酒药：用橘络18g，法半夏24g，橘红、白芥子、炮山甲各30g，共研粗末放入白酒（用原烧酒50~60度）300ml，于瓶中密封浸泡7天，每日摇振数次，滤出酒液，另加水500ml于药渣中，浸泡1天，滤出药液，与药酒合并放砂锅内煮沸数分钟，待冷却后加入碘化钾5g，溶解后装入瓶中备用。同时振摇，混匀。每次取药酒5ml兑入适量开水于饭后服用，每日2~3次。

（2）舒肝活血散：由当归尾、赤芍、丹参、红花、枳实、柴胡、陈皮、香附、青皮、穿山甲、橘核、全蝎、蜈蚣、土鳖虫、僵蚕、白花蛇组成。上药共为细末，装胶囊，每次5g，日服2次，1月左右为1疗程。适应于肝郁气滞，血瘀络阻之阴茎痰核。

（3）加减舒肝溃坚汤：由夏枯草、柴胡、赤芍、白芍、当归、穿山甲、青皮、乳香、没药、桃仁、红花、牡蛎组成。水煎服，每日分两次服。适应于肝气郁结，气滞血瘀，痰核坚硬者。

（4）丹参散结汤：由丹参、玄参、白芥子、当归、山药、丝瓜络、橘核、生地、熟地、莪术、上肉桂、金银花藤、鸡血藤组成。水煎服，每日分两次服。适应于瘀血为主兼脾肾两虚，寒痰凝结之阴茎痰核。

5. 放射治疗

硬结局部用低度X线放射，每次剂量控制在1.5~2.0Gy。每周2次，2周为1疗程，2个月后可重复进行。

6. 手术治疗

外科疗法即切除斑块，局部的间隙可用脂肪组织或假器填充，或用腹部皮肤移植，这种方法是Wild等人1979年报道的。另外，Nesbit术式即切除病变腹侧部分白膜，以纠正阴茎弯曲，这是由 Ralph 等人于 1983 年报告的。由于手术可以引起新生疤痕，故此种治疗方法仅用于病变严重，保守治疗无效，不能完成性生活或有重度钙化者。

【转归及预后】

身体一般状况较好，病程较短者预后较好；若体质较差，尤其是居处寒冷、潮湿或阴寒内盛者易造成凝痰不散，病程迁延。本病没有恶性变倾向。

【预防与调护】

1. 积极治疗动脉粥样硬化、高血压、糖尿病等。
2. 适当补充各种维生素，尤其是维生素 E。
3. 改正酗酒的不良习惯。
4. 尽量避免阴茎部的外伤。
5. 保持局部清洁。
6. 内裤宜宽松、柔软。
7. 节制房事，切忌恣情纵欲。
8. 有手淫习惯者，尽量减少甚至戒除。

【临证经验】

历年来，按实证用加味二陈汤理气化痰或桃红四物汤活血软坚，治愈阴茎痰核数十例。个别无效者，观其午后烦热，口干溲黄，舌红苔少，脉来细数，认证为阴虚火旺，炼液成痰，转用六味地黄丸补肾阴，大补阴丸泄相火。肾阴渐复，相火渐降，阴茎痰核自消。

验案举例

陈某，34 岁。1974 年 3 月 11 日初诊。

发现阴茎左侧结节并疼痛 1 周余，具体得病时间不详。无明显局部感染及外伤史。检查：阴茎海绵体左侧近冠状沟处有 0.5cm×0.5cm×1.5cm 之结节，质较硬，轻度触痛，无红热，周围淋巴结不肿大。

根据病史及检查，诊断为阴茎痰核（阴茎海绵体硬结症）。证属痰浊凝聚，治以健脾化痰。服加味二陈汤 11 剂，疼痛消失，硬结渐渐缩小（0.3cm×0.5cm×0.3cm），仍依原法进服中药。至 25 剂，结节消失。但停药 5 天后，于原部位又出现一结节，如绿豆大，无寒热及触痛。故仍服原方 13 剂，结节全消。再以原方 10 倍量为细末，水泛为丸，如梧桐子大，每服 5g，日 2 次。5 年后随访，未见复发。

【现代研究进展】

1. 宋桂芳以自配的攻坚破瘀散结汤烫洗，每晚 1 次，约 1 小时，烫洗 6 天，休息 1 天。方剂组成：三棱、莪术、桃仁、红花、土鳖虫、水蛭、陈皮、厚朴、黄芪、白芍、海藻、昆布、甘草。配合西医疗法：口服扑尔敏 4mg，每日 3 次；消炎痛 25mg，每日 3 次；用 1%普鲁卡因 2~3ml，强地松龙 1ml 混合，于硬结部及其周围封闭，每周 1 次。疗效：

本组 21 例，治愈 19 例，显效 1 例，有效 1 例。

2. 韩平以疏肝健脾、养阴补肾、通络软坚为法则，拟方：夏枯草、川楝子、白芍、连翘、云苓、伸筋草、甘草、玄参、川断，水煎服。外用：归尾、小茴香、红花、白芷、桂皮、伸筋草，水煎熏洗。刘成以疏肝活血法则，拟方"舒肝活血散"：归尾、赤芍、丹参、红花、枳实、柴胡、陈皮、香附、山甲、橘核、全蝎、蜈蚣、土鳖虫、僵蚕、白花蛇各等份，研末装胶囊。每次 5g，每日 2 次，1 个月为 1 疗程。疗程间隔 10 天；外用红灵丹油膏外敷，隔日一换，治疗 5 例，4 例痊愈，1 例好转。

3. 药酒。吴震西用刘氏复方软坚药酒治疗本病。方为：橘核、法半夏、橘红、炒白芥子、炮山甲。制成粗末，加入白酒 300ml，密封浸泡 7 天后滤出酒液，再加水 500ml 于药渣中，浸泡 1 天后滤出药液，与药酒合并。放砂锅内煮沸 2 分钟，待冷却后加入碘化钾，溶解后装瓶备用。每次 2ml，每日 3 次，饭后服。

4. 西医治疗本病有多种方法，但疗效均不显著。如：①按摩或透热理疗，以改善血运，鲜见成效；②小剂量 X 线或镭的放射治疗，希望能软化纤维组织，成功率不高；③注射溶纤维素或口服碘化钾的疗效不显著；④局部用药，紫外线照射或电解治疗均不起作用；⑤手术切除硬结容易复发；⑥口服维生素 E 亦属无效；⑦对氨基苯甲酸钾，每日 4 次，每次 3g，饭后服，一般服 60 天后硬结可变软，全疗程 3～6 月；⑧局部注射类固醇，起抑制结缔组织增生的作用，强的松龙 25mg 和 2% 普鲁卡因 2ml 肌肉注射每周 3 次。经注射 15～20 次后，症状好转，硬结缩小或消失。

【小结】

1. 阴茎痰核（阴茎硬结症）发病原因尚不十分清楚，中西医结合治疗效果较好，经规范治疗，一般可以缩小或软化。

2. 阴茎痰核的诊断并不困难。对顽固难愈患者，可以考虑手术切除。

3. 阴茎痰核多属痰浊、瘀血停留，治疗多采用软坚散结、理气化痰、活血化瘀等原则辨证论治。

4. 预防与调护，宜适度房事。

5. 现代研究证明需辨病与辨证相结合，内服药物与外用药物并重。

附睾结节

附睾结节是指附睾头、体、尾可触及质地偏硬或有触痛的肿块，可伴有酸胀疼痛。多见于慢性附睾炎、附睾结核等疾病。相当于中医所称的子痈、子痰。

附睾结节位于阴囊内上端，容易被临床所发现和重视。中医治疗慢性附睾炎有较好疗效，附睾结核常需中西医结合治疗，但易造成精道阻塞不育。

【病因病机】

本症多由饮食不节或感受寒湿、湿热之邪，留于肝经，络脉失和所致；或由肝肾不足，阴虚火旺，炼液成痰，痰浊凝聚，血脉瘀滞而成；湿热或痰瘀交阻，蕴热酿脓，痰性胶黏，非易骤化，故溃后常易形成漏管。

【诊断与鉴别诊断】

急性附睾炎可突然出现附睾肿大，疼痛拒按，伴有发热；慢性附睾炎起病缓慢，阴囊坠痛或胀痛，附睾增大，或有结节，质地较硬，压痛轻微。根据临床症状及体征不难诊断。

附睾结核多发于青壮年。既往有肾结核或男生殖系其他结核病史。附睾尾部可扪及大小不等、凹凸不平、压痛轻微之硬结，有的延及整个附睾。偶可累及睾丸或并发鞘膜积液。患侧精索增粗，有串珠状结节。附睾活检可以帮助确诊。

【辨证施治】

1. 湿热下注证

证候：子痈初起，附睾肿大疼痛，拒按，痛引少腹，肿势可波及阴囊，口渴尿黄，便燥，可有发热，舌红苔黄，脉数。

基本治法：清热利湿，解毒消肿。

方药运用：龙胆泻肝汤加味。方中龙胆草、栀子、黄芩清热利湿；生地滋阴清热；车前子、泽泻、木通清下焦湿热；柴胡、木香、荔枝核、川楝子行气疏肝止痛；蒲公英、连翘、紫草、夏枯草解毒消肿，清热散结。

中成药：龙胆泻肝丸，每次3g，每日3次。

2. 肝气失疏证

证候：子痈中后期，附睾结节，子系粗肿，触痛轻微，牵引少腹不适，多无全身症状，苔薄腻，脉滑。

基本治法：疏肝散结，化痰软坚。

方药运用：四逆散和枸橘汤加减。方中柴胡、枳实、荔枝核、枸橘核、乌药疏肝行气；玄参、浙贝、夏枯草清热化痰，软坚散结；芍药、甘草缓急止痛。诸药合用，共奏行气、散结、消肿的功效。

中成药：散结镇痛胶囊，每次4粒，每日3次。

3. 痰浊凝聚证

证候：子痰初起，除附睾结节呈串珠状外，无明显全身症状，脉舌如常。

基本治法：化痰软坚。

方药运用：二陈汤合消瘰丸加味。方中制半夏、青皮、陈皮、玄参、川贝理气化痰，茯苓、海藻、昆布、海蛤壳软坚散结。

中成药：血府逐瘀口服液，每次10ml，每日3次。

4. 阴虚火旺证

证候：子痰后期，午后潮热颧红，夜寐盗汗，头昏口干，腰酸乏力，局部疼痛，或寒性脓疡形成。

基本治法：养阴清热。

方药运用：六味地黄汤加减。方中生地、丹皮、茯苓、泽泻、山药、赤白芍滋阴清热；青蒿、银柴胡、地骨皮、鳖甲（先煎）清虚热。

中成药：知柏地黄丸，每次8粒，每日3次。

【其他治疗】

1. 子痈初起，外敷如意金黄散；子痰未溃时外敷紫金锭膏，日换1次；如有继发感染，参考睾丸炎。

2. 溃后形成窦道，可用拔毒药，摊于纸捻上，插入窦道内，外用黄连油膏纱布盖贴，日换1次。脓尽后用桃花散收口，或用柏椿膏盖贴亦效。

3. 若附睾结核硬结增大变硬，或窦道久治不敛者，可考虑行附睾切除术。

4. 龙胆泻肝丸，每次6g，每日2~3次，适于子痈初起；逍遥丸，每次6g，每日2~3次，适于子痈中后期。

5. 五味龙虎散，装入空心胶囊内，每次1.5g，每日2次，温开水送下。适于子痰，不论何期，均可服用。

6. 七味胎元丸，每次2g，每日2次。适于子痰溃后。

【转归及预后】

1. 中医治疗附睾炎有较好疗效，预后尚佳。

2. 中西结合治疗附睾结核有较好效果，但易引起精道阻塞，无精不育。

【预防与调护】

1. 合理运动，避免久坐；节制房事，切忌恣情纵欲。

2. 有手淫习惯者，尽量减少或戒除。

3. 保持精神内守，心情舒畅，一旦患病，需解除思想负担，静心调养。

4. 注意会阴部清洁卫生，预防逆行感染。

5. 防治慢性咽炎、牙龈炎以及肺结核、肾结核等等原发病灶，预防经血行感染。

【临证经验】

1. 附睾结节治法五则

（1）疏肝行气破结法：附睾系属"子器"，为肝经所络，而肝性条达，帅血而行，病则肝经郁滞，血脉瘀阻，不通成结。此结节或大或小，游走不定，与阴囊不粘连，伴见心烦易怒、胸闷胁胀、嗳气寐差等。方用栀子清肝汤合枸橘汤加减。药如：柴胡、当归、白芍、川楝子、白毛夏枯草、地鳖虫、橘核、陈皮、台乌药等。其中柴胡、陈皮、夏枯草、川楝子疏肝行气清热；台乌药、橘核行气止痛；地鳖虫、当归、白芍行气活血止痛。

（2）活血散瘀通塞法：附睾随睾丸位居体外，常可因房事过猛或突受暴力致伤。伤则络破，血溢脉外，日久不除，瘀而成结。症见附睾结节，睾丸肿痛，色见青紫，或伴尿血、血精，舌质紫或有瘀点，脉弦。此因瘀而结，法当祛瘀活血。方从护睾活血汤加减。药如：三棱、莪术、露蜂房、苏木、大川芎、路路通、石菖蒲、红花等。其中三棱、莪术破气行血；苏木、川芎、红花、路路通活血祛瘀通络；菖蒲引药归经；露蜂房攻坚散结。

（3）清利湿热导浊法：此证常见于夫妻长期分居，禁欲日久，蓄精不泄或过食醇酒厚味，滋生湿热，致使湿热与败精互结而成者，亦可继发于泌尿系的急慢性感染之后。症见附睾结节如豆，扪之边缘不清，粘连不移，伴尿频、尿急、尿痛，尿末时有滴白现象，睾丸胀痛等，舌质红、苔腻或黄，脉濡。方用萆薢汤加味。药如：萆薢、六月雪、玉米须、川贝、椿根皮等。其中萆薢、椿根皮、甘中黄、六月雪清热利湿；晚蚕砂、炙僵蚕、玉米须化湿泄浊；台乌药、川贝行气散结止痛。

（4）化痰软坚散结法：本法适用于仅见附睾结节较硬，边缘欠清，或伴睾丸僵硬而无他症可辨者。方从昆布海藻汤合消瘰丸加减。药如：昆布、海藻、煅龙牡、玄参、贝母、甘中黄、皂角刺、枸橘等。其中昆布、海藻、煅龙牡软坚散结；甘中黄清热利湿；贝母、玄参、皂角刺、枸橘行气化痰散结。

（5）培本扶正散结法：此法适用于年老体弱或恙延日久、过用戕伐之品而疾未得除者，多见脾肾阳虚与肝肾阴虚两证。前者见附睾结节伴性欲淡漠，腰酸怕冷，大便溏薄等证。方选还少丹加减。药如：大熟地、山萸肉、小茴香、巴戟天、杜仲、肉苁蓉、楮实子、石菖蒲、炒甲片等。其中熟地、山萸肉、杜仲、巴戟天、楮实子益肾壮阳，寓阴中求阳之意；炒甲片、小茴香温阳散结。后者见附睾结节伴腰酸腿软，口干盗汗，午后潮热，舌质红、苔薄、脉细等症。方选二地鳖甲煎加减。药如：生熟地、枸杞子、鳖甲、茯苓、山萸肉、牡蛎、丹参、天花粉、金樱子、菟丝子、川贝等。其中生熟地、枸杞子、菟丝子、金樱子、山萸肉滋阴补肾，设阳中求阴之味；鳖甲、丹参、川贝、牡蛎滋阴活血、软坚散结。

2. 又子痰顽症也，用六味地黄丸滋阴降火，合消瘰丸、五味龙虎散化痰毒、消瘀滞，为标本同治、虚实兼顾之对症良方。临床用之，历验不爽，仅疗程长短而已。

验案举例

案一　刘某，45岁。附睾结节6个月，触之游走不定，烦躁口渴，大便秘结，会阴部时觉胀痛。证属肝郁气滞，精道不畅。处方：枸橘、柴胡、当归、白芍、川楝子、青皮、陈皮、杏仁、桃仁各10g，台乌药12g，夏枯草6g。此方连服2月，结节消失。

案二　陈某，26岁。就诊前3个月踢足球时阴部受伤。近1周来自觉睾丸胀痛，扪之附睾结节如黄豆大、触痛明显。舌质紫、苔薄黄，脉紧。证属瘀阻精道，聚而成结。处方：三棱、莪术、红花、台乌药、地鳖虫、苏木、路路通、泽兰、泽泻各10g，露蜂房30g，石菖蒲5g。此方服用3月余，诸恙悉除。

案三　江某，26岁。附睾结节4个月，伴体倦乏力，纳呆，小溲色黄，时有滴沥不畅，腰酸。舌质红、苔腻微黄，脉濡。证属湿热蕴阻，精道壅塞。处方：萆薢、椿根皮、菟丝子、泽兰、泽泻、晚蚕砂、荔枝核各10g，六月雪20g，甘中黄6g，玉米须30g。此方连服3月余，结节消，小便滴沥减而未除，予保精丹继服2月皆瘥。

案四　吴某，28岁。附睾结节4年伴睾丸质硬，轻度萎缩。舌质红、苔薄黄，脉弦。

证属痰瘀互结。处方：昆布、海藻、煅龙牡、白芥子、晚蚕砂、皂角刺、玄参、枸橘各10g，薏苡仁30g。此方连服4月，结节变小而软。加服茴香橘核丸月余得收全功。

案五 夏某，39岁。高血压史15年。附睾结节伴午后潮热，心胸烦闷，头晕口干，寐差盗汗，舌质红，苔薄少，脉细弦。证属肝肾阴虚。处方：生地、熟地、山萸肉、鳖甲、淮牛膝、稽豆衣、枸杞子、茯苓、茯神、川贝、金樱子各10g，牡蛎30g，石决明20g。此方连服2个月，阴虚阳亢症状缓解，结节亦小。续服2个月，结节全消。后予归芍地黄丸以图巩固。

案六 杨某，32岁。1978年3月2日初诊。结婚3年不育。性生活正常。女方月经正常，妇科检查亦正常。男方多次检查精液常规无精子。至本专科门诊检查，两侧附睾头部均有黄豆大结节，右侧附睾尾部有弹丸大结节，质地均较硬，左侧睾丸略小。诊断为"附睾结核"。要求中医中药治疗。

患者发育较差，形体矮小。平时失眠多梦，头昏盗汗，面色少华，脉细，舌偏红，苔薄。此由肝肾不足，痰浊凝聚，而成"子痰"。拟滋肾阴与化痰浊并进。

处方：细生地、大白芍、山药、茯苓、泽泻各10g，丹皮、制半夏、陈皮各6g，川断、枸橘李各12g，碧桃干15g。另，炙蜈蚣粉、炙地鳖虫粉（等份）1.5g，日服2次。

药进10剂，右侧附睾尾部之硬结已缩小2/3，两侧附睾头部之硬结转为条索状，质地变软，夜间盗汗消失。原方再服10剂，两侧附睾之结节已基本消失，左侧睾丸仍稍萎缩，偶感胀痛。观察8个月，结节未再生。后继续治疗不育症。

【现代研究进展】

1. 安崇辰等将本病分为5型：寒湿子痈，以补益肝肾、温经散寒为治则，方选暖肝煎；湿热子痈，以清利肝经湿热为治则，方选龙胆泻肝汤；气滞子痈，以疏肝理气为治则，方选橘核丸；气凝血瘀子痈，以活血化瘀，疏肝理气为治则，方选复元活血汤；气虚子痈，以补中益气、疏肝通络为治则，方选补中益气汤合橘核丸。

2. 李彪等将本病分为急性期、慢性期分别辨证。急性期分为初、中、后3期辨证，初期为热郁肝经，失于疏泄，治以清热利湿，疏肝理气，方用枸橘汤加减；中期乃湿热下注肝经，治以清热解毒，利湿疏肝，龙胆泻肝汤加紫花地丁、皂角刺；后期乃余毒湿热留滞，仍需疏肝解毒，五神汤和枸橘汤加减。慢性期气血凝结，余热未清，宜活血散结、清解余热，方用金铃子散合少腹逐瘀汤加减。

3. 吴绍丛将本病分为5型：肝郁气滞型，治宜行气散结、化痰逐瘀，药用橘核、昆布、海藻、川楝子、桃仁、厚朴、枳实、延胡索、肉桂、木香；湿热下注型，治宜清利湿热、活血消肿，药用生地黄、黄芩、车前子、龙胆草、当归、泽泻、山栀子、柴胡、木通、甘草；寒凝肝脉型，治宜温经散寒、行气止痛，药用当归、枸杞子、茯苓、小茴香、乌药、肉桂、炮姜、熟地黄、川楝子；下焦瘀热型，治宜泄下逐瘀，解毒排脓，药用大黄、桃仁、桂枝、芒硝、虎杖、车前子等。

4. 郭军用附睾汤（虎杖20g，萆薢、乳香、没药、川芎、白芍、桃仁、当归、夏枯草各 10g）治疗附睾炎 27 例，舌苔腻，脉滑或数，加滑石 10g，瞿麦 10g，金银花 10g；肾阴不足者，原方去草薢、夏枯草，加熟地 20g，石斛 10g，川断 10g。结果显效 15 例，有效 10 例，无效 2 例，有效率 92.6%。

5. 汪明德用荔橘汤（荔枝核 30g，橘核 15g，柴胡 15g，延胡索 15g，川楝子 10g，小茴香 10g，当归 15g，赤芍 15g，制乳香、没药各 6g，红藤 30g，白花蛇舌草 30g，皂角刺 10g），急性发作加金银花、连翘各 15g，败酱草 15g，六神丸 15 粒（保留灌肠用）。发热者柴胡加至 30g；慢性日久加黄芪 15g；伴附睾硬结者加穿山甲 10g，三棱 15g，莪术 15g，海藻 15g，昆布 15g。治疗 92 例，结果治愈 33 例，显效 24 例，有效 28 例，无效 7 例，有效率 92.39%。对照组 54 例，口服美满霉素每次 100mg，2 次/日，每次强的松 5mg，2~3次/日，结果治愈 12 例，显效 10 例，有效 16 例，无效 16 例，有效率 70.37%。

6. 郑东利用抗炎活血汤（柴胡、连翘、毛冬青、草薢各 15g，龙胆草、黄芩、桃仁、红花各 12g，马鞭草、金银花、丹参、川牛膝各 30g，白花蛇舌草、赤芍、虎杖各 20g）治疗 54 例，疼痛较重者加延胡索、川楝子、乳香、没药；大便秘结者加大黄；有尿路刺激症状加金钱草、萹蓄、瞿麦；伴早泄遗精者加知母、黄柏、金樱子、芡实；附睾坚硬者加三棱、莪术、夏枯草、穿山甲等。结果治愈 31 例，有效 21 例，无效 2 例，有效率 96.3%。

【小结】

附睾结节多见于附睾炎或附睾结核。附睾炎多为慢性，也可急性发作。急性期治疗时应彻底，否则转为慢性治疗难度较大，有时易影响精子数量、质量。附睾结核关键在于早期西药抗痨治疗，对个别难以吸收的硬结和难以愈合的瘘管，有时中医中药治疗可收到一定效果，但不能解决精道阻塞、无精不育问题。

睾丸肿块

睾丸肿块指一侧或两侧睾丸内可触及的肿块，或可伴有疼痛不适等症。可见于急慢性感染或睾丸肿瘤。感染性睾丸肿块属中医"子痈"范畴。睾丸肿瘤中医称为"子岩"。

睾丸急慢性感染中医治疗效果满意。睾丸肿瘤以手术治疗为主，配以放疗、化疗、内分泌和中药治疗。

【病因病机】

子痈多由湿热下注肝经，血脉瘀滞，继则热盛肉腐为脓；如未化腐成脓，但又未能消散，气血凝滞过甚，则睾丸肿块僵硬难消。

子岩则因先天不足，天宦隐睾，热久蕴毒（3.6%~11.6%异位睾丸发生癌变）；或睾丸外伤，血脉阻滞，瘀热酿毒（血管阻塞，慢性炎症刺激，病毒感染）；或相火旺盛，肾精被灼，睾丸失养（内分泌紊乱）而成。

【诊断与鉴别诊断】

急性睾丸炎多为单侧睾丸肿胀疼痛，明显压痛，阴囊皮肤红肿灼热，如脓肿形成，按之有波动感，伴有寒战高烧，恶心呕吐，血白细胞总数、中性白细胞总数增高。

睾丸肿瘤早期仅感睾丸沉重，继则睾丸肿大，发展迅速，但不疼痛。体检时睾丸肿大；质地坚硬；凹凸不平；透光试验阴性。睾丸肿瘤应在手术时做冰冻快速活检。

【辨证施治】

1. 湿热下注证

证候：相当于急性睾丸炎，睾丸肿痛明显，阴囊皮肤潮红，按之灼热剧痛，寒战高热，头痛口渴，小溲黄赤，脉来弦数，舌红苔黄腻。

基本治法：清利湿热，疏泄厥阴。

方药运用：方选龙胆泻肝汤加减。方中龙胆草泻肝胆实火为君，黄芩、山栀泻火清热为臣，木通、车前、泽泻清热利湿，使肝经湿热从小便而出，当归、生地养血益阴以和肝，泻中有补，以防耗伤阴液，俱以为佐；甘草缓急和中，皆为之使。合而用之，为清泻肝经湿热之剂。

中成药：龙金通淋胶囊，每次4粒，每日3次，饭后服用。

2. 肝络失和证

证候：相当于慢性睾丸炎，睾丸隐隐胀痛而坠，皮肤无红热，附睾头部有结节，隐痛，引及同侧少腹及大腿根部，脉细而弦，舌苔薄白。

基本治法：疏泄厥阴，分利湿热。

方药运用：方选枸橘汤加减。枸橘汤系王洪绪方。方中枸橘李又名全枸橘，球形似睾，入肝经，为疏泄厥阴、理气开郁之主药为君；川楝子、延胡索、青陈皮疏肝理气、化痰消滞为臣；泽泻、赤猪苓利小便、清湿热为佐；赤芍、甘草解毒消肿、缓急止痛，引诸药入肝经为使。全方共奏疏肝理气、清热利湿、消肿止痛之功。本方适用于慢性子痈；急性子痈表证未解，全身寒热交作，加荆芥、防风、马鞭草亦效。

中成药：元胡止痛胶囊，每次4粒，每日3次。

3. 瘀热蕴结证

证候：子岩初起，局部偶有外伤史、全身无明显临床症状，小便黄，大便干，舌红苔薄白，脉涩滞不利。

基本治法：滋阴降火，清热解毒。

方药运用：方选杞菊地黄汤加减。生熟地、炒甘菊、枸杞子、女贞子、川断、山萸肉补肾虚滋阴；煅牡蛎、鳖甲滋阴降火；半枝莲、土茯苓、蜀羊泉清热解毒。

中成药：六味地黄丸，每次8粒，每日3次。

4. 阴虚火旺证

证候：子岩中期，午后低热，面色潮红，头晕耳鸣，口干溲黄，腰酸脚弱，脉细带数，舌红苔少。

基本治法：化瘀清热。

方药运用：桃红四物汤加减。方中桃仁、红花、当归、赤芍、川芎、丹参、三棱、莪术活血化瘀；生地黄、马鞭草、车前子、白花蛇舌草清热解毒。

中成药：前列倍喜胶囊，每次 5 粒，每日 3 次。

5. 气血两虚证

证候：子岩晚期，出现全身转移，形体消瘦，面色㿠白，心悸少寐，神疲懒言，纳谷不振，脉虚无力，舌淡苔薄。

基本治法：补益气血。

方药运用：人参养荣汤加减。方中党参、白术、茯苓、薏苡仁、黄芪、桂心（后下）益气健脾；当归、白芍、甘草、熟地、五味子、炙远志养血安神。

中成药：归脾丸，每次 5g，每日 3 次。

【其他治疗】

1. 龙胆泻肝丸，每次 6g，每日 2 次，适于急性睾丸炎。

2. 逍遥丸，每次 6g，每日 2 次，适于慢性睾丸炎。

3. 棉酚 10mg，口服，每日 3 次，连服 1~2 个月。每月复查肝功能 1 次。适于睾丸肿瘤。

4. 1% 莪术油 20ml，加入 5% 葡萄糖盐水 500ml，静滴。连用 1~2 个月。适于睾丸肿瘤。

5. 五味龙虎散，每次 1.5g，每日 2 次，温开水送下。适于睾丸肿瘤。

6. 羊睾丸 1 对，杜仲 10g。同煮烂，空腹服。适于睾丸肿瘤。

7. 蟾蜍煎汁：蟾蜍 1 只，去内脏，清水煮烂，取汁饮用，每日 2 次，饭后半小时服，每日 1 只。并用其汁涂肿物处，每日 2 次。适于睾丸肿瘤。

8. 西医治疗：由于睾丸肿瘤的恶性程度高，早期手术非常重要。一旦确诊，即应尽早手术切除肿瘤。术后辅以放疗、化疗、中药。对晚期睾丸肿瘤广泛转移，体质较差，难以手术根治的患者，配合中药治疗，有利于延长患者生命。

【转归及预后】

1. 急性睾丸炎治疗得当，可以消散，即或化脓，切开排脓后亦易收口；慢性睾丸炎坚持治疗，也可望获得吸收。预后堪称良好。

2. 睾丸肿瘤多为恶性，确诊后必须立即手术，并辅以放疗、化疗、内分泌和中药治疗，有的可以根治，有的可以延长生命。

【预防与调护】

1. 急性睾丸炎需卧床休息，慢性期适当活动。痊愈后避免过多劳累或睾丸外伤，以防愈而复发。

2. 及早治疗隐睾；避免睾丸外伤和房事过度，对预防睾丸肿瘤有一定意义。

3. 治疗隐睾应在 4~6 岁，至迟不得超过 7~11 岁；可以激素治疗 2 周，无效时行睾丸固定术。

4. 睾丸肿瘤位于体表，不难发现，但因临床较少见，早期症状不明显，所以易漏诊或误诊。再者，睾丸肿瘤转移较早，治疗效果较差，因此必须引起高度重视，以冀早期发现、早期治疗。

【临证经验】

1. 睾丸肿块可见于急性感染（急性子痈）、慢性感染（慢性子痈）和恶性肿瘤（子岩）。急性子痈多为湿热下注所致，治宜清利湿热，疏泄厥阴，处方龙胆泻肝汤加减；慢性感染多为肝络失和所致，治宜疏泄厥阴，分利湿热，处方枸橘汤加减。

2. 如已确诊为睾丸恶性肿瘤（子岩），以根治性手术为首要。手术前或手术后配合中药、化疗、放疗，可有效延长生存年限，或者改善生活质量、减轻放、化疗副作用。

3. 本病肾亏为本，瘀热为标，正虚为果。早期多为瘀热蕴结证，治以化瘀清热，桃红四物汤加减；中期多为阴虚火旺证，治以滋阴降火，杞菊地黄汤加减；晚期多为气血两虚证，治以补益气血，人参养荣汤加减。在辨证论治基础上可考虑加用抗肿瘤作用的中药，如薏苡仁、白花蛇舌草、半边莲、半枝莲等。

【现代研究进展】

一旦发现睾丸肿块，应高度怀疑睾丸肿瘤，尽快行睾丸彩色 B 超或 CT 检查，并查 HCG 及 AFP 等瘤标以判定肿瘤性质。明确诊断后行睾丸根治性切除，必要时行腹膜后淋巴清扫术。

【小结】

1. 急慢性睾丸炎诊断既易，治疗亦不难，预后佳良。

2. 睾丸肿瘤虽然位置浅表，但常因忽视而于就诊时已有转移。诊断时禁忌穿刺活检，以免造成肿瘤扩散，而应在手术时作冰冻快速活检。

3. 由于睾丸肿瘤转移较早，治疗效果较差，因此，必须引起高度重视，以冀早期发现，早期治疗。早期切除睾丸肿瘤是最佳治疗方案。

4. 术后中医扶正祛邪对增强患者免疫功能，提高机体抵抗能力，延长寿命有一定帮助。

参考文献

［1］宋桂芳. 中西医结合治疗 21 例阴茎纤维硬结症［J］. 山东中医学院学报，1991，15（5）：29

［2］吴震西. 复方软坚药酒治疗阴茎硬结症［J］. 浙江中医杂志，1987，（5）：205

［3］王玉章. 玉茎结疽（阴茎硬结症）［J］. 北京中医，1992，（6）：58

［4］王玉章，吴信受. 中医治疗玉茎结疽 90 例［J］. 中医杂志，1985，（5）：38

［5］韩平．阴茎硬结症的辨证论治［J］．北京中医，1985，（4）：7

［6］刘成．舒肝活血散治疗阴茎硬结症5例［J］．辽宁中医杂志，1988；（4）：32

［7］李祥元．徐福松治疗附睾结节经验举隅［J］．江苏中医，1994，15（6）：16

［8］吴绍从．慢性附睾炎的施治［J］．河南中医学院学报，2003，18（4）：106

［9］郭军．附睾汤治疗附睾炎27例临床观察［J］．江西中医药，1994，25（5）：19

［10］汪明德．荔橘汤治疗附睾炎92例［J］．中国中医药科技，2003，10（1）：58

［11］郑东利．抗炎活血汤治疗慢性附睾炎54例［J］．四川中医，1996，14（6）：30

第七节　阴汗症

阴汗是指男子阴器及周围部位经常汗多的一种症状。由于阴囊汗出黏湿，粘贴大腿内侧，甚感不适，或伴有臊臭，故令人十分烦恼。

《钦定四库全书·赤水玄珠卷十一及卷十五》中有关阴汗的治疗方法的记载较为详尽，尤其是介绍了几张治疗阴汗的方子，可供后人参考，如：

"固真丸：治两丸冷，前阴痿弱，阴汗如水……升麻、柴胡、羌活各一钱；炙甘草、泽泻各一钱半，黄柏、炒知母、炒龙胆草各二钱。水煎空心服，以美膳压之。

温肾汤：面色萎黄，身黄脚软，阴汗，阴茎有夭色。麻黄六分，防风根、苍术各一钱半；白术、猪苓、白茯苓、升麻、炒黄柏各一钱半；泽泻二钱，柴胡梢六分，水煎食前服之。

补肝汤：前阴如冰冷，并冷汗，两脚痿弱无力。黄芪七分，人参、葛根各三分，炙甘草、苍术各五分，升麻、猪苓各四分，知母、柴胡、羌活、当归身、陈皮、炒黄柏、防风、白茯苓、泽泻、神曲、连翘各二分，水煎食前热服，忌酒面。

清震汤：治溺黄臊臭淋沥，两丸如冰，阴汗浸两股，阴头亦冷……泽泻、升麻、苍术、黄芩各五分；柴胡、当归、炙甘草各二分，羌活、酒炒黄柏各一钱，防风、麻黄根、藁本、猪苓各三分，红花一分，水煎服，忌酒面。"

《证治准绳·类方第五册》也有："治盗汗外肾湿：人参、苦参、龙胆草、麻黄根各三钱，末之，炼蜜丸，桐子大，每服三十丸，烧麸汤下"的记载。

阴汗病位在阴囊居多，常见有湿热下注和肾阳虚寒等证型两类，经中药调理配合外治一般均能治愈。

【病因病机】

阴部多汗是身体内环境失调的外部表象。其常见的原因有：

1. 湿热下注

饮食辛辣、嗜酒肥腻，伤脾生湿，蕴而生热，或肝郁化热，与脾湿互结，流注下焦，湿热蒸腾，迫津外泄，以致阴部汗出。或湿甚于热，湿浊留注阴囊，外渗为汗。

2. 肾阳虚衰

素体阳虚，或房事不节，阳气受损，肾阳虚衰，阴寒内盛，阳不化气，气血凝滞，阴部阴液停而难走，渗出阴器之外。《景岳全书·卷十二·汗证》："汗证有阴阳：阳汗者，热汗也；阴汗者，冷汗也。人但知热能致汗而不知寒亦致汗，所谓寒者，非曰外寒，正以阳气内虚，则寒生于中，而阴中无阳则阴无所主，而汗随气泄。"张景岳此处所谓的阴汗是指阳虚，汗随气泄的冷汗。其机理即同此型，但其所指阴汗之"阴"，非指阴器之"阴"，而是阴阳属性之阴，即"冷"之意，不可不知。

【诊断与鉴别诊断】

阴汗的诊断主要靠病人主诉，以阴部经常出汗为主症，阴囊湿冷，或伴有臊臭气味，少数病人甚至伴有阴部湿痒。

次要症状：可伴有前阴萎弱，小便清长，或尿频尿急，会阴不适，或腰膝酸软，畏寒肢冷，或胁肋胀痛，目赤，小便赤者，可诊断为阴汗。

实验室及理化检查对阴汗的诊断尚无特殊意义。

阴汗常伴有阴部臊臭味，或伴有阴痒，三者均是男科常见症状，可两两相兼，或三个症状一并出现。辨症的诊断其区别在于以何者为甚，为其所苦，并作为主症主诉。当然辨证时，以一症为主，可参考他症，相互既有联系，亦各有自身特点，并有所侧重。

【辨证施治】

1. 湿热下注证

证候：外阴汗出湿冷，臊臭，或伴湿痒感，小便短赤，尿频尿急，腰腿酸困，舌红，苔黄，脉濡数。多见于青壮年，或有慢性前列腺炎者。

基本治法：清热利湿，疏肝养血。

方药运用：龙胆泻肝汤加减。《赤水玄珠·卷十五》论及阴汗治法时云："治法当求其本。连日饮酒，夫酒者气味俱能生湿热，是风湿热合于下焦为邪"，故经曰："下焦如渎。"又云："在下引而竭之。""酒者是湿热之水，亦宜决前阴以去之，是合下焦二法治之，龙胆泻肝汤是也。龙胆泻肝汤治阴部时复湿痒，有臊臭。柴胡入肝为引，用泽泻、木通、车前子皆淡渗之味，利小便亦除臊臭；是名在下者，引而竭之；生地黄、龙胆草之苦寒泻酒湿热，更兼车前子之类以撤肝中邪气；肝主血，用当归以滋肝中血不足也"。临床上见阴汗多可加苍术、茯苓、麻黄根祛湿敛汗，痒加羌活、防风、红花祛风活血。

或用柴胡胜湿汤加减：柴胡、羌活、黄柏、苍术、防风、当归、龙胆草、防己、五味子、泽泻、黄芩、升麻、红花、猪苓、茯苓、生甘草。水煎服。

中成药：①龙胆泻肝丸，每服9g，每日3次；②当归芦荟丸，每服9g，每日3次。

外治法：①吴茱萸15g，煎水熏洗；②密陀僧、蛇床子等份，研末擦；③《证治准绳》治阴汗湿痒方：炉甘石、真蛤粉（2∶1），研为粉，扑敷阴部；④花椒10g，葱白5根，白鲜皮20g，紫花地丁15g。将上药加水适量，煎煮后乘热熏洗阴囊、阴茎和会阴部。

每晚临睡前一次，每次 20 分钟，10 天为 1 个疗程。

针灸疗法：取肝俞、脾俞、胃俞、气海、关元、中极、三阴交等，以针刺为主，用补脾泻肝法。

2. 肾阳虚衰证

证候：阴部汗出，阴囊湿冷，畏寒肢冷，腰膝酸软，阳痿不举，或挺而不坚，滑精早泄，小便清长。舌质淡胖润有齿痕，脉沉迟。多见于老人阳气不足者。

基本治法：温补肾阳，益气培元。

方药运用：安肾丸加减（《太平惠民和剂局方》卷五）。方中用肉桂（去粗皮，不见火）、巴戟天（去心）、肉苁蓉（酒浸，炙）、破故纸、川乌（炮，去皮、脐），温肾散寒，通阳燥湿；山药、茯苓、石斛（去根，炙）、白术、草薢健脾养胃，益气而祛湿，白蒺藜（炒，去刺）祛风止痒，核桃仁有治风先治血之意，用于肾经积冷，下元虚惫，四肢无力，夜梦遗精，小便频数，阴汗湿黏，脐腹疼痛，食少体瘦等症。

若见气虚下陷，湿邪留驻用补中益气汤加减，药用黄芪 20g，党参 20g，升麻 6g，甘草 6g，柴胡 6g，葛根 15g，赤芍 15g，黄柏 15g，牡蛎 15g，五味子 3g。水煎服，药渣煎水熏洗患处，每日 1 剂。

极少数肾阴虚者，阴汗常伴腰背疼痛，头昏耳鸣、咽干舌燥，夜间加剧，梦中遗精，脉虚弱等，宜滋肾降火，用知柏地黄丸治之。

中成药：①补肾强身片，每服 4 片，每日 3 次；②金匮肾气丸，每服 10 粒，每日 3 次。

外治法：①《赤水玄珠》：治肾囊湿痒，用吴茱萸汤洗过后，再用吴茱萸 15g，寒水石 10g，黄柏 8g，樟脑、蛇床子各 15g，轻粉 3g，白矾 10g，硫黄 6g，槟榔 10g，白芷 10g，为末掺之；②牡蛎、蛇床子、肉桂、紫梢花、破故纸、干荷叶各等份，入葱白 3 茎，水煎先熏后洗；③《本草拾遗》：用牡蛎和麻黄根、蛇床子、干姜捣为粉，去阴汗。

针灸治疗：取穴：气海、关元、中极、肾俞、命门。手法：气海、关元、中极用补法；关元可加灸以增温补；肾俞、命门补之或艾灸。适用于肾阳虚型阴冷有汗。

【转归及预后】

阴汗一症，为男性身体不适时常见症状，随着所患疾病的调治转愈，其症状也会自然消失，因而其预后良好。若合并有阴囊湿疹等顽固慢性疾病，虽迁延反复，但只要注意耐心治疗，注意精神、饮食调护，还是可以控制的。

【预防与调护】

1. 注意个人卫生，每天晚上用温水清洗外阴，防止汗液积聚。

2. 出现阴汗多而不臭，阴囊湿冷，最好早晚用中药水煎洗。如熏洗方：五倍子 30g，枯矾 20g，地榆 30g，蛇床子 20g。水煎外洗阴囊、阴茎及会阴部，每次 15~20 分钟。

3. 有阴汗者，白天可用扑粉法。准备煅龙骨、煅牡蛎、滑石粉各等份，将前两味研粉和滑石粉混合，外扑阴部、股间，每天 2~3 次，10 天为 1 个疗程。用于阴囊多汗，尿不黄，无湿热者。

4. 积极防治原发疾病如慢性前列腺炎等。

5. 饮食清淡，改变嗜酒、嗜辛辣厚味的饮食习惯。

6. 应穿宽松全棉内裤，吸湿透气，使空气流通，易于散热，并勤换勤洗。

【临证经验】

阴汗总的治法是实者清热利湿以祛邪；虚者温补肾阳以扶正，总的调整其身体的内环境，邪去阳复则汗可止。

阴汗一症，有热，有寒；有虚，有实，不一而论。临床应首辨寒热，次辨虚实。

阴汗之名，首见于李杲《兰室秘藏》。余治阴汗，有二实（湿热、瘀血）二虚（阴虚、阳虚）之别。湿热下注者，用萆薢分清饮加玉米须、赤小豆分消之；瘀血阻滞者，用少腹逐瘀汤加泽兰泻、防风己消化之；阴虚火旺者，用当归六黄汤加浮小麦、糯稻根须清凉之；阳虚湿阻者，用仲景真武汤加川桂枝、黄芪皮、淫羊藿、煅龙骨温敛之。又煅牡蛎粉、滑石粉各 30g，装绢袋外扑，有敛汗爽身之功。

【现代研究进展】

张淑芳等用血府逐瘀汤合二妙散加减治疗阴汗半年未复发。

某男，51 岁，患阴汗症。阴部汗出黏腻，逢阴茎勃起时，针刺样痛感自其根部放射至龟头，软缩后痛感逐渐消退，检查会阴部皮肤及阴囊无异常，龟头有青紫瘀斑，阴茎勃起后颜色紫暗，舌边有瘀斑，脉沉涩。药用血府逐瘀汤合二妙散加减：川芎 10g，当归 15g，赤芍 10g，桃仁 10g，红花 10g，柴胡 5g，牛膝 10g，穿山甲 10g，苍术 10g，黄柏 10g，煅牡蛎 30g，麻黄根 10g。水煎服。服药 6 剂后，阴部汗出减少，阴茎刺痛减轻。

【小结】

1. 阴汗是男科常见症状之一，医生不能因其危害不大，而加以忽视。

2. 阴汗一症，有热，有寒；有虚，有实，临床应首辨寒热，次辨虚实。

3. 阴汗湿热者宜清热利湿以祛邪；虚寒者温补肾阳以扶正，气虚、阴虚者较少，总的应调整其身体的内环境，邪去阳复则汗可止。其次，应内外合治，配合使用外洗、扑粉等法。

4. 预防与调护应强调注意个人卫生，禁忌辛辣刺激食物，不饮酒，配合中药外洗等。

第八节　阴 臭 症

阴臭症是指男子阴部发出一种臊臭味或恶臭味的一种症状，不是独立的疾病，多继发于其他疾病以后。常见的有慢性前列腺炎、龟头包皮炎、药物性皮炎、阴囊湿疹、阴囊坏疽和阴茎癌。因其臭味来源于隐处，难免失治，或怀疑性病而不能及时处理。

阴臭症通常女多于男。男子阴臭症，相对发病较少，其与肝经湿热下注，或与火毒蕴结、血腐肉败有关。

本病初期多实，后期多虚实夹杂，预后随所患疾病的性质不同而有差异，故临床应高度重视，及时治疗。

【病因病机】

阴臭症多见于阴部其他疾病之后，因其发出明显的臭味而令人烦恼不已。

1. 肝经湿热下注

多因饮食辛辣厚味、炙烤甜腻之品，伤脾生湿，日久化热；或嗜酒豪饮，频饮伤肝，酒性湿热，下注肝经，迫津外泄，阴汗不散，积久发出臊臭味。

2. 肝经火毒下迫

阴部瘙痒在前，继则抓搔在后，感染湿毒，形成疮疡；或用药过敏，药毒聚结阴部，郁结化火，火毒壅阻阴部，气血凝滞，或癌症破溃，均终致火毒下迫，热盛肉腐，发为溃疡，发出恶臭味。

3. 阴虚火毒并见

有因他病（如糖尿病）日久，气阴损伤，并发感染，或阴疮日久，滋水淋漓，阴液大损，夹火毒侵犯阴部。

总之，阴臭的发生与阴汗积聚和湿热、火毒、阴伤诸因素有关，早期以实证居多，晚期则虚实夹杂。

【诊断与鉴别诊断】

1. 诊断

本症的诊断主要靠病人主诉及体格检查，当脱裤检查时，即可闻到臊臭或恶臭味。

阴臭症有轻重之分。轻者，其常合并阴汗症，由于汗多而发出部分臊臭味，常伴有慢性前列腺炎等湿热下注的疾患。重者，则多继发于外科感染性疾病中，如龟头包皮炎、药物性皮炎、龟头脓肿、阴茎坏疽、阴部湿疹、阴茎癌。

2. 鉴别诊断

阴臭症由于其所患疾病的不同，其处理有所差别，故鉴别诊断，分清臭味发生的来源十分重要，以免误诊。

（1）慢性前列腺炎：外阴局部无异常发现，自觉阴部多汗，黏湿，并伴有臊臭味。或有尿频、尿急、尿道灼痛、尿后余沥、会阴部不适等前列腺炎的症状。

（2）龟头包皮炎：是指包皮及龟头同时感染，充血水肿，局部灼热，发痒，疼痛，继而发生糜烂、溃疡，严重者也会发出秽臭味，属于中医疳疮范畴。中医认为本病是因败精浊物凝结，生湿化火，以致包皮、龟头肿痛溃烂，尤其是毒火炽盛，血水淋漓等。少数患者因患淋病，其淋球菌侵入尿道旁腺，形成淋菌性龟头脓肿，尿道口溢脓发出臭味。

（3）药物性皮炎：此是指用药后（以长效磺胺占首位、解热镇痛药等次之）发生在龟头上的固定性红斑（亦称固定性药疹），局部出现水肿性斑片，圆形或椭圆形，边缘清楚，重者斑上有一至数个水疱或大疱，可伴瘙痒，外生殖器等皮肤黏膜交界处，常因磨擦引起糜烂，感染发臭。中医学对因服药物而引起的内脏或皮肤反应统称"药毒"。

（4）阴囊湿疹：属于过敏反应。其发生与遗传因素、热水烫洗、性情急躁等因素有关。本病对称发生，常波及整个阴囊、患处奇痒，病程持久，反复发作，屡治不愈。急性期可有丘疹、小疱、脓疱、糜烂、渗出、结痂等多种变化，一旦感染也能发出臭味。在慢性期则表现为皮沟加深、皮肤肥厚、阴囊皮肤粗糙如革，即中医所说的"肾囊风"，若迁延失治或治不得法，可出现急性期与慢性期互相转变，迁延多年。

（5）阴囊坏疽：发病急，典型症状有阴囊或阴茎针刺样剧痛或瘙痒，阴囊皮肤肿胀、发亮，有捻发音，随后坏死，有特殊臭味，坏死组织多局限于阴囊，也有深达鞘膜，致睾丸外露，中医称脱囊。通常依据典型症状、体征诊断并不困难，关键在于早期诊断，但早期皮肤坏疽及臭味不明显时，遇有阴囊刺痛、瘙痒、肿胀等，或阴囊蜂窝织炎时，应考虑本病，并作血常规、心电图、脓液涂片镜检、细菌培养和药物敏感试验等辅助检查协助诊断，并注意观察病情变化。

（6）阴茎癌：初起在包皮内面、冠状沟、龟头部、外尿道口边缘等处，发生湿疹、丘疹、结节、竖肉如疣状等病变，逐渐增大而呈皮肤黏膜溃烂，或有滋水或血水渗出，稍有刺痒、烧灼或疼痛感觉。1~2年后当进一步加剧时，包皮出现红肿，竖肉增大，状如翻花石榴子样，并有恶臭分泌物，疼痛亦较前加重。后期如肿瘤侵犯阴茎大部或部分时，则阴茎渐渐肿胀，乃至龟头破烂，凹进凸出，触之易血，滋水更加增多，气味异臭，痛苦不堪。中医称"翻花"。

【辨证施治】

1. 肝经湿热证

证候：尿频、尿急、尿道灼痛，小便短赤，尿后余沥，阴部有臊臭味；或龟头、包皮红肿灼痛，渗流少许黄水，有腥臭味；口苦咽干，心烦易怒，大便秘结。舌质红，苔黄腻，脉弦数。多见于慢性前列腺炎、包皮龟头炎等症。

基本治法：清利肝经湿热。

方药运用：龙胆泻肝汤，治阴部时复湿痒及臊臭，空心稍热服。单方验方：①轻证可予肤阴洁、洁尔阴等外洗，每日2次；②渗液较多时，可用10%黄柏溶液浸洗湿敷，每日3次。糜烂者，可于浸洗后，再撒上珍珠层粉。或用青吹口散油膏外敷，再扑青黛散；③马齿苋30g，芒硝30g，九里光30g。水煎浸洗患部，每日2~3次。适用于黄水淋漓，有腥臭味者。

2. 肝经火毒证

证候：龟头包皮肿胀，色紫暗，皮肉腐坏，血水淋漓，阴茎或阴囊渗流黄白色脓液，有臭味，溃疡处疼痛剧烈；心中烦热，口渴饮冷，小便赤涩，大便秘结。舌质红，苔黄厚而干，脉弦滑数。多见于各种感染的极期，正盛邪重，互相交争。

基本治法：清泄肝胆实火。

方药运用：当归芦荟丸加减。

中成药：①复方穿心莲片，口服，每次 4 片，每日 3 次；②牛黄解毒丸，口服，每次 3 片，每日 3 次。

单方验方：①七叶一枝花水：七叶一枝花 60g，生甘草 60g。水煎 3 碗，分 2 次趁热洗患处，每日 1 剂。方中七叶一枝花入肝经，苦寒降泄，擅治热毒疮疡、恶疮等；甘草甘平，既泻火解毒又缓急止痛。二药相配共奏清热解毒，托里排脓，定痛生肌之功。用于包皮龟头炎等外阴部感染和溃疡。②方药：蛇床子 10g，黄连 20g，黄芩 30g，鱼腥草 50g，金银花 30g，苦参 30g，紫草 20g，大黄 10g，川芎 10g，香附 20g，甘草 15g，冰片（另包）4g。将上药加水 1600ml，煎 30 分钟，用四层口罩纱布高压消毒后滤出药液，再将冰片兑入药液溶化。待稍凉后熏洗患处，15~20 分钟，每次洗完后药液可留下与原渣再煎 10 分钟（煎前可加水少量），每剂药可用 3 日，每日洗 4~6 次。一般连用 3 剂均告愈。③方药：百部、黄柏、苦参、白鲜皮、白花蛇舌草各 30g，蛇床子、芒硝各 25g，车前子 20g，龙胆草 15g，冰片、枯矾各 5g。水煎后乘温热熏洗，每次 20~30 分钟，每日 1~2 次，每剂可浸洗 2 日。

3. 阴虚火毒证

证候：龟头肿痛，其色暗红，甚则溃烂，阴部溃疡久不愈合，滋水淋漓；手足心热，盗汗，口干，小便短少。舌质红，少苔，脉弦细数。多见于各种感染日久不愈，正气不足，邪气未尽者。

基本治法：滋阴清热解毒。

方药运用：解毒养阴汤。药用：山茱萸、枸杞子、玄参、石斛、菟丝子、南沙参、北沙参、生地黄炭、牡丹皮、金银花、泽泻、黄柏、苦参。

中成药：①知柏地黄丸，口服，每次 9g，每日 3 次；②大补阴丸，口服，每次 9g，每日 3 次。

外用药：①枯矾散：枯矾 60g，冰片 10g。水煎外洗，继之外用蜂蜜纱布外贴，适用于龟头溃烂，久不愈合者；②单方验方鸡蛋壳散：鸡蛋壳 10 个，打碎后放在锅内炒黄，孩儿茶 6g，共研细面，装瓶备用。局部较湿者，将药面撒上即可；局部较干者，用香油调搽。

【转归及预后】

阴臭症随其所患疾病的性质，其转归及预后也大相径庭。慢性前列腺炎、包皮龟头炎、药物性皮炎，其预后良好，而阴囊坏疽发出臭味，说明病情已相当凶险，应及时处理；而阴茎癌，一旦感染发出臭味，其预后并不乐观。

【预防与调护】

1. 饮食宜忌：宜食清淡、滋补之品，如鲜奶、鸡蛋、蔬菜、鲜香菇、鲜鱼等，忌食辛辣、油腻之品。忌吸烟、喝酒。

2. 注意个人卫生，养成每晚"用水"清洗外阴部的习惯。

3. 及时治疗原发病，控制外阴部感染，防止发生溃疡。

4. 内服中药，清解湿热、火毒、阴虚等病理状态；结合外治，内外结合方能速效。

【临证经验】

阴臭一症，多实少虚，实邪又有湿热、火毒之分，虚证则阴虚较多，常兼夹实邪。

阴臭症常是多种疾病的继发症。慢性前列腺炎所致者，多为瘀热积聚，清浊混淆所致，治宜活血化瘀，分清渗浊，内服五神汤加味，合保精片内服。包皮龟头炎所致者，中医属感染湿毒而成下疳，内服龙胆泻肝汤，外掺下疳散。药物性皮炎所致者，多为素禀不耐，热毒蕴结所致，急则治标，内服黄连解毒汤加味清热解毒，外用黄柏粉麻油调敷。阴囊湿疹所致者，多由湿热下注留于肝经，内服龙胆泻肝汤加减清利肝经湿热，外用10%黄连水作阴囊冷湿敷。阴囊坏疽所致者，多为湿火侵于肝经所致，内服龙胆泻肝汤合泻热汤主之，外盖黄连油膏纱布加马氏青敷药敷之。

【现代研究进展】

1. 谢义达用内服外治法治疗龟头炎所致阴臭

黄某，58岁。1984年1月23日就诊。自述1年前龟头红肿，疼痛，继而糜烂，溃疡、化脓。确诊为"急性龟头炎合并化脓性感染"。予青霉素、庆大霉素等治疗。先后做过包皮切除术，近心端根治性切除术两次。第二次术后因疮口未愈而出院。回家后请不少私人中、西医生治疗，无效。刻诊：体温37.8℃，精神不振，面色少华，形体虚弱。龟头呈崩溃性溃疡，边缘质硬，向内陷入，溃疡上有肉芽组织，表面覆盖稠性脓液、渗出物、污物及坏死物，触之疼痛易出血，有恶臭味。附近皮肤水肿，呈暗红色。阴茎基底残存1.6cm。局部淋巴结肿大，按之疼痛。实验室检查：红细胞 $3.5×10^9/L$，血红蛋白9g/L，白细胞总数 $4.8×10^{12}/L$，尿常规正常。未检出淋病球菌，VDRL试验阴性。舌质红而带绛，苔薄白，脉数无力。确诊为坏疽性龟头炎（溃疡性龟头炎）。病程长，脾胃虚弱，气血两虚。治拟调补气血，健脾醒胃，托毒消肿，和营生肌。以复方参芪三花汤加减。

处方一：北芪45g，陈皮10g，丹皮9g，赤芍12g，蜡梅15g，苏花50g，皂刺9g，七叶一枝花10g，桔梗6g。另用三花三白汤外洗。

处方二：人参叶30g，七叶一枝花20g，菊花20g，蜡梅20g，白及9g，白蔹20g，白芷5g，紫草20g。水煎作局部冷湿敷及洗涤，每日1剂，早、晚各1次。

珠连膏（珍珠末、黄连各2g，加入凡士林100g）于每晚洗涤后外涂。连服5剂后，胃纳佳，精神振，龟头溃疡面及局部淋巴结均缩小。以原方去赤芍、蜡梅，重用西洋参、黄芪、土茯苓、苏花，加入龟板、鳖甲、砂仁、制熟地、竹节三七。共服25剂后，龟头溃疡接近愈合，局部淋巴结基本消退，即投服参芪龟鳖托里和营生肌汤。共服30剂后，龟头溃疡面基本愈合。再以原方加减继服30剂而愈。

李某，40岁。1976年5月5日就诊。自述龟头红肿疼痛，溃疡已十余天，经某医院抗感染治疗无效。刻诊精神佳，面少华，龟头局部有 $1.2cm×2.2cm$ 片状溃疡面，表面有脓性分泌物，局部淋巴结稍肿大，有压痛，舌质淡红苔薄白，脉细无力。确诊为急性龟头炎伴溃疡。予清肝利湿，托里解毒，和营生肌。以复方知柏三花汤加减。

处方：龙胆草 6g，薏苡仁 50g，北芪 30g，七叶一枝花 10g，菊花 45g，皂刺 9g，僵蚕 10g，白芷 5g，丹皮 9g，赤芍 12g，桔梗 6g，龟板（另包，先煎半小时）30g，另用参叶三花三白汤（同煎）作局部湿敷洗涤，每日早、晚各 1 次，夜间搽抹珠连膏 1 次。服用 10 剂后，龟头溃疡面基本愈合。再以原方去龙胆草、丹皮、赤芍，加入太子参 30g，土茯苓 30g，鳖甲（另包，先煎半小时）25g，继服 10 剂而愈。

【小结】

1. 阴臭症是男科病中较为少见的症状。中医药内服外治对大多数阴臭有较好的疗效，而一旦罹患阴囊坏疽呈脱囊结局，或迁延至阴茎癌继发感染治疗就比较棘手。

2. 阴臭一症，多实少虚，实邪又有肝经湿热下注、肝经火毒下迫之分，虚证则阴虚为主，兼夹火热实邪，故治疗上以清利湿热、清解火毒、滋阴泻火为宜。并主张内外结合，外治法对于迅速消除臭味有很大作用，其又有外洗、外敷等多种方法。

3. 预防与调护方面，强调注意个人卫生，迅速控制原发疾病，预防感染。

第九节 阴 痒 症

阴痒是一个症状，亦是中医病名。通常发病女多于男。男子阴痒是指外阴部阴茎、阴囊等阴部近处瘙痒不适为主症的症状。因患处尴尬，不便搔痒，故令人十分烦恼。

阴痒作为皮肤病，其原因或为感染，或为过敏，或维生素缺乏，或兼有精神紧张因素。多见于现代医学中的阴囊湿疹、皮炎、阴虱、真菌感染、维生素 B_2 缺乏等疾病。

由于阴痒是一个突出的症状，临床当根据阴痒的病种与证候分别进行论治，若对以阴痒为主症的病种尚未确定时，可暂以阴痒待查作为初步诊断，并进行辨证论治及对症处理。

中医学认为本病多由湿热蕴结，或肝肾阴虚，或血虚风燥，或虫毒附着所致。常见于绣球风（肾囊风）、阴燥、阴癣等外阴的一些皮肤病中。本病临床实多虚少。治疗难易不一，有的速愈，有的迁延反复，与本人体质及调护是否适当有很大关系。

【病因病机】

隋·巢元方《诸病源候论·虚劳阴下痒湿候》曰："大虚劳损，肾气不足，故阴冷；汗液自泄，风邪乘之则瘙痒。"并指出其病机为"邪客腠理而正气不泄，邪正相干在皮肤故痒，搔之则生疮。"

唐代孙思邈在《备急千金要方·解药并杂治》中记载："有人自少至长，阴下常有干癣者，宜依癣方主之。有五劳七伤而得阴下痒湿，搔之黄汁出者……仍需敷药治之。"

《东垣十书·论阴疮》认为本病病机以湿为主，故称之为"湿疮"，曰："盖湿疮者，由肾经虚弱，风湿相搏，邪气乘之，瘙痒成疮，浸淫汁出，如疥癣是也。"

陈实功在《外科正宗》中首先提出"肾囊风"一名。曰："肾囊风，乃肝经风湿而成，其患作痒，喜浴热汤，甚者疙瘩顽麻，破流脂水。"

清代吴谦等在《医宗金鉴·外科心法要诀》中提出"绣球风"之名；沈金鳌在《杂病源流犀烛·前阴病》谓："阴囊湿痒者，由于精血不足，内为色欲所耗，外为风冷所乘，风湿毒气乘虚而入，囊下湿痒，甚则皮脱。"指出了肾虚是发病的内在因素，并增用了外治的剂型，如"沐浴长春散"、"牡矾丹"等。

1. 湿热蕴结

饮食不节，过食辛辣炙煿肥甘之品，或食用海鲜虾蟹或部分药物等易致过敏之物，湿热内生，或包皮过长，积垢刺激；或有不洁性交史，染上真菌、阴虱等虫毒，与湿热之邪，留滞阴部，蕴于肌肤，气血不和，发为阴痒。

2. 肝肾阴虚

年老体弱，肝肾亏虚，肾阴肝血不足，水不涵木，阴器属肝肾所主，肝经绕阴器，阴血不足，外阴失养，瘙痒难忍。

3. 血虚风燥

重病久病，阴血亏虚，血燥生风，风胜则痒，阴器及皮肤失养，则瘙痒不适。

综上所述，本病的主要病理要素是——风、湿、热、阴血虚等，常相兼为患，如湿热相兼，或血虚生风等。

【诊断与鉴别诊断】

1. 诊断

阴痒诊断以症状命名，外阴局部包括阴囊及其两旁大腿根部与阴囊贴合处、阴茎及其上方的毛际等，故诊断并不困难。

注意询问阴痒发病的轻重缓急，伴随症状与体征，诱变、加重或缓解的原因等，全身其他部位是否也有瘙痒等症。还要询问阴痒的发病时间，与饮食、精神、性活动的关系。

阴痒亦有轻重之分。轻者阴囊皮肤瘙痒，皮色不变或稍红，日轻夜重，可伴有或干燥不适，或有口干口苦等；重者则可见局部潮红糜烂、流淌滋水，甚则红肿疼痛，夜寐不安，瘙痒难忍。少数患者尿道内有痒感。

体格检查：注意病变的具体部位，范围的大小，色泽的深浅，有无肿胀；是否有渗液糜烂，苔藓样变，色素加深或减退等改变；冠状沟分泌物的性状；阴毛上有无白色阴虱附着，内裤上贴近阴毛部位有无黑褐小点等。必要时请皮肤科会诊，分清湿疹、皮炎的性质。

实验室检查：应作血常规、皮损部位鳞屑念珠菌检查，病变渗出物常规检查和细菌培养。必要时作血糖等检查，以排除其他全身病变。如尿道作痒，应检查其分泌物是否感染支原体、衣原体。此外，必要时查找有无疥虫、滴虫感染。

2. 鉴别诊断

（1）肾囊风（阴囊湿疹）：常有急性或亚急性湿疹病史，急性期表现为阴囊潮湿、流滋、肿胀、发亮、结黄痂。日久不愈，转入慢性，阴囊干燥肥厚，皮纹深、宽，状似桃核，有薄痂或鳞屑，色素沉着；皮疹多形性，剧烈瘙痒，反复发作，易成慢性是其临床特点。阴囊瘙痒剧烈，或痛如火燎，黄水淋漓者，俗称绣球风。

（2）阴癣（念珠菌感染）：病人可有鹅掌风、灰指（趾）甲，脚湿气等病史，夏重冬轻，常发于双侧股内侧及大腿根部，单侧少见，严重时皮疹见于会阴、肛门、臀部等处皮肤。初起阴股内侧小片红斑，上覆鳞屑，渐向四周蔓延、扩展，呈环状或半环状，边缘有丘疹、水疱、结痂、脱屑、中央自愈，日久则局部色素沉着，皮肤增厚，苔藓样变。自觉瘙痒。实验室检查：皮损鳞屑镜检可见菌丝或孢子。积极坚持治疗，容易治愈。

（3）阴囊瘙痒病：好发于老年人，多限于阴囊，也可累及阴茎、会阴等处。阴囊瘙痒初起轻微，逐渐加剧，也可开始即为剧痒。每因情绪波动，过度疲劳，饮用烟、酒、茶、咖啡或食用其他刺激性食物，衣服摩擦及气温变化等而诱发或加重。发作时病人常强烈搔抓，直到解痒为止，由于搔抓的刺激，阴囊皮肤可见血痂，色素沉着甚至皮肤肥厚。常有浅裂或糜烂。病程慢性。

（4）阴部牛皮癣（神经性皮炎）：多发于阴囊及与大腿根部交界处，瘙痒呈阵发性发作，昼轻夜重，精神紧张则可频发，搔抓后出现红色粟粒状扁平丘疹，后融合成片，典型损害为苔藓样变，皮肤肥厚，皮损边界清楚，反复发作，日久难愈合。

（5）维生素 B_2 缺乏症：阴囊干燥、脱屑、浸润性肥厚，皮纹加深，可见弥漫性淡红色斑，常伴舌炎、口角炎，经维生素 B_2 治疗后易愈。

（6）阴虱：可找到成虫或虱卵。

【辨证施治】

1. 虫毒感染证

多见于感染阴虱、疥虫、滴虫、念珠菌等所致，临床可呈现湿热浸淫肌肤之候。此处重点介绍阴虱和疥疮。

（1）阴虱

证候：阴毛局部有小斑点、丘疹、瘙痒、皮肤潮红、抓痕、血痂或糜烂，流脂水，脓疱，痂皮，阴毛囊处找到虱和虱卵，或伴心烦、口渴，大便或秘，尿短赤，舌红、苔黄、脉弦滑。

基本治法：杀虫止痒，清热利湿。

方药运用：常用龙胆泻肝汤加减。此方是清泻肝经循行部位湿热的代表方，因虫毒感染，多居于湿热之地，阴部居处隐秘，居下焦之末，湿性下注，故用本方清利湿热以纠其本，再加杀虫止痒的白鲜皮、地肤子、百部以逐其根，配合外治中药，使虫驱热清湿利则瘙痒可宁。

外治法：①石菖蒲、百部各60g，水煎温洗，每日1次。连续3天；②百部120g煎水后，先熏后洗，每晚一次，连洗5~7日；③20%~50%百部酊外涂，每日2次，连涂7日；④百部30g，紫草20g，花生油100ml，文火加热至油变紫红色、纱布过滤存油，外涂，每日2次；⑤用百部、蛇床子、防风、细辛各20g煎水洗患部，每日1次，每次10分钟，连续3日，可治愈。

（2）疥疮

证候：疥疮感染以后明显的症状出现于 4～6 周后，皮损表现有：丘疹、水疱、隧道、结节，并有抓痕和溃疡。在阴囊、阴茎、龟头上也可发生丘疹，如黄豆或米粒大，散在隆起于皮肤表面，形成结节，刺痒加剧，夜间尤甚。

基本治法：若继发感染者，宜疏风清热利湿。可用荆芥、桑叶、苦参、黄柏、金银花、连翘、蝉衣、生地、丹皮、地肤子、萆薢等煎水服。

若形成疥疮结节者，宜清肝化痰，除湿散结。可用半夏、黄芩、柴胡、川楝、郁金、佩兰、萆薢、浙贝母、生地、丹皮等水煎服。

若由疥疮引起感染性肾炎者，宜清热解毒，利湿消肿，方用五味消毒饮加味：金银花、野菊花、蒲公英、地丁、紫背天葵、半枝莲、土茯苓各 15g，泽泻 10g，六一散 20g，水煎服。若水肿甚者加木通、瞿麦；尿蛋白多者加白茅根；尿中红细胞多者可加地榆炭、大小蓟、茜草炭；若尿中白细胞多者可重用蒲公英、地丁，量达 30～50g。

外治法：①硫黄洗疥方：藜芦、大枫子、蛇床子、硫黄各 20～30g，川椒 8～10g，每日 1 剂，水煎外洗患处；②苦楝洗剂：苦楝子 30～40g，鲜苦楝根皮 100～200g，水煎外洗，每日 3 次；③艾叶、苦参、百部、苦楝皮各 30g，川椒 15g，硫黄、雄黄各 10g，明矾、蝉衣各 6g 水煎外洗；④蛇床子百部酊：蛇床子、百部各 250g，两药研成粗粉，先以冷水润湿 30 分钟，加入 75% 酒精 4000ml 浸泡 15 日，去渣备用。每日全身涂 1 遍，5 日后更衣换被。

2. 湿热蕴结证

多见于阴囊湿疹、皮炎急性发作期，阴癣，或合并尿路感染，或因过敏所致。

证候：阴囊或阴茎、毛际瘙痒，局部潮红，或起丘疹，或渗流滋水，分泌物增多，遇热加重，尿黄赤，舌红，苔黄腻，脉细数。

基本治法：祛风止痒，清利湿热。

方药运用：用清肝经湿热，祛风止痒的祛风燥湿汤。该方用乌梢蛇、独活、藁本、白芷、金银花、黄柏、白鲜皮、当归、甘草，共成祛风除湿清热之功。用于肾囊风，即阴囊湿疹，阴囊神经性皮炎风重于湿者，肾囊干燥发痒，搔后略有出水者。

外治法：①蛇床子汤：如湿热夹风，蕴结肌肤所致之证为主者，可用祛风燥湿，解毒止痒的蛇床子汤煎数滚，倾入盆内，先熏，候温浸洗。方中威灵仙、蛇床子、苦参、土大黄祛风清热燥湿为君；缩砂壳行气燥湿，归尾活血利水，老葱头行气活血止痒共为辅佐，即气行则血行，血行风自灭之意。共成祛风燥湿，解毒止痒之功；②马齿苋洗剂：黄柏、地榆、马齿苋各 30g。或单用马齿苋鲜品 100g，或干马齿苋 50g，水煎待温，以纱布 5～6 层相叠，蘸此煎液包敷患处，每次 20～40 分钟，每天 3～4 次，直至不流水为止。如属慢性阴囊湿疹者可配合使用五倍子膏、玉红膏。用于阴囊湿疹初期流脂水过多者；③二参散：茵陈 20g，苦参、玄参各 30g，白鲜皮 25g，猪苓、茯苓、生薏苡仁、黄柏、当归、明矾各 10g，紫花地丁 36g，六一散 15g。粉碎成粗末，每袋 60g，放入沸水中浸泡 10 分钟，熏洗患处，每次 20 分钟。用于阴囊湿疹皮损出现红斑者。治疗数十例，均愈。最多用药 5 包。[《江苏中医》，1987，（5）] ④干荷散：牡蛎粉、蛇床子、干荷叶、浮萍草各等份。上为粗末，每用 2 匙，水 1 大碗，同煎三五沸，滤去渣，淋洗阴茎，避风寒。⑤冰石散扑粉：滑石 100g，冰片 30g，枯矾 40g。上药研极细末，混匀，装瓶备用。使用时先将患处用凉开水或中药洗剂洗净，擦干，再把药粉均匀地撒在患处，每日 2~3 次，一般用药 1 周后逐渐痊愈。用于阴囊湿疹流脂水较多者。⑥大黄地榆膏：以生大黄、大黄炭、生地炭、地榆炭各 30g。研末，以香油调之为稀糊状，敷于局部，包扎后卧床休息，早晚各 1 次；连用 3 日而愈。方中取大黄苦寒燥湿、消炎杀菌；配以大黄炭、生地炭、地榆炭，清热燥湿、收敛止痒；香油除起赋形剂作用外，尚有润肤护肤之功。药味少而配伍当，取效甚捷。⑦以芒硝（玄明粉亦可）30g，食盐一撮，放入盆内，以沸水适量溶化，候温浸洗，每日 3~5 次，浸洗之后，痒感消失，糜烂处可愈合，皮肤恢复正常。芒硝，辛、咸、苦、大寒，内服可泻热通便，外用能清热消肿，擅治皮肤疮肿，或疮疹赤热、痒痛。食盐咸寒，二药相配，共奏燥湿止痒之效。

3. 肝肾阴虚证

多见于亚急性或慢性阴囊湿疹日久伤阴耗血者。

证候：阴部瘙痒，灼热干涩，夜间尤甚，五心烦热，腰膝酸软，便干，舌红少苔，脉细数。

基本治法：滋补肝肾，兼以祛风。

方药运用：滋阴除湿汤。滋阴养血，除湿止痒。方中用生地、玄参、当归、丹参、茯苓、泽泻、白鲜皮、蛇床子。标本兼治，扶正祛邪，滋阴不助湿，除湿而不伤阴。用于慢性阴囊湿疹等阴痒症。如阴虚火旺可用知柏地黄汤（知母、黄柏、生地、山茱萸、山药、茯苓、泽泻、丹皮）合一贯煎（沙参、当归、生地、麦冬、枸杞、川楝子）。祛风可加白鲜皮、地肤子等。

针刺疗法：取背俞、足少阴、足太阴经穴，用补法。穴位选肝俞、肾俞、太溪、三阴交。

4. 血虚风燥证

多见于阴痒反复发作，迁延不愈，如神经性皮炎、慢性阴囊湿疹、老人阴囊瘙痒症。

证候：阴部丘疹，奇痒难忍，夜间尤甚，外阴或腿根皮肤肥厚呈苔藓样变，头晕目眩，多梦，舌淡苔薄，脉细。

基本治法：滋阴养血，润燥祛风。

方药运用：十二味地黄饮。本方重在养血祛风，故方中用当归、生地、白芍、首乌、生黄芪、丹皮、地骨皮、荆芥穗、白芷、白僵蚕、白蒺藜、麦冬。本方标本兼治，扶正祛邪，养血润燥，风息痒止。痒甚夜不能寐，加龙骨、牡蛎。

外治法：复方蛋黄油：取新鲜鸡蛋数个，煮熟剥壳去蛋白，将蛋黄研碎，置小铁锅内，文火煎炒，用小锅铲边炒边压挤，待蛋黄焦黑，始有油熬出，至蛋黄油完全熬出为度

（一只蛋黄一般可熬油 4ml）。取此油 20ml，加轻粉（研细）2g 和匀，贮瓷瓶内密闭备用。每日 4~5 次，3~5 天可愈，治疗时间禁用热水、肥皂水烫洗；忌食辛辣刺激性物及河海鱼虾类物；尽量避免搔痒及摩擦等机械性刺激。

五子洗剂：地肤子、蛇床子、苍耳子、五倍子、黄药子各 30g，煎水外洗。

【预防与调护】

1. 去除各种致病因素及促发因素是预防本病的关键。病因复杂，又因人而异，故应仔细询问患者的生活习惯、工作环境、饮食、个人嗜好等，以作出相应的指导。

2. 避免各种自为的不良刺激，如热水、肥皂烫洗、搔抓，穿着全棉内裤，且内裤不要太紧身，保持裆部空气流通。并经常换洗内裤，保持内裤洁净。

3. 避免吃易致敏及刺激性的葱蒜辛辣、海鲜、虾蟹、公鸡、鹅等发物。同时，要注意饮食的全面，不可偏食，适当吃些粗粮，以补 B 族维生素的不足。

4. 避免过度劳累，保持情绪稳定，切忌紧张、焦虑。

5. 积极治疗相关的滴虫、阴虱、疥虫等感染性疾患，并防病灶继发细菌感染。

6. 保持外阴部的清洁，养成每晚清洗的好习惯。积极治疗鹅掌风、脚湿气、灰指甲及圆癣等全身性疾患，以防沾染局部而成本病。

7. 本病如因夫妻间密切性接触而交叉传染，如阴虱等，则夫妻应该同查共治。

【临证经验】

本病实证以热证居多，或兼风，或夹湿，或侵入血分，或有虫毒；虚证则以血虚、阴虚为主。初期多实，后期多虚，或虚中夹实。

阴痒的辨证，首用病因辨证，分清致病之病理要素孰重孰轻，熟悉阴痒的病因特点，是正确辨证的前提与重点所在。主要病因有虫毒作痒、湿胜作痒、风胜作痒、热胜作痒、血虚作痒。

阴痒由虫毒、湿热下注、血虚风燥与肾虚阴亏风乘所致。因此，祛风、清热、燥湿与补肾、杀虫便成为治疗本病的基本原则。在治疗方法上，除传统的内服药外，局部病变更应注重外治疗法的应用，有汤剂熏洗；散剂、油膏外搽；亦有用针刺等方法。

阴痒之症，大抵可分急性、慢性两种。急性者多为湿热下注，治宜清热利湿，杀虫止痒。湿偏重者，萆薢渗湿汤加知母、苍术、白鲜皮；热偏重者，龙胆泻肝汤加金银花、连翘、紫花地丁、黄柏；外用黄连水冷湿敷，去其湿火；或用青黛散麻油调搽，每日 1~2 次；霉菌感染，可用藿黄浸剂煎汤冷湿敷。慢性者多为肝肾阴虚，治宜滋肾养肝，清热止痒，处方知柏地黄汤加当归、白鲜皮、生首乌、地肤子；外治：先用蛇床子 30g，苦参 15g，煎汤熏洗，再用黄灵丹麻油调敷，每日 2 次；如仍不效，可用 2 号止痒膏麻油调搽，每日 1~2 次；如皮肤增厚如树皮状，古称"皮肤如蛀"（皮蛀），今称"呈淀粉样变"，可用验方"四乳散"治之，多能痊愈。

【现代研究进展】

1. 赵金铎认为阴茎中痛痒有虚实之分

（1）湿热茎中痛痒：茎中痛痒兼有小便赤黄，短涩频急，有灼热感，或小便混浊，腰痛，或发热，口渴，舌苔黄腻，脉弦或数。

（2）火热茎中痛痒：小便短赤，灼热刺痛，或兼发热，口疮，口干，舌尖红，脉数。

（3）瘀血茎中痛痒：茎中绞痛剧烈，甚者茎中痛欲死，往往兼有尿血、腰痛、少腹拘急疼痛等症状，舌质暗有瘀点，脉沉涩，或舌脉无明显改变。

（4）肾虚茎中痛痒：茎中痛痒不剧，时轻乍重，小便频数或余沥不尽，腰酸或痛，舌淡，脉沉细尺弱。

上述四种茎中痛痒证候，湿热茎中痛痒、火热茎中痛痒、瘀血茎中痛痒属实证，而肾虚茎中痛痒为虚证。湿热茎中痛痒，常见于尿路感染，乃下焦湿热内蕴，下注膀胱所致。治宜清热利湿，方用八正散、寒通汤等方加减。火热茎中痛痒，乃心经火热下移小肠所致。二者同属热证，前者热在下焦膀胱，后者热在心与小肠，前者为湿热下注，茎中痛或痛痒并作，尿浊，苔黄，脉濡数，治当清利下焦湿热，后者为心经有热，必兼有口疮，舌尖红，脉数等症状，其痛痒症状往往是"茎中作痛，痛极则痒"（《沈氏尊生书》），治宜清心火而利小便，方用导赤散、清心莲子饮等方加减。瘀血茎中痛痒，则因瘀阻茎中，故疼痛甚剧或兼血尿，治疗当化其瘀血，其证自愈。"以一味牛膝煎膏，大妙"（《沈氏尊生书》），或用蒲灰散、加味桃红四物汤等方加减。当然也有不少因细小结石停阻尿道而致疼痛者，需鉴别。至于肾虚茎中痛痒，多由房室不节，或同房时忍精不泄，损伤肾气所致，故必兼有腰酸或痛，小便余沥不尽，脉沉等肾气不足见症，其茎中痛痒不甚。治当温补肾气，方用肉苁蓉丸加菟丝子、牛膝等。

2. 赵有枝治疗阴茎内尿道奇痒

患儿，8岁。于1977年9月5日求治。阴茎中段内奇痒疼痛，入夜尤甚，小便时因痒痛极甚，须手按挤阴茎下方，双脚在地上跳动，排尿时经常啼哭呼喊，痛苦难忍，不能入睡。阴茎发育一般，根部下方因经常挤压有一小疙瘩，中心有一小溃口处，有时流出黄色液体。龟头和尿道口无炎性体征，阴囊无湿疹及瘙痒。舌质淡红，苔薄微黄，脉细数。治宜养阴清热，淡渗利湿。处方：萆薢12g，薏苡仁12g，木瓜4.5g，生地黄12g，木通4.5g，淡竹叶6g，赤芍6g，当归6g，玄参9g，金银花12g，苦参9g，六一散12g，服五剂。痒痛大减，连服20剂获愈。

3. 黄清源用针刺治疗阴囊湿疹

傅某，男45岁，患者整个阴囊呈黑紫色，下面水湿浸渍，有黄绿色脓液，气味腥臭，受热则奇痒难忍，痛苦不堪。诊断为"阴囊湿疹"，即予针灸治疗。

取穴方法：令病者立正姿势，双手向上伸直，脚尖着地，脚跟作提起动作，腓肠肌收缩呈现人字形沟纹，即沟顶端承山穴向上1寸处便是。并配以合谷、百虫窠。进针方法：穴位选准后，做好标记，嘱患者作俯卧位。常规消毒后，即可进针。进针时针尖应稍向上，一般约刺 1.5～2 寸左右。得气后，视病者身体强弱，行强刺激或中等度刺激手法，作 180°捻转，以针感达到阴囊部为止。留针 30 分钟左右，每 5 分钟行针 1 次。亦可应用电针法。配穴则按常规方法进针，手法相同。初针后，自觉夜间阴囊部有焦灼感，流水明显减少，经 3 次针刺而痊愈。1 年后追踪观察，未见复发。黄清源不给内服与局部用药，只选用特定的承山穴向上 1 寸处，配以合谷、百虫窠针刺治愈了 30 多年没治愈的顽疾。

4. 黄宝忠内外合治肝经湿热下注绣球风案

蔡某，成年，初诊 1963 年 8 月 21 日。肝肾湿热下注，阴囊瘙痒，皮肤粗糙脱屑，历时许久。近日剧发，包皮水肿，痛痒交作，步履不便，舌苔薄腻，脉形濡缓。治拟利水淡渗。内服处方：野菊花 4.5g，金银花 9g，连翘 9g，地肤子 9g，萆薢 9g，赤芍 9g，车前草 9g，决明子 30g，赤茯苓 9g，甘露消毒丹（包）15g。外治方：苦参 30g，川椒 4.5g，蛇床子 15g，生黄柏 15g，生茅术 1.5g，透骨草 15g，土槿皮 15g，大枫子肉 15g，土木鳖去壳切片 4 只（布包煎汤外洗）。内服 3 剂，外洗 3 天，绣球风作痒已止，皮色正常，包皮水肿消失。本案用清利淡渗治其内，清热燥湿杀虫止痒治其外。方中未用苦寒燥湿之品，而侧重于淡渗清利。因湿邪偏盛，且血分已有阴伤之象，若复用苦寒，势必化燥伤阴，故黄宝忠于清轻淡渗之剂中加凉血润燥之赤芍一味，又合用清热化湿之甘露消毒丹，里外合治，使湿热俱去。

5. 王占玺用"却湿杀虫汤"外洗治疗阴囊湿疹

王曾治一患者阴囊瘙痒流水 1 年余，阴囊呈大片状脱皮，流水不止。随处以自拟"却湿杀虫汤"。处方：苦参 30g，土茯苓 30g，萹蓄 12g，蛇床子 15g，大黄 10g，明矾 15g，金银花 30g，地丁 30g。水煎外洗患处，每晚 1 次。用药 5 剂后阴囊痒明显减轻，但创面尚未完全愈合，仍以上方加黄芩、百部各 15g，又用 5 剂则阴囊瘙痒全部消失，创面亦全部愈合。

王氏"却湿杀虫汤"已应用多年，治疗诸般湿疹、痒疮均可获效，过敏性皮炎、脂溢性皮炎亦可应用。一般只用原方即可。本方取苦参、土茯苓、蛇床子、萹蓄却湿杀虫之功；明矾燥湿以止痒；金银花、地丁以清热解毒消炎为用。若创面鲜红者，酌加丹皮、生地以凉血；创面暗紫者，酌加当归、红花、桃仁等以活血化瘀；若局部痒甚者，酌加蝉蜕、蛇蜕以驱风；若治脂溢性皮炎时，酌加首乌藤、当归以养血保护皮肤。除外洗外，亦用于内服，内服时应去明矾，苦参减量至 10g；蛇床子减至 10g，随证加减为用。

【小结】

1. 阴痒是以症状命名的一个病名。

2. 阴痒的诊断应辨病与辨证相结合。治疗时也应兼顾。

3. 阴痒实证以热证居多，或兼风，或夹湿，或侵入血分，或有虫毒；虚证则以血虚、阴虚为主。初期多实，后期多虚，或虚中夹实。

4. 阴痒应以祛风、清热、燥湿与补阴益血、杀虫为治疗本病的基本原则。在治疗方法上，除传统的内服药外，局部病变更应注重外治法的应用，有汤剂熏洗；散剂、油膏外搽；亦有用针刺等方法。

5. 去除各种致病因素及促发因素是预防本病的关键。避免各种自为的不良刺激，注意合理饮食，防止各种感染，保持情绪稳定。

第十节 阴 寒 症

阴寒又称阴冷，系男子自觉以前阴寒冷为主的病状。

《金匮要略》称"阴头寒"，《诸病源候论·卷三·虚劳病诸候》谓"虚劳阴冷"，《张氏医通》、《沈氏尊生书》等称为"阴冷"，均指男子前阴包括阴茎、阴囊自觉寒冷而言。樊友平等主编的《中华性医学辞典》称"阴冷指男女自觉阴器寒冷，性欲低下的一种疾病。病者可觉冷痛延及小腹，多影响性生活及生育。"刻下，女子阴冷更多的是指性欲减退，性感淡漠，或性高潮缺失。

本节阴寒症，重点讨论文献中所说的男子阴头寒、茎冷、茎中寒、囊湿冷、两丸冷；至于男子性欲低下有专节讨论。在某种程度上，本病为阳痿的前驱症状。阴冷发展到一定程度，可与阴缩并见。

明·楼英《医学纲目》载"补肝汤"治前阴如冰冷，并冷汗，两脚痿弱无力。

王肯堂《证治准绳》云："两外肾冷，两髀枢阴汗，前阴痿弱，阴囊湿痒臊气，宜柴胡胜湿汤。"

现代医学认为多因睾丸及前列腺慢性炎症等多种导致阴部血供及营养障碍，能量不足而发生阴寒症。

【病因病机】

早在《金匮要略》中就有阴冷症的记载，其《血痹虚劳病脉症并治》有云："夫失精家，少腹弦急，阴头寒，目眩，发落，"指出房劳过度，精液损耗，可引起本症。

其后《诸病源候论》云："今阴虚阳弱，血气不能相荣，故使阴冷也。"说明阴阳俱虚也是原因之一。

《张氏医通·前阴诸疾》亦言："阴痿弱而两丸冷，阴汗如水、小便后有余滴臊气、尻臀并前阴冷，恶寒而喜热，膝亦冷，此肝经湿热。宜龙胆泻肝汤、柴胡胜湿汤选用"。

《赤水玄珠卷十五》亦有："固真丸：治两丸冷，前阴痿弱，阴汗如水，小便后有余沥，尻臀并前阴冷……补肝汤：前阴如冰冷，并冷汗……清震汤治溺黄臊臭淋沥，两丸如冰，阴汗浸两股，阴头亦冷"的记载。

综合文献所述，本症多因命门火衰、寒凝肝脉、肝经湿热所致。

1. 命门火衰

起病缓慢，或因先天禀赋不足，或后天失养，素体阳虚，或劳倦内伤，或过食生冷，或年老体衰，命火渐衰，或久病伤阳及肾，或房劳过度，耗精伤阳，或过用寒凉，下元亏损，肾阳虚衰，温煦不能，阳气不振，或因失血、下利清谷，阴损及阳，肾阳不足，阴寒内盛，命火不能温煦阴器，使阴头寒。

2. 寒凝肝脉

多因不慎受寒，或冒雨涉水，或坐卧寒湿之地，外寒直中厥阴，寒主收引，血脉凝滞，血和津液运行迟缓，水液不化，阳不制阴，阴寒内盛，阳气不展，阴器寒冷。

3. 肝经湿热

起病较缓，多因嗜酒或辛辣厚味，或供职司机文员，久坐少动，湿热下注肝经，气血受阻，阳气不能布达阴器而不温。

本病有虚有实，虚者阳气匮乏，不能温煦，实者邪阻经络，阳气不布，致使阴器局部阳气不能敷布而不温。

【诊断与鉴别诊断】

1. 诊断

本症的诊断主要靠主诉，自觉前阴包括阴茎、阴囊寒冷为主症即可确诊。

本病除自觉或他觉阴部、阴茎、阴囊，甚至小腹寒冷外，还表现不同程度的局部疼痛，呈隐痛、冷痛，遇热痛减，遇寒加重。有时突发剧痛难忍，阴茎、阴囊内缩。

理化检查：尽管前阴寒冷，推测应是局部血液循环不良，供血不足所致，但迄今未见有有关阴茎龟头微循环或彩色多普勒血流状态的检测报告作为诊断参考依据。

2. 鉴别诊断

若肝肾虚寒，阴囊阴茎上缩为主症，虽有阴冷，但一般称为阴缩症，而不是单纯的阴冷。

阴冷亦可伴有阳痿，但后者以阳事不能勃起完成性交为特点，与此阴部寒冷感不同。

【辨证施治】

1. 命门火衰证

起病较缓，由阳虚日益加重发展而来。

证候：男子阴茎、阴囊自觉寒冷，或伴阳痿遗精早泄；精冷无子，腰膝无力，肢凉畏寒，五更泄泻，小便清长，精神倦怠，舌淡，舌体胖润，脉沉迟。

基本治法：温补命门。

方药运用：右归丸加减。本方是由补肾壮阳的金匮肾气丸减去"三泻"（泽泻、茯苓、丹皮），加鹿角胶、菟丝子、杜仲、枸杞子、当归而成，增加了温补的作用，使药效更能专于温补，附子、肉桂补肾火，散肾寒是以为君，熟地补肾阴、山药补脾气，滋脾阴，山萸肉滋肝阴，"三补"肾脾肝之阴，以阴中求阳，水足火旺，并防补火劫阴之弊。另加鹿角胶、菟丝子、杜仲、枸杞子、当归，滋阴益血，阴阳双补。故是温补名方。在临床实际应用时，可根据不同的证情随证加减。如阳衰气虚，神疲乏力可酌加人参或党参；如阳虚便溏，加酒炒补骨脂、五味子、肉豆蔻，即四神丸意；如脾胃虚寒，饮食减少，食不易化，加干姜、白术，有理中汤意；如阴冷、睾丸少腹痛不止，加吴茱萸、大小茴香、青皮，即合吴茱萸汤加减，以暖肝止痛；如阳痿精冷，加巴戟肉、肉苁蓉、蛇床子、紫河车等。

中成药：①《医宗金鉴》载：桂附地黄丸治阴冷，每服 10 粒，每日 2~3 次；②右归丸，每服 9g，每日 3 次。

针灸疗法：①体针取穴：关元，气海、肾俞、命门，灸 5~7 壮；或艾条悬灸，每次以皮肤灼热充血起红晕为度，每日或隔日 1 次；②耳针：取肾、膀胱、皮质下、内分泌、外生殖器、神门、尿道等耳针穴位。每次取 3~5 个穴，隔日 1 次，10 次为 1 个疗程。

食疗：①鸡睾炖服，每日 2~3 个；或紫河车粉每服 5g，与甜酒鸡蛋冲服，每晨 1 次。均可据证采用，贵在坚持；②麻雀煮杜仲汤：麻雀 2 只（去毛、内脏），杜仲 30g，煮汤，饮汤食麻雀。适用于肾阳虚型阴冷病。

2. 寒凝肝脉证

起病急骤，多见于急性期。

证候：男子阴茎及睾丸寒冷、疼痛，甚则阴器内缩，伴少腹冷痛，舌淡，苔白滑，脉沉弦或迟。

基本治法：暖肝散寒，温经止痛。

方药运用：暖肝煎加减。药用肉桂、小茴温肝肾以散寒；乌药、沉香理气止痛，当归、枸杞补养肝血，防肉桂之燥；乌药与当归相配更可调理气血以止痛，再配茯苓健脾化湿，少加生姜以助温散寒邪。全方组合，共成暖肝温肾，行气止痛之剂，俾肝肾温养，寒散气调，则阴冷疼痛等诸症自解。寒甚者，加吴茱萸、干姜，干姜以温脾为主，中土得温，四方则暖，吴茱萸入肝，温里散寒，善解肝经之郁，寒甚者，加附子以温火之源，炙甘草助火暖中。诸药相配，则肝寒可去，阴冷疼痛可止。

偏于寒湿则应温肝散寒，理气除湿。用十补丸合平胃散加减：药用制附片、胡芦巴、巴戟天、肉桂、川楝子、延胡索、小茴香、破故纸、荜澄茄、陈皮、厚朴、苍术、茯苓、甘草等。

或用五积散加减祛寒逐湿，温肾健脾，药用：麻黄、白芷、葱白、生姜、苍术、厚朴、陈皮、甘草、法半夏、茯苓、桔梗、枳壳、白芍、川芎、干姜、肉桂、熟附子、淫羊藿、巴戟天、蜀椒目。水煎 2 次。分 2 次服，每日 1 剂。

中成药：茴香橘核丸，每服 6~9g，每日 3 次。

针灸疗法：取穴：三阴交、血海、阳陵泉、中极针刺，留针加灸，每日或隔日 1 次。耳针同上。

食疗：桂圆红糖生姜汤：龙眼肉 30g，生姜 20g，红糖适量，水煎温服。适用于寒犯前阴型阴冷病。

3. 肝经湿热证

起病较缓，或兼有前列腺炎病史。

证候：自觉阴囊湿冷，有臊臭气，或外阴及阴囊湿痒，伴胁肋胀痛，厌食，口苦而渴，大便不调，小便黄赤，舌红，苔黄腻，脉弦数。

基本治法：清肝利湿。

方药运用：柴胡胜湿汤加减。本方以龙胆草、泽泻、黄柏、车前草清肝火，利湿热；羌活、升麻祛风胜湿；茯苓、汉防己健脾利水渗湿；归尾、红花活血行滞；生甘草调和诸药，柴胡引药入肝，麻黄根收敛而止阴汗。本方减五味子之酸敛加栀子以清肝利水，导湿热从小便而出，使邪有去路。湿热清，气血通，阳气恢复敷布则阴冷可除。《兰室秘藏·阴痿阴汗门》曾记载两外肾冷，甚或前阴、尻臀皆冷，阳痿，阴汗如水，小便淋沥，或黄或赤臊臭。治宜清化湿热，用柴胡胜湿汤、固真汤。

中成药：龙胆泻肝丸，每服6g，每日2~3次。

针灸疗法：取关元、中极、阳陵泉、阴陵泉、三阴交，先针后灸，每日或隔日1次。

【转归及预后】

阴冷一症，并不严重。经过适当治疗，很快可痊愈。只是失治、迁延发展可致阳痿。其甚者可表现为阳缩，使人恐慌焦虑。经过治疗阴茎上缩症状完全可以恢复。

【预防与调护】

1. 预防

（1）加强个人防护，防止受寒，不冒雨涉水，不坐卧湿地，冬天重视下身的保暖。

（2）适度房事，不纵欲，不令肾亏火衰；不绝欲，也不令阴器久置不用。

（3）合理饮食，不嗜酒，不偏嗜辛辣厚味，积极防治慢性前列腺炎。

（4）普及性科学知识，消除担心阴茎短小的心理恐惧。

2. 调护

（1）川椒适量，煎水熏洗外阴。

（2）艾叶30g，高良姜10g，小茴香10g，煎水熏洗外阴。

（3）小茴香40~50g，生姜20g，食盐20g，水煎放盆内，坐浴熏洗阴部。

【临证经验】

阴寒症，有因火衰而冷，或因中寒而冷，或因湿热阻滞，阳气不布而冷，不能一概认为属于虚寒。

1. 阴寒一名阴冷。阴寒首见于《金匮要略》，阴冷始见于《诸病源候论》。其症一虚一实。治疗肾阳虚者，用加减内固丸（肉苁蓉、巴戟天、怀山药、山萸肉、菟丝子、补骨脂、石斛、胡芦巴、小茴香、附子）；湿热盛者，用清魂汤（柴胡、黄柏、升麻、泽泻、当归尾、羌活、麻黄根、汉防己、龙胆草、茯苓、红花、五味子、生甘草）。治之恰当，多能奏效。

2. 阴寒的变证是阴缩，一慢一急，大相径庭。缩阴临床较为少见，起病急，来势凶，病情重，病人及家属惊恐万状，需按急症处理。现代医学常将本病忽略，至今病源尚难肯定。国内都是个案报道，马来西亚等东南亚国家有流行发作倾向。近年来，本人根据其阴缩、阴痛流行的临床特征，考虑恐系"病毒"作祟，故在辨证论治基础上，加板蓝根、马鞭草、虎杖、羌活等抗病毒中药，大大提高了治疗效果。特提供这一治疗思路，供海内外同道研究参考。

【现代研究进展】

朱进忠用调阴和阳法治疗一 29 岁的患者，1 年多来阴囊、阴茎及小腹冰冷，经用附子，肉桂、小茴香、吴茱萸、巴戟天、大茴香、硫黄等药及八味地黄丸、黑锡丹、龟龄集；附桂理中丸等无效。视其舌苔白，脉弦缓。药用桂枝、白芍、龙骨、牡蛎、生姜各 12g，甘草 6g，大枣 10 枚。服上药 36 剂而愈。

【小结】

1. 阴寒一症，临床并不少见，中医药内服外治疗效甚好。

2. 阴寒症，有因火衰而冷，或因中寒而冷，或因湿热阻滞，阳气不布而冷，不能一概认为属于虚寒。

3. 阴寒症的治疗，因其有虚有实，因寒有热，故火衰者当补命火，中寒者当散寒，湿热者又当清利，邪去阳复则阴冷除。

4. 预防首重防寒，下身保暖，尤其在房事、大小便过程中均应避免寒冷、风吹，改善局部血液运行。

5. 对群体性发生的阴缩，是流行性癔病的一种特殊表现，应加强对群众的科普宣传和对患者的心理治疗，配合中医中药是能够取得预期疗效的。

第十一节　男子阴吹

男子阴吹是指以男子前阴（尿道）间断地有气体泄出，甚则可吹动鸡毛或棉絮为主要特征的病证。此病临床相对女子较为多见，男子极为少见，一般无明显兼症，偶尔也有腰骶部酸痛或小腹闷胀者。若无伴见症状，周身无特殊不适，则不作疾病论。清代名医王孟英就说："阴吹亦恒有之事，别无所苦者，亦不为病。"男子阴吹多与膀胱气机失于调畅有关。

"阴吹"始载于《金匮要略·妇人杂病脉证并治第二十二》，曰："胃气下泄，阴吹而正喧，此谷气之实也（指便秘），发膏煎导之"。《金匮要略心典》曰："阴吹，阴中出声，如大便矢气之状，连续不断，故曰正喧，谷气实者，大便结而不通，是以阳明下行之气，不得从其故道，而乃别走旁窍也。"张璐玉云："阴吹正喧，乃妇人恒有之疾，然多隐忍不言，以故方书不载。"《温病条辨》也提出了饮家阴吹，脉弦而迟，不得固执《金匮》法，当反用之，橘半桂苓枳姜汤主之。

考诸家所言阴吹，皆妇女专有之疾，其辨证施治也是针对女子而言，分为热结肠胃，阴虚津枯，中气虚陷，饮停中焦，肝郁气滞所致。然男子也偶有见之，与现代医学所云的"气尿"相似。临床也有医家记录并撰述其病因及治法。

【发病机制及病理】

男子直肠与尿道之间极少发生瘘管，故与直肠、便秘等关系不甚密切，因而其阴吹所出之气，推论很难来源于"谷气"，可来源于泌尿道的膀胱，或精道的前列腺、精囊等器官，当肝肾有寒或中气不足之时，气机失于调畅，气体积聚腔内，当达到一定压力时，排出体外，形成男子阴吹。其原因：①房劳伤肾，复感寒邪，阴寒直中厥阴，疏泄不利，气机壅滞，聚走溺窍；②脾气不足，中气下陷，膀胱气化不利，浊气挟尿，下走尿道。

【诊断与鉴别诊断】

根据男子前阴从尿道间不时有气体泄出，甚则可吹动鸡毛或棉絮为主要特征的症状即可诊断。

如女方有阴道滴虫或其他细菌感染时，则男方注意作尿道分泌物或前列腺液致病微生物培养，视有无产气杆菌等感染，以便采取相应治疗措施。

【辨证施治】

1. 肝肾虚寒证

证候：突发畏寒，小腹剧痛，阴茎内缩，仅露龟头，或肛门收紧感，尿道口不断泄出凉气，可吹动鸡毛或棉絮，矢气频频，腰酸腰痛，延及尾椎骨疼痛，阴部及下肢觉冷，精神萎靡，舌质淡，苔白腻，脉沉。

基本治法：温阳祛寒。

方药运用：吴茱萸汤加减。吴茱萸汤为张仲景《伤寒论》方，针对厥阴病寒滞肝脉亦可用此方。方中吴茱萸为君药，该药味辛、苦，性燥，归肝、脾、胃三经，有温胃、散寒、燥湿、下气降浊、开郁化滞之功。《本草衍义》云其："下气降最速"，人参大补元气，兼能益阴，是为臣药。生姜温中散寒，大枣益气滋脾，二者共为佐药，助臣温中散寒补虚。因吴茱萸性燥烈，且有小毒，故用量较小，仅为人参的一半左右。虚寒明显可加附子、干姜、肉桂，以温肾阳，补命火，散下焦之寒，离照当空，阴霾自散，寒冷则去，寒去血行，气机得畅，浊气不得聚，阴吹无源，何由而生。另加小茴香、乌药以加强暖肝理气，行滞通脉之用。

中成药：金匮肾气丸，每次 10 粒，每日 2 次。

2. 中气不足证

证候：尿道中有气感，溺时有气从溺孔出，静时气感明显，动时感觉不著，时有自汗，神疲乏力，大便尚调，矢气较多，舌淡，苔薄白，脉濡。

基本治法：补气升阳。

方药运用：补中益气汤加减。方中重用黄芪，味甘微温，入脾肺经，补中益气，升阳固表，为君药。配伍人参、炙甘草、白术、茯苓有四君子义，补气健脾为臣，与黄芪合用，以增强其补中益气之功。血为气之母，气虚时久，营血亏虚，故用当归养血和营，协人参、黄芪以补气养血；陈皮理气和胃，使诸药补而不滞，共为佐药。并以适量升麻、柴胡、枳壳升阳举陷，协助君药以升提下陷之中气，为佐使药。《本草纲目》曾说："升麻引阳明清气上行，柴胡引少阳清气上行，此乃禀赋虚弱，元气虚馁，及劳役饥饱，生冷内伤，脾胃引经最要药也。"炙甘草调和诸药，亦为使药。诸药合用，使气虚者补之，气陷者升之，元气内充，清阳得升，则诸证自愈。综合全方，一则补气健脾，使后天生化有源，脾胃气虚诸证自可痊愈；一则升提中气，恢复其升阳举陷之功，中不虚，气不陷，阴吹亦无源而生。

中成药：补中益气丸，每次10粒，每日2次，连用半月以上。附子理中丸，每次6~9g，每日3次，用于脾胃阳虚有寒者。

【转归及预后】

此病因其少见，且患者不明其因，常疑虑不止。其实，本病预后良好，无明显后遗症。

【预防与调护】

1. 加强身体素质锻炼，改变气虚等体质虚弱状态。

2. 注意防寒保暖，尤其是房事后，更应防止肝肾受寒。

3. 做缩肛、提阴练习：吸气时，缓缓地收提肛门和前阴，呼气时缓缓放松，随呼吸节奏，反复进行，以改善并加强局部血液循环，及提升膀胱气化收缩功能。

4. 艾条灸神阙、会阴，以温任脉、暖肝经，疏通经络。

【临证经验】

本症实证极为少见，临床以虚证多见。

浊气从前阴而出，常责之于虚和寒，拟补虚、祛寒。

阴吹几乎是妇女专有之疾，当今男科临床偶亦有之。如外伤性尿道瘘，可经尿道排气，出现"阴吹"；尿道直肠瘘，有自肛门排尿，或经尿道排气及排出的尿液中混有粪渣及气体，皆属阴吹之候。单纯性尿瘘引起的气尿，多为气虚下陷证，治宜补中益气，处方脬损饮加减，即补中益气汤加牡蛎、五倍子、蚕丝炭、龟板、乌药、桑螵蛸、海螵蛸。尿瘘继发感染，多为毒恋瘀滞，治宜托里生肌，处方托里生肌散加减，常用药为：生黄芪、天花粉、鹿衔草、丹参、丝瓜络、白及、制乳没、赤芍、金银花、生甘草。又《验方新编》七味胎元丸，每服3g，每日2次；大豆甘草汤局部外洗，皆可配合使用。

【现代研究进展】

戴西湖等《在古今男科医案选按》中介绍：清代名医余听鸿曾治疗一男子阴吹案。前辈张景岳先生诊之，曰：男子阴吹无须药，候猪行屠行杀猪时，去毛之后用刀刮下之皮垢，即名猪肤，将水漂净，曝干，将阴阳瓦相合用炭煅灰存性，研细，以陈酒每服三钱，四服即痊。余听鸿认为，此法乃《金匮》"发膏煎"所衍化而成，并指出用猪肤者只用猪皮是不妥的，其实应该是指猪肤外之皮垢炮制而成。前人的实践证明，此法具有通便，使阳明之气从后阴而出之功效，故可使男子阴吹得以治愈。

又介绍杨乘龙治一寒邪直中厥阴男子阴缩阴吹案。

赵某，25岁，农民，已婚。1988年5月18日初诊。其时阴茎内缩，前后二阴泄气月余。患者于一个多月前由外地挖河工程回家，当夜房事，翌日冒雨帮工盖房时突发畏寒，小腹剧痛。经当地医疗点用镇痛、抗菌等药物治疗，腹痛略减，但继发阴茎内缩及肛门收紧感，尿道口不断泄出凉气，可吹动鸡毛或棉絮，矢气频频，并伴腰与尾椎骨疼痛，阴部及下肢觉冷。来诊时不发热，精神萎靡，面色晦暗，外生殖器内缩，仅露出龟头，前后二阴排气，肛门内缩及下部发冷如前。舌质淡，苔白腻，脉沉。杨氏认为此乃房劳伤肾，复感寒邪，阴寒直中阴经所致。治拟温阳祛寒为主。药用：熟附子15g，干姜、吴茱萸、小茴香、炙甘草各6g，肉桂（后下）5g，党参20g，白术12g，乌药10g。6剂。另用艾炙炙神阙穴。复诊：3剂后，阴茎伸出稍许。服完6剂，阴茎全部伸出，并可偶尔勃起，但勃起不坚即流精液，腹痛减轻，唯前后二阴泄气，肛门内缩及下部发冷未除。治宗前法，加升麻6g，以升提举陷。5剂。三诊：阴茎未再回缩，肛门复常，矢气大减，前阴偶有泄气，下部转温，仅晨起下肢觉冷。舌质淡，腻苔渐化。效不更方，继进8剂。四诊：药后前阴泄气已止，下肢冷感未除。虑及患者体虚未复，改以温通筋脉，脾肾同调。方用当归四逆汤化裁。处方：当归、白芍各12g，桂枝10g，附子15g，细辛3g，炙甘草、吴茱萸各6g，干姜5g，党参20g，通草6g。5剂。并嘱服补中益气丸、金匮肾气丸，每次各9g，1日2次。前后共24剂，药后阴缩、阴吹未见出现，余症亦除。

另介绍鲁承业治疗中气不足男子阴吹案：一吕姓中学教员61岁。自述近10天余感觉尿道中有气感，溺时有气从溺孔出，静时气感明显，动时感觉不著，时有自汗，大便尚调，矢气较多，平素夜眠不实，常服安眠药品。诊之，舌稍暗，苔薄白，脉象弦滑。证属肺气不足，肝气疏泄不利，膀胱气化失常所致。病似阴吹，但苦于读书过少，未敢妄断。拟服补中益气丸，每次10g，日服2次，共服360g，经追访得之，斯病已愈。[《北京中医》，1983（4）：39]

按：阴吹前人有认为因谷气实而作，而鲁承业则同意本病有非因谷气实而为中气下陷所致者，故不用润肠剂，而服具有补益中气的补中益气丸而获疗效。

【小结】

男子阴吹是男科极为少见的症状，临床以虚证为多，或为肝肾虚寒，或为中气不足所致，故治疗上以温阳祛寒或补中益气、升阳举陷为主。

第十二节　血精症

血精即是精液中混有血液。它既是病名，又是症状，中西医共有其名，因其属于"隐疾"，不易被发现；常为无痛性，易被疑为"恶疾"；加之受传统观点"男子血贵"、"一滴精，十滴血"的影响，所以一旦见到血精，患者及家属都十分恐惧，谈血精而色变。

过去认为，血精主要是精囊结核所致，现在看来，血精最常见于精囊炎，并以此为主要特征，其次为前列腺炎，再次为精囊结核，偶可见于精囊肿瘤。

就临床资料分析，血精有以下特点：

（1）发病年龄不限：少、青、中、老均可出现。临床所见，最小者年仅 14 岁，初次遗精便为血精；最大者 78 岁，梦遗时出现血精。但大都发生在性活动旺盛之青中年。

（2）发作呈间歇性：很多血精患者，未经治疗，亦会自行消失，然并非痊愈。Yn 报道有 55% 复发率，Learg 及 Aguils 报道 150 例血精患者，85% 的间歇期为数周至数年不等。

（3）其他症状不明显：血精发生时，常缺乏其他临床症状，开始尚未察觉，直待排除女方月经后，始提醒为男方精液问题。

中医又称血精为"赤浊"。病变部位在精室。常见证型有阴虚火旺，湿热下注，气血两虚等。临床虽有虚实之分，但以虚证居多。根据临床特点和疗效观察，本病经及时治疗，一般能获愈，预后良好。

【病因病机】

《诸病源候论》曰："虚劳精血出候。此劳伤肾气故也。肾藏精，精者血之所成也。虚劳则生七情六极，气血俱损，肾家偏虚，不能藏精，故精血俱出矣。"

《医宗必读》曰："赤白浊……浊病即精病，非溺病也。精者血之所化，浊去太多，精化不及，赤未变白，故成赤浊，此虚之甚也。所以少年天癸未至，强力行房，所泄半精半血；少年施泄无度，亦多精血杂出。虚滑者，血不及变，乃为赤浊。"

说明古人已认识到房劳过度是血精的主要病因，肾虚是血精的主要病机。盖"劳则必伤其精血"。房劳过度则伤肾，肾阴不足，虚火自炎，梦交或性交之时，欲火更旺，精室被扰，迫血妄行，血从内溢，乃成血精；或青年人相火旺盛，手淫排精，或强力入房，或强忍精出，精室之血络受损，血随精流，每可导致血精。

某些血精患者，素体气血虚弱，加上精血消耗日久，气不摄血，血溢脉外，后期可见心脾两虚，气血两虚之象。

【诊断与鉴别诊断】

1. 诊断

本病诊断并不困难。凡肉眼见到血性精液，或精液镜检时发现红细胞，即可诊断为血精症。

血精有轻重之分。重者肉眼能看到精中有血，称为"肉眼血精"；轻者需借助显微镜检查，在精液（或前列腺液）中发现有红细胞，称谓"镜下血精"。古医书中所称的血精，多指肉眼血精，或称重症血精。其见症是：排精（包括遗精、滑精、手淫或性交排精）时看到血性精液，其色鲜红、淡红、暗红不等；其量或多或少，少者精中偶见血丝或血迹，多者每次排精均见血液，有的夹有血块，若大量血凝块形成，可影响排尿。

血精有急性、慢性之别。急性者常有寒战、发热等全身症状，下腹部疼痛，放射至腹股沟、会阴部，及痛性射精；若有尿频、尿急、尿痛，排尿困难，终末血尿，尿道分泌物等局部症状，延久可转为慢性，其症易与慢性前列腺炎相混淆，且常同时存在；但肉眼或镜下血精，是精囊炎的主要特征，据此不难鉴别。

血精的合并症：大量血精可引起急性尿潴留。另有久为血精所困，可出现一系列性功能障碍。至于是否影响生育，因人而异，多数患者照样生儿育女，部分患者可导致不育。

2. 鉴别诊断

血精与血尿和血淋虽均出于尿道外口，但由于其来源和精囊的炎症、结核、结石、肿瘤等疾病均可发生血精，临床应注意检查区别。

为鉴别血精来源于前列腺还是精囊腺，在临床化验检查时可分别采集前列腺液和精囊液进行常规、结核菌及肿瘤脱落细胞检查，以资鉴别血精来源及性质，必要时可作 B 超、输精管精囊造影或 CT、MRI 等检查，以观察精囊及射精管各种病变。

【辨证施治】

1. 阴虚火旺证

多见于慢性期。

证候：血精鲜红量少，腰膝酸软，潮热盗汗，心烦，口干，耳鸣。舌红苔少或无苔。或舌有龟裂或有剥苔，脉细数。

基本治法：滋阴降火，凉血止血。

方药运用：常用验方二至地黄汤。二至地黄汤，由二至丸与六味地黄汤合方组成。二至丸源出于《女科证治准绳》，方中女贞子甘苦平，补肝肾，泻相火；墨旱莲甘酸凉，滋肝肾，凉血热，两药成于冬夏二至，故以二至为名，药味虽少，补而不腻，实为妙方。六味地黄汤源出于《小儿药证直诀》，功效滋补肝肾，三阴并进，专治肝肾阴虚，兼夹虚火上炎，阴不内守之疾，实乃治疗肾家之主剂。《医方论》："此方非但治肝肾阴不足，实三阴并补之剂。有熟地之腻补肾水，即有泽泻之宣泄肾浊以济之；有萸肉之温涩肝经，即有丹皮之清泻肝火以佐之；有山药之收摄脾经，即有茯苓之淡渗脾湿以和之。药止六味，有开有合，三阴并治，洵补方之正鹄也"。

中成药：①二至丸合六味地黄丸，各服 5g，每日 3 次；②知柏地黄丸，每次 8 粒，每日 3 次；③大补阴丸，每次 6g，每日 3 次。

食疗：猪肾 1 对，黑豆 500g。制法：将猪肾剖去筋膜，洗净，和黑豆加水同煮，水不可放得过多，煮至黑豆熟而不烂为度。将黑豆取出晒干，武火微炒。用法：猪肾食用，黑豆嚼食，每日 30~60g，半个月为 1 疗程。

2. 湿热下注证

多见于急性期或慢性期急性发作，或合并尿路感染者。

证候：血精量多。尿频、尿急、尿痛、尿黄、尿血，小腹、腰、会阴部疼痛，恶寒发热，口干而黏，舌红苔黄腻，脉弦滑数或濡数。

基本治法：清热凉血，化湿泄浊。

方药运用：加味四妙汤。方中苍术辛苦而温，芳香而燥，直达中州，为燥湿强脾之主药，但病既传于下焦又非治中可愈，故以黄柏苦寒下降之品，入肝肾直清下焦之湿热，乃标本兼治，上下两定之法也。牛膝引药下行，薏苡仁健脾利湿，而成四妙之方。复入土茯苓、车前草、荔枝草、连翘、六一散以增强清热利湿之功，板蓝根、小蓟、土牛膝、丹皮、青黛凉血止血。湿热得化，浊气得清，则精室安而血不妄行矣。

中成药：四妙丸，每次5g，每日3次。

食疗：猪脬（膀胱）2具，薏苡仁100g。制法：将猪脬温水漂洗干净，切成条状，锅中加油微炒，放入薏苡仁及葱、姜、糖适量，文火炖煮成粥。用法：以上为一日量，1~2次食完，空腹食用。半月为1疗程。

3. 心脾两虚证

多见于后期。

证候：血精色淡而稀。心悸或失眠，健忘，纳少便溏，舌淡苔薄腻，脉虚数。

基本治法：补养心脾，益气摄血。

方药运用：归脾汤。血不归脾则妄行。参、术、黄芪、甘草之甘温，所以归脾；茯神、酸枣仁、远志、龙眼之甘温酸苦，所以补心，心者脾之母；当归滋阴养血，木香行气而舒脾，既以行血中之气，又以助参、芪而补气，气化则能摄血，血自归经而诸症悉除矣。

中成药：①归脾丸，每服6g，每日2次；②人参养荣丸，每服6g，每日2次。

食疗：胎盘膏：新鲜胎盘1具，洗净，漂至水清为度，切碎，加水煮烂，加冰糖250g收膏，每次2匙，每日2次。

【转归及预后】

血精如系精囊炎引起，通过适当调治，多能痊愈；如调治失当，容易出现反复，转成慢性，再经调治，仍可奏效。一般预后良好。

对反复不愈，特别是老年患者，要在查明病因、明确诊断，以免贻误病情。如系精囊癌、前列腺癌所致，预后较差，须及早手术治疗，否则易发生转移，危及生命。

【预防与调护】

1. 以良好的心态对待本病，保持心情舒畅，解除思想负担，树立治疗信心。

2. 急性期禁忌精道器械检查和前列腺精囊按摩。

3. 禁欲。避免性冲动，暂时中断性生活，尤忌不洁性交。

4. 慢性期可作热水坐浴或中药坐浴，但不育患者勿用。

5. 加强营养，清淡饮食，戒除烟酒，忌食辛辣刺激性食物。

6. 注意外生殖器卫生，积极治疗包皮炎、尿道炎、前列腺炎等原发病。

7. 适当体育锻炼，注意劳逸结合，避免久坐，勿骑马，骑自行车，减少对会阴部的压迫。

8. 避免滥用抗菌药物，以免影响肝肾功能，或导致体内菌群失调，加重病情。

【临证经验】

治疗原则：阴虚火旺者滋阴降火；湿热下注者清热利湿；心脾两虚者补养心脾。

1.1978 年，徐教授在国内首次报道用中药二至地黄汤治愈血精 1 例。其病案摘要如下：

患者洪某，37 岁，已婚，工人。初诊（1977 年 2 月 26 日）。患者二三年来，性交时所射之精为血性，色红质稠，近二三月来症状加重，每次性交时均为肉眼血精，同时伴有少腹及睾丸隐痛，溲黄口干，性情急躁，夜寐盗汗等。迭经西医治疗无效。检查：外阴无异常，两侧睾丸等大，附睾不肿硬，左侧精索静脉曲张，前列腺（−）。精液常规：脓细胞（++++），红细胞（++++），计数 0.58×10^8/ml，活动率 15%，畸形率 20%，血蚴检查（−），血沉正常，脉细弦，苔薄微黄。诊断：血精（慢性精囊炎）。中医辨证：阴虚火旺，精室被扰，血热妄行。治拟滋阴降火，佐以凉血止血。处方：大生地 12g，大白芍 10g，女贞子 10g，墨旱莲 10g，云茯苓 10g，车前子（包）10g，建泽泻 10g，粉丹皮 6g，糯稻根须 15g，台乌药 6g。5 剂。

复诊（1977 年 3 月 3 日）：药后血色精液明显变淡，全身症状改善，唯小溲仍黄，原方加川黄柏 6g。5 剂。

三诊（1977 年 3 月 8 日）：肉眼血精已消失，小溲亦不黄，除左侧精索静脉仍曲张外，余无不适，复查精液常规未见脓细胞及红细胞。病已基本痊愈，再予原方巩固。

本例肾经偏虚，故筛山药；又因萸肉缺货，故易白芍之酸寒，以助地黄之药力；生地改为熟地，重在滋养肾阴；糯稻根须味甘苦平，有退虚火、敛盗汗之功；台乌药走少腹，入肝肾之经，行气止痛；二诊时因其小溲仍黄，湿热未清，再加黄柏以清下焦湿热，方中止血药虽不多，而血精迅速消失，全赖二至地黄汤滋肾阴、凉血热之功。

按血精一症，临床以阴虚火旺兼湿热下注者居多，治疗以滋阴降火、清利湿热为原则。二至地黄汤为主方。按六味功专滋阴降火、二至更兼凉血止血，正与本病病机相合。或云湿热一层，尚未顾及，其实六味即为标本同治之方。如清·尤在泾所说："六味治肾间湿热"（《静香楼医案》）。若湿热之证明显者，始用四妙汤加减。

2.1982 年，徐教授根据现代医学将血尿分为肉眼血尿和镜下血尿的诊断标准，首次将血精分为"肉眼血精"和"镜下血精"两类。并指出早在隋·巢元方《诸病源候论》中就有关于血精的记载，以及血精的病因病机，辨证论治要点，奠定了中医认识和治疗血精的基本框架，得到同行专家的认可和广泛应用。

（1）滋阴降火是治血精之常。根据历代文献记载及目前临床观察，本病属阴虚火旺，血热妄行者最为多见。大凡病程较长，年龄偏大，体质较弱，追溯病史有房劳过度的血精患者，常可见到此证。二至地黄汤为补益肝肾、滋阴降火之对症良方，盗汗加煅牡蛎、糯稻根须；腰酸加川断、杜仲、桑寄生；头晕加杞子、沙苑子、甘菊。肾阴既充，虚火既平，不用或少用止血之品，而血精自止。如患者高某，南京某大学教师，44 岁，已婚。近 2 月性交或遗精时均系肉眼血精，并有舌苔龟裂，部分剥脱，脉细带数等明显阴虚体征，始服二至地黄汤 12 剂，疗效不著，后加知母、黄柏、龟板，进服 5 剂，血精即止，剥苔好转，再以原方续服 30 剂，诸症痊愈。

（2）清热化湿是治血精之变。某些病程较短，年龄较轻，体质较强，如因包皮过长，或性交不洁，或有手淫恶习，有梦而遗的血精患者，常常兼有男性生殖系的其他感染。在清热化湿的基础上，是否兼顾这些夹杂病证，直接影响治疗效果。如合并睾丸、附睾炎者，宜参入《全生集》枸橘汤（全枸橘、川楝子、秦艽、陈皮、防风、泽泻、赤芍、甘草）；合并慢性前列腺炎者，宜参入杨氏萆薢分清饮（萆薢、菖蒲、甘草梢、益智仁、乌药、茯苓）；前列腺炎有急性发作征象者，宜参入龙胆泻肝汤；如合并尿道炎者，宜参以钱乙导赤散（生地、木通、生甘草梢、竹叶），临床必须灵活变通用之。如患者张某，32 岁，已婚。肉眼血精 7~8 年，反复发作，经中西医药物治疗无效。伴神疲乏力，面色黧黑，头昏，舌红苔少，脉细而数等症。1979 年下半年按阴虚火旺论治，服滋阴降火剂 40 剂，血精消失，全身症状亦除。1982 年夏因挑水导致复发，精色紫红，溲黄，口干苦而黏，大便溏薄。舌苔黄腻，脉弦滑而数。服滋阴降火剂 15 剂无效，转用清热利湿剂 10 剂，血精及诸症若失。

（3）补益气血是治血精之本。血精日久可致心脾气血两虚；心脾气血两虚亦可导致血精，有时互为因果，形成恶性循环，加重或迁延病情。因此，必须以补益心脾气虚治其本，而以归脾汤为主方，圣愈汤、人参养荣汤等亦可选用。如见中气不足，气虚下陷者，又宜以补中益气汤为主。芡实一味，每多加入，取其甘平无毒，益脾固肾。他如麦芽、神曲、鸡内金等健脾助运之品，亦宜佐用，使补气血而不腻，养心脾而不滞，如此，气血生化有源，血归脾统而安，则血精自愈矣。如患者周某，54 岁，已婚。患血精十余年，伴有血尿。在某医院作静脉肾盂造影，泌尿系未发现阳性病变。后检查诊断为精囊炎、前列腺炎，经长期中西医药治疗后，血尿消失，血精不愈，每次性交时均有肉眼血精，有时尿道口流出血性黏液，同时伴有面色㿠白，头昏耳鸣，神疲乏力，失眠心悸，食少便溏，会阴部有下坠感，舌淡，苔薄白，脉弱。辨证为久病气血两虚，中气下陷，气不摄血。予归脾汤加芡实、蒲黄炭等，1 月而血精止，3 月而诸恙安。

（4）凉血止血是治血精之标。如每次排精均有肉眼血精，量多色红，或镜下血精不易消失，同时还觉得尿道灼热，舌边尖红，甚则起刺，脉象带数等症者，则宜分别于滋阴降火或清热利湿剂中，参以凉血止血之品治其标，如苎麻根、小蓟、侧柏炭、血余炭、藕节炭等，血遇凉则凝而不妄行，其中苎麻根甘寒无毒，尤为凉血热，安精室之要品，一般宜重用至 30g。如强力行房，或手淫排精，以致血精而夹有血块，排精时尿道疼痛者，又宜加入茜草、紫草等凉血止血而兼活血化瘀的药物，或用参三七、失笑散、琥珀等亦可。即使气血不足或心脾两虚者，亦可酌加一二味，以助控制血精。如患者史某，成年，未婚。1 年来遗精为肉眼血精，呈咖啡色，诸治无效。经通信治疗 1 次，服二至地黄汤 20 剂，肉眼血精消失，临床症状明显好转，但镜检精液常规仍有少许红细胞，于原方中加入血余炭、藕节炭、苎麻根等味，进服 5 剂，精液常规中红细胞及临床症状消失。随访 1 年，血精未再出现。

3. 有关血精的引经药，古今罕见收录。本人根据清·王孟英的经验扩充其意，将烧裆灰、两头尖、土茯苓、天花粉、竹茹、薤白、滑石、白薇、槐花、野菊花、川楝子、绿豆、生甘草梢等列为引经药，在大队辨证论治处方中，随症选加一二味，直趋病所，以增强药效。

【现代研究进展】

1. 张琪主张血精治宜标本兼顾

精囊炎常与前列腺炎同时发生，因此辨证治疗基本同前列腺炎，但有部分患者精液带血（包括镜下及肉眼），相当于中医血精病。多因精囊素有湿热，又感受寒邪，外寒内热证。余对本病的治疗采用清热凉血，化瘀与温肾补肾法合用效果颇佳，兹举一病例说明。

吕某，59岁，干部，1991年10月15日初诊。发病1年余，会阴部及睾丸胀痛，肉眼血精，腰酸不耐久坐，畏寒，诸治不效，来门诊求治，舌苔干，脉象沉。始以温肾寒、清热解毒之剂治疗，睾丸及会阴部胀痛有好转，但血精不见减轻，尿色如浓茶，舌苔干，脉象沉滑，改用温补肾气，清热凉血化瘀法治疗。处方：熟地黄20g，枸杞子15g，菟丝子15g，女贞子15g，知母15g，黄柏15g，肉桂10g，小茴香15g，茜草20g，血见愁30g，桃仁15g，大黄5g，蚤休30g，白花蛇舌草50g。水煎服，每日1剂。服上方14剂，会阴部及睾丸胀痛明显减轻，血精好转，镜下红细胞10个左右，药已对症，嘱继服上方。继服14剂，会阴及睾丸胀痛已除，腰部仍稍有酸痛，精液常规红细胞3~4个，前方加龙骨20g，牡蛎20g。继服14剂后，于12月1日复诊时，精液检查红细胞已转阴，仅腰久坐仍觉酸痛，其他症状基本消除，嘱停药观察。前列腺炎及精囊炎皆属足少阴经，之所以缠绵不愈，乃因病机错综复杂，肾虚而膀胱湿热，本虚标实，虚实寒热错杂，故治疗棘手。余对此病治疗一面补肾气，包括调整肾中阴阳之偏，即偏于肾阴虚者，多用滋阴之品，稍加助阳以反佐；偏肾阳虚者，重用温肾阳之品，佐以滋补肾阴之剂。补肾的同时，再用清热凉血化瘀之剂，尤以用少量大黄化瘀泄热止血与桃仁活血化瘀合用，止血效果更佳。其他清热解毒之品选而用之，如重楼、白花蛇舌草、茜草、蒲公英等酌加应用，相辅相成，效果更佳。

2. 吴宜澄认为治血精首重清精

本组36例血精患者，均作了细菌学检查，其中24例有阳性发现，阳性率66.7%，这些病人按照药物敏感试验用过抗生素，但效果均差，病情反复发作，细菌学检查久不转阴；相反，因使用抗生素日久却发生了各种各样的问题。笔者认为，血精患者多属虚证，阴虚火旺是其本，湿热下注不可忽视。说明应先解决湿热问题，故清精汤中用了土茯苓、萆薢、栀子，尤其合并慢性前列腺炎者效果好。方中生地滋阴凉血，白芍养血敛阴，由于出血乃该症主症，故用大小蓟、白茅根凉血止血，同时又用当归养血活血化瘀，以防邪滞难除，同时清湿热药得活血化瘀药物，亦能更好地发挥效果。生甘草调和诸药，同时有清热解毒作用。诸药合用滋阴而不助湿，清热而不伤阴，止血而不留瘀。

3. 陈志强等论血精

精囊炎是男科常见病，现代研究表明：精囊腺分泌的精囊液占人体射出精液的40%～50%，精囊腺产生的果糖又是精子代谢的重要来源，如果精囊发生炎症，必然会使精子的生存环境改变，精液内的果糖含量亦会减少，引起精子活力不足，导致精液质量下降，甚至不育。因此，加强对本病的认识对临床医生来说非常重要。

由于精囊本身的生理结构特点，一方面构成精囊的管状腺体高度蟠曲，发炎之渗出物引流不畅；另一方面精囊血运较差，局部难以达到有效的药物浓度，致使部分患者反复发作。中医治疗本病有一定的特色和优势，尤其是慢性精囊炎，中医辨证多属于气滞血瘀及脾肾两虚，通过活血通络、补肾健脾来消除病因，使离经之血循行常道，常能收到较好效果。现代研究证明：活血祛瘀药能改善毛细血管通透性，增强吞噬细胞功能，抑制炎症反应，能促进损伤组织的修复及细胞再生，能抑制组织异常增生，调节结缔组织的代谢。补虚药亦能增强机体对各种有害刺激的非特异性抵抗力，能升高外周白细胞和增强网状内皮系统的吞噬功能，从而达到消除炎症的作用。近年来，随着对本病病因病机认识的深入及方药运用上的日趋丰富，疗效也逐渐提高。但也存在一些问题，从现有的临床资料看，精囊炎的临床个案和经验报道占大多数，由于缺乏有效的中药复方及单味药的筛选及药理研究，使中药治疗本病的针对性不强，重复率不高，今后应积极开展中医药诊疗的大样本观察和中西药治疗的对照研究，积极开展药理研究，注意药物剂型的改进和多途径用药，全面提高本病的诊疗水平。

4. 徐其龙认为慢性精囊炎治宜凉血、活血、止血

慢性精囊炎是以血精为主要特征，中医学中属于精浊之赤浊，感邪是病因之一，但本虚是感邪的重要因素，多由房劳过度嗜辛辣而致肾阴内损、火扰精室而血络损伤，病机多为肾阴亏损，瘀滞湿热并存。现代医学认为由于细菌感染而致精囊毛细血管通透性增强，血管损伤而致出血。本组60例慢性精囊炎，以犀角地黄汤合六味地黄汤变化成方，具有滋阴清热凉血止血之功效。其中用水牛角、生地、丹皮、茜草、赤芍滋阴凉血、散瘀止血；用紫草、石韦、炒栀子、黄芩、蚕休、马鞭草、鹿衔草、荔枝草、泽泻清热解毒，通利下焦，甘草调和诸药。现代医学认为，以上诸药具有抗炎止血、降低毛细血管通透性作用，尤须指出，方中紫草具有抗绒毛膜促性腺激素的作用，可减轻精囊、前列腺之充血，有利于精囊炎恢复。

5. 任大成从五脏辨治血精

血精是男科常见病证，病程缠绵，迁延难愈，临床颇多棘手之处。文献报道所列证型繁而杂，却少有超出湿热下注和阴虚火旺范畴者，病位多局限于肝肾两脏。我们在实践中体会到，以五脏辨证血精较前诸法更趋合理，获效亦佳。

（1）肾阴亏虚，相火妄动者，治宜滋阴泻火，凉血宁络：素体阴虚或久病，热动精室，加之房劳不节，恣情纵欲，常使肾水亏耗，水不制水，阳热亢极，相火无制，扰动精室，损伤脉络，而成血精之疾。

李某，34岁，已婚，血精时作1年有余，形体较瘦，甚为忧虑，时值盛夏，又见精液混有少许鲜红血丝，阳强易举而泄早，头昏耳鸣，腰酸膝软，烦躁易怒，眼眵多，尿黄赤，舌红绛，脉弦细数。予滋水清肝饮化裁。药用：生地24g，熟地24g，枣皮12g，丹皮12g，栀子12g，赤芍12g，白芍12g，柴胡6g，茯苓6g，泽泻6g，仙鹤草15g，地榆炭15g，水牛角（先入）30g。进7剂后诸症减轻。上方变通续服半月，精液隐血检查正常，终以二至丸合知柏地黄丸巩固3月，病情未有复发。

按：此型在临床上最为多见。《明医指掌》云："夫赤白二浊……总归于火……血为火迫，不及化精，从乎血也。"滋水清肝饮系清·高鼓峰所创，由六味地黄丸与丹栀逍遥散合方而成。患者过欲，精血既亏，相火日旺，真阴日竭，故以六味地黄丸壮水制火以培其根本，复以丹栀逍遥散清泻相火，针对扰病之郁火，再佐以水牛角，仙鹤草、地榆炭凉血止血。

（2）肝经实热，扰袭精室证，治宜清热解毒，泻肝利湿：感受湿热邪毒，或内伤七情，五志化火而致肝火旺盛，饮食不节，过食辛辣烟酒肥甘厚味，内生湿热，流于肝经，两者均可循肝经下移精室，灼伤血络，而成血精之候。

戴某，45岁，已婚。血精3月余，射精时尿道、会阴烧灼胀痛、阴部汗多黏滞色黄，口干苦，大便臭秽不爽，尿短赤，舌红苔黄腻，脉弦滑数。初诊投柴胡渗湿汤7帖无明显效果。二诊改从龙胆泻肝汤化裁。药用：龙胆草6g，丹皮6g，栀子12g，黄芩12g，生地12g，泽兰12g，泽泻12g，猪苓12g，当归8g，木通8g，车前子15g，仙鹤草30g，连服半月，诸症消，血精止，最后以三妙丸收成全功。

按：此案辨证为肝经湿热，流注精室所致，热毒甚重，非柴胡渗湿汤之力所及，后改用龙胆泻肝汤获效。龙胆泻肝汤大苦大寒，上泻肝经实火，下除精室湿热，于本案最为贴切。此案病家体质壮实，以龙胆泻肝汤化裁服用无虞，临证时唯须时时顾护脾胃，免遭戕害。

（3）脾气不足，统摄无权证，治宜补脾升阳，益气固摄：饮食劳倦，损伤中土，脾气不足，固涩统摄无权，以致精血同出；脾虚中阳下陷，郁遏"阴中而发热"（柯琴语），精室血脉受损，亦为精血之患。

李某，37岁，已婚。血精病史2年。刻诊精液呈淡红色，神疲倦怠，头目昏晕，少气懒言，大便溏泄，舌淡苔薄白，脉细无力。投补中益气汤加减。药用：太子参15g，黄芪15g，白术10g，当归10g，升麻9g，柴胡9g，白及粉9g，三七粉9g，陈皮6g，炙甘草6g，连服半月而愈。

按：此案例血精，虽直接表现出脾虚中气不足证，实与元气亏损有很大关系。《诸病源候论》中巢元方论及血精之病机概为"劳伤肾气故也"。择方补中益气汤，除补益脾土中气之外，当能借助人参之力以顾护元气，况有补中所亦即补肾气之说，故此方用于正虚邪恋之血精，只要灵活变通得法，效验颇佳。

（4）心君火盛，下扰精室证，治宜清心泻火，养阴安神：淫思妄想，所愿不遂，世劳思用心过度，心阴暗耗，君火独亢，扰于精室，损伤血络，血精之病遂成。

张某，24岁，未婚。平素性欲旺盛，夜梦纷纭遗精频繁，初夏时节诉遗精后衣被染有血渍，心中烦躁不安，失眠多梦，诸症日甚，伴尿短，赤涩痛，舌光赤苔少，脉细数。以导赤散合清心莲子饮加减。药用：黄芩10g，地骨皮12g，麦冬12g，莲子肉12g，茯神15g，生地炭15g，大小蓟各15g，竹叶9g，甘草梢9g，木通6g，白茅根30g。共服十余剂，遗精减少，色平，随访两月未见血精之象。

按：本案表现一派心经火旺之象，实素有欲火暗耗心阴之根，故以清心莲子饮加参芪以养心阴，导赤散利水导热下出，相得益彰，共收佳效。

（5）肺金伏热，灼水犯窍证，治宜泻肺清热，滋水宁络：素有温热之邪，肺阴内耗，复染新邪，邪热壅肺，下灼肾水，阴精受戕，则血精之恙顿生。

周某，32岁，已婚。间断血精2年，秋令再发，精液色体鲜红，伴见全身不适，胸中烦闷，口鼻干燥，干咳少痰，大便秘结，口干苦，脉数且右寸关浮滑。予泻白散加减。药用：地骨皮12g，桑白皮12g，黄芩12g，焦栀子12g，桃仁12g，碧玉散15g，服4剂，大便畅，干咳消。送进10剂，诸症全除，射出精液未见血液相混，续按前意调整以善其后。

按：此案病程2年不愈，素因肺中伏热作祟，秋令之气复现，故辨为肺之燥热，下灼精室，伤及脉络，故投泻白散泻肺中伏火以清其源，肺热得消，脉络得平，则精血自止。

血精从五脏辨证论治之说，临证应处理好以下四个方面：①要注意饮食生活调摄、控制性生活频度，一般半月1次为宜，尽量减少性冲动，忌吃辛辣腥燥，戒烟酒，勿劳累；②"虚"存在于血精的各个证型、阶段，只是因某种原因暂导致相对"实些"，因此临证时要时刻注意扶正，尤其是养阴；③血精热证偏多，热邪耗阴灼液易成热瘀互结之证，或久病入络，瘀血内结，致使血精缠绵不愈，是时需添用活血祛瘀之品，尤其是在疾病后期往往还需加重活血之品，减少血精复发可能；④虽然血精出血量少，无突变之言，但若能在初始之时佐以少量收敛止血药以治其标，往往可以缩短疗程。

【小结】

1. 血精是中西医共有的病症名称。分肉眼血精和镜下血精两类。中医药治疗效果较好，一般预后佳良。

2. 血精的诊断并不困难。对顽固难愈和老年患者，须作进一步检查，以明确诊断，判明血精来源、性质，预后转归及治疗方法选择。

3. 血精多属虚证。阴虚火旺是其本，湿热下注是其标，气血两虚是失血失精之果。故其治疗原则是：滋阴降火是治血精之常，清热化湿是治血精之变，补益气血是治血精之本，凉血止血是治血精之标。

4. 徐福松教授治血精要旨：血精初起，必先用寒凉，凉药不能止，或虽稍止，而终莫能治，法当甘温以补，若开首便温，适足以招谤，亦非自全之道也。

5. 预防与调护，要在树立治疗信心，切忌局部受热、受压、受刺激损伤，忌食烟酒辛辣刺激性食物。

6. 现代研究注重标本兼顾，五脏辨治。

参考文献

[1] 王秀献，张淑芳，刘毅，等．藿朴夏苓汤新用 4 则［J］．河南中医．2003，23（5）：56

[2] 周秀扣，傅红霞．中药内服外用治疗 Fournier 综合征［J］．浙江中医学院学报，2000，24（2）：30

[3] 朱继良．中医治"阳缩"有奇效［J］．男科医学，2005，9（1）：39

[4] 朱进忠．桂枝龙骨牡蛎汤的临床应用［J］．山西医药杂志，1976（4）：31

[5] 程东旗．从十则医案看亡阳证的辨证论治思路［J］．中国中医基础医学杂志，1999，5（12）：48

[6] 徐福松．血精治验 1 例［J］．新中医，1978，2：39

[7] 徐福松．中医治疗血精的初步体会［J］．辽宁中医杂志，1980，9：39

[8] 徐福松．谈谈血精的辨证论治［J］．江苏中医杂志，1982，5：17

[9] 吴宜澄．清精汤治疗血精 36 例治疗观察［J］．男科研究新编，2002，185

□ 第九章 □

男科常见疾病诊治

第一节 男子性功能疾病

性欲减退

性欲减退（decreased sexual desire）是指在有效的性刺激下，没有性交欲望或厌烦房事，毫无快感，这种性冷淡反应是性功能障碍的一种表现。

患者大多既往性欲正常，因各种因素出现与其年龄不相适应、不一致的性欲淡漠，性行为表达水平降低和性活动能力减弱，性欲受到不同程度抑制。性欲减退往往与其他男科疾病并发，互为因果。长期在适当性刺激下不引起性欲者称为无性欲。另外，正常男性50岁以后，性欲逐渐减退，70岁左右消失，这种随年龄增长而出现的性欲减退多为生理现象。

目前在男科疾病中，性欲减退在一般人群中发病率有所增加，大约15%的成年男性患者患有不同程度的性欲减退。

【病因病机】

1. 命门火衰，肾精亏损

先天不足，禀赋薄弱；或后天早婚，房事过度；或久病，或少年误犯手淫，或过服寒凉药物，或年老体弱，脏腑虚弱等均导致肾元亏损，命门火衰，生机缺乏而不思房事。

2. 气血不足，心脾两虚

思虑过度，暗耗心血；或慢性病经久不愈，耗伤气血；或后天失养，营养缺乏；或大失血，气血耗伤而致脾胃损伤，运化失常，化源不足，无以滋养先天肾精，气血不足，胞脉失养，而致性欲减退。

3. 心虚胆怯

身体虚弱，胆怯易惊，谨慎胆小，心胆气虚；或暴受惊骇，致心虚胆怯，进而畏惧房事，终致性欲淡漠，对各种性刺激无动于衷。

4. 肝气郁结

夫妻关系不良，性生活不和谐；七情内伤，情志抑郁；或思虑过度，情志不遂；或肝郁不畅，疏泄不及，气机失调，气血不和，肾阳为之不振，盖肝肾同源，宗筋乃肝所主，以致性欲低下。

5. 痰湿内阻

体脂肥盛，喜静少动，或嗜食厚味，脏腑功能失调，水液气化输布失常，津停成痰湿，蕴久生热，下注宗筋，宗筋纵而阳事不举；痰浊内阻，气机不达，命门之火被遏，而致性欲减退。

【发病机制及病理】

现代医学认为本病病因复杂，但归纳起来，可分为功能性和器质性两大类病因：

1. 功能性病因

（1）脊髓功能紊乱：如过度手淫、性交过频、纵欲过度等导致脊髓中枢功能紊乱，发生性欲减退或丧失。

（2）中枢性抑制：在大脑和边缘系统中性的抑制增强，便可出现性的抑制，如抑郁状态、长期紧张、强烈刺激、有过性创伤史、夫妻感情不和等。

2. 器质性病因

（1）性激素分泌不足：如睾丸发育不全、甲状腺功能减退、垂体病变等均可引起。

（2）慢性疾病：慢性肝炎、肝硬化、阿狄森病、帕金森综合征、高泌乳素血症、结核病、营养不良等。

3. 药物的影响

服用镇静剂、抗精神病药物、抗高血压药、抗癫痫药、雌激素、麻醉药品等均可产生性欲的减退。

4. 心理因素

此为常见的重要因素。中枢神经系统的过度兴奋或抑制，造成精神心理状态的异常、紊乱，尤其是性格脆弱者，更易受外界事物的影响产生焦虑压抑，干扰大脑皮层的功能，导致性欲减退。

5. 健康状态

体力、精力的不足及劳累也能导致性欲的减退。

【诊断与鉴别诊断】

1. 诊断

（1）病史中要了解有无其他系统性疾病及药物使用情况。

（2）正常夫妻生活中患者性兴趣、性要求明显减少，甚至没有；性交次数每月不足2次。

（3）正常强度性刺激不能引起性欲。

（4）性生活主动性差，多处于被动应付状态，与患者年龄和健康状况明显不一致。

（5）与体内性激素水平相关的性欲低下，内分泌检查可发现血清睾酮水平降低，雌激素或催乳素水平升高，如垂体功能低下、高催乳素血症、甲状腺功能低下等疾病。

2. 鉴别诊断

（1）阳痿：两者均为男性性功能障碍的常见病，两者的区别主要是性功能障碍的程度不同而已，阳痿较严重。性欲减退是指无性交欲望的勃起，能完成性生活；阳痿是虽有性交欲望，但阴茎也难以勃起，不能完成性生活。

（2）性厌恶：性厌恶是指对性活动存在持续的或周期性发作的厌恶和抵触，发病以女性为多。患者表现为对性生活的厌恶甚至恐惧，躲避任何形式的性行为。而性欲低下只是对性活动接收程度的变化，虽然患者对性行为缺乏兴趣，但并不躲避和恐惧性生活。

（3）性欲减退的功能性病因与器质性病因鉴别：①功能性：多为精神因素，并无慢性疾病史；病程反复，一旦诱因解除则症状缓解，呈间歇性低下，病情较轻；外生殖器局部无病变，阴茎夜间勃起试验正常；心理治疗多有效。②器质性：多有生殖器病史（外伤、手术史），慢性疾病史或服药史；病程持续，虽有反复，但不能恢复到原来的性欲状态，病情较重；外生殖器或神经系统多有异常，阴茎夜间无膨胀；内分泌检查有异常；心理治疗无效。

【辨证施治】

1. 肾阳不足证

证候：多见于老年人。日久无欲、入冬尤甚，伴见头晕耳鸣、面色㿠白、形寒肢冷、畏寒喜温、精神萎靡、健忘懒言、腰膝酸软、夜尿频数、遗精、阳痿、大便溏、舌质淡、边有齿痕、苔薄白、脉沉细弱。

分析：肾阳不足，命门火衰，机体失却温煦，故性欲低下、形寒肢冷、畏寒喜热、夜尿频数；腰为肾之府，肾虚则腰膝酸软；阳虚不能温运气血、上养清窍，故精神萎靡、健忘懒言、头晕耳鸣；肾阳不足，火不能暖土，则大便溏稀；舌质淡、边有齿痕、苔薄白、脉沉细弱为肾阳不足之象。

基本治法：温补肾阳。

方药运用：还少丹加减。方中仙茅、仙灵脾、锁阳、阳起石、肉苁蓉、大茴香温补肾阳；熟地、山萸肉、枸杞子、楮实子滋阴补肾，以达"阴中求阳"之目的；五味子，收涩精气。

中成药：全鹿丸，每次 8g，每日 2 次，淡盐水吞服。

食疗：鸡蛋 2 个，附片、山药各 10g，小茴香 5g，精盐 2g。先将小茴香、山药、附片、精盐放入锅中，加适量的水，煎煮两小时以上，然后将鸡蛋打在碗内，用滚开药液冲调即成，也可调入少许蜂蜜。每早服 1 次，坚持月余即可见效。

2. 肾精亏虚证

证候：多见于青壮年。性欲淡漠，伴见精神疲惫、肢体倦怠、头晕耳鸣、腰膝酸软、五心烦热、自汗、盗汗、遗精、口干舌燥，舌质红，苔少或无苔，脉细数无力。

分析：肾精亏损，不能兴动阳事，故性欲减退；虚热内生，相火扰动，故五心烦热、自汗、盗汗、遗精；火热伤津，故口舌干燥；成人肾精亏损，无以充髓实脑，则精神疲惫、肢体倦怠、头晕耳鸣；腰为肾之府，肾主骨，肾精不足，则腰膝失养，而腰膝酸软；舌质红少苔或无苔、脉细数无力为肾精亏损生内热之象。

基本治法：益肾填精。

方药运用：左归丸加减。方中重用熟地滋肾以填真阴；枸杞子益肝肾明目；山茱萸涩精敛汗；龟鹿二胶为血肉有情之品，鹿角胶重补阳，龟板胶偏滋阴，两药合力，沟通任督二脉，益精填髓，有"阳中求阴"之意；山药滋益脾肾，菟丝子配牛膝，补肾强腰膝、健筋骨。

中成药：左归丸，每次 8g，每日 2 次，淡盐水送服。

食疗：海参适量，粳米 100g。先将海参浸泡，清洗干净，切片后煮烂，同米煮为稀粥。可随意使用，能起到补肾益精养血之功。

3. 肝气郁结证

证候：性欲淡漠，伴见情绪低落、郁郁寡欢、胸胁胀满、善太息、焦虑烦躁易怒、纳差、口苦、少寐多梦、大便干结、小便短少，舌边红，苔薄黄，脉弦细。

分析：肝性喜条达而恶抑郁，肝失疏泄，气机郁滞，经气不利，则性欲淡漠、情绪低落、郁郁寡欢、胸胁胀满、善太息；郁而化火则烦躁易怒、口苦；郁火伤津则大便干结、小便短少；上扰心神则少寐多梦；舌边红，苔薄黄、脉弦细为肝气郁结之象。

基本治法：疏肝解郁。

方药运用：逍遥散加减。方中柴胡疏肝解郁；当归、白芍养血柔肝，当归又芳香行气，味甘可缓急是肝郁血虚要药；白术、茯苓健脾化湿，甘草调和诸药、缓肝之急；薄荷助柴胡散肝之郁热。

中成药：逍遥丸，每次 6g，每日 2 次，温水吞服。

食疗：橘皮 10~15g，杏仁 10g，老丝瓜 10g。以水煮 15 分钟，取汁代饮，可加入少许白糖。

4. 心虚胆怯证

证候：性欲淡漠，伴见精神恍惚、畏惧房事、心悸易惊、气短神疲、夜寐不安、失眠多梦，舌淡，苔薄白，脉细弱。

分析：心气虚弱，胆怯易惊，惊恐伤肾，导致性欲淡漠、畏惧房事；心气不足，则精神恍惚、气短神疲、夜寐不安、失眠多梦；舌质淡、苔薄白、脉细弱为心虚胆怯之象。

基本治法：益气养心，安神定志。

方药运用：安神定志丸加减。方中党参、白术补中益气；茯神健脾补中，宁心安神；酸枣仁补养肝血，以安心神；石菖蒲、远志开窍安神；川芎理气调肝；麦冬滋阴降火；再加生龙骨、生牡蛎平肝潜阳，镇心安神。

中成药：天王补心丹，每次6g，每日2次，温水送服。

食疗：磁石30g，以纱布2层包好，猪肾1~2个洗净切块，加水煲汤，汤成后，去磁石，调味、饮汤，食猪肾。

5. 心脾两虚证

证候：性欲低下，伴见阳事难起、面色萎黄、唇甲色淡、头目眩晕、神疲嗜卧、少气懒言、动则气促、心悸、健忘、失眠、多梦、消瘦、纳差、大便溏，舌淡苔白，脉细弱。

分析：气血两虚，肝络失荣，性欲低下，阳事难起；气血亏虚，上窍失荣则面色萎黄、头晕目眩；心失濡养则心悸、健忘失眠；气虚则神疲嗜卧、少气懒言；气虚脾失运化则消瘦纳差、大便溏稀；舌淡苔白，脉细弱为气血两亏之象。

基本治法：益气养血。

方药运用：归脾汤加减。方中党参、白术、炙甘草、大枣补脾益气养血；当归养肝补血；茯神、酸枣仁、龙眼肉甘平养心安神；远志交通心肾、宁心安神；木香理气醒脾，以防补血药之滋腻，有碍脾胃运化。

中成药：十全大补丸，每次9g，每日2次，温水送服。

食疗：北芪30g，杞子30g，乳鸽1只（去毛和内脏）。三味药放入炖盅内，加水适量，隔水炖熟，饮汤食肉。一般3天1次，3~5次为1个疗程。

6. 痰湿内阻证

证候：性欲下降，伴见形体肥胖、易倦嗜睡、喜静少动、胸闷纳少、恶心呕吐、肢体困重、腹胀纳呆、或阴部潮湿瘙痒、小便黄，舌淡红，苔白腻或黄腻，脉弦滑或滑数。

分析：肥人多痰湿，痰湿阻滞，下焦气机不利，导致性欲低下；痰湿阻胃，胃失和降则胸闷腹胀、易倦嗜睡、喜静少动、纳少、恶心欲吐、舌淡红苔白腻、脉弦滑；若化火形成湿热则阴部潮湿瘙痒，小便黄，舌红苔黄腻，脉滑数。

基本治法：理气燥湿化痰。

方药运用：苍附导痰丸加减。方中苍术、茯苓健脾渗湿，使脾健运化而痰无生；制南星、法半夏温化痰湿；陈皮、枳壳理气化痰；山药益气运脾，车前子、泽泻利水渗湿，共奏化湿消痰，调畅气机的作用。

中成药：二陈丸，每次2~3g，每日3次。

食疗：麻雀5只，粳米50g，葱白3根，白酒少许，煮粥熟即成。食粥每日1剂。

【其他治疗】

1. 心理治疗

性欲减退的患者大部分是精神及心理因素所引起的大脑皮层功能紊乱，即使在由各种疾病所引起的性欲低下中，也有相当一部分含有心理因素，因此心理治疗是一种首要的治疗方法。

（1）解除思想顾虑，协调夫妻性生活关系：如果男性缺乏性的要求，相对会表现出女性的性欲增强，性生活会发生不协调。这时女方不应责备，谩骂或对男方冷言冷语，应当鼓励体贴，使男方消除紧张情绪，陪同他到医院就诊，密切配合医生，坚持治疗。对于因为大脑皮层和脊髓功能紊乱所致性欲低下的病人，应停止性交或避免性活动一段时间，这有利于调节功能性紊乱，经过休息和治疗，又可以建立起新的性兴奋点，能增强性欲，鼓励妻子用接吻、触摸性兴奋点等方法来刺激和唤起对性的兴奋。

（2）注意排除影响性欲的环境因素：如与子女同居一室或与父母同居一室等，应尽量使卧室具有私密性。

（3）自我锻炼：应用自我刺激加强性反应法或用想象加强性感情法，巩固已取得的疗效，还可指导患者采用性感集中训练。开始时明确不要把性唤起和性生活作为目的，尝试过一段时间后，要鼓励患者在精神愉快时进行性生活；并特别注意语言和非语言的交流，回忆以往性生活的美好感觉，以此来加强性自主的观点，增强信心，往往在性交成功一两次后，性欲减退能明显好转。

2. 对原发病的治疗

对患全身性疾病、内分泌功能障碍及男性生殖系统疾病引起的性欲减退，应积极治疗原发病。随着病因的解除和原发病的好转，性欲减退也将得到改善。

对于药物引起的性欲减退，应停用对性欲有明显影响的药物，尽可能以对性欲影响较小的药物代替，或等治疗结束后，性欲减退会逐渐恢复，或适当用中西医结合治疗使其恢复。

治疗伴发的其他男科疾病，如阴茎勃起功能障碍和早泄等，一部分在勃起功能障碍治愈的同时，性欲减退也同时改善。

【预防与调护】

1. 协调夫妻关系，戒除手淫，清心寡欲。
2. 积极参加体育锻炼，可使中枢神经系统的兴奋和抑制过程均衡增强。
3. 对器质性原因导致者，要积极治疗原发病。
4. 避免服用导致性欲低下的药物。

【临床经验】

验案举例

案一　王某，32岁，1988年12月初诊。

结婚4年不育，近年来渐渐阳物不举，直至性欲全无，伴畏寒肢冷、腰膝酸软、神疲乏力、不思饮食，尤以上午头昏身重，至夜神情清爽，小便清长频数，余沥不尽，大便时溏，舌红苔白，脉弦。拟诊为肾阳亏虚，治以赞育丹温肾壮阳。

处方：肉桂 3g，熟地 13g，茯苓 10g，泽泻 10g，肉苁蓉 10g，鹿角霜 10g，怀山药 15g，制附片 15g，锁阳 10g。

5 剂后诸症好转，原方再进 7 剂，诸症已除，性欲恢复，阳物已能勃起。

按：本例肾气虚寒，命门火衰，性欲淡漠，作强无能，而致不育。故用生精赞育丹施治。赞育两字语出《中庸》："能尽物之性，则可以赞天地之化育；赞天地之化育，则可以与天地参矣。"赞，含帮助、佐助之意。由于本方能补肾壮阳，有佐助生育之功效，故取《中庸》"赞天地之化育"语，命名为"赞育丹"，使肾气充足，命火得扶，性欲唤起，阳事坚举，则子嗣可望。

案二　张某，35 岁，1997 年 6 月初诊。

因阳痿 6 年而于 1997 年 6 月经人介绍到我院就医，患者自述婚前就有阳痿难举病史，并几次欲与女朋友试交，但每举不成，婚后依然，渐性趣全无。在当地屡求医治，先后服用中药温肾壮阳之剂年余，仍性欲低下，阳痿不举，并伴有神疲乏力，头昏耳鸣，腰酸膝软，五心烦热，骨蒸盗汗，舌红苔薄，脉细数。拟为肾阴不足，方选虎潜丸加减。

处方：黄柏 6g，知母 6g，熟地 15g，狗骨 10g，龟板（先煎）15g，锁阳 10g，当归 10g，牛膝 10g，白芍 10g，陈皮 10g，紫河车 10g。服药 2 月。

3 月后随访无复发，其妻已孕 2 个月。

按：患者滥用壮阳，斫伤真阴，而致阴精亏损，阴不济阳，阳无所依，宗筋失养，从而使性欲减退，阴茎不能挺举，或举而不坚，或早泄，故入虎潜丸滋阴填精、补肾充髓法治之，使阴精充足，与阳相济，阳得阴助，宗筋受润则功能无穷。《张氏医通》谓："虎体阴性，刚而好动，故欲起潜，使补阴药咸随其性，潜伏不动，得以振刚劲之力，则下体受荫矣。"

案三　张某，28 岁，教师，2004 年 12 月初诊。

自述考研屡考不中，有神经衰弱病史，3 年来性生活不满意，近半年阴茎举而不坚，性欲减退，伴有头晕耳鸣、两目干涩、寐差梦多、健忘心烦、神疲肢倦，舌红苔少，脉沉细数。治以交通心肾，方选交泰丸加味。

处方：黄连 2g，肉桂（后下）2g，益智仁、熟地黄、杜仲、当归、枸杞子、山茱萸、鳖甲、龟板、紫丹参、金樱子、沙苑子、何首乌各 10g。

水煎服，每日 1 剂，加减续用 30 余剂痊愈。

按：心主君火，对相火有强大的支配和制约作用，亦可直接或间接地影响性欲。凡情绪激动，心神不宁，火旺阴亏，阳亢于上，阴衰于下，水火不济而致阳道不振。本方就是运用交通心肾之法，滋阴降火，引火归原，以使心肾交泰，故以"交泰"命名，情欲之府躁动矣。

案四　武某，34 岁。

性欲减退两年余，其妻屡为其购壮阳药未曾显效，前来就诊，见其舌红苔少，脉弦而细。辨为肝郁不舒，予四逆散加生地、白蒺藜、蜈蚣、当归、鹿茸调理1月而愈。

按：肝气郁滞，血脉运行不利，阳气难以布达，故久久不思性事。四逆散为仲景方，本为厥证而设，一以解郁泄热、达阳于外，二以升降气机、调和于内，则木气冲和，血脉通调，阳气布达，则欲思阳举乃瘥。然此为阳厥变证，与四逆汤之阴厥证有天壤之别。

【现代研究进展】

1. 金保方等关于性欲受精囊局部饱满度调控的研究

将210例性功能障碍（ED）患者随机分成治疗组136例和对照组74例，分别予以养精胶囊和五子衍宗丸，连服60天，通过国际勃起功能指数问卷表（IIEF）积分评估性功能的改变。结果：ED患者治疗组在治疗前后IIEF25积分由（11.26±2.72）分上升到（16.84±3.12）分；治疗后治疗组与对照组比较亦有显著性差异（P<0.01）。ED患者治疗组在治疗前后IIEF第11、12问题积分由（5.12±1.16）分上升到（8.50±1.02）分，发现养精胶囊可显著改善男性的性欲和勃起功能。

男性性功能的调节可能包括两部分：一部分就是公认的四种调控；另一部分则可能是精囊的饱满度的局部调控，即当精囊的分泌功能正常，精囊液达到一定量后，精囊内的压力增高，刺激精囊壁上的神经，使精囊壁收缩，从而激发性欲，引起射精。换句话说，当精囊分泌功能较强时，精囊内精囊液较多，压力较大，精囊的收缩力较大，故性欲较强；反之，若精囊分泌功能减弱（如精囊炎）或完全丧失（如精囊纤维化），则精囊内精囊液较少或无，压力较小，精囊的收缩力较小甚至不收缩，故性欲较弱甚至完全丧失。

养精胶囊的作用机制，可能正是促进精囊的分泌，增加精囊内的压力，刺激精囊壁的神经，引起精囊壁收缩，激发性冲动，从而提高性欲，引发阴茎勃起。该药由淫羊藿、熟地、黄精、紫河车、当归等组成。

2. 陈代忠等以疏活补肾汤治疗性欲低下

疏活补肾汤：柴胡、红花、五味子各6g，当归、白芍、茯苓、桃仁、丹参、淫羊藿、巴戟天、肉苁蓉、枸杞子、女贞子各10g，黄芪30g。每日1剂，200ml开水冲兑，早晚饭前半小时温服。经治疗60天后，15例痊愈，21例显效，24例无效，总有效率为60%。

从中医理论分析，性欲与脏腑、经络、气血阴阳、天癸相关，尤与天癸密切相关。肾虚、肝郁、血瘀可致天癸衰少，进而导致性欲减退。故自拟疏活补肾汤，方中柴胡、当归、白芍、茯苓疏肝理脾；淫羊藿、巴戟天、肉苁蓉、枸杞子、女贞子、五味子补肾中之阴阳；桃仁、丹参、红花活血行血；黄芪益气以行血。诸药合用，使肾虚、肝郁、血瘀得除，天癸渐增，性欲改善。

【小结】

性欲减退亦称性欲低下，是指持续的或反复发生的对性活动缺乏欲望，或者是长时间内对性活动的欲望水平较低。有时性欲正常与否的界限较难判断，单纯性欲异常较为少见，性欲低下往往与阳痿同时存在。治疗一般以先治性欲低下后治阳痿为序。治疗难度前者较后者为大。如仅有性欲减退，则应鼓励患者性交，在性交中逐步提高性欲。通过辨证和辨病论治，心理治疗和体育锻炼，同时注意克服认识和行为上的一些误区，可使不少患者的性欲得以恢复。

性欲亢进

性欲亢进（sexuality hyperthyroidism），又叫性欲过盛或性欲过旺，表现为对性的不满足感，不分时间、不分场合要求发生性行为的病症。本病属中医的"淫证"、"花邪"、"花旋风"、"花癫"、"花心风"等范畴。

由于性欲的强弱存在很大的个体差异，所以对于性欲亢进，无法准确诊断。一般来说，新婚或久别重逢，男性对性生活要求特别强烈，频繁的房事不足为奇。但若既不是新婚，也不是两地分居重逢，性欲却一直特别旺盛，远远超出正常水平，不管白天和黑夜均有性交要求，有时每天要求多次性交，而且对性交时间也要求较长，否则性欲仍得不到满足时，当属性欲亢进。典型的性欲亢进表现为整天沉湎于性冲动之中，从各方面都表示出对性的渴求。为了获得性感满足而寻找一切可能的性交对象和一切可能性交的机会。当这种欲望强烈而又无处宣泄时，患者便出现焦虑、激动、心慌、头昏、失眠、四肢无力、发呆。性欲亢进临床上少见，需要进行治疗。男性性欲亢进，纵欲日久会影响身体健康，而且会出现后期性功能障碍，如阳痿；男性性欲亢进会引起女性的厌恶，造成夫妻性生活不和谐，甚至影响夫妻感情。除去器质性病变引起者外，多数都是心理因素引起，宜进行心理治疗。正确对待性生活，既有利于身体健康又有利于夫妻和睦。

【病因病机】

本病的发生机制多与"火"有关，不外乎虚实二证。虚证多为阴精亏损，水不制火，虚阳上亢；实证多为肝郁气滞，郁久化火，相火炽盛而性欲亢进。

1. 素体阴虚或少年受不良刺激而频繁手淫，或成人婚后恣情纵欲，耗伤肾精，不能濡肝及上济心火，则心火动于上，肝肾相火应于下，欲火乃亢。

2. 素体相火旺盛，或沉溺于色情刺激，五志过极化火，或男子心有所慕，所愿不得而肝气郁滞，久郁化火，引起欲火亢盛。

3. 性交不洁或嗜食辛辣、炙热之品，易生湿热，化火内扰心神，则心不主令，而相火代之，其人心无所务，但期快其欲矣。

【发病机制及病理】

性欲从心理学上看是一种性的欲望，即性的生理、心理需要产生性欲动机，性欲动机产生性行为，主要发生在大脑皮层及皮层下部位，尤其是边缘系统。边缘系统的丘脑下部是高级性中枢分布集中的地方，最低级中枢在 S2～S4 段侧角。弓状核、前室周核、黑质的多巴胺（DA）能使神经元兴奋，引起结节漏斗区肽能内分泌神经元释放大量促性腺激素释放激素（GnRH），经垂体门脉到腺垂体嗜碱细胞释放促黄体生成激素（LH），致使睾酮水平增高。所以，当性欲中枢的 DA 能使神经元兴奋时便会产生性欲。

1. 器质性病因

下丘脑-垂体-性腺轴主宰整个生殖活动，人类性行为与性功能保持欲轴的正常运转有关，只要其中某一环节出现问题，就可导致性功能异常。人类的性活动同时受到大脑皮层，尤其边缘系统的影响，脑的这些部分一旦受损，便可诱发性欲亢进。如脑炎、创伤性或血管性脑损伤、颞叶损害、器质性痴呆、癫痫等，造成下丘脑和边缘系统的功能障碍，对性兴奋的抑制、减弱而诱发性欲亢进。癫痫、脑炎患者还可以释放带有性释放性质的性冲动性欲和强烈的性兴奋。

内分泌疾病可直接影响性欲，如促性腺激素分泌过多，雄激素分泌过多，或阴茎组织对正常或低于正常的雄激素量异常敏感，甲状腺功能亢进、肾上腺皮质功能亢进等均可导致性欲亢进。

此外，临床观察发现许多精神病患者大脑皮层兴奋作用增强，抑制作用减弱，如狂躁性精神病、更年期精神病等精神异常患者也会表现性欲亢进。

药物因素对男性性欲的影响也日益突出，大剂量雄激素、帕金森综合征用左旋多巴治疗，引起性欲亢进。也有研究报道滥用苯丙胺、大麻、可卡因和巴比妥类等药物可导致性欲亢进。

2. 功能性病因

男性性欲亢进多受心理因素的影响，器质性者较为少见。可分为以下几个方面：生活环境或社会环境中经常接受到强烈的性色彩；对性问题注意力过于集中；对性伴侣的容貌过分喜爱与纵情；过于迷恋快感的体验；与别人攀比性能力的强弱等。

【诊断与鉴别诊断】

1. 诊断

（1）性欲频繁，一日数次，不分时间、地点、场合；性欲强烈而且持久，性交后无欣快感，施泄后仍不满足。

（2）性唤醒周期很短，甚至一见异性即兴奋，性交后不应期缩短。

（3）实验室检查血清睾酮水平可能升高，头颅CT有时可发现肿瘤。

2. 鉴别诊断

（1）生理性性欲旺盛：大多数青壮年精力充沛，身体健壮。一般情况下，青壮年都能进行连续数次的性交，尤其是新婚的青年表现最明显，不能以此为病态。另外，长期两地分居的夫妻，在同房时也会表现出生理性的性欲旺盛，对人对己都不会产生害处，故应与性欲亢进相鉴别。

（2）阴茎异常勃起：多发生在性交之后，表现为阴茎勃起经久不衰，短则数小时，长则数日。阴茎异常勃起是一种急症，如不及时处理，可导致阴茎瘀血坏死。而性欲亢进，则表现为性欲极其强烈，阴茎非常容易勃起，性交后阴茎则痿软，但很快又产生性欲，而且可以屡次性交却不能得到性欲的满足。

（3）不射精：性交发生的全过程包括性兴奋期、阴茎勃起期、性高潮（射精）期、性满足后的不应期。不射精症可以频繁性交或性交时间过长，但无性高潮和射精，即不能完成性交的全过程。性欲亢进虽然有频繁性交，但能完成性交的全过程。

【辨证施治】

1. 阴虚火旺证

证候：性欲要求强烈，性交频繁，强禁房事则梦交遗精，伴五心烦热、失眠、头晕耳鸣、腰背足跟酸痛，舌质红，少苔或无苔，脉细数。

分析：肾为水火之脏，内寓真阴真阳，阴阳互根而又独立，此消彼长。若房事不节，则肾阴过耗，阴虚而不能制阳，导致相火亢盛而妄动，故性欲强烈、性交频繁；阴虚生内热，热扰精室则梦交遗精；阴虚不能制阳，则虚阳上浮，虚火内生，火热扰神，则五心烦热而不寐；腰为肾之府，肾主骨，生髓，系脑，开窍于耳及前后二阴，肾阴不足，不能充养脑髓，滋养骨骼而头晕耳鸣、腰背足跟酸痛。舌红少苔，脉细数为阴虚内热之象。

基本治法：滋肾阴，泻肾火。

方药运用：大补阴丸加减。《丹溪心法》有云："阴常不足，阳常有余，宜常养其阴，阴与阳齐，则水能制火，斯无病矣。"方中知母、黄柏为苦寒坚阴之品，能平相火而保真阴，此为清源；熟地滋阴，龟板潜阳，猪脊髓以髓补髓，均可壮水制火，此为培本。合用为壮水与制火并重的方剂，肾阴虚火旺之证尤为适宜。正如《医宗金鉴》所说："是方能骤补真阴，以制相火，较之六味功效尤捷。"

中成药：知柏地黄丸，每次8粒，每日3次，淡盐水冲服。

食疗：芹菜连根120g，食盐、味精各适量。将芹菜连根洗净，切成2cm长段，放入锅内；粳米淘净，放入锅内。加水适量，武火烧开，文火煎熬至米成粥，停火，加入食盐、味精即成。当饭食，饱为止。

2. 心肾不交证

证候：性欲强烈，性交频繁，伴见心烦胸闷、入夜难寐、多梦遗精、头晕健忘、时而心悸口干欲饮、尿短赤，舌红少苔，脉细数。

分析：肾阴亏耗，不能上制心火，导致心火亢逆无制，则性欲强烈、性交频繁、心烦胸闷、入夜难寐、心悸；火热扰动精室则遗精，肾阴不足则头目失于濡养而头晕健忘、口干欲饮、舌红苔少、脉细数。

基本治法：清心安神，交通心肾。

方药运用：黄连清心饮加减。黄连清心泻火，清心经之火，使心火得以平降；生地滋阴凉血补肾阴；当归、枣仁安神和血，宁神；远志清心宁志，交通心肾；党参益气；莲子补益心脾，收摄精气；甘草调和诸药和中，使心火得清，心肾得交，阴阳平衡。

中成药：天王补心丹，每次8g，每日2次。

食疗：茺蔚、石膏各90g，人参、茯神、栝楼根、煅磁石、知母、葛根、黄芩、甘草各60g，诸药共研为粗末。用猪肾1个，去脂膜，加黑豆适量与水同煮，然后除去猪肾、黑豆，以此水煎药，每次用12g，煎后去滓，饭后服。

3. 肝经湿热证

证候：性欲强烈，性交频繁，平素阴茎易举，伴见小便淋沥涩痛，头晕、目赤、口苦，苔黄腻，脉滑数。

分析：湿热蕴积，引动相火，则性欲强烈，性交频繁；湿热下注，膀胱气化不利，则小便淋沥涩痛；湿热阻滞气机，清阳不升则头晕；湿热化火，火热炎上，则目赤口苦；苔黄腻，脉滑数皆为湿热之象。

基本治法：清热利湿。

方药运用：龙胆泻肝汤加减。方中龙胆草、黄芩、栀子归肝胆、三焦，泻火解毒，燥湿清热；车前子、木通、泽泻导湿热下行，从水道而去，使邪有出路，则湿无滞留；生地、当归养阴补血，使祛邪又不伤正；柴胡疏畅肝胆，且与黄芩相合，既解肝热，又增清上之力；甘草缓苦寒之品伤胃，且调和诸药。综观全方，泻中有补，降中寓升，祛邪而不伤正，泻火而不伐胃，配伍严谨，诚为泻肝良方。

中成药：四妙丸，每次 5g，每日 3 次。

食疗：龙胆草 10g，黄芩 3g，冰糖 50g。将龙胆草、黄芩洗净，与冰糖同放入茶杯内，冲入开水，浸泡 10 分钟即可，随时饮服，每日 1 剂，连服 5~7 天为 1 疗程。

【其他治疗】

1. 针对精神性因素

主要是仔细询问病情，分析原因，有针对性地正面引导，纠正错误认识，解除患者思想上的种种顾虑。对未婚男子，除介绍相关的男性性生理知识外，更主要的是教育其树立正确的人生观和道德观，提高文化修养，把精力放在工作和学习上。对新婚者给予必要的性技术指导，使其对性有全面正确的认识，解除不必要的精神顾虑；对中老年男子出现性欲亢进者，可通过减少性刺激，一段时间夫妻分床，多参加各种集体活动和文娱活动，分散过度集中在性方面的注意力。

2. 有针对性地治疗各种原发病

由药物因素引起的，应减少药物的剂量，或改用其他药物；对于内分泌失调引起的，睾酮水平偏高者，可用雌激素治疗，如已烯雌酚每次 1mg，口服。同时加服镇静剂，如安定片 2.5~5mg，每天 1~3 次。

【转归及预后】

本病预后较好。若为功能性原因引起的，大多经心理治疗可以痊愈；器质性原因继发性引起的，经原发疾病治愈后性欲可以恢复正常。

【预防与调护】

1. 青春期性欲旺盛，应注意保护性功能。

2. 忌食辛辣刺激，化热生火之品。

3. 讲解性知识，远离色情刺激读物、画刊等，参加健康文体活动，把注意力转移到健康的生活、学习中去。

4. 应用抑制性欲的中西药物，宜暂不宜久，以免抑制过度，引起性欲减退。

【临证经验】

1. 男科病的中西医病名对照亟待统一和规范

性功能改变中的阳痿、遗精、早泄、不射精为中西医共有病名，无需对照。现今即便对照，如勃起障碍称阳痿、射精过早称早泄、射精障碍称不射精，或对号入座，亦不为难。但有的病种，中医病名太多太杂，至今没有一个可供对照的统一病名。以性欲亢进和阴茎异常勃起为例，前者有强中、阳强、花癫（颠）、花痴、花心风、淫癫等6个病名，后者则有阴纵、纵挺不收、挺长、阴挺、阴长不收、阳物挺长不收、硬球痧、阳强、强阳、阳强不倒、强中、阴强、消证、肾消、肾漏、妬精、筋疝、茎强不痿、玉茎长硬不痿、阴茎挺长等20个病名。在双重诊断时，使人无所适从，莫衷一是。必须将诸多中医病名去粗取精、舍繁就简，确立以本病自身的一个（或几个）主症为病名依据，尽可能做到一病一名，相对恰当，以利于作出双重诊断。如表9-1：

表 9-1　　　　　　　　　　　　　　中西医病名对照

西医名	性欲	阴茎勃起	性行为	中医名	释义
性欲亢进	强	强	强	强中、阳强不倒	①
阴茎异常勃起	无	强	无	阴纵、挺长不收	②

①强：强盛，有余之意。指性欲、勃起、性交均强盛或有余。中：符合、适合之意，北部方言称行；中亦为动词，引申为"射中目标"。

强中、阳强不倒：指性欲、勃起、性交都强盛，都行，都命中；泄精之后，旋又勃起。

《证治汇补》："强中之症，得泄稍软……愈泄而阴愈伤，愈伤而茎愈强。"

《辨证录》："阳强不倒，人有终日举阳，绝不肯倒，然一与女合，又立时泄精，精泄之后，遂又兴起。"

②纵：发，放，放纵之意。挺：突出之意。

阴纵、挺长不收：指阴茎纵挺，勃起难收之意，但无性欲和性交。

《灵枢·经筋》："厥阴之别……伤于热则纵挺不收。"

《古今医统大全》："阴纵，谓前阴受热，挺长不收也。"

2. 正确区别性欲偏旺与高亢性欲的界限

1983年，帕特里克在其著作《嗜性成瘾》一书中指出：性成瘾与药物成瘾相似，这种性的成瘾状态，支配他们的意识、思维和生活，导致出现每日的性成瘾活动。他们性欲高亢的程度，呈现为一种强迫性的需要，不考虑任何条件和环境约束去寻求性接触，高亢的性欲使其不能正常生活，影响了个人的健康及人际关系。

尽管如此，有部分性医学专家不认为高亢的性欲是一种病变。目前认为一个人的性兴奋和性行为在夫妇双方是满意的，虽然有增多现象，但没有不良后果，就不能视作病态。由于每个人所处环境、认识程度大相径庭，性欲表现的强弱程度亦不相同，尤其是很难区别正常性欲与高亢性欲的界限，至今尚无判断性欲亢进的标准。因此，临床医师应注意不要轻易确诊。由于青壮年身体强壮，精力旺盛，性激素分泌相对较多，表现为一天进行数次性交，特别是初婚男女，房事频频，不应视为异常；另有长期分居，久别重逢，表现为性欲旺盛，均为生理性性欲旺盛，有别于病理性的性欲亢进。

3. 临床必须贯穿辨证和辨病论治相结合的原则

本病在辨证论治中，虽有虚实两端，但以实证居多。首先，性欲亢进，多为火证。实火者，痰火扰心；虚火者，心肾阴虚，致君极火旺。心火炽盛者，治宜清心宁神，处方泻心汤合百合地黄汤；阴虚火旺者，治以滋阴降火，处方大补阴丸加味；肝经湿热者，治以清泄肝经湿热，方选龙胆泻肝汤加减。

性欲亢进因痰浊所致者亦不少见。如痰迷心窍，大便秘结，关脉弦滑带数，舌红苔黄腻而厚，宜用隐君礞石滚痰丸（礞石、沉香、黄芩、大黄）或沈氏竹茹达痰汤（姜半夏、陈皮、白术、大黄、茯苓、炙甘草、人参、青礞石、沉香、竹茹、姜汁）；肝胆湿热实火，口苦便秘，溲赤阴热，关脉弦数，舌红苔黄者，宜用金鉴龙胆泻肝汤或宣明当归龙荟丸（当归、龙胆草、黄芩、黄连、黄柏、柏子仁、大黄、芦荟、青黛、木香、麝香）。其中，礞石滚痰丸、竹茹达痰汤、当归龙荟丸通便泄热泻火，临卧时可用米汤服下，能运痰火从大便而出，且又不伤元气。龙胆泻肝汤亦宜暂不宜久，不可过服，中病即止，太过则可导致阳痿。若一旦出现阳痿，应立即停药，多能恢复；若不能治愈，需按阳痿治疗。又除整体辨证外，应查清有无原发病，积极治疗原发病也非常重要。原发病控制后，性欲亢进也能逐渐得到缓解。

验案举例

案一　刘某，50岁。顽固性失眠1年，1999年7月初诊。

自述1年来每夜均难入眠，靠服安眠药稍能入眠，近1年来，患者性欲亢奋，几乎每夜均要求同房，方能入眠。因其妻难以满足其要求，每周仅能同房1次，故出现同房之日不需服安眠药即可入睡，但平日靠服安眠药也难以保证睡眠质量。常难以入眠或寐则梦多，心烦或彻夜不眠，非常痛苦，此为心肾不交。

处方：柴胡、川芎、五味子、枳壳各12g，牛膝10g，当归9g，丹参、夜交藤各30g，生地20g，赤芍、白芍、枣仁各15g，桃仁、红花各10g，知母12g，麦冬20g，肉桂2g，黄连3g。

服5剂后诸症痊愈，不再服药，每周房事1次亦可安然入睡。

按：患者年方50岁，平日多有情志不舒，日久郁积化火，致心火旺盛。"男子年过半百而精气自衰"，肾精亏虚致肾阴不足，肾水不能上济于心，心火独炽于上，肾水亏虚于下，水火不济故性欲亢奋、失眠、多梦、心烦。心火旺盛，灼伤津液，津液亏耗，气血虚少，日久成瘀。瘀阻血脉，瘀久化热，热扰心神则加重失眠、心烦，甚则彻夜不眠。故在治疗上用血府逐瘀汤合交泰丸在活血化瘀、行气通络时泻心火、交心肾，使水火相济，达到心肾交通，阴阳平衡，从而使诸症迎刃而解。

案二 李某，39 岁，2001 年 4 月初诊。

性欲过旺 2 年余，伴阳强不倒，面红目赤，口干口苦，心烦少寐，便秘尿黄。迭经就医，曾服安定、利眠宁等镇静剂无效，后每日口服己烯雌酚 5mg，连服 6 周仍效不显。现每日性交数次仍得不到满足。查心、肺、肝、脾、肾均无异常，生理反射正常，病理反射未引出，一般辅助常规检查结果均正常。舌红苔黄，脉弦小数。诊断为性欲亢进症。证属相火妄动，痰火内盛，湿热内蕴。用礞石滚痰丸加减，变丸为汤。

处方：青礞石（布包）10g，知母（盐水炒）10g，黄柏 10g，大黄 10g，泽泻 10g。服 3 剂后症状明显减轻，又服 6 剂而痊愈，随访半年未见复发。

按：礞石滚痰丸中用礞石甘咸，质重性烈，下行甚速，能镇逆坠痰，泻热涤痰，平肝镇惊，为攻逐老痰、顽痰之要药；知母苦寒，质柔而润，其性沉降，能滋水源、清胃火、泻肾水，为清热泻火之常用品，盐水炒用，是取其入肾之义；黄柏气味俱厚，性主沉降，性属至阴，味苦性寒，能清郁热、泻湿热、降阴火、坚肾阴，盐水炒用，泻相火之功更著；大黄大苦大寒，气味重浊，直降下行，走而不守，攻下积滞，泻热通便，能清心火、导热下行、泻肝火、凉血清热，通胃腑、泻火解毒；泽泻气味俱薄，甘淡性寒，甘淡渗湿，寒能泻热，能泻相火、保真阴、渗湿热、利小便。诸药合用，共奏清泻相火，清热化痰，清利湿热之功。全方药力峻猛，中病即止，无明显不良反应，若因服药造成性欲淡漠者，停药后可逐渐恢复。

案三 方某，68 岁，1999 年 4 月初诊。

近 1 月来，每见女性或受到性刺激后阴茎勃起，每天多次性要求，否则即手淫自慰。平素心烦少寐，性情急躁，口干，大便秘结。查体：血压 160/110mmHg，未现病理反射，阴茎勃起坚硬。平时口服多种降压药物，既往性生活正常。诊为阴虚火旺型，用引火两安汤。

处方：玄参 15g，麦冬 10g，牡丹皮 10g，沙参 10g，黄连 6g，知母 10g，生地 10g，阿胶 10g，天麻 10g，钩藤 10g，珍珠母 20g，枳实 10g，生大黄 6g，肉桂 2g，生甘草 10g。

二诊：服药 1 周后每见女性或受到性刺激阴茎自勃起，但要求性交和自慰现象减少，大便通畅，睡眠改善，前方去枳实、生大黄，继服 1 周。

三诊：药后性欲亢进症状明显改善，心烦消失，睡眠良好，舌质红，脉弦细。继服上方 2 周后症状消失而愈。

按：引火两安汤是陈士铎治疗阳强的名方。此方用知母、生地、阿胶补阴以退阳，补阴之中，又无腻重之味，方中黄连、肉桂同用，以交通心肾，心肾合而水气生，水气生而火自解。肝寄相火，肝阴不足，肝阳自旺，故加天麻、钩藤、珍珠母平肝潜阳，肝平则阳自潜，火自熄；阴虚肠燥，故在养阴润肠之中，合入枳实、生军通腑之品，腑气通则阴液存；况玄参、麦冬、沙参既是退火之味，又是补水之品，所以能退浮游之火，解其元阳之剧也。

案四　张某，34 岁，1999 年 4 月初诊。

原有精神分裂症，自述性欲旺盛，房事不停，喜饮酒，性情暴躁，思欲不得，手淫致外生殖器出血，前来诊治，观其形体健壮，面红目赤，舌红少苔，脉弦数。辨为肝阳亢盛，相火妄动。龙胆泻肝汤加减。

处方：龙胆草、黄芩、山栀、黄柏、车前草、泽泻、柴胡各 9g，当归、生地各 10g，甘草 6g，薄荷 1.5g。

水煎服 5 剂，诸症得愈。

按：本例患者身体素健，突然丧偶，肝气不舒，情志郁结，久郁化火，盖肝为风木之脏，内寄相火，主疏泄条达，肝脉络阴器而主宗筋，为冲脉之所系，相火动于内，则风火交炽煽动，性欲亢进。故选用龙胆泻肝汤泻肝胆实火，清下焦湿热而瘥。

【现代研究进展】

1. 庄德治等运用龙胆泻肝汤治疗性欲亢进

刘某，64 岁，退休工人。1995 年 5 月 12 日初诊。患者半年来性欲亢进，近 1 月来尤甚，每夜必交。伴烦躁易怒，面红目赤，口干而苦，大便干结，2~3 日一行，小便短赤。舌质红、苔黄腻，脉弦数。证属肝火过旺，肝胆湿热。治宜清利肝胆湿热法，仿龙胆泻肝汤之意出入。方用龙胆草 10g，焦山栀 15g，炒黄芩 10g，细生地 10g，车前草 20g，建泽泻 10g，川牛膝 10g，甘杞子 10g，醋柴胡 5g，生甘草 5g。以此方为基础调服 15 剂告愈。

2. 房颖等以礞石知柏黄泽汤治疗性欲亢进症

组成：礞石 24g，知母（盐炒）12g，黄柏（盐炒）、生大黄（后入）各 9g，泽泻 15g。肝火偏旺者加龙胆草 6g；肝经湿热下注者配服龙胆泻肝丸，每次 9g，每日 2 次；心火亢盛而心烦者加黄连 6g，栀子 9g；神不守舍而少寐者加茯神 24g，朱砂（研末冲服）1g；兼有阴虚者加天冬 15g，玄参 15g；阳强不倒或阴茎肿胀热痛者加泽兰 12g，穿山甲 18g；阳强不倒、交不射精者加王不留行、路路通各 30g，石菖蒲 15g。水煎，每日 1 剂，分早、晚 2 次空腹服。痊愈 739 例，有效 78 例，无效 3 例，治愈率 90.12%，总有效率 99.63%。

3. 王明建运用平亢汤治疗性欲亢进 9 例

组成：黄柏、知母、生地、酸枣仁各 15g，丹皮、天门冬各 12g。心火炽盛加黄连 9g，肝阳上亢加龙胆草 6g，下焦湿热加泽泻 15g。现代药理研究证明，黄柏、知母能降低神经系统的兴奋性；酸枣仁能降低大脑皮层的兴奋性以镇静催眠。结果：治愈 7 例，显效 1 例，无效 1 例。

【小结】

性欲亢进表现为对性的不满足感，不分时间、不分场合要求发生性行为的病症。中医认为本病的发生多与"火"有关。治以虚则补之，热则清之。肾虚火旺者宜滋肾阴，泻肾火；心肾不交者宜交通心肾；湿热下注者宜清热利湿。现代有以平亢汤、礞石知柏黄泽汤治疗本病的报道。

手 淫 症

手淫（masturbation）是指用手或其他物品刺激外生殖器官，以满足性欲要求的现象。男性手淫时一般只是摩擦勃起器官。虽然手淫只是个体的自慰行为，但其所发生的性反应过程和结果，实际上与两性性交是完全相同的，同样起到宣泄性冲动和释放性张力的作用。从现代医学和心理学观点来看，手淫是在性冲动时自我发泄性欲的举动。从手淫性质来分析，青春期与成年期手淫属于心理意识支配下的一种实践性性行为，有的甚至成为一种习惯性的性行为。

根据美国专家的一项研究报道，大约在青春期开始后（即 12~13 岁时起），手淫频率就急剧增多，14~16 岁达到高峰，嗣后则直线下降，维持在较为固定的频率内波动。结婚后，手淫的次数则明显减少，但总的来说，90%左右的男子有过手淫。早在 1931 年，心理学家周调阳对北京几所大学的男学生进行详细的调查，353 名学生中，301 名曾行手淫，占 86%，手淫的平均年龄是 14 岁。周先生还推论：4%自述从无手淫者，他们的自我报告不一定靠得住，或许怕难为情，或怕失面子或其他原因而不敢或不肯报告手淫行为。国内外的资料均表明，手淫的出现率较高，因此手淫是性成熟男性常见的现象，其发生既广泛又普遍。

【病因病机】

本病的发生机制多与"火"有关，不外乎虚实二证。虚证多为阴精亏损，水不制火，虚阳上亢，心肾不交；实证多为湿热内侵、肝郁气滞，郁久化火，相火炽盛而难以自制。

【发病机制及病理】

手淫对人的危害不在于手淫本身，而在于不正确的认识造成手淫者焦虑、恐惧、自责等病态心理反应。如何正确认识和对待手淫呢？首先，我们要了解一下手淫发生的生理基础。当人的生殖器和性腺逐渐发育成熟，性激素分泌增加时，就产生了性的冲动，而实际生活中又缺乏性对象，人的本能就自然开始了性满足方式的探索。通过从无意中刺激生殖器到有意识用手刺激生殖器来达到性满足，手淫逐渐成为性交的一种替代方式。其次，应当明确手淫不是一种病。偶尔手淫或未婚男性每月有规律地手淫1~2次，可以使性要求得到满足，性能量得以释放，性紧张得以解除，对健康没有影响。因为手淫 1 次的能量消耗和百米赛跑差不多。且通过手淫射精，还能解除前列腺液淤滞状态，有利于前列腺炎症代谢产物的排出。长期分居或单身男子又不手淫者，由于盆腔充血、前列腺液排流不畅，易患前列腺炎。但是，频繁的手淫可能诱发男子不射精、无菌性前列腺炎等异常情况，还可造成神经衰弱等。手淫的原因主要有以下几种。

1. 不良文化的诱发

首先是公开的青春言情剧的泛滥，让青少年过早对性产生了好奇。而最主要的是非公开的、非法的色情文化侵蚀，例如黄色录像、色情书籍等。其次，青少年还通过国外电台、网络电视的软件，可以源源不断地获得色情内容。第三是不良寝室文化的影响，一些较早接触色情内容的青少年公然利用夜谈机会侵蚀其他同学。第四是不良社会风气的影响，当今社会恋爱、同居现象很严重，必然对那些安分的人群构成了危害。在这些不良文化的直接刺激下，不少青年就采取手淫的方法快速发泄性欲。

2. 寻找替代性满足

这主要是指未婚和无异性伴侣的青少年为了满足自己的性欲便出现手淫行为，其他如已婚但性生活不和谐、感情挫折失恋等。这种替代行为往往还借助其他工具，例如男性使用打洞的水果，甚至购买性代用品等。

3. 缓解心理压力

不少青少年在遭遇各种挫折时便以手淫的快感来缓解心理压力，以达到自我安慰的目的。这其实是一种消极的应对方式，对问题的解决并无本质上的帮助。且容易形成习惯的手淫行为，对个人的健康就更有危害了。

【诊断与鉴别诊断】

1. 诊断

手淫症是用手或其他物品刺激外生殖器官，以满足性欲要求，并且沉溺其中，不能自控，产生心理障碍或身体症状的病症。根据该定义即可诊断。

2. 鉴别诊断

应与偶尔手淫或未婚男性每月有规律地手淫1~2次相鉴别。它可以使性要求得到满足，性能量得以释放，性紧张得以解除，对健康没有影响。

【辨证施治】

1. 阴虚火旺证

证候：手淫频繁，梦交遗精，五心烦热，失眠，头晕耳鸣，腰背足跟酸痛，舌质红，少苔或无苔，脉细数。

分析：肾为水火之脏，内寓真阴真阳，阴阳互根而又独立，此消彼长。若房事不节，则肾阴过耗，阴虚而不能制阳，导致相火亢盛而妄动，故手淫频繁；阴虚生内热，热扰精室则梦交遗精；阴虚不能制阳，虚阳上浮，虚火内生，火热扰神，则五心烦热而不寐；腰为肾之府，肾主骨，生髓，系脑，开窍于耳及前后二阴，肾阴不足，不能充养脑髓，滋养骨骼而头晕耳鸣、腰背足跟酸痛。舌红少苔，脉细数为阴虚内热之象。

基本治法：滋肾阴，泻肾火。

方药运用：大补阴丸加减。方中知母、黄柏为苦寒坚阴之品，能平相火而保真阴，此为清源；熟地滋阴，龟板潜阳，猪脊髓以髓补髓，均可壮水制火，此为培本。合用为壮水与制火并重的方剂，阴虚火旺之证尤为适宜。

中成药：知柏地黄丸，每次8粒，每日3次，淡盐水冲服。

食疗：芹菜连根120g，食盐、味精各适量。将芹菜连根洗净，切成2cm长段，放入锅内；粳米淘净，放入锅内。加水适量，武火烧开，文火煎熬至米成粥，停火，加入食盐、味精即成。当饭吃，吃饱为止。

2. 心肾不交证

证候：手淫频繁，心烦胸闷，入夜难寐，多梦遗精，头晕健忘，时而心悸口干欲饮，尿短赤、舌质红少苔，脉细数。

分析：肾阴亏耗，不能上制心火，导致心火亢逆无制，则手淫频繁、心烦胸闷入夜难寐、心悸；火热扰动精室则遗精，肾阴不足则头目失于濡养而头晕健忘，口干欲饮，舌红苔少，脉细数。

基本治法：清心安神，交通心肾。

方药运用：黄连清心饮加减。黄连清心泻火，清心经之火，使心火得以平降；生地滋阴凉血补肾阴；当归、枣仁安神和血；远志清心宁志，交通心肾；党参益气；莲子补益心脾，收摄精气；甘草调和诸药和中。

中成药：天王补心丹，每次 8g，每日 2 次。

食疗：茅苍、石膏各 90g，人参、茯神、栝楼根、煅磁石、知母、葛根、黄芩、甘草各 60g。诸药共研为粗末，用猪肾 1 个，去脂膜，加黑豆适量与水同煮，然后除去猪肾、黑豆，以此水煎药，煎后去滓，每次用 12g，饭后服。

3. 湿热下注证

证候：手淫频繁，平素阴茎易举，小便淋沥涩痛，头晕，目赤，口苦，苔黄腻，脉滑数。

分析：湿热蕴积，引动相火，则手淫频繁；湿热下注，膀胱气化不利，则小便淋沥涩痛；湿热阻滞气机，清阳不升则头晕；湿热化火，火热炎上，则目赤口苦；苔黄腻，脉滑数皆为湿热之象。

基本治法：清热利湿。

方药运用：龙胆泻肝汤加减。方中龙胆草、黄芩、栀子归肝胆、三焦，泻火解毒，燥湿清热；车前子、木通、泽泻导湿热下行，从水道而去，使邪有出路，则湿无滞留；生地、当归养阴补血，使祛邪而不伤正；柴胡疏畅肝胆，且与黄芩相合，既解肝热，又增清上之力；甘草缓苦寒之品伤胃，且调和诸药。综观全方，泻中有补，降中寓升，祛邪而不伤正，泻火而不伐胃，配伍严谨，诚为泻肝良方。

中成药：四妙丸，每次 5g，每日 3 次。

食疗：龙胆草 10g，黄芩 3g，冰糖 50g。将龙胆草、黄芩洗净，与冰糖同放入茶杯内，冲入开水，浸泡 10 分钟，即可随时饮服，每日 1 剂，连服 5~7 天为 1 疗程。

4. 肝郁化火证

证候：梦遗频发，阴茎易举，烦躁易怒，面红目赤，口苦咽干，胸闷胁胀，小便短赤，舌红苔黄，脉弦数。

分析：情志不遂，郁而化火，肝火炽盛故烦躁易怒、面红目赤、口苦咽干、尿短赤；

肝郁化火，经气不利，故胸闷胁胀；肝火下移于肾，致精室被扰，封藏失司，故见遗精频发、阳事易举；舌红苔黄，脉弦数为肝火亢盛之外候。

基本治法：疏肝解郁，清肝泻火。

方药运用：丹栀逍遥散加减。方中丹皮清血中伏火，炒山栀清肝热，并导热下行；柴胡、薄荷疏肝解郁；白芍、当归养血和血，柔肝缓急；烧生姜降逆和中，且能辛散达郁。

中成药：丹栀逍遥丸，每次 6~9g，每日 2 次，温开水送服。

食疗：栀子仁 3~5g，莲子心 10g，粳米 50~100g。将栀子仁碾末，先煮粳米、莲子心，待粥将成时，调入栀子仁末，稍煮即可，或加白糖适量服。

【转归及预后】

过度手淫多由于心理因素导致，因此在心理治疗后大多可以改善，同时配合中药治疗其手淫引起的症状，预后较好。

【预防与调护】

1. 对犯手淫青少年切忌粗暴地责备和训斥，既要知道手淫是一种正常的生理观象，不应为之羞愧、悔恨和紧张；又要知道如果恣意手淫，沉湎色情，就会损伤身体，荒废学业，必须坚决摒弃。应鼓励他们多参加集体文娱活动和体育锻炼，将其剩余精力引导到正确的方面。

2. 注意生活小节，避免穿太紧衣裤。按时睡眠，按时起床，不俯卧。避免刺激性饮食，如饮酒。不接触色情刺激。睡前温水浴，睡眠时不盖过重、过暖被褥。晚餐不宜过饱。

3. 养成良好的卫生习惯，注意保持外阴清洁，勤洗澡、勤换内衣。

4. 根据社会现实，鼓励男女进行广泛接触和交往，使双方获得对性别差异的了解，减少对异性的幻想。这样，既有利于纠正孤僻的性格和自卑的心理状态，又有利于纠正手淫习惯。

【临证经验】

1. 本病多与"火"、"热"有关，不外乎虚实二证。或为阴精亏损，水不制火，虚阳上亢，心肾不交；或为湿热下注、肝郁气滞，郁久化火，相火炽盛。治疗应以清热、降火为要。常用黄连清心饮、大补阴丸、知柏地黄丸、天王补心丹、龙胆泻肝汤、丹栀逍遥散等方剂治疗本病，或清心火，或泻肝火，或泄肾火。

2. 欲治此病，必熄其火。或清心火，或泄相火，皆为治本之道也。若湿热为患，又当清热利湿。然熄火之剂宜暂不宜久，或中病即止，或间歇使用，以免引起性欲淡漠、阳痿不举等。

心火独亢者，治以清心降火，方选清心丸加减，常用药如：生地、黄连、竹叶、木通、琥珀、朱灯心、茯苓、枣仁、龙齿、莲子、黄柏等。相火亢盛者，治以清泄相火，方选化肝煎加减。常用药如：生山栀、黄芩、生地、赤白芍、泽泻、木通、柴胡、川楝子、青皮、生甘草、丹皮、枸杞子。湿热下注者，治以清利湿热，方选萆薢分清饮加减。常用药如：萆薢、茯苓、石韦、车前子、灯心草、石菖蒲、龙胆草、苦参、黄柏、通草、苍术、泽泻、荔枝草。

【现代研究进展】

有规律或有自控力的偶尔手淫并无害处，但过度手淫会对身体产生不良影响。随着医学的迅速发展，尤其是精神心理学的研究进展，使人们对手淫的认识逐渐深入。现在大多数医者认为，手淫的不良影响主要是对手淫的自责、犯罪心理和恐惧心理造成。特别是一部分心理状态不稳定而敏感的人，受社会上有关"手淫就是罪恶"等错误观念的影响，心里埋下阴影，一旦发生手淫后，马上在心理上出现一种内疚的谴责，虽然当时决心改正，可这种心理上的自发冲动，又可能使其重犯，于是从善的心愿又遭到挫折，如此恶性循环。就是由于这种反复出现的矛盾心理状态，导致了心理上的损害，产生各种不同的性心理异常症状。

1. 过度手淫导致中枢神经及全身症状（称性神经衰弱）

主要有意志消沉、记忆力减退、注意力不集中、理解力下降、失眠、多梦、头昏、头痛、耳鸣、心悸、腰膝酸软、步履不健、面色无华，严重时可出现频繁的梦泄遗精。

2. 过度手淫可引起性兴奋异常

对一般人不会引起性兴奋的行为、动作、图片，对于反复手淫者也会诱发性冲动和射精，频繁的性冲动及射精势必造成"精关不固"，出现遗精、早泄。失精过多可使身体虚弱、肌肉组织软弱无力（眼球内陷、两手冰冷等），中医谓之"肾亏"。

3. 手淫过多对婚后性功能造成不利影响

男子用手任意摩擦阴茎，造成射精的刺激是比较强烈的，以后正常的性生活中，在阴茎头部所获得性刺激不一定能比得上手淫的刺激性强，因而会产生不射精症。另一方面，长期频繁手淫，会使勃起中枢和射精中枢兴奋过度而产生疲劳，久而久之，造成两个低级性中枢的"消极怠工"，从兴奋转为抑制，导致阳痿或勃起不坚。

4. 过度手淫造成泌尿生殖系统病症

手淫发生时，性器官会急骤地大量充血，与性兴奋有关的肌肉紧张收缩，交感与副交感神经异常兴奋，因此男子阴茎充血，前列腺也明显充血。频繁手淫使前列腺处于经常而广泛的慢性充血状态，日久可引起前列腺炎、精囊炎、尿道炎、精索静脉曲张等疾病。

【小结】

手淫是指用手或其他物品刺激外生殖器官，以满足性欲要求的现象。过度手淫会造成性心理障碍、性神经衰弱、性兴奋异常、正常性生活时性高潮障碍、泌尿生殖系统病症等。中医认为其多与"火"有关，临床可分为阴虚火旺、心肾不交、湿热下注、肝郁化火等证型。

阳　痿

阳痿（impotence）是指男性虽有正常性欲冲动，且受到有效性刺激，而阴茎不能勃起，或硬度不足以插入阴道，或勃起不能持续足够时间以维持正常性交的病症。患者多因此不能获得满意的性生活。

对本病的记载最早见于《内经》，称为"阴痿"、"筋痿"，《景岳全书·阳痿篇》解释："阴痿者，阳不举也。"现代医学称之为勃起功能障碍（erectile dysfunction，ED）。1993年美国国立卫生研究院（NIH）将勃起功能障碍描述为：勃起功能障碍是指阴茎持续（至少6个月）不能达到和维持充分的勃起以获得满意的性生活。根据这一定义，诊断勃起功能障碍至少要包括如下几个方面的要素：①患者因为勃起障碍而未能满意地进行性生活；②勃起障碍的现象频繁发生，一般认为，其发生频度应超过性行为的50%；③勃起障碍持续了至少6个月；④勃起障碍不能完全解释为身体不适、一时的心情紧张或劳累等一过性的原因。需要说明的是，勃起障碍是指不能达到充分勃起和不能维持充分勃起两个方面。

根据不同的标准可以将勃起功能障碍分为不同的类别，如根据有无器质性病变分为心理性阳痿、器质性阳痿和混合性阳痿三种。根据病因又可分为心理性阳痿、动脉性阳痿、静脉性阳痿、内分泌性阳痿、神经性阳痿等不同类型，其中动脉性阳痿和静脉性阳痿统称为血管性阳痿。根据勃起功能障碍发生的时间分为原发性阳痿和继发性阳痿。根据勃起的程度分为完全性阳痿（在任何情况下都不能勃起或维持充分勃起）和情境性阳痿（只是在某些场合下不能勃起或维持充分勃起）。

阳痿的发病比较普遍，据国内的统计，该病的发病率约占成年男性的10%以上。近年来由于生活观念的改变，勃起功能障碍越来越受到患者的重视，就诊率逐渐增多。据美国麻省1994年的研究资料表明，其调查的1290名年龄在40～70岁的男性中，勃起功能障碍的发生率为52%，其中轻度勃起功能障碍的发生率为17.2%，中重度勃起功能障碍的发生率分别为25.2%和9.6%。统计还表明随着年龄增长，中重度勃起功能障碍的发生率呈倍数增加，其主要原因是与勃起功能障碍相关疾病的发生率随年龄增长而增加，且应用与勃起功能障碍相关的药物相应增加。在剔除年龄因素后的统计分析表明：与勃起功能障碍相关的高危因素主要有糖尿病、心血管疾病、高血压、抑郁症及不良的生活习惯如吸烟、嗜酒等。

【病因病机】

阳痿的发生，与肝、肾、心、脾四脏功能失调和气血经络失和有密切关系。病因为情志内伤、湿热、瘀血、痰湿、寒邪、虚损。基本病机为肝郁气滞，实邪内阻，宗筋失于充养而不用；或脏腑虚损，精血不足，宗筋失养。

1. 阴虚火旺

青壮年相火偏旺，恣情纵欲，或严重手淫，导致阴精耗损，宗筋失养而成阳痿。

2. 命门火衰

肾阳为一身阴阳之根本，内寄命门相火。老年人房事不节，不知持满，肾精亏损，阴损及阳；或早婚、手淫太过；或久病大病失养；或素体肾阳不足，命门火衰，而致精气虚惫，精不化阳，阳事不振，渐成阳痿。

3. 心脾两虚

思虑忧郁，损伤心脾，则生化乏源，阳明气血空虚，宗筋失养，阳道不振，发生阳痿。

4. 湿热下注

嗜食肥甘醇酒，内伤脾胃，健运失常，湿热内生；或外感湿热之邪，内阻中焦，熏蒸肝胆，循经下注宗筋，阴器不用。

5. 肝气郁结

所愿不遂，忧思郁怒，肝气郁结，宗筋所聚无能，遂致阳痿。盖欲交媾阳已举，而肾火已动，精气将聚于前阴，逆之则气凝精积而不得泄，阻塞于内，虽欲再举，而新运之精气被旧结之精气所遏，无以直达于下，故发阳痿。

6. 恐惧伤肾

胆气不足，易受惊恐，伤及肾精，肾气失助，难充其力，故临时不兴，萎弱不举；或仓促野合，境界不佳，卒受惊吓，亦致阴痿不用。

7. 血脉瘀滞

肝气郁滞，气郁日久；跌打击仆，损伤前阴；或新婚合房，强力损伤；或结扎手术，伤及脉络，而致瘀血阻滞，血不养筋，而玉茎痿弱不起。

8. 痰湿阻滞

饮食不节，恣食豪饮，致脾失健运，聚湿生痰；或形体丰盛，素有痰湿；或肝郁化火，灼液为痰；或阳气虚弱，津液运化失常，聚而成痰。痰湿过盛，阻滞宗筋气血，宗筋失于充养，故病阳痿。

9. 寒滞肝脉，阳气不布

足厥阴肝经绕阴器。阳气经肝经布达阴器，宗筋得以温养，则功能正常；若素体阳虚寒盛，或起居不慎，感受寒邪，寒滞肝脉，阳气不能布达阴器，宗筋失煦，则发生阳痿。

【发病机制及病理】

阴茎的勃起机制是一系列的血流动力学过程：首先阴茎海绵体平滑肌松弛，阴茎小动脉扩张，进入海绵体的血流量增加，海绵状组织中小血窦扩张充血，液压的增高同时使静脉回流受阻，阴茎体积因充血膨大而变硬勃起。当动脉血流入的速度与静脉血回流的速度相等时，达到平衡状态，从而维持阴茎的勃起。阴茎的勃起可由视觉、听觉、触觉及幻觉的刺激，使中枢神经系统产生冲动，经由骶髓勃起中枢传至外周神经作用于阴茎；或直接刺激外生殖器，产生神经冲动，经阴茎骶髓反射弧使副交感神经兴奋，触发勃起。凡是阻碍以上途径的药物均可导致阳痿，可分为功能性和器质性两大类因素：

1. 功能性因素

（1）性心理发育受到影响：宗教信仰、父母观念的影响，与性有关的书籍和窥见的性事件也构成各种各样的性经历。如家庭对性问题态度消极；幼儿时性身份培育不当；抚弄生殖器受到斥责；对性生活缺乏正确认识；首次性交失败，心理受到创伤等。

（2）情绪异常：如自卑感，缺乏自信心；怀疑生殖器发育不良；害怕性交失败、怀孕和染上性病；精神抑郁及狂躁等。

（3）夫妻关系不和：夫妻互不信任，妻子对丈夫失去吸引力，妻子患妇科病拒绝性交等。

（4）性刺激不当或不充分：习惯于长期手淫，或性生活频繁，使神经系统处于过度兴奋状态而终致衰竭。

（5）神经衰弱：久病、过度疲劳，引起神经衰弱；压力、焦虑、抑郁等因素，如工作、家庭、经济压力等。

（6）其他因素：早泄、性交不射精、长期无性高潮、医源性因素影响等。

2. 器质性因素

（1）内分泌性：如糖尿病、下丘脑、垂体病变、原发性性功能不全、皮质醇增多症、甲状腺功能亢进或减退、肾上腺功能不足等。

（2）神经性：如多发性硬化、慢性酒精中毒、腰椎间盘突出症等。

（3）血管性：如动脉供血不足、静脉引流障碍、动静脉瘘、外伤和手术创伤等。

（4）生殖系病变：如先天性畸形、阴茎损伤、继发性阴茎畸形。

（5）药物性：如抗精神病药、大量镇静药、降压药、雌激素、抗雄激素药、抗胆碱药。

（6）其他因素：如年龄、慢性肾衰等。

【诊断与鉴别诊断】

1. 诊断

（1）病史

现病史：对患者既往 3~6 个月勃起功能障碍的情况进行详尽了解，根据勃起功能障碍发生的特点，对勃起功能障碍的程度进行判断，并结合既往史鉴别其是否存在器质性病变。

既往史：①各系统疾病的相关高危因素，如精神心理疾病、神经系统疾病、心血管系统疾病、消化系统疾病、内分泌系统疾病史，其中以心血管疾病和糖尿病对勃起相关的血管和神经的损害为甚，对本病的发生尤其重要；②脊髓、盆部的损伤及手术、泌尿生殖系统的损伤及手术史，可以损伤与勃起相关的神经和血管，或破坏神经通路，或造成对生殖器官的损伤；③泌尿生殖系统疾病史、性传播疾病史，可造成局部病变。

服药史：如降压药、强心药、激素类药、镇静药、麻醉药、免疫抑制剂等。

性生活史：受教育的程度、性知识、性经历、婚姻状况、夫妻关系等造成错误的性观念。

生活习惯和生活条件：不良嗜好如吸烟、嗜酒可加剧血管病变并造成多种损害；生活状况、人际关系、社会状况等可增加精神压力而导致焦虑。

（2）体格检查：应全身范围进行检查，特别要突出乳房、神经系统、睾丸及外生殖器方面的检查，如阴茎大小及形态，有无包茎，有无硬结或阴茎弯曲。如疑为神经性阳痿，应测试球海绵体肌反射时间有无延长和尿道动力学检查（测定膀胱残余尿和膀胱压力）。如拟作阴茎假体治疗，先要排除前列腺增生或其他尿路梗阻性疾病。

（3）实验室检查：血常规、尿常规、前列腺液常规等，肝肾功能、甲状腺功能、血糖、血脂等。

（4）特殊检查：包括性激素水平测定、人绒毛膜促性腺激素刺激试验、促性腺激素释放激素试验、氯米芬刺激试验、阴茎夜间勃起实验（NPT）、阴茎肱动脉血压指数（PBI）测量、阴茎生物感觉测定、阴茎海绵体内注射试验（ICI）、肌电图测定海绵体肌反射、彩色双功能超声检查（CDU）、阴茎海绵体造影、选择性阴茎动脉造影、盆腔血管同位素扫描、性人格调查（MMPI）等。

2. 鉴别诊断

（1）早泄：阳痿往往与早泄并存，但二者在概念上有根本的不同。早泄为性交时阴茎能够勃起，且能达到足够的硬度以插入阴道，但勃起的时间较短，甚至刚触及阴道即行射精，阴茎继而迅速疲软以致性交过早结束。早泄的根本特征是能够进行性交，但不能使女方达到性高潮。而阳痿则是阴茎不能勃起或勃起的力度极差，不能进行性交。二者临床表现上有同有异，应注意鉴别。

（2）性欲淡漠：性欲淡漠是男子的性交欲望降低，也可间接影响阴茎的勃起及性交的频率，但在性交时阴茎却能正常勃起。

（3）阳缩：阳缩多突然发病，以阴茎内缩抽痛，伴少腹拘急、疼痛剧烈、畏寒肢冷为特征，亦可影响性交。但阳痿的特点是阴茎疲软、不能勃起，并不出现阴茎内缩、疼痛等症。

【辨证施治】

1. 阴虚火旺证

证候：多见于青壮年，有手淫史，阴茎能勃起，但临时即软，且举而不坚，伴有遗精、早泄、心悸出汗，烦躁易怒，口干不欲饮，腰膝酸软，足跟疼痛，头晕耳鸣，两目干涩，溲黄便干，脉细带数，舌红苔少，或有剥苔或龟裂等。

分析：肾阴不足，阴精匮乏，虚火升腾，阴茎能勃起，但相持时短；阴精物质不足，充而无力，故举而不坚、形软而疲；阴虚而内生升腾，迫精外泄，故勃而易见遗精、早泄；阴精亏虚，腰府失养，则腰膝酸软、足跟疼痛；水不涵木，肝阳上亢，故烦躁易怒、两目干涩、头晕耳鸣；虚热内扰，故五心烦热；阴虚内热，非热盛津伤，故口干不欲饮。舌质红，苔少或有剥苔或鞍裂，脉细数，均为阴虚火旺之象。

基本治法：滋阴降火。

方药运用：二地鳖甲煎加减。方中生地、熟地滋阴养血，凉血泻热；天花粉、丹皮清热养阴，养血活血；生鳖甲、生牡蛎滋阴潜阳，加强滋阴降火之功；菟丝子、枸杞子、金樱子、川断、桑寄生补肾益阴，固精强腰；茯苓健脾益气，宁心安神。诸药合用，滋清结合，相辅相成，可收滋阴降火之功。

中成药：知柏地黄丸，口服，每次9g，每日3次。

食疗：麻雀5只，粳米50g，葱白3根，白酒少许。麻雀用水淹死，去毛及内脏，洗净后炒熟，加入白酒，用慢火煮5分钟，再加入粳米和适量清水同煮。粥快熟时加入葱白，继续煮至粥成。可加少许盐调味。肉、粥同吃。

2. 命门火衰证

证候：多见于老年人，阳事不举，性欲低下，精薄清冷，头晕耳鸣，面色苍白，畏寒喜热，精神萎靡，腰膝酸软，并可见胡须减少、乳房增大、阴茎短小等症，舌苔薄白，脉来沉细，尺脉尤弱。

分析：肾阳亏虚，命门火衰，故性欲低下，或性欲全无；肾气不能温煦宗筋，则阳事不举；精室失于温煦，故精薄清冷；肾虚不能主骨、生髓、充脑、壮腰，故腰膝酸软、头晕耳鸣；肾阳不足，阳气不能布达周身，故畏寒肢冷、精神萎靡、面色苍白。肾主发育、生殖，肾之阳气虚弱，影响身体与生殖器的正常发育，故可见胡须少、乳房增大、阴茎短小。舌淡苔白，脉沉细，尺脉尤弱，均为肾阳亏虚之征。

基本治法：温补肾阳。

方药运用：还少丹加减。方中以肉苁蓉温补脾肾；巴戟天、牛膝、杜仲、茴香温肾助阳；熟地、枸杞子、山茱萸、五味子、楮实子填精益肾，涩精止遗；石菖蒲、远志益智健脑，交通心肾；山药、茯苓健脾助运。诸药相配，共成温补脾肾，养心安神之功。

食疗：肉桂末1~2g，粳米100g，用砂锅将粳米煮成粥，然后加入肉桂末调匀，再用文火煮至粥稠即可。每天早晚各温服1次，食前可加适量蜜糖调味。

3. 心脾两虚证

证候：多见于脑力劳动者，阴茎痿软，阳事难起，面色萎黄，不思饮食，精力疲乏，气短懒言，心悸少寐，多梦健忘，大便溏薄，舌淡苔少，脉细弱。

分析：心脾受损，化源不足，宗筋失养，故阴茎痿软，交媾不能；脾虚气弱，故神疲乏力、气短懒言；脾失健运，故食少便溏；心血不足，血不养心，故心悸少寐、多梦健忘；气血亏虚，不荣于面，故面色萎黄；舌淡苔少，脉细弱均为心脾两虚之象。

基本治法：补益心脾。

方药运用：启阳娱心丹加减。方中人参、白术、山药、甘草益气健脾；当归、白芍养血和血；枣仁、茯神、菖蒲、远志养心安神；菟丝子补肾益精，以脾肾双调，心肾两顾；橘红、砂仁、神曲、柴胡理气健脾，消食开胃，脾胃健运，则生化有源。诸药合用，共奏双补气血、健脾养心之功，且有补而不滞之妙。

中成药：归脾丸，口服，每次6~9g，每日3次，温开水冲服。

食疗：桂圆肉15g，党参30g，猫肉150~250g。将上药同置盅内，隔水炖熟服食。吃肉饮汤，隔日1次。

4. 恐惧伤肾证

证候：多有房事受惊吓史，每临房事，甫门而痿，夜间阴茎勃起良好，胆怯多虑，心悸易惊，精神疲乏，夜寐不安，多梦，头晕目眩，遗精早泄，舌淡苔薄，脉弦细。

分析：房时突受惊恐，肾气受伤，作强不能，故用时阴茎勃起不良；境遇所致，故每欲行房帏之事，则心存恐惧；晨时勃起良好，此乃肾气非竭而稍虚且畅用不能之据；惊恐内伤，肾气亏虚，故精神疲乏、心慌气短；肾藏精生髓，脑为髓海，肾精亏乏，脑失所养，故头晕目眩；精亏则血少，血少则心失所养，故夜寐不安、多梦易惊；舌淡苔薄，脉弦细，为气乱血涩之象。

基本治法：补肾宁神。

方药运用：桂枝龙骨牡蛎汤加减。方中桂枝汤平补阴阳，调和营卫；龙骨、牡蛎益肾潜镇，收敛精气；山萸英、枸杞子、楮实子补肾填精；潼蒺藜、川断补肾气；炒白芍、酸枣仁、嫩钩藤敛阴镇静。诸药合用，共奏平补阴阳、益肾起痿、潜镇安神之效。

中成药：龙牡固精丸，口服，每次 9g，每日 2 次，温开水送服。

食疗：磁石 30g，以纱布 2 层包好，猪肾 1~2 个洗净切块，加水煲汤，汤成后，去磁石，调味饮汤食猪肾。

5. 肝郁不疏证

证候：阴茎痿软不起，或起而不坚，情怀抑郁，精神不悦，多疑善虑，夜寐梦多，伴性欲减退，甚则将性事视为畏途，胸闷不舒，少腹胀痛，舌质暗红，苔薄白，脉弦细。

分析：或因郁致病，或因病致郁，故阴茎勃起随喜怒而情绪有别。肝气郁结，气机不利，经络不疏，故阴茎痿而不用，或伴性欲减退；肝主情志，肝经布胁肋，循少腹，气机郁滞，故情怀抑郁、精神不悦、胸闷不舒、少腹胀痛；胆主决断，肝胆相表里，而致胆失决断，故多疑善虑；肝气不宁，心神失安，故夜寐梦多；舌暗红，苔薄白，脉弦细，皆为肝郁气滞之象。

基本治法：疏肝解郁。

方药运用：沈氏达郁汤加减。方中以川芎、香附疏肝养血，理气行滞；柴胡疏肝，合升麻以升清气而解郁结；桑白皮泻肺降气，与柴胡、升麻相配，可升降气机，疏达肝气；白蒺藜疏散肝郁，亦兼养血；橘叶入肝，善通肝络。诸药合用，肝气得舒，木郁可达，可收郁解痿起之功。

中成药：柴胡疏肝丸，口服，每次 6g，每日 3 次，温开水送服。

食疗：浮小麦 45g，黑豆 30g，合欢花 30g。先用纱布将小麦和黑豆包好，再与合欢花同煎，取药液 200g，饮汤吃豆、浮小麦，每日 1 剂。

6. 湿热下注证

证候：有性欲要求，但阴茎痿软，或勃起不坚之时，尿道口有淡黄色黏液流出，随即阴茎微软，阴囊潮湿，或有瘙痒、臊臭，或见遗精、早泄、血精、射精疼痛等症，体困倦怠，口中黏苦，小便黄赤，尿后余沥，舌苔黄腻，脉濡数。

分析：湿热蕴积，下注肝经，筋脉弛纵，故阳痿；湿热扰于精室，故勃而不坚之时，精受其扰而外溢，其精既泄，阳物自无勃之力；湿热下侵，故阴囊潮湿，或为瘙痒、臊臭；湿热内阻，气机不利，故口中干苦、胸中烦热；湿热扰动精室，伤及血络，阻滞精道，故见遗精、早泄，或发为血精、射精疼痛；湿热下注膀胱，气化不利，故小便短赤、尿后余沥、口中黏苦。舌苔黄腻，脉濡数，均为湿热内蕴之象。

基本治法：清利湿热。

方药运用：柴胡胜湿汤加减。方中龙胆草、黄柏清肝泄热，利湿解毒；益以泽泻、防己、茯苓利水渗湿，使湿从下走；又用羌活、升麻除湿解毒，升散郁火；红花、归尾活血和血，通络止痛；麻黄根、五味子收敛止汗；柴胡疏肝理气，引药入肝；生甘草清热解毒，调和诸药。诸药合用，可使肝热清，湿热解，而收痿起汗止之功。

中成药：四妙丸，每次5g，每日3次。

食疗：薏苡仁30g，草薢6~10g，粳米100g，冰糖适量。先将草薢煎取汁，再与薏苡仁、粳米同煮粥，粥熟入冰糖，稍煮片刻即可，随意服食。

7. 血脉瘀滞证

证候：阴茎勃起不良，伴勃起胀、刺痛感，少腹、会阴、腰骶部疼痛，睾丸、阴茎根部坠胀不适，或伴精索静脉曲张、慢性前列腺炎、附睾炎等，舌质紫暗或有瘀点，脉涩不利。

分析：瘀血阻滞，血行不畅，宗筋失养，故阴茎痿而不用；瘀血内阻，经络不通，故勃起时阴茎胀有刺痛感；瘀阻肝肾之络，故少腹、会阴、腰骶部疼痛，或为睾丸、阴茎根部坠胀不适。舌质紫暗或有瘀点，脉涩，皆为血瘀之征。

基本治法：活血化瘀。

方药运用：活血散瘀汤加减。方中归尾、川芎、赤芍、苏木、丹皮、桃仁活血祛瘀，通调血脉；槟榔、枳壳疏理气机，气行则血行，以通畅血脉之瘀滞；瓜蒌仁、大黄攻逐瘀结，润肠通腑，与槟榔、枳壳合用，则通便行瘀之功益增，使瘀血从下而走。诸药合用，活血行瘀，通利气血，可使塞者通，闭者畅，而收痿起肿消之功。

中成药：活血化瘀丸，空腹，用红糖水送服，每次1~2丸，每日2次。或三七粉冲服，每次2g，每日3次。

8. 寒凝肝脉证

证候：阴茎痿软，性欲减退，阴茎、睾丸冷痛牵引小腹、少腹，得热稍舒，遇寒加重，舌质淡，苔白，脉沉弦或沉迟。

分析：寒凝肝脉，阳气不能畅达于阴器，故阴茎痿软；阳气不充，肾气不煦，故其欲不旺；肝脉绕阴器，抵小腹，寒为阴邪，其性凝滞收引，寒袭肝脉，筋急失柔，故阴茎、睾丸冷痛牵引小腹、少腹；寒得温则减，故疼痛得温稍缓，遇寒加重；舌淡苔白，脉沉弦或沉迟，均为寒凝肝脉之征。

基本治法：暖肝散寒。

方药运用：暖肝煎加减。方中小茴香、肉桂温经散寒，舒缓止挛；乌药、沉香散寒理气；枸杞子、当归滋养肝肾，并缓温药之燥；仙茅、淫羊藿、山茱萸温补脾肾，并能益阳起痿；炙甘草、茯苓健脾和中，调和诸药，并能缓急。诸药合用，共奏温肝散寒、益肾通阳之功。

中成药：十二味温经丸，口服，每次6~9g，每日2次。

食疗：熟附子15g，猪肚250g，洗净切块，煲汤，调味，饮汤食猪肚。

9. 痰湿阻滞证

证候：阴茎痿软，勃起迟缓、不良，素体丰腴，体倦易疲，晨起痰多，头晕目眩，肢体困重，或见胸闷、泛恶，口中黏腻，舌淡苔白腻，脉沉滑或弦滑。

分析：痰湿壅滞，络脉受阻，阳气不达，宗筋失充，故阴茎痿软、勃起延迟，或勃起而不用；痰湿内停，阳气不达，体态丰腴，故肢体沉重、体倦易疲；痰浊中阻，清阳不升，故痰多而头晕目眩；痰湿内阻，胃气上逆，故恶心欲呕、口中黏腻。舌苔白腻，脉沉滑或弦滑，均为痰湿内盛之征。

基本治法：化痰除湿通络。

方药运用：僵蚕达络饮加减。方中白僵蚕化痰散结，通络起痿；防己、苍术、半夏、陈皮、茯苓、瓜蒌、薏苡仁祛痰化湿以助通络之力；黄芪健脾，露蜂房温阳运脾，以杜生痰之源；炒桂枝、九香虫温运脾肾，通络起阳。诸药合用，共奏化痰除湿、通络起痿之功。

中成药：苍附导痰丸，每服10g，每日2次，淡姜汤送下。

【其他治疗】

在阳痿的治疗中，心理治疗占据重要的地位，心理治疗的关键在于恢复病人性行为的自然属性，强调夫妇之间的感情交流和密切合作。首先，要为患者严格保密，使之消除顾虑，畅所欲言。有的患者对病因无法描述清楚，医生则应予以启发。通过患者自述，详细掌握其患阳痿的精神因素，然后有针对性地进行开导。同时，做好其妻子的思想工作，使之精神轻松，心情舒畅，排除杂念，增强信心。即使是器质性阳痿患者，也不能忽视语言开导，因此类患者一般思想负担较重，往往担心是不治之症，丧失治疗信心。医生应该向患者耐心解释，使其正确对待疾病，积极配合治疗。

【转归及预后】

本病之预后，根据病因与病情轻重有所不同，大多预后良好。功能性因素导致阳痿预后较好；器质性者则较功能性者预后差，不易恢复。

【预防与调护】

1. 加强性教育，了解性常识，培养正确的性意识，树立良好的性道德。

2. 新婚夫妻由于缺乏性交经验和双方的紧张与害羞，导致首次性交失败是较为常见的事，不能视为阳痿，更不能互相埋怨，以免造成精神负担。

3. 夫妻关系应融洽，要互相尊重，互相信任，互相交流情趣。妻子对丈夫应温柔、体贴与主动，为性生活创造轻松、愉快、和谐的气氛。患病之后，妻子应谅解、安慰、鼓励丈夫，积极配合丈夫治疗，切勿冷言相讥。

4. 饮食有节，房事有度，起居有常，不妄劳作。为巩固疗效，阳痿好转时，应禁欲一段时间。

5. 不滥服壮阳类药物，避免服用对性功能有影响的药物如镇静剂、降压药、抗胆碱药等。

【临证经验】

首辨虚实，次辨脏腑。虚有阳虚、阴虚、心脾、心胆气虚，亦有因实而痿者，临床不可概以虚证立论。本病多因心理因素引起，多从肝郁气滞论治。

1. 阳痿是个神奇的病证

古今疾病纵有成千上万，像阳痿这样既隐晦不露，又家喻户晓，被最大社会化了的"公开的秘密"，绝无仅有。阳痿之名，不逐而传，而且刻骨铭心。男女老少，只要提到阳痿两字，人人心知肚明，代代一脉相承。阳痿是相传最久、知名度最高的"隐疾"。

阳痿的病因复杂，分类繁多，诊断治疗难易参半。它的定义、发病率和就诊率，至今难有确切。它的发生、发展，与多脏腑、多系统，以及社会、心理诸因素有关，充满交叉和变数，是男科领域最有代表性和特殊性的疑难杂症。面对阳痿，我们借用当代名医吴震西先生说的一句从医格言："医之成，悟也；方之精，变也。善于用意，即为良医。"

2. 辨证地看待阳痿的虚和实

传统认为，阳痿多为虚证，为肾虚，为肾阳虚，治疗以温补肾阳为主法。但古往今来的文献记载，阳痿的病因病机有虚有实。"虚则补之，实则泻之"，少则三四条，多则十余则。本节所列分证论治，虽不完全，但虚者有肝肾阴虚、命门火衰、心脾两虚、惊恐伤肾四证，实者有肝郁气滞、肝经湿热、痰浊阻窍、寒凝肝脉、血脉瘀滞五证。

"肾无实证"一论已不待说。单以肾虚而论，临床用药，一向是壮阳药占主导地位。有人对古代400余首补肾壮阳名方进行统计分析，补阳药和温里药的使用频率分别为85.14%和82.21%。目前充斥市场、泛滥成灾的"春药"依然是鹿茸、鹿鞭、海马、淫羊藿、阳起石之类壮阳药。诚然，温肾壮阳药不失为治疗肾阳虚阳痿的对证良药。但如不加辨证，盲目壮阳，往往适得其反。清·韩善徵早就说过："由于阳虚者少，因于阴虚者多……真阳伤者固有，而真阴伤者实多，何得谓阳痿是真火衰乎？"（《阳痿论》）。早在1987年，我即提出滋阴法治疗阳痿的"禾苗学说"。尝谓：人身乃一小天地。当今全球气候变暖，环境污染，加快水分蒸发，水源枯竭，此自然界"阴亏"之一也；太平盛世，性事过频，夜生活过多，膏粱厚味，辛辣炙煿，此生活方式"阴亏"之二也；社会变革，竞争激烈，工作压力加大，人际（家庭）关系紧张，此心因性"阴亏"之三也；温肾壮阳药充斥市场，医患滥用成风，此医源性、药源性"阴亏"之四也。现代人阴虚体质更加明显，阴虚火旺较之以往任何时候都严重。证之临床，阳痿"阴虚者十有八九，阳虚者仅一二耳"。切莫一见阳痿，便妄投壮阳之品，临床每见越壮阳，越阳痿者，宜添水（滋阴）不宜烈日曝晒（壮阳）一样。自制验方"二地鳖甲煎"以滋阴为主，温阳为辅，屡起沉疴，此"天人相应"之理也。1999 年，北京方药中老教授亦说："阳痿早泄多阴伤，壮阳刚燥勿滥投"（《古今名医临证金鉴·男科卷》）。2007 年，安庆王维恒先生也以"阳痿切勿乱壮阳"为题强调："阳痿滥用壮阳药屡见其害，历史上因此而丧命者也不乏其人。"（《中国中医药报》）。古今医家无论是强调指出，还是大声疾呼，甚至严词警告，都挡不住壮阳药对市场的占领，市售专治阳痿的"壮阳"中成药的"涛声依旧"。为什么几多医者熟视无睹，周而复始地开呢？几多厂家千篇一律，如法炮制地销售？几多患者重蹈覆辙，义无反顾地服用？难道和"神奇的"病名一样，阳痿也早已"神奇的"与虚俱来，刻上了"阳虚"的烙印？在历代诸多医者、厂家和患者心目中产生了不可移易的反应性魔力？究其原因：其一，国人对阳痿病因证治鲜有知者；其二，人们仍受封建礼教束缚，唯恐亲朋同仁笑话，宁可高价购药自服，也不大大方方地就诊。为医者，尤其从事男科医者，应积极、持久地进行宣教，乃大仁也。

3. 治阳痿亦当重视心脑

阳痿是一复杂而整体效应特别明显的性功能障碍性疾病，其因虽非一端，然均可出现心身医学之身-心改变或心-身变化，导致或轻或重的心脑症状，临证重于心脑调治，将有益于其机体之康复。其因于心脑病变所致阳痿之常见证型有：

（1）心虚胆怯：凡怕手淫，畏惧遗精，精神紧张，自我恐惧，皆可致心胆气虚，阳气不至而发为阳痿。临床表现为每临房事，甫门而痿，胆怯多虑，心悸易惊，夜寐不安，恶梦遗泄，舌淡苔白，脉弦。治当宁心定志益精，方选安神定志丸合桂枝加龙骨牡蛎汤加减。药用茯神、人参、远志、石菖蒲、龙骨、牡蛎、桂枝、白芍、甘草、生姜、大枣、五味子、酸枣仁、枸杞子、巴戟天等。

（2）心脾两虚：若思虑焦劳忧郁，或过度用心脑劳等皆可致气血生化乏源，阳道失振。临床表现为阳举不坚，甚或不举，伴有梦遗滑精、面色萎黄、头晕耳鸣、腰酸神疲、健忘多梦、舌质淡红、脉沉细弱。治以养心脾、补气血，方选人参养荣汤合酸枣仁汤化裁。药用当归、白芍、黄芪、人参、白术、熟地、五味子、茯神、陈皮、远志、酸枣仁、川芎、丹参、菟丝子、沙苑子等。

（3）心肾不交：凡情绪激动，心神不宁，火旺阴亏，阳亢于上，阴衰于下，水火不济而致阳痿不用。临床表现为未交先痿，一触即泄，梦多遗精，失眠健忘，心悸而烦，急躁易汗，头晕耳鸣，小便黄少灼热，舌质红赤，脉细数。治当交心肾、济心神，方选黄连清心饮、忘忧散合安神散加减。药用生地黄、黄连、栀子、莲子、远志、麦冬、郁金、白芍、丹参、巴戟天、当归、茯神、酸枣仁、陈皮、僵蚕等。

（4）脑海不足：若手淫成癖，遗滑频作，或房劳戕斫，或用心脑劳太过等皆可致肝肾之精血乏竭，髓海空虚失养，宗筋失于濡养而阳痿不用。临床表现为阳痿难举，腰膝酸软，眩晕耳鸣，失眠多梦，健忘心烦，神疲乏力，舌红少津，脉沉细数。治当滋阴精、养心脑，方选大补元煎、五子衍宗丸合二地鳖甲煎化裁。药用人参、益智仁、熟地、杜仲、当归、枸杞子、山茱萸、鳖甲、龟板、丹参、金樱子、沙苑子、覆盆子、车前子、五味子等。

4. 构建阳痿的整体防治观

阳痿的防治是一个复杂的系统工程。中医药强调整体辨证，在阳痿的防治方面具有三大特点和优势值得提倡：一是将勃起功能障碍看成是牵涉到全身系统的疾病，而不仅仅是以阴茎勃起为着眼点的症状，特别重视身体、心理、环境场合的选择，偏重双方心理互感及协调配合等。将观念从单纯的生物医学模式转变到了生物—心理—社会医学模式上来。二是综合治疗。经常多管齐下，广泛运用身心并治、整体调养的观点和方法对阳痿进行多元化的研究和治疗。阳痿与人体脏腑经络气血的盛衰关系密切，决定了它总的治疗原则是：辨明因果关系，审证求因，审因求治，治疗时必须从整体出发，分清标本缓急，因人而异，知常达变，切忌用药偏颇。三是强调医患协作，夫妻同治。尊重女性的权利和在性问题上的角色地位。阳痿治疗获得成功的标志不仅仅是阴茎勃起能力的康复，性关系完整自然过程的保持和恢复才是目的，也是患者及其配偶期待的结果。必须鼓励患者积极参与，树立治疗信心，高度重视患者及其配偶的意见和愿望，注重采用个体化的治疗方案。

验案举例

案一　患者田某，35岁，1981年3月9日初诊。

患者2年前先有阴茎外伤史，后出现阳痿，屡服温肾补阳、活血化瘀等中药年余，未见好转，乃来就诊。诊得患者阳事不举，举而不坚，旋即痿软，不能行房。同时伴有午后潮热，口干喜饮，两下肢酸软乏力，脉平，舌质偏红略紫。辨证为阴虚火旺，兼有血脉瘀滞，宗筋失养而致。治拟滋阴降火为主，以验方二地鳖甲煎治之。

处方：生熟地各10g，菟丝子10g，辰茯苓10g，五味子6g，枸杞子10g，金樱子10g，丹皮参各10g，天花粉10g，川断10g，桑寄生10g，鳖甲（先煎）20g，牡蛎（先煎）20g。

进服10剂，阳事渐兴渐坚，潮热告退，精神转振，唯牙龈易肿。原方加地骨皮12g。再服10剂，诸恙悉愈，每次性交达10分钟之久。再以原法续施，以资巩固疗效。

按：阳化气，阴成形。阴为阳之基，阳为阴之使。阴精亏损，阳无所依，阴虚及阳，"水去而火亦去"，此阴虚成痿必然之理。自制验方二地鳖甲煎，用生熟地、鳖甲、牡蛎、丹皮、天花粉、金樱子以滋阴降火，而不用龙胆草、黄柏等清泄相火之泻阳药，并配桑寄生、川断以补肾壮腰，再于大队滋阴降火药中少佐枸杞子、菟丝子等补肾温阳之品，而不用阳起石、锁阳等纯阳无阴之壮阳药，并佐五味子、辰茯苓以宁心安神，冀其心肾相交。如此，则阴助阳以兴，阳得阴而举，阳痿可愈。诚如张景岳说："善补阳者，必于阴中求阳，则阳得阴助而生化无穷；善补阴者，必于阳中求阴，则阴得阳升而源泉不竭。"再者，本方非但对阴虚阳痿有效，而且对糖尿病性ED和药物性阳痿（如高血压长期服用降压药）亦有效。此异病同治之理也。

案二 患者张某，42岁，于2002年3月初诊。

阳事不举5年余，先后服用育亨宾、万艾可，药后能举，停药复然，后经负压吸引治疗一段时间，仍无改善，面色无华，神疲乏力，腰膝酸软，畏寒肢冷，舌淡苔薄白，脉细无力。辨为肾阳不足，命门火衰，治以温补肾阳。还少丹原方加桂附。28剂后，阳事已兴，夫妻感情改善，复诊改予金匮肾气丸口服半年病愈。

按：本例为典型的命门火衰、肾阳不足之阳痿。按肾阳乃人身之根本，若不足，势必未老而身先衰。肾阳衰微则生土无权，脾胃因之虚寒；由于肾阳温煦无力，气血就会生化不足而神无所养。还少丹源于《洪氏集验方》，历沿多年，屡用屡验。方中枸杞子、杜仲、牛膝能补益肝肾、强筋壮骨；山萸肉、巴戟天、肉苁蓉可补肾以助阳事；熟地补精益髓、养血滋阴；五味子滋肾涩精；山药脾肾两助。因脾胃虚寒，方中除补肾阳外，又用楮实、茯苓、小茴香健脾益气，理气和中；远志、菖蒲有宁神开窍之功效。因本例肾阳虚明显，故复入纯阳无阴之肉桂、附子，大增暖肾兴阳之力。肾阳温、脾胃暖、心神安而诸症自愈。

案三 叶某，35岁。

勃起功能不全1年。刻下不思饮食，神疲乏力，少气懒言，大便溏薄，腰膝酸软，畏寒喜热饮，舌质淡，苔薄白，脉细沉弱。方用起痿壮阳汤。

处方：党参、白术、锁阳、枸杞子、仙茅、白芍、韭菜子、菟丝子各10g，黄芪15g，干蜈蚣2条。

药后2周，勃起功能基本恢复正常，畏寒腰膝好转，再拟前方出入，巩固治疗，2周后无不适。

按：脾失健运，后天生化之源，气血精液缺乏，精不化阳，无以温通肾阳，阳事不振而阳痿。拟起痿壮阳汤。方中党参、白术、黄芪健脾益气；锁阳、仙茅、韭菜子温通肾阳，枸杞、菟丝子填补肾精；干蜈蚣振奋肾阳。诸药配伍，共奏健脾温肾之功，则阳痿得愈。

案四 袁某，28岁。

阳痿1月。患者新婚半年，新婚当夜因过度紧张而勃起不能，后每临房事，均由于胆怯而不能挺举，自感无能，心理负担较重，夜寐不安，心悸易汗，遗精频频，偶有勃起但旋即痿软，久则腰酸无力，苔薄白，舌红，脉弦。方用起痿3号加减。

处方：茯神、酸枣仁、炙远志、杜仲、巴戟天、怀牛膝、枳实各10g，山药30g，龙牡各20g，石菖蒲3g。

同时解除精神负担，明确诊断为功能性阳痿，心理治疗2周，勃起成功，恢复信心，性生活正常，心情舒畅。

按：胆气不足，易受惊恐，伤及肾精，肾气失助，难充其力，故而萎弱不举，选用起痿3号方加减，方中茯神、酸枣仁、炙远志、龙牡共奏宁神定志的作用；杜仲、巴戟天温肾壮阳；石菖蒲引诸药至患处；怀牛膝补益肾精。全方共奏补肾宁神之效。

案五 患者武某，44 岁，2001 年 5 月 20 日初诊。

因下岗心情郁闷，与妻不和半年余。近月来阴茎勃起困难，性欲低下，伴胸闷不畅，两胁胀满，时有嗳气，食欲减退，二便调畅。舌苔薄白，舌质略红，脉象细弦。辨证为肝郁不舒，肾阴亏虚，宗筋不畅。治以疏肝解郁，滋阴补肾，调畅气机。

处方：醋柴胡 10g，制香附 10g，广郁金 12g，白芍药 15g，合欢皮 15g，青陈皮各 10g，白蒺藜 30g，山萸肉 15g，五味子 3g，生甘草 6g。

水煎服，每日 1 剂，连服 7 天。患者于两月后感冒来诊，述服上药 7 剂后病已痊愈，未再服药。

按：《杂病源流犀烛》云："又有失志之人，抑郁伤肝，肝木不能疏泄，亦致阴痿不起。"肝为刚脏，主疏泄，性喜条达，可能包括阴茎勃起和射精功能在内。当今男人多郁证，心理障碍者司空见惯。似与肝气抑郁不舒，疏泄功能失常有关。故阳痿常有从肝论治者，非从肾治疗所能奏效。沈氏达郁饮为常用治痿名方，白蒺藜治阳痿源出于此，《古今医案按》白蒺藜用量竟达 1 斤之巨，可见本品非多用、重用，不足取效。

又肝主筋，主运动，为"罢极之本"。前阴为宗筋之所聚，临床所见劳累过度而导致阴茎难以勃起等现象，似与肝筋罢极有关。沈氏达郁饮加当归、白芍、枸杞子等，治慢性肝炎、乙肝病毒携带并发之阳痿，取其理气养血、刚柔并济，不失为消补兼施治痿之变法。

案六 陈某，35 岁，阳痿 2 个月。

在中外合资单位工作，平时工作节奏较快，又因人际关系难处而情绪低落，精神不振，神疲倦怠，胸闷不舒，嗳气后得舒，纳少不香，失眠多梦，心悸不宁，舌淡苔薄白，脉细弦。方用起痿 1 号。

处方：柴胡、香附、当归、白芍、青皮、陈皮、炒枣仁、巴戟天、仙灵脾各 10g，炙甘草 5g。

服药 1 周后阳物可举，再以前方出入，巩固治疗 2 周，阳痿症状消失，后无反复。

按：患者情志不舒，忧思郁怒，肝气郁结，肝木不能疏泄而致阳痿不起，选用起痿 1 号方加减。方中柴胡、香附疏肝解郁；归芍枣仁养血宁心；仙灵脾、巴戟天补肾壮阳，甘草调和诸药。全方配合使肝气得舒，宗筋得养而阳痿得愈。

案七 杨某，43 岁，经商，1996 年 10 月 21 日初诊。

主诉失眠 10 年，勃起困难 3 年。缘患者长期经商，过度劳心，夜难安寐。3 年前一次婚外情时受惊吓，配偶吵闹，婚姻危机，遂致夜不能寐，勃起困难，阳痿早泄，选用补肾壮阳药病情有增无减，乃来就诊。诊得患者彻夜难眠，勃起维艰，甫门而痿，胆怯多虑，心悸易惊，大便溏薄，畏寒乏力，脉沉细，舌尖红，苔薄白。心、胆、脾、肾同病，治宜宁心安神，健脾益肾，方用安神定志丸。

处方：人参 6g，煅龙骨齿（先煎）各 15g，煅牡蛎（先煎）20g，白术芍各 10g，石菖蒲 3g，炙远志 10g，茯苓神各 10g，五味子 10g，炒枣仁 10g，炙甘草 3g。

并嘱早服归脾丸 6g，晚服天王补心丸 6g。三诊共进 28 剂，诸症改善，再以原法巩固 2 月，性事逐渐恢复，夫妻和解，重归于好。

按：《医述·阳痿》引王节斋论："经曰：肾为作强之官，伎巧出焉；藏精与志者也。夫志从士从心，志主决定，心主思维，此作强之验也。心为君火，肾为相火，心火一动，相火随之亦动。即所谓火动乎中，必摇其精，故人有所感必先动心，心火动则欲火动，方有阴茎勃起，男女交媾。"因长期失眠而致阳痿者，临床不乏其人。如宋·邵康节说"大惊不寐……大扰不寐……大喜不寐"。五志过极是长期失眠直接、重要的原因。心神不宁，神不安宅，或由心及脾，或由心及肾，或由心及胆，皆可形成顽固失眠性阳痿。喻嘉言所谓"心为情欲之府"是也。无论是归脾汤之治心脾气虚性阳痿，还是天王补心丹合交泰丸之治心肾不交性阳痿，或安神定志丸之治心胆气虚性阳痿，总以治心为其始末，心宁则神安，神安则归宅，归宅则思情欲矣。

案八 马某，25 岁。

患者结婚 2 年，学院老师，学习工作非常繁重，时有熬夜，精神萎靡，腰酸脚软，失眠多梦，纳食不香，大便溏薄，心悸心慌，苔薄白，质淡红，脉细数。方用归脾汤加减。

处方：党参、白术、茯神、酸枣仁、炙远志、补骨脂、当归各 10g，黄芪 15g，广木香 15g，炙甘草 5g，龙眼肉 3g。

服药 4 周后精神渐增，大便正常，能勃起但不坚，再以前方加枸杞、川断各 10g 后治疗痊愈，嘱其注意休息，不宜熬夜。

按：多见于脑力劳动者，工作繁重，压力较大，思虑过度，心神受损，损及脾胃，脾虚不运，气血精液生化无源，无以温通肾阳，精气虚惫，精不化阳，阴器不振，而成阳痿。选用归脾汤加减。方中黄芪、党参、白术、炙甘草健脾益气；当归、龙眼肉补血；木香行气解郁健脾，使补而不滞；茯神、酸枣仁、远志养心安神；加补骨脂、川断温补肾阳，枸杞子以益肾阴。共奏益气补血、健脾养心之功。

案九 范某，33 岁，1996 年 1 月 25 日初诊。

患者自述阳物举而不坚，坚而不久已 1 年。婚后半年内，性生活正常。后勃起渐次减退，近 2 月阴茎难以勃起，曾予壮阳之品鲜效。伴腰膝酸软，头晕乏力，精神抑郁，舌红苔薄白根黄腻，脉弦细数。患者曾因脑部外伤引起癫痫，时作时止，间断服用苯妥英钠、苯巴比妥等药 2 年，其发作与情绪、饮酒等关系密切。脉症合参，证为肝肾阴亏痰湿浊瘀为扰，治以滋补肝肾、涤痰泻火、化浊逐瘀。

处方：枸杞子 10g，山萸肉 10g，姜半夏 10g，胆南星 10g，矾郁金 10g，生山栀 10g，明天麻 10g，红花 10g，潼白蒺藜各 10g，僵蚕 10g，丹参 10g，五味子 6g，黄连 3g。

水煎服，每日 1 剂。

5 月 3 日复诊：服上方 100 剂后，性功能日渐恢复，近周性交成功 2 次，每次持续 5 分钟左右，然阴茎勃起受情绪影响，癫痫发作 1 次，舌质暗红，苔薄白，脉沉弦，仍以上方化裁。

处方：何首乌 10g，钩藤（后下）20g，生龙牡（先煎）各 30g，山萸肉 10g，丹参 10g，枸杞子 10g，制半夏 10g，胆南星 10g，矾郁金 10g，明天麻 10g，五味子 6g，黄连 3g，全蝎 3g，石菖蒲 5g，干蜈蚣 2 条。

上方再进 50 剂，性功能恢复如常，抗癫痫药减量后亦未发作，嘱续服中药巩固疗效。

按：阳道坚久取决于肾中精气之充盈，肾之精气盛满是宗筋振奋之物质基础，患者病久不愈，正气渐衰，脏腑功能受损。长期服用抗癫痫药，加之前医迭进壮阳之品，"反泻其阴而补其阳"（《名医类案》），且又有瘀血内阻，以致本虚标实，阴阳气血受损，痰火浊瘀交阻，经气失达宗筋而诸症蜂起，治当标本兼施。故方中枸杞子、何首乌、山萸肉、五味子、蒺藜等滋补肝肾精血，濡润肝脉宗筋；僵蚕、胆南星、半夏、石菖蒲、全蝎等开痰浊阻遏络道，畅阴邪闭阻之气；郁金、钩藤、天麻、山栀、黄连、龙骨、牡蛎等疏肝清肝潜阳，镇心安神降火；蜈蚣、丹参、红花等活血化瘀通络，引药归经达阳气。诸药合用，痰浊得化，郁火得散，精血盈满，阳气畅达，诸症皆去。

案十　陆某，53 岁。

1987 年夏来函称：阳痿不起 6 年，久治少效，适值教授编著《实用中医泌尿生殖病学》付梓，自我对照与阳痿湿热下注证符合，乃请扬州市中医院某医师抄录所列"柴胡渗湿汤"原方（柴胡、羌活、茯苓、泽泻、苡仁、黄柏、龙胆草、当归、防己、萆薢、麻黄根、苍术），配服 10 剂，大效，一月内成功性交达 5 次之多云。

按：情志不舒，肝气郁滞，本经留滞液不化反变为浑浊，气湿久郁化热，阻滞气机，阳气困遏不伸，宗筋弛纵。阴器失用举而不坚，交媾不遂。柴胡渗湿汤为《类证治裁》方，方中龙胆草、黄柏、柴胡、泽泻清利肝经下焦湿热，防己、茯苓、萆薢、薏苡仁、苍术、羌活祛邪，麻黄根、当归养血敛汗，诸药共伍，有清热渗湿之力。此方妙在苦味坚阴，淡渗利湿，湿去热清，宗筋自健而痿自起。

案十一　刘某，36 岁，1995 年 9 月 15 日初诊。

阴茎举而不坚，甚或不起半年有余，前医迭进壮阳滋阴之剂，效不显著。刻诊：近月余阴茎不能勃起，阴囊潮湿，溲黄余沥，性欲减退，腰脊酸软，肢倦神疲，易于疲劳，小便无力，舌红苔薄白罩黄根腻，脉弦细。证属肝肾亏损，湿热下注宗筋。治宜补益肝肾，清热利湿。方以萆薢分清饮、菟丝子丸化裁。

处方：粉萆薢、茯苓、菟丝子各 10g，怀山药、枸杞各 15g，泽泻 10g，车前子（包煎）15g，山萸肉 10g，续断 15g，柴胡 10g，羌活、黄柏各 5g，龙胆草 3g。水煎服，每日 1 剂，以此方稍事出入，40 余剂痊愈。

按：湿热阳痿，切莫乱投苦寒之剂，如龙胆泻肝汤等，以免痿更难起。湿热致痿亦有虚实之分，临证纯实者少，虚中夹实者多，其虚在肾，实在湿热，当以补肾导浊为是。宗《医学心悟》萆薢分清饮、《沈氏尊生方》菟丝子丸化裁，即使选用苦寒之品，亦以小量暂服为宜，中病即止。故本例以菟丝子、枸杞、山萸肉、续断、山药补益肝肾，滋养精血；泽泻、茯苓、黄柏、萆薢、龙胆草、车前子清利湿热浊邪；柴胡、羌活升清阳以助降湿浊。诸药合用，共奏益精滋阴兴阳、清利湿热化浊之功，此乃标本兼治之治也。

案十二　王某，39 岁，1983 年 3 月 18 日出诊。

患者 3 年前在施工时从 1 层楼高处坠下，致腰椎压缩性骨折，经卧木板床，口服伤药等 3 个月腰痛缓解，但阳事不举，或举而微弱，难以行房，腰痛阴雨天加重，小腹轻微坠胀，面色少华，神疲乏力，容易感冒，两下肢发麻，大便干结，二日一行，小便淡黄，排尿欠畅，口干，脉细弱，舌质紫，边有瘀点，苔薄白。始从活血散瘀汤治疗 2 月，未见动静，因思患者病已三载，非独血瘀，更见气虚气滞，遂投补阳还五汤加味。

处方：制黄芪 30g，当归 10g，川芎 6g，赤白芍各 12g，桃仁 10g，红花 10g，川牛膝 10g，干蜈蚣 2 条，广地龙 10g，小茴香 6g，台乌药，全瓜蒌 12g。

一月而有起色，三月而诸恙瘥。

按：血瘀一称瘀血。阳痿之因于血瘀者，狭义指有形之积血瘀滞，不能流通之意，所谓"血积于中之病也"（《说文解字》）。广义指血流缓慢或血流阻滞，影响脏腑组织发挥正常功能，古云"内积为瘀血"（张仲景）、"污秽之血为瘀血"（王肯堂）"离经之血为瘀血"（唐容川）、"久病入络为瘀血"（叶天士）。各种类型的阳痿均可见血瘀之证，而以血管性阳痿为最。中医对于创伤因素引起阳痿的论述不多，曾见清·韩善徵《阳痿论》的一段描述："人有坠堕，恶血留内，腹中满胀，不得前后，先饮利药。盖跌仆则血妄行，每有瘀滞精窍，真阳之气难达阴茎，势遂不举。"治痿之法，多从活血化瘀着眼，但一般难以见效。此案根据"久病多虚"、"久病多瘀"、"气为血帅，气行血行"理论，移用主治中风后遗症之"补阳还五汤"加乌药、茴香、蜈蚣施治，每能中的。方中重用黄芪大补元气以起痿为君；因气虚致瘀，而用当归、川芎、赤芍、桃仁、红花活血化瘀为臣；地龙、蜈蚣通经活络，与黄芪配合力专而性走，以运行全身为佐。又阳痿久不愈，其气必滞，气机怫郁，血流更涩，复加全瓜蒌润肠通络，乌药、茴香入少腹，走精道，行气温肾，气行血行，直达病所而为使。补气活血，一治半身不遂，一治阳痿不举，病症迥异，而理法一致，此消补兼施，"异病同治"之又一例证，因两病同中有异，故加理气引经之品，扩充以治，故能力起沉痿。

案十三　杨某，51 岁。

5 年前老伴早逝，后再婚，有高血压史，平时头晕耳鸣，面色㿠白，精神不振，畏寒肢冷，腰膝酸软，小便短数，渴喜热饮，晨醒有勃起现象，但临事则痿，少腹阴冷，精液稀薄。方用熟地二香汤加减。

处方：熟地、锁阳、阳起石、仙茅、仙灵脾、枸杞子各 10g，公丁香、广木香各 6g，露蜂房 10g，干蜈蚣 2 条。

治疗 2 周后无明显变化，但觉恶寒怕冷症状有所改善，前方加露蜂房 10g，干蜈蚣 2 条，服药 4 周后阳物能举，并能同房，但时间较短，再以前方出入巩固治疗，症状基本告愈。

按：本例属肾阳不足，命门火衰，拟熟地二香汤加减。方中仙茅、仙灵脾、锁阳、阳起石、枸杞子温肾壮阳，以壮阳事之活动；熟地滋补阴精；公丁香、广木香以温通宗筋；加露蜂房、干蜈蚣使补中有通，以助其用。全方配合可使肾阴亏虚得以纠正，从而阳物得举。

案十四　朱某，29 岁。

结婚 5 年，经常酒后强力入房，房事后阴茎胀痛，曾多处求治，未见效。刻下头晕目眩；心烦梦多，脘腹胀满不适，腰背部常有刺痛，舌质紫暗，苔薄白，脉涩。用红白皂龙汤加减。

处方：红花、白毛夏枯草各 10g，桃仁、皂角刺、地龙、泽泻、车前子、生蒲黄（包）、玄胡各 10g。

药后自觉腰痛好转，阴茎能举但不坚，前方加枸杞子 10g，续服 2 周，阳痿治愈，嘱其不可酒后行房，并戒酒。

按：外伤可致血脉妄行，久而成瘀，瘀滞精窍，真阳之气难达阴茎，遂成阳痿。方中桃仁、红花、生蒲黄、延胡索、皂角刺、地龙均有活血化瘀之功；白毛夏枯草、泽泻、车前子利湿通淋，邪去则正安，血脉通则阳痿自解。

【现代研究进展】

1. 崔学教灵活辨治阳痿

（1）重视疏肝活血：阳痿当从肝论治，以疏肝解郁、活血通络起痿立法，应将疏肝活血之法贯穿于阳痿治疗的全过程。疏肝活血，气血同治，为阴茎勃起奠定物质基础。血液流变学研究表明，阳痿患者血液大多呈高黏滞状态。血液黏滞性增高，则血流缓慢，微循环障碍，组织缺氧、变性，导致阴茎勃起障碍，这从微观角度佐证了阳痿存在血瘀的病机。现代临床研究表明，活血化瘀法能改善阴茎的血液循环及血管壁的活性和弹性，使其在性兴奋时，阴茎动脉窦可得到充分的血液供应，达到有效治疗阳痿的目的。正是基于上述认识，崔氏在传统辨证论治的基础上，通过加入具有疏肝活血作用的药物，如四逆散、柴胡疏肝散、桃红四物汤、血府逐瘀汤、失笑散等，以改善阴茎血流状态而治疗阳痿。崔氏用疏肝诸药以刺蒺藜为首选，因本品辛散，专入肝经，又有疏肝理气解郁之效，常与柴胡、香附、青皮等疏理肝气之品相配；次为柴胡，其一可条达肝气，使宗筋和畅，其二则引诸药入肝经。活血诸药，"以血中之气药"川芎为先，既活血又行气，可加速充血，明显改善阴茎海绵体的血液循环；其次为当归，既补血又活血，使宗筋得养。总之，疏肝与活血相伍，可使肝气冲和条达，血脉得畅，宗筋充盈，阳事得兴。

（2）善用虫类药：在治疗阳痿时常在疏肝活血基础上加用虫类药，如蜈蚣、水蛭、九香虫、地龙、僵蚕等。认为虫类药可搜风通络，温行血脉，力达宗筋，尤偏爱蜈蚣、水蛭。蜈蚣辛温，通达走窜之力甚速。现代药理学证实其提取物可显著增加蟾蜍下肢血管灌流量。传统认为本品有毒，入药当去头足，且用量不可过大。但崔氏在长期的临床实践中发现，若去头足入药或用量过小，则效果较差。他主张在治疗阳痿时用量宜足，最大可用至 15g。但若年老、体弱者用量应适当减少，或从小量开始试用，逐渐加大药量。水蛭性平，功善破血逐瘀通经。现代药理研究也证实，水蛭具有较强的抗凝、溶栓、降脂作用，能降低全血比黏度和血浆比黏度，缩短细胞电泳时间，并能扩张外周血管，降低血管阻力，扩张毛细血管，解除小动脉痉挛，以改善微循环，增加阴茎海绵体血管窦充血量，达到阴茎充分勃起，有效治疗阳痿的目的。崔氏认为生水蛭疗效最佳，且不宜入煎剂，常以生水蛭4~6g研末后吞服，这可避免加热煎煮而破坏其有效成分，但用量切忌过大，尤其对凝血功能不良者，应慎用或忌用。故崔氏强调应注意审证用药，恰当配伍，中病即止。虫类药物多系辛温之品，易耗气伤津，故气虚者宜以人参汤送服或与补中益气丸同服；津亏者，可与枸杞子、麦冬等养阴之品配伍，使气血畅而无伤正之弊。

（3）中西药并用：中西药治疗阳痿各有优势，如西药起效时间快，作用靶点明确，但疗效持续时间短且价格昂贵；中药起效相对较慢，但作用于整体，是多靶点效应，疗效持久且价格低廉。由于阳痿病人多为功能性，且与心理因素密切相关，大多需要及时调整心态，增强治疗信心，以更好地配合药物治疗，故崔氏主张中西药并用，先以西药助阴茎勃起，再继服中药，后逐渐减少西药用量，达减量减毒增效之功。临床上常以西地那非或比法尔乳膏剂与中药并用治疗阳痿，即在中药治疗的同时，每周使用2次西地那非或比法尔，如第1周口服西地那非每次50~100mg，第2周则减为25~50mg，第3周单服中药，一般可取得良好治疗效果。

2. 黎志远从肝论治阳痿

（1）疏肝扶土：性欲低下，性情忧郁，寡言少欢，胸闷叹气，失眠健忘，胃纳尚少，食后腹胀，阳事不举，或举而不坚，舌质暗红，脉沉弦。可用逍遥散加味，还可酌纳香附、佛手、肉苁蓉、菟丝子、仙茅、黄精等品，即其疏中寓补，辅正无瘀滞之弊。

（2）疏肝活血：阳痿时间较长，迁延不愈，久病入络，瘀血内阻之证。症见少腹时有隐痛，夜寝不安，有欲念而阳事不举，舌苔薄，脉弦。可用桃红四物汤加丹参、郁金、炮山甲等品。

（3）疏肝化痰：适用于痰气交结日久，痹塞精窍，宗筋失用之证。症见形体肥胖，时有头晕，常失眠多梦，常感胸脘痞闷、倦怠乏力，有时虽有性欲萌动，然阳事难举，或举而不坚，舌淡红，苔白腻，脉弦滑。可用柴平汤加减。

（4）温肝益肾：适用于肝阳虚之阳痿证。症见恶寒，懈怠，忧郁，筋痿，脚弱，囊冷阴湿，头痛麻木，四肢不温，舌淡、苔白，脉沉缓。方用暖肝煎加枣皮、肉苁蓉、天麻、白芍、香附、杜仲、菟丝子之属。

（5）清肝利湿：适用于肝经湿热下注，阻遏肾气或热灼宗筋，宗筋弛缓为之痿弱者。症见阳事易举，但无性高潮，进入阴道后即刻萎缩，退出须臾之后又可出现性欲冲动，以致性生活不能完成。部分患者兼见睾丸或少腹胀痛，口舌咽干，心烦易怒，或溲黄便秘，舌红苔黄，脉弦数有力。方可用龙胆泻肝汤合知柏地黄汤化裁。

（6）柔肝养心：适用于阳痿日久的虚证，如肝阴不足，阳亢火升，母病及子，木火相生，心肝两气之郁；以及精神内伤，痰热扰心，神用不专，导致阳痿。症见阳事平时易举，但举而不坚，心悸易惊，心烦不寐，胁痛隐隐，头晕，舌红、少苔，脉沉细。可用一贯煎、补心丹增损。

（7）滋补肝肾：适用于肝阴不足，穷必及肾，乙癸互致匮乏所致的肝肾阴虚之阳痿。症见：有性要求，但阴茎不能勃起或勃起不坚，形瘦，头眩耳鸣，腰酸腿软，体倦无力，咽干，大便干燥，或有潮热盗汗，五心烦热，舌红少苔，脉细数。方用滋水清肝饮加干地龙、龟板、菟丝子、生牡蛎等品。

案一　刘某，37岁，1985年4月3日诊。

前妻病故，鳏居多年，1982年再婚后，罹患肝炎，经医治已愈，嗣后时感头晕身困，失眠多梦，胁下隐痛，神疲乏力，渐而阴茎弛纵不举，小腹作胀下涉睾丸，有时胀连腰胁，已选投补肾兴阳药毫无寸功而来就诊。诊时阳痿不举，面色萎黄，胁下隐痛等，舌质暗、苔薄白。四诊合参，辨证为情怀不畅，肝脾气郁，宗筋弛纵。治宜疏肝之郁，兼调脾气，遂用逍遥散加减。

处方：柴胡7g，陈皮、白术、木瓜各9g，当归、青皮、香附、枳壳各12g，茯苓、郁金、路路通、王不留行子各15g，蜈蚣1条。

每日1剂，水煎分3次温服，连进10剂，阴茎偶见勃起，精神转佳。守上方出入20余剂，腹胀解，阳痿自除，转予补肝益肾生精，佐以解郁，调畅气血，兼以心理疏导，半年后其妻怀孕。

案二　李某，34岁，1984年9月初诊。

结婚6年，有早泄病史，未生育，今年4月份因双肾结石行右侧结石摘除术，术后防再形成结石，每天坚持服金钱草50g，连续服用1月余，乃至阳痿，中西医治疗未效。诉腰酸腿软，体倦无力，咽干，大便干燥。患者神疲，忧虑，面色少华，舌质淡红，少苔干裂，脉虚弱。证属结石术后，正气未复，过服利湿通淋之品，耗伤肾阴，治拟滋补肝肾，佐安神解郁。方用滋水清肝饮加何首乌、合欢皮各15g，服药10剂后咽不干，大便软，精神转佳，苔上有津。上方去首乌，加鹿角胶5g，锁阳、肉苁蓉各10g，服至20剂后阴茎勃起而坚，能同房3分钟，继续蜜丸一料，自觉良好，再服一料，以资巩固。1986年4月来我处告知，已得一女孩。

3. 吉良晨强调补肾之时勿忘肝脾

（1）从肝论治：阳痿不能单纯从肾治疗，应当并从肝治，以醋柴胡、广郁金疏肝解郁；以全当归、白芍药、鸡血藤补益肝血，充养宗筋；以龙胆草、杭菊花清泻肝热；肝郁日久，瘀滞筋脉，则以当归尾、南红花活血化瘀。

（2）阴中求阳：肾虚阳痿一证，病情虽然变化多端，但终归以损阴伤阳，阴精过耗、阳气不振为其主要病机，病位在肝肾。因此，在治疗上不可一味应用壮阳之品，应从阴中求阳、阴阳双调。在临床上多选用女贞子、旱莲草、枸杞子、淫羊藿、怀生地、山萸肉、怀山药、菟丝子、覆盆子、五味子等作为基本用药，随证加减。老年人多加养血药，如白芍药、全当归等；伴有湿热下注者，加盐知柏、川萆薢，清利湿热；伴早泄者，加煅牡蛎、金樱子等固涩之品；并自创启阳丸（由女贞子、旱莲草、怀生地、山萸肉、山药、枸杞子、生白芍、淫羊藿组成），临证应用30年，取得了良好疗效。

（3）调理心脾：肝肾两虚是产生阳痿的主要原因，但心神不调与阳痿的发病也有着密切的关系。在进行药物治疗的同时，更注重心理治疗，解除患者精神压力，恢复其心理平衡。同时在基本方剂中加少量的五味子，一则调理心神，二则补其不足，强阴以益精；另外，佐以炒枣仁、夜交藤等养血安神之品，以畅心神，使其寐安；并帮助患者找出病因，去掉不良习惯，培养良好的生活情趣，以利康复。

（4）重视脾胃：阳痿的患者大多有便溏的症状，究其缘由：一是脾虚运差，水谷难化，导致便溏；二是阴损及阳，命门火衰，火不生土，导致便溏。吉氏强调呵护脾胃，在临床辨证中多伍用炒白术、炒山药，或配合服用加味保和丸等调理脾胃之品。对于那些无明显便溏的阳痿患者，也尽可能选用补肾健脾之品，如怀山药、制黄精、菟丝子、益智仁等，或在补肾的同时伍用广砂仁、广陈皮、炒神曲等理气开胃醒脾之品，以助脾运，促进补肾药物的吸收，而不囿于补肾一途，有是证用是药，在临床上每获良效。

4. 刘东汉从五脏论治阳痿

阳痿总括为虚，但虚中有实，虚实夹杂，兼有湿、热、痰、火、气滞血瘀、精瘀等。五脏之虚可单见，也可数脏并见。临证要整体辨证，权衡阴阳，对证下药才能收到理想的效果。

（1）肾虚阳痿：阳痿不举，举而不坚，坚而不久；兼见腰膝酸软，遗精早泄，精少不育，头昏耳鸣，齿槁发落，形寒肢冷，龟头寒凉，舌红少津，脉沉细弱。治以补肾壮阳，振奋宗筋。用自拟益肾振痿汤：黄芪30g，桂枝10g，白芍30g，巴戟肉、山茱萸各20g，淫羊藿、鹿角胶、龟甲胶各30g，雄蚕蛾10g。精少不育加菟丝子、沙苑子、羊睾丸；梦遗早泄加锁阳、金樱子、莲子肉；畏寒肢冷加制附片、细辛；惊恐伤肾加龙骨、牡蛎、柏子仁、远志；肾关不固，尿道白浊加黄柏、萆薢、益智仁、土茯苓；气血虚极，头昏体羸，齿槁发落加紫河车、红参。

（2）肝郁阳痿：其主证常伴有情志因素及肝胆经脉循行部位病证，如精神抑郁、胸胁胀满、急躁易怒、叹息悲观、少腹弦急、阴囊气疝、水疝、筋疝（精索炎、精索静脉曲张）、舌红、脉弦等。治以疏肝解郁，理气兴阳。用自拟解郁起痿汤：柴胡、郁金、枳壳各10g，赤芍、淫羊藿、阳起石各30g，仙茅10g，巴戟天20g，枸杞子10g，山茱萸20g，蜈蚣3条。兼气疝或水疝或筋疝者加升麻、荔核、橘核；小腹弦急加木香、川楝子、青皮；畏寒怕冷加吴茱萸、细辛；阴囊作痒加白鲜皮、蛇床子。

（3）脾虚阳痿：阳痿不举常伴有饮食不节、甘肥酒癖、思虑忧伤、脾胃受损、水湿不运的表现。症见：面色萎黄，气短乏力，食欲不振，气血虚弱，大便溏泻，肢体沉重，体胖多疾，阴部多汗，舌体胖大，边有齿印，苔厚腻，脉滑或虚弱无力。治以健脾除湿，兴阳起痿。用自拟理脾起痿汤：黄芪20g，桂枝、杏仁、白蔻仁各10g，薏苡仁、党参各30g，茯苓20g，白术30g，制半夏10g，淫羊藿30g，仙茅10g，阳起石20g，雄蚕蛾10g。

梦遗加锁阳、莲子肉；腹胀加大腹皮、莱菔子；痰多加胆南星、陈皮；食伤加山楂、麦芽；酒伤加葛花、绿豆衣；腹泻加山药、扁豆；胃胀加砂仁；口干喜饮加五味子、玉竹、女贞子、麦冬。

（4）心虚阳痿：阳事不举，伴有神态失调及血液循环失调（如心血管病等）表现。症见阳痿，心悸心烦，淡漠无欲，自汗盗汗，气短，手足不温，舌质淡，或有瘀斑，口唇紫绀，脉沉涩细数。治以补心益气、充泽宗筋，佐以活血化瘀、安神定志。用自拟养心振痿汤：黄芪30g，桂枝10g，白芍30g，当归20g，川芎、五味子各10g，柏子仁、淫羊藿各30g，菟丝子、熟地黄各10g，巴戟天、山茱萸各20g。惊悸多梦加龙骨、牡蛎、远志；心慌、脉律不齐加党参、麦冬、炙甘草、阿胶；心血瘀阻而致胸闷加瓜蒌、薤白、半夏、桃仁、红花、降香；手足不温加细辛、通草、当归；心火舌糜加竹叶、黄柏、黄连。

（5）肺虚阳痿：阳痿不举兼有气短气逆、喘息、咳嗽、咳痰、胸闷等气机紊乱的症候。症见：阳事不健，咳喘，气短乏力或咳痰涎，鼻塞易感冒，舌淡，苔白，脉浮缓无力。治以益气补肺、兴阳起痿。用自拟补肺治痿汤：黄芪30g，桂枝10g，白芍20g，沙参10g，淫羊藿30g，巴戟肉、山茱萸各20g，蜂房、冬虫夏草、紫苏子、白芥子、莱菔子各10g。痰多加茯苓、半夏、陈皮；咳嗽加杏仁、枇杷叶；大便干加肉苁蓉、火麻仁；易外感加荆芥、防风、白术。

【小结】

阳痿是阴茎不能勃起，或勃起不能持久，不能完成性生活的疾病。其病因多由禀赋不足、劳伤久病，或情志所伤、饮食失节、湿热内侵等。与肝、肾、心、脾四脏功能失调和气血经络失和有密切关系。基本病机为肝郁气滞，实邪内阻，宗筋失于充养而不用；脏腑虚损，精血不足，宗筋失养。辨证分清虚实，辨别脏腑。治疗时，或补其虚，或泻其实。认为阳痿与肾关系密切，且"阴虚者十有八九"，主张滋阴法治之；论治阳痿当重心脑。现代研究多认为阳痿与心肝的关系密切，并非唯肾虚所致，多虚实夹杂，主张从心、肝论治，获得较好疗效。

阴茎异常勃起

阴茎异常勃起（priapism）是指在无性欲和无性刺激下，发生持续的（超过4小时）伴有疼痛的阴茎勃起而性高潮后仍不能转入疲软状态。本病多发于青壮年，发病率较低，但随着血管活性药物在阳痿治疗中的应用，以及某些壮阳类药物的滥用，使发病率有所上升。

中医称为阳强，阳物易举坚硬，且久举不衰。又称为"强中"、"阳强不倒"、"茎强不萎"、"玉茎坚挺"、"阴纵不收"、"阴挺"等。《证治汇补》："阴茎纵挺不收……为强中之证。"《诸病源候论·强中候》："强中病者，茎长兴盛不萎。"

【病因病机】

中医认为阳强由于肝、肾功能失调，导致经脉闭塞、宗筋弛纵不收。《灵枢·经筋篇》：“伤于热，则纵挺不收。”《证治汇补》认为：“强中之证，由……阳旺阴衰，相火无制。”可见阳强多由阴虚相火妄动所致，或由气滞、血瘀阻塞筋脉，证多虚实夹杂。

1. 阴虚火旺

淫欲无度，施泻太过，致耗伤肾精，水不济火，相火亢逆，内扰阴器，致阳强不倒。《石室秘录·阳强不倒门》：“阳强不倒，此虚火炎上，而肺金之气不能下行故也。”

2. 湿热下注

饮食不节，嗜食肥甘厚味，致水湿痰浊停滞；或交接不洁致湿邪内侵，滞留精道，郁而化热，扰动宗筋，致挺纵不倒。

3. 瘀血阻络

恃强纵欲，或跌仆损伤，致瘀血阻隔，玉茎挺纵不收。

【发病机制及病理】

阴茎异常勃起时的病理生理机制现在还不完全清楚，近来认为是海绵体内神经-动脉机制障碍。阴茎海绵体造影表现：异常勃起时，阴茎背深静脉是阻塞的，海绵体血液流出受阻或相对受阻，海绵体内氧张力和血液 pH 值下降，代谢加速，血液黏稠度增加，经过一段时间后可出现血栓，而后血栓机化和纤维化。研究证实，该病有高流量（非缺血型）和低流量（缺血型）两类。

1. 根据病理生理分类

（1）高血流量型阴茎异常勃起（动脉性阴茎异常勃起或非缺血型阴茎异常勃起）：高血流量型阴茎异常勃起常为各种因素引起的海绵体动脉持续扩张或海绵体动脉血液经异常通道（未经阻力血管）直接注入海绵窦，使两者阻力极度下降或消失，海绵窦过度充盈。

（2）低血流量型阴茎异常勃起（静脉性阴茎异常勃起或缺血型阴茎异常勃起）：阴茎异常勃起主要由于持续血管外或血管内白膜下小静脉（导静脉）阻塞，海绵体血液不正常流入体循环，引起海绵体内淤血、组织缺氧，甚至海绵体纤维化。

2. 根据有无发病诱因分类

（1）原发性阴茎异常勃起：发病原因现仍不清楚，精神性和神经性因素可能是其诱因，如强烈惊恐迫使性交中断等精神刺激和创伤，脊髓及阴茎背神经的直接刺激和局部接触反应。有时没有任何原因，是患者在睡梦中醒来时突然发现这一问题。也有报道该疾病与家族特发性阴茎异常勃起和性兴奋有关。

（2）继发性阴茎异常勃起：有以下几种原因：①血液病：如慢性粒细胞性白血病、地中海贫血、真性红细胞增多症、血小板减少症、血栓性静脉炎、磷酸葡萄糖异构酶缺乏症，特别是镰状细胞贫血最易引起阴茎异常勃起。由于这些疾病会使阴茎海绵体内血液沉积，使阴茎海绵体内输出静脉血液回流受阻而导致阴茎异常勃起。②神经系统病变：脑血管病变、脊髓肿瘤、外伤等中枢神经系统病变刺激脊髓中枢，引起过度兴奋，导致阴茎持续勃起；阴茎背神经的直接刺激也可引起阴茎异常勃起，特别是高位脊髓损伤患者容易发生阴茎异常勃起。③阴茎局部病变：前列腺癌或盆腔肿痛等浸润压迫，阴茎外伤或根部持续性压迫造成局部的出血或者血肿形成，阴茎海绵体内血栓形成等，引起阴茎静脉回流障碍，导致阴茎异常勃起。④药物性：常见的引起阴茎异常勃起的药物有抗抑郁药、安定剂、抗高血压药，其中抗抑郁药三唑酮是引起阴茎异常勃起最常见药物。发病机制可能与继发性 α–肾上腺素能受体阻断作用有关。此外，氯丙嗪、氯氮平、肼苯哒嗪、哌唑嗪等药物也可诱发阴茎异常勃起。⑤阴茎海绵体内药物注射疗法致阴茎异常勃起。

【诊断与鉴别诊断】

1. 诊断

（1）病史：有助于发现阳强的原因，在无性欲及性刺激下阴茎持续性勃起，凡超过 4 小时以上者可诊断为阳强。勃起仅为阴茎海绵体，而龟头及尿道海绵体则痿软。阴茎海绵体造影可见受阻情况。

（2）实验室检查：尿三杯试验及分析、尿液培养、血细胞计数、血液黏度、血红蛋白电泳、空腹血糖及肌酐、胸部 X 线检查、心电图等。

2. 鉴别诊断

（1）阴茎生理性勃起：应注意有阴茎勃起消退的环境和过去发作时的勃起持续时间。凡是身体健康、性欲旺盛，虽性交时间较长，但有性欲高潮出现，排精后阴茎即痿软者，为正常生理现象，不能视为阳强。阳强虽不伴性欲或性刺激而发病，但并非说阳强患者无性欲或性欲减退，相反，不少阳强患者性欲增强。因此，性欲的强弱与阳强无直接关系。

（2）不射精症：是指性交过程中始终没有射精动作，且不能达到性高潮。阴茎勃起受性欲控制，有正常勃起，若交而不泄，最终可因力竭而痿软。

【辨证施治】

1. 阴虚火旺证

证候：阴茎异常勃起，肿胀疼痛，伴头晕目眩，心烦少寐，神疲乏力，咽干口燥，腰膝酸软，舌红少苔，脉弦细数。

分析：肝肾阴虚，相火内炽，疏泄太过，故阴茎异常勃起；虚火内迫，茎络受损，则阴茎肿胀疼痛；肾阴不足，肝阳上亢，故头晕目眩；心火上炎，津液耗伤，故心烦少寐、咽干口燥；肾阴虚亏，肾精不足，筋骨失荣，神失所养，故神疲乏力、腰膝酸软。舌红少苔，脉弦细数，俱为阴虚阳亢之象。

基本治法：滋阴潜阳。

方药运用：大补阴丸加味。方中知母、黄柏为苦寒坚阴之品，能平相火而保真阴，此为清源；熟地、旱莲草滋阴，龟板、龙骨潜阳，猪脊髓以髓补髓，均可壮水制火，此为培本；五味子、芡实，固涩精气。

中成药：知柏地黄丸，每次 8 粒，每日 3 次，淡盐水冲服。

食疗：知母 10g，黄柏 10g，山药 30g，熟地黄 30g，山萸肉 15g，粳米 100g。水煎，滤渣取汁，加入粳米煮成粥，每日 1 剂。

2. 肝经湿热证

证候：阴茎异常勃起，肿胀热痛，烦躁易怒，失眠多梦，头晕脑胀，口苦咽干，小便短赤，涩滞不畅，大便秘结，舌红，苔黄或黄腻，脉弦数。

分析：肝经湿热下注，壅遏阴器，阻滞茎络，故阴茎异常勃起、肿胀热痛；邪犯肝胆，疏泄失调，故烦躁易怒、失眠多梦；湿热熏蒸，故头晕发胀、口苦咽干；湿热下注，气化失司，故小便短赤、涩滞、大便秘结。舌红，苔黄腻，脉弦数，均为肝经湿热之象。

基本治法：清利湿热，活血通络。

方药运用：龙胆泻肝汤加味。方中龙胆草、车前子清利湿热；当归、生地养血滋阴，以防热伤阴血；柴胡疏肝理气；甘草调和诸药。加穿山甲、牛膝、乳香、没药、王不留行等，以活血通络，行气止痛。诸药合用，共奏清利湿热，活血通络之功。

中成药：四妙丸，每次 5g，每日 3 次。

食疗：车前草 30g，猪小肚 200g，煲汤，饮汤食猪小肚。

3. 茎络伤损证

证候：阴茎异常勃起，肿胀疼痛，阴茎皮肤瘀斑，甚则色紫暗，舌质红或有瘀点，苔白，脉沉弦。

分析：跌仆坠落，阴器受伤，或过度手淫，强力行房，致使茎络受损，气血瘀滞，宗筋失养，故阴茎异常勃起、肿胀疼痛、阴茎肌肤瘀斑，甚则紫暗；舌质红，脉沉弦，均为气滞血瘀之征。

基本治法：化瘀通络，行气消肿。

方药运用：复元活血汤加减。方中当归、桃仁、红花、穿山甲、栝楼根化瘀通络消肿；柴胡、郁金、枳壳、牛膝、木瓜、乳香、没药行气散结止痛；甘草调和诸药。全方共奏化瘀通络，行气消肿之效。

中成药：活血化瘀丸，空腹，用红糖水送服，每次 1~2 丸，每日 2 次。或三七粉冲服，每次 2g，每日 3 次。

食疗：桃仁 10~15g，粳米 50~100g。将桃仁捣烂如泥，去皮，研汁去渣，与粳米同煮为稀粥。

4. 痰瘀互结证

证候：阴茎异常勃起，日久下衰，肿硬如木状，疼痛下显，局部失温，茎色紫暗，舌有瘀斑，苔白腻，脉沉涩。

分析：病久不愈，痰瘀互结，茎络阻塞，故阴茎异常勃起、日久下衰、肿硬如木状；茎络阻塞，气血不达，闭气不运，故阴器失温；邪实正虚，正不胜邪，故茎举疼痛不显。舌有瘀斑，苔白腻，脉沉涩，均为痰瘀互结之征。

基本治法：活血通络，化痰散结。

方药运用：阳和汤加减。方中麻黄、白芥子、贝母、夏枯草化痰散结；红花、僵蚕、穿山甲活血通络，熟地黄、当归温补营血，濡养宗筋；姜黄、桂枝温经通脉，破阴和阳。

诸药合用，共奏活血通络，化痰散结之功。

中成药：阳和丸，每次 3g，每日 1 次。

【其他治疗】

1. 非手术治疗

（1）镇静、止痛：抗焦虑药物，非那根 0.03g，每日 1 次；或安定 10mg，肌肉注射。口服去痛片，每次 1 片，每日 3 次。

（2）局部冰敷：发病 6 小时以后，可以阴茎局部冰敷，以减少局部代谢。

（3）雌激素：己烯雌酚；每次 1mg，口服，每日 3 次。

（4）输血：适用于原发血液病的患者，如镰刀状红细胞贫血，采用过量输血，输入双倍的压缩红细胞。

（5）支持疗法：每天输入一定量的液体，同时加入碱化剂，可使血液加速，如 5% 葡萄糖盐水 1500~2000ml，加入碳酸氢钠 100~200ml 静脉点滴。

（6）降低血压：硝普钠 50mg 溶于 5% 葡萄糖溶液中，以每分钟低于 3µg 的速率静脉滴注，以达到控制性低血压。适用于既往无心血管疾病的年轻患者，且必须严格控制注射速度、严密观察血压变化。

（7）阴茎海绵体内药物灌洗：适用于非缺血型的特发性异常勃起。如海绵体内注射血管活性药物及 α-肾上腺素受体阻滞剂诱发的阴茎异常勃起，海绵体测压和血气分析二氧化碳分压接近正常者，消毒后，2% 利多卡因局麻，于龟头背侧刺入 18 号穿刺针，边抽吸边挤压阴茎，将黑红色血液抽吸出后，用生理盐水冲洗 8~10 分钟，至冲洗出血液鲜红为止，滴入稀释的 α-肾上腺素受体兴奋剂，如肾上腺素、阿拉明、去甲肾上腺素、多巴胺等。肾上腺素浓度为 0.001mg/ml，缓慢滴入（20~30 分钟），每进入 20ml，抽吸 1 次，压力降至 5.23kPa 以下，阴茎疲软，即停止滴入。这些药物一次最高剂量为肾上腺素 0.5mg，去甲肾上腺素 0.015mg，多巴胺 20mg，阿拉明 10mg。阴茎异常勃起复发时可重复滴注。

（8）穿刺抽吸冲洗：适用于阴茎异常勃起的中期。用粗针头穿刺阴茎海绵体，抽吸其中积存的黏稠血液，并用含有肝素的溶液反复冲洗，直至有新鲜的血液流出、阴茎松软为止，并使已松软的阴茎位于下垂状态加压包扎。

（9）阴部内动脉栓塞术：适用于阴茎异常勃起经多种方法治疗失败者，一般只能做一侧栓塞，在 X 光下用经皮内动脉从一侧股动脉插入造影管子，推入对侧阴部内动脉，然后注入自体血凝块 2~3ml，使远侧的部分内动脉及其分支完全阻塞。注射完成，阴茎勃起随即终止。

2. 手术治疗

将回流受阻的阴茎海绵体的血液分流至另一静脉系统，达到改善血液循环的目的。注意手术应在未形成血栓之前施行。常用手术：①阴茎海绵体-尿道海绵体分流术：此法虽较简单实用，但易形成尿道皮肤瘘、海绵体皮肤；②瘘及尿道狭窄等并发症，故手术中应注意勿损伤尿道；③阴茎头–阴茎海绵体分流术；④大隐静脉–阴茎海绵体分流术；⑤阴茎背静脉–阴茎海绵体分流术。

【转归及预后】

本病预后较差，比较而言，高血流量型预后较好，低血流量型常继发为永久性阳痿，因此需及时救治。

【预防与调护】

1. 性生活有规律，不一味追求性高潮，不宜过于忍精不射，尤其忌反复多次形成性欲高潮，以免过度抑制射精中枢，造成射精中枢功能紊乱。

2. 在药物治疗勃起功能障碍时，尤其是使用化学假体疗法时治疗有效时，切忌连续数次性交。

3. 忌食辛辣、刺激类食物；慎服壮阳药及滥用抑制射精的药物，以免造成射精障碍。

4. 阳痿患者行阴茎海绵体注射时，应控制好药量及使用频度，以免造成异常勃起。

【临证经验】

1. 阴茎异常勃起属于男科急症范畴。治疗方法的选择，直接影响到疗效和预后，基本要求是由简至繁，因人而异，既要及时、果断，又要恰当慎重。

2. 本病轻者，可用非手术疗法观察，其疗效不彰者，及时用穿刺冲洗法；重者，应不失时机地行手术分流，以免血栓形成，影响性功能。中医分证论治和国外踏车运动等非创伤疗法，以及传统刮痧疗法、放血疗法等非药物疗法，用之得当，不仅对轻症，而且对重症阴茎异常勃起，有时亦能收到意外的效果。

3. G. B. Clizao 提出阴茎异常勃起的三条治疗标准：①阴茎海绵体循环顺利恢复；②阴茎异常勃起现象完全解除，恢复常态；③阴茎保持正常勃起功能，满意地进行性生活。我们所采用的各种药物非药物、有创无创、手术非手术的治疗方法，都是围绕和朝着这三条治疗标准而全力以赴的。

4. 本病多属内虚外实证，内虚为本，外实为标。肾水不足，相火亢盛，水不制火，龙雷外越而不归宅；水不涵木，相火燔扰，血脉瘀滞，阴阳格拒，肾阳有升而无降。

验案举例

案一 陈某，34 岁。

1 周来阴茎勃起异常，时有精液流出，因内裤摩擦致阴茎头焮红溃破，口干舌燥，五心烦热，腰背酸软无力，头昏目眩，尿短涩，大便干结，饮食少纳，嘈杂胸闷，舌质淡红，苔薄白，脉细弦。辨为肝肾阴虚，相火妄动。选知柏地黄汤加味。

处方：生熟地、山药、生牡蛎、龟板各 40g，山萸肉、泽泻、丹皮、白茯苓、知母、川黄柏、女贞子、枸杞子各 10g。

10 剂后阴茎疼痛消失，16 剂后阴茎痿软，情绪安定，性功能正常。

按：肾阴亏耗，无以济阳，命火浮动，进知柏地黄，滋阴济阳，水火互济，阴平阳秘，阳强自制。临证可加入海藻、昆布等软坚之品。

案二　张某，30岁，1992年4月4日初诊。

素来体健，嗜好烟酒，一月来因家事情怀抑郁，阴茎无故勃起，坚硬疼痛，久久不痿，面目红赤，烦渴疲倦，口唇干燥，夜不安卧，大便干结，五日一行，头目不清，舌淡红，苔薄黄，脉弦数。辨为肝火亢盛，方选柴胡清肝汤加味。

处方：柴胡、黄芩、栀子、连翘、甘草、生大黄、芒硝、赤芍、丹皮各10g。

7剂后大便畅行，每日1次，安卧，思食，再诊去芒硝加生地、泽泻，服8剂后，症状消失。

按：肝为刚脏，体阴用阳，喜疏泄条达，无抑郁不畅。本案情志不遂，肝郁化火，足厥阴肝经伤于热则放纵不收，肝之实热沿肝脉波及宗筋，故阳强不收，几经柴胡清肝汤清肝、泄热，顿挫火势，使肝之阴阳协调，气血冲和，阳强消失。

案三　王某，32岁，1993年6月6日初诊。

素嗜烟酒厚味，有乳糜尿病史年余，2周来阴茎异常勃起，茎中疼痛作痒，阴囊潮湿，抓破流污，排尿涩痛，心烦口苦，尿黄浑浊，大便干结，艰涩难下，舌质淡红，苔中黄厚，脉濡数。辨为肝郁化火，湿热下注。治宜清热利湿，以龙胆泻肝汤、八正散化裁。

处方：龙胆草、栀子、黄芩、柴胡、生熟地、泽泻、车前子、木通、生甘草、生大黄各10g，蒲公英、苡仁、虎杖、赤芍各30g。

8剂后大便畅行，小便转清，再诊加女贞子、枸杞子，1月后阳强渐收，情欲复常。

按：湿性黏腻重浊，善趋下焦肝肾，湿热下注，纠缠胶着，阻滞肝脉，困阻宗筋，加之素来嗜酒，投以清肝泻火利湿，二便分消，邪有去路，经脉清顺，阳强自收。

案四　秦某，34岁，1992年8月1日初诊。

近2月来阴茎异常勃起，曾用乙底酚、镇静剂，及阴茎海绵体分流术。仍阴茎疼痛，皮色紫暗，牵及少腹，排尿欠畅，头昏目眩，心烦不安，舌淡紫，少苔，脉细涩。辨为败精阻窍，治拟化瘀通窍，活血通络。选虎杖散、血府逐瘀汤加味。

处方：生熟地、生牡蛎、丹参各30g，虎杖、王不留行、牛膝、当归、赤芍、丹皮、红花、苏木、乳没、连翘、浙贝母、穿山甲、皂角刺、生甘草、桃仁、琥珀各10g。

12剂后阴茎退缩，少腹痛止，守方24剂后，症状消失。

按：精窍以通为顺，本案久病气血运行缓滞，肝脉受阻，宗筋不收，精窍瘀阻，精液不易畅出，阳气通行不利，气滞血瘀，腐变阻窍。乃进活血化瘀、通窍活络之剂，使经脉流利，阳强自愈。

案五　熊某，61岁，1986年就诊。

近1周阴茎时常勃起，数小时不衰，阴茎疼痛，色紫暗，小腹及睾丸胀痛，小便滴沥难解，烦躁不安，寐差神倦，舌质暗红苔少，脉弦数。辨为瘀血阻滞，相火亢动。治以化瘀通络，引火归原。方用血府逐瘀汤加减。

处方：桃仁、红花、川芎、赤芍、山甲珠各10g，当归、牛膝、柴胡、枳壳各12g，生地、黄柏各 15g，桔梗 6g，甘草 5g，肉桂 3g（研末吞服），醋制鳖甲 20g。

服药 4 剂，诸症缓解，随访 1 年未见复发。

按：多由久病湿热，络阻血瘀；或火郁伤阴，阴虚血滞，新血不生，阴筋失养，旧血不去，宗筋不收，则阳强不倒；瘀阻气化不行，则小便滴沥难解。血活肿消，宗筋自守，阴茎自倒。

案六 张某，46 岁，1996 年 10 月 16 日初诊。

阴茎异常勃起十载，每发于凌晨二时左右，坚挺胀痛，持续 5 小时渐痿复常，苦不堪言，迭经中西药诊治，鲜效。刻诊：两颧微红，神萎，唇燥咽干，口黏，心烦，舌质暗红，脉细弦滑略数。证属阴虚火旺，痰浊阻络。予滋阴泻火，佐以化痰疏络。

处方：肥知母、丹皮、生地、泽泻、昆布、海藻、焦山栀、川牛膝、炙龟板（先入）各 10g；生龙牡（先入）各 30g，黄柏 6g。

10 月 24 日二诊：服药后，勃起挺胀大减。再服，症有反复，寐差。原方加珍珠母（先入）30g，肉桂（后下）2g，7 剂。

10 月 30 日三诊：服药后，病续好转，虽有反复，但举阳时间已明显缩短。循法再进，原方加灵磁石（先入）、寒水石（先入）各 20g，7 剂。

治疗近月，症情趋稳定，偶有勃起，数分钟后即复正常，精神振，寐安，唯觉腹中寒、便溏，脾寒证现，原方去寒水石、知母、生地、龟板、山栀等滋阴泻火之品，易川连、五味、白芍、生草酸甘化阴清解之味，佐以木香、石榴皮健脾理气收敛之品，续服告愈。

按：阴茎异常勃起，历时十载，应时举发，临床实属罕见。余据肝经湿热，相火偏亢特点和"内实外虚"证候特征，及"怪病多痰"之古训，认为本症系由阴虚火旺，炼浊阻络所致。故方取知柏地黄合大补阴丸化裁，以生地易熟地，合知母、龟板滋补久竭之阴；以黄柏、丹皮、泽泻、山栀清热降火；取海藻、昆布、龙牡软坚润下，化浊散络以散坚挺之实；牛膝引三焦之火下行，折其阳亢。随诊加珍珠母、灵磁石、寒水石入肾走血，潜阳下阴；少佐肉桂引火归原。诸药配伍，共奏滋阴降火，育阴潜阳，软坚散结，培本清源之功效。因尚现"余证"，伴寒凉病变，药随证转，则去其"太过"之品，易酸甘化阴、理气健脾之味，续服而收全功。

【现代研究进展】

1. 李荣朝认为阳强宜标本兼治

"足厥阴之病，伤于寒则缩入，伤于热则挺纵不收"。强中者，阳亢为标，阴虚为本，病久瘀阻入经，湿热下注，发为阳强，治以清热利湿，龙胆泻肝汤加滋阴软坚之剂标本兼治。

患者刘某，35 岁，干部，1995 年 6 月初诊。患强中病半年余，伴头昏目眩、面赤口苦，夜寐易醒、醒则阳举，且阳强不痿，整夜如此。服知柏地黄汤诸症稍减，举阳依然，苔微黄，脉弦数。综观脉证，湿热为患，改用龙胆泻肝汤加滋阴软坚之剂主之。5 剂后复诊，举阳似觉松软，续服半月病告痊愈。

2. 钱松树从肝论治阳强

胡某，28岁，1993年5月10日初诊。

结婚6年余，生育一女孩，现年5岁，患者体壮而喜饮膏浆，近3年多来，阳事易举，同床必交媾，甚则2~3次尚感不满足，故时或分床而卧，然思欲则阴器必举而手淫，平素常感口苦，易怒，便干，舌红苔黄，脉来弦数。证属肝火下行，宗筋被火鼓动而阳事易举，拟清泻肝经之火，方用龙胆泻肝汤加减：龙胆草12g，山栀10g，黄芩10g，柴胡10g，生地12g，木通6g，泽泻12g，车前子12g，生甘草6g，当归12g，川牛膝10g，川柏10g。上药前后出入共投20余剂，易怒面赤之象好转，继则思淫时阴举之象开始缓解，其后阴茎勃起已能自控。

3. 金保方等对包皮环切术致阴茎异常勃起的综合治疗

患者，35岁，安徽怀远人，已婚，育有一子。

因"包皮环切术致阴茎持续勃起1个月"就诊。2005年4月12日患者在当地医院行包皮环切术，在阴茎根部注射1%利多卡因后，术中阴茎勃起，当时未作处理。术后常规用药（具体不详），阴茎仍持续勃起。2005年4月20日转入另一医院住院治疗。入院时见阴茎用油纱布包扎，见伤口缝合线，阴茎皮肤水肿起泡，且部分坏死、发黑，阴茎根部青紫。实验室检查：白细胞10.4×10^9/L，中性粒细胞0.83，淋巴细胞0.09。住院后先后3次行阴茎海绵体穿刺肝素生理盐水冲洗，同时给予消炎等对症治疗，局部换药，未见好转。4月28日请血管外科会诊，又给予溶栓治疗（尿激酶静滴），同时口服阿司匹林，阴茎勃起状态未见明显好转。至2005年5月13日病人主动要求出院，遂来我院男科就诊。

体检：体温36.9℃，血压120/75mmHg，慢性病容，阴茎勃起与身体成90°角，水肿，局部皮肤溃烂、发黑，阴茎根部发紫、触痛，双侧腹股沟淋巴结肿大，局部皮肤温度升高。自诉尿线变细，尿道灼热疼痛，伴有口干舌燥，大便偏干，三日一行，舌红尖部红绛，苔黄中根略腻，脉弦有力。

遂拟中药清热凉血、利尿通淋之剂5剂，方以淋必清汤出入。

处方：土茯苓30g，猪苓10g，茯苓10g，生地10g，丹皮10g，丹参10g，木通10g，败酱草20g，淡竹叶10g，枳壳10g，枳实10g，生甘草5g。每日1剂，水煎分2次服。同时以四环素软膏涂敷患处。

7日后二诊，见阴茎异常勃起如前，自诉尿道灼热疼痛感消失，口干舌燥好转，大便仍干，二日一行，苔脉同前。遂行中医刮痧放血疗法。具体操作：病人平卧床上，常规消毒，以刮痧器沿两下肢肝经、肾经自下而上刮至阴部，再自上而下刮至阴部。循环反复多次持续约15分钟。病人再取坐位，常规消毒，沿后背部两侧膀胱经自大杼穴至会阳穴自上而下刮痧，反复多次持续约10分钟。最后取督脉腰阳关穴以三棱针放血，并以玻璃透明火罐相拔，10分钟后火罐中见紫褐色血液约3ml，撤下火罐。此时见局部皮下瘀血，皮肤发紫，阴茎勃起状况改善，勃起角度减小，病人自觉阴茎渐软。给予黄芩软膏外敷阴茎，中药以原方合四妙勇安汤加减。

处方：土茯苓 30g，猪苓 10g，茯苓 10g，生地 10g，丹皮 10g，丹参 10g，生黄芪 20g，银花藤 20g，当归 15g，玄参 10g，知母 10g，黄柏 10g，白及 10g，生甘草 5g，每日 1 剂，水煎分 2 次服。续服 14 剂。同时服用通塞脉片，每日 3 次，每次 4 片。并嘱家属自翌日起以手法沿上述三经循行途径自行推拿。5 日后阴茎痿软，局部水肿减轻，坏死皮肤逐渐脱落。2 周后，电话随访，阴茎完全痿软，局部水肿明显减轻，坏死皮肤脱落，长出新鲜肉芽。

本症属于外伤而致血脉瘀阻，瘀积化热，热血相搏，故治以清热凉血，利尿通淋。淋必清汤原系徐福松教授用以治疗性病后所致的前列腺炎，该方清利湿毒之功甚强，配以四妙勇安汤去腐生肌。通塞脉片具有培补气血、养阴清热、活血化瘀、通经活络之功，专门用于血栓闭塞性脉管炎（脱疽）之毒热证，为治疗脉管炎之要药。黄芩软膏清热凉血，去腐生肌。

刮痧可以刺激该经沿途穴位，疏通经络，使气血流通，从而达到调节脏腑功能，起到治愈疾病的作用。从现代医学分析，刮痧部位大多为气血汇聚之所，该处可能隐藏着某些免疫功能很强的免疫组织，由于这些部位平时很少被触及，致使这些免疫组织中的免疫细胞经常处于静息状态。刮痧正好刺激了该处的免疫组织并促进了局部的血液循环，受到刺激的免疫细胞，随血流散布全身，从而活化细胞，提高免疫，甚至起到消灭病菌的作用。

本症病情严重，病程长久，治疗过程复杂。其治疗过程中起主要作用的可能还是刮痧放血。虽然其操作简单，疗效独特，但此法必须以中医理论为指导，以经络学说为依据，循经取穴，方能达到目的；其次，本法属有创疗法，病人较为痛苦，且对手法要求很高，若操作不当，易造成感染、发热等不良反应，故临床应用慎之又慎。

【小结】

在无性欲和无性刺激下，发生持续的（超过 4 小时）伴有疼痛的阴茎勃起而性高潮后仍不能转入痿软状态，即为阳强。近来认为是海绵体内神经-动脉机制障碍。中医认为阳强由于肝、肾功能失调，导致经脉闭塞、宗筋弛纵不收。临床需与阴茎生理性勃起、不射精症相鉴别。阳强多属内虚外实证，内虚为本，外实为标。

遗精（滑精）

遗精（seminal emission）是指男子青春期后非性交或非手淫时频繁发生精液外射的病症。多发生于睡眠状态，有梦而遗者称为"梦遗"；无梦而遗，甚至清醒时有射精者称为"滑精"，二者从根本上没有多大差异。

据统计 80% 的男性在青春期性成熟后有过遗精现象。初次遗精的年龄在 14.5±1.5 岁，性成熟期健康男性如果没有性生活，每月可有 1~2 次遗精。但遗精频度也不是恒定不变，有时可稍多或稍少，且不同个体之间的遗精频度也可有很大差异。成年男性婚后有正常性生活者遗精可消失，而部分男性婚后虽有正常性生活，偶尔也可有遗精现象。婚后分居两地者，遗精次数可与婚前相似。

中医学文献对本病的记载较多，最早记载见于《灵枢·本神》有"精时自下"的记述，并指出其病机为"怵惕思虑则伤神，神伤则恐惧，流淫而下止。恐惧而不解则伤精，精伤骨酸痿厥，精时自下"。《素问·痿论》："思想无穷，所愿不得，意淫于外，入房太甚……及为白淫。"以上均明确指出遗精与情志内伤的关系。至汉·张仲景提出遗精由虚劳所致，在《金匮要略·血痹虚劳病脉证并治》中记载"夫失精家，少腹弦急，阴头寒、目眩、发落，脉极虚芤迟，为清谷、亡血、失精。脉得诸芤动微紧，男子失精，桂枝龙骨牡蛎汤主之"。隋唐时期，巢元方和孙思邈分别称遗精为"尿精"、"梦泄精"及"梦泄"，并进一步认识到病机为肾虚而致。宋代《普济本事方》正式提出"遗精"和"梦遗"的名称，在病机上除将梦遗归除下元虚惫外，还提出经络阻滞、欲动心邪，并分补肾、清心、利湿诸治法。《济生方》更强调心肾不交在病机上占多数，"心火炎上而不息，肾水散漫而无归，上下不得交养"，因此在治法上主张"肾病者当禁固之，心病者当安宁之"。金元时期，倡导相火论，"肝肾皆有相火，每因心火动而相火亦动"。遗精之名出于王肯堂《证治准绳·遗精》篇，曰："因梦与鬼交为梦遗，不因梦感而自遗者为滑精，然总之为遗精也。"李中梓则认为遗精与五脏都有关，在《医宗必读·遗精》中提到："按古今方论，皆以遗精为肾气虚弱之病，若与他脏不相干涉。不知内经言五脏之腑各有精，肾则受而藏之。以不梦而自遗者，心肾之伤居多；梦而后遗者，相火之强为害……治之大法，独固肾病而遗者，治其肾。由他脏而致者，则他脏与肾两治之。"张介宾对遗精的论述更加完善，在《景岳全书》中有专篇论述，其中卷二十九提到："遗精之证有九：凡有所注恋而梦者，此精为神动也，其因在心；有欲事不遂而梦者，此精失其位也，其因在肾；有值劳倦即遗者，此筋力有所不胜，肝脾气虚也；有因用心思索过度辄遗，此中气不足，心脾之虚陷也；有因湿热下注或相火妄动而遗者，此脾肾之火不清也；有无故而精滑不禁者，此下元之虚，肺肾之不固也；有素禀赋不足而精易滑者，此先天元气之单薄也；有久服冷利等剂，以致元阳失守而滑泄者，此误药之所致也；有壮年气盛，久节房欲而遗者，此满而遗者也……"对遗精的病因病机进行了全面的总结；治疗方面提出"清心降火"、"壮水滋阴"、"升举"、"固涩"等具体治疗法则。清·叶天士《临证指南医案》："精之藏制在肾，而精之所主在心。"《格致余论·阳有余阴不足论》："精之固约在肾，而精之排出由肝所司。"

综上所述，历代医家对遗精的认识，不断进步，不断完善。明代记载较为全面，治疗方法论述较详；到清代，治疗方面又有进一步发展，治法、方药更加具体，对于今天的临床仍有指导意义。

【病因病机】

遗精病位主要在肾、心、肝、脾，病因为肾虚、湿热、痰火、瘀血；基本病机为精室被扰，精失固摄。

1. 阴虚火旺

早婚纵欲，房事过度；或过用温燥之品，致肾精亏耗，阴不制阳，阴虚火旺，扰及精室，精失闭藏，而致遗泄。如《医贯·梦遗并滑精》篇说："肾之阴虚则精不藏，肝之阳强则火不秘，以不秘之火，加临不藏之精，有不梦，梦即泄矣。"

2. 湿热蕴结

嗜食辛辣、醇酒厚味，或外感湿热之邪，酿生湿热，流注下焦；或包皮过长，积垢蕴蓄，内生湿热；或交合不洁，湿热循经浸淫，扰乱精室，而致精关不固。《古今医鉴·遗精》篇说："夫梦遗滑精者，世人多作肾虚治，殊不知此证多属脾肾，饮食厚味，痰火湿热之人多有之。"

3. 心肾不交

心主火，肾主水。心火下温于肾，肾水上济于心，心肾交通、水火互济。如劳心太过，暗耗心阴，阴不制阳，心火独亢；或肾阴素亏，或后天所伤，致肾水不足，水亏火旺，不能上济于心，心肾不变，扰动精室，精不内守，故遗泄于外。

4. 心脾两虚

用脑过度，忧郁而久；或饮食不节，久病脾虚，损伤心脾，心伤则神不自藏，脾伤则气不摄精，精关不固，而致遗精。

5. 肝火亢盛

平素性情急躁，心烦易怒，郁怒损肝；或所愿不遂，情志抑郁，肝失条达，气郁化火，致肝火亢盛，扰动精室，而致遗精。

6. 心神不宁

心藏神，神安则气定。金为水母，气清则水澄，精自藏于肾，如心慕女色，妄想不遂，心神不宁，君火偏亢，致相火妄动，扰乱精室，精失固藏而遗泄于外。正如《金匮翼·梦遗滑精》所说："动于心者，神摇于上，则精遗于下也。"

7. 肾气虚弱

先天禀赋不足，或房事不节，手淫过度，或久病体虚，致肾气虚固摄无力，精关失约，精液滑泄。

8. 痰火内盛

饮食不节，脾失健运，聚湿生痰，郁而化火；或肝肾相火灼伤肺津，煎津为痰，痰火内壅，扰乱精室，而致遗精。

【发病机制及病理】

男性在青春期时，生殖系统逐渐发育成熟，睾丸中的生精细胞发育产生精子，同时附睾、精囊腺、前列腺等附属腺也在不断产生分泌液，与睾丸产生的精子混合构成精液。经过一段时间之后，如果产生的精液不被排出体外，便被人体自行吸收；当受到性刺激出现性冲动或生殖器受到外界刺激时，可导致睡梦中不自主地排精，即遗精。

1. 精神心理因素

（1）精神过度集中于性兴趣上，而且对性刺激过于敏感，使大脑皮层持续存在性兴奋灶，因而容易诱发遗精。

（2）沉迷于色情书籍、图片、影视等，可使大脑皮层持续受列强烈的性刺激而过度兴奋，终致性中枢功能紊乱，触发遗精。

（3）手淫过度及性交过度，使大脑皮层对性的兴奋性过度增强，而抑制减弱；同时也使前列腺持续充血，脊髓射精中枢过度兴奋，容易激惹。

2. 器质性因素

生殖器炎症刺激，如包皮龟头炎、前列腺炎、精囊炎等炎症刺激，可传导至射精中枢，诱发遗精。

3. 其他因素

如被褥过于温暖沉重，或内衣裤过紧，刺激和压迫外生殖器；或膀胱过度充盈，均可通过神经传导促使射精中枢异常兴奋而诱发遗精。

【诊断与鉴别诊断】

1. 诊断

（1）男子梦中遗精，每月超过4次；或清醒时，不因性生活而排泄精液者。

（2）神经精神症状：情绪不稳，精神不振，体倦乏力，头晕心悸，失眠多梦，记忆力减退等。

（3）性功能障碍：阳痿、早泄、性欲低下、生殖器感觉异常等。

（4）其他症状：腰膝酸软，心烦口渴，少腹挛急，尿频多，小腹、阴茎、龟头酸胀或酸冷感，但遗精滑精时无疼痛感觉。

（5）本病常有恣情纵欲，情志内伤，久嗜醇酒厚味等病史。

2. 鉴别诊断

（1）生理性遗精与病理性遗精鉴别

生理性遗精：多发生于青壮年，是由于肾精充足而发生的生理现象。健康男性自青春期开始可出现遗精，其或虽有正常性生活，偶尔也会有遗精现象，如明·龚廷贤在《寿世保元》中所言："如瓶之满而溢也，是为无病。"一般遗精频度在每月1~3次，偶尔稍多或稍少，不伴有全身不适，均属正常的生理现象。

病理性遗精：遗精次数过频，一般每月在4次以上，甚至有正常的性生活，仍可频繁遗精，严重者一有性冲动即泄精，多伴有全身不适症状。

（2）病理性遗精与滑精鉴别：病理性遗精与滑精均属遗精范畴，只是程度上有所不同。伴随梦境的遗精称为梦遗；不因梦境，甚至在清醒时因性欲而出现精液自行滑出者称为滑精。《景岳全书》："梦而遗者，谓之梦遗；不梦而遗者，谓之精滑。"滑精在程度上较遗精严重，多由先天不足、或房劳过度、或大病久病之后强行入房，使肾精过度亏虚，导致精关不固。精液滑脱不禁，在辨证上以虚证为主，其机能由兴奋过度增强转为抑制，机能减弱，出现功能紊乱，从而导致滑精。

（3）精浊：尿道口经常流出米泔样或糊状物，淋漓不断，茎中作痒作痛，尿色浑浊。临床上以浊不夹血为白浊，带血者为赤浊。遗精者茎中无疼痛感觉。

（4）膏淋：以小便浑浊如米泔样，且排尿时尿道热涩疼痛，见于西医学的乳糜尿及男性泌尿生殖系某些炎症性疾病。

（5）早泄：遗精是指在没有性交的情况下，精液流出；而早泄是性交时精液过早射出，而影响性生活。诚如《沈氏尊生书》所描述："未交及泄，或乍交及泄。"

【辨证施治】

1. 阴虚火旺证

证候：性欲亢进，梦中遗泄，烦躁易怒，头昏脑胀，腰酸耳鸣，口舌干燥，舌红苔薄黄，脉细数。

分析：恋情纵欲，必致肝肾阴虚而相火妄动，扰动精室，封藏失职，精液遗泄；阴虚火旺，则烦躁易怒、口舌干燥；肾精亏乏，髓海不足，则脑转耳鸣、腰膝酸软。舌红苔薄黄，脉弦细数等为阴虚有热之象。

基本治法：滋阴降火，佐以固摄。

方药运用：大补阴丸加减。方中知母、黄柏为苦寒坚阴之品，能平相火而保真阴，此为清源；熟地滋阴，龟板潜阳，猪脊髓以髓补髓，均可壮水制火，此为培本。合用为壮水与制火并重的方剂，肾阴虚火旺之遗精证尤为适宜。

中成药：知柏地黄丸，每次6g，每日3次。

食疗：干鸡内金洗净后，置净瓦片上文火焙约30分钟，俟成焦黄色后，研成细末，每服3g，每日2次。早晚热酒半杯拌匀后，温开水送服，3天为1疗程。

2. 心肾不交证

证候：少寐多梦，梦则遗精，伴心中烦热，头晕目眩，精神不振，体倦乏力，心悸健忘，口干，小便短赤，舌红，脉细数。

分析：心火亢盛，心阴暗耗，神不守舍，故少寐多梦、心中烦热；虚火扰动精室则遗精；心主神志，心火旺则耗伤心血，心神失养则心悸健忘；火灼伤阴，不能上注于清窍则头晕目眩；久遗正虚，则精神不振、体倦乏力；虚火上炎则口干，虚热下移小肠则小溲短赤；舌红脉细数为阴虚内热之征。

基本治法：滋阴降火，交通心肾。

方药运用：三才封髓丹合交泰丸加减。方中天冬、熟地、人参滋养心阴；黄连、莲子心清心火，少佐肉桂引火归原，使相火不能随之妄动，两者合用，使君相两火趋于平复，心肾相交；龙骨、牡蛎固涩止遗，黄柏清泻肾中相火，砂仁理气解郁。全方合用清心益肾，滋阴降火，固精止遗。

中成药：柏子养心丸，口服，每次6g，每日2次，温开水送服。每晚临睡前必服1次。

食疗：莲子30g，百合30g，瘦猪肉200g。三味混合，加水适量，置文火上煲熟，调味后服用。

3. 劳伤心脾证

证候：劳则遗精，心悸健忘，少寐多梦，食少纳呆，面色萎黄，腹胀便溏，倦怠乏力，舌淡苔薄，脉虚弱。

分析：心主藏神，思虑劳神，心血暗耗，神明失养，则心悸健忘、少寐多梦；脾为后天之本，主运化水谷；脾虚不运，化源不充故食少、面色萎黄、腹胀纳呆、便溏；脾气虚乏，不充四肢，则肢体困倦；心脾两亏，气血不足，宗筋失养，过劳更伤中气，气虚则神浮不摄则遗泄；舌淡，苔薄，脉虚弱为心脾气血不足之象。

基本治法：补益心脾，益气摄精。

方药运用：归脾汤加减。本方以党参、黄芪补中益气以固其本；茯苓、白术健脾和中，助参芪补气之力；龙眼肉、当归、远志、酸枣仁补血养心安神；莲子肉、补骨脂、芡实补肾固摄止遗；木香疏理脾气，增强补气生血的功能。全方共奏补益心脾，益气摄精之功。

中成药：归脾丸，口服，每次 6~9g，每日 3 次，温开水冲服。

食疗：莲子 10~15g，桂圆 10g，大枣 10 枚，粳米或糯米 100g。先煮桂圆、大枣，取浓汁两份，分别与粳米或糯米、莲子煮成粥，日服 1~2 次。

4. 肾气亏虚证

证候：滑精频作，精神萎靡，面色苍白，阳痿不举，腰膝酸软，怯寒肢冷，小便频数或余沥不尽，舌淡苔白，脉沉弱。

分析：由于先天禀赋不足，或久遗不愈，下元亏虚，精气不固，故见滑泄频繁；肾气虚衰，气血不能充养形体，故精神萎靡；肾气虚衰，作强失司，故阳痿不举；气虚及阳，命门火衰，无力温煦则面色苍白、腰膝酸软、怯寒肢冷；膀胱气化无力，故小便频数或余沥不尽；舌淡苔白，脉沉弱为肾虚阳气不足之象。

基本治法：补肾固精。

方药运用：右归饮合金锁固精丸加减。方中熟地黄、山茱萸、菟丝子、枸杞子补肾填精；肉桂、附子温补肾阳；芡实、莲须、潼蒺藜、煅龙骨、煅牡蛎摄精止遗。诸药合用，共奏补肾温阳、摄精止遗之效。

中成药：金锁固精丸，每次 6g，每日 3 次。

食疗：猪腰 1 对，杜仲 30g，核桃肉 30g。三者同炖熟后蘸少许细盐食用。或补骨脂 30g，核桃肉 120g，核桃肉先煎取出，再入补骨脂煎服。熟核桃肉可作食服。

5. 湿热下注证

证候：遗精频作，阳事易举，茎中涩痛，口苦咽干，但不欲饮水，小便赤热不畅，时见浑浊，舌红苔黄腻，脉滑数。

分析：肝经湿热下注，蕴于下焦则茎中涩痛，扰动精室不能封藏故遗精频作；热郁于内，故阳事易举；热结膀胱，气化不利见小便热赤、浑浊不清；湿热上蒸则口苦咽干，湿遏气机则口干不欲饮；舌红，苔黄腻，脉滑数，均为湿热蕴结之象。

基本治法：清热利湿。

方药运用：程氏萆薢分清饮加减。方中萆薢、黄柏清热利湿为主，猪苓、白术、车前子淡渗利水，使湿热之邪随小便而解；石菖蒲、莲子心、丹参清心安神，分清化浊。

中成药：萆薢分清丸，口服，每次 6g，每日 2 次，温开水送服。

食疗：薏苡仁 30g，萆薢 6～10g，粳米 100g，冰糖适量。先将萆薢煎取汁，再与薏苡仁、粳米同煮粥，粥熟入冰糖，稍煮片刻即可，随意服食，用于湿热蕴结之遗精。

6. 肝郁化火证

证候：梦遗频发，阴茎易举，烦躁易怒，面红目赤，口苦咽干，胸闷胁胀，小便短赤，舌红苔黄，脉弦数。

分析：情志不遂，郁而化火，肝火炽盛故烦躁易怒、面红目赤、口苦咽干、尿短赤；肝郁化火，经气不利，故胸闷胁胀；肝火下移于肾，致精室被扰，封藏失司，故见遗精频发、阳事易举；舌红苔黄苈，脉弦数为肝火亢盛之外候。

基本治法：清肝泻火，涩精止遗。

方药运用：龙胆泻肝汤加减。方中龙胆草泻肝胆实火，清下焦湿热；黄芩、山栀苦寒泻火；泽泻、木通、车前子清利湿热，引热从小便而出；当归、生地养血滋阴，使泻中有补，疏中有养；柴胡理气舒肝，散郁结之肝气；甘草调和诸药。全方共达清肝泻火、利湿化浊之功，使肝火清，精室自宁，遗精自止。使用本方中病即止，不可过剂。

中成药：柴胡疏肝丸，口服，每次 6g，每日 3 次，温开水送服。

食疗：栀子仁 3～5g，莲子心 10g，粳米 50～100g。将栀仁碾末，先煮粳米、莲子心，待粥将成时，调入栀仁末，稍煮即可，或加白糖适量服。

【其他治疗】

1. 一般治疗

遗精多属功能性性功能障碍，多由性兴奋中枢功能紊乱引起，治疗主要是调整性中枢的生理功能。首先使患者对生理性遗精有正确的认识，使其分清正常与异常的标准；其次对性交后的疲劳也应有正确的认识，射精后由于神经中枢由兴奋转为抑制，同时由于射精过程全身肌肉的剧烈收缩，并引起心跳加速，呼吸急促等，相当于中等强度的体力消耗，因而可出现一定程度的疲劳感，因此不必把精液的丢失及性交后的疲劳看作是元气大伤，造成不必要的精神负担。对于真正的遗精病患者，应耐心安慰、开导。对性知识缺乏，受色情书刊引诱，过度手淫所致者，应劝其自觉抵制色情书刊，建立正确健康的娱乐活动。

2. 对症治疗

对伴眩晕、心悸、神倦、思想不集中者，可给予植物神经调节药，如谷维素 10～20mg，每日 3 次。对精神紧张，易激动，抑郁焦虑者，可给予镇静药，艾司唑仑片 2mg，睡前口服；利眠宁 10mg，口服，每日 3 次；安定 2.5mg，每日 3 次。

3. 原发病治疗

合并泌尿系统感染者，给予敏感抗生素治疗；包皮过长或包茎，施行包皮环切术。

4. 雌激素治疗

症状严重者，可给予雌激素治疗。常用己烯雌酚，每次 2mg，口服，每日 3 次。

【转归及预后】

遗精虽涉及多个脏器，但初起大多轻浅，若调理得当，多可痊愈。若是讳疾忌医，久病不治，或调治不当，日久会转变成早泄、阳痿、不育等病。

【预防与调护】

1. 正确认识生理性遗精现象，避免心理上不必要的负担。

2. 注意性生理卫生，合理安排性生活，切勿过分沉溺于性事，戒除手淫，避免色情刺激，造成对神经中枢的不良刺激。

3. 避免过度脑力劳动，做到劳逸结合，丰富文体活动，适当参加体育锻炼。

4. 内裤宜宽松，不宜过紧；睡时不宜将手置于生殖器部位；被褥不宜太暖太重，夜卧宜侧卧屈足，以减少对生殖器部位的刺激。

5. 饮食宜清淡，夜晚进食不宜过饱，少吃辛辣刺激性食物，戒除烟酒，不喝浓茶，少喝咖啡等，避免神经系统过度兴奋。

6. 睡前不宜过多喝水，以免膀胱过度充盈；睡前放松思想，勿过度考虑问题及妄想色欲。

【临证经验】

1. 遗精的双重性和交叉性

遗精和阳痿一样，是两种最常见的男子性功能障碍。它们各自具有双重性和交叉性。即既是一个症状，又是一种病名，还是某些疾病的一个症状。古今中外的医学专著（泌尿、男科）均列有阳痿专门章节，而遗精则或有或无。未列专门章节的理由是遗精仅是其他疾病的一个症状。而阳痿呢？如糖尿病性阳痿、前列腺炎合并阳痿、高泌乳素症性阳痿、药物性阳痿，甚至遗精也可引起阳痿……阳痿岂不是其他疾病的一个症状？由此可见，不把遗精专列成章节者，似乎有失公允，有厚此薄彼之嫌。

2. 遗精的因遗致病和因病致遗

临床上观察到，遗精症引起的其他病变，多为神经精神病变，如遗精引起神经衰弱、性神经官能症、抑郁症、强迫症，甚至精神分裂症等。因病致遗者，即其他病变引起的遗精，多为器质性病变，如前列腺炎、精囊炎、精阜炎、阴茎头包皮炎等。

3. 分清虚实是治疗遗精的关键

一般来说，心有妄想，所愿不遂，劳心太过，多致淫梦的遗精，病多在心；若房劳过度，病久体虚，精关不固，无梦滑精，甚至清醒时精滑不固，病多在肾。病变初期及青壮年患者，以实证居多；久病体虚及年老体弱者以虚证为多。实证多表现为发病时间短，遗精频作，小便短赤，口苦咽干，心烦不安，失眠多梦，舌红苔黄，脉数，多由火盛及湿热之邪扰动精室所致；虚证特征是发病时间较长，遗精频繁，劳则加重，甚至滑精，头晕腰酸，心悸气短，舌淡脉虚等，多为脾肾亏虚，肾虚不藏，精关不固所致。实证自当清泄，虚证自当补虚。切忌迎合病人畏虚喜补心态，一味补肾固涩，而犯虚虚实实之戒。

4. 遗精首重调摄心神

心与肾上下相交，阴阳相济，相互协调，相互制约，使之保持相对平衡，这就是所谓"心肾相交"、"水火既济"。若肾水不足，不能上济心阴，则心阳独亢，就会出现有梦而遗、心悸失眠等"心肾不交"之证。又心主神明，是人体生命活动的总称，人的精神意识、思维活动莫不由心主宰，当然也包括人的生殖功能在内。如性功能、性行为有时往往由心而定，即喻嘉言所说的"心为情欲之府"，张景岳也说过"精之藏制虽在肾，而精之主宰则在心"。盖心为君火，肾为相火，心火一动，相火随之亦动，即所谓火动乎中，必摇其精，故人有所感必先动心，心火动则欲火动，方有阴茎勃起、男女交媾等行为，临床所见之心火引动相火之梦交、遗精、见色流精，即属此类。遗精之后，亦有心态较差，心神不宁，心悸不寐，心烦意乱，胸闷健忘，心脉不畅等一系列心经病证。所以，本病治疗首先应注意调摄心神，排除妄念，然后再辨证论治。治心神之方有沈尊生黄连清心饮、陈修园封髓丹、王荆公妙香散等，均乃大法中之稳法也。心火既平，则息事宁神；水火既济，则精静遗止矣。

验案举例

案一 奚某，18岁，未婚，1978年10月3日初诊。

无梦滑精半年，病前屡犯手淫。现在每1~2夜即无梦滑精1次，白天腰酸如折，头晕头痛，口干不欲饮，面色晦滞，心悸少寐，脉来弦大，舌苔薄白。由心肾两亏，精关不固所致。拟心肾同治，补涩并投。

处方：莲须7g，潼白蒺藜各10g，金樱子10g，芡实10g，煅牡蛎（先煎）20g，煅龙骨（先煎）12g，北五味2g，杜仲10g，炙远志3g，茯神10g，鱼鳔胶1条。

外用：五倍子3g，每晚临睡以冷开水调合为丸，置于脐上，以胶布固定，两日换药1次。

11月3日二诊：内外并治1月，滑精减少（约每周1次），并且大多有梦，尿后余沥不尽，阳事举而不坚，脉转和缓，再从原意扩充。原方加制首乌10g，菟丝子10g。外用同上。

上药又服两月，滑精痊愈。随访8年，疗效巩固。

按：金锁固精丸、水陆二仙丹，为治无梦滑遗之正方。蒺藜补肾益精，莲子交通心肾，牡蛎清热补水，芡实固肾补脾，合之龙骨、莲须，皆涩精秘气之品，以止滑泄也，故名"金锁固精丸"。金樱子、芡实等能益肾，润能滋阴，涩能固脱，一生于水一生于陆，故名"水陆二仙丹"。两方合用，相得益彰，景岳云"精之藏制在肾，精之所主在心"，故复入五味、茯神、远志宁心安神，即"苟欲惜精，先净其心"之意也。又五倍子酸涩能敛精，咸寒能降火；降火敛精亦治遗滑之妙方，贴于脐眼，直取精宫，故奏效更捷。本例药后，无梦滑精转为有梦遗精，病情由重转轻，由深转浅，渐次向愈。

案二 周某，29岁，1979年6月8日初诊。

滑精3年，在兴化某医院诊断为"慢性前列腺炎"，经服四环素、黄连素、氯丙嗪、中药（如人参、鹿茸、金锁固精丸）及针灸、理疗、热水浴等均未奏效。20天前特来南京求治，由某医院泌尿外科主任诊为"前列腺瘘"，用理疗、热水坐浴，口服谷维素、维生素C及维生素B$_1$、四季青糖浆、中药（如导赤散、五子补肾丸及固涩剂）等，仍未见效，乃就诊于余。刻诊：每天滑精3~5次，白天多于夜晚，最长一次流精10分钟左右，午后伴有低热、头昏无力、口中干苦、渴喜热饮、小溲黄热、大便干结、脉来弦数、舌苔白腻微黄。查尿道分泌物，脓细胞1~2，上皮细胞0~2，精虫（++++），并分离出白色葡萄球菌。此属肝经湿热流入肾中为遗滑，与肾气下虚者不同。以龙胆泻肝汤合封髓丹主之。

处方：龙胆草5g，生山栀10g，赤白苓各10g，柴胡2g，木通5g，炒当归10g，甘草梢3g，黄柏6g，砂仁（后下）3g。

6月11日二诊：服药3剂，滑精已止，尿常规复查（-）。余症未见明显变化，药既应手，毋事更张。原方5剂，诸症遂愈。

按：《内经》云："肾者主蛰，封藏之本，精之处也。"精之所以能安其处，全赖肾气充足，封藏才能不失其职。此案滑精无度，下午低热，头昏乏力，似属肾气下虚，精关不固之象。但患者口中干苦，渴喜冷饮，小溲黄热，大便干结，脉来弦数，舌苔白腻微黄，故断为肝经湿热流入肾中为遗滑，与肾气下虚者有间。盖肾主闭藏，肝司疏泄，二脏皆有火。肾阴不足，相火自旺，肝有湿热，助其相火，火动乎中，必摇其精，亦能出现滑精之症。用龙胆泻肝汤以泻肝经之湿热，配封髓丹以清下焦之相火，湿热既化，相火得平，不用补涩之药而遗滑自止，此等症全在明辨虚实，才不犯"虚虚实实"之戒。

案三 高某，23岁，未婚。1984年11月22日初诊。

2年来遗精滑精不止，在某医院泌尿外科诊为"前列腺瘘"，迄今中西药治疗未能奏效。每天夜间遗精，白天滑精，面呈失精貌，口干溲黄，排尿无力，尿末滴白，记忆力差，脉细而数，舌红苔薄白。前列腺常规检查正常，询得患者遗滑以来，右侧睾丸胀痛不已，神志恍惚，若有所见。由湿热下注，厥络失和所致。改投清利湿热，疏泄厥阴法。

处方：金铃子10g，青皮6g，陈皮6g，金枸橘10g，左秦艽6g，赤芍6g，泽泻10g，煅牡蛎（先煎）20g，当归10g，白芍6g，黑山栀10g，生地10g，黄柏6g。

11月29日二诊：药进5剂，滑精已止，脉数转静，舌苔薄白。再以原法巩固，原方14剂，其病遂愈。

按：患者遗滑仍频，面色灰滞，排尿无力，尿后余沥，记忆力减退，历用清、泄、补、涩等法，未见效机。思其患病以来，神志恍惚，若有所见，右侧睾丸胀痛不已，口干溲黄，舌红苔黄，脉细而数，乃湿热下注，流于肝经，扰于精宫，逼精外泄之象。唐容川谓："盖肝经火旺，则魂不内守，恍惚有见，亦有无梦而遗，仍属相火之甚者，火甚则神不清，是以昏沉迷闷，不觉精之走失，比较有梦之遗者，其火更甚，毋得误为阳虚之证也。"故转从清利湿热、疏泄厥阴法论治，方选《外科全生集》枸橘汤合《圣惠方》金铃子散加味，正本清源，遗滑双瘥。

案四 徐某，36岁，1984年5月22日初诊。

婚后房劳过度，以致遗精、滑精12年，近半年伴有性机能减退，阳痿难起，头晕耳鸣，腰酸乏力，夜间有梦遗精，白昼见色流精，脉细，舌苔薄白。诸治罔效，乃来诊治。认为水火不济，精关不固所致，宗杨氏秘精汤主之。

处方：生牡蛎（先煎）30g，生龙骨（先煎）30g，生芡实15g，莲须15g，知母6g，麦冬6g，五味子10g，菟丝子10g，萆薢10g，益智仁10g，川断10g，沙苑子12g。

7月31日二诊：上药连服2月，遗精滑精接近痊愈，阳事渐起，但仍头晕耳鸣，腰酸乏力，脉细，舌苔薄白，质红。再以原法增进。原方去菟丝子、益智仁，加金樱子10g，桑椹子10g。

12月11日三诊：上方又服4月，遗精滑精已止，头晕耳鸣亦除，但仍阳痿不举，下肢乏力，舌偏红，苔薄白，脉细。原方加枸杞子15g。以后遗精、滑精未作。

按：房室过度，久患滑遗，近半年更见色流精，戴思恭所谓"耳闻目见，其精即出，名曰白淫"者是也。方宗甘肃杨守义"秘精汤"。此方重用生牡蛎、生龙骨、生芡实、生莲须潜镇秘精，辅以知母、麦冬、五味子滋阴清潜，萆薢、菟丝子、益智仁、沙苑子、川断补肾导浊，从而达到阴虚可滋，湿热可清，精关可秘之效。水火既济，精关得固，则白淫渐止。临床验之，洵有良效。

【现代研究进展】

1. 王琦分因而治

（1）精神紧张性遗精

黄某，23岁，大学生，1997年11月18日初诊。遗精1年余，在公安医院服用谷维素、抗生素及六味地黄丸等多种中西药无效。初诊：遗精每月4次以上，常于精神紧张时发生。考试期间遗精频繁，甚则每天1次，心烦，易汗出，口干，寐差，大便干，小便正常，舌质淡，苔薄白，脉细重按无力，有手淫史。西医诊断：植物神经功能紊乱。中医诊断：遗精（心神浮越，心肾不交）。治法：安神定志，滋养心肾。三才封髓丹加味。

处方：天冬10g，生地15g，太子参15g，黄柏10g，砂仁3g，鸡内金10g，生龙骨20g，生牡蛎20g。

12月2日二诊：服上方14剂，遗精1次，情绪紧张缓解，夜寐渐安，口干，大便干，小便正常，舌质淡，苔薄白，脉渐有力。续以前方，加莲子肉10g，天花粉20g，生大黄3g。

12月9日三诊：服二诊方7剂，遗精未作。心情有愉快感，寐可，口不干，大便日一行，小便正常，舌质淡，苔薄白，脉弦有力。继以前方，去天花粉，加芡实10g，山药10g，1剂，以善其后。

按：本案遗精常在精神紧张时发生。紧张性遗精，大、中学生多见，尤见于考试紧张期间频发。此种遗精,既非相火妄动亦非肾虚不固,而是由于精神紧张,致心神浮越、心肾不交。治疗以安神定志为主,辅以滋养心肾。三才封髓丹出自《医学发明》,是治遗精名方。心神浮越可伤心气,遗精日久亦伤肾阴。是以龙骨、牡蛎安神定志,三才封髓滋养心肾,加鸡内金以止遗。二诊加天花粉、生大黄养阴生津、通腑清热,莲子肉增强止遗之功。三诊去天花粉,加芡实、山药以固遗。"清"、"镇"、"固"是治疗紧张性遗精的三个原则。镇静、清热可宁心安神,复予固涩以加强疗效。

(2)食物性遗精

吴某,25岁,1997年12月9日初诊。

遗精频发,至今2年余。曾在北京数家医院就诊,诊断为"无菌性前列腺炎",服用多种抗生素及中药无效。经先生诊治2周亦无效,三诊时先生见其苔黄而厚,舌质偏红,口干,腹胀,便干。询其每次遗泄是否与食物有关,患者忽然悟及遗精每于食羊肉火锅后发生,甚则食羊肉、韭菜等辛热食物亦遗精。中医诊断:遗精(胃火偏盛,下扰精室)。治法:清胃泻火,滋阴益肾。玉女煎加味。

处方:生石膏20g,知母10g,麦冬10g,熟地15g,怀牛膝10g,鸡内金10g。

12月15日二诊:服上方7剂,患者遗精未作,口不干,腹胀减轻,小便淡黄,大便正常,苔薄黄,脉弦。继以前方7剂。

12月30日三诊:服上方14剂,患者其间食用羊肉火锅2次,遗精未作。嘱患者遗精虽愈,但羊肉火锅等辛热之品,仍少服为宜。

按:本案遗精每于食羊肉火锅后发生。食羊肉、牛肉、火锅等辛热之品致遗精,临床屡能遇到。治宜清泄胃热,食宜远辛辣厚味。明·王纶在《明医杂著·梦遗滑精》中指出:"梦遗滑精,世人多作肾虚治,而为补肾涩精之剂不效。殊不知此证多由脾虚,饮酒厚味,痰火湿热之人多有之。"亦说明胃火可下扰精室。本案用玉女煎加鸡内金,既可清胃经积热,消食和胃,又可固精止遗。

(3)包皮过长遗精

孟某,26岁,教师。1997年10月17日初诊。

遗精3年,久治乏效。诊时遗精每隔5~6天1次,夜间易勃起,龟头时有瘙痒。西医诊断:包皮炎。中医诊断:遗精(热毒蕴结)。治法:①包皮切除术;②清热解毒中药外洗。

处方:虎杖20g,黄柏20g,苦参20g,丹皮20g,煎汤温洗。

10月28日二诊:患者用中药外洗2剂,龟头瘙痒消失。行包皮环切术,现已拆线,遗精未作。嘱平时注意外阴清洁。

按:本案为包皮过长、包皮炎致遗精。包皮过长是遗精的一个诱因,若平时不注意卫生,常可致龟头炎而诱发阴茎勃起,出现遗精。对于这类遗精,以手术切除过长包皮为主。配合清热解毒中药外洗,以消除局部炎症。

(4)前列腺炎遗精

郭某，23 岁，农民。1997 年 7 月 8 日初诊。

患者遗精 8 年，在河北省邯郸市等医院诊断为慢性前列腺炎，服用奥复星、阿奇霉素等抗生素未得控制。诊时遗精 5~6 天 1 次，严重时 1 天 1 次，尿频，后尿道疼痛，小腹胀痛，腰酸不适，睾丸发凉，头痛（两颞部），寐差，舌质淡红，苔薄黄，脉弦滑。前列腺指诊：偏大，质偏硬，压痛。前列腺液常规：pH 值 6.7，白细胞满视野，卵磷脂小体（+）。西医诊断：慢性前列腺炎。中医诊断：遗精（热毒内蕴，瘀浊阻滞）。治法：清热解毒，祛瘀排浊。当归贝母苦参丸加味。

处方：当归 10g，浙贝母 10g，苦参 10g，虎杖 15g，败酱草 15g，冬瓜仁 15g，鸡内金 10g，乌药 10g，黄柏 10g。

7 月 20 日二诊：服上方 14 剂，患者遗精 1 次，梦交、尿频、后尿道疼痛明显减轻，小腹不胀，头不痛，腰仍感不适，睾丸发凉，寐可，舌淡红，苔薄黄，脉弦。继以前方。

8 月 4 日三诊：服上方 14 剂，患者遗精未作，诸症明显缓解，偶有小腹胀及腰不适，舌质淡，苔薄黄，脉弦。前列腺液常规：pH 值 7.1，白细胞 10~15/HP，卵磷脂小体（+）。继用上方 14 剂，巩固疗效。

按：遗精是慢性前列腺炎的一个常见症状，前列腺炎可致遗精，但遗精并非皆为炎症所致，因此临床上需结合前列腺液检查辨证。本案前列腺液白细胞满视野，辨证属热毒内蕴，瘀浊阻滞。这一现象是由于炎性分泌物瘀阻在前列腺导管内所致。治以清热解毒，祛瘀排浊。方用当归浙贝苦参丸加味。用苦参、黄柏、败酱草清热解毒；虎杖、当归活血祛瘀；浙贝、冬瓜仁排浊祛湿；乌药温阳行气止痛，鸡内金止遗固涩。二诊，尿路症状明显减轻。三诊诸症明显缓解，前列腺白细胞 10~15/HP。药证相符，当获效机。

2. 徐经印从心辨治五法

遗精病因多起于情志失调，色欲过度。思色恋慕则神魂浮荡于上，精液摇泄于下，肾精亏损，心阴暗耗，相火妄动。其病机与心、肝、脾、肾等脏腑功能失调有关，而心肾关系最为密切，其中又以心为主导。精血同源，故虽为肾病，治当从心。神气舍心，相火从令，精归其原而不妄遗泄。治心法中寓补脾、滋肾、舒肝、健脑、化瘀、利窍诸法。

（1）补益心脾摄精法：适用于心脾两虚型遗精。心位于上而主藏神，神交于下则精安，而交济精神，职在中宫。思虑过度，劳伤心脾，神不守舍而尽扬于上，精升乏道而驰走于下则见遗精。伴多梦，精神不振，腰酸眼花，面色萎黄，心悸气短，失眠健忘，胸痞纳差，记忆力下降，舌淡苔薄白，脉细弱等。治用归脾丸化裁：党参 15g，黄芪 2g，山药 20g，茯苓 12g，石菖蒲 10g，木香 10g，酸枣仁 15g，远志 10g，黄连 6g，山茱萸 15g，芡实 20g，煅牡蛎 30g，炙甘草 10g。水煎服。

（2）清心滋肾填精法：适用于心肾不交型遗精。肾水下亏，心火独亢，心肾不交。症见多梦遗精，心烦失眠，头昏耳鸣，腰膝酸软，怔忡健忘，小便短赤，舌质红，脉细数等。治用黄连清心饮合知柏地黄丸加减：生地 15g，黄连 10g，知母 10g，黄柏 10g，酸枣仁 15g，山茱萸 10g，茯神 10g，远志 10g，莲子 20g，黄精 20g，桑寄生 10g，阿胶（烊化）

10g，当归10g，生牡蛎30g。水煎服。

（3）宁心固肾涩精法：适用于肾虚不固型遗精。肾气不足，精关不固，肾不藏精，神无所归而见梦遗频作，甚或滑精。伴腰膝酸软，失眠健忘，面色㿠白，自汗，溲清精冷，脱发，舌苔白润，脉沉细。治用水陆二仙丹合五子衍宗丸加减：黄芪20g，山药20g，山茱萸10g，杜仲10g，菟丝子20g，桑寄生15g，枸杞子10g，芡实30g，金樱子20g，覆盆子20g，桑螵蛸20g，煅牡蛎30g，酸枣仁12g。水煎服。

（4）安神健脑秘精法：适用于心神失养型遗精。"脑为元神之府"，神为精宰，精为神用。思色恋慕，心生浮想，神魂悠荡于上而精液摇泄于下，肾不蓄精，心神失养，不能御精神，收魂魄，心神不宁，而见遗精。伴失眠，记忆力下降，思想不能集中，心悸惊惕，眩晕脑转耳鸣，腰膝酸软，舌淡苔白，脉沉弱。治用安神定志丸合枕中丸：党参20g，茯苓10g，茯神10g，远志12g，生龙骨（先煎）30g，石菖蒲10g，酸枣仁15g，柏子仁12g，生地15g，山茱萸10g，山药20g，菟丝子20g，枸杞子10g，牛膝10g，川芎15g。水煎服。

（5）宁心舒肝利窍法：适用于心肝气郁型遗精。肝受气于心，心肝相连，心气怫郁，肝气不舒，疏泄失度，气郁化火，心火亢旺，肝肾之火内动则见遗精。伴心烦不宁，多梦少寐，精神抑郁，胁胀不舒，腰酸腰痛，舌红苔薄，脉细弦。治用天王补心丹合柴胡舒肝散加减：党参20g，茯苓10g，五味子10g，酸枣仁12g，黄连10g，当归10g，川芎12g，丹参10g，朱砂（冲服）3g，白芍12g，木香10g，郁金15g，柴胡10g，山茱萸10g，车前子10g。水煎服。

3. 黄晨昕从肺论治遗精

仇某，36岁，1987年2月13日初诊。

患者近半年来，遗精频繁，每周2~3次，重时每周5~6次，曾用补肾涩精等方药，疗效不著。来诊时，患者精神萎靡，形体消瘦，两颧潮红，鼻咽干燥，盗汗，寐差多梦，阳事易举，舌红苔薄少津，脉细数。患肺结核（服抗结核药治疗）已两年，证属肺阴不足，肾水失滋。治当润肺滋肾为先。

处方：南北沙参各20g，天麦冬各20g，玉竹、黄精、百合各15g，山药、阿胶（烊化）各15g，山茱萸、生地、知母（盐水炒）、黄柏（盐水炒）、芡实、莲须各10g。

守方前后数诊，并服27剂，诸症皆消，后用六味地黄丸、雪梨膏以资巩固，追访半年，病未复发。

按：本病起于肺痨之后，肺体受损，金不生水，则肾水渐亏，热从下生，下扰精室而成遗精。前医用补肾涩精之法未效，盖因肾水无生成之源也。用大剂沙参、麦冬、玉竹、黄精、百合、阿胶等滋养肺阴，佐山茱萸以滋肾水，生地、知母、黄柏清虚热，配芡实、莲须涩精止遗。标本兼施，肾水得滋，虚热既清，精室则安，故病愈。

4. 周仲瑛引火归原治遗精

遗精之病变脏腑主要在心肾，病机与肾阴亏虚，不能上济心火，心肾不交，心火易动，进一步引发相火有关。正如丹溪所谓："非君不能动其相，非相不能泄其精。"故治疗遗精应遵循一清泄，二固涩的原则，而引火归原法就是这两种治则的一种变化、演绎方式。

徐某，66 岁，2000 年 3 月 29 日初诊。

患者年过六旬，遗精起于青年，至今不愈，数十年来时有梦遗，近来发作频繁，多则 1 周 2 次，少则 1 次。遗精后出汗，阴部有下坠感，寐差梦多，口苦，舌质暗，苔白腻，脉濡滑。证属君相火动，精关不固。当予引火归原，滋肾固摄之法。

处方：黄柏 10g，知母 10g，肉桂（后下）3g，炙刺猬皮 15g，炙龟板（先煎）12g，鹿角霜 6g，金樱子 15g，紫花地丁 20g，煅龙骨（先煎）20g，煅牡蛎（先煎）25g，苦参 10g，芡实 12g，莲须 10g，乌药 10g，煨益智 10g，生蒲黄（包煎）10g。21 剂，常法煎服，1 日 1 剂。

4 月 19 日二诊：上药服后遗精即止，20 天未有发作，午后阴部仍有下坠感，清晨胸腹多汗，且有热感，眼皮发涩，头昏，口不干，尿黄不显，阴囊不潮，舌质暗红、苔腻罩黄，脉弦滑。前方既效，当原方继进，稍事加减，以善其后。3 月 29 日方去莲须，加瘪桃干 15g，山萸肉 10g。7 剂。

按：经云人年四十而阴气自半矣，是案患者年逾六旬，故肾阴已亏矣。有梦而遗、口苦、寐差则为心火上动之征，阴部有下坠感则为相火夹湿下注之象。因此，仿交泰丸之意，用黄柏、知母易黄连，合肉桂，引无根之火降而归原；龟板、山萸肉滋阴补肾，上济心火；金樱子、芡实、莲须、益智仁、炙刺猬皮、龙骨、牡蛎补肾涩精；紫花地丁、苦参清泄下焦湿热。诸药合用，寒温兼施，水火交济，肾精固涩，心神得宁，则遗精自止。

5. 卢太坤活血化瘀治遗精

精室脉络瘀阻是遗精的重要病机。盖生命赖气血以治，若脏腑气机紊乱，首先导致气血失常。广义的精室（内生殖器）在经络联系上与肝肾关系密切，而精血通畅是男子生命活动的根本。所以，当精神过度刺激，抑郁不舒则气血逆乱，肝失调达，血运失和。同时肾之开阖因肝之疏泄而作强不行，精关失调，精道不畅或不固；若外邪侵袭，以湿热为甚，黏滞下注，则血脉不畅，精瘀其室，均可发生遗精。因此，活血化瘀是瘀阻遗精的主要治法。化瘀调精之法能使精室脉络得以通畅，又能促进肝肾心脾机能得以恢复，这是解决遗精病理状态的有效途径之一。临床运用时尚须根据不同证型和体质，或通而兼化，或疏而兼通。常用方为桃红四物汤等。

【小结】

遗精（滑精）是不因性生活而精液遗泄的病证。临床上首先区分生理性遗精和病理性遗精。生理性遗精多因劳心太过，欲念不遂，饮食不节，恣情纵欲等引起。基本病机为精室被扰，精失固涩。病变脏腑责之于肾、心、肝、脾。临床辨证应分清虚实，辨别脏腑病位。治疗应以补虚摄精，祛邪止遗为原则。初病时以君相火旺、心肾不交为常见，病机多为实证，应清心安神，疏泄相火；湿热下注，精失固涩，应清热利湿；气虚不能摄精，治宜补气摄精；久遗伤肾，下元虚惫，多由以上转化而成，虚象明显，当补虚固本，固涩精关。不可一味单纯补肾固涩，当泻则泻，当补方补。

早 泄

早泄（premature ejaculation）是指男子的阴茎在没有来得及纳入女方阴道之前，正当插入或刚刚进入尚未抽动时便已射精，阴茎也随之疲软并进入不应期，使性交不能继续进行而被迫中止的一种常见的性功能障碍。在临床上，早泄病人还有采用以时间标准定义："患者有稳定的性伴侣一年以上，正常的性生活频率，超过50%的性活动中射精潜伏期（阴茎插入阴道直至射精的时间）小于2分钟，病程超过6个月，并排除了泌尿生殖系统感染、酒精依赖和精神类药品的滥用。"

美国的Mastersh和Johnson认为早泄是一般人群中最普遍的性功能障碍，估计有20%~70%的男性存在明显的射精过快问题。在我国早泄多发生在45岁以后，是最常见的性功能障碍，可能有30%~50%的成年男性有不同程度的射精过快现象。

性交持续时间与年龄、体质强弱、性生活经验等均有关系，即使男子的年龄、体质都相近，射精时间长短的个体差异仍然很大，性交持续时间可通过训练而增强，随着实践经验的不断加强，性交时间可以显著延长，甚至可以达半小时以上。射精时间的长短与性交环境有关，同一个人在每次性交时射精的快慢也不同，如新婚初次性交、婚后久别重逢或禁欲较久后第一次性交时，可因男方过度兴奋，射精潜伏期可能会很短，甚至会一触即射，这也是正常现象，不必多虑。而一旦连续几天性生活后，射精潜伏期会逐渐延长，射精速度也会逐渐放慢。不少男子在新婚后1个月内，甚至1年内有早泄表现，但他们往往会自然调整到正常水平。

此外，射精速度的快慢和性交体位、阴茎抽动的幅度和速度，以及女性的反应都有关联。如果阴茎抽动过程中女方突然有意收缩阴道，加强对阴茎的紧握作用，对男方的刺激明显加剧，从而导致射精大大提前。因此，早泄的定义还需要通过大量设计合理的循证医学的研究进一步明确。

早泄的分类，通常有三种：①1943年Shapiro把早泄按是否发生在具有良好的控制射精能力分为A型：从来没有很好地控制射精过程，多发生在有高度性驱动力而又无勃起困难的年轻人；B型：发生于具有良好的控制射精能力之后，多见于老年人，常伴勃起困难。②根据是否与性伴侣有关，分为境遇性早泄：常在更换性伴侣时而改变早泄状况；真性早泄：与不同性伴侣或在不同场合下性交，均抽动不足15次或不足1分钟时便射精，也称完全性早泄。③Godpodinoff把早泄分为原发性早泄和继发性早泄。原发性早泄是从来没有获得过射精的良好控制，而身体其他方面健康，常由精神因素所致；继发性早泄是曾有良好的射精控制力，而后来发生早泄，多有器质性因素引起。

古代中医文献对于本病有所记载，清·沈金鳌《沈氏尊生书》："未交即泄，或乍交即泄。"《秘本金舟》中所描述"男子玉茎柔嫩，少一挨，痒不可当，故每次交合阳精已泄，阴精未流，名曰'鸡精'。"

【病因病机】

本病的发生与心、肝、脾、肾关系密切。多由肝失疏泄，制约无能；心脾两虚，阴虚火旺，肾失封藏，固摄无权，精关不固所致。总括其病机如下：

1. 阴虚火旺

性事活动赖于心、肝、肾三脏及君相之火协调如常，心有所动，肾必应之。若素体肝旺，君相火盛；或纵欲房劳，戕伐斫丧，竭其阴精，肝肾二脏阴液亏损，心火亢上，相火炽烈妄动，二火扰动精室，精窍开合失常，阳事易举而走泄，或念动即泄。正若《辨证录·种嗣门》："男子有精滑之故，一到妇女之门，即便泄精，欲勉强图欢不得，且泄精甚薄，人以为天分之弱也，谁知心肾两虚乎。"

2. 肾气不固

性之功能异常多责于肾，尤以肾精、肾气亏损为主。若禀赋羸弱，手淫频繁，迷恋色情，房劳过度；或慢性疾患致机体耗损太过，阴精匮乏，肾气虚衰，精室封藏固摄无力，则阳物难举或举而易泄。正如《诸病源候论》曰："肾气虚弱，故精溢也，见闻感触，则劳肾气，肾藏精，令肾弱不能制于精，故因见闻而精溢出也。"

3. 心脾两虚

胃强欲盛，脾气健旺，化源充足，气旺血盛，肾精溢满，筋健欲强，心安意定，主宰如常，肾之藏泄有度。若劳心思虑过度，或饮食不调，或久病大病失养，或药石误治克伐心脾，气血资源不足，阴精失其濡养，血亏气耗，神弱心虚，而阳物失振发为早泄。《景岳全书》云："若以忧思太过，抑损心脾则病及阳明冲脉……气血亏而阳道斯不振矣。"

4. 肝气郁结

"前阴者，宗筋之所聚"，为肝所主，肝之疏泄如常，精神情志调畅，肝血充盈，血旺精足，宗筋得以濡养，性欲旺盛，阴茎坚挺有力，精窍启闭施泄有度。素多情志抑郁，或暴怒伤肝，或思虑过度，夫妻不和伤及情志，或它病日久影响及肝，疏泄功能失司，宗筋失养，精气未至而发为早泄。

5. 肝经湿热

平素嗜好烟酒，辛辣刺激，性情急躁，相火偏亢；或处地湿热，外生殖器藏污纳垢；或痰湿热盛之躯，过食温燥壮阳滋补等，皆可酿湿生热化为痰浊，流注下焦扰动精室，迫精早泄，或梦遗滑泄。正如《杂病源流犀烛》所云："有因饮酒厚味太过，痰火为殃者……有因脾胃湿热，气不化精，而分注膀胱者，亦湿浊稠厚，阴火一动，精随而出。"

【发病机制及病理】

射精是由大脑的中枢神经、脊髓神经、骶髓初级神经，以及内分泌系统共同调节的一个复杂反射过程。早泄的发生是由于大脑的中枢兴奋性过高，对脊髓的初级射精中枢抑制作用减弱，以及脊髓的射精中枢兴奋性过高所致。引起早泄的原因分为心理性早泄和器质性早泄，以心理性常见。

1. 心理性因素

（1）情绪紧张：这类患者往往有婚前性交史，性交是在不正常的环境下进行的，害怕别人发现和紧张的心理状态下进行的，性交时力求快速射精，性交时过分紧张、激动或担心性交失败，使神经调节功能敏感性增强，射精失控，发生早泄。

（2）性欲过强：这类患者多因性交次数过少，或受色情刺激，性幻想，射精中枢过于兴奋，一旦交合，极易发生早泄。

（3）手淫习惯：由于手淫时害怕被别人发现和耻笑，总想尽快射精，于是养成病态心理及病态射精习惯，以致稍受刺激，就会射精。

（4）性知识缺乏：此类患者对性知识无知，性交技巧和经验缺乏。

（5）身体疲劳：长期过度的放纵性欲，重度体力劳动或持续紧张脑力劳动，致大脑皮层兴奋性增高，性交时一触即发。

（6）夫妻关系不和：夫妻感情不融洽，或对性伴侣怨恨、敌意和恼怒；或丈夫对妻子过分畏惧，缺乏自尊。耻辱、自卑、抑郁心情造成早泄。

2. 器质性因素

患有慢性前列腺炎、精囊炎等生殖器炎症时，炎性分泌物流入后尿道，易发精阜炎。而精阜是射精反射的扳机区，当精阜受炎症刺激后，易使射精提前。此外，脊髓内、外神经或高级神经中枢的病理改变或任何退行性病变，可使射精功能失调，如盆腔骨折、前列腺增生、动脉硬化、糖尿病等。研究显示，早泄原因与阴茎感觉阈值的降低有关。

【诊断与鉴别诊断】

1. 诊断

（1）病史：可询及既往性交时不正常的心理病史。

（2）症状与体征：性交时阴茎为接触或刚接触女方外阴；或插入阴道抽动不足 15 次，时间不满 1 分钟，尚未达到性欲高潮即行射精，随后阴茎疲软。可伴有神经衰弱、头晕、健忘、乏力等。器质性原因引起的早泄，有原发病的症状和体征。

（3）实验室检查：前列腺液及精液常规分析，有助于生殖系统炎症的诊断。

（4）神经系统检查：以区别功能性和器质性早泄，如阴茎振动感觉测定、阴茎被神经体感诱发电位测定、球海绵体反射潜伏期测定。

2. 鉴别诊断

（1）阳痿：阳痿是阴茎不能勃起，或起而不坚，不能进行正常性交为特征；而早泄勃起功能正常，未交即泄，或即交即泄为其特点。

（2）遗精：遗精以不交而精液自溢为特征，临证有有梦之遗和无梦之遗；早泄以交合时射精过快为特征。

【辨证施治】

1. 阴虚火旺证

证候：阳动易举，精液易泄，不耐持久，头晕目眩，虚烦难眠，耳鸣腰酸，潮热盗汗，五心烦热，口干咽燥，舌红苔少，脉细数。

分析：阴虚火旺，扰动精关，故阳动易举，精液易泄；虚火内扰心神，则虚烦难眠；阴虚内热，津液被伤，故口干咽燥；肾阴不足，腰膝失养，则酸软无力；虚火上炎，则头晕目眩、耳鸣；热迫津泄，则潮热盗汗；舌红苔少，脉细数乃阴虚火旺之象。

基本治法：滋阴降火，益肾填精。

方药运用：大补阴丸合二至丸加减。方中知母、黄柏为苦寒坚阴之品，能平相火而保真阴，此为清源；熟地滋阴，龟板潜阳，猪脊髓以髓补髓，均可壮水制火，此为培本。合用为壮水与制火并重的方剂，肾阴虚火旺之证尤为适宜。二至丸墨旱莲、女贞子补益肝肾之阴，加芡实、莲子收涩固精。全药共奏滋阴降火，益肾填精之效。

中成药：知柏地黄丸，每服 6g，每日 3 次。

食疗：洁净的干菊花 10g 剪碎，与糯米酒酿适量放在小锅内拌匀，煮沸。顿食，每日 2 次。

2. 肾气不固证

证候：入房早泄，性欲淡漠，阴茎勃起迟缓，面色㿠白、畏寒肢冷，精神萎靡，头晕腰酸，动则自汗，夜尿频多，尿后余沥，或遗精滑精，舌质淡，苔薄白，脉沉弱。

分析：肾气亏虚，封藏失职，故见早泄，或见遗精滑精；肾阳不足，宗筋失于温煦，故见性欲淡漠、阴茎勃起迟缓；肾虚失于充养，故腰膝酸软、精神萎靡；肾阳不足，不能温煦机体，则面色㿠白、畏寒肢冷；肾虚膀胱失约，故夜尿频多、尿后余沥；舌质淡苔薄白，脉沉弱，均为肾气亏虚之征。

基本治法：益肾固精。

方药运用：金匮肾气丸加减。方中附子、肉桂温肾助阳；熟地、山萸肉补肾填精；山药益肾健脾；茯苓、泽泻健脾渗湿；丹皮清肝泻火，加金樱子、芡实固肾涩精。全方共奏益肾涩精之效。

中成药：金锁固精丸，每服 6g，每日 3 次。

食疗：新鲜大对虾一对洗净，置大口瓶中，加 60°白酒 250ml 密封浸泡 1 周。每日随量饮酒，也可佐餐。酒尽时烹对虾分顿食用。可以治疗肾虚不固之早泄。

3. 心脾两虚证

证候：射精过快，性欲减退，形体消瘦，心悸，失眠多梦，头晕健忘，神疲体倦，面色少华，自汗乏力，纳呆便溏，舌质淡苔薄白，脉细或弱。

分析：心脾两虚，固涩无权，故发早泄；脾虚则气血生化乏源，气血不足则精亦虚，故精液稀薄量少；血不养心，故心悸、失眠多梦；气虚形体失养，则形体消瘦、神疲体倦；气血不能上荣故头晕健忘、面色少华；脾虚运化失职，故纳呆便溏；气虚卫表失固，则自汗；舌质淡，苔薄白，脉细或弱均为心脾两虚之象。

基本治法：补益心脾，安神固精。

方药运用：归脾汤加减。方中黄芪、党参、白术、炙甘草、生姜、大枣补气健脾；当归、龙眼肉养血和营；远志、茯神、枣仁宁心安神；加煅龙骨、煅牡蛎、芡实收涩固精。全方共奏补益心脾，安神固精之效。

中成药：归脾丸，口服，每次6~9g，每日3次，温开水冲服。

食疗：大枣250g，龙眼肉250g洗净，放入锅中，加适量水，煮至七成熟烂时，加入鲜汤汁两汤匙、蜜饯250g，至沸，调匀待冷，装瓶罐备用。

4. 肝气郁结证

证候：房事早泄，平素情志抑郁，胸闷太息，胁肋、少腹、会阴或睾丸胀满疼痛，纳差，少寐，舌质暗，苔薄白，脉弦滑。

分析：肝主疏泄，喜条达恶抑郁，如情志不遂，郁怒伤肝，气机郁结，肝失疏泄，则约束无能，精关失固，发为早泄；心主神明，今肝失疏泄，气血不利，心神受阻，故精神抑郁、少寐；肝脉过少腹，布胁肋，因肝气郁结，气血不畅，故胁肋、少腹、会阴或睾丸胀满疼痛；肝气郁结，肺失宣降，故胸闷太息；肝气郁结，横逆犯胃，则纳差少食；舌质暗，苔薄白，脉弦滑皆为肝气郁结之象。

基本治法：疏肝解郁，清肝泻火。

方药运用：丹栀逍遥散加减。方中丹皮清血中伏火，炒山栀清肝热，并导热下行；柴胡、薄荷疏肝解郁；白芍、当归养血和血，柔肝缓急；烧生姜降逆和中，且能辛散达郁。全方共奏疏肝清热之效。

中成药：丹栀逍遥丸，口服每次6~9g，每日2次，温开水送服。

食疗：金橘500g洗净，放在锅中，用勺将金橘压扁去核。加糖250g腌渍一日，待金橘浸透糖后，再以小火煨熬至汁液耗干，停火待冷，拌入250g，放盘中风干数日，装瓶备用。

5. 肝经湿热证

证候：房事早泄，性欲亢进，烦躁易怒，两胁疼痛，纳呆少食，口苦黏腻，阴囊潮湿、瘙痒，尿道灼痛，尿黄浑浊，舌质红，苔黄腻，脉弦滑带数。

分析：肝经湿热下注，扰动精关，故临房早泄；肝火偏盛，故性欲亢进，烦躁易怒；肝脉布两胁，湿热阻滞肝经，则两胁疼痛；肝气犯脾，脾失健运，故纳呆少食；湿热下注膀胱，气化失常，故尿黄浑浊，尿道灼痛；湿热蒸于上，则口苦而黏腻；湿热下注肝经，则阴囊潮湿、瘙痒；舌质红，苔滑腻，脉弦滑带数，皆为肝经湿热之象。

基本治法：清肝泻火，利湿化浊。

方药运用：龙胆泻肝汤加减。方中龙胆草泻肝胆实火，清下焦湿热；黄芩、山栀苦寒泻火；泽泻、木通、车前子清利湿热，引热从小便而出；当归、生地养血滋阴，使泻中有补，疏中有养；柴胡理气舒肝，散郁结之肝气；甘草调和诸药。全方共达清肝泻火、利湿化浊之功。使用本方中病即止，不可过剂。

中成药：四妙丸，每次5g，每日3次。

食疗：泥鳅500g去鳃肠内脏，洗净放入锅中，加食盐少许及适量水，清炖至五成熟，加入豆腐 250g，再炖至鱼熟烂即可。食鱼和豆腐并喝汤。

【其他治疗】

如果存在其他影响患者射精功能的原发疾病，在治疗早泄前还应该先对原发疾病进行治疗，至少应当在原发病得到控制后再着重进行早泄的治疗。

心理治疗的关键在于首先帮助患者分析导致早泄的精神、心理性因素，然后进行心理疏导以消除病因，最终帮助患者建立正常的射精反射。治疗时要求夫妻双方一起参加，因为满意的性生活，只有得到双方的密切配合才能实现。

【转归及预后】

早泄大多是由于心理因素引起，只要诱因去除，就能治愈，所以预后较好；本病器质性少见，即使由于炎症刺激所致也易治愈。

【预防与调护】

1. 夫妻之间应关心体贴，学习一定性生理知识。

2. 房事选择安静、舒适的环境。避免在疲劳、情绪不佳等不良状态下进行。

3. 对于偶尔出现的早泄，男性不应过分紧张与焦虑，女性不应责备与讥讽，而应给予更多的爱抚与体贴。

4. 注意规律性生活，清心寡欲，戒除手淫，节制房事，讲究房事卫生。

5. 平时劳逸结合，注意锻炼身体，增强体质。

【临证经验】

1. 射精快慢，个体差异很大

早泄患者，多伴有不同程度的勃起不坚症状，神经衰弱症状明显，因不能满足女方的性生活而产生忧虑、焦躁、性紧张或性恐惧心理，有时甚至以各种借口回避性生活，这些心理上的障碍，进一步加重了患者业已存在的早泄症状，久之形成恶性循环，精神紧张，心理压力较大，夜寐不安。因此要解除双方思想顾虑，使患者重新树立自信，消除心理障碍，治疗时夫妻同治，取得妻子的理解和配合。当然，早泄与情感因素关系密切，但又有其体质因素，而早泄一旦形成，精神因素又与体质因素交互作用，导致内在的阴阳失调，气血不和，久病成瘀，久病伤肾等多种临床证型，药物的作用正是有助于恢复这种失调和不和。早泄的治疗效果，个体差异很大，影响疗效的因素很多，如医者治疗方法的选择、患者体质因素（心理素质）的差异、配偶合作程度的优劣等等。只要优化四维治疗（药物、心理、行为、物理），就能达到"必见效，早见效"的预期目的。

2. 心理疏导与行为疗法相结合

在临证过程中，发现早泄的原因大多为精神性的，因受大脑病理性兴奋或者脊髓中枢兴奋增高影响，器质性病变引起的只占极少数。很多临床医生在治疗早泄时往往只是片面地强调药物治疗，而忽略了患者的心理因素。心理疏导可以让患者正确认识性及性有关疾病，消除种种顾虑，戒除一些不良习惯，建立正常的射精条件反射。加强性知识教育，让患者及伴侣了解"男快女慢"的生理特点，男方偶尔发生早泄，不要紧张。早泄严重者，夫妻可以分居一段时间，这样可以打破已经形成的病理反射，使射精反射得以调整或重建射精条件反射。性交时，避免过分激动，快要射精时，停止阴道内提插，分散注意力，从性器官上转移到非性器官上去。临床中，对许多患者单纯进行心理疏导，往往就能收效颇佳，再结合药物则效果倍增，屡试不爽。

3. 治早泄，当以平中见效

早泄兼有虚证，补肾以平补一法最为得当。若滋水不宜过于滋腻，若补肾阳不宜过于温燥，在平补的基础上，或加健脾益气，或加滋肝养肝，或加益心养心。早泄兼有实证者，当辨其标本缓急，治标则以清利为主，惟甘淡一法最为得当。若利湿宜淡渗，若清火宜甘寒，在甘淡清利的基础上，或加清肝利胆，或加清肾坚阴，或加清心导赤诸法。

4. 慎用固涩药，固涩不忘祛邪

许多临床医生每见早泄，总不忘补肾固精。殊不知，临证不分虚实而滥用固涩之剂，往往导致"闭门留寇"，造成"虚虚实实"，使病症更加复杂难愈。在临证中，发现单纯虚证引起的早泄少见，所以在治疗早泄时应首先祛邪，或者祛邪与补益固精同时进行，方可避免误治。实者多见湿热、瘀血、气滞。湿热者用四妙散或龙胆泻肝汤加减；瘀血者用血府逐瘀汤或少腹逐瘀汤加减，气滞者可选用柴胡疏肝散或四逆散。当邪实已去或者虚证为主时，方可考虑使用补益固涩之剂，常用的有芡实、莲子、金樱子、山茱萸等，或金锁固精丸加减。

5. 建议早泄治肝，多用酸甘化阴

早泄是射精过早的代名词，吾以为肝气郁结，疏泄不及为阳痿，疏泄太过为早泄。当今男人多郁证，郁久化火，火灼精伤，肝血不足，肝火有余，是内伤早泄之主因，根据孟河派传人、吾师许履和教授的经验，治早泄当少用或不用疏肝理气之品，尤其是柴胡，即使用亦不过 2~3g，一因柴胡劫肝阴，二因早泄为疏泄太过之疾，不任重用疏泄，而应多用酸甘化阴之品，因酸能敛涩，甘能缓急，在此基础上，创制"乌梅甘草汤"，方有 1987 年和 1993 年两个版本。前者有乌梅、甘草、生地、白芍、海藻、昆布、知母、天花粉（《实用中医泌尿生殖病学》），后者上方去昆布，加首乌、泽泻、黄精（《男科纲目》）。酸甘化阴法全从清·王旭高"治肝 30 法"中养肝、柔肝、缓肝、敛肝、化肝法中悟出。肝用罢极，肝血不足者宜养肝；肝为刚藏，疏之更甚，宜柔肝；肝气郁勃，疏泄太过，宜敛肝；木来克土，中气已虚，宜缓肝；郁怒伤肝，气逆动火，宜化肝。古人云："会心处非别有玄妙也。"

验案举例

案一　陈某，58 岁。

自述初婚时，性生活正常，并育一子一女，平素工作繁忙，婚后 10 年，便出现早泄，继之阳痿难举或举而不坚，房事勉行，直至痿而不用，并常伴头晕、神疲、心悸等症。病后曾多次就医于当地各大医院，均被诊断为继发性阳痿、动脉硬化、冠心病等，诊治十余年未效，于 1994 年 8 月求诊，其舌苔白滑，舌质暗淡，脉象细涩。证为心脾两亏夹瘀；治以益气补血，健脾养心法；方用归脾汤加味。

处方：人参 6g，白术 10g，炙黄芪 12g，当归 10g，茯神 10g，炙远志 6g，炒枣仁 10g，龙眼肉 10g，木香 6g，炙甘草 3g，蛇床子 15g，雄蚕蛾 2 只。

每天 1 剂，水煎服。药后 3 周，即感房事始兴，夜间阴茎偶有勃起，头晕神疲、心悸等症减轻，效不更方，守方调治 2 月，阳痿早泄已除，其余诸症若失，3 月后随访无复发。

按：平素操持过度，以致心脾两虚，气不摄精，加之肾虚精关不固，精微下泄，故阳痿早泄并至，归入先后天同病之途。治从后天入手，参以固摄，用归脾汤后天养先天，游越收敛，魂魄入室，浮阳得潜，脾气固摄，阳物能兴，精无早泄。"诸脏腑百骸受气于脾胃，而后能强"，故言功归于脾。

案二　陆某，39 岁。

6 年前初次性交时阳物易兴，但精神紧张，未交先泄，之后精神负担加重，虽能举阳，但合房早泄，不甚尽意。神志不安，心烦面赤，多方治疗少效，乃来求治，舌红苔少，脉细弦数。证为君相火旺，神不守舍。治拟滋阴降火，安神潜镇，用三才封髓丹加减。

处方：熟地 12g，天冬 10g，党参 10g，砂仁（后下）2g，黄柏 6g，远志 6g，茯苓神各 10g，五味子 6g，龙骨 15g，牡蛎 15g，磁石 10g。

服药 14 剂，性交持续 2 分钟射精，守上方再服 9 剂，性交延至 5 分钟射精，其他症状消失，精神好转，舌淡红，苔薄白，脉弦，病告痊愈。

按：三才封髓丹乃《卫生宝鉴》方，方中熟地、天冬滋阴生水，水生火自降；黄柏苦寒降火，火降阴不伤，使君火自降，相火自潜；配以砂仁醒胃，使上药无寒凝滞中之弊；再以党参益气而生阴，阴有所长，火亦自降。去苁蓉之温阳，甘草之碍胃，加远志、茯苓神、五味、龙牡、磁石安神潜镇，以利神归于舍，而精不早泄。

案三　吴某，51 岁，1999 年 8 月 24 日初诊。

患者会阴胀痛，尿末滴白 2 年，小便灼热，余沥不尽 1 年，曾以慢性前列腺炎，给予磺胺类、喹诺酮类等药物治疗，未见好转。刻下兼有射精过早，入门即泄，泄后汗出，五心烦热，舌质紫暗，苔少无津，脉来细数。直肠指检前列腺大小如常，质稍硬，轻压痛。前列腺液常规：卵磷脂小体少许，红细胞少许，脓细胞（++），pH 值 7.6；前列腺液培养：金黄色葡萄球菌（+）。中医诊断：精浊伴早泄，证属正虚邪恋，治以扶正化毒。

处方：五味子 10g，石莲子 10g，乌梅 10g，白芍 10g，五倍子 10g，诃子肉 10g，白蔹 10g，煅龙牡各 20g，野菊花 10g，蒲公英 20g，虎杖 20g，荔枝核 10g，生甘草 5g。水煎，每日 1 剂，早晚分服。1 周而精浊清，3 周则早泄瘥。

按：《医述》云："治虚之要，凡阴虚多热者，最嫌辛燥，恐助阳邪也。尤忌苦寒，恐伐肾气也。唯喜纯甘壮水之剂。"本例肝肾阴虚火旺，瘀毒恋于精室，正虚邪恋之证，扶正化毒乃为一定之治法。然峻补其阴，恐热邪难去；大苦大寒则耗伤其阴。故用五味、石莲、乌梅、白芍、甘草、五倍子、诃子肉等酸甘化阴而不助阳敛邪；佐以野菊花、蒲公英、荔枝核、白蔹、虎杖等解毒化瘀等而不耗阴伤正。方中乌梅、甘草、白蔹、虎杖为酸甘化阴、解毒活血之主药，可以广泛应用于精浊、精癃、遗精、早泄之阴虚火旺、精失敛固之失精症；其中白蔹苦平无毒，散气除热，杀火毒，为疮痈围药，性极黏腻，略与白及相似，今变外用为内服，集固涩解毒于一身，有一举两得之效。但张石顽曾告诫说："胃气弱者，非其所宜。"当指内服而言，慎之慎之。

案四　袁某，29 岁。

婚后一年渐现早泄，有时一触即泄，自服金锁固精丸不效，其妻不悦，逼其来诊。患者自述婚后性生活次数过频，每晚必战。症见早泄，时有心悸耳鸣，多梦易醒，腰膝酸软，每逢性事之后易疲乏，阴囊潮湿，舌淡苔白，脉沉细。证为心虚肝郁。治以疏肝达郁，养心安神。用柴胡桂枝龙骨牡蛎汤加味。

处方：柴胡 3g，桂枝 6g，白芍 10g，生龙骨 20g，生牡蛎 20g，怀山药 10g，山萸肉 10g，生熟地各 10g，酸枣仁 10g，五味子 10g，石菖蒲 3g，芡实 10g，陈皮 10g，茯苓神各 10g。

水煎服，日 1 剂。7 天后复诊，诸症改善，再服 7 剂，性交时间明显延长，余症亦除，其妻甚悦。再以原方善后。

按：柴胡桂枝龙骨牡蛎汤载于《中医入门指要》。方中柴胡疏肝达郁，桂枝、党参通益心气，龙牡宁心安神，固涩收敛；复入菖蒲、陈皮开窍豁痰，茯苓神、远志、五味、枣仁之养心宁神，以助柴桂之开郁醒神；二地、山药、萸肉、芡实之补益脾肾，以肋龙牡之固肾涩精。全方开阖兼施，通塞并投，诚治早泄之变法活法也。

案五　张某，30 岁，2002 年 1 月 29 日初诊。

早泄 10 年，性交不足 1 分钟即射精，婚前有手淫史，平时汗多，失眠多梦，勃起欠佳，性欲低下，腰酸，舌苔薄白，脉细弦。证系气阴双亏，阴虚则相火妄动，射精过快，气虚则卫表不固，治以补肾固涩为主。

处方：山药 20g，枸杞子 10g，桑椹子 10g，金樱子 10g，五味子 10g，煅龙骨、煅牡蛎各 20g，山茱萸 10g，泽泻 10g，川续断 10g，沙苑子 10g，炙黄芪 10g，白及 10g。每日 1 剂，水煎服。

二诊：患者服药 7 剂仍早泄，多汗失眠，脉细弦，舌质红，苔薄白。治以滋阴降火，固肾涩精法。

处方：生地 15g，连翘 10g，五味子 9g，青龙齿 10g，酸枣仁 15g，枸杞子 10g，川续断 10g，沙苑子 10g，桑椹子 10g，牡蛎 20g，覆盆子 10g，莲子 15g。

另口服玉屏风口服液，每次 1 支，每日 2 次。

三诊：患者服药后失眠明显改善，余症未见进退，舌质偏红，苔薄白，脉沉细。上方加干石斛 15g，麦冬 10g。

四诊：药后勃起功能增强，性交时间延长，多汗、失眠等症状已显著减轻，性欲较低，给予二地鳖甲煎。

处方：生地、熟地各 10g，丹皮、丹参各 10g，石斛 10g，天花粉 10g，五味子 10g，枸杞子 12g，川续断 10g，牡蛎 20g，白芍 10g，金樱子 10g，菟丝子 10g。

上方加减治疗 1 个月余，诸症悉除，随访 1 年未复发。

按：据患者的病史特点，结合多汗、失眠、腰酸及脉象，诊为气阴双亏证，通过补肾益气、安神固涩等中药内服，不仅治好了患者的早泄、阳痿，而且患者多年的失眠、多汗症状一并治愈。经过 1 年的随访观察，疗效稳定。本例所以取得较好疗效，首先辨证准确，用药合理；其次，适当配合性教育，缓解患者焦虑急躁的心理，也是重要的因素。

案六　赵某，24 岁。

新婚，一有欲念，即欲射精，每每临床，不能行房，以致夫妻不和。诊见患者体质壮盛，相火内扰，以致不能自治，急宜清肝泻火，龙胆泻肝汤加减。

处方：龙胆草 6g，黄芩 10g，栀子 10g，柴胡 3g，生地黄 10g，车前子 10g，泽泻 10g，龙骨 30g，牡蛎 30g，甘草 6g。

水煎服，3 剂。4 日后就诊，言药后已能行房，但时间较短，稍战即泄，再进原方 7 剂，并对夫妇同时进行指导，早泄乃愈。

按：新婚行房，过于紧张，不是病态，在解除患者精神负担的同时，对其配偶进行指导，令其安慰鼓励男方，而不能出言讥讽。

案七　李某，33 岁。

近来性欲亢进，行房即泄，咽干口苦，小便黄赤淋浊、阴囊潮湿、瘙痒，淋浊，舌红，苔黄腻，脉弦滑数。追问病史，1 月前有夜游史，辨为湿热下注，治以清利湿热，方选柴胡渗湿汤加减。

处方：柴胡 3g，黄芩 6g，当归 10g，生地 12g，泽泻 10g，木通 5g，车前子（包）10g，甘草 3g，黄柏 6g，山栀 10g。

7 剂后小便清，无淋浊，性交时间延长，再进 7 剂，恢复如初。

按：该例病由房事不洁，外感湿热，下注肝经，肝火偏旺，故性欲亢进，交则早泄。方中柴胡疏利肝胆，以调郁火；山栀、黄芩、黄柏清肝胆实火，泻肝经湿热；泽泻、木通、车前子清利下焦湿热，使湿热从小便而出；当归、生地、甘草养血益阴以和肝，防止苦燥伤阴。

【现代研究进展】

1. 王久源综合诊治早泄

（1）早泄之本，在乎心肾：早泄与心、肝、肾密切相关，其制在心，其藏在肾，其动在肝。在临证遣药时也每每从心、肝、肾入手，屡试不爽。用药多以桂枝龙骨牡蛎汤（桂枝 10g，白芍 30g，生龙骨 30g，生牡蛎 30g，甘草 10g）为基础方。加减法：肾失封藏者，治肾须辨阴阳。肾阴虚者多加山药、生地黄、熟地黄、墨旱莲、女贞子、枸杞子等，或者六味地黄丸口服；肾阳虚者加淫羊藿、巴戟天、肉苁蓉、肉桂、鹿角胶、蛇床子等，或者加右归丸。心不守神者，以酸枣仁、五味子、柏子仁养心安神，石菖蒲、远志交通心神，磁石、琥珀、朱砂重镇安神，川木通、黄连清心安神。肝失疏泄，多与逍遥散或柴胡疏肝散合用，也可酌情加用川楝子、栀子、丹皮以清肝泻火；当归、白芍养肝柔肝，柴胡、香附、枳壳、川芎、薄荷等疏肝，使肝气得疏，精不下陷而早泄自除。但是，在实际的临证过程中，心、肝、肾脏腑的病症很少单独出现，往往多相互夹杂，故应灵活使用上述药物，不可拘泥一格。

（2）内治与外治相结合：在治疗早泄时，善于使用中药内服，同时也精于外用药的使用。认为中药汤剂浸泡龟头及阴茎可以明显降低敏感度，提高射精阈值，临床验之，收效甚捷。常用细辛 5g，五倍子 30g，蛇床子 20g，丁香 15g，水煎浓缩至 200ml，每次取 100ml 浸泡龟头及阴茎，每天浸泡 1~3 次，性交时清水洗净。

2. 王琦从肝治早泄

据临床所见，本病属肝气郁结，气机失调者甚多。肝属木，主疏泄，调节情志，如性欲过旺，所愿不遂，或家庭失和、社会矛盾、事业坎坷等因素导致情志不舒，肝气郁结，肝主疏泄精液功能失常；肝郁日久则横逆乘脾，致脾失固摄，同时肝之疏泄太过；或气郁化火，相火扰动精室；素体虚弱，加之性知识缺乏，每逢性交心惊胆怯，不能把持，尤其第 1 次性交失败所造成的精神紧张、焦虑等，皆可引起早泄。治疗从肝入手，疏肝解郁，条达木性，使其职司疏泄，则精关开阖有度，常以四逆散加减取效。若肝气郁结较甚者，加香附、川芎、白蒺藜；肝郁脾虚者，合逍遥散加减；气郁化火者，加丹皮、泽泻、炒栀子等，或合龙胆泻肝汤化裁；心气不足，临房胆怯者，加龙骨、石菖蒲、远志、茯神等；因于生殖系炎症者，加鹿衔草、蒲公英、益母草、鱼腥草、车前草等，在上述辨证处方基础上加入鸡内金、水蛭、刺猬皮等专药，往往能提高疗效。此外，针对不同个体，辅以心理疗法及性知识指导，增强患者的自信心，才能使疗效巩固。

3. 金保方等牵引法治疗腰椎间盘突出症压迫马尾神经所致早泄

腰椎间盘向正后方突出或膨出压迫硬膜囊时，可导致性功能的异常，特别是早泄，并通过牵引加推拿等针对性治疗，取得满意疗效。

从解剖学角度来说，腰椎间盘突出常见部位为 L4/5 及 L5/S1。L4/5 平面以下主要为骶神经，S2~S5 位于后方，前方已没有其他神经作为缓冲，一旦髓核后突（脱）时，挤压骶神经，致马尾神经受损。而腰椎间盘突出多伴有腰椎管狭窄，腰椎管狭窄时，马尾神经活动空间已狭小，此时较小的髓核突出，也可加重骶神经的挤压，从而影响了脑脊液循环。在正常马尾神经的营养摄取中，脑脊液占 60.8%，血液占 39.2%。脑脊液循环的破坏，必然招致马尾神经损害。尽管突出物不至于造成神经功能不可逆损害，但如果压迫时间较长，在影响脑脊液循环的同时，引起马尾神经充血、水肿及血供障碍，因此压迫是腰椎间盘突出后造成早泄的病理基础。因此，对排除其他原因的早泄患者，即使没有腰腿部症状，可行 CT 或 MRI 检查，以明确诊断，早日进行病因性的行之有效的治疗。

【小结】

早泄多情志内伤，湿热侵袭，纵欲过度，久病体虚所致。其病机为肾失封藏，精关不固。病理性质多为虚实夹杂，故辨证时应分清虚实，辨别功能性还是器质性因素导致。治疗时首先是心理治疗，其次中西医结合治疗。器质性者必须积极治疗原发疾病。另外，早泄慎用补涩，以免恋邪。

不 射 精

不射精（non-ejaculation）又称射精不能，是指男子在性交过程中，阴茎勃起良好，能插入阴道，能在阴道内维持勃起及性交一段时间，甚至很长时间，但无性高潮出现且不能射精。大多数患者可有遗精，部分患者在手淫状态下可以射精。其发病率是仅次于阳痿、早泄的第三大常见男性性功能障碍症，并有不断上升趋势，且是造成男子不育的原因之一，须予重视。

隋《诸病源候论》有"精不射出，但聚于阴头，亦无子"；唐《备急千金要方》有"能交接而不施泄"；清《医贯》有"久战而尚不泄"等记载。

【病因病机】

不射精的病因病机复杂多端，各种原因导致的精液匮乏、精窍闭阻或精关开合失调，或鼓动无力致使同房时不能正常射精。其证有虚有实、虚实夹杂，主要与心、肝、脾、肾四脏功能失常相关，尤其肝、肾二脏。肝肾气血阴阳失调及痰湿瘀血阻滞精道是本病的主要病机。肾为作强之官，主藏精，兼司射精；肾亏精关开合失度为病机关键。临床每见该射不射（同房不射精），不该射而射（同房后遗精）的现象即是明征。缘患者恣情纵欲，房劳过度，肾精亏虚，欲射不能，思想无穷，所愿不遂，相火妄动，手淫频繁，耗损肾精；心火亢盛引动相火，下扰精室，精关不利；饮食所伤，湿热内蕴，客于宗筋，精窍闭阻；情志不调，肝气郁结，疏泄失职，精关不利，甚则阴损及阳，肾阳不足，阳痿不举，亦致射精不能。

【发病机制及病理】

引起不射精的原因很多，主要分为功能性和器质性两大类：

（1）功能性原因：临床多见，主要有：缺乏应有的性知识、对生殖器官解剖、射精生理无知；女方害怕性交痛而拒绝性交；对婚姻不满；怕女方怀孕；环境因素使性生活受到限制，生活不规律或两地分居，造成性生活不协调；或是在性生活过程中通过转移自己的注意力达到延长射精的目的；或是要满足配偶性高潮；性厌恶；性刺激不够：如有手淫习惯者，因长期受到手淫的强刺激，正常的性刺激不能激发射精，或性交方法不当，不能达到足够的刺激强度；性交过频、劳累、酗酒、忧郁等也会导致不射精。

有些患者在某些环境下，可有正常的射精反射，但是在性生活的环境发生变化后就出现了不射精的现象，称之为境遇性不射精，多与心理因素有关。

（2）器质性原因：临床较少见，主要有：①生殖器解剖异常：如泌尿生殖道先天缺损，外伤后尿道闭锁引起精道阻塞，精囊纤维化，输精管缺如；②神经因素：如脊髓外伤、腰交感神经切除、盆腔根治术后、长期服用抗抑郁剂、α-受体阻滞剂、5-羟色胺再吸收抑制剂、雌激素、精神活性药物等均可引起不射精。

不射精产生的主要机制是：①性感受区的刺激不够，或是性感受区的刺激在传导过程中的减弱，导致正常的性刺激不能够激活射精中枢；②射精中枢处于抑制状态，正常的性刺激传导到射精中枢，不能够引起射精冲动的发放；③参与射精反射的肌肉收缩，抑制正常的肌电，没有引起射精肌群的收缩。

根据有无射精的过程分为原发性不射精和继发性不射精。原发性不射精，是指在任何情况下均不能射精。此类患者高度怀疑为器质性射精障碍，应进一步检查分析器质性的原因。继发性不射精，通常有两种情况：其一是既往能在阴道内射精，由于某种原因而目前在阴道内不能射精；其二是指在阴道内不能射精，而以手淫或其他方式可以射精。

【诊断与鉴别诊断】

1. 诊断

对于不射精症的诊断主要依据病人的叙述，当符合以下条件者可确诊：①在正常性刺激下不能射精；②性交时无性欲高潮及射精动作；③功能性不射精有遗精，器质性不射精无遗精。

对不射精患者，医生除详细询问病史外，还要进行相关检查，这对不射精的诊断很有必要。医生应仔细检查阴茎发育状况，睾丸的大小、质地和有无触痛。为排除泌尿生殖系统疾病、内分泌疾病、精神病、神经系统及手术等原因引起的射精痛，医生应进行相应检查，如前列腺液常规、尿液常规或细菌培养，以排除前列腺及生殖道炎症。对于原发性不射精者，还应检查双侧附睾、输精管及精囊，进行排泄性尿路造影和输精管、精囊造影，甚至 CT 或 MRI 检查，明确是否有先天畸形存在。

2. 鉴别诊断

（1）逆行射精：与不射精的共同点是，性交时没有精液从尿道口射出。但逆行射精者，性交中有性高潮，也有射精动作，而且在性交后第一次排尿时，尿内有黏液或白色败絮状物，镜检可见大量精子及尿液中有大量果糖。

（2）射精管阻塞：性交时有性欲高潮出现，也可有射精动作，但无精液排出，亦无遗精史。

（3）射精无力：即性交时，自觉阴茎抽动无力，精液似有泛出之感而非射出。该病主要是射精时，输精管、精囊、前列腺、尿道等处肌肉收缩无力而致。

（4）射精不完全：即每次性交射精时，进入后尿道的精液未能完全排出，而致射精不完全，其病变多与精神心理因素有关，故多为功能性。

【辨证施治】

1. 命门火衰证

证候：阴茎勃起不坚，交而不射精，性欲减退，形寒畏冷，面色苍白，头晕乏力，精神不振，腰膝酸软，小便清长，夜尿频作，精液清稀，舌淡红，苔白，脉沉细无力。

分析：肾阳不足，命门火衰，气化无力，则精关不开，故阴茎勃起不坚、交而不射、性欲减退；阳虚不能温煦四肢，故形寒肢冷；腰为肾之府，肾虚则腰膝酸软；肾藏精，肾精不足，髓海不充，脑失所养，则头晕乏力、精神不振；阳虚寒凝，肾气不固，故面色苍白、小便清长、夜尿频作、精液清稀；舌质淡，苔白，脉沉细无力为命门火衰之象。

基本治法：温补肾阳，通精开窍。

方药运用：右归饮加减。方中熟地、山药、山萸肉、枸杞子培补育阴；肉桂、附子温养肾阳；炙甘草补中益气，杜仲强壮肾精。本方益火之源，以培肾之元阳。加蜈蚣因其"走窜之力最速，内而脏腑，外而经络，凡气血凝滞之处皆能开之"，故能疏通精道，以助射精之功；加牛膝入肾引药下行，直达病所。诸药合用，共奏温肾通关之功。

中成药：肉苁蓉丸，每次1丸，每日3次，饭前服。

食疗：麻雀3~5只，茴香、姜、葱、盐等适量。将麻雀宰杀后烫去羽毛，除去肚肠，置锅内炖煮，同时入佐料；连汤肉食之。

2. 阴虚火旺证

证候：性欲偏亢，阳强不倒，不能射精，心烦少寐，性情急躁，口燥咽干，梦遗或滑精，潮热盗汗，溲黄便秘，舌质红，少苔，脉细数。

分析：肾阴亏耗，阴虚火旺，相火亢盛，不能上济于心，心肾不交，精关不开，故性欲亢盛、阳强不倒、射精不能；阴虚火旺，虚热内生，热扰心神，故心烦少寐、性情急躁；相火亢盛，热扰精室，故梦遗或滑精；热伤阴津，故溲赤便秘、口燥咽干；阴虚火旺，故潮热、盗汗；舌质红，少苔，脉细数为阴虚火旺之象。

基本治法：滋阴降火，通精利窍。

方药运用：知柏地黄汤加减。方用生地黄、山茱萸、山药、龟板养血滋阴潜阳；知母、黄柏清热降火；牡丹皮、泽泻降上炎之虚火；茯苓健脾安神；路路通、石菖蒲通精利窍。诸药合用，共奏滋阴降火，通精利窍之功。

中成药：知柏地黄丸，每服6g，每日3次。

食疗：鳖一只，猪脊髓200g，生姜、葱、胡椒、味精各适量。服用时食肉喝汤。

3. 心脾两虚证

证候：交而不射精，面色萎黄，纳少，大便稀溏，神疲倦怠，心悸失眠，健忘，舌质淡，苔白，脉细弱。

分析：思虑过度，劳伤心脾，脾虚不运，气血亏虚，化精乏源，肾精不充，故交而不射；血虚心失所养，故心悸失眠、健忘；脾主运化，脾气虚弱，运化失常则纳少、便溏、神疲倦怠、面色萎黄；舌质淡，苔白，脉细弱为心脾两虚之象。

基本治法：健脾养心，安神通精。

方药运用：归脾汤加减。方中党参、白术、炙甘草、大枣补脾益气养血，当归养肝补血，茯神、酸枣仁、龙眼肉甘平养心安神，远志交通心肾、宁心安神，木香理气醒脾，以防方中补血药之滋腻，有碍脾胃运化。加路路通、石菖蒲通精利窍。以上诸药达到养心与补脾，益气与养血相融之功。

中成药：归脾丸，口服，每次 6~9g，每日 3 次，温开水冲服。

食疗：大枣 250g，龙眼肉 250g，洗净，放入锅中，加适量水，煮至七成熟烂时，加入鲜汤汁两汤匙、蜜饯 250g，至沸，调匀待冷，装瓶罐备用。

4. 肝郁化火证

证候：性欲偏亢，交而不射，急躁易怒，胸胁胀痛，头晕心烦，失眠多梦，口干苦，口舌生疮，舌红，苔黄，脉弦数。

分析：情志不调，郁怒伤肝，肝气郁结，郁而化火，疏泄失常，气机不畅，精道不同，故性欲偏亢、交而不射；肝脉布胸胁，肝气郁结，络脉痹阻，故胸胁胀痛；肝火上炎，故口干苦、头昏、急躁易怒；心火亢盛，故口舌生疮；热扰心神，则心烦失眠、多梦；舌红，苔黄，脉弦数皆为肝郁化火之征。

基本治法：清热泻火，疏肝通精。

方药运用：丹栀逍遥散加减。方中丹皮清血中伏火，炒山栀清肝热，并导热下行；柴胡、薄荷疏肝解郁，理气通精；白芍、当归养血和血，柔肝缓急；烧生姜降逆和中，且能辛散达郁。全方共奏疏肝清热之效。

中成药：丹栀逍遥丸，每次 6~9g，每日 2 次，温开水送服。

食疗：橘皮 10~15g，杏仁 10g，老丝瓜 10g。以水煮 15 分钟，取汁代饮，可加入少许白糖。

5. 湿热壅阻证

证候：阳强不倒，交而不射精，心神烦乱，阴囊两股潮湿瘙痒，小便浑浊，溺时涩痛，午后身热，舌红苔黄腻，脉濡数。

分析：素体脾胃虚弱，湿热内生，外受湿热，湿热内蕴，壅遏三焦，气机不畅，阻塞精窍，故阳强不倒、交而不射；湿热下注，故阴囊两股潮湿瘙痒；热扰心神，故心神烦乱；湿热熏蒸，膀胱气化不利，故小便浑浊、溺时涩痛；湿热郁阻，则午后身热；舌红苔黄腻，脉濡数皆为湿热壅阻之征。

基本治法：清热利湿，理气开窍。

方药运用：龙胆泻肝汤加减。方中龙胆草、黄芩、栀子归肝胆、三焦，泻火解毒，燥湿清热；车前子、木通、泽泻导湿热下行，从水道而去，使邪有出路，则湿无滞留；生地、当归养阴补血，使祛邪而不伤正；柴胡疏畅肝胆，且与黄芩相合，既解肝热，又增清上之力；甘草缓苦寒之品伤胃，且调和诸药。综观全方，泻中有补，降中寓升，祛邪而不伤正，泻火而不伐胃，配伍严谨，诚为泻肝良方。

中成药：四妙丸，每次 5g，每日 3 次。

食疗：黄花菜 30g，马齿苋 30g，以水同煎，代茶饮。

6. 瘀血阻滞证

证候：阴茎勃起如常，交而不射，胸胁胀痛，睾丸、会阴部坠胀刺痛，性情急躁易怒，舌质暗红，舌边有瘀点，脉沉涩。

分析：肝郁日久，气滞血瘀，瘀阻精道，精道不通，故阴茎勃起如常、交而不射；瘀血痹阻胸胁，故胸胁胀痛；瘀阻少腹，睾丸、会阴坠胀刺痛；气机郁滞，故性情急躁易怒；舌质暗红，边有瘀点，脉沉涩均为瘀血阻滞之象。

基本治法：活血化瘀，理气通精。

方药运用：血府逐瘀汤加减。本方由四逆散合桃红四物汤加桔梗、牛膝而成。四逆散中柴胡、芍药、枳壳、甘草行气和血而疏肝；桃红四物汤中桃仁、红花、川芎、当归、生地、赤芍活血化瘀而养血；牛膝通利血脉，引瘀血下行；桔梗开宣肺气。全方既行血分瘀滞，又解气分郁结，活血而不耗血，祛瘀又能生新。

中成药：血府逐瘀口服液，每次 10ml，每日 3 次。

食疗：墨鱼（即乌贼鱼）1 条，桃仁 6g。将墨鱼去骨皮，洗净与桃仁同煮，鱼熟后去汤，只食鱼肉。

外治法：①敷脐法：冰片 1g，王不留行 7 粒，为末调匀，用消毒干棉球擦净肚脐，将药填于神阙穴内，再用麝香止痛膏或虎骨膏贴封，3 天更换 1 次；②热熨法：吴茱萸 50g，白酒适量，青盐 450g。将上药急火灼烫，和匀分装数袋，趁热熨小腹部（从脐下至耻骨联合）和阴囊，每次 20~30 分钟，每日 2 次；③熏洗法：细辛 20g，五倍子 30g，淫羊藿 20g。上药水煎后，趁热熏洗会阴部，每日 1 次，每次 15~20 分钟。

【其他治疗】

1. 一般治疗

消除各种精神因素造成的焦虑、紧张等情绪，保持情绪稳定，生活规律，节制房事，戒除手淫习惯，有效地建立正常性反射，患者应充分了解性器官的解剖及生理功能、性反应感觉等知识，掌握正确的性交姿势和方法，使射精中枢受到足够的性刺激。

具体方法：性交时持续加大阴茎在阴道内的提插频率和幅度，可使阴茎和阴道壁的摩擦增加；同时女方可控制收缩阴道括约肌，以增加摩擦对阴茎的刺激力度，并用手托起男性的阴囊压向男方的耻骨联合，可提高性兴奋度，促使男性性高潮的到来达到射精的目的。若仍不能达到射精，可先将阴茎拔出阴道，继续由女方进行手淫刺激，当有射精紧迫感时，再将阴茎重新插入阴道，并高频率大幅度提插，直至射精。如果以上方法仍达不到阴道内射精，可自行手淫或由女方帮助促使阴道外射精，体验射精的感觉，再用上述方法逐渐过渡到阴道内射精。

2. 药物治疗

（1）左旋多巴和士的宁：能提高射精中枢兴奋性，适用于性中枢兴奋低下患者。每次

0.25g，口服，每日 3 次；士的宁 2ml，于性交前 1 小时肌注。

（2）麻黄素：50~75mg，性交前 1 小时口服，能增强输精管道平滑肌收缩，促进射精。禁用于高血压、冠心病、甲亢患者。

（3）丙酸睾丸素：50~100mg，肌肉注射，每周 2~3 次，4 周为 1 个疗程。能提高体内雄性激素水平，促进性欲，用于血浆睾酮低于 250μg/ml 的性机能减退的不射精。

（4）新斯的明：每次 1ml，肌肉注射，每日 2 次，10 天为 1 个疗程。用于坐骨海绵体肌、球海绵体肌收缩无力所致不射精。

（5）人绒毛膜促性腺激素：适用于性欲和性能力减退者，每次肌注 1000U，每周 2~3 次，连用2~3周。

3. 局部刺激治疗

对于功能性不射精，常用电动按摩刺激阴茎头、冠状沟、阴茎系带等处，或沿阴茎上下移动，持续10~15 分钟，当快要射精时即停止按摩，进行性交刺激，尽可能使精液射在阴道内。通过人工诱发射精，使患者体验射精的感觉，以建立正常的射精反射。

4. 病因治疗

针对器质性病因进行相应的治疗，如前列腺炎、泌尿系感染用抗感染治疗；精囊良性肿瘤、囊肿压迫者可行手术切除或摘除。

5. 其他

对已婚未育患者，可以考虑通过手淫取精，或附睾、睾丸穿刺，取得精子后行 IUI 或 IVF/ICSI，解决生育问题。患者注意力转移后，对恢复正常射精常起到意想不到的效果。

【转归及预后】

本病继发性不射精大多是由于精神心理因素导致，属于功能性的，只要消除患者的心理阴影，就可治愈，预后好；原发性不射精多考虑器质性的，多由原发疾病，预后较差。

【预防与调护】

1. 调节情志，避免不良精神刺激，保持心情舒畅。

2. 加强身体锻炼，增强体质。

3. 饮食有节，不宜过食肥甘、厚味及辛辣之品；避免使用有损性机能和易致不射精的药物。

4. 性生活方面，双方要互相理解、关心、体贴；房事时双方密切配合，不能互相责怪，防止性交中的精神过度紧张，避免过频的性生活和手淫习惯。

5. 阴茎包皮过长者，应尽早行环切术。

【临证经验】

1. 分清主次，掌握标本

功能性不射精其病在肾，肾者作强之官，主藏精，司开阖，肾功能失常，精关开阖失度，使同房时不射精，同房后遗精。此乃一对矛盾，但实属功能性病变。治疗之法，涩精窍治遗精则射精更难，通精窍则遗精更甚，然一旦同房时发生了射精，同房后便不会遗精，故不射精乃为矛盾的症结所在，是治疗的关键。根据临床所见，本病早期，以性欲旺盛、阳强不倒、射精不能、遗精频繁为多，治疗当以通精窍为主，只要同房时能够射精，其余诸症均可随之改善。本病后期，则以性欲减退，阳痿难起，射精不能，遗精减少，治疗当以增强性功能为主，然后始能言及治疗不射精。

2. 欲促射精，多用疏、导、调三法

所谓疏，就是疏肝理气，以恢复疏泄功能；所谓导，就是导湿热之蕴滞，导精液之下达；所谓调，就是调和气血，调理肾的开合功能，使之归于常度。值得一提的是，本病初起，常见性欲旺盛，阳强不倒，性交时欲求一泄而不能，此时每用大补阴丸加山栀、龙胆草等以为滋阴降火即可，但黄柏、山栀、龙胆草等苦寒泄火之品宜暂不宜久，宜轻不宜重，以免苦寒过度，相火泄之太过，影响正常性功能，造成性欲淡漠、阳痿、遗精，其后果不堪设想。《景岳全书》说："久服冷利等剂，以致元阳失守而滑泄者，此误药之所致也。"

3. 重视个体化治疗

20 世纪 80 年代，我在《杏林风范·行医之道》一节中指出："行医贵有悟心。首先通过四诊，悟出病人的脉理和心理，然后悟出其中的医理和哲理，最后因人、因时、因地、因病、因源而宜。对症下药，审因疏导，始克有效。"行医之道集中到一点，就是个体化治疗。诊治不射精，尤显突出。30 余年来，我所遇到的不射精病案不下百余例，证型却有 10 余种，有的病例难得一见，有的病例证型雷同，前后难以复制，难怪各地各家亦以个案报道为多。前几年曾有几家杂志社向我约稿，我是信而不美，实话实说，未敢下笔。

4. 不射精一症，无特效之法，关键在于审证求因

本病有虚有实，虚者在肾、在脾，或肾阴虚，或肾阳虚，或阴阳两虚，或脾虚及肾。实者在肝、在胃。如湿热下注证，临床多见虚实夹杂者。

验案举例

案一 王某，24 岁，2004 年 3 月初诊。

患者结婚已 8 个月，从无射精现象，至今不育。症见头昏心烦，失眠多梦，精神紧张，口苦咽干，不欲饮食，性交时无快感，无一滴精液，稍有分心，旋即痿软，恶梦纷纭，时有梦交。舌淡红，苔薄黄，脉细数。辨为肾水不足，心火亢盛，心肾不交。治宜补肾水，降心火，药用交泰丸加黄芩、栀子、淡竹叶、生地、枸杞、远志、枣仁之品，服药 9 剂，并嘱其调情志、节饮食、戒烟酒、忌辛辣动火之品。

4 月 1 日复诊，患者头昏、心烦症状消失，睡眠良好，饮食增加，心情较好，性交已有精液射出，处方改为六味地黄加菟丝子30g，元参15g，麦冬24g，灯心草3g。嘱再服原方 14 剂，以善其后。半年后追访，妻有身孕。

按：心主神明，肾主封藏，肾水不足，心火亢盛，心肾不交，补肾水，降心火，交泰阴阳，使心肾相交，水火既济，作强行令而能射精。

案二　葛某，30岁，1991年12月16日初诊。

结婚3年，婚前无手淫史，婚后同房不射精。同房后偶遗精时有痛涩感，外观精稠如块，久不液化。诊舌红苔薄，脉弦细而数，常口干、饮多、便燥。此乃精瘀所致同房不射精耳，宜甘酸化阴，投液化汤加减。

处方：生地、赤芍、白芍、乌梅、麦冬、玄参、知母、甘杞子、留行子各10g，生甘草8g，木瓜12g，五味子8g，肉苁蓉12g。

经服21剂痊愈。

按：男子不射精，在治疗上多以疏导通利为主，本例患者精瘀不能液化，阻滞精道，此案使用酸甘化阴之法，思路巧妙，取得良效。

案三　张某，35岁，2001年4月5日初诊。

患者婚后性功能正常，2年前因夫妻间一次性生活不睦而出现同房时不射精，无性欲高潮，伴阴茎勃起不良，房事后有遗精。面有滞色，胸胁胀满，寐差梦多，舌质偏红，苔薄白而干，脉细弦。拟诊为不射精症，由肝气郁滞，枢机不利，精络失和所致。治以疏肝益肾宁心。

处方：柴胡6g，枸杞子15g，郁金10g，制首乌10g，炒白芍15g，远志10g，双钩（后下）20g，楮实子20g，煅龙牡各20g，山萸肉12g，潼白蒺藜各10g，炙甘草5g。

并嘱其保持良好的心理状态，注意性生活的调节，进药7剂后，夜寐佳，性生活质量已有明显提高，且避孕套中已见少许精液。原方去远志，续服14剂后已出现射精，约3ml左右。

按：继发性不射精多伴有性高潮缺失及勃起功能障碍。因此，在辨证论治的同时，一定要注意心理疏导，循序渐进地激发出性欲高潮。

案四　叶某，26岁。

结婚6个月，夫妻性交无精液排出，且阳强不倒，直至疲乏无力，阴茎始软，但随即出现梦遗。心烦意乱，睾丸、少腹隐隐胀痛，口干且黏不欲饮，尿黄而浑浊，舌尖红，苔黄腻而厚，脉沉数。辨证为湿热下注，阻滞精道。治宜清热利湿。

处方：杏仁、通草、法半夏、黄柏、淡竹叶、川牛膝、焦栀子各10g，白蔻仁（后下）、厚朴各6g，路路通、滑石各20g，生薏苡仁、车前子（布包）各30g。

水煎服，日1剂。5剂后，心胸舒畅，性交也能排出少量精液，睾丸、少腹胀痛消失，继服5剂，排精已如常人。

按：本例不射精，伴有阳强不倒，睾丸、少腹胀痛，脉症合参，乃水湿化热，阻滞气机，络道不通。精不射出乃湿热阻塞精道所致，究其病因，乃湿热缠绵，壅遏三焦，气机郁闭之故。治用宣畅气机，清热利湿，使三焦宣畅，气机舒通，精道自开而愈。

案五　徐某，32岁。

平时沉默寡言，时作长吁短叹，抑郁不乐。结婚3年，夫妻性交久不射精，却有梦遗出现，同房后少腹刺痛，阴茎有憋胀感。常感头昏脑胀，胸胁满闷，舌边紫暗，苔薄白，脉弦。辨证为肝郁血瘀，精道受阻。治宜疏肝化瘀，通精透窍。

处方：当归、桃仁、红花、赤芍、枳壳、麻黄、川牛膝、王不留行、炒穿山甲、蛇床子各10g，柴胡、川芎各8g，生地黄15g，路路通20g，甘草6g。

水煎服，日1剂。10剂后症状明显转轻，夫妻性交已能射精，仍守原方继服10剂，以巩固疗效。

按：肝主疏泄，肾主封藏，两者相辅相成，互相制约。肝气郁结则疏泄失职，封藏失司，故性交时不射精，性交后反而遗精。本例辨证为肝郁气结，瘀阻精道，方中柴胡、枳壳疏肝理气，桃红四物加穿山甲、王不留行子、路路通活血化瘀通络，尤妙在麻黄、甘草解痉缓急，提壶揭盖，川牛膝、蛇床子引药下行，温肾通精。俾肝气畅达，精瘀自通，开合有度乃瘳。

案六　王某，35岁，1977年11月11日初诊。

婚后8年，夫妻同居，射精不能。缘由新婚第一夜，性交时女方阴道出现疼痛，以后背上思想包袱，同房时从无射精及快感，性欲减退，时或遗精，腰酸口干，小便不黄，大便常溏，脉细，舌苔薄微黄，舌偏红。证为脾肾两虚，湿热下注，精关开合失度。治以健脾益肾，清化湿热，方以秘精汤加减。

处方：韭菜子10g，菟丝子10g，五味子10g，芡实10g，龙骨20g，牡蛎20g，桑螵蛸10g，莲须6g，茯苓10g，白术10g，怀山药10g，莲子肉10g。

服药5剂，已能射精，精液量多，且同房后未见遗精，病遂痊愈。

按：精瘀精闭，治当通精开闭为正道。今反其道而行之，用固涩见长的秘精汤加减治之，方中韭菜子、菟丝子、五味子、芡实补肾固气，龙骨、牡蛎、桑螵蛸、莲须秘精涩精，茯苓、白术、怀山药、莲子肉健心补肾涩精。一派健脾益肾涩精之品，而成塞因塞用之反治法，因塞反通，非经验老到，成竹在胸者不敢为。

案七　程某，33岁。

夫妻性交时不射精一年余，平素头昏目眩，神疲乏力，失眠多梦，伴有梦遗，心悸不适，五心烦热，小溲黄浊，舌质红，少苔，脉细数。辨证为肾精亏损，阴虚火旺。治宜滋阴降火。

处方：人参、枸杞子、覆盆子、桑椹子、菟丝子、山茱萸、五味子、知母、黄柏各10g，龟板、鳖甲（先煎）各15g，熟地黄、山药、地龙各15g，路路通20g。

水煎服，日1剂。连服20剂后其效甚好，夜能安睡，情绪稳定，性交时已能射精，继服知柏地黄丸以巩固疗效。

按：肾为先天之本，藏精液，主生殖。本例辨证为肾精亏损，阴虚火旺。治宜补肾养精，滋阴降火，使精液充盈，阴液来复，作强能行其令，开合归于常度。

案八　董某，40岁。

近年来阳事不兴，有时举而不坚，偶尔交合且不射精，阴茎自软，偶有梦遗，面色苍白，畏寒肢冷，神疲乏力，腰膝酸软，负力则汗出，大便稀溏，舌质淡，苔薄白，脉沉细。辨证为脾肾阳虚，命门火衰。治宜温补脾肾，固正壮阳。

处方：人参、枸杞子、菟丝子、肉苁蓉、杜仲、怀牛膝、巴戟天、仙茅、当归、蛇床子、淫羊藿各10g，熟地黄、山药各15g，蜈蚣（研末分吞）1条，鹿茸末（冲服）2g。

水煎服，日1剂。上方稍作加减，连服30剂。药后阳事已兴，性生活正常，且已射精。继服金匮肾气丸巩固疗效。

按：本例属肾阳虚衰所致，元阳既伤，真精必损，应慎用肉桂、附子辛热刚燥之物，宜用血肉温润之品，促使肾气实，精液充而瘥。

【现代研究进展】

1. 杨先知用虫类药治疗不射精症

治疗男性不射精症以活血化瘀，通关开窍，滋肾养阴，祛湿通络为原则。其用药特点是异中寓同，同中有异。所谓异中寓同者，应用虫类药为基本方，随症加减。基本方：蜈蚣、地龙、琥珀、前仁、留行子、红花、制马钱子、路路通。虫类药多有通经活络，善行走窜，有组织胺样物质及溶血性蛋白质，可直接作用于脊髓以上的中枢神经系统或通过某些内脏感受器反射性影响中枢神经系统引起内脏血管扩张而奏效。虫类药有毒性和苦寒之弊，服后易伤脾胃。有些病人可有胃肠道症状，出现恶心、欲吐、胃脘不适。可在方中加入山药、芡实、砂仁健脾和胃降逆之药。体质较虚的病人，可在方中加入黄芪、党参、黄精、淫羊藿等药，以益气补中，使攻伐不致伤正。

2. 遵义医学院附属医院以补肾通窍法治疗功能性不射精

124例不射精患者，中药组65例，西药组59例。中药组用熟地、枸杞、仙灵脾、蛇床子、枳实、黄芪各30g，麻黄、当归、牛膝各15g，柴胡10g，甘草5g，水煎服，每日2次，2日1剂，服15剂。另用蜈蚣、全蝎、僵蚕、炮山甲、土元各30g，制马钱子9g，冰片3g，共研细末分30包，晚上睡前1小时用中药水吞服1包。西药组用左旋多巴0.25g，每日3次；麻黄素25mg，睡前半小时服；丙酸睾丸素50mg，肌肉注射，每周2次。中、西药组均治疗1个月。治疗结果：中药组有效率95.38%，西药组有效率79.66%。

方中熟地、当归、白芍、枸杞养肝血，填肾精，仙灵脾、蛇床子壮阳益肾气，黄芪补中气，柴胡、枳实疏肝解郁，生麻黄、牛膝、蜈蚣、炮山甲、土元、全蝎、僵蚕、冰片诸药以行瘀散结，通关利窍。上述共达填精增欲，疏通精窍，精满欲强窍利而不射精获愈。

马钱子的主要成分是士的宁和马钱子碱，士宁的是一种中枢兴奋剂首先兴奋脊髓中枢的反射机能，马钱子碱也参与性兴奋，二者起协同作用，以提高射精中枢的兴奋性。射精是由交感神经，特别是α-肾上腺素能受体机制所调节，生麻黄、生枳实能直接激动α-受体，兴奋射精中枢。性交中血清睾酮上升，仙灵脾、蛇床子具有雄激素样作用，促进性高潮的到来。蜈蚣、全蝎、僵蚕能加强射精中的输精管精囊、前列腺等器官肌肉和会阴部肌肉的节律性收缩，以促进和加强射精。中药组的疗效明显优于西药组，可能与中药还有疏肝解郁的特殊作用，及所用丰富的锌、锰等微量元素也参与了神经调控，与性腺功能、内分泌各项生理活动有关。

3. 金保方等以加味红白皂龙汤治疗功能性不射精

武某，32 岁。于 2006 年 2 月 10 日初诊。

自诉性欲及勃起正常，性交不射精，每每因女方满足后自行中断，阴茎随即痿软，无精液滑出。时有梦遗，遗精量较多。夫妻感情好，性生活频率 2 次/周。体检：男性体征，阴茎长度正常，左侧睾丸 18ml，右侧睾丸 20ml，附睾、精索、输精管均可扪及，无精索静脉曲张。性交后首次尿中未找到精子。性激素检测均在正常范围。超声示：前列腺、精囊腺、睾丸、附睾正常。平时体健，无任何临床不适，以加味红白皂龙汤化裁。

处方：红花 10g，白毛夏枯草 10g，皂角刺 10g，干地龙 10g，炮甲片（先煎）5g，路路通 10g，王不留行 20g，石菖蒲 5g，煅牡蛎（先煎）20g，川牛膝 10g，橘络核各 10g，淫羊藿 10g。

并配以养精胶囊，每次 5 粒，每日 3 次。

2 周后复诊，患者云服药 10 天后，每次性交均射精。原方淫羊藿 10g 改为制淫羊藿 20g，嘱继续以养精胶囊连续服用。2 月后，患者电话告知，性欲增强，射精正常，且其妻已停经 36 天，经当地医院确诊怀孕。

红白皂龙汤系浙江名老中医宗敦义所创，药物组成为：红花、白毛夏枯草、皂角刺、干地龙、泽兰、泽泻、车前子。功效清热利湿解毒，活血化瘀通络。用于治疗因湿热素盛，下注日久，瘀阻睾丸经络之无精子症，后经徐福松教授发扬光大，临床用于无精子症患者确有一定的疗效。养精胶囊系南京军区南京总医院院内纯中药制剂，功效滋阴补肾、活血通络、生精助阳，其作用机制为促进精囊的分泌，增加精囊内的压力，刺激精囊壁的神经，引起精囊壁收缩，激发性冲动，从而提高性欲，引发阴茎勃起和射精基础上，增加了理气活血通络之品，加强其"通"的力度；同时发挥养精胶囊促进精囊的分泌，增加精囊内压力，以加大射精管后方的冲击力。此一"通"一"冲"，毕其功于一役，顺势而下。

【小结】

不射精无论原发性还是继发性都与精神情志因素有关，因此治疗时首先是心理治疗，授以性知识和性技巧；然后考虑功能性的还是器质性的，如果是器质性的，应积极治疗原发疾病，功能性的可以中西医结合治疗。

逆行射精

逆行射精（retrograde ejaculation）是在性交过程中出现性欲高潮时，有射精动作，但精液不从尿道外口射出，而从后尿道逆流进入膀胱的一种病症。还可存在部分性逆行射精或不完全性逆行射精，表现为部分精液逆流入膀胱，部分精液自尿道口排出。该病是男性不育症的原因之一。

本病古医籍中已有论述，隋代巢元方《诸病源候论》中描述为"肾气衰弱故也，肾藏精，其气通于阴，劳伤肾虚，不能藏于精，故因小便而精液出也。"张子和在《儒门事亲·疝本肝经宜通勿塞状》云："或白物如精，随溲而下，久而得于房事劳伤，乃邪术所使，宜以清心之剂下之。"清代名医林佩琴在《类证治裁·淋浊》中云："有浊在精者，由相火妄动，其精离位，不能闭藏，与溺并出，或移热膀胱，溺孔涩痛……久之有脾气下陷，土不利湿，而水道不清者，有相火已杀，心肾不交，精滑不固，而遗浊不止者，皆白浊之因于虚者。热者当辨心肾而清之，虚者常求脾肾而固之举之。"可谓是本病辨证论治的精辟论述。

【病因病机】

逆行射精的病位在肾、肝与膀胱；病因为肝郁、湿热、痰湿、瘀血、肾虚；基本病机为精道不通，或肾气固摄无权，肾精藏泄失常，膀胱开合失度，以致精液不循常道而泄。

1. 肝气郁结

肝主疏泄，调畅全身气机。肾与膀胱相表里，主二阴，司精液之藏泄，其生理功能之实现依赖肝脏之疏泄。若情志不遂，肝气郁结，疏泄失职，则肾精藏泄失常，膀胱开合失度，可致精液不循常道排泄，而出现逆行射精。

2. 湿热蕴结

饮食不节，恣食肥甘，聚湿生热，或起居不慎，外感湿热；或外阴不洁，湿热邪毒浸淫入内，蕴结下焦，阻遏精道，故性交时精液失常道而逆流膀胱。

3. 痰湿内阻

素体痰湿内盛；或外界湿邪侵袭体内，或伤于生冷寒凉，饮食不节，致脾失健运，湿聚为痰。痰湿阻遏，精道不通，故射精时精液被阻而逆流于膀胱。

4. 瘀血停滞

手术或有外伤，或气滞日久，或败精久留，或寒凝经脉，致瘀血停滞，闭阻精道，故性交时精液不循常道而逆流膀胱。

5. 肾气亏虚

先天禀赋不足，或大病久病，或劳欲太过，或屡犯手淫，使肾气亏虚，司精失职，精泄无序，固摄无力，膀胱失约，故性交时精液逆行进入膀胱。

【发病机制及病理】

尿道口的内括约肌具有丰富的α-肾上腺素能受体，受交感神经支配，正常射精是在神经支配下，膀胱内括约肌处于痉挛收缩状态，外括约肌松弛，输精管和膀胱之间形成一反压力差，迫使精子从压力低的尿道外口射出。凡是使尿道内括约肌和尿道外括约肌协调功能发生障碍，均可使精液逆流入膀胱。非器质性逆行射精由功能紊乱所致，器质性逆行射精多见。

【诊断与鉴别诊断】

1. 诊断

（1）症状：性交或手淫过程中有射精动作和感觉，但无精液射出或射出量明显比正常少，事后第一次小便尿液白浊。

（2）实验室检查：性交或手淫后第一次小便检查可见精子和果糖定性阳性；排尿期膀胱尿道造影可发现膀胱颈增宽或尿道狭窄。

（3）病史：先天性因素，例如膀胱颈先天性异常、先天性尿道瓣膜、脊柱裂、膀胱憩室等。后天有导致逆行射精的器质性疾病史，如前列腺切除术、膀胱手术、腰交感神经切除术、脊髓损伤、糖尿病神经病变及引起尿道狭窄的某些疾病等病史，以及服用胍乙啶、利血平、竹林胺等具有阻滞 α-肾上腺能神经受体药物史。

其中第一项及尿常规检查为必备条件。

2. 鉴别诊断

不射精症：二者均无精液排除体外，但前者多有性欲高潮的快感和射精动作或有少量精液排出，射精后的尿液检查有大量精子存在；后者多无性欲高潮的快感亦无射精动作，性交后尿液检查无精子和果糖。同时，结合患者主诉和病史亦可做出诊断。

【辨证施治】

1. 肝气郁结证

证候：性交时有射精感觉但不射精，伴精神抑郁、胸闷、善太息，胁肋、少腹窜痛，舌质暗红，苔薄白，脉弦。

分析：肝气郁结，疏泄失职，精液不循常道，故射精逆行；情志不遂，肝失条达，故精神抑郁、胸闷、善太息；肝经循少腹、布胁肋，肝气郁结，精气不利，故胁肋、少腹窜痛。舌暗红，苔薄白，脉弦，均为肝气郁结之征。

基本治法：疏肝解郁通精。

方药运用：柴胡疏肝散加减。方中柴胡、枳壳、香附、郁金、青皮疏肝理气解郁；白芍、甘草酸甘化阴以柔肝；川芎行气开郁，通达气血；王不留行活血通精。诸药合用，使肝气条达，疏泄有权，则精行常道，而逆行射精可愈。

中成药：逍遥丸，每次 6g，每日 2 次，温水吞服。

食疗：鲜香橼 1~2 个，麦芽糖适量。先将香橼切碎，与麦芽糖同放入带盖碗中，隔水蒸煮数小时，以香橼稀烂为度。每服 1 匙，早晚各 1 次。

2. 湿热蕴结证

证候：性交时有射精感觉但不射精，伴小便黄浊，淋沥不尽，阴痒潮湿，下肢困重，倦怠乏力，舌质红，苔黄腻，脉濡数。

分析：湿热蕴结下焦，湿热之邪梗阻精道，故性交时精液不循常道而逆流膀胱；膀胱湿热，气化失司，清浊不分，故小便黄赤浑浊、淋沥不尽；湿热循经下注，故阴痒潮湿；湿性重浊，易伤阳气，故下肢困重、倦怠乏力。舌质红，苔黄腻，脉濡数，均为湿热内蕴之象。

基本治法：清热利湿通精。

方药运用：程氏萆薢分清饮加减。方中萆薢、黄柏、车前子清热利尿；茯苓、白术除脾湿，土茯苓解毒除湿；石菖蒲化浊通窍，川牛膝、丹参、路路通活血通精。

中成药：四妙丸，每次5g，每日3次。

食疗：青小豆50g，小麦50g，通草5g。先以水煮通草去滓取汁，用之煮豆、麦成粥，加入少许白糖，晨起做早餐食用。

3. 痰湿内阻证

证候：性交时有射精感觉但不射精，患者形体丰腴，腰及小腹闷胀，伴头重眩晕、胸闷呕恶等症，舌苔白腻，脉濡滑。

分析：痰湿内阻，精道不通，故逆行射精、腰及小腹胀闷；痰湿蒙蔽，清阳不升，故头重眩晕；痰湿壅盛，气机不利，故胸闷呕恶；形体丰腴，苔白腻，脉濡滑，皆为痰湿内盛之象。

基本治法：化痰祛湿通精。

方药运用：涤痰汤加减。方用法半夏、陈皮、茯苓、甘草燥湿化痰；制南星、浙贝母化痰散结；枳实、郁金、木通行气化湿；穿山甲、石菖蒲活血通精。诸药合用，共奏化痰、祛湿、通精之功。

中成药：苍附导痰丸，每服10g，淡姜汤送下。

4. 瘀血停滞证

证候：性交时有射精感觉但不射精，伴阴茎作胀、少腹疼痛或会阴部有压痛，舌有瘀斑，脉涩。

分析：瘀血阻滞，闭塞精道，精道不通，故逆行而射精；血瘀肝经，经气不利，故阴茎作胀、小腹疼痛、会阴部压痛；舌有瘀斑，脉涩，乃血瘀之征。

基本治法：活血化瘀，疏通精道。

方药运用：血府逐瘀汤加减。方中熟地黄滋阴养血益肾；赤芍、当归、川芎、桃仁、红花活血化瘀通精，柴胡、枳壳疏肝理气；桔梗、川牛膝宣上利下，通血脉；穿山甲活血通经以利精道。诸药配伍，共奏活血化瘀、疏通精道之功。

若小腹冷痛者，加肉桂、小茴香温经止痛；属创伤所致者，加三七或另服云南白药以活血疗伤；少腹或阴部痛甚者，加蒲黄、五灵脂活血止痛。

中成药：血府逐瘀口服液，每次10ml，每日3次。

食疗：穿山甲、王不留行炖银耳汤。王不留行20g，穿山甲20g，银耳10g，上药加水炖至银耳熟烂，去药饮食银耳，分2次食完，宜常服。

5. 肾气亏虚证

证候：性交时有射精感觉但不射精，性欲减退，阳事举而不坚，神疲易乏，腰膝酸软，畏寒肢冷，小便频数，尿后余沥不尽，舌质淡，苔薄白，脉沉弱。

分析：肾气亏虚，司精失职，膀胱失约，故性交时精液逆行进入膀胱；肾气不足，宗筋失养，故性欲减退、阳事举而不坚；肾气不能充养全身，故神疲易乏、腰膝酸软；肾阳不足，形体失于温煦，故畏寒肢冷；肾虚气化无力，故小便频数、尿后余沥不尽。舌质淡，苔薄白，脉沉弱，皆为肾气亏虚之象。

基本治法：补益肾气。

方药运用：右归饮加减。方中熟地黄、山茱萸、枸杞子、菟丝子滋肾填精；肉桂、附子、淫羊藿、补骨脂温补肾阳；杜仲补肾强腰膝。诸药合用，滋肾壮阳以益肾气，肾气充足，则诸症可除。若气短懒言，动辄汗出者，加黄芪、党参等补脾益气之品。

中成药：肉苁蓉丸，每日早、午、晚饭前各服 1 丸。

食疗：阳起石 60g，生黄芪 20g，糯米 50g，前两味水煎取汤液 50ml，去渣，加糯米 50g 煮至米熟，食粥。

针灸治疗：①针刺：取穴关元、中极、气海、三阴交。平补平泻或泻法，日针 1 次；②灸法：取穴会阴，阴茎阿是穴（局部不适处）。艾条雀啄灸会阴 49 次，或在前尿道外找阿是穴雀啄 49 次。

外治：同房前，用甘松 15g 煎汤，温洗会阴部。

【转归及预后】

本病有功能性和器质性之分，功能性者预后较好；器质性者，多因外伤解剖因素导致，疗效较差。西药及手术虽有一定疗效，但疗效与不良反应相比无优势可言，但中医药在此方面通过辨证治疗也可改善诸多症状。

【预防与调护】

1. 避免手术及外伤损伤影响支配射精的神经；注意防治膀胱和尿道的炎症、糖尿病等，以减少诱发膀胱内括约肌功能紊乱的因素。

2. 保持心情舒畅和正常有规律的性生活，避免在出现逆行射精的同时，出现勃起功能障碍。

3. 注意饮食，加强营养，忌食辛辣刺激食物；避免服用可以导致逆行射精的药物。

4. 适当体育锻炼，注意劳逸结合，平时可练习提肛法以消除逆行射精。

【临证经验】

本病临床较少见，并非不能射精，而是精液不从尿道射出，逆行射向膀胱，往往久治少效。余认为久病必瘀，瘀久必化热，瘀热蕴滞，气机逆乱，膀胱颈不能关闭或张力下降而致膀胱气化失常，精关开阖失度，使精液倒行逆施，注入膀胱。治当通其精瘀、清其瘀热、纠其气逆，使精道通而气机顺，膀胱气化复常，精关开阖有度，射精归于常道，拨乱反正，其病可愈。这里介绍自制验方"顺精汤"一则，供同道临证参考。其方为：柴胡、郁金、王不留行、京三棱、蓬莪术、皂角刺、炮甲片、鳖甲、川怀牛膝、炙麻黄、细辛、生地、知母、泽泻、黄柏、碧玉散。本方对功能性及性腺炎症引起者，少则服半月，多则服三月，一般均能获效，但外伤等机械因素引起者效果不理想。

【现代研究进展】

1. 王宏志治前列腺电气切术后逆行射精

逆行射精是经尿道前列腺电汽切术后最常见的并发症，有文献报道其发生率可高达60%～80%。采用温肾散寒、健脾固摄法治疗，方选金锁固精丸加减：沙苑蒺藜、莲肉、芡实、龙骨、牡蛎、台乌药、益智仁、桑螵蛸、白芍、生甘草、麻黄。加减：腰酸痛甚者加杜仲、续断；勃起不坚者加锁阳、补骨脂；偏于肾阴虚者加女贞子、龟板。

治疗结果：8 例患者有 1.5～2.5ml 精液射出，3 例患者有 0.5ml 左右精液射出，总有效率为 55%。

金锁固精丸本为治遗精滑泄之方，而本病从中医学角度分析也为肝肾亏虚、固摄失权、膀胱不约、精液不出、反入于里，其与遗精滑泄表现不一，但病机相似，采用此方治疗本病亦属辨证施治，故能取得较好效果亦在情理之中。方中沙苑蒺藜为君，取其补肾益精；辅以莲肉、芡实补肾涩精，益气宁心；佐以龙骨、牡蛎涩精收敛。现代药理提示麻黄素能作用于 α 和 β 受体，有兴奋中枢神经系统，促使肌肉张力增加之作用，故酌加麻黄。诸药合用，气血并治，既能补肾，又能使肾、膀胱各司其职，实为标本兼治之法。

2. 王丹以滋阴降火，疏通精道法治疗逆行射精

患者张某，25 岁，农民。于 1996 年 5 月 10 日来诊。主诉：结婚 3 个月，每次同房没有精液射出，但有射精动作，也能达到高潮，同房后小便色白，伴有头昏目眩、腰酸耳鸣、五心烦热，舌干红少津，脉细数。男性检查：阴茎大小正常，双侧睾丸发育正常，阴毛分布均匀。证属逆行射精之肾阴虚火旺型。治则：①精神治疗；②补肾益精，滋阴降火，佐以疏通精道、滑利精关。首先安慰病人，解除精神负担，使之保持乐观态度。

处方：生熟地各 10g，菟丝子 20g，枸杞子 10g，桑寄生 20g，仙灵脾 20g，鹿角胶（烊化）15g，车前子（布包）15g，黄柏 10g，知母 10g，牛膝 10g。

服 10 剂，每日 1 剂，水煎分早晚服。10 日后复诊，病人主诉同床已有精液射出，但量少，其他症状大减。舌微干，苔薄黄，脉较前有力。上方去黄柏、知母、生地，加麦冬10g，石斛 10g，韭菜子 10g，女贞子 10g，以滋补肾阴，疏通精道，滑利精关之功。服 5剂痊愈。半年后随访，其妻已怀孕 3 月余，性生活中再也没有出现逆行射精。

按：患者肾阴不足，阴精亏耗，髓海空虚，故见头昏目眩、腰酸耳鸣；阴虚火旺则五心烦热；肾虚经络受阻，膀胱关闭不严，致使精液倒流，故同房后小便发白；舌干红少津，脉细数均为阴虚火旺之象。方中熟地、菟丝子、桑寄生、枸杞子补肾阴而益精血为主；生地、黄柏、知母、麦冬、石斛滋阴清热为辅；佐以韭菜子、女贞子、车前子滋阴生精，滑利精关，疏通精道。鹿角胶为精血两亏之要药，仙灵脾能促进精液分泌，牛膝补肾引诸药下行。全方共奏补肾生精，滋阴清热，滑利精关，疏通精道之功，故药到病除而痊愈也。

3. 蔡震宇用缩泉丸治疗逆行射精

患者 31 岁，1994 年 4 月初诊。主诉结婚 3 年未育，同房时有性高潮，而无精液射出。即嘱下次同房时使用避孕套，观察有无精液射出，同房后留尿液做检验。结果示：同房数次，避孕套内均未见精液，房事后尿液内找到大量精子，遂诊断为逆行射精。病人形体壮实，身体健康，否认泌尿系统外伤手术史和感染史，自诉儿时常有遗尿，直至发育前才停止。观其舌质淡红，舌体略胖，边有齿痕，苔薄白，尺脉沉。证属先天禀赋不足，脾肾亏虚，固摄失权，膀胱不约。治拟温肾健脾，固摄通精。因病人要求服用中成药，乃予缩泉丸 240g，每次 6g，每日 3 次。2 周后复诊，诉已有精液射出。半年后偶遇该病人，得知其妻已怀孕。

缩泉丸有温肾散寒、健脾固摄功能，推测缩泉丸是否有调整膀胱内括约肌收缩的功能，值得进一步研究探讨。

4. 肖远辉针刺配合中药治疗功能性逆行射精

治疗组主穴：太冲、三阴交；配穴：次髎、秩边。

处方：柴胡、郁金各 12g，木通、山茱萸各 10g，王不留行 25g，白芍 20g，肉苁蓉 18g，石菖蒲 6g，甘草 5g。每天 1 剂，水煎服。可根据病情加减，阴虚少精者加黄精、旱莲草各 15g；阳虚者加淫羊藿 18g。对照组丙咪嗪，每次 25mg，每天 2 次口服。

治疗结果：治疗组治愈 17 例，无效 8 例。对照组治愈 5 例，无效 12 例。两组治愈率比较，差异有显著性意义（P<0.05）。

体会：临床观察发现，本症与情志亦有较密切联系，若情志不畅，肝气郁结，肝失疏泄，气机不利，也可导致精泄异常而逆行射精。故以疏肝益肾、祛瘀通精为治则，针刺太冲和肝理气，三阴交、太溪益肾养肝，秩边、次髎为局部经验取穴，行气活血，疏通精道。中药柴胡、白芍、郁金疏肝解郁，条达气机；木通、石菖蒲疏通精道；王不留行活血化瘀；山茱萸、肉苁蓉滋肾益水养肝。两法共用，相辅相成，共奏疏肝益肾、祛瘀通精之效，是以取得较好疗效。

【小结】

本病的诊断简单明了，不易与其他疾病混淆。中医治疗通过对全身状况的调理，可改善诸多症状，且无不良反应，作为一种疗法可广泛应用于临床，且疗效较好。西药及手术虽有一定疗效，但不良反应较多。如患者无生育要求，不治疗也可；对有生育要求者，人工授精可较好解决这一问题。临床上应根据功能性病因和器质性病因选择最好的治疗方法。

射 精 痛

射精痛（painful ejaculation）是指男性在射精过程中发生的阴茎、尿道、睾丸、会阴部、下腹部或阴囊上方等处任何一个部位出现疼痛。这种疼痛一般表现为酸痛或隐痛，少数患者疼痛剧烈。射精过程结束后，这种疼痛随之缓解或消失。

由于引起射精痛的疾病常存在器质性病变，如不及时治疗或治疗不当，可使病情加重，出现性欲减退、勃起功能障碍等。另外，射精痛会使男性产生不同程度的恐惧心理，以致害怕性交，出现不安或焦虑的情绪。如果射精痛长时间得不到缓解，则可能引发精神因素的性功能障碍。因此，临床上应对射精痛引起足够的重视，积极探寻病因，彻底治疗，解除患者的疾苦，恢复正常的性生活。

中医认为，射精痛以精道痹阻不通为主要病机，其病位在下焦，多为湿热蕴结、气滞血瘀、肾虚精亏，以致精道不利而成。中医文献中无"射精痛"病名的记载，多归于"阴痛、阴茎痛"中。如隋代巢元方在《诸病源候论·虚劳阴痛候》中说："肾气虚损，为风邪所侵，邪气流入于肾经与阴气相击，真邪交争故令阴痛。但冷者唯痛，热者挟肿。其汤熨针石，别有正方，补养宣导。"唐代王焘在《外台秘要》卷二十六中详细记载了阴痛的治法："小蒜一斤，韭根一斤，杨柳根一斤，三味合烧，以酒灌之及热气熏之，即愈。"明代张锡之在《医学准绳六则·前阴诸病》中指出，茎痛是"足厥阴经气滞热"。清代唐容川在《血证论》中提出"前阴属肝，肝火怒动，茎中不利，甚则割痛"。

【病因病机】

本病的发生多与下焦湿热、气滞血瘀有关，导致气血运行不畅，不通则痛；久病体虚或房事劳伤，肝肾精血亏虚，不荣则痛。

1. 下焦湿热

饮食不节，嗜食肥甘厚味，致水湿痰浊停滞；或交接不洁致湿邪内侵，滞留精道，郁而化热，湿热阻滞，气血不畅，不通则痛。

2. 气滞瘀血

淫思无度，或所欲不遂，致肝气郁结，气机阻滞，血行随之不畅；恃强纵欲，或跌扑损伤，致瘀血阻隔，不通则痛。

3. 肝肾阴虚

肝之经脉循少腹，绕阴器。淫欲无度，施泻太过，致耗伤肾精，精血亏虚，以致经脉失于濡养，不荣则痛。

【发病机制及病理】

射精过程是精液（包括精子和由附属性腺分泌的精浆）由生殖道经尿道口排出体外的过程，是男子在性高潮阶段，在神经支配和性腺内分泌激素作用下，由内生殖器官主要包括附睾、输精管、精囊、精阜、前列腺和尿道等从内相继出现节律性收缩而发生的。男性因局部组织、器官的节律性收缩而产生主观的欣快感，不会产生疼痛和不适。如果参与射精过程的上述组织、器官发生病变时，则有可能引起射精痛。一般而言，它本身并不是独立的疾病，而是许多疾病所发生的一个共同的临床表现。由于射精动作是一个整体活动，是由神经、性腺、肌肉等相互协调而完成的，因此当上述组织或器官发生病变时，会通过释放痛性介质引起躯体的痛性反应，痛觉作为人体的一种保护性反射，可引起人们的注意而发现潜在疾患。

1. 器质性因素

（1）疾病因素：各种泌尿生殖系统疾病是引起射精疼痛的主要原因，其中又以感染引起的射精疼痛居多，如精囊炎、前列腺炎、膀胱炎、睾丸炎、附睾炎、精索炎、后尿道炎、包皮龟头炎等，导致组织器官充血水肿，痛阈降低，当射精时，伴随这些器官的节律性收缩，而出现射精疼痛。此外，结石、肿瘤、泌尿生殖系统畸形也会引起射精痛。

（2）损伤因素：主要是指外伤和医源性损伤两个方面：外伤如骑跨伤所致会阴部损伤、尿道损伤、球海绵体肌损伤等；医源性损伤如包皮环切术后、男性输精管结扎术后，以及其他生殖系统手术或通过尿道内窥镜检查、治疗之后，如膀胱镜检查、尿道扩张、前列腺增生组织电切除术等。

2. 非器质性因素

（1）心理因素：主要是精神或心理异常，或因环境、性伴侣等影响，在性生活过程中出现过度紧张、焦虑。

（2）行为因素：包括在性活动过程中前戏不够，使阴茎插入干燥的阴道；或性交过于粗暴，激烈；或禁欲很长一段时间后性交时性兴奋过于强烈；或短时间内性交过频或性交时间过长，造成生殖系统过渡"透支"。

近年来国外有用三环类抗抑郁药、鱼肉毒等导致射精痛的报道，临床上值得注意。

【诊断与鉴别诊断】

1. 诊断

（1）临床表现：性交过程中，当男子性欲达到高潮时，产生射精动作的前后，外阴连至小腹部出现阵发行的隐痛、酸痛或绞痛。由于患者担心疼痛，常导致男子在性交过程中精神不能集中，情绪紧张，严重者导致性生活无法进行。

（2）病史判断：因房事过频而引起的射精痛，主要靠询问病史诊断；由尿道炎所致者，常伴有尿频、尿急、尿痛；由前列腺炎所致者，可作直肠指诊、前列腺 B 超、尿三杯试验等；因精囊炎所致者，多有血精；尿道结石，可作 B 超或 X 线检查确诊；阴茎或其他生殖器官肿瘤常通过体检可触及，必要时做病理切片检查。

2. 鉴别诊断

性交疼痛（房事茎痛）：性交疼痛是指性交时发生的阴茎部疼痛，多发生于性交中及性交后，疼痛多局限于阴茎，往往影响性快感，不易达到性高潮，多与情志不畅、遇冷感寒、房事过度所致盆底肌群功能紊乱、提睾肌痉挛等有关；也可为阴茎表面炎症、包皮过长、包茎、阴茎硬结症、阴茎外伤遗留的疤痕等的伴发症状。临床上应根据病史、临床表现及辅助检查予以鉴别。

【辨证施治】

1. 肝经湿热证

证候：性兴奋时，下腹部、腹股沟、会阴部疼痛，射精时更甚，或伴有尿频、尿急、尿后淋沥不尽或茎中刺痛，舌质红，苔黄腻，脉弦滑数。

分析：湿热蕴结下焦，气机阻滞，气血运行不畅，故性兴奋使下腹、会阴、腹股沟等部疼痛；膀胱气化不利则尿频、尿急、尿痛、尿后淋沥不尽；湿热久蕴，煎熬津液而成砂石，则茎中刺痛；舌质红，苔黄腻，脉弦滑数皆为湿热下注肝经之象。

基本治法：清利湿热，行气止痛。

方药运用：龙胆泻肝汤加减。方中龙胆草、黄芩、栀子归肝胆、三焦，泻火解毒，燥湿清热；车前子、木通、泽泻导湿热下行，从水道而去，使邪有出路，则湿无滞留；生地、当归养阴补血，使祛邪而不伤正；柴胡疏畅肝胆，且与黄芩相合，既解肝热，又增清上之力；甘草缓苦寒之品伤胃，且调和诸药。全方共奏清利湿热，行气止痛之效。

中成药：复方穿心莲片，口服，每次 4 片，每日 3 次。

食疗：车前草 90g，猪小肚 200g，切块，煲汤，饮汤食猪小肚。

针灸：取穴阴陵泉、三阴交、中极、太冲等穴，用泻法，每日 1 次，留针 20 分钟，10 次为 1 个疗程，一般 2~3 个疗程。

2. 气滞血瘀证

证候：少腹、会阴、腹股沟、阴囊等部刺痛，或可触及癥瘕痞块，触之痛甚，性兴奋时痛剧，伴性情抑郁，急躁易怒，舌紫暗，或见瘀斑，脉涩。

分析：肝之经脉绕阴器，抵少腹，肝气郁结，疏泄失常，气机郁滞，气血运行随之受阻，不通则痛，故少腹、会阴、腹股沟、阴囊等部刺痛；气滞日久，瘀血聚而成形，结为癥瘕，触之痛聚，性兴奋时气血阻滞尤甚，故疼痛尤为剧烈；肝主情志，肝气郁结，则性情多抑郁，急躁易怒；舌紫暗，瘀斑，脉涩均为瘀血内阻之征。

基本治法：行气活血止痛。

方药运用：血府逐瘀汤加减。四逆散中柴胡、芍药、枳壳、甘草行气和血而疏肝；桃红四物汤中桃仁、红花、川芎、当归、生地、赤芍活血化瘀而养血。牛膝通利血脉，引瘀血下行；桔梗开宣肺气。全方既行血分瘀滞，又解气分郁结，活血而不耗血，祛瘀又能生新。

中成药：活血化瘀丸，每次 1~2 丸，每日 2 次，空腹，用红糖水送服。或三七粉冲服，每次 2g，每日 3 次。

食疗：桃仁 10~15g，粳米 50~100g，将桃仁捣烂如泥，去皮，研汁去渣，与粳米同煮为稀粥。

针灸：取中极、三阴交、血海、太冲等，用平补平泻法，每日 1 次，留针 20 分钟，10 次为 1 个疗程，一般 2~3 个疗程。

3. 肝肾阴虚证

证候：性冲动时，下腹部、腹股沟、会阴部隐痛，尤以射精时为甚，神疲，腰膝酸软，头晕耳鸣，健忘失眠，舌质红，苔少而干，脉细数。

分析：肾主腰膝，肝主筋，肝肾阴精亏虚，性交时精血更虚，阴络失于濡养，故性交时下腹、会阴部隐痛；阴虚腰膝失养，则腰膝酸软；肝肾阴虚，水不涵木，阴虚阳亢，虚热上扰，故头晕耳鸣、健忘失眠；舌质红，苔少而干，脉细数均为肝肾阴虚之象。

基本治法：滋阴降火，理气止痛。

方药运用：大补阴丸加减。方中知母、黄柏为苦寒坚阴之品，能平相火而保真阴，此为清源；熟地、旱莲草滋阴，龟板、龙骨潜阳，猪脊髓以髓补髓，均可壮水制火，此为培本；五味子，芡实固涩精气。

中成药：知柏地黄丸，口服，每次 9g，每日 3 次。

食疗：鳖 1 只（约重 250g），旱莲草 20g，女贞子 20g，生地黄 20g。鳖去杂物洗净后与药同煮，待肉烂鳖甲脱落后，去药渣，加少许调料与盐，吃肉喝汤。2 日 1 剂。

针灸：取穴关元、气海、肾俞、承山等，用补法，每日 1 次，留针 20 分钟，10 次为 1 个疗程，一般 2~3 个疗程。

【其他治疗】

治疗原则：以治疗原发病为主，同时予以对症治疗，且不能忽视对病人进行心理治疗。

1. 一般治疗

根据病情及治疗需要，减少或停止性生活直到疾病缓解或痊愈；禁饮酒或含酒精的饮料及禁食辛辣之物；有时需卧床休息，并根据病情对症处理，如高热时给予退热治疗。

2. 心理治疗

由于心理因素程度不同地存在于患者的疾病发生、发展和转归过程中，因此对射精痛患者进行心理治疗是很重要的方面。医生首先应理解病人，并取得病人的信任，建立良好的医患关系。针对患者精神、心理上的问题，进行相应的性生理、性心理的辅导和答疑，以改变或改善患者的情绪，消除不良心理，树立治疗信心；转移其集中在性问题上的注意力，缓解紧张、焦虑、不安等心情；也可根据需要，对夫妻双方同时进行心理辅导，以提高心理治疗的效果；必要时，可酌情服用抗焦虑药物。

3. 行为治疗

因性交时过于兴奋或动作过于剧烈、粗暴而引起的射精痛，应在以后的性生活过程中加以注意；因性生活过频引起的射精痛，则应减少性交次数，或禁欲数天；因干燥性交而引起的射精痛，则应增强性交前戏（如亲吻、爱抚等），或性交时使用润滑剂。以上由于性行为不当引起的射精痛，一般只要在性活动过程中予以克服，并加强夫妻间沟通，症状随之消失，无需特殊处理。

4. 药物治疗

生殖系统感染是引起射精痛的最常见病因，可采用抗菌药物治疗。由于男性生殖系统的解剖、生理学特点，往往存在生殖系统的多器官感染，这些引起多器官感染的病原体可以具有相同或相似的生物学性质及药物敏感性，但也可具有完全不同的生物学性质及药物敏感性。因此，在男性生殖系统感染的治疗中，最重要的是正确选择与有效使用抗生素。

5. 手术治疗

由包皮过长、包茎、生殖器先天性异常、精索静脉曲张、输精管结扎术后痛性结节、前列腺增生、泌尿系统结石、生殖器肿瘤、阴茎硬结症等引起的射精痛，可以考虑采取手术治疗。

【转归及预后】

射精痛可采用中西医结合治疗；一般经过积极治疗，射精痛多可痊愈，预后较好。

【预防与调护】

1. 调节情志，避免不良精神刺激，保持心情舒畅；正常有规律地性生活，注意劳逸结合，加强身体锻炼，增强体质。

2. 饮食有节，不宜过食肥甘厚味及辛辣之品。

3. 积极治疗生殖器官的炎症等器质性疾病。

【临证经验】

1. 中医诊病素来重视标本关系，然标与本的确立是一个十分复杂的问题，亦是辨证施治提高疗效的关键，切不可因病人诉之为主苦，而以之为本。射精痛是外在表象，须通过辨证，抓住内在本质，庶几符合治病求本的原则。

2. 射精痛有寒热虚实之分，但以热证、实证居多，寒证、虚证为少，间有虚实夹杂之证。湿热下注者，多有泌尿生殖系炎症史，射精疼痛，排精不畅，尿道有烧灼感，尿少而黄，余沥不尽，口干苦而黏，不欲多饮，舌红苔黄腻，脉弦滑带数；治以清利湿热，方选八正散加减，常用药：木通、萹蓄、车前子、瞿麦、碧玉散、金钱草、竹叶、生山栀、大黄、泽兰、益母草、蒲公英。肝郁气滞者，有情怀不悦史，性交时阴茎及阴阜疼痛作胀，性感不集中，胸胁苦满，烦躁易怒，舌质暗，苔薄白，脉弦；治以理气解郁，方选丹栀逍遥散加减，常用药：柴胡、当归、白芍、甘草、茯苓、丹皮、生山栀、橘核、干蜈蚣、郁金、青陈皮。寒滞肝脉者，有房事前后感寒史，排精不畅，脐下拘急，疼痛不已，阴茎刺痛，阴囊冷缩，睾丸坠痛，形寒肢冷，喜暖喜按，舌苔白滑，脉沉弦或沉迟；治以温经散寒，方选当归四逆散加减，常用药：当归、炙甘草、通草、吴萸、川椒、乌梅、附片、小茴香、胡芦巴、延胡索、台乌药、大枣。阴虚火旺者，又房劳过度史，性交时阴茎及少腹隐痛，时轻时重，腰膝酸软，头晕耳鸣，神倦乏力，或有遗精早泄，阳痿，口干，便秘，小便黄赤，脉细带数，舌红苔少或有龟裂；治以滋阴降火，方选知柏地黄丸加减，常用药：知母、黄柏、生地、山药、丹皮、赤芍苓、玄参、泽泻、牡蛎、甘草、杜仲、五味子。

随症加减，阴茎痛加干地龙、生草梢；会阴或阴阜痛加四逆散；胀痛加金铃子散；灼痛加黛灯心、木通；瘀痛加失笑散、炙乳没；掣痛加赤白芍、生甘草；涩痛加矾郁金、车前子；肿痛加马鞭草、虎杖。

[现代研究进展]

1. 郭连澍运用少腹逐瘀汤治疗射精痛

范某,25 岁。1982 年 1 月就诊。患者于 1981 年 1 月结婚,婚后每行房睾丸痛不可忍,有时行房 1 次,3 日不得恢复。患者平素身体健康,外生殖器正常(其妻到妇科检查也未发现异常),伴有腰膝酸软,面色暗滞,脉沉细,舌淡红,舌尖有少许瘀点。证属阴毒蕴结肝经,肾阳不足。少腹逐瘀汤加减化裁:炮姜 10g,韭菜子 15g,小茴香 12g,五味子 9g,蛇床子 15g,枸杞子 15g,肉苁蓉 15g,蒲黄 12g,五灵脂 10g,巴戟天 15g,水煎服,每日 1 剂。服 6 剂后,疼痛消失,但时有遗精现象。上方去炮姜,加金樱子 10g,锁阳 10g,服用 3 剂而愈。

2. 曾贯一以清热利湿、解毒祛瘀法治疗射精痛

柯某,30 岁,1992 年 4 月 3 日初诊。以尿痛、尿血就诊。自述 25 岁结婚,至今无后。前一段时间求子心切,频繁同房,射精后阴茎根后部疼痛,排溲呈红色。近日来,射精后即痛不可忍,尿浑浊色红,体瘦削,嗜烟酒。尿液镜检:白细胞(++),红细胞(++++),脓细胞(+++),黏液(++),死精子少许。查阴茎根部轻压疼痛,股缝核左 3 个(0.5cm×0.5cm/个),右同样大 2 个。口臭,尿赤,燥屎,口干饮冷,午后多汗,舌红苔黄,脉疾数。辨证为火郁湿毒浸淫,迫血妄行,给予解毒清利,止血祛瘀。处方:金银花 30g,野菊 30g,紫花地丁 20g,紫背天葵 15g,红藤 20g,胆草 15g,栀子 10g,柴胡 10g,生地 20g,生军(后下)12g,桃仁 10g,丹皮 10g,滑石 30g,薏苡仁 30g,冬瓜仁 30g,阿胶(烊化)15g,小蓟(炒炭)10g,木通 10g。2 剂以后,其症有所缓解,去生军,继服 5 剂,尿无痛,尿检红细胞(++),死精偶见。同房阴茎根痛尚存,但症轻。继用金钱草 50g,海金沙 30g 煎汁送服化瘀散结散,服法同前,3 个月后尿检正常,茎根无痛感,追访半年未发。

中医男科的前阴炎性疾病,均与个体因素有关,如嗜甘烟酒、饱贪不节、淫欲过度、喜怒无常等均可导致湿热内蕴,火郁内生,进而化毒瘀秽为患,此时用龙胆泻肝汤之类,而有所不及。故而清其热釜底抽薪,去其湿澄其本,解毒祛瘀法不仅能运用此类病,还可运用湿毒为患的前列腺炎及子痈、囊痈等男性疾病。使用此法务必注意病机为湿热-化毒-瘀积,方可用之。

3. 何毅以滋肾疏肝法治疗射精痛

王某,25 岁,1980 年 12 月 12 日初诊。患者自述婚后性交时,阴茎与少腹疼痛,继则咽干口燥与口渴,急需饮水,约半小时后慢慢恢复正常,以后每次性交都有类似症状。平时急躁易怒,舌红少津,脉两尺沉细,左关弦。此乃肾水匮乏,阴液不足,不能滋养肝脏,疏泄失常,肝阳上亢,肝脉绕阴器,抵少腹。患者性交时阴茎与少腹疼痛,与肝失疏泄有关。朱丹溪说:"主闭藏者肾也,司疏泄者肝也,二脏皆有相火,而其系上属于心。心君火也,为物所感则易动,心动则相火亦动,动则精自走……"今相火一动,心灼肾液,故见口干咽燥。治拟滋肾疏肝,以六味地黄丸加味:生地、熟地、山药、山萸肉各

30g，丹皮、泽泻、茯苓、柴胡各9g，嘱服10剂，半年后，患者言服药后即除。

【小结】

射精痛病因复杂，临床上应辨病与辨证相结合。由原发疾病引起的，在积极治疗原发病的基础上，射精痛多可随之痊愈；由精神心理因素导致的，必须给予心理治疗，才会见效。

性 焦 虑

性焦虑（anxiety of sexual intercourse）是对性行为产生焦急、忧虑和不安的情绪状态，同时还伴有心慌、出汗等植物神经症状和肌肉紧张、运动性不安。属中医的"郁证"范畴。

性焦虑患者在性交时，甚至只要想到性交，便会出现身不由己的紧张和焦虑，有时只要与异性接吻、拥抱或被抚摸，也会触发焦虑。一些有严重性焦虑的人，可能还会招致阳痿、早泄、性冷淡等各种性功能障碍。性焦虑是性心理中的一种病态表现，既可以直接影响阴茎的勃起功能、射精功能，又可以加重心理负担及精神症状。

【病因病机】

性焦虑属中医之"郁证"，总属情志所伤，发病与肝的关系最为密切，其次为心、脾。肝失疏泄为主要病机。

1. 情志失调

七情过急，刺激过于持久，超过机体的调节能力，导致情志失调，尤以悲忧恼怒最易致病。肝失条达，气失疏泄，而致肝气郁结；久郁伤脾，脾失健运，食滞不消而蕴湿、生痰、化热。

2. 体质因素

原本肝旺，或体质素弱，复加情志刺激，肝郁脾弱，饮食渐减，生化乏源，日久必气血不足，心脾失养。

【发病机制及病理】

性焦虑的产生多与性知识的缺乏有关。儿童时期过分严厉的禁欲主义教育，婚前对性交知识一无所知，新婚时错误地认为处女膜是女子贞洁的标志，以及害怕意外妊娠等，都是引起性焦虑的重要原因。一些情景性因素也能导致性焦虑，如性活动不合法，或者性交场所不安全、不隐蔽等。性焦虑也可以因其他性功能障碍或性心理障碍引起，例如初次性交不成功而阳痿、早泄的男性，或者性交疼痛、阴道痉挛的女性，再次性交时都可能出现性焦虑。

1. 暗示性性焦虑

由于性心理脆弱特征，因此无论男女在性生活中对声音、脸色、态度、情绪、气味、环境都比较敏感，造成心理干扰，形成暗示性性焦虑。比如新婚的初次性行为，腋臭、出血、不恰当的语言或玩笑都能造成暗示性性焦虑。表现在猜疑对方和对自我行为的困惑，导致性错觉、动摇，淡化了性兴趣，使性心理分散；由于无法达到性高潮而使性行为失败。首次的失败是暗示的储存，造成性生活的潜在威胁。从心理学上来说，这种初次模式的心理痕迹是难以磨灭的暗示，是形成性功能障碍的重要原因之一。当然，暗示性性焦虑在中老年人群中表现也很多，如性接受的范围、时间的不妥、性外科手术、老年人的夫妻分床，都可能产生暗示性性焦虑。

2. 刺激性性焦虑

直接受到精神刺激，如受到恐吓、谩骂、指责，甚至是行为骚扰从而阻断性唤起而发生心理焦虑的称为刺激性性焦虑。刺激性性心理损害表现在直接抑制了性反应，同时又导致了对性行为的紧张、畏惧而出现一系列早期的性功能障碍征兆。这些征兆如未能及时得到疏导和调适，又形成恶性循环，极易导致心理障碍和功能障碍，互为因果加重性焦虑。

3. 转移性性焦虑

夫妇之间不可避免地要发生一些矛盾，若不妥善解决往往可在双方心灵上投下阴影。如为生活小事发生口角，不是谦让而争强好胜，导致情感冲突，出现谩骂、挖苦、指责或大动干戈，造成感情隔阂。有些人为了迅速消除隔阂，以性生活作为解决的途径。他们是带着怒气和不平上床，带着隔阂行房，本来好端端的生活变成了一场闷闷不乐的体力消耗过程；有的甚至在性行为中产生对抗，不仅旧虑未除，新虑又生，造成情感裂痕的扩大，由此产生性心理负担，使矛盾复杂化。这种本不关性内容的不良情绪，因掺和了性行为，又出现了性心理压力，所以又称之为转移性性焦虑。

【诊断与鉴别诊断】

1. 诊断

性焦虑是对性行为产生焦急、忧虑和不安的情绪状态，同时还伴有心慌、出汗等植物神经症状和肌肉紧张、运动性不安。根据该定义诊断大多不难。

2. 鉴别诊断

临床上需与性变态相鉴别，后者多为性冲动障碍和性对象的歪曲，即寻求性欲满足的对象与性行为的方式与常人不同，违反社会习俗而获得性欲满足的行为。

【辨证施治】

1. 肝郁气滞证

证候：情志抑郁、悲观、疑惑难解、有既往性交失败的阴影，造成心理上负担，唯恐性交重蹈覆辙，且难以启齿，隐忍于内，或虽经多方治疗，仍然无效，郁结愈深。阴茎勃起程度常与情志变化有关，射精缺少欣快感；可伴有胸膺痞满，阴茎及睾丸发胀，头晕头胀，舌质淡，苔薄白，脉弦。

分析：肝主疏泄，主升，焦虑太过，则肝疏泄无能，郁而不达，阴茎勃起受阻；气机进一步阻滞。

基本治法：舒肝解郁，条达气机。

方药运用：达郁汤加减。方中柴胡、升麻、香附、川芎、白蒺藜、橘叶、青皮疏肝理气解郁；夜交藤养心安神；这里用生麻黄，依据是麻黄属肺经、主气，辛温走窜，宣通气血，通行十二经，意在使郁滞透达，而非发汗解表之意。白蒺藜用量可达20g以上，气行则血行，可加蜈蚣等活血走窜通络之品。

2. 心肝血虚证

证候：对既往不满意或失败的性事，产生了脆弱的焦急情绪，唯恐性交时再失败，面色㿠白，头晕，心悸，健忘失眠，多梦，舌质淡，苔薄白，脉细弱。

分析：心主血脉，肝藏血，阴茎勃起充盈有赖于心肝功能之协同，心肝为病必然勃起受碍，使焦虑加重，郁不得解，如此往复，心肝之阴暗耗，其虑愈深，其焦愈甚，郁火于内而不得伸。

基本治法：调肝养心。

方药运用：解郁合欢汤加减。方中合欢花、郁金、柴胡、薄荷、沉香，疏肝解郁；当归、白芍，养血柔肝；柏子仁、茯神、远志、菖蒲养心安神，交通心肾。对有郁火者重用柴胡、山栀、薄荷，酌加木通、竹叶、朱麦冬；心阴不足加酸枣仁、玉竹、黄精、天冬等，重用黄精、石斛；舒肝不应，血郁不达者，可配用鸡血藤、泽兰叶、路路通等疏肝通络。

3. 痰气郁结证

证候：身体疲惫，困盹，疑虑莫展，口淡乏味，胸闷，头目昏沉，阴茎勃起胀大不坚，射精欠畅，精液成块或有颗粒，房事后出汗黏腻。性功能障碍进一步加重，除见有焦虑症状外，常会由性恐惧发展为性欲减退或性欲淡薄。舌苔白厚腻，脉沉滑。

分析：肝郁血虚，气机郁滞，气不布津，凝聚成痰；抑或肝郁侮脾，脾失健运，水湿停积成痰，痰郁于肝；再者肝气久郁不化，气有余便是火，郁火煎熬成痰。痰气交阻，气结痰郁，气机遏阻，乃为性焦虑之特征。

基本治法：化痰解郁。

方药运用：理郁导痰汤加减。方中柴胡、青皮、苏梗、郁金、香附，疏肝理气解郁；陈皮、半夏化痰；石菖蒲、远志交通心肾以安神。郁火者加夏枯草等。解郁、开郁应酌加芳香走窜、主升之品，如小茴香、乳香、公丁香等，一方面可以开郁，另一方面又可以增强阴茎勃起强度。纳呆食少，加谷麦芽、炙内金；肝强脾弱加逍遥丸；脾升则健，胃降则和，治疗脾虚生痰之证，还需兼以选用羌活、柴胡、防风、升麻等升运脾气药。

【其他治疗】

1. 一般治疗

抗焦虑药，如多虑平，每次25mg，每日3次。

2. 心理治疗

"移情易性"。先贤都强调心病还须心药治，调畅情志、释疑解惑为心理疏导的重要手段，其妻的安慰、体贴和鼓励更是胜于药石；对于非器质性者，还可以配合用阴茎化学假体治疗（ICI），病人看到自己阴茎勃起良好，也会疑窦自消，增强信心，有利于性功能恢复。此外，要具备基本的性常识，要有必要的性知识教育。对于症状严重、已导致性生活不和谐的患者，可使用马斯特斯等创立的双人直接快速疗法。这种疗法需要夫妇双方同时接受治疗，首先让他们学习与性有关的一些解剖生理学知识和性心理学知识，然后帮助他们在性接触时学会通过语言或行为，交流彼此的感觉，最后安排不同等级的"性作业"，逐步达到减轻或消除性焦虑。

【转归及预后】

本病预后较好。大多经心理疏导配合中药治疗可以痊愈，由性焦虑引起的阳痿、早泄、性冷淡等各种性功能障碍也可随之痊愈。

【预防与调护】

1. 要具备基本的性心理和性生理知识，建立对性的科学认识和科学态度。

2. 夫妇双方交流、沟通性信息，在相互理解的基础上保持性心理的和谐；建立牢固的性心理防御机制，防止性焦虑的发生。

【临证经验】

1. 性焦虑属中医"郁证"范畴，治宜疏肝解郁、畅达气机为主。也可以柴胡疏肝散加减。肝郁化火者，加生山栀、丹皮等泻肝火；痰气阻滞者，加半夏、陈皮等；心神不宁者，加石菖蒲、远志等；伴见纳呆食少者，加炒谷麦芽、炙鸡内金等消食助运。

2. 郁证又有气郁、血郁、痰郁、火郁、湿郁、食郁等"六郁"之分，而以气郁为其首，故可以行气解郁的越鞠丸（《丹溪心法》方川芎、苍术、香附、神曲、栀子）统治之。

若气郁生痰，痰气搏结，以致咽中梗阻、胸闷不舒，宜舒郁化痰，用《局方》四七汤（半夏、茯苓、苏叶、厚朴、生姜、大枣）；或痰气上逆、胸闷呕吐，宜理气化痰，用《千金》温胆汤（半夏、陈皮、茯苓、甘草、枳实、竹茹、生姜、大枣）；若忧思伤脾，血虚发热，食少体倦，大便不调或健忘怔忡，惊悸少寐，宜补益心脾，用归脾汤；若肝气抑郁，血虚火旺，头痛目眩，烦热口苦，倦怠烦渴，寒热咳嗽，两胁作痛，脐部胀痛，少腹重坠，脉弦大而虚，宜疏肝解郁，用逍遥散，若兼嘈杂吞酸，可加左金丹泄之。如悲伤欲哭，像如神灵所作，数欠伸，为重症男子脏躁，由肝气郁结、营血亏虚所致，治宜滋燥缓急，用甘麦大枣汤。

【小结】

性焦虑是对性行为产生焦急、忧虑和不安的情绪状态。属中医之"郁证"，总属情志所伤，发病与肝的关系最为密切。治疗以理气开郁，调畅气机，移情易性为原则。

参考文献

[1] 金保方，黄宇烽，陆晓和. 养精胶囊治疗男性性功能障碍的临床观察 [J]. 中华男

科学，2006，12（3）：272

［2］陈代忠，温泉盛．疏活补肾汤治疗性欲低下60例［J］．浙江中医杂志，2006，41（7）：418

［3］庄德治，庄德成．龙胆泻肝汤治疗男科疾病举隅［J］．江苏中医，1999，20（5）：31

［4］房颖，刘昌青．礞石知柏黄泽汤治疗性欲亢进症820例［J］．实用中医药杂志，2006，22（5）：280

［5］王明建．平亢汤治疗性欲亢进9例［J］．实用中医药杂志，1998，14（11）：15

［6］应荐．徐福松治疗阳痿思想探析［J］．湖北中医杂志，2002，24（6）：12

［7］方咏，徐发彬，邓宾．崔学教教授治疗泌尿系结石和阳痿经验［J］．中国中医药报，2004-8-30

［8］黎志远．从肝论治阳痿［J］．江西中医药，2001，32（6）：13

［9］郭中良．吉良晨治疗阳痿的经验［J］．北京中医，2006，25（12）：718

［10］张志鹏．刘东汉从五脏辨治阳痿经验［J］．中国中医药信息杂志，2005，12（4）：79

［11］李荣朝．龙胆泻肝汤治疗男科病验案举隅［J］．山西中医，1997：13（5）：27

［12］金保方，黄宇烽，邵常安，等．包皮环切术致阴茎异常勃起的综合治疗（附1例报告）［J］．中华男科学杂志，2005，11（7）：454

［13］骆斌，吴少刚．王琦治疗遗精的思路与经验［J］．北京中医药大学学报，1998，21（4）：42

［14］徐经印，马雪英．遗精梦泄从心辨治五法［J］．光明中医，1999，14（84）：21

［15］钱彦方．顽固性遗精论治［J］．河北中医药学报，2001，16（2）：20

［16］刘凯．疏肝解郁法治疗遗精症的体会［J］．福建中医学院学报，1998，8（3）：9

［17］卢太坤，金冠羽，欧阳洪根，等．遗精贵在于通诠释［J］．中医药学刊，2004，22（12）：2198

［18］陈继明，张传涛．王久源治疗早泄经验［J］．中医杂志，2007，48（2）：123

［19］王停，王臻，遥见平，等．王琦教授治疗早泄的经验［J］．山西中医，2001，17（4）：4

［20］金保方，张新东，黄宇烽，等．早泄与中央型腰椎间盘突出相关性的初步研究［J］．中华男科学杂志，2009，15（3）：244

［21］杨松儒．杨先知老中医治疗男性不射精症［J］．福建中医药，1996，27（6）：18

［22］江杰士，肖宛平，杨礼腾，等．补肾通窍法治疗功能性不射精65例［J］．现代中西医结合杂志，1999，8（8）：1295

［23］金保方．黄宇烽．夏欣一，等．加味红白皂龙汤合养精胶囊治疗功能性不射精．浙江中医药大学学报［J］，2007，31（6）：731

［24］金义．红白皂龙汤治疗无精子症 56 例［J］．中国中医药科技，1998，5（3）：143

［25］王宏志．金锁固精丸加减治疗前列腺电气切术后逆行射精 20 例［J］．湖南中医杂志，2005，21（6）：50

［26］高立亭，郑天生，陈桂英，等．逆行射精 11 例临床分析［J］．中华男科学杂志，2005，11（7）：541

［27］王丹．逆行射精治验一例［J］．中原医刊，1998，25（3）：28

［28］蔡震宇．缩泉丸治疗逆行射精 2 例［J］．男科学报，1999，5：183

［29］肖远辉．针刺配合中药治疗功能性逆行射精 25 例疗效观察［J］．新中医，2001，33（3）：48

［30］郭连澍．少腹逐瘀汤治疗男性疾病［J］．河北中医，1987，2：28

［31］曾贯一．男科验案 3 则［J］．江西中医药，1996，27（2）：18

［32］何毅．房事茎痛治验［J］．浙江中医药大学学报，1982，6：49

第二节 男子不育症

精液酸碱度异常

精液酸碱度异常是指精液的 pH 值>8 或 pH 值<7 而其他参数正常的情况。若 pH 值<7 并伴有果糖阴性、精液量极少者可以肯定为精道梗阻，不在本节讨论之列。精液偏酸或偏碱都可能导致精子活力下降，从而引起授精能力下降。目前西医学已将精液酸碱度异常归入精液病范畴，列入精液异常的一个重要方面。

精液偏酸可能与精囊腺分泌减少有关，而精液偏碱则与精囊分泌增加或前列腺液分泌过多有关。

【病因病机】

中医学对此尚无专门研究，晚近已有个别有心人士从病因病机和辨证治疗上进行了有益的探讨。精是构成人体精气的基本物质，有先后天之分，先天之精来源于肾，后天之精来源于脾胃，二者相互滋生依存。肾阴肾阳在体内互相依存制约，维持正常生理动态平衡，当然亦包括精液酸碱度的平衡，人体一旦因内伤七情，五志化火；或外感六淫，邪袭精道；或劳倦过度，脾运失健；或失治误治，损阴伤阳等皆可导致阴阳失衡，打破酸碱平衡，影响精子质量，造成不育。

【发病机制及病理】

人体是个有机整体，生理上互相联系，病理止互相影响，不育症的 pH 值检测虽是微观指标，但与人体的生理病理密切相关。精子必须生活在正常酸碱度的精液环境中才能存活，否则很难生存，精液呈弱碱性有利于中和女性阴道的酸性环境，精子活力最强易使女方受精。精浆主要由精囊腺和前列腺分泌物混合而成，其中精囊分泌的约占 70%，呈碱性。而前列腺分泌物呈酸性，其结果是使精液呈弱碱性，pH 值在 7.2~7.8 之间。如精液 pH<7，则偏酸，属酸度异常，可使精子活力及代谢下降；当 pH<6 时，精子活动就会受到抑制，甚至停止游动，过酸的精液也不利于中和缓冲酸度极高的阴道环境，精液过酸可能与精囊腺病变有关，主要是精囊腺的分泌不足。pH>8 为偏碱，也属异常，也会使精子活力受到抑制，影响精子生存环境和健康程度，导致不孕不育。

【诊断与鉴别诊断】

pH 值>8 或 pH 值<7，而其他参数正常即可诊断。

如精液量少，精液 pH<7，则很可能是射精管和精囊缺如，这时辅以果糖定性试验阴性，则就能确诊。也有人认为附睾的炎症或病变也可增加精液的酸度。

如精液 pH>8 则是精液偏碱性，可能是精囊腺分泌太多或前列腺分泌太少所致，均有可能存在炎症。

【辨证施治】

1. 郁热证

证候：精液量少而稠，pH 值偏酸性，伴有郁闷不舒，烦热口干，失眠多梦，舌质红，苔薄黄而燥，脉弦数或细数。

分析：多为情志不畅，郁久化热，故郁闷不舒、烦热口干；热扰心神故失眠；舌脉皆为肝有郁热之象。

基本治法：解郁清热。

方药运用：丹栀逍遥丸合化肝煎加减。丹皮、黑栀子、黄芩清解郁热；柴胡、青皮、陈皮行气疏肝解郁；白芍、当归养血柔肝。

2. 肾阴虚证

证候：房事过度史或服用过多温燥劫阴之品，精液 pH 值偏酸性，腰酸膝软，精少不育，形瘦耳鸣，五心烦热，夜寐盗汗，舌红苔少，脉细数。

分析：肾阴虚损故精少不育；骨髓不充故腰酸膝软；浮阳上亢故耳鸣、心烦、盗汗；舌脉为肾阴虚相火偏旺之象。

基本治法：养阴清热。

方药运用：大补阴丸合左归饮加减。生地、熟地、知母、山萸肉滋养阴精；黄柏、知母坚阴清热；车前子泻肾浊。虚热盛者，加玄参、龙骨、牡蛎等以加强清热之力。

3. 肾阳虚证

证候：精液 pH 值偏碱性，精少不育，腰酸，畏寒肢冷，舌淡胖，苔薄白，脉沉细。

分析：肾阳虚衰，气化失常，故精少不育；阳虚不能温养，故腰酸、肢冷；舌脉为阴寒内盛之象。

基本治法：温补肾阳。

方药运用：肾气丸合右归饮加减。熟地、杞子、山萸肉、当归补肾阴；附子、肉桂、菟丝子等从阴引阳；茯苓、泽泻、丹皮补中有泻。

4. 痰湿证

证候：有喜食肥甘酒醴史。身体肥胖，精液 pH 值偏碱性，精液量多，质或稀或稠，肢体困倦，胸闷，舌淡苔白腻，脉滑。

分析：多食厚味酿生痰湿，故体胖、精液量多；其或聚或散，故形质或稀或稠；阻遏阳气故困倦、胸闷。

基本治法：化痰除湿。

方药运用：温胆汤合苍芎二陈汤加减。陈皮、法夏燥湿化痰；苍术、白术、茯苓健脾渗湿；枳壳、川芎、佛手片行气导滞；太子参健脾益气。

【其他治疗】

1. pH 值偏酸性时，口服碳酸氢钠片，每次 1g，每日 3 次；或口服 4% 枸橼酸钠溶液，每次 5ml，每日 3 次。

2. pH 值偏碱性时，口服维生素 C 片，每次 0.2g，每日 3 次。

3. 性交前女方使用抑酸或抑碱溶液冲洗阴道，以消减男方精液偏酸性或偏碱性。

4. 对久治不愈患者，如果前向运动精子总数大于 1000 万，可以考虑精子洗涤后宫腔内人工授精（IUI），以尽快达到生育目的。

【转归及预后】

1. 大部分病例经过药物治疗能完全纠正精液的酸碱失衡。

2. 有明确感染因素者，应结合西药治疗，以尽快改善性腺分泌功能。

3. 确诊为双侧输精管缺如的病人，保守治疗不会有效果，应积极采用 ICSI 方法。

【预防与调护】

1. 性腺炎症及时治疗，这有利于性腺本身的康复，也有利于其分泌功能的恢复。

2. 轻微的精液酸碱异常通过简单的饮食调理即可纠正。

【临证经验】

1. 精液酸碱度异常往往与性腺炎症有密切关系，治愈这些性腺炎症，又为恢复精液酸碱度创造了条件。本人对此有较为成熟的治疗经验，其要点是：慢性前列腺炎以补肾固精，分清渗浊治之，药用草薢汤加减；慢性精囊炎以滋阴降火，凉血止血治之，药用二至丸合大补阴丸加减；慢性附睾炎以疏泄厥阴，补益中气法治之，药用枸橘汤合补中益气汤加减。

2. 在辨证治疗精液酸碱度异常时，如偏酸者，可适当加入海螵蛸、煅龙骨、煅牡蛎等碱性中药；偏碱性者可适当加入五味子、白芍、乌梅等酸性中药，这对中和精液酸碱度，提高中医治疗率有一定意义。

3. 值得一提的是，凡遇精液酸碱度异常时，尤其是对那些无主诉症状即所谓"隐性炎症"患者，不应放弃对性腺炎症的诊查；换言之，排除或确认性腺炎症，应列为不育症的常规检查项目之一；在检查精液常规时，切勿漏报精液酸碱度，这对男子不育症的诊断和治疗是大有裨益的。

【现代研究进展】

田复祥报道，在给 40 例男性不育患者精液作常规检查时发现，精液异常（精液量、精子密度、精子活动力）患者，其精液 pH 也有偏酸或偏碱现象，并发现中医辨证与精液 pH 值有一定规律性，即酸性精液多呈阴虚型、碱性精液多呈阳虚型，运用中医辨证施治调整精液 pH 值，使精子生活在酸碱适宜的环境中，提高了精子的生存质量，从而达到治疗男性不育症的目的，对无明显症状和体征或有轻度表现用传统中医辨证困难，采用现代方法将精液进行常规检查，根据精液常规再进行中医辨证施治，同样取得满意效果。

【小结】

1. 精液酸碱度异常的判断，也需重复查精液常规后方可确定，检查方法及要求参照 WHO 标准。

2. 精液酸碱度异常，除非程度较大，一般情况下只需饮食调理或随着血液酸碱度的调节即可恢复正常。中医药的长处在于不仅能纠正精液的酸碱失衡，还能从根本上解决再次失衡的问题。

3. 本病的治疗以附属性腺疾病的治疗为主，尤其是性腺炎症的治疗。

无精液症

育龄男性每次射精量为 2~6ml。所谓无精液症是症状性疾病，是一些疾病的一种表现形式。此处指性交有性高潮和射精感，但尿道口无精液射出或流出。无精液症也是不育症的原因之一。

无精液症的原因有：①输精管道梗阻，如双侧输精管缺如伴精囊腺畸形、射精管梗阻等；②逆行射精；③性腺功能衰竭。

无精液症在中医学中无对应病名，大致归为"精绝、精闭、精瘀、空射精、干射精"之类，中医学对部分无精液症的治疗效果较好。

【病因病机】

隋·巢元方《诸病源候论·虚劳无子候》："丈夫无子者……泄精，精不出，但聚于阴头，亦无子。"唐《备急千金要方》有"能交接，接而不施泄"等记载。其多与精道不通有关。

现多认为是精道瘀阻和肾精不足所致。

【诊断与鉴别诊断】

1. 诊断

性交有性高潮和射精感觉，但无精液射出或流出。

2. 鉴别诊断

无精液症需与不射精症相鉴别。后者在性交中无性高潮，也无射精感觉。

【辨证施治】

1. 肾精衰竭证

证候：不育，交接时无精液射出。腰酸腿软，性欲减退，神疲乏力。舌淡苔薄白，脉沉细。

分析：先天肾精不足，或过涉房帏之事以致肾精生化不继，致无子。精无所养故腰痛。精不足阳无所倚故阳道不振，精神疲乏。其舌脉亦肾精不足应有之象。

基本治法：温固奇阳，滋阴填精。

方药应用：右归丸加减。鹿茸、人参、菟丝子、黄芪温补阳气；鹿角胶、龟板胶、杞子、生熟地、紫河车、鱼鳔胶等补精；陈皮、白术健脾理气祛滋腻之气。

中成药：聚精丸，每次6g，每日3次。

2. 精道瘀阻证

证候：不育，性交后无精液射出。小腹、阴囊及会阴部不适，输精管双侧未触及，附睾饱满。舌暗红苔薄白，脉细涩。

分析：精道阻塞，精无出路，故无精。气血不流通，故阴部不适，脉涩滞。

基本治法：破血逐瘀，疏通精道。

方药应用：膈下逐瘀汤加减。土鳖虫、山甲、皂刺走窜通络；三棱、莪术破血逐瘀；青皮、广木香推陈出新；当归、丹参养血活血。

中成药：血塞通片，每次4片，每日3次。

3. 逆行射精证

证候：婚后不育，性交无精液射出。尿中多泡沫，浑浊不清，但无尿频、尿急、尿痛。舌淡苔薄白，脉细弦。

分析：精道约束失常，精不循常道而入于膀胱故无精液，尿中浑浊。

基本治法：调和阴阳，约束精道。

方药应用：桂枝龙牡汤加减。桂枝、白芍、茯苓、龙骨、牡蛎等调和阴阳，柴胡、香附疏肝理气；乌药、小茴香助肾与膀胱气化；泽泻、车前子化浊。

中成药：逍遥丸，每次6g，每日3次。

【转归及预后】

性腺功能减退引起者可通过中西药治疗达到治疗目的；逆行射精者尿液处理后获得精子作辅助生殖。

【预防与调护】

1. 及时就医，明确病因，规范诊断，以免延误病情。

2. 心理应急处理，明确告诉病人无精液不影响性生活及身体健康。

【临征经验】

无精液症分为虚实两端，实证大多难治，而虚证尚可治疗。

验案举例

陈某，28岁，1996年2月28日初诊。

患者1990年结婚，因无精液不育来诊。缘患者6年前被狗咬伤，自行购买斑蝥7只（约2.0g），研末服用，随后出现口腔糜烂，恶心呕吐，腹痛难忍，里急后重、尿频、尿急、尿痛、阴茎、尿道烧灼痛，精液血丝夹杂而下，此后性生活时有射精动作，但无精液排出，亦有小腹胀感。平素性欲、阴茎勃起等均正常。曾于其他医院作性交合尿液检查数次，均无精子及果糖，手淫方法亦不能取出精液标本，时有腰酸膝软，头晕乏力，舌质暗红，苔少根腻，脉沉缓。检查：睾丸、附睾等未见异常；肛指检查：前列腺正常，未能取出前列腺液。证为药毒伤及精道，阻塞精窍。治以活血通窍，补肾填精。

处方：生地黄、熟地黄、枸杞子、红花各10g，何首乌、川牛膝各20g，山萸肉、王不留行、丹皮各15g，穿山甲、制半夏各9g，紫河车、石菖蒲、五味子各6g。

水煎服，每日1剂，加减服用50剂。同房时可见精液流出，无不适感，于当地作精液检查：除容量0.8ml、pH 8.1外，精液液化时间、精液密度、活动力均基本正常。遂以上方化裁。

处方：黄柏、川牛膝、山药各20g，沙苑子、山萸肉各15g，生熟地、枸杞子、丹皮、红花、川芎、半夏、穿山甲各10g，五味子、桃仁各6g，蜈蚣2条。

续服40余剂，复查精液：容量1.8ml，pH 7.2，液化时间20分钟，活动率70%，活力++/+++，精子计数35000000/ml，畸形率30%，精子顶体酶反应率67%。精子顶体酶反应直径24μm，精子前后运动速度24μm/s，果糖667mg/L。血清、精浆抗精子抗体阴性，仍以原方增损服用。患者后又两次复查精液均正常。目前女方因输卵管不通在妇科治疗。

按：斑蝥为剧毒药，一般以外用为主，口服过量可引起循环、神经、消化、泌尿系统中毒，严重者致死，但至今未见累及生殖系统损害的报道，本患者因6年前被狗咬伤后，为预防狂犬病计，据民间单方口服斑蝥7只（约2.0g），已超过中毒量的1倍，虽未致死，但引起了消化、泌尿、生殖道之中毒症状，尤其是生殖系统受其毒性损伤，而继发精道阻塞或破坏，管腔梗阻、萎缩等导致"干性射精"。有关斑蝥对精溺窍之影响，《本草纲目》早有记载，"斑蝥，专走下窍，直至精溺之处，蚀下败物，痛不可挡。"中医认为药毒伤及精室，阻塞精道，先后药用生熟地、山萸肉、五味子、山药、何首乌、紫河车、枸杞子、黄精、沙苑子填补肝肾之精血阴液，以促生精功能之修复；丹参、红花、川芎、川牛膝、王不留行子、桃红、穿山甲、蜈蚣活血化瘀通络，改善微循环；半夏、石菖蒲、茯苓化痰除湿泄浊。诸药合用，共奏补肾活血，通达精道之功。50剂见效，90余剂痊愈，可见中医辨证论治的优越性。再者，以患者每次精液及报告显示，精液数量和容量逐步恢复正常，说明本例口服斑蝥中毒仅导致生殖道之阻塞，未影响睾丸曲细精管生精功能，诚属不幸中之大幸。

【小结】

1. 无精液症是一个症状性疾病，是其他疾病的一种外在表现。其病因涉及多个方面，故临床诊断和治疗应参照相关疾病综合考虑。

2. 部分无精液症病人通过药物治疗能达到治愈的目的，但有部分病人必须明确病因，有针对性治疗，采取不同方法进行治疗。

精液量过少症

育龄期男性一次排精的精液量一般为 2~6ml，一次排精量少于 2ml 者，称为精液量过少。对于精液量少于 1ml、pH 值低于 7.0、果糖试验极少量者，属于梗阻性无精子症，不在此节讨论。因精子仅占精液量的千分之一，精液量异常，实指精浆量异常。精液量过少症临床上常见，约占男子不育的 1.8%，是导致男性不育症的重要原因之一。

精液量过少症相当于中医学"虚劳精少"（《诸病源候论》），或径呼为"精少"（《辨证录》）。精液量异常的常见证型有肾精亏损、气血两虚、热伤精室、精道阻塞等。本病疗程较长，若坚持治疗，疗效比较理想。

【病因病机】

《内经》中认为精少可致无子，因其肝气衰，天癸竭。《诸病源候论》称为虚劳少精。"肾主骨髓，而藏于精，虚劳肾气虚弱，故精液少也，诊其脉，左手尺中阴绝者，无肾脉也。若是两髀里急，主精气竭少，为劳伤所致也。"

精液量过少多由先天不足，禀赋薄弱，或房室不节，色欲过度，耗损肾精所致；或由久病不愈，气血俱伤，或先天不足，后天失养，素体虚弱，或思虑过度，劳伤心脾所致；亦有素体内热，或饮食不节，过食辛辣厚味，或外感湿热之邪，湿热内生，致热盛伤阴所致者；若湿热下注，熏蒸精室，精液成浊，瘀阻精脉；或房事忍精不泄，火伏精室，败精瘀阻而成。上述致病因素所致精液量少的病机包括两大类：一则化源亏乏，生殖之精生成不足；二则精窍精道阻塞，精泄不畅，均可因精液量少而难以受孕。

【发病机制及病理】

1. 精液产生的异常

肾上腺皮质功能减退和内分泌紊乱，尤其是 FSH、LH 分泌量减少，使附属性腺功能减退，精囊和前列腺液分泌不足，导致精液量过少；特别是附属性腺的感染，既可能影响腺体的分泌，使精液量明显减少，甚至无精液排出。

2. 精液排出的异常

尿道憩室或尿道外伤、手术引起输精管道梗阻等使精液不能完全排出，导致精液量减少。

3. 排精次数过于频繁

精液量的减少使得精子活动所需的介质减少，性交后精子不能顺利到达宫颈而引起不育。

【诊断与鉴别诊断】

1. 诊断

一次排精量少于 2ml 者，均属精液量过少症。精液量少者，临床上多伴有腰膝酸软、神疲乏力、形体瘦弱、或少腹胀痛、或射精时刺痛。

2. 鉴别诊断

精液量减少症应与由性交过频、遗精滑精过频、射精不全而出现的假性精液量减少相鉴别。特别是对有前列腺手术史、尿道外伤史及尿道炎反复发作的患者，应与尿道狭窄引起的逆行射精或部分逆行射精症相鉴别。

【辨证施治】

1. 肾精亏虚证

证候：精液量过少，不育，健忘耳鸣，腰膝酸软，神疲乏力，舌淡红，苔薄白，脉沉细。

分析：肾藏精，主生殖。肾精亏虚，故精液量少而不育；肾开窍于耳，肾虚则耳鸣；肾主骨，腰为肾之府，肾精不足，则腰膝酸软；肾精虚弱，故神疲乏力。舌淡苔薄白，脉沉细或弱均为肾精亏损之象。

基本治法：填补肾精。

方药应用：生精赞育丹加减。人参、山药健脾；肉苁蓉、菟丝子、鹿茸温补肾阳；紫河车、熟地、当归、枸杞子、桑椹子、麦冬、龟板胶、山萸肉补阴；五味子入肾收敛；柏子仁安神。

阴虚火旺，午后潮热者，加粉丹皮、地骨皮；腰膝酸软明显者，加桑寄生、杜仲；失眠健忘者，加炙远志、炒枣仁；舌红口干明显者，加生地、玄参；脾运不健，纳少腹胀者，加茯苓、炒薏苡仁、炒谷芽、炒麦芽。

食疗：取鱼鳔 15g，沙苑子 10g，菟丝子 12g，女贞子 15g，枸杞子 15g，五味子 9g。水煎，水沸 1 小时后，取汤饮服，每日 1 次。

针灸：主穴取肾俞、志室、关元、精宫，配穴取足三里、三阴交、委中。主穴中刺激，配穴用补法，隔日 1 次，每次 3~5 穴。

2. 气血两虚证

证候：精液量过少，不育，神疲乏力，形体消瘦，心悸气短，面色淡白无华，舌淡苔白，脉沉细。

分析：精血同源，气血两虚，则精失化源，故精液量少而不育。元气不足，气血俱虚，脏腑功能衰退，故神疲乏力、形体消瘦；心气虚弱，故心悸气短；血虚不能上荣，故面色淡白无华。舌淡苔白，脉细弱均为气血不足之象。

基本治法：气血双补。

方药应用：十全大补汤加减。人参、黄芪、茯苓、白术、甘草健脾益气；当归、熟地黄、白芍、川芎补益阴血。

腹胀便溏者，去当归、熟地，加煨木香、炮姜；失眠健忘者，加炒枣仁、首乌藤；若精液量甚少或仅点滴而出者，加紫河车、鹿角胶等血肉有情之品。

针灸：主穴取血海、肾俞、肝俞、脾俞、胃俞、气海，配穴取上巨虚、梁丘、伏兔。主穴中刺激，配穴用补法，每日1次，每次3~5穴。15日为1个疗程。

3. 热蕴精室证

证候：精液量过少，不育，五心烦热，口燥咽干，心烦失眠，舌红少苔，脉细数。

分析：热蕴精室，灼伤精液，故精液量少而不育。肾阴亏虚，津液不能上承，故口咽干燥；阴虚则内热，故五心烦热；热扰神明，阳不入阴，故心烦失眠。舌质红少苔，脉细数为阴虚内热之象。

基本治法：滋阴清热，养阴生精。

方药应用：大补阴丸加减。熟地黄、知母滋阴；黄柏入肾清热；龟板、猪脊髓为血肉有情之品，大补阴液。

若热象不太甚者，去黄柏，加桑椹子、枸杞子、女贞子；口燥咽干者，加生地、天冬、玄参；心烦失眠者，加五味子、酸枣仁、首乌藤；大便干结者，加肉苁蓉、瓜蒌仁；腰膝酸软者，加杜仲、牛膝；精液量甚少者，加紫河车。

中成药：知柏地黄丸，每次6g，每日3次，口服。

4. 精道阻塞证

证候：精液量过少，不育，兼胸胁痞闷，少腹、会阴、睾丸抽痛，或有射精痛，发热，食欲不振，口咽干燥，脉沉弦或涩，舌暗，有瘀斑瘀点。

分析：瘀血阻滞精道，精泄不畅，或精液量少而稠，不育。瘀血阻滞，气机不通畅，阳气被遏，或阴部疼痛，或见小腹睾丸发凉抽痛。舌质暗红或有瘀点瘀斑，脉沉细涩为瘀血阻滞之象。

基本治法：活血化瘀，疏通精脉。

方药应用：精脉疏通汤加减（《男科纲目》方）。急性子、路路通、穿山甲走串通络；延胡索、丹参、桃仁、红花、牛膝活血化瘀；荔枝核行气破结；菟丝子、锁阳补肾阳；制香附行气化郁。

胸胁痞闷者，加柴胡、枳壳；少腹、会阴、睾丸抽痛，或射精疼痛，舌质紫暗，瘀斑、瘀点明显者，加川芎、炙乳香、没药；血虚口燥咽干者，加当归、生地；附睾增大或有结节者，加海藻、昆布；若精液量极少者，加皂角刺。

中成药：血府逐瘀口服液，每次1支，每日3次。

【转归及预后】

除了少数精液量极少的病例外，预后通常比较理想。对附属性腺如精囊、前列腺发育不良而致的精液过少者，可以选择辅助生殖技术而达到生育目的。

【预防与调护】

1. 科学地进行性生活，不恣情纵欲，节制房事，戒除手淫。

2. 进食血肉有情之品，如雀卵、鲍鱼、龟、鳖、胎盘、虾、母鸡、蟮等。

3. 戒除不良的饮食习惯，忌食辛辣厚味、油腻难消之物，戒烟戒酒。

4. 积极治疗原发病，如生殖道炎症、内分泌失调、慢性病等。

5. 避免不良因素的接触，如不洁性交、放射线和高温等。内裤应宽松，不宜穿紧身裤，不宜进行桑拿浴、蒸汽浴。

【临证经验】

1. 精液量过少的辨证重在分清虚实

本病虚证居多，实证居少。虚证以肾虚为主，或见气血不足，肾虚者又有肾精亏虚、肾气不足之别。临床多见健忘耳鸣，腰膝酸软，畏寒肢冷，神疲乏力等全身虚弱症状。实证者或瘀血阻滞，或湿热蕴阻，以致精道痹阻，临床多伴有少腹、睾丸胀痛不适、或射精时疼痛等症。

2. 治疗应根据不同的病证，虚者补之，实者泻之，瘀者通之

总以补肾为主旨，注意先天生后天，后天养先天。肾阴虚者当补肾填精、益气养血、滋阴清热；肾气不固者当益气固精收涩；湿热蕴阻精道者，应根据瘀血和湿热多寡，采用活血化瘀和清利湿热之法以疏通精道。补精或偏于温或偏于凉，常于阴阳偏胜中取事，常用之方多取六味等辈，且多加用紫河车、鹿角胶、龟板胶等所谓血肉有情之品，取同气相从之意。补气血或急或缓，要看脾胃强弱，胃气本无大碍，可直接与补血重剂，若胃气本弱，不能消磨，当先补脾为要，以强气血生化之源。精窍精道阻塞，精泄不畅，常加穿山甲、急性子、路路通等以穿经过脉。

【现代研究进展】

1. 邹如政用疏肝补肾法治精液异常

精液异常不育症 36 例，其中精液量<2ml 者 27 例。基本方为：柴胡、郁金、橘核、仙茅、五味子各 10g，黄精、当归、生熟地各 12g，淫羊藿、菟丝子、覆盆子、鹿角胶各 15g，丹参、巴戟天各 20g，黄芪、怀山药、枸杞各 30g。结果：有效率也在 88% 以上。

2. 朱志忠用益肾化瘀生精法治疗精液异常

组方：地黄、鹿角胶、巴戟天、菟丝子、桂枝、龙骨、丹参、桃仁、芍药。总有效率为 94.77%。

3. 殷维艳运用益肾固精培土法治疗精液异常

精液异常不育症 36 例，其中精液量<2ml 者 24 例。基本方：菟丝子、枸杞子各 30g，覆盆子、五味子、车前子、韭菜子、楮实子、金樱子、沙苑子、益智仁、白术、怀山药、茯苓各 10g。36 例中痊愈 30 例（其中 1 个疗程痊愈 18 例，2 个疗程痊愈 12 例），女方已生育或怀孕者 23 例；好转 3 例（其中 2 例原来精子数$<50×10^6$/ml，1 例年龄为 39 岁，且

精子数为 $30×10^6/ml$）；无效 3 例（其中 2 例原来无精子，1 例精液量<1ml，且不液化）。

4. 张宗圣应用两地汤加味治疗精液量少

收集病例 37 人，两地汤加味：生地、熟地、阿胶、玄参、麦冬各 15g，白芍 20g，地骨皮、白薇、山萸肉、仙灵脾各 10g，水煎服，每日 1 剂。服药 30 天为 1 疗程。治愈 21 例，占 56.8%；有效 9 例，占 24.3%；无效 7 例，占 18.9%；总有效率为 81.1%。

本病的病机以肾精亏虚，热扰精室居多，故以两地汤滋阴以清热，熟地、枸杞、山萸肉、仙灵脾填补肾精，意收"阴得阳升，泉源不竭"之功。

【小结】

1. 精液量少的病机大致分为两类：一则化源亏乏，生殖之精生成不足。二则肾精本身的不足可直接导致精液量减少，气血亏虚则成无米之炊。究其脏腑根源，总责之于脾肾二天论治。

2. 某些精液量极少且无精子，pH 值小于 7.0，精浆果糖含量接近于 0 的病例，是梗阻性无精子症，应采取其他更为积极的治疗方法。

精液量过多症

育龄期男性一次排精的精液量一般为 2~6ml，多于 6ml 者称为精液量过多症。因精子仅占精液量的千分之一，精液量异常，实指精浆量异常。精液量过多症临床上比较少见，但也是导致男性不育的病因之一。

中医典籍中未见精液量过多症的类似记载，本症与"精清"、"精寒"类似。精液量过多的常见证型有肾气不固、命门火衰、精道阻塞等。本病疗程较长，若坚持治疗，疗效一般比较理想。

【病因病机】

《金匮要略》中有"精气清冷"的记载，认为是无子之因。巢元方将精寒无子描述为"其精清如水，冷如冰铁"。《石室秘录》将精寒列为男子不育的病因之一，并对精寒不育的机理作了探讨，认为是"虽射入子宫，女子胞胎不纳"；《妙一斋医学正印种子篇》和《女科经论》中都认识到精清、精寒之原因在于"房劳过度，施泄过多"。治疗上则主张"温其火，补其气"。

现代认为精液量过多的主要原因是先天不足，禀赋薄弱；或房事不节，色欲过度；或大病久病初愈而犯房禁，以致肾气虚弱，固摄无权。或屡犯手淫，阴损及阳；或素体肾阳不足，命门火衰，阴寒内生。上述致病因素致精液量过多的病机是阳虚不化，气虚不固。所射出的精液量虽多，但质地清稀，精子数少且活力差，故难以受孕。亦有过食肥甘辛辣酒腥，痰湿化热，聚于精室，湿热与精液交融，是以精液量过多者，其精液量虽多，但质地稠厚，常伴有脓精及精液不液化，精子活力差，故亦难以受孕。

【发病机制及病理】

1. 精液产生的异常

肾上腺皮质功能亢进时，引起附属性腺分泌液增多，精液量会过多。

2. 生殖系统，特别是附属性腺的感染

这些可以引起炎性分泌液增多，使精液量过多。

精液量过多致男性不育症的病理机制在于精液中精子的密度和质量都低下，活力低而不能使卵子受精成孕。

【诊断与鉴别诊断】

1. 诊断

一次排精量多于6ml者，称为精液量过多症。精液量过多症常伴随精液稀薄、精子密度减少、精子活率、活力低下，以及腰膝酸软、滑精、早泄、小便不利等症状。

2. 鉴别诊断

精液量过多症应与因长期禁欲而出现生理性的精液量增多相鉴别。

【辨证施治】

1. 肾气不固证

证候：精液量多而清稀，不育，伴见腰酸神疲，滑泄、早泄，小便频数清长，尿后余沥不尽，舌淡，脉细弱。

分析：肾主藏精，主生殖。肾气亏耗，精关不固，故精泄量多、不育、滑精，肾气虚弱，气血不充，故神疲。腰为肾之府，肾气不足，故腰酸。肾主水，司开合，主气，肾气虚弱，气化失司，开合无权，故小便频数而清长，并有余沥。舌淡，脉细弱均为肾气虚象。

基本治法：补肾固精。

方药应用：固精丸加减。鹿茸、鹿角霜、制附子、肉苁蓉、阳起石、巴戟天、韭菜子、赤石脂补益肾阳；生龙骨、茯苓固精。

滑泄、早泄者，加芡实、莲须、桑螵蛸；小便频数清长，尿后余沥不尽者，加台乌药、益智仁、怀山药。

针灸：取穴会阴、足三里、中极、命门、精宫，用补法，中等强度刺激，每日1次，1周为1个疗程，配绝骨、阴市、太溪等穴，针刺手法同上。

2. 命门火衰证

证候：精液清冷量多，不育，腰酸膝软，形寒肢冷，面色淡白，头晕耳鸣，小便清长，大便溏薄，舌淡，脉沉细或微细。

分析：肾为水火之脏，内藏命门之火，为人体阳气之根本。命门火衰，阴不化，故精液量多而清冷、不育；阳虚失煦，故形寒肢冷、面色淡白；腰为肾之府，膝为肾；肾虚阳损，则腰膝酸软而欠温；肾精亏虚，精不生髓充脑，故头晕耳鸣；肾阳虚衰，气化功能失

司，故小便清长。舌淡胖嫩，脉沉细或微细均为命门火衰之征。

基本治法：温补肾阳。

方药应用：赞育丹加味。附子、肉桂、淫羊藿、韭菜子、巴戟天、仙茅、肉苁蓉大补阳气；杜仲温肾壮骨强筋；山萸肉、枸杞子、熟地滋肾阴，与阳药阴阳互用；当归助熟地加强补阴之力；白术于大队滋补剂中以防脾胃运化受阻。

若脾失温煦而致大便溏泻、脘腹痞满或腹痛腹泻者，酌加干姜、党参、补骨脂；若阳虚阴寒内盛，寒凝经脉，精液清冷，少腹冷痛或射精时掣痛，得温则减者，加乌药、小茴香、川芎、延胡索。

中成药：桂附地黄丸，每次 6g，每日 3 次，口服。

3. 湿热内蕴证

证候：精液量过多，不育，形体肥胖，小便黄浊，尿后余沥、滴白，少腹隐痛或不适，胸闷烦热，口干而黏，舌红苔黄腻而厚，脉滑或数。

分析：湿热之邪瘀阻精道，故精液量少而稠；湿热下注，清浊不分，故小便浑浊、尿后有白浊；湿热内蕴，气机阻滞，故小腹及胸胁胀满不适；湿热内蕴，津伤且不能上承，故发热、口苦咽干。舌红苔黄腻，脉滑或数，均为湿热内蕴之象。

基本治法：化痰除湿清热。

方药应用：萆薢渗湿汤加减。萆薢清热化浊；薏苡仁、茯苓、泽泻健脾渗湿；黄柏清热燥湿；粉丹皮入血分凉血清热；滑石、川木通加强清热利湿之功。

湿重见胸腹痞闷，舌苔厚腻者，加苍术、白术、川朴、藿香；热盛见小便黄赤，灼热刺痛者，加龙胆草、车前子、牛膝；尿后余沥、滴白者，加台乌药、益智仁、石菖蒲。湿热之邪瘀阻，射精或小便时小腹或阴茎疼痛者，加路路通、穿山甲。

中成药：保精片，每次 6 片，每日 3 次，口服。

【转归及预后】

精液量过多的预后通常比较理想。

【预防与调护】

1. 戒除不良的饮食习惯，忌食辛辣厚味、油腻难消之物，戒烟戒酒。

2. 积极治疗原发病，如生殖道炎症、内分泌失调、慢性病等。

【临证经验】

精液量过多症在治疗上除补肾摄精或温补肾阳外，尤应重视清热除湿、化痰泄浊之法。

验案举例

熊某，36 岁，工人，1992 年 10 月 9 日初诊。

婚后 8 年未育，父母系近亲结婚，兄弟三人均婚后不育。近查为精液量过多且精浆中存在抗精子抗体。

患者身材高大，健康貌，除口干外，无明显不适，舌有紫气，苔薄，脉细带弦。精液常规：精液量达12ml，1小时液化不全，计数100×10⁶/ml，多见生精细胞，活率80%，活力Ⅱ级，精子前向运动18μm/s，平均顶体反应率80%，平均反应直径34μm，精浆抗精子抗体阳性。肾藏精主生殖，今精液量过多且多生精细胞，肾精亏虚也，当以益肾以养精；精血同源，再养血以促精源；舌有紫气亦宜活血，口干、脉细数，内有燥热也。今以消补兼施为治，方用四物二草汤加味。

生熟地各15g，赤白芍各10g，炒当归10g，小川芎10g，生薏苡仁10g，白花蛇舌草24g，仙鹤草15g，七叶一枝花24g，粉芡实15g，制黄精10g，桑寄生10g，杜仲10g，何首乌15g。

11月6日复诊，连服上药，精神较前更为充沛，无劳累感，舌淡红苔薄，脉弦，效不更方，续服1个月再行观察。

12月5日三诊，又服药近1个月，昨在市某医院复查，精浆抗精子抗体已阴转，精液量4ml，精子计数60×10⁶/ml，形态正常80%，活动力Ⅰ级10%，Ⅱ级40%，Ⅲ级20%，白细胞（+），精子有凝集，液化时间>30分钟，pH 8.2，精浆呈淡黄色。舌脉与前大致相同。再从原方出入。原方加乌梅10g，五味子10g酸甘化阴，以助液化。

按：《医学纲目》指出："每见妇人无子者，其经必或前或后，或多或少。"可见月经过多是女子不孕的原因之一。至精液量过多引起男子不育者，以往研究甚少，徐师在《男科纲目》中说："名为太过，实则不足。其精液量过多，缘于肾气不固或命门火衰，偶见于湿热壅盛者。"本例治从养血益肾兼以清化湿热，诸法合进，短期而效。

【现代研究进展】

沈建平用自拟益精汤治疗精液异常所致不育症92例。精液量>6ml者9例；精子活动率>60%者7例，30%~60%者39例，10%~30%者33例，<10%者10例，全部死精子4例；液化时间>1小时者18例；畸形率>30%者13例。自拟益精汤，方药组成：黄芪、覆盆子、黄精、怀山药各15g，熟地、枸杞子、山茱萸、鹿角胶、巴戟天、肉苁蓉、菟丝子、五味子、茯苓、车前子各10g。每日1剂，水煎2次，早晚分服，60日为1个疗程。结果：治愈17例，占18.48%；显效35例，占38.04%；有效29例，占31.52%；无效11例，占11.96%；总有效率为88.04%。

【小结】

1. 精液量过多的病机多为阳虚不化，气虚不固。精液量虽多，但质地清稀，精子数少且活力差，故难以受孕。治以温化为主。亦有过食肥甘辛辣酒腥，痰湿化热，聚于精室，湿热与精液交融，精液量虽多，但质地稠厚，常伴有脓精及精液不液化，精子活力差，故亦难以受孕。治以清化为主。

2. 精液量过多症可以采用分段射精的方法治疗，也可采用宫腔内人工授精（IUI）方法治疗。

精液不液化

精液刚排出体外时为黏性液体，随即变成胶冻状，经 5～10 分钟后即开始液化，从而有利于精子的运动和受孕。若超过 1 小时仍不能液化者则称精液不液化。由于精液凝固不化，使精子发生凝集或制动，减缓或抑制了精子的正常运动，精子甚至因运动费力，消耗过多能量而死亡，使其不能通过宫颈与卵子结合而致不育。精液不液化是导致男性不育症的常见原因之一，因精液不液化而致不育者约占男性不育症的 10%。

本病属中医学"精液稠厚"、"精瘀"、"淋浊"、"精寒"、"精热"等范畴。常见证型有阳虚火旺、肾阳不足、湿热内蕴、痰瘀阻滞。中医学运用辨证论治治疗本病已积累了丰富的经验，一般预后较佳。

【病因病机】

中医学认为精液属阴津之类，为肾所属，与肾的气化功能有直接的关系。《素问·阴阳应象大论》云："阳化气，阴成形。"精液的正常液化，有赖于阳气的气化，而气化又依赖于阴阳的协调，因此，一切可以引起机体阴阳平衡失调的原因或疾病因素均可导致精液不液化。

湿邪是导致本病的重要病理因素之一，盖湿为阴邪，其性重浊，黏滞难化；热为阳邪，易伤阴液，精液熏灼，湿热下注，经络阻滞，致精液黏稠难化。《灵枢·百病始生》所谓"浊湿伤下"，《灵枢·邪气脏腑病形》所谓"身半以下者，湿中之也"，《素问·太阴阳明论》所谓"伤于湿者，下先受之"是也。精液不液化的原因包括：

（1）先天肾阳不足，大病久病及肾，损耗肾阳，致肾阳不足，气化失司。或后天失养，脾运失健，湿浊不化，或居处卑湿，寒湿、水湿之邪内侵，损伤阳气，致阳不化气行水，精液不液化。

（2）若素体阴虚，或房劳过度，肾精过耗，或劳心太甚，或五志化火，耗损精液，或过服温燥助阳之品，而致热盛伤阴，阴虚火旺，精液受灼而浓缩，致黏稠难化。

（3）嗜食辛辣醇酒厚味，湿热内生，流注于下，湿毒之邪外侵，蕴久化热下注，熏蒸精室，清浊不分，亦可导致精液不液化。

（4）久病入络，或外伤，或素有痰湿，排精时强忍不泄，败精离位，浊瘀阻窍，气机阻滞，精液不液化。

【发病机制及病理】

1. 当前列腺发生感染或其他病变

其分泌的作为液化因子的酶类物质减少，酶活性减低，从而使液化与凝固因子间的平衡被打破，精液表现为不液化。

2. 内分泌紊乱

精液凝块的形成和液化受激素尤其受睾酮的影响，睾酮对附属性腺的分泌活动具有调节作用。任何原因导致的睾酮减低引起的前列腺分泌功能低下，都可能出现精液不液化。

此外，一些体内因素也可影响精液液化，如体温、阴道 pH 值、渗入阴道的各种酶和细胞碎片，以及由于激素影响而出现在女性生殖道的变化等。

【诊断与鉴别诊断】

1. 诊断

凡精液排出体外后 60 分钟以上不能液化者，均可诊断为精液不液化症。临床还可见精液稠厚或黏稠如胶冻状，甚至呈块状。诊断该症时，还必须同时检查是否合并前列腺及精囊炎症或先天性缺损。

2. 鉴别诊断

生理性精液黏度增加者多见于长期禁欲，贮精不泄者。鉴别诊断的要点是：①液化时间；②精液黏度。生理性者液化时间虽然相对延长，但不超过 1 小时，仍在正常范围之内；精液黏度相对增高，但挑起时没有细丝，或略有细丝，但挑起即断，黏度仍在正常值的范围之内。

【辨证施治】

本病辨证当分清虚实、寒热，以阴虚火旺、湿热内蕴者多，肾阳不足、痰瘀阻窍者少。

1. 阴虚火旺证

证候：精液黏稠不液化，射精费力，头晕耳鸣，五心烦热，口渴喜饮，失眠盗汗，溲黄便干，舌红苔少或无，脉细带数。

分析：阴虚内热，虚热灼精炼液，精液黏稠而不液化，故婚后不育；肾开窍于耳，肾之阴精不足则耳鸣；阴虚相火旺，故五心烦热、性欲亢进；虚热迫液外出则盗汗；肾阴不足，津液不能循经上承，故口咽干燥；虚热上扰神明，阳不入阴，故失眠健忘；肾阴精不足，腰膝失于濡养，故见腰膝酸软。舌质红，少苔或无苔，脉细数均为阴虚火旺之候。

基本治法：酸甘化阴，滋阴降火。

方药运用：乌梅甘草汤加减。乌梅、白芍味酸入肝，养阴生津；生甘草、生地黄、麦冬、天花粉、玄参、黄精味甘入脾化为津液；制首乌、知母补肾阴；海藻、昆布、丝瓜络通络散结。

偏于肾阴虚者，加枸杞子、沙苑子以滋补肾阴；偏于火旺虚者，加黄柏以泻相火；血分有热者，加丹参、赤芍以凉血活血；热伤阴津者，加天花粉、石斛以养阴生津；五心烦热甚者加竹叶以清热除烦，透热外达。

针灸：①气海、水道、左行间、右三阴交、中极、肾俞、阴陵泉、太溪。②行间、气海、水道、阴陵泉、肾俞、太溪、中极、三阴交。以上两组交替使用。针刺、隔姜灸并用，先捻转补法，得气后，隔姜灸 3 壮。

2. 肾阳不足证

证候：精液黏稠不液化，精冷不育，伴阳痿早泄，腰膝酸软，畏寒肢凉，夜尿频多，小便清长，眩晕耳鸣，舌淡苔白，脉沉细迟。

分析：肾阳不足，气化失司，故精冷不育、精液黏稠而不能液化；肾阳虚不能化气行水，故夜尿多而清长；阳虚肢体失于温煦，是以畏寒肢冷、腰膝酸软；肾虚作强失职，精关不固，故阳痿早泄。舌质淡，苔薄白，脉沉迟无力均为肾阳不足之征。

基本治法：温肾散寒，以助气化。

方药运用：巴戟二仙汤加减。巴戟天、仙茅、淫羊藿温补肾阳；大熟地温养肾阴；王不留行、乌药、小茴香助气化；吴茱萸、桂枝温阳散寒。

精液冰冷者，可加附片、肉桂以温肾散寒；阳痿者，加蜂房、干蜈蚣以补肾壮阳；腰膝酸软者，加杜仲、续断以健肾强腰。夜尿频多者，加益智仁、怀山药以温肾缩尿。

中成药：金匮肾气丸，每次 6g，每日 3 次，口服。

3. 湿热内蕴证

证候：精液黏稠不液化，腥臭黄浊并有脓、白细胞，射精费力，或有射精痛，伴尿频、尿后余沥不尽，小便黄赤浑浊，滴白，尿道灼热，尿痛，甚则尿血、血精，小腹拘急，腰痛、身倦、嗜睡、纳差，舌苔黄腻，脉濡数或滑数。

分析：湿热下注，熏蒸精室，清浊相干，故精液黏稠不液化、不育，黏液气味腥臭，并有黄浊；湿热之邪注入膀胱，故小便灼热、涩痛、刺痛、频数淋漓、黄赤浑浊；湿热下注，热伤血络，故见尿血；舌苔黄腻，脉濡数或滑数均为湿热熏蒸之征。

基本治法：清利湿热。

方药运用：萆薢分清饮加减。萆薢清热化浊；碧玉散、茯苓、车前子辅助清热利湿；益智仁、石菖蒲益肾祛浊；台乌药化气；荔枝草、黑山栀主要清热。

湿重者，加苍术、白术以健脾化湿；热重者，加知母、黄柏以清热泻火；尿道灼热疼痛者，加泽泻、川木通以清热利湿，引湿热之邪从小便而解；尿血、血精者，加粉丹皮、茜草炭以凉血止血。

中成药：龙胆泻肝丸或八正散颗粒，每次 6g，每日 3 次，口服。

4. 痰瘀阻滞证

证候：多见于素有痰湿，形体肥胖者，精液量少、黏稠不液化，死精子较多，有时可见白细胞；伴见面色黧黑或皮肤色素沉着，会阴、小腹坠胀痛，或射精时刺痛，肢体困倦，神疲气短，头晕心悸，舌质暗红有瘀斑，苔腻，脉弦涩。

分析：素有脾虚失运，聚湿生痰，或气血瘀阻，气机不利，故精液黏稠而不液化，精液量少而不育；久病入络，瘀血内阻，故病程长、面色黧黑、皮肤色素沉着；气血瘀阻，不通则痛，故少腹不适或胀痛、射精时刺痛。舌质暗红而有瘀斑，脉弦涩，均为瘀血内阻、血脉不通之征。

基本治法：化痰祛瘀，通利精道。

方药运用：导痰活血汤加减。苍术、白术、甘草健脾化湿；制半夏、茯苓、泽泻、车前子、萆薢渗湿化痰；当归、桃仁、红花活血化瘀；穿山甲、路路通通络化痰；枳实行气。

偏痰湿者，加怀山药、生苡仁健脾化湿；偏血瘀者，加五灵脂、赤芍、生蒲黄以活血化瘀，祛瘀生新，通络止痛；肾阳虚加淫羊藿、蜂房以温肾通络；阴虚火旺加龟板、黄柏以滋阴降火。

中成药：桂枝茯苓丸，每次6g，每日3次，口服。

【转归及预后】

中药治疗约90%以上的精液不液化症可得到改善。因附属性腺缺损的精液不液化症治疗困难；慢性前列腺炎所致精液不液化症疗程较长，疗效比急性期差。对长时间治疗不效者，应及时建议行IUI，解决生育问题。

【预防与调护】

1. 合理安排饮食，忌食辛辣油腻之品，戒烟酒。

2. 适当节制房事。

3. 治疗附属性腺原发性疾病如前列腺、精囊腺炎症及结核、肿瘤者，需抗炎、抗结核和抗肿瘤治疗原发病。

4. 预防感冒，禁止热水坐浴。

【临证经验】

1. 精液的液化主要依赖于由前列腺分泌的液化酶即"液化因子"的作用，精液不液化症常伴有慢性前列腺炎。据统计，临床上约90%的精液不液化者患有前列腺炎，而前列腺炎患者中精液不液化者约占10%。所以在治疗精液不液化症时，强调要重视前列腺炎症的治疗。

2. 辨证与辨病相结合，标本同治、消补兼施是本病的治疗要点。盖精液黏稠不液化者，痰浊之征象也。产生痰浊的原因，或为阴虚火旺，或系湿热下注，阳虚为患者临床少见。不论虚火、湿热，均可灼精为痰。所以治疗时滋阴清热、清利湿热乃治其本，化痰除湿为治其标。海藻、昆布为临床所习用。

3. 精液报告中出现精浆异常，频率最高者莫过于精液黏稠不液化、脓精或血精。根据临床所见，阴虚火旺导致精液不液化者最多。自制新方酸甘化阴汤是治疗本症的有效验方，亦是特色经验之一。1978年夏秋之交，曾遇一例离体精液三天三夜不液化的患者，经用此法治疗半月即恢复正常。如果是生殖道炎症造成的精液不液化可以用此法治疗。如果仅仅是单纯的精液不液化，没有"精子异常"，说明精子已经适应了这种生殖道炎症的"内环境"，没有影响到精子数、质量和形态，医生和患者可以毫不介意，不予处理。临床每遇原来精子正常，经用大量酸性药物治疗精液黏稠不液化，或用大量高级抗生素治疗脓精、血精，有的精浆异常改善了，精子异常出现了，导致舍本求末的被动局面，这可能是因为药物的作用，一方面消除或减轻了炎症，促进了精液液化，另一方面又同时杀伤了精子，或改变了精子原本已经适应了的在生殖道炎症内环境，客观上造成了顾此失彼，甚至适得其反的"医源性"失误。

【现代研究进展】

1. 戚广崇辨证治疗精液不液化症

（1）湿热扰精：治以清精化浊，自拟清精煎加减。药物组成：白花蛇舌草、红藤、萆薢、柴胡、黄柏、知母、制大黄、丹皮、王不留行、车前子、丹参、碧玉散。

（2）瘀血下阻：治以活血化瘀通精，自拟通精煎加减。药物组成：丹参、桃仁、莪术、川牛膝、当归、柴胡、黄芪、生牡蛎。

（3）痰浊内扰：治以化痰祛浊涤精，自拟化精煎。药物组成：苍术、姜半夏、厚朴、胆南星、橘红、枳实、竹茹、石菖蒲、茯苓、生姜、甘草。

（4）肾精不足：治以温阳补肾强精，自拟强精煎。药物组成：炒带子蜂房、淫羊藿、鹿角片、肉苁蓉、锁阳、沙苑子、当归、熟地、黄精、何首乌、川断、大枣。

（5）阴虚火旺：治以滋阴降火化精，自拟滋精煎加减。药物组成：天麦冬、生熟地、山茱萸、山药、知母、丹皮、炙龟板、炙鳖甲、赤白芍、甘草。

2. 黄春林辨证辨病相结合

精液不液化者多与前列腺炎有关，湿热是精液不液化的主要病因病机，因此以清热利湿为主，并根据湿热轻重的不同，辨证辨病相结合。

（1）对热重于湿者，大凡慢性细菌性前列腺炎致精液不液化多属此型。治疗以清热为主，兼以利湿。方常选八正散或知柏地黄汤加减。特别强调用药宜选甘寒而慎用苦寒，诸如黄连、黄柏、苦参、大黄、川木通等苦寒之品不宜过用，可选择知母、淡竹叶、生地黄、金银花、土茯苓、泽泻、车前子、滑石、蒲公英等甘寒或甘苦寒之品。为防寒凉太过，也可选用厚朴、木香等药性偏温的既可抑制大肠杆菌又有行气化湿作用的药物。

（2）对湿重于热者，大凡由支原体或衣原体感染引起的非细菌性前列腺炎致精液不液化者多属此型。治疗以利湿祛浊为主，兼以清热。常用萆薢分清饮合五苓散化裁。并常于方中适当加入木香、砂仁等具有健脾和胃、行气化湿的药物，以助湿化热清。

（3）对湿热并重者，治以清利湿热为法。常选程氏萆薢分清饮加减。常用粉丹皮、赤芍、丹参、刘寄奴、天花粉、白芷、皂角刺等既抗大肠杆菌又具化痰祛瘀作用的中药进行辨病治疗，以促进炎症的吸收。在辨证论治的同时，针对湿热困脾、纳食呆滞的特点，还可适当加入鸡内金、乌梅、地龙、麦芽、谷芽、山栀等健脾开胃之品，以调节机体酶的活性，有利于精液液化。

3. 王劲松等辨治六法

（1）清热利湿，泻火解毒：本证型多见于嗜酒好甜脂厚、湿热之躯者。临床表现为婚后经年不育，精液黏稠不化，或腥黄浊臭；伴阴囊潮湿发黏，小便淋漓不畅，尿频尿急尿痛，溲赤灼热浑浊，口干口苦发黏；或伴有泌尿生殖系慢性炎症，舌质红苔黄腻，脉滑数。治当清湿热、泻火毒。方选黄连解毒汤、四妙丸合萆薢分清饮加减。药用：黄芩、黄柏、黄连、栀子、薏苡仁、苍术、川牛膝、益智仁、萆薢、石菖蒲、乌药、土茯苓、丹参、车前子、苦参等。

（2）散寒化湿、温煦理滞：本证型多见于平素阳弱怕寒，或形体肥胖湿重之人。临床表现为精液寒冷黏稠不化，精子计数、活动率等均正常而不育；常伴少腹拘急，阴囊潮湿，睾丸发凉，怕冷惧寒，腰骶凉感，舌淡红体胖，苔白腻，脉沉而涩。治以祛寒湿、温精室。方选二陈汤、苓桂术甘汤合九仙灵应散化裁。药用：茯苓、桂枝、白术、半夏、陈皮、土茯苓、五味子、乌梅、蛇床子、石菖蒲、远志、海螵蛸、丁香、小茴香、巴戟天、覆盆子等。

（3）涤痰祛瘀、养血通络：本证型多见于多痰多湿壅盛之质者。临床表现为婚后不育，精液黏稠难化，或有凝块，精子数量、活动率等均正常；多伴射精不畅或疼痛，腰骶小腹刺痛，排尿淋涩疼痛，胸闷泛恶，舌质暗红带紫气，舌苔白滑，脉沉涩。治当涤痰瘀，通血络。方选温胆汤、少腹逐瘀汤合当归补血汤加减。药用：半夏、竹茹、枳实、石菖蒲、当归、黄芪、蒲黄、川芎、没药、小茴香、五灵脂、赤芍、怀牛膝、丹参、贝母等。

（4）理气解郁、活血化瘀：临床表现为婚久不育，精液黏稠不化，精子数量、活动率等均正常；常伴随有平素郁郁寡欢，多愁善感，甚或性欲功能减退，胸胁胀满，善叹少语，口苦咽干，心烦急躁，舌红，苔白或黄，脉弦。治以疏肝郁，化瘀阻。方选越鞠丸、柴胡疏肝散合桃红四物汤化裁。药用：苍术、香附、川芎、栀子、柴胡、枳壳、白芍、陈皮、香附、桃仁、红花、当归、熟地、何首乌、鸡血藤等。

（5）滋阴补精、潜阳降火：本证型多见于平素阴虚、过劳阴伤之人。临床表现为婚后多年不育，精液黏稠不液化；常伴目涩耳鸣，五心烦热，腰酸膝软，健忘失眠，盗汗遗精；或阳事易举，射精过快；或虚火上炎，面易烘热，易于外感，舌质红、苔少或无，脉沉细数。治当滋阴精，降虚火。方选左归饮、大补阴丸合知柏地黄丸加减。药用：熟地、山药、枸杞子、茯苓、山茱萸、怀牛膝、菟丝子、黄柏、知母、龟板、丹皮、五味子、女贞子、黄精、佛手等。

（6）温阳益气、蠲寒暖精：本证型多见于素体虚寒、阳损之躯者。临床表现为婚后不育，精液黏稠不液化；常伴神疲乏力，腰腿酸软，畏寒肢冷，腰骶部、阴囊、睾丸等处发凉，面白无华，甚或早泄滑精，舌质淡体胖、舌苔白，脉细弱或沉迟。治以温肾阳，暖精室。方选右归饮、五子衍宗丸合暖肝煎化裁。药用：熟地、山药、山茱萸、枸杞子、杜仲、制附片、覆盆子、菟丝子、车前子、当归、小茴香、淫羊藿、乌药、木香、五味子等。

【小结】

1. 湿热是精液不液化的主要病因。治疗以清热利湿为主导，辨证辨病相结合。

2. 精液不液化多与前列腺炎和精囊炎有关。慢性前列腺炎、精囊炎以热偏重者，治疗以清热为主，兼以利湿，用药宜选甘寒而慎用苦寒，为防寒凉太过，也可选用厚朴、木香等药性偏温的有行气化湿作用的药物。

3. 前列腺炎、精囊炎以湿偏重者。治疗以利湿祛浊为主，兼以清热。常用萆薢汤加减。适当加入木香、砂仁等具有健脾和胃、行气化湿作用的药物，以助湿化热清。

4. 适当加入鸡内金、乌梅、山楂、麦芽、谷芽、豆豉等健脾开胃之品，以及制水蛭、地龙等以调节机体酶的活性，有利于精液液化。

精液清冷

精液排出体外与空气接触即是凝胶状态。如果精液排出体外不呈凝胶状，而直接呈液化状，甚至稀薄如水者，称精液清冷。本病发生率较高，且每与精冷、精液过多症或性功能障碍同时出现，是造成男子不育的重要原因之一。

本病属中医学"精清"、"精冷"、"精寒"、"精薄"、"精液稀薄"等范畴。其常见证型有命门火衰、心脾两虚、气血不足等，本症以虚证、寒证居多。中医药辨证治疗本症疗效较好，但对附属性腺缺如者疗效差，需配合手术治疗。

【病因病机】

《诸病源候论》对该病症的临床表现作了形象的描述，认识到精清可致男子不育。"丈夫无子者，其精清如水，冷如冰铁，皆无子之候。"《辨证奇闻》："人有精薄清冷……人以为命门之火衰也，谁知是脾肾之阳气不旺乎。"认为肾阳虚、脾肾阳虚是该病的主要病因病机。

1. 先天不足，素体阳虚，或阴虚及阳，或寒邪猛烈，肾阳被遏，或误服苦寒，凉泻太过，伤及肾气肾阳，肾气不足，固摄无权，命门火衰，温煦失职，精失温化，均可致精液不凝固。

2. 脾胃虚弱，阳气不布，精微难运，水湿潴留，蕴于精室，致精液不凝固。

3. 思色贪淫，久思不遂，劳心太过，心气不足，心阳外泄，下交于肾。

4. 气血为精液化生之源，若其人素体气血不足，或大病久病耗损气血，或饮食不调，损伤脾胃，后天化源不足，气血匮亏则精液生化乏源，无以充养肾精，亦可致精液不凝固。

【发病机制及病理】

精液的凝固与精囊腺有关。精囊腺能分泌一种蛋白物质，使精液凝固。因而，正常时射入阴道的精液呈凝冻状，不会外流；精囊腺的炎症、其他病变甚至缺如，使精囊腺分泌的凝固蛋白因子减少，精液凝固障碍，不凝固的精液则会很快从阴道中流出，从而造成精子数的减少，导致不育。同时，精囊病变时精液中的果糖等成分也减少，因而也会影响精子的运动。

【诊断与鉴别诊断】

1. 诊断

凡精液排出体外呈液化状，甚至稀薄如水者，即可诊断为精液清冷。其诊断的要点是精液质地清稀，黏稠度低于正常范围。

2. 鉴别诊断

因性交次数过频，也会使精液稀薄，黏稠度下降，但仍在正常值范围内。如果精液量很少且不液化，则有精囊腺和射精管先天性缺失可能，这时常发现为无精子症。B超、CT及输精管精囊造影检查有助于明确诊断。

【辨证施治】

1. 命门火衰证

证候：精液稀薄清冷，不凝固，婚后不育，伴精神萎靡，面色㿠白，腰膝酸软，畏寒，四末不温，阳痿早泄，溲清便溏，舌淡苔薄，脉沉弱。

分析：肾阳不足，命门火衰，温煦失职，精失温化，故见精液稀薄而冷，不能凝固，婚后不育；肾阳虚衰已极，肢体失于温煦，故见外阴及两股常感寒冷，畏寒肢冷、面色㿠白、精神萎靡；肾阳不足，气化无权，故小便清长而频数；腰膝失于温养，故腰膝酸软。舌淡润有齿痕、脉沉微均为命门火衰，阳虚水泛之象。

基本治法：温补命火。

方药运用：赞育丹加减。巴戟天、仙茅、淫羊藿、肉苁蓉、韭菜子、附片、肉桂壮阳；熟地、当归、枸杞子、山萸肉补阴以防温燥太过；海狗肾入肾为引；白术健脾以免碍胃。

若兼脾阳不足者，加党参、干姜；兼气虚卫表不固，症见反复感冒者，加黄芪、防风；阴寒内盛，见畏寒、四肢厥冷者，加炙桂枝、细辛；腰酸膝软明显者，加杜仲、续断。

中成药：金匮肾气丸或附子理中丸，每次6g，每日3次，口服。

2. 心脾两虚证

证候：精液稀薄而不凝固，婚后不育，精液量或多或少，心悸头晕，失眠神疲，面色少华，记忆力减退，便溏纳少，脉细弱，舌淡红，苔薄白，边有齿印。

分析：思虑太过，心脾两虚，气血不足，后天之精化源不足，肾精失于充养，故见精液稀薄而不凝固、婚后不育；心血不足，则心悸头晕乏力、面色无华、失眠多梦；脾虚则纳少。舌淡苔薄白，脉细弱均为心脾两虚、气血不足之征。

基本治法：心脾双补。

方药运用：归脾汤加减。党参、黄芪、白术、生姜、炙甘草健脾益气；茯神、炙远志、炒枣仁安神定志；煨木香行气；当归、龙眼肉养血宁心。

大便溏薄，腹痛喜温者，加制附子，生姜改为炮姜炭；肛门坠胀甚至脱肛者，加炙升麻、柴胡；失眠严重者，加五味子、首乌藤；梦遗频作者，加金樱子、芡实、莲须。

中成药：归脾丸合天王补心丸，每次9g，每日3次，口服。

3. 气血不足证

证候：精寒精薄不凝固，婚后不育，面色少华，神疲乏力，唇爪苍白，少气乏力，目涩畏光，自汗盗汗，脉细无力，舌淡苔薄。

分析：血化无源，精不生血，故面色无华、身体羸弱、乏力短气；血虚而肝无所藏，则爪甲无色；舌淡，脉细尺弱均为气血不足之象。

基本治法：补益气血。

方药运用：十全大补汤加减。人参、炙黄芪、茯苓、白术、炙甘草健脾益气；川芎、当归、熟地、白芍滋阴养血。

血虚明显者，加紫河车、鹿茸、阿胶；目涩畏光，视力下降明显者，加枸杞子、制首乌；盗汗严重者，加五味子、煅龙骨、煅牡蛎、浮小麦。

食疗：羊肉、当归、生附子、生姜。后3味药合羊肉文火熬汤，待羊肉熟透去渣，食肉喝汤。

针灸：取穴关元、肾俞、命门、气海、中极、足三里，每日轮流取2~3穴，艾灸15~20分钟，艾绒内加麝香少许。

【转归及预后】

辨证治疗本症疗效较好，临床需配合西医治疗。

【预防与调护】

1. 节制房事，切忌恣情纵欲。

2. 坚持服药，一般需半年左右。

3. 注意饮食调理，忌食生冷食物。选择具有营养，特别是鹿肉、羊肉、狗肉、猫胞、海狗肾等补肾温阳之品，进行饮食辅助治疗。

4. 适当进行体育锻炼。

【临证经验】

精液清冷首先应分清虚实、寒热，本症以虚证、寒证居多。其次要弄清病位，肾气亏耗、命门火衰之精液不凝固者，病位在肾；而劳伤心脾或心肾不交者，病位涉及心、脾、肾；寒凝血瘀者病位在肾、肝或脾。

治疗宜虚者补之，寒者温之，要在温肾阳、散阴寒。针对不同病因病机，分别给予不同的治疗方法。

验案举例

刘某，37岁。结婚8年不育。查精液量多，质地清稀，精子活力低下。余无明显异常，临床多以弱精子症治疗，效果不彰。此后多次提及精液像水样而引起注意。后来检验医师发现，病人射精后无凝固过程，于是直接做精液常规检查，提示精液清冷。考虑病人形体较瘦，精神不振，面色苍白，伴有阳痿早泄，平时怕冷，舌淡苔薄白而润，脉沉细弱。命门火衰无疑。急以二仙汤加减治之。

处方：淫羊藿15g，仙茅15g，熟地12g，当归10g，桂枝6g，山茱萸10g，炙黄芪精各15g，鹿角胶10g，枸杞子15g。

15剂后性功能增强，射精有力，精液稠厚，畏寒肢冷减轻。后又合用本院制剂聚精丸，前后共 100 余剂。查精液常规正常。

【现代研究进展】

1. 丁宜宁用九香虫汤治疗精液清冷

10 例患者临床均表现为头晕耳鸣，面色㿠白，腰酸膝软，畏寒肢冷，精液稀薄、清冷，一般病程数年以上。处方：九香虫 5g，枸杞子 12g，淫羊藿 10g。每日 1 剂，水煎分 3 次服，1 个月为 1 个疗程，一般治疗 2 个疗程以上，严重者 3~4 个疗程。结果：治愈 7 例，好转 2 例，无效 1 例，总有效率 91%。一般服药 1~2 个月后，头晕、耳鸣、面色㿠白、腰酸膝软等症状明显减轻，2~3 个月后临床症状可明显缓解，以上症状全部消失时间为 6 个月。中药九香虫有补脾、补肾、壮阳之功效，配以枸杞子、淫羊藿补肾益精壮阳，故该方用于男性肾虚不育、精冷阳痿均有较好疗效。

2. 贺英勤等用肾气丸加人参淫羊藿治精冷不育症

凡婚后 2 年不孕育者，外生殖器正常，面色淡白，阴囊湿冷，四肢不温，腰脊酸楚，神疲肢倦，舌淡红，苔薄白，脉沉细，均为精冷不育证。治疗痊愈者 12 例（占 54%），有效 8 例（占 36%），无效 2 例（占 9%）。其中 2 个月治疗有效者 18 例，3 个月治疗有效者 2 例，经 3 个月治疗无效者 2 例。现代医学认为，肾阳虚患者的下丘脑-垂体-睾丸性腺轴存在着以下丘脑功能减退为主的多环节功能损害。而丘脑下部-垂体功能不足可损害生精功能。这就为中医"肾主生殖"提供了理论依据。同时，补肾药有明显促进 DNA 合成、促进生物功能蛋白质合成、促进肾上腺皮质激素分泌、促进性机能和精液分泌等功效，并有肾上腺皮质激素样或性激素样作用。因此，补肾回阳亦可作用于下丘脑-垂体-睾丸性腺轴，以使其紊乱的功能得到调整，从而治疗不育症。所以用肾气丸合人参、淫羊藿治疗精冷不育症收到较好疗效，而且无激素类的副作用。

【小结】

1. 治疗要点是温肾阳，散阴寒。针对精液不凝固症的不同病因病机，分别给予不同的治疗方法。命门火衰者，治以温补命火；心脾两虚者，当心脾双补；气血不足者，当补益气血。

2. 药物治疗的同时，常采用食补的方法，如羊肉、大龙虾等也是补肾温阳的佳品。

脓 精 症

正常精液白细胞计数小于 5/HP。如果精液中发现脓细胞计数大于 5/HP，甚至射精为脓性精液者，称为脓精症。脓精症是男性不育症中的常见原因，约占男性不育症总数的 17%。脓精症的出现主要与生殖系统感染，如附睾或前列腺、精囊炎等有关。本症多伴有精液液化时间延长，或精子数量减少，质量下降，患者排精时常有精道不适感。

中医学中虽无"脓精症"之名称，但认为本病相当于"精浊"、"淋证"、"精热"等证。

【病因病机】

本病多因平素过嗜烟酒或辛辣刺激性食品，酿生湿热，下注精窍；或包皮过长，积垢久蕴，感染湿毒；或性事不洁，从外感染邪毒，侵入精室；或房劳太过，或热病伤阴，致肾阴亏损，阴虚火旺，灼精炼液。关键是湿、热、毒三者互结，内蕴精室，化腐成脓。

【诊断与鉴别诊断】

1. 诊断

脓精症主要是根据精液镜检结果作出诊断，即精液中白细胞计数大于 5/HP 或精液中发现脓细胞。患者常伴有会阴部坠胀、疼痛，或射精痛。精液多色黄黏稠，液化时间延长，或精子密度减少，活力下降。

2. 鉴别诊断

脓精症需注意与生理性的精液黄稠相鉴别。长期禁欲后精液可能变得黄稠，但精液化验未见脓细胞，白细胞计数也在正常值范围内，故易与本症鉴别。

本病还需注意与淋病相鉴别。

【辨证施治】

1. 湿热蕴结证

证候：精液浓稠、腥臭；伴见口苦咽干，胸胁痞满，少腹或会阴部不适，阴囊湿痒。舌红苔黄腻，脉濡数或滑数。

分析：湿热之邪蕴结精室，成毒化脓，故精液黄稠腥臭，婚后不育；肝经湿热阻滞，胆失疏泄，热伤津液，故口苦咽干；肝经气机不利，故胸胁痞满、少腹或会阴不适；湿热之邪循经浸淫，故阴囊湿痒。舌红苔黄腻，脉濡数或滑数均为湿热蕴结成毒之象。

基本治法：清热利湿，解毒排脓。

方药运用：龙胆泻肝汤合五味消毒饮加减。龙胆草、黄柏、山栀子清热；金银花、连翘、蒲公英、紫花地丁清热解毒；车前子、泽泻引邪从小便而出；赤芍、粉丹皮入血中祛热邪。

小便夹脓者，加山甲、皂刺、王不留行；阴津亏虚，口苦咽干明显者，加麦冬、沙参、生地；湿热下注，小便不利者，加萹蓄、瞿麦、金钱草；血瘀明显，少腹或会阴部不适者，加乳香、没药。

验方：金银花、连翘各 24g，蒲公英、紫花地丁各 20g，生地、当归、白芍、覆盆子各 15g，黄柏、知母、龙胆草各 12g，紫河车粉（冲服）15g，生甘草 10g，水煎服，每日 1 剂，煎 2 次，早晚各服 1 次。服药 10 日复查精液。

2. 阴虚火旺证

证候：精液量少黄稠，精液中有脓细胞，白细胞数超过正常值，形体羸瘦，潮热盗汗，五心烦热，性欲亢进，早泄，舌红，少苔，脉细数。

分析：肾阴亏损，相火内旺，灼精化腐，故精液量少而黄稠有脓、婚后不育；肾阴亏损，形体失于濡养，故形体羸瘦；阴虚内热，迫液外泄，故潮热盗汗；虚火内扰神明，故五心烦热；阴虚相火旺，精关开合不利，故性欲亢进、早泄。舌红少苔，脉细数均为阴虚火旺之象。

基本治法：滋阴泻火。

方药运用：知柏地黄丸加味。知母、黄柏滋阴清相火；熟地、山萸肉补肾阴；茯苓、泽泻利小便；粉丹皮、金银花、蒲公英、土茯苓清血中热。

潮热盗汗严重者，加银柴胡、地骨皮、浮小麦；五心烦热者，加生地、远志、首乌藤；性欲亢进者，加青龙齿、龟板、黑山栀；早泄者，加酸枣仁、五味子、莲须。

针灸：取穴肝俞、中极、阴陵泉；膀胱俞、曲骨、太冲。两组穴位交替使用，强刺激，每日 1 次，每次留针 15 分钟，每隔 3 分钟强刺激 1 次，3~5 日为 1 个疗程。

【其他治疗】

1. 可以考虑配合选用抗生素治疗，特别是通过药敏试验选择抗生素。

2. 对已婚未育且久治不愈者，可行精子洗涤后进行 IUI，以达到生育目的。

【转归及预后】

该症中西药治疗效果均好。其中急性期治疗治愈率高，疗程短；慢性期治愈率比急性期要低，病程长。对已婚者，应建议使用避孕套，以防导致配偶生殖道感染。

【预防与调护】

1. 饮食清淡，戒烟酒，忌食辛辣、厚腻之品。

2. 房事适度，忌过多性生活，急性期禁止同房，但慢性期也不宜长期禁欲。

3. 重视前列腺、精囊及附睾等附属性腺炎症的预防、诊断和治疗。

4. 避免骑自行车。

【临证经验】

1. 脓精症的病因病机为湿、热、毒三者互结，内蕴精室，化腐成脓。治疗以清热利湿，解毒排脓为基本大法，考虑湿热之邪易伤阴精，清热利湿解毒中药性味苦寒，也易败胃伤津，所以无论是实证，还是虚证，或是虚实夹杂之证，在治疗时常加一二味养阴生津之品，如天花粉、玄参等，以防止阴精亏耗，邪毒内陷。另外，借鉴中医治疗疔疮痈肿的经验，十分重视透脓外出，治疗时常加穿山甲、皂角刺以托毒排脓，同时嘱咐患者应有适度的房事，所谓"流水不腐，户枢不蠹"，长期禁欲对于本病的康复有害无益。因包皮过长而反复发作包皮龟头炎者应尽早行包皮环切术，有利于提高疗效，防止疾病复发。本症常与精液不液化、血精、前列腺炎、精囊炎等病同时出现，在这类疾病治愈的同时，脓精症也大多随之而愈。

2. 与精液不液化同样的道理，如果生殖道炎症没有影响到精子的质量和形态，甚至产生抗精子抗体，那么，对这种没有后果的亦即单纯的脓精症，亦可不予处理，免得造成与治疗单纯性不液化一样的顾此失彼的"医源性"失误，临床每见生殖道炎症患者照样生儿育女的例证。这并非我们对脓精症或不液化的姑息迁就，而是它们并未影响精子质量，并未产生抗体，并未妨碍孕育大局，这就是本人多次强调的"男子不育症（精液异常类）诊疗三原则"之一的"精浆异常和精子异常，以精子异常为主"的原则。

验案举例

黄某，32 岁。1999 年 5 月 17 日初诊。结婚 5 年余，3 年前生育一女，欲生二胎时却已 2 年多未育。平时嗜烟酒，自觉肢体乏力，尿道及会阴部不适感。精液检查：外观微黄，黏稠，成活率 40%，活动力弱，计数 $30×10^6/ml$，液化时间 2 小时，精液总量 5.5ml，脓细胞（+++）。舌暗苔白腻，脉沉细而数。诊断：脓精症。治以清热化湿解毒。

处方：金银花、连翘各 30g，蒲公英、紫花地丁各 15g，滑石 20g，黄柏 12g，当归、白芍、生地、天花粉各 15g，甘草 10g，穿山甲 10g，皂刺 10g。

水煎服，上方连服 15 剂，自觉尿道及会阴部不适感解除。精液复查脓细胞（+），计数 $50×10^6/ml$，颜色仍微黄，成活率 55%，液化时间正常，量约 3ml。原方再服 14 剂后，自觉症状解除，复查精液则脓细胞消失，舌苔薄白，脉沉缓。前方再服 10 剂以巩固疗效。

【现代研究进展】

1. 戚广崇五型治脓精

（1）精室湿热：治以清热除湿以涤精，自拟方清精煎加减：粉萆薢 15g，车前子（包煎）15g，黄柏 10g，知母 10g，柴胡 10g，制大黄 10g，红藤 10g，白花蛇舌草 15g，粉丹皮 10g，薏苡仁 30g，碧玉散 20g。气滞者加川楝子 10g，枳壳 10g；血瘀者加牛膝 15g，三棱 10g，莪术 10g。

（2）痰凝浊阻：治以蠲痰化浊以利精，方用加味导痰汤加减：苍白术各 10g，陈皮 10g，半夏 10g，枳实 10g，南星 10g，建曲 10g，麦芽 10g，车前子（包煎）10g，萆薢 10g，甘草 5g。脾虚加怀山药 20g，茯苓 10g，扁豆 10g；气滞者加制香附 10g，枳壳 10g，郁金 10g；血瘀者加桃仁 10g，红花 10g，丹参 10g，川芎 10g。

（3）阴虚火旺：治以降火滋阴以填精，用自拟方填精煎加减：生熟地黄各 10g，天麦冬各 10g，知母 10g，粉丹皮 10g，炙龟板（先煎）10g，炙鳖甲 10g，赤芍 10g，白芍 10g，甘草 5g。湿热未净者加粉萆薢 15g，龙胆草 15g，红藤 10g；气虚者加太子参 10g，黄芪 15g；气滞者加川楝子 10g，枳壳 10g，郁金 10g。

（4）气滞血瘀：治以理气活血以通精，方用戚氏通精煎加减：三棱 10g，莪术 10g，丹参 10g，牛膝 15g，柴胡 10g，生牡蛎（先煎）30g，当归尾 10g，黄芪 15g，甘草 10g。气虚者加党参 10g，怀山药 10g，白术 10g；阴虚者加生地黄 10g，天麦冬各 10g，鳖甲（先煎）10g；肾虚者加枸杞 10g，淫羊藿 15g，肉苁蓉 15g。

（5）肾气不足：治以益气补肾以增精，用自拟方增精煎加减：枸杞 10g，肉苁蓉 15g，山茱萸 10g，桑椹 15g，制首乌 15g，黄精 15g，甘草 3g，大枣 20g。湿热未净加粉萆薢 10g，车前子（包煎）10g，黄柏 10g；气虚者加党参 10g，黄芪 15g，白术 10g；气滞者加川楝子 10g，枳壳 10g，荔枝核 10g；血瘀者加丹参 15g，牛膝 10g，三棱 10g，莪术 10g。

2. 郑祖峰治疗脓精症医案

郑某，39 岁，2000 年 3 月 16 日初诊。足跟间断疼痛 3 年余，加重 1 周。伴腰膝酸软，尿频，畏寒乏力，舌质淡，苔薄白，脉沉。详细询问病史，患者结婚 15 年无子，诊为脓精症，多次服用中西消炎药未果。证属肝肾不足，精脉失养。治以补肝肾，强筋骨，予立安丸（《临症备要》方）加味。药用：补骨脂、杜仲、巴戟天、川续断各 15g，怀牛膝、黄柏、炒小茴各 10g。5 剂，每日 1 剂，水煎分 2 次服。

3 月 22 日二诊：服药后诸症减轻，遂取上方 10 剂量，共研细末，水泛为丸如绿豆大，每服 6g，日 3 次。服用半年后足跟痛已愈，且配偶已怀孕 2 月余。复查精液常规示：白细胞 0~3/HP，精子数量、活力等均在正常范围。

脓精症指精液中存在脓液，其诊断标准为精液中白细胞>5000000/ml，或每个高倍视野中超过 20 个白细胞，常并发于慢性前列腺炎、慢性附睾炎，易导致精子凝集、死精、精子活力下降而造成男性不育。本例患者十余年不育未愈，治疗上多认为脓精症为湿热浊毒而致，而给予清热利湿、解毒化浊之品。采用补益肝肾、培元固本辨治足跟痛而脓精症意外获效，颇受启发。其实该患者患脓精症不育十余年之久，久病多虚，久病必及肾。补益肝肾药物多能提高机体下丘脑-垂体-肾上腺皮质轴对免疫因子的反应能力，可提高机体的应激能力和抗病能力，从而达到治愈效果。

【小结】

1. 本症主要是因精囊或附睾的急性细菌性炎症而引起精液中脓、白细胞较多。因此，治疗多采用抗感染药物。但由于生殖道的特殊解剖关系，一般抗生素很难达到有效的血药浓度。中西药结合治疗是提高本病疗效的关键。

2. 临床多以汤药治疗主症，而中成药治疗次症；有明确细菌感染证据者，可合用抗生素治疗。

无精子症

连续 3 次精液常规检查，均未发现精子者，即为无精子症。很多患者除无精子引起不育外，既无有关病史可循，又无任何症状体征，性生活也一如常人，故多在婚后不育进行精液检查时发现。

中医学中没有"无精子症"的病名，相当于"无子"、"绝孕"、"不育"等病。无精子症属男性不育症中的疑难重症，短期内难获痊愈。其中，先天性输精管缺如、睾丸生精功能障碍等为不可逆的无精子症，无论中医还是西医，至今都无有效治法。对输精管道阻塞性无精子症及查不到明显发病原因的特发性无精子症，尚有治疗成功的个案。

【病因病机】

《内经》认为无子的原因为"天癸竭"和"天地之精皆竭"。《医碥》中载"卵子瘟"一证，认识睾丸瘟可能会损及睾丸的生精功能。而《妙一斋医学正印种子篇》有"久而无精，精而无子"之论，为现代"无精子症"的雏形。

现代认为本病责之于虚。或由于先天不足，禀赋薄弱，肾精亏损，肾气不充，以致发育不良，肾子体小或缺如；或由于后天失调，恣情纵欲，房事太过，而致肾精亏损，生殖之精不生；或大病久病，脾失运化，精血乏源。临床亦有实证者，或其人饮食不洁，湿热内生，湿热壅盛，瘀阻睾丸，闭塞精道；或其人先患痄腮，少阳之疫毒下流厥阴，而成"子痈"（腮腺炎性睾丸炎），子痈虽愈，余毒留恋，精虫难生；或其人肝气不舒，疏泄失常，气机失和，奇经血瘀，精道痹阻，精虫难出。

总之，本症的病因可概括为虚、瘀、毒。所谓虚是指肾阴阳俱虚，肾精亏虚，或脾胃虚弱，气血化生不足；瘀则是指痰湿、寒积等结于精道，瘀血内阻；毒是指疫毒、热毒浸淫肾子而精不生。病机为肾精亏损，生殖之精难生；或精道阻塞，精阻难出。

【发病机制及病理】

1. 睾丸生精功能障碍

常见的原因有：①遗传学异常，如 Klinefelter 综合征、两性畸形等；②先天性异常，如先天性无睾、双侧隐睾、生殖细胞发育不全等；③内分泌异常，如性腺功能低下、肾上腺皮质机能亢进、甲状腺功能减退、雄激素过少、雌激素过多等；④各种理化因素，如长期温热刺激、维生素缺乏、放射性照射等；⑤感染性疾病，如腮腺炎性睾丸炎等；⑥药物影响，如细胞毒性抗肿瘤药物等；⑦其他，如严重的精索静脉曲张等。

2. 输精管道阻塞

即睾丸有正常的生精功能，但由于输精管道的梗阻，精子不能排出体外，故又称梗阻性无精子症。常见的原因有：①先天性畸形：常见的畸形是附睾头的位置异常而附睾体、尾明显萎缩，附睾管的完全闭锁，输精管的畸形及输精管或精囊的缺如；②生殖系统的感染：淋病是附睾管阻塞中最主要的原因，结核也可以使附睾完全破坏，炎症引起的阻塞常位于附睾远端及输精管内，可以是局限性的，也可以是弥漫性的，并可引起泌尿系感染与后尿道的后天性改变，因此，感染引起的输精管道阻塞用手术亦常难治疗。③囊肿：附睾囊肿可以压迫附睾管而引起阻塞，生殖道远端因畸形、阻塞或萎缩而形成的囊性改变亦可引起输精管道梗阻；④损伤：隐睾或疝修补手术时，由于技术不当钳夹或撕裂输精管或附睾，因疤痕形成可以造成阻塞。无精子症是不育症的疑难症。

【诊断与鉴别诊断】

1. 诊断

本病的诊断主要靠精液的常规分析，凡连续 3 次精液离心沉淀后仍查不到精子者，便可以诊断为本症。

2. 鉴别诊断

无精子症应当与无精症进行区别：无精症是指射精时无精液排出（排除逆行射精），而无精子症则是指精液中没有精子。无精子的诊断按其病因可分为两大类：一种是睾丸生精功能障碍性无精子症，一种是梗阻性无精子症。前者是指睾丸生精细胞萎缩、退化，不能产生精子；后者睾丸有正常的生精功能，但由于输精管道的梗阻，精子不能排出。两者的鉴别对预后的判断及治疗方法的选择有十分重要的意义。因此，临床应详细采集病史，主要应询问青春期到来之后，是否发生过睾丸疼痛（特别是腮腺炎性睾丸炎）、结核及持续高热。还应进行睾丸、附睾及输精管局部的检查，观察有无睾丸发育不良、睾丸萎缩、附睾结节及输精管囊肿等情况。进行血液染色体、精子发生基因、内分泌的检测及精浆果糖、肉毒碱的测定。另外，彩超、精道造影特别是睾丸活检能为本症的诊断，以及病因鉴别提供有力的依据。

【辨证施治】

1. 肾虚证

证候：精液中无精子，婚后不育，并见睾丸偏小，或大小正常而质地偏软，有的无任何不适，有的伴有性欲减退，或阳痿早泄，腰膝酸软，头晕耳鸣，面色少华，失眠心悸，自汗盗汗，脉细，舌红或淡，苔薄白，中有裂纹。

分析：肾藏精，主生殖，肾亏精竭，故无精子、不育、睾丸体小而软；肾阴虚或阳虚，卫外不固，或自汗或盗汗；性欲低下，阳痿早泄为肾虚不能作强，精关开合不利所致。舌红或淡，苔薄白，脉细弱均为肾虚之象。

基本治法：补肾填精。

方药运用：聚精丸加减。熟地、白芍、制首乌、山萸肉、鱼鳔胶、菟丝子、鹿茸阴阳双补；人参、黄精、甘草健脾益气；沙苑子疏理肝气。

性欲减退，阳痿早泄，腰膝酸冷者，加仙茅、淫羊藿、蛇床子；五心烦热，口干咽燥，舌红少苔者，加生地、粉丹皮、知母、黄柏；纳少便溏者，加党参、白术、茯苓。

经验方（二仙九子汤）：仙茅、淫羊藿、五味子、枸杞子、菟丝子、覆盆子、车前子、蛇床子、韭菜子、金樱子、沙苑子各10g，水煎服，每日1剂。

针灸：①关元，刺5分，烧山火，酸麻感或触电感至生殖器端点，两侧睾丸及会阴有温热感，留针5分钟，起针后加直接灸（瘢痕灸）5壮（米粒壮）。②三阴交，刺7分，酸麻感达大腿内侧或腹股沟，下至足大趾及足背，留针15分钟，每5分钟捻转1次。每日针灸1次，7日后隔日1次，共针30次。

2. 肝郁证

证候：精液中无精子，婚后不育，伴胸闷胁痛，少腹、会阴部胀痛不适，射精时茎中刺痛，睾丸疼痛，或可扪及结节，或精索静脉曲张成团，自觉下坠，或输精管呈条索状改变，扪之有结节，舌暗红或紫，脉沉细涩。

分析：肝郁气滞，瘀血阻于精道，故茎中痛、胸胁苦满、少腹睾丸胀痛，或附睾结节。又有脉道瘀阻，血液不能流通，睾丸无所养，故精子衰少以至于无。舌脉亦为肝郁征象。

基本治法：疏肝通络，活血化瘀。

方药运用：少腹逐瘀汤加减。方中小茴香、肉桂、干姜温肾补中；延胡索、炙乳香、制没药、蒲黄、五灵脂、路路通、赤芍、王不留行、穿山甲活血通络；当归、白芍补血活血。

伴腰膝酸软，阳痿早泄者，加仙茅、淫羊藿；少腹、会阴、睾丸胀痛明显，或精索静脉曲张成团者，加荔枝核、川芎、桃仁、红花；附睾或输精管扪之有结节者，加海藻、昆布、夏枯草、干蜈蚣。

经验方（桂枝茯苓汤）：桂枝、茯苓、桃仁、粉丹皮、赤芍各 10g，水煎服，每日 1 剂。

针灸：①肾俞、精宫（肾俞旁开 1.5 寸）、关元、足三里、血海、三阴交。隔日针 1 次，每次留针 30 分钟，每隔 5 分钟捻转 1 次，用平补平泻法。②肾俞、精宫、关元各灸 20 分钟，两组穴位，任选一种。

3. 瘀热证

证候：不育，精液检查除无精子外，常有较多脓细胞，形体壮实，面色红润，睾丸大小正常，性欲正常或亢进，腰部、会阴部或睾丸胀痛，或小便色黄如淋，或尿末滴白，或尿后余沥不尽，舌红有瘀点，苔薄黄，脉滑数或涩。

分析：瘀热阻于精道，精虫难生，疫毒留恋精室，精虫亦难生，故精子少而不育；瘀热阻滞，肝经气滞，不通则痛，故腰、会阴部及睾丸疼痛；瘀热阻滞膀胱，故小便不利或有白浊。舌边尖红或暗红，脉滑数或涩，为瘀热阻滞经脉所致。

基本治法：化瘀清热，通利精道。

方药运用：红白皂龙汤加减。红花、皂角刺、泽兰、牛膝、赤芍活血化瘀；银花、蒲公英清热解毒；香附疏肝；白毛夏枯草清热散结；干地龙走窜经络；车前子、泽泻清热利湿，分利小便；黄芩、黄柏苦寒清热。

性欲亢进，阴茎易勃者，加知母、粉丹皮、栀子；腰部、会阴部或睾丸胀痛明显者，加三棱、莪术、生蒲黄；小便色黄如淋，或尿末滴白者，加茯苓、苡仁、石菖蒲；精液脓细胞较多者，加红藤、败酱草、炮山甲。

经验方（活血四物汤）：桃仁、红花、地黄、当归、芍药、川芎、苏木、连翘、防风各 10g，黄连 3g，水煎服，每日 1 剂。

【其他治疗】

1. 现代医学在明确诊断的前提下，如染色体、精子发生基因、性激素正常、性腺及附属性腺无先天性发育异常，可选择激素治疗，如他莫西芬、十一酸睾酮等。

2. 梗阻引起者可作手术治疗或附睾穿刺取精（PESA）或睾丸穿刺取精（TESA）行 ICSI 治疗；对染色体异常如 Klinefelter 或 Kallmann 综合征患者，或精子发生基因缺失者，应放弃以生育为目的的治疗，建议行供精人工授精（AID）；同时应提醒 Klinefelter 综合征患者，适当补充雄激素，以防止或延缓性功能减退。

【转归及预后】

本症属不育症中的疑难重症，短期内难以获愈。其中，先天性输精管缺如、睾丸生精功能障碍等为不可逆的无精子症，治疗几乎无望，西药及手术治疗的治愈率也非常低。如不抓紧生育最佳年龄治疗，可逆性的无精子症可以转化为不可逆性无精子症。

【预防与调护】

1. 取样时须防止将尿液作为精液送检，而作出无精子的错误报告。

2. 饮食有节，不吃棉籽油，不宜多食辛辣厚味、戒烟酒。进食高蛋白食物，尤以血肉有情之品为上，如雀卵、鸡蛋、鹌鹑蛋、乌骨鸡、动物内脏等。

3. 做好夫妻双方的思想工作，耐心服药。

4. 必要时在双方同意，配偶妇检正常的情况下，行人工授精法，解决不育问题。

5. 避免不良因素的刺激，如放射线、高温、紧身牛仔裤等。

6. 预防和治疗腮腺炎。

【临证经验】

本症有虚有实。虚为肾虚精竭，实为邪阻精窍；前者难以逆转，后者或有生机。

无精子症以虚证多见，虚为肾虚精竭；实为邪阻精窍，肝郁阻络。此外，尚有虚实夹杂之证。其次，当辨明病因，虚者有肾阳虚、肾阴虚、肾阴阳俱虚及脾肾两虚，实者有气滞、瘀血、湿热及疫毒。

治疗以补肾生精、疏通精道为原则。肾阳虚者当温补肾阳，肾阴虚者则补肾添精。气滞血瘀者当疏肝通络，活血化瘀；湿热蕴结，瘀热内结者，则须清利湿热，活血化瘀；瘟毒之邪下注者，当清热解毒。

验案举例

肖某，1970年出生，已婚，江苏南京市人。患者2000年4月8日因"右阴囊内肿大伴疼痛3月余"于江苏省人民医院住院治疗。查体：阴囊内右侧触及10cm×5cm×4cm大小包块，质韧界清，有沉重感；左侧未及异常。B超提示右睾丸肿瘤伴鞘膜积液。腹部CT示腹膜后淋巴结未见肿大。术前精液检测：精液量2.5ml，pH 7.6，液化正常，精子计数$22×10^6$/ml，活动率为48%，其中A级12%，B级24%，精子畸形率30%，果糖（Fru）1.8g/L，α-葡萄糖苷酶（α-GLU）53U/ml。术前诊断：右睾丸肿瘤伴鞘膜积液。2000年4月11日行"右睾丸切除术"，术中见右睾丸体积为10cm×5.5cm×5cm，剖开切面有一8cm×5cm×5cm肿瘤，切面灰白，灰红相间，有灰黄结节，直径0.5cm，在肿瘤一端见残存组织，3.5cm×1.5cm。术后病理提示"右睾丸精原细胞瘤，精索切缘未见肿瘤残留"。术后患者于2000年5~6月在江苏省肿瘤医院共2次住院放疗，腹主动脉旁淋巴结照射。

2002年11月6日，因"右睾丸精原细胞瘤切除术及放疗后2年，多次精液检查无精子"就诊。夫妇同居，性生活正常，未采取避孕措施，女方各项检查无异常。体格检查：左侧睾丸约20ml，弹性可，左侧精索静脉无曲张，附睾及输精管正常可及。实验室检查：肝肾功能及血、尿、大便常规检查未见异常。精液常规：精液量3ml，pH 7.4，液化正常，精浆果糖（Fru）2.0g/L，α葡萄糖苷酶（α-GLU）43U/ml。多次检查精液，离心沉淀后显微镜下未见精子。性激素检查：睾酮（T）11.86nmol/L，雌二醇（E_2）172.02pmol/L，黄体生成素（LH）3.87U/L，尿促卵泡刺激素（FSH）9.19U/L，泌乳素（PRL）0.48nmol/L。抗原（AFP、HCG）正常范围。无肝肾疾病及其他传染疾病史，无腮腺炎病史。

治疗经过：患者肥胖，面色无华，自感疲劳乏力，腹泻，大便2~3次，舌质淡红，苔薄白，脉细。治以健脾化湿，固涩止泻，以加味水陆二仙丹化裁。

处方：金樱子10g，芡实10g，鸡内金10g，炒麦芽10g，怀山药30g，猪苓10g，茯苓10g，广木香10g，车前子10g，桑寄生10g，青皮10g，陈皮10g，苍术10g，川朴10g，白术10g，白芍10g，龙骨（先煎）20g，牡蛎（先煎）20g，薏苡仁30g。

每日1剂，水煎早晚两次服。此方加减调整3次，共服21剂，肠胃功能康复。继而治以健脾补肾，益气生精，补后天之源以充先天之本，并辅以清热解毒之品。仍用加味水陆二仙丹为主方，参以参苓白术散加减，辅以白花蛇舌草20g，蛇莓草20g；并服聚精丸、六味地黄丸。患者服药后，身体转佳，精力旺盛，性功能恢复到手术前水平。但多次复查精液仍无精子。

患者一直坚持服药，仍以前方加减，从未中断。终于2005年3月12日检查精液偶见精子，精子计数为2×10^6/ml，活动率为18%，A级4%，B级8%，精子畸形率为70%。方药在前方基础上，加用黄精、川断、紫河车、沙苑子、何首乌、制水蛭、荔枝核等补肾活血之品；继续服用聚精丸、六味地黄丸等补肾之品。

妻子于2005年10月6日在江苏省人民医院生殖中心行ICSI治疗，并于2006年6月15日剖宫产1男婴。

按：本例无精子的主要原因在于辐射的影响。生精细胞对其特别敏感，而间质细胞相对耐受，单次照射600rad以下，引起睾丸生精细胞可逆性损害，超过这个剂量则可造成永久损害。单次接受剂量200rad，恢复生精功能需要2~3年，血清FSH值增高反应了精子生成障碍，一旦睾丸功能恢复，精子生成将正常化，FSH亦可逆转至正常。该患者而立之年，不幸罹患子岩（睾丸精原细胞瘤），迭经手术、放疗，而致无精不育。大便常溏，查无精虫，凸显脾肾两虚，先后天匮竭，故用水陆二仙丹加味以治。水陆二仙丹系《洪氏集验方》，由金樱子、芡实组成。名曰"水陆"者，是指方中二味药品的生长环境。芡实，是水生草本植物芡的成熟种仁，是芡禀水土之气以生，故可补脾益肾；金樱子生于山林，是常绿攀缘灌木植物金樱子的成熟假仁，有固精缩尿之功效。其二药，一生于水，一生于陆，脾肾双补，二天互生，配伍精当。连治三载，重启生精，其功力神奇，效似仙方，故名"水陆二仙丹"。本例用此方可谓药证相合，其临床症状完全消失。

由于例数有限，不能作进一步的对比研究。中药的疗效是确定的，那么它是通过哪个途径起作用呢？是通过改善整个身体状况从而改善睾丸生精能力，抑或是通过直接作用于睾丸靶细胞产生影响还有待进一步研究。

【现代研究进展】

1. 现代医学将无精子症的病因分睾丸前性、睾丸性及睾丸后性三大类

内分泌系统紊乱是最主要的睾前性因素，睾丸的生精及内分泌功能是受下丘脑-腺垂体-睾丸轴调控。腺垂体前叶通过分泌 FSH 和 LH 来调节睾丸的活动，FSH 主要作用于曲细精管，促进曲细精管发育和精子生成；LH 主要作用于间质细胞，促进其合成 T，后者参与生精的调节。与此同时，垂体本身又受到下丘脑分泌的 GnRH 和来自睾丸的负反馈信息的调控，任何一个环节发生故障，都可导致生精障碍。王新长等对 28 例无精子症患者进行血清性激素含量的测定与分析，结果 5 例无精子症患者血清促卵子生成素（FSH）、黄体生成素（LH）显著增高；临床药理研究证明，补肾壮阳中药对下丘脑-腺垂体-睾丸轴的性激素和促性腺激素有促进分泌和调控作用，如人参能兴奋垂体性腺激素作用，蛇床子、淫羊藿具有激素样作用，蛤蚧具有双向性激素样作用。通过对不育症患者治疗前后的 FSH 测定，证实补肾中药复方能提高 FSH 水平。

睾丸性无精症是无精子症常见类型，睾丸活检对确定是否睾丸性原因，睾丸损害类型和程度，进而对病因的判断和治疗选择都有重要的意义。王卫国等对 48 例无精子及严重少精子症患者进行了睾丸活检病理检查，将病理结果以临床意义分为 5 类：①睾丸活检正常型：镜下所见到的曲细精管均有活跃的生精现象，占 8.33%。②生精细胞脱落管腔壅塞型：生精细胞大量脱落，曲细精管管腔被堵塞，占 10.42%。③生精功能低下型：即曲细精管内存在各级生精细胞，各级生精细胞的比例基本正常，但数量少，生精上皮变薄，精原细胞基本正常，占 22.92%。④成熟障碍型或生精阻滞型：生精过程阻滞于某一阶段，生精细胞仍然存在，各级生精细胞比例失常，不能发育成精子，占 18.75%。⑤睾丸功能严重损害型，如唯支持细胞综合征、克氏综合征、严重生精障碍型，占 37.50%。其中生精功能低下型和成熟障碍型这两种损害可能是可逆性的损害，经中西药治疗后精子数量可有不同程度的上升。蔡玉国运用二鹿生精丸（黄芪、枸杞各 50g，鹿胶、三棱、莪术各 40g，红参、鹿茸、枣皮、熟地、海狗肾、五味子各 30g，红花、牛膝各 20g，蛤蚧 3g。上药研细末炼蜜为丸，每丸重 10g，早晚各服 2 丸）治疗无精子症 24 例，服药 4 个月后，精子总数达到 0.2 亿~600 亿/L，活率达 20%~70% 共 14 例，总有效率 58.33%，其中 5 例半年后回访其妻怀孕。

睾丸后性因素导致的无精子症又称梗阻性无精子症，其中炎症性梗阻性无精子症是最常见的睾丸后性因素之一，约占无精子症患者的 38.98%，炎症性梗阻性无精子症，最常见的梗阻部位是在附睾尾部和射精管。赵广安等运用化瘀填精汤（三棱、莪术各 40g，王不留行 12g，黄芪、当归、熟地、桑寄生各 30g）治疗炎症性梗阻性无精子症 46 例，治愈率 21.74%，总有效率 76.09%。其他的梗阻性无精子症如先天性输精管缺如等，目前单纯运用药物治疗在临床上几乎无治愈的可能。为了寻找一种可行的治疗该类疾病的方法，国外已做了大量的基础与临床工作，许多学者认为从输精管先天性缺如患者附睾头部吸取的精子，在电镜下的结构与正常人精液中获取的精子形态是一样的，而且同样具有授精能

力，因而采用人工精池制作技术，每月穿刺人工精池抽吸精子作女方宫颈人工授精，并取得了一定的进展，并有获得怀孕成功的报道。如何在梗阻解除后较短时间内恢复正常生精功能是临床工作中应重视的问题。

2. 采用 Mani 开窗术制作人工精池

江少波、江荣根、邬贤德结合术后服用中药治疗，对 10 例先天性输精管缺如及 1 例炎性输精管梗阻所致的无精子症患者进行治疗。10 例先天性双侧输精管缺如：年龄 27～36 岁，平均 30.7 岁。睾丸形态、大小、质地正常，双侧输精管均未及。附睾表现为饱满增厚感，前列腺无异常。精液量 0.3～1.0ml，平均 0.65ml，精液 pH 5.5～7.2，平均 6.4，未见精子。精液果糖定量检查均为 0。血 FSH、LH 及 T 激素检查均在正常范围。10 例患者均行单侧睾丸活检提示：生精细胞轻中度减少，排列紊乱，间质增生，界膜稍增厚，仅 2 例患者偶见成熟精子。患者均采用 Mani 开窗的人工精池术，术后第 1 天起服用自拟生精育子方（党参、麦冬、熟地、石斛、肉苁蓉、枸杞子、淫羊藿、山茱萸、鹿角胶、龟板胶、蛇床子、陈皮、五味子、甘草），每日 1 剂，分 2 次煎服，连续 3 个月。女方基础体温测定，并于排卵前期用 B 超监测卵泡发育状况并行宫颈黏液涂片观察。在女方排卵期当天对患者进行双侧睾丸鞘膜腔穿刺。用手挤压鞘膜腔，将腔内液固定于一侧，局部消毒后用 2ml 针筒，8 号针头穿刺囊腔抽液，抽出液涂片见有活动精子即予女方作宫颈人工授精。11 例患者共穿刺并行人工授精 36 次，其中 4 例术后连续 4 个月，6 例连续 3 个月，1 例连续 2 个月抽出囊液并找到活动精子。有 1 例患者妻子经抽吸液人工授精后短暂怀孕，46 日后自然流产。结果显示，术后服用自拟的生精育子方配合治疗，具有补气温肾、提高精子活力的作用，大大改善了睾丸的生精功能，实际所获精子数量及质量有明显提高。因此，手术配合中药治疗对提高人工精池治疗成功率将是一种可行的也是一种值得继续深入探讨研究的方法。

3. 王旭初等用中药治疗男性无精子症

32 例患者经 3 个月治疗后，治愈 2 例，有效 5 例，无效 25 例。治愈率 6.3%（2/32），总有效率 21.9%（7/32）。育子丸中淫羊藿、韭子、鹿角胶、肉苁蓉、覆盆子皆为补阳之品，有益肾壮阳、固摄生精之作用；石斛固肾养阴；枸杞子、菟丝子补肝肾、益精髓，其味辛平质润，能滋阴养血，其中菟丝子既补肾阳又补肾阴而阴阳平补；桑寄生、牛膝、熟地配伍，滋补肝肾，祛风除湿，强筋健骨；牛膝又可引血下行。全方共奏益肾生精、养血滋阴之效。现代研究发现，生殖激素调节对精子发生过程起着非常重要的作用，这一作用是通过下丘脑-垂体-睾丸轴系统体现的。作者通过育子丸治疗不育模型大鼠研究发现，应用育子丸治疗后，不育模型大鼠黄体生成素（LH）、睾酮（T）水平有显著升高。由此可以推断，育子丸主要是通过促进 LH 的分泌，继而引起 T 水平的提高来促进曲细精管生精作用。应用育子丸对不育大鼠模型进行治疗后，改善了异常的精核蛋白及其构成，提示育子丸的作用机理可能是干预了精核蛋白基因表达，促进了精核蛋白的生物合成，纠正了组蛋白——精核蛋白取代反应（HPRR）阻滞。

【小结】

1. 引起无精子症的原因很多，其中的一部分无精子症目前没有治愈的可能，因而无需治疗，如遗传学染色体异常（Klinefelter 综合征等）、先天性异常（先天性无睾等）、睾丸生精细胞缺乏或完全不可逆性破坏（唯支持细胞综合征、未及时手术的成人双侧隐睾及腮腺炎性睾丸炎）等。所以无精子症的治疗要点首先是力求明确其发病原因，根据其发病原因来确定是否需要治疗以及采用何种方法治疗。对生精功能低下、生精阻滞、内分泌异常及感染引起的输精管道局部阻塞者，可运用中西药综合治疗；对严重的精索静脉曲张所引起的无精子症，运用精索静脉高位结扎手术与药物相结合的综合方法治疗，可能会取得好的疗效；对感染引起的输精管道弥漫性的阻塞或双侧精囊或输精管先天性缺如，如患者睾丸生精功能正常，可考虑从睾丸获取精子，运用 ICSI 技术，解决不育问题。

2. 精液衰少，多从脾肾二脏立论。补肾历来为医家所重视，然健脾或被忽略，这也是一再强调的原因。"治病不愈，寻到脾胃而愈者甚多，盖万物从土而生，亦从土而归"，脾胃一健则四脏皆有生气也。

少精子症

少精子症是指生育期男性具备正常的性功能和射精功能，在禁欲 3~7 日后，3 次以上精液化验精子密度均低于 $20 \times 10^6/\text{ml}$，无其他可适用的诊断，可列入此诊断。本病无明显临床症状，只是在因不育就医时，检查精液常规提示精子数量低于正常而被诊断。由精子减少而致男性不育的发病率较高，是男性不育的主要原因之一，约占男性不育的 20%~30%。

中医学有"精少无子"的记载，"精少"、"精清"、"精薄"，与少精子症相类似。临床有如下特点：在男性不育中最为常见；属相对不育之范畴；在生育力低下范围内，蕴藏着量与质的关系，过去常为临床医家所忽略；精子计数并非恒定不变，常受各种主客观因素影响，必须全面考虑，前后互参，方能作出正确的判断；中医治疗本症有相当满意的疗效。

【病因病机】

1. 先天禀赋不足，或房事不节，不知持满，耗伤肾精；或五劳七伤，病久及肾；或温病后期热极伤阴，下元不固，可见精子稀少、精液稀薄；肾精亏损，导致生殖机能减退，男子精少而不育。

2. 肾阳不足，命火式微，不能温煦脾阳；脾阳不足，不能运化水谷精微；脾肾阳虚，全身机能衰退，生精功能随之减退。

3. 久病体弱，血证日久，气血两虚，精亏水乏，精亏则血少，血少则精少，气不摄血，血不化精，皆可导致精子减少。

4. 饮食不节，过食辛辣厚味，酿湿生热；或外感湿毒，湿热下注精泉，灼伤肾精；或湿阻精窍，涩精难出，生精减少。

5. 久患入络，或外伤瘀血阻络，精道不畅，亦可造成精子量少。

总之，少精子症的病因病机不外肾虚和邪实，肾虚是生精减少；邪实则为湿热灼伤肾精或痰浊、瘀血阻滞精络，精络不畅，导致精子量少。

【发病机制及病理】

1. 炎症

睾丸的炎症可使睾丸实质广泛破坏而致睾丸生精功能减退或消失。附睾的炎症可使相邻的睾丸实质萎缩，同时附睾炎及前列腺炎和（或）精囊炎可造成射精管水肿、受压而致输精管道完全或不完全梗阻，使精子数减少。

2. 精索静脉曲张

24%～39%的少精子症是由于精索静脉曲张造成的，精索静脉曲张可由于温度及毒素等原因，使生精细胞的生精功能受到影响，继而导致少精子症。

3. 隐睾

少精子症中隐睾约占9%。隐睾的组织学研究表明，不但隐睾本身有组织学损害，而且在单侧隐睾已下降至阴囊的睾丸中也有组织学的损害，这种先天性的组织学改变在以后的异常环境（异常位置、异常温度）中进一步损害，从而导致生精功能低下。有人统计，单侧隐睾者约60%可造成不育。

4. 内分泌异常

由于脑垂体释放的促性腺激素减少而引起的性功能低下、糖尿病、甲状腺机能减退等都可造成少精子症。

5. 染色体异常

染色体畸变，特别是性染色体畸变对精子密度、活动率、前向运动率及形态均有严重影响，故对精子密度低于 $2×10^6/ml$ 者，都应作染色体分析。染色体异常在少精子症中的发生率为1.76%。

6. 自身免疫

自身免疫可以通过两种途径造成少精子症：自身免疫影响精子的发生使生殖细胞脱落；睾丸及附睾的自身免疫过程可造成精子输出的阻断。

7. 肥胖

过于肥胖是男性生育力低下的一个重要原因，虽然他们睾丸大小及其第二性征正常，但血中睾酮水平却明显下降，雌激素水平则升高。精液分析常显示少精子症。

8. 慢性肝脏疾病

在慢性肝脏疾病的患者中，47%有睾丸萎缩，大多数患者为少精子症。

9. 尿毒症

睾丸生精障碍在尿毒症患者中较常见，睾丸活检可表现为生精功能低下或阻滞、唯支持细胞等。

10. 镰刀状红细胞性贫血

这类男性常有身材发育及性成熟障碍，睾丸生精功能障碍，这与促性腺激素升高及LH-RH反应过度有关。

少精子症的发生还与下列因素有关：①睾丸精子生成数量，在30岁后开始逐渐下降，约50%的老年人在70岁之前会发生自发性睾丸输出管梗阻，从而导致少精子症。②应激：研究表明，应激、情绪紧张或低落也可以导致少精子症。③禁欲及性交频度：禁欲虽可以增加精液容量及精子密度，但如果禁欲时间过长，精子的活率及活力均下降。④内分泌功能的完整取决于足够的营养供给。营养可影响激素的合成和释放，而激素反过来也影响营养的需要。实验和临床研究表明，急慢性饥饿、热量的限制、蛋白质的质量、维生素及矿物质的缺乏会改变内分泌腺体的功能。营养缺乏能改变垂体和睾丸之间的平衡，引起睾丸组织学的改变，导致生精功能低下而发生少精子症。⑤电离辐射（X射线等）和非电离辐射（包括射频辐射、微波、红外线、紫外线、超声、激光）；合成的有机杀虫剂、除臭剂、杀真菌剂、杀螨剂及熏剂、食物添加剂、工业化学制品、化学元素。⑥药物因素：化疗药物、作用于中枢神经系统的药物、抗高血压及激素类药物。上述因素都可以引起少精子症。

所有这些因素，作用于精子发生成熟过程的各个环节，导致精子的产生障碍，或排输不畅，而出现精子数目减少。

【诊断与鉴别诊断】

1. 诊断

男子不育症患者，精液化验检查精子计数在 $20×10^6/ml$ 以下（3次化验结果），其他如精子活率、活力、畸形率，或精液黏稠度和液化时间等，可正常或异常。患者多因不育症而就诊，一般无临床症状。也有因多年不育感到焦虑，或具有与原发性少精症有关原发病的症状。如严重精索静脉曲张所致的阴囊坠痛；泌尿生殖系统慢性炎症引起排尿异常，小腹不适，腰骶疼痛等。因不育而精神沮丧者较为普遍，可诱使性功能减退、阳痿、早泄等。

西医在排除了下列病因：性交或射精功能障碍、精索静脉曲张、隐睾、腮腺炎性睾丸炎、自身免疫性疾病、生殖道感染、输精管道梗阻、内分泌异常、全身性慢性疾病、染色体异常、先天性异常、后天获得性睾丸损伤、酗酒或药物滥用或环境因素或近期高热及医源性病因等，而不能进一步诊断，精液分析检查显示精子密度少于 $20×10^6/ml$，则仅能给予描述性诊断为少精子症。本节讨论的少精症为特发性少精子症。

2. 鉴别诊断

（1）与生理性少精子症相鉴别。精子计数并非恒定不变，而是受各种客观因素的影响，同一个体在不同时期和不同环境下，精子计数可出现不同的结果，如检测技术本身的误差率、患者禁欲时间、身体状况、精神因素、休息好坏等，均与精子计数有一定关系。故必须连续检查3次以上方能做出定论，并在判断患者生育能力时，应将精子成活率、精子活动力、精子畸形率等各项指标予以综合分析，才能得出比较正确的结论。应强调检测技术的正确性。患者禁欲时间应在 4 日以上，身体状况良好，无外来因素影响。采集不同时期 3 次精液化验，方能得出比较正确的结果。

（2）与下列常见疾病或因素导致的少精子症相鉴别。男性生殖道感染可根据精液中脓细胞的检查及病原体的培养情况加以鉴别（参见性腺感染章节）。精索静脉曲张需详细的专科检查及精索 B 超检查可明确诊断（参见精索静脉曲张章节）。染色体异常通过血液检查即可鉴别。详细的专科检查及阴囊内容物 B 超检查可明确诊断精索静脉曲张。通过测定血液性激素的水平即可以鉴别内分泌疾病（参见内分泌疾病章节）。精液及血液抗精子抗体检测可明确诊断免疫异常（参见免疫异常章节）。

【辨证施治】

1. 肾精亏损证

证候：精液量少或量多稀薄，神疲乏力，腰酸膝软，午后潮热，五心烦热，目眶发黑，口干溲黄，夜寐盗汗，大便秘结，舌红苔少，脉细带数。

分析：肾精亏损，故精子减少而不育；肾精不足，髓海空虚，故头晕耳鸣、精神疲惫、记忆力减退；腰为肾之府，肾精亏虚，故腰膝酸软。舌淡苔白，脉沉细弱皆为肾精亏虚之征。

基本治法：大补真元，滋肾填精。

方药运用：斑龙二至百补丸合七宝美髯丹加减。方中鹿角胶、补骨脂、菟丝子补肾阳；枸杞子、生地、天门冬、麦冬、制首乌滋阴填精；怀牛膝引药下行；当归养血，取精血相生之意；黄精平补肺脾肾；金樱子补肾主收藏。

方中加用陈皮、皂刺等以补而不滞，滋而不腻，静中有动；也可加鱼鳔、紫河车、露蜂房以加强补肾生精之力；午后潮热，五心烦热，或精液检查见精液不液化、死精子多者，加粉丹皮、白芍、地骨皮滋阴清热凉血；盗汗明显者，加五味子、浮小麦；大便秘结者，加瓜蒌仁、肉苁蓉。

经验方：①乌嘴鸭睾丸焙干研粉，每次 0.3g，口服，每日 1 次，3 个月为 1 个疗程。②新鲜人胎盘 1 具，漂白，切成块，煎煮，喝汤吃肉，半个月 1 次。

针灸：取双侧肾俞、志室、太溪、三阴交；气血两虚者，取双侧脾俞、胃俞、肾俞、足三里、三阴交。用补法，留针 30 分钟，每日 1 次，10 次为 1 个疗程。

2. 脾肾阳虚证

证候：精子稀少，性欲减退，精冷不育，肢体畏寒，面色苍白，自汗便溏，小便清长，舌淡、苔薄白，脉沉细。

分析：肾阳不足，精室寒冷，精虫难以生长，故精少精冷。肾阳为全身阳气之根，其虚则性欲低下、畏寒肢冷、面色苍白。脾阳虚弱为脾气亏虚之渐，故而自汗便溏；肾阳虚则膀胱气化失常，小便清长。舌淡苔薄白、脉沉细皆为脾肾虚寒的征象。

基本治法：补脾益肾，温壮阳气。

方药运用：打老儿丸合右归丸加减。熟地、枸杞子、山茱萸、当归滋阴补肾；杜仲、菟丝子、淡附片、肉桂（后下）、鹿角胶、巴戟天、楮实子、小茴香补肾壮阳；怀山药健脾。

可合用六君子汤，与"形气不足，温之以气"；"精不足者，补之以味"暗合。滑精者，加莲须、芡实涩精气；腰痛，加续断、桑寄生壮筋骨；腹痛喜温，大便溏薄者，加干姜、炒白术。

食疗：韭菜、鲜虾仁各150g，鸡蛋1个，白酒50g。韭菜炒虾仁、鸡蛋，佐膳，喝白酒，每天1次，10天为1疗程。

针灸：取命门、肾俞、关元、中极，隔姜灸，以艾灸三壮为度。

3. 气血两虚证

证候：患者精子稀少，精液稀薄量少，面色萎黄，形体衰弱，神疲乏力，头晕目眩，气短心悸，失眠多梦，性欲减退，舌淡，苔薄白，脉细而弱。

分析：气血两虚，化精无源故精少不育；肌体失荣，故面色萎黄、爪甲苍白、神疲乏力；心血不足，心失所养，故气短心悸、失眠多梦；脾气虚，故食少便溏。而舌淡胖嫩、脉细弱均为气血两虚之象。

基本治法：补中益气，养血生精。

方药运用：嗣育汤合八君子汤加减。党参、黄芪、白术、茯苓、怀山药、甘草补脾益肾；当归、白芍、熟地、枸杞子补血养血；菟丝子、巴戟天、淫羊藿补肾助阳。

方中加紫河车、山茱萸等血肉有情之品以加强补肾填精，益气养血之功；失眠多梦者，加炙远志、酸枣仁、合欢皮安神定志；心悸不宁者，加柏子仁、丹参、茯苓。

中成药：养血饮颗粒，每次6g，每日3次，口服。

4. 湿热下注证

证候：精子数目少，精液黏稠而不液化，婚后不育，口苦咽干，胸胁胀满，少腹或会阴部不适，舌红，苔黄腻，脉弦数或滑数。

分析：湿热下注，热灼阴精，致精少而黏稠，婚后不育；湿热之邪内阻，津不上承，故口苦咽干；湿热之邪阻滞气机，故胸胁胀满、少腹或会阴部不适或疼痛。舌红苔黄腻，脉濡数或滑数均为湿热内蕴之征。

基本治法：清热利湿，兼补阴精。

方药运用：龙胆泻肝汤合六味地黄汤加减。龙胆草、黄柏、栀子清热燥湿；金银花、连翘清热解毒；车前子、泽泻清热利湿；熟地、山萸肉滋阴填精；粉丹皮清血分热。

尿频、尿急、尿痛明显者，加萹蓄、瞿麦；尿道灼热刺痛者，可加青风藤、槐花、茜草；精液黏稠而不液化者，加蒲公英、大贝母；胸胁胀满明显者，加柴胡、郁金、枳壳；少腹或会阴部不适严重者，加三棱、莪术、川楝子、延胡索。

中成药：三妙丸，每次6g，每日3次，口服。

5. 气滞血瘀证

证候：精子数目少，精液量少，不育，面色紫暗，皮肤粗糙，少腹不适，茎中刺痛，舌暗红或有瘀斑，脉弦涩。

分析：气滞血瘀，精道不通利，瘀不去则新不生，故精子数少、精液量少而不育；瘀血内阻，肌肤失于濡养，故面色紫暗、皮肤粗糙；气滞血瘀，经脉阻滞，不通则痛，故少腹不适、茎中刺痛。舌暗红或有瘀斑，脉弦涩均为瘀血内阻之征。

基本治法：行气活血，化瘀生精。

方药运用：血府逐瘀汤加减。桃仁、红花、赤芍、川芎、当归行气活血；柴胡行气疏肝调理气机；路路通、穿山甲疏通经络。

少腹胀痛明显者，加川楝子、延胡索、台乌药；会阴或茎中刺痛者，加炙乳香、炙没药、失笑散。

中成药：桂枝茯苓丸，每次 6g，每日 3 次，口服。

【转归及预后】

治疗得当，患者的精子数目和精子活力都能得到改善，疗程均在 3~6 个月。对久治改善不大者，可选择辅助生殖技术。

【预防与调护】

1. 讲究卫生，积极预防和治疗生殖腺及附属性腺感染。

2. 避免不良因素的刺激，如放射性、药物、酗酒、抽烟、过度疲劳、热水浸浴、穿紧身裤等。

3. 饮食宜清淡，忌食肥甘厚味和辛辣之品，加强营养，药食配合治疗可提高疗效。

4. 性生活要有规律，避免禁欲或纵欲；禁欲则精子生成缺少必要刺激，纵欲则引起造精功能匮乏。

5. 积极找寻少精症的原发病症。在诊断特发性少精子症之前需认真排除其他可能诊断，如精索静脉曲张、睾丸鞘膜积液、附睾结核等，必要时可行手术疗法。

【临证经验】

本病病因病机不外肾虚和邪实，本病虚多实少。在虚证中，论阴阳，又有阴虚、阳虚之别；论脏腑，有肾虚、脾虚、或脾肾两虚之分；论气血，则多见气血两虚。实证则为湿热灼伤肾精或痰浊、瘀血阻滞、精络不畅，导致精子量少。所以本病的辨证，既要辨疾病的虚实，又要辨疾病的阴阳、脏腑及气血。

治疗首选中医，临床治疗宜采用辨证与辨病相结合的方法。对临床无明显症状可辨者宜从脾肾论治。

1. 临床常用脾肾双补的验方聚精丸治疗精液异常类不育症，以提高精子数量，总有效率达 85.5%。常用药物有：生熟地、太子参、续断、益母草、枸杞子、沙苑子、茯苓、皂角刺等，并随症加减。本方脾肾双补立法，与以补肾生精为主的传统方法相异。精有先天后天之分，两者皆封藏于肾。先天之精即生殖之精，后天之精即水谷之精、五脏六腑之精。后天之精的化生，有赖于先天之精；先天之精的充养，有赖于后天之精，故有"先天生后天，后天养先天"之说，而有"脾肾双补"之法。脾肾双补法更有利于精子的发育，成熟和获能。中医学认为肾藏精，主生殖，肾的精气盛衰直接关系到人的生殖功能和生长发育。前人"男子以精为主，女子以血为主"，肾精亏损是男性不育的主要病机之一；朱丹溪"有精虚精弱不能成胎者"；清代陈士铎《辨证录》对男性不育也有"精空"、"精少"之论。其治疗原则为精少者添其精。故临证多定位肾、脾二脏，立脾肾双补大法，又于法外兼理气血寓有静中有动之机。

2. 聚精丸对精子细胞 DNA 含量的影响。精液异常是男性不育症的最主要病因，少精子症、弱精子症是精液异常的主要类型。在精子发生和成熟的过程中，生精细胞核 DNA 及核蛋白发生的一系列变化对生育能力有直接的、十分重要的影响。精液细胞成分 DNA 的流式细胞术（FCM）检测方法，通过测定精液中各级生精细胞 DNA 的含量，来判断睾丸精子发生的状态。从而快速精确测定精子发生及其障碍程度，揭示精子发生和成熟过程中的病理变化。本研究结果表明，精液中正常单倍体精子的百分率与精液常规检测中精子密度分级以及活力呈明显的正相关。

3. 脾虚肾亏是男性不育症的主要病因病机。男性不育症临床辨证分型的特点是阴虚多于阳虚。聚精丸组方的指导思想正是脾肾双补，滋阴重于补阳。临床研究表明，聚精丸能明显增加少精子症患者的精子密度，提高弱精子症的精子活力、活率及精子向前运动速度，降低畸形精子症患者的精子畸形率，显著提高男性不育症患者精液中正常单倍体精子的百分率，降低异常的多倍体细胞的百分率。分析认为，聚精丸的作用机制与其促进睾丸生精细胞的分化与成熟有关。

【现代研究进展】

1. 王怀秀等认为精之助胶囊可提高男性不育患者精子密度及活动能力，同时使部分患者性功能及精神状态改善。动物实验显示，精之助胶囊可有效逆转温水浴后造成的睾丸、附睾超微结构病理变化，并且有明显的量效关系。还能明显缩短雄性大鼠的交配潜伏期，增加幼年小鼠附属性腺器官的重量，改善肾阳虚小鼠的体重减轻、体温下降、腺体萎缩等。

2. 岳嵘等应用十子育精丹治疗后发现药物含有性激素样物质（或具有活性基因的片段），补充体内的性激素；影响性腺轴内分泌轴的高级调节中枢功能，加强性腺轴反应；增强体内蛋白质合成代谢，促进精子的合成；加强附睾功能，增加成熟精子的数量以及增强精子的活力。在与氯米芬的对照中，显示出疗效更好、受孕率高、副作用小等优点。

3. 何映等用聚精丸治疗少精子症。50 例少精子症患者口服聚精丸每次 5g，每日 3 次，3 个月为 1 个疗程，连续服用 1~4 个疗程，分别于治疗前及治疗 1、3、6、12 个月后，通过透射电镜和流式细胞仪（FCM）观察精子超微结构和生精细胞的凋亡、生精细胞倍体比例的变化。该研究提示，聚精丸治疗 6 个月后出现顶体基质密度和顶体膜结构形态的病理性改变有所逆转，推测可能是聚精丸治疗后改善了睾丸的内环境所致；聚精丸治疗6个月、12个月后比较，仅少数中段线粒体发育不良有所好转，总体上尾部结构改善不明显。聚精丸可以改善少精子症患者精子顶体基质密度和顶体膜结构形态的病理性改变，降低了生精细胞及精子凋亡速率，提高单倍体精子（M2）的百分率，降低凋亡小体及二倍体细胞（M1、M4）的百分率。提示聚精丸能够抑制生精细胞及精子凋亡，改善少精子症患者的生精功能。

4. 邓惠民等用益肾填精法治疗少精不育症。共治疗33例患者，临床痊愈6例，占18.18%；显效6例，占18.18%；有效19例，占57.58%；无效2例，占6.06%；总有效率93.94%。精子数治疗前后比较：治疗前（18.73±2.45）×10^6/ml，治疗后（33.88±7.92）×10^6/ml，治疗前后比较差异有统计学意义（P<0.01）。根据"虚则补之"及"精不足者，补之以味"，选择补肾填精、鼓动肾气的药物组方。方中黄芪、党参、黄精、山药健脾助运，以资生化之源；熟地黄、当归生血养血；菟丝子、山茱萸、覆盆子、金樱子、肉苁蓉、淫羊藿、鹿角滋养肾阴，温补肾阳，益精填髓；牛膝补肝肾，引血下行。诸药合用，补而不腻，滋补而不留邪，共奏补肾填精之功。临床观察发现，治疗后患者肾气充盛，肾精旺盛，可生精育子，有的患者虽然暂时不育，但精液常规恢复正常，或较治疗前好转50%以上，且自感勃起功能坚强，精力旺盛。补肾药物含有丰富的微量元素锌，锌是人体必需的微量元素之一，不仅能提高精子密度，而且也能提高精子活力。缺锌时，精子活力降低。补肾药物具有性激素样作用，可调节内分泌失调。因此，益肾填精法治疗少精不育症疗效显著。

【小结】

1. 少精子症的中医治疗以补肾健脾为基本原则，温养阳气、滋补精血为重要手段，临床运用具有良好的疗效。西医则以激素治疗为主要方法，配合使用促进精子发生和成熟的药物。由于激素治疗有一定的副作用，故中医中药治疗应为临床首选。治疗的关键是要尽可能明确少精子症的发病原因，对生殖道感染、精索静脉曲张、内分泌异常及自身免疫性疾病等引起的少精子症，在积极治疗控制原发病的同时配合运用此法，往往也能收到良好疗效。

2. 临证多定位肾、脾二脏，立脾肾双补大法，又于法外兼理气血，寓有静中有动之机。赵彦辉先生云："补精必用浓厚之品，然总需胃化脾传，方能徐徐变精归肾，不过以浓厚之品较清淡之品者，变精为易耳。断不能入口之后，辄变精而藏诸肾也。"须补脾胃化源者，饮食增则津液旺，自能充血生精也。常用药物有生熟地、太子参、续断、益母草、枸杞子、沙苑子、茯苓、皂角刺等，并随症加减。本方脾肾双补立法，与以补肾生精为主的传统方法相异。

3. 实邪引起精子量少多责之于湿热、瘀血。除常用方法治疗外，要注意此类药物可引起精子活力下降的可能，故同时应给予聚精丸以提高精子活力。

精子过多症

精子计数超过 $250×10^6/ml$，造成男子不育，即可称为精子过多症。此症临床上极为少见，国外报道该症约占男性不育症的 0.2%。精子过多引起不育，主要归咎于精子质量问题。临床上，精子过多症患者多伴有精子成活率低，活动力差，或畸形率高，形态小，或伴有精液不液化。这些都可能是引起男性不育的主要原因。

中医典籍中未见类似记载。大约相当于"精瘀"病。常见证型有肾气亏虚、湿热下注、痰湿内阻证。目前对本病的治疗比较困难，缺乏成熟经验，中医辨证和辨病结合论治有一定效果，但疗程一般都较长。

【病因病机】

该病的病因主要为先天禀赋厚味，湿热内生，下注肝肾，或感受湿热之邪，循经上沿，结于精室。精子增多症在数量上属太过之疾，而在质量上则属不足之病。其病机为"肾虚湿阻"，生殖之精生长异常。不足表现于肾虚，太过表现于湿阻。加上湿为阴邪，其性黏腻，不易骤化，给精子增多症的治疗带来更大困难。

【发病机制及病理】

引起精子密度过高的原因，目前尚不十分清楚，可能是内分泌因素，以及睾丸的炎症而致睾丸生精功能的异常变化。由于精子过多症患者精子质量较差，其发病原因还可能与精子在附睾内停留的时间较短即释放，使大量发育不成熟的精子释放到精液中有关。另外，各种原因（如前列腺萎缩等）引起的精浆分泌量减少，也是造成精子密度相对增高的原因之一。精子过多导致不育的病理机制在于精子数量虽多，但质量差。首先，精液中大量不成熟的精子缺乏受精能力；其次，精子运动时需要消耗能量，过多的精子使精浆中能源消耗增加，精子因得不到足够的能量而活力下降；而且精子密度增高，精子运动时互相撞碰的机会增多，从而影响精子运动的速度，减少与卵子接触的机会，降低精子进入卵子的能力，因而降低了受孕的机会。

【诊断与鉴别诊断】

1. 诊断

精子过多症的诊断要点是婚后不育，精子计数超过 $250×10^6/ml$ 者。精子过多症患者一般没有明显的临床症状。

2. 鉴别诊断

（1）精子过多症应该与生理性的精子密度增高相区别：生理性精子密度增高多见于长久禁欲者，偶然一次的精子计数超过 $250×10^6/ml$。鉴别方法是在 1 周后复查。生理性精子增多者多会在参考值范围之内。

（2）精子过多症还应和精液量过多症鉴别：精液量过多症是指精液的总量过多，而精子的密度反而较低；精子过多症则与之相反，精液总量多减少或正常，精子的密度增高。

【辨证施治】

1. 肾气亏虚证

证候：婚后不育，精子密度显著增加，伴腰膝酸软，阳痿早泄，耳鸣失聪，头昏健忘，神疲乏力，短气自汗，面部发暗，舌淡，苔薄白，尺脉细弱。

分析：肾藏精，主生殖，肾气虚弱，故精子异常增多而不育。肾气亏虚，腰膝失于温养，故腰膝酸软；肾为作强之官，肾气司精关之开合，肾气虚弱，不能作强，开合失司，故阳痿早泄；肾气虚弱，髓海空虚，故耳鸣耳聋、头昏健忘、神疲乏力。气虚不能敛阴，故自汗出。舌淡苔薄白，脉沉细无力均为肾气虚弱之征。

基本治法：补益肾气。

方药运用：金匮肾气丸加减。方中大熟地、山萸肉、怀山药补肝脾肾；茯苓、泽泻、粉丹皮健脾清利淡渗，与三补相配；桂枝、附子于大队滋阴药中徐徐生气而不燥；续断、五味子、牡蛎助前述诸药藏水火于命门。

腰膝酸冷，四肢不温者，加仙茅、淫羊藿、巴戟天；神疲乏力，短气自汗，易感冒者，加黄芪、白术、防风。

食疗：牛鞭、羊肉各100g，母鸡肉50g，枸杞、狗鞭各10g，肉苁蓉6g，花椒、老姜、料酒、味精、猪油、食盐适量，每周1~2剂。

中成药：还少丹，每次6g，每日3次，口服。

2. 湿热下注证

证候：精子密度成倍增高，不育，伴尿频、尿急、尿道涩痛，尿黄而浊，前列腺液或精液常规中可见较多白细胞，或肛检前列腺可触及结节，腰膝酸重，少腹和会阴部疼痛，舌红苔黄腻，脉滑带数。

分析：湿热之邪内结精室，则精子数目增多，精子异常难以成孕；湿热下注膀胱，故尿频、尿急、尿痛、尿黄浊；湿热阻滞肝经，气滞不通，则少腹和会阴部疼痛；舌红苔黄腻，脉滑数均为湿热下注之象。

基本治法：清热利湿。

方药运用：败酱草合剂。源自《中医男科临床治疗学》。方中败酱草、马齿苋、马鞭草、荔枝草、川草薢清热祛湿；牛膝、延胡索、粉丹皮活血化瘀；生黄芪、枳壳补气以推动气机；露蜂房破精室中滞气，亦有壮阳之功。

尿频尿急，尿道涩痛明显者，加瞿麦、萹蓄、栀子、灯心草；若热甚者，可加蒲公英、金银花、连翘。前列腺液或精液常规中白细胞量多者，加皂角刺。

中成药：三妙丸，每次6g，每日3次，口服。

3. 痰湿内阻证

证候：婚后不育，精子密度显著增加，形体较胖，周身乏力，胃纳不佳，大便溏薄，口中作黏，行房时射精不畅，舌苔薄腻，舌质有紫气或有瘀点，脉细濡。

分析：痰湿内结于精室，窍踞精位，精子不能成熟，流溢于外，故精虫多而无用；痰浊阻于经络则脾气不能达于四肢，故体倦；脾失运化，则胃纳欠佳且大便不实、口黏。舌脉亦现痰湿内阻之象。

基本治法：化痰泻浊，活血通精。

方药运用：加味二陈汤。方中制半夏、陈皮、川贝化痰；苍术、茯苓、薏苡仁健脾化湿以绝生痰之源；炙僵蚕、怀牛膝、王不留行、鸡血藤、益母草活血通络。面色暗紫，少腹或会阴不适者，加桃仁、红花、川芎；行房时射精不畅者，加柴胡、枳壳、路路通。

中成药：香砂六君丸合桂枝茯苓丸，每次各6g，每日3次，口服。

【转归及预后】

本症临床上比较少见，急性期治疗效果比较好，进入慢性期治疗较困难。

【预防与调护】

1. 适度性生活，既不纵欲，亦不禁欲，是预防精子增多症的重要措施。

2. 多吃芹菜和酸性食物，有利于减少精子数量；忌食辛辣、葱蒜、生姜等刺激性食物。

3. 按疗程坚持治疗，不可时断时续。

【临证经验】

肾气亏虚为本，湿热下注、痰瘀内阻是标。肾虚又有阴阳之分，本病以肾阳（气）虚者多见。此外，尚有虚实夹杂之证。

治疗当以扶正祛邪为治疗原则，各宜随证而施之。

患者精子数量虽多，但质量差，因而同样导致不育。精子运动时需要消耗能量，精浆中能源有限，如果精子数量不能恢复到正常范围，精子的质量就无从提高。恢复正常精子数量的目的是要提高精子的质量，如果精子的活力不提高，其数量无论是多是少都没有多大的意义。因此，在精子的数量和质量发生异常时，应以治疗质量异常为主。中医辨证治疗本病有一定的疗效，具体可与弱精子症治疗互参。

验案举例

吴某，32岁，婚后3年，夫妇同居不育。配偶健康，性生活正常，未采用避孕措施。伴有腰膝酸软，头昏耳鸣，乏力自汗，胃纳佳，大便正常，小便清长，面色黧黑，睡眠好，脉沉细，舌淡红，苔薄白。前列腺液常规检查：卵磷脂小体（++），白细胞少许，解脲支原体（-），第一次精液常规检查，七天未排精，用电按摩取样，精液量0.4ml，呈灰白色，pH值7.6，液化时间20分钟，黏稠度（++），精子密度$300×10^6$/ml，活动率18%，畸形率10%，精子动力分级：0级82%，1级18%，2~4级均为0。第二次精液常规检查：精液量1.2ml，呈乳黄色，液化时间10分钟，pH值7.4，黏稠度（+），精子密度$318×10^6$/ml，活动率40%，畸形率10%。以上两次化验，活动力分级中3、4级均为零，确诊为精子增多症。证为肾气亏虚，治以温补肾气为主，右归丸加减。

处方：鹿角胶10g，吴茱萸2g，菟丝子、生地、当归、枸杞子各10g，肉桂、制附子各 5g，生薏苡仁 15g，枳壳 6g，甘草 5g，淫羊藿 10g。

水煎服 45 剂。

1988 年 4 月 30 日复诊：腰膝酸软消失，无头昏耳鸣，面色正常。精液常规：精液量 1.4ml，灰白色，液化时间 20 分钟，pH 值 7.4，黏稠度（++），精子密度 $252 \times 10^6/ml$，活动率 75%，畸形率 5%，精子动力分级：0 级 25%，1 级 10%，2 级 10%，3 级 30%，4 级 25%，白细胞少许。病已基本痊愈。

【现代研究进展】

1. 郭志伟等对高密度精子的不育男性进行了睾丸容积、精液体积、精子运动轨迹和精浆中果糖、α-葡萄糖苷酶和酸性磷酸酶进行检查。结果表明，精子高密度不育男性睾丸容积、精子运动轨迹及精浆果糖含量与正常生育男性差异显著（P<0.05）。这可能与精子密度过高耗竭果糖，同时精子本身线粒体含量减少，精子运动速度减慢而致不育。但两组中精浆 α-葡萄糖苷酶和酸性磷酸酶无显著性差异。

以滋阴敛阳为治疗原则，运用知母、黄柏、熟地、黄芪、麦冬、龟板等，内服，每日 1 剂，同时嘱患者每周排精 3 次，3 个月后复查精液。共随访 10 例，有 6 例复查时精子密度均降至 $150 \times 10^6/ml$ 以下，半年后其中有 4 例妻子怀孕。

2. 周贤道认为不能获得足够的能量进入卵子而导致不育。根据中医学精血同源，互生互长的理论，及"久病必有瘀"、"怪病必有瘀"的观点，运用血府逐瘀汤加味治疗精子增多症，可降低精子密度，提高精子质量，增强其运动能力，使精归正常而恢复生育功能，临床报道治疗 2 例均获痊愈。

3. 彭影等观察扫描电镜下畸形精子增多症患者的精子形态。用扫描电镜对巴氏染色正常形态≤4% 的畸形精子增多症患者的精子微细结构进行观察分析。经改良巴氏染色后正常形态≤4% 定为实验组，正常形态>14% 定为对照组。两组患者的精液标本在扫描电镜下观察，并将结果进行分析比较。结果：精子顶体表面光滑率，对照组 88.21%，实验组 45.34%；顶体缺失率，对照组 0.30%，实验组 3.00%；环状沟平滑，对照组 72.56%，实验组 47.68%；环状沟呈波浪状，对照组 13.12%，实验组 37.32%；线粒体鞘异常，对照组 12.75%，实验组 53.22%；胞浆小滴，对照组 0.90%，实验组 2.60%；尾部畸形，对照组 6.74%，实验组 17.46%，两组比较差异均有显著性（P<0.05）。因此，正常形态≤4% 的畸形精子增多症患者精子除宏观结构有异常外，顶体、环状沟、线粒体、尾部等微细结构异常发生率增加。本研究认为巴氏染色正常形态≤4% 的精子除在宏观结构上畸形率高之外，在微细结构上也存在多种缺陷。由于精子微细结构与精子功能密切相关，扫描电镜从微细结构上特别是对于光学显微镜下无法观察到的精子的形态异常加以识别，为不育症的临床诊断、治疗和预后评价提供了依据，同时也说明了改良巴氏染色在精子形态分析中确有重要意义，为其在临床上推广应用提供了依据。

【小结】

1. 本病以肾气虚损为本，痰浊瘀血为标。扶正祛邪为治疗的基本原则。

2. 临床虽分为三型论治，但临症之时不能胶柱鼓瑟，不知变通。往往所见为虚实并呈、寒热错杂，必须注意轻重先后之别。

3. 精瘀之变与血瘀类似，其治亦可参同。因于湿者，与肺、脾、肾三脏关系至为密切，则宣肺、健脾、助肾气化功能；若气机失调，则调畅枢机推陈出新；与痰互结者，则二陈辈所宜与。

死精子症

精液检查显示精子的成活率下降，死亡精子超过40%者，称为死精子症。一般镜检诊断的死精子并不一定都是真正的死亡精子，有些只是没有活动力而已，由于这部分没有活动力的精子和死精子一样都没有受孕能力，临床上就不再将这部分精子从死精子数中分出。死精子症的临床表现颇不一致，有的伴有睾丸炎、附睾炎、前列腺炎、精囊炎，或有神经衰弱、男子性功能障碍等，有的则无任何临床症状，所以本症多在婚后不育进行精液检查时发现。死精子症是造成男性不育症的重要原因之一，据统计，死精子症占男子不育症的1%~2%。

中医典籍未见"死精子症"病名，相当于"肾虚"、"精寒"、"精热"、"精浊"等症。本症如治疗护理得当，一般预后尚可。临床上100%死精得以"起死回生"者并不罕见。

【病因病机】

本症多由禀赋素弱，先天不足；或后天失调，早婚房事不节，频繁手淫，致伤肾气。肾气虚致命门火衰，阴寒内生，则为肾阳虚。肾为生精藏精之所，肾气不足，肾阳虚衰，其生精养精功能失常，致使死精子增多。若素体阴血不足或房劳所伤，或久病入肾，或过用温燥劫阴之品，或情志内伤，阴精暗耗等引起肾阴不足，阴虚火旺，热灼肾精，也可致死精增多。脾阳根于肾阳，肾阳虚可致脾阳亦虚，故脾肾阳虚往往同时并见，也有脾阳虚而致肾阳虚者。若素体脾胃虚弱，或饮食不节，或劳倦、忧思伤脾，脾胃受纳运化功能失职，气血精生化之源不足，肾精失养而致死精过多。还有素嗜辛辣醇酒厚味，湿热内生，熏蒸精宫，肾精伤残；或精神抑郁，肝失疏泄，木郁化火，反侮肾水，肾精受损等，也可引起死精症。一般来说，属生殖道炎症者，以阴虚火旺、湿热下注、肝郁气滞者居多；健康状况欠佳，生精功能缺陷者，以肾气不足、肾阳虚衰或阴阳两虚者居多。

【发病机制及病理】

死精子症与生精功能缺陷、内分泌异常、精索静脉曲张及隐睾、精囊、前列腺、睾丸和附睾炎症，以及全身营养状况欠佳、维生素A缺乏等因素有关。这些致病因素都可以引起精子的生长发育不良而出现死精症。除了精子生长发育不良，下列原因引起的精浆异常也可导致死精子症的发生：

1. 精液中精子存活必须的某些营养物质缺乏

如果糖就是一种极为重要的精子存活与活动的能量来源，当输精道存在炎症时，正常精液中所含果糖就会减少。同时，由于细菌及白细胞等的浸润，也是营养物质减少的原因。

2. 精液酸碱度异常

正常精液 pH 值为 7.2~8.9，偏碱性，死精子症时 pH 往往低于 7.2，说明精液的酸性程度增高可能是造成精子死亡的因素；精液 pH 值的降低，多因生殖器官炎症时细菌代谢产物的增加所致。

3. 供氧不足

生殖器官有炎症及精索静脉曲张时，由于局部充血、水肿及血液瘀滞，循环减慢，结果导致供氧不足，精子可因缺氧而死亡。

4. 微量元素锌含量降低

精液含锌量与精子的活力密切相关，前列腺炎症时，会造成精液含锌量下降，精子活力下降，容易死亡。

5. 自身免疫因素

自身抗精子抗体的存在也是造成死精子症的重要原因。附属性腺和输精道炎症时，使自身免疫机制有机会在体内或生殖道产生抗精子抗体，从而增加精子凝集，减少精子活力和活动率，妨碍精子在附睾内成熟。

6. 生殖道感染

各种原因的生殖道感染，都可以导致男性精子活率降低，并对精子数量和形态也产生不良影响。

【诊断与鉴别诊断】

1. 诊断

死精子症的诊断依据是精液化验检查结果。凡精液检查死精子超过 40% 者即可确诊为死精子症。

2. 鉴别诊断

（1）假死精子症，是指因收集精液方法不当或检查操作不规范而造成的人为死精子增多。如使用避孕套收集精液，而精液取出后，标本放置时间过长，温度过高或过低，均可使死精子数增多；禁欲时间过久也可使精子成活率下降。因此，诊断死精子症应首先排除人为因素造成的死精子数增多。一般要反复检查 3 次，才可确诊。

（2）有些精子虽然是成活的，但由于其活力低，镜检时往往被误认为是死精子。这种情况用活体染色法检查，可将活而不动的精子从真正死亡的精子中区分开来。另有人做过试验，在死精子较多的精液中滴入适量林格液，再镜检发现精子成活率明显增加，这一结果也说明不活动的精子并不等于是死精子。

【辨证施治】

1. 阴虚火旺证

证候：婚久不育，精少，死精子过多；伴尿频，尿急，尿痛，尿黄，尿末滴白，或有遗精、血精，会阴部隐痛；或伴腰膝酸软，潮热盗汗，口干咽燥，耳鸣目眩，便秘，舌红苔少，脉细带数。

分析：肾阴虚则虚热内生，扰乱精室，灼伤精液，故精液量少而死精数目增多，婚后不育；肾阴亏虚，髓海不充，故头昏耳鸣；阴虚内热，故五心烦热、潮热盗汗、口干咽燥；热扰精室，精关开合不利，故遗精。舌红少苔或无苔，脉细数，均为阴虚内热之征。

基本治法：滋阴降火。

方药运用：知柏地黄汤加减。知母、黄柏、生地、白芍滋阴清热；银花、蒲公英、赤芍、粉丹皮凉血解毒；丹参、当归活血通经；续断、沙苑子补肝肾；泽泻、甘草从小便分消热邪。

尿频、尿急、尿痛等尿道刺激症状明显者，加车前子、木通；尿末滴白严重者，加五味子、煅龙牡；伴有血精或血尿明显者，加大蓟、小蓟、白茅根；腰膝酸软者，加杜仲、秦艽；大便干结难解者，加肉苁蓉。有结核感染者，同时给予西药抗结核治疗。

中成药：知柏地黄丸，每次 6g，每日 3 次，口服。

2. 肾气不足证

证候：婚后不育，精液清冷，死精子增多，可伴性欲低下，阳痿早泄，射精无力，腰膝酸软，头昏耳鸣；或见神疲乏力，面色少华，气短自汗；或伴形寒怕冷，四肢清冷，舌淡苔薄白，脉沉细。

分析：肾阳衰弱，失于温煦，阴寒内生，故精冷不育、死精子多、形寒肢冷、阳痿早泄；肾阳衰，气化无权，故小便清长、夜尿多；腰为肾之府，肾阳虚，肾不能生髓养骨，故见腰膝酸软。舌淡胖，脉沉细或微均为肾阳衰、命火不足之象。

基本治法：温补肾气。

方药运用：五子补肾丸加减。菟丝子、枸杞子、覆盆子、五味子、车前子补肾生精；续断、淫羊藿、肉苁蓉、补骨脂助肾气，熟地、紫河车、当归滋养阴血。

性欲低下，阳痿早泄，射精无力者，加仙茅、巴戟天、蛇床子、韭子；形寒怕冷，四肢厥冷，精液清冷者，加制附子、肉桂；腰膝酸软，头昏耳鸣者，加杜仲、桑寄生、天麻；神疲乏力，面色少华，气短自汗，经常感冒者，加人参、黄芪、当归、白术。

金匮肾气丸：干地黄、怀山药、山茱萸、茯苓、粉丹皮、泽泻、桂枝、炮附子各 10g，水煎服。

3. 湿热内蕴证

证候：婚久不育，死精子过多，形体较丰，胸闷心悸，口中干黏，阳痿早泄，头晕脑涨，小便黄浑，大便溏薄，舌偏红，苔黄厚腻，脉弦带滑。

分析：湿热内踞精室，精虫生存环境恶劣，故死亡者众。形体较丰非其果，而是这类人易聚湿生痰，痰阻于气道，流注于心，则心胸不适；注于宗筋则阳痿不起；蒙蔽清阳不能上达则头晕；注于下焦则小便黄赤。舌脉亦湿热之象也。

基本治法：清热化湿。

方药运用：芩连平胃散加减。黄芩、黄连、土茯苓清热解毒；制半夏、川朴、陈皮、苍术、薏苡仁燥湿健脾；车前子、泽泻利尿通淋；紫河车为血肉有情之品，生精要品。

胸闷心悸明显者，加全瓜蒌、薤白；见舌红口干等湿热伤阴症状者，加生地、天花粉；伴尿频尿急尿痛，小便黄赤者，加木通、黄柏、六一散；大便溏薄者，加木香、炒白术。

中成药：四妙丸，每次 6g，每日 3 次，口服。

4. 肝郁气滞证

证候：婚后不育，死精子过多，郁郁寡欢，胸胁胀痛，性欲淡漠，阳痿不举或举而不坚，乳房发胀；并见少腹不适，或射精时腹中作痛，或睾丸胀痛。舌有紫气或有瘀点，脉弦或涩。

分析：肝气郁结，疏泄失常，气滞血瘀，故死精子多而不育、情志抑郁；肝经气机阻滞，瘀血内阻，故胸胁胀痛、少腹不适，或射精时茎中作痛，或睾丸胀痛；舌暗红或有瘀点，脉弦或涩均为肝郁气滞血瘀之象。

基本治法：疏肝理气。

方药运用：逍遥散加减。柴胡、橘叶、绿萼梅、制香附、郁金、枳壳疏肝理气；柏子仁、当归、白芍养血柔肝；首乌藤安神；淫羊藿助阳振奋阳道。

性欲淡漠，阳痿不举或举而不坚者，加巴戟天、露蜂房、干蜈蚣；少腹不适，或睾丸胀痛者，加台乌药、荔枝核；会阴刺痛明显，舌有紫气或有瘀点者，加三棱、莪术、炙乳香、炙没药。

经验方（活精散）：巴戟天、枸杞子、覆盆子、菟丝子、熟地、车前子、淫羊藿各 60g，怀山药、枣仁、炙龟板、五味子各 40g，共研末，每日 3 次，每次 10g。

【转归及预后】

如属内分泌异常引起的疗效较好，而炎症引起的治疗比较困难。可适时选择辅助生殖技术。

【预防与调护】

1. 适当调节性生活，避免房事过频和中断过久。
2. 饮食合理，忌食辛辣、生冷、烟酒，以免苦寒之品损伤命火，温热之品加重炎症。
3. 重视睾丸炎、附睾炎、前列腺炎、精囊炎等生殖道炎症的防治。
4. 遵守医嘱，按疗程用药，切忌时断时续。

【临证经验】

首先要明辨虚实。本症虚证多见，但也有虚实夹杂者。虚者以肾虚为主，实者如湿热、瘀血等。其次要辨明病位，本症的病位主要在肾，可涉及脾、肝等脏。

治疗的目的是要恢复生殖之精的正常生长。以补肾益精、疏通气机为治疗原则。补肾又有温补肾阳肾气、滋补肾阴、滋补肝肾、温补脾肾的不同，疏通气机有疏肝理气、活血化瘀、清利湿热之别，临床必须根据病机的差异区别应用。

1. 死精子症多为虚实夹杂之证，以肾虚为本，邪实为标，治宜标本兼顾，补肾填精，兼以祛邪。一方面在补虚时不忘祛邪，使补而不滞，以免助纣为虐，邪毒更甚；另一方面祛邪时也不忘扶正，以免戕伐太过，否则邪虽祛而正亦伤，生精养精功能不能恢复正常，病难痊愈。在治疗本病时主张辨证与辨病的结合，在辨证施治的基础上，如患者睾酮水平低于正常，多加用温肾壮阳之品；生殖系统炎症明显者，常加清热利湿解毒之品；精索静脉曲张者，多加活血化瘀之品。另外，详细了解患者饮食、卫生和生活习惯，指导患者避免高温、有毒化学物质接触及放射性损伤等不良影响，也是提高治疗本病疗效的关键。

2. 常识告诉我们，精子的质量优劣，是能否与卵子结合的关键。我们撇开无精子不谈，因为没有数量就无所谓质量。通常情况下，即使精子数量超过每毫升 2 千万个，如果精子质量（形态）异常，都是"老弱病残"，即死精子症（精子活率<40%），或弱精子症（精子动力 50%<3 级以上），或精子畸形症（畸形精子>30%），也是无济于孕育的。故精子异常中的数量与质量（形态），以精子质量（形态）为主。提高精子活动率的治疗要点有四：一为滋阴降火，改善全身情况；二为清热化湿，控制感染；三为温补肾气，调整内分泌；四为疏肝理气，改善局部血运。

【现代研究进展】

1. 引起男子不育症病因较多，症状多样，在准确辨证的基础上施治，常可获得较好的疗效。蔡玉国对 58 例死精子症进行辨证分型，发现肾阳虚型占 56%，并用"阳化气，阴成形"的理论阐述了肾阳虚是导致"死精子"的主要原因。

孙界平报道 56 例死精子症中，精液检查时 WBC>10 个/HP 以上的就有 52 例，因此认为死精子症的发生多与生殖附属性腺感染有关，并以清热通络为主，佐以益肾生精，自拟"活化汤"治疗本病，总有效率达 87.5%；方佛友等运用滋阴降火解毒法治疗死精子症也取得良好的疗效；杨聪斌运用桃红四物汤加减治疗气滞血瘀型死精子症，治愈率达 60.2%，有效率达 92.1%。

2. 牛祖智把死精症分为：①肾阳亏虚型，治以温肾壮阳，自拟活精Ⅰ号：淫羊藿、巴戟天、仙茅、菟丝子、桑椹子、覆盆子、女贞子、枸杞子、黄芪、当归、甘草；②阴虚火旺型，治以滋阴降火，自拟活精Ⅱ号：知母、黄柏、生地、粉丹皮、沙参、麦冬、杭芍、桑椹子、女贞子、覆盆子、枸杞子；③湿热内蕴型，治以清热利湿，自拟活精Ⅲ号：黄柏、大青叶、银花、赤芍、粉丹皮、草薢、石菖蒲、薏苡仁、茯苓、牛膝、台乌药、甘草；④气滞血瘀型，治以理气活血，自拟活精Ⅳ号：柴胡、香附、川楝子、郁金、当归、益母草、路路通、甲珠、王不留行、蜈蚣、甘草。死精子过多乃生精机制发育不良，治疗以温阳补肾填精为大法，多以补虚为主。虽然命门火衰，肾精亏虚等虚证固然有之，但不必拘泥于先贤独重温肾壮阳、补肾填精之法，应据证候辨别湿热内蕴、阴虚火旺、气滞血瘀等证型，分别治以清热利湿、滋阴降火、理气活血等法。尤其湿热内蕴是死精子症的主要原因，其影响肾的藏精和肝的疏泄，下注精室，即可灼伤肾阴，又能困遏肾阳，使病深不解，缠绵难愈。治疗不应重于补肾而应重于祛除下焦湿热，保证肝的正常疏泄。

3. 周建华等以清热利湿活精汤治疗死精子症 66 例，疗效满意，治愈 48 例占 72.72%，显效 16 例占 24.24%，总有效率 96.96%。中药以植物本草，复方用药，轻重侧重，灵活用药，对精子的杀伤降至最低。方药组成：紫花地丁、蒲公英、川草薢、炒白术、山药、生地、车前子、瞿麦、土茯苓、代赭石、生甘草。偏于湿胜者重用草薢；精浆白细胞增多者，重用紫花地丁、蒲公英；阴虚重用生地、山药；阳虚重用炒白术、菟丝子；病久多瘀，活血化瘀，加丹参、三棱、莪术；睾丸坠胀加川楝子、乌药。

4. 马新民等用"十子壮阳丹"治疗死精子症 45 例。结婚 1 年以上，排除女方因素，禁房 3 天以上采集精液，夫妻配合采精 12 例，本人手淫方法取精 33 例。方用十子壮阳丹，基本药物组成：淫羊藿、仙茅、菟丝子、蛇床子、杞果、五味子、金樱子、怀牛膝、楮实子、车前子、覆盆子、韭菜子、九香虫、补骨脂、巴戟天、鱼鳔等药组成。加用西药：ATP40mg，日 3 次；VitE 胶丸 0.1g，日 3 次口服。结果：显效者 18 例，占 40%；有效者 23 例，占 51.1%；无效者 4 例，占 8.9%。

【小结】

1. 死精子症多为虚实夹杂之证，以肾虚为本，邪实为标；治宜标本兼顾，补肾填精，兼以祛邪。一方面在补虚时不忘祛邪，使补而不滞，以免助纣为虐，邪毒更甚；另一方面祛邪时也不忘扶正，以免戕伐太过，否则邪虽祛而正亦伤，生精养精功能不能恢复正常，病难痊愈。

2. 在治疗本病时应辨证与辨病结合，在辨证施治的基础上，如患者睾酮水平低于正常，多加用温肾壮阳之品；生殖系统炎症明显者，常加清热利湿解毒之品，精索静脉曲张者，多加用活血化瘀之品。

3. 详细了解患者饮食、卫生和生活习惯，指导患者避免高温、与有毒化学物质接触及放射性损伤等不良影响，也是提高治疗本病疗效的关键。

弱精子症

精子活力是评价精子质量的一个重要指标，根据 WHO 推荐的精子活力检查分级标准，如果男性不育症患者Ⅲ级精子少于 25% 且Ⅱ级以上精子少于 50%，则称为弱精子症，又称为"精子无力症"、"精子活力低下症"。弱精子症是精子质量低下的最常见最主要的类型，本病常与其他精液异常症同时出现，是引起男子不育症的重要原因之一。

中医文献中没有"弱精子症"的记载。但本症相当于"精寒"、"精冷"等证。本症的治疗、预防可与死精子过多症互参。

【病因病机】

本症多由先天禀赋不足，或房劳过度，导致肾精不足，肾阳亏虚，命门火衰，不能温煦肾中生殖之精，精虫动力乏源所致；或由素嗜肥甘茶酒，复感湿热，蕴于肝经，下扰精室，生殖之精异常，精子活动下降；或久病体虚，气血不足，精失所养，精子活力低下。

【发病机制及病理】

1. 先天性因素

如先天性睾丸不发育或发育不全等，不仅导致睾丸产生的精子数量不足，而且精子的活力往往也较差。

2. 内分泌疾病

睾丸的生精功能受到多种内分泌激素的影响。血液睾酮水平异常增高或不足、甲状腺或垂体功能的低下或不足、高泌乳素血症等均可能抑制睾丸的生精功能而导致弱精子症。

3. 生殖系统感染

睾丸产生精子，附睾是贮存精子的重要器官，它还具有重要的吸收、分泌和免疫屏障机能，为精子在形态和功能成熟提供了合适的环境，精子在通过附睾的过程中，逐步获得了运动能力和授精能力。前列腺、精囊及尿道球腺的分泌物组成精浆，精浆是组成精液的主要部分，是精子营养、获能和运行的基质。因此，无论是睾丸、附睾，还是前列腺、精囊及尿道球腺的特异性和非特异性感染，都会降低精子活力和活率，从而降低精子的授精能力，引起不育。

4. 精索静脉曲张

温度及毒素是精索静脉曲张导致弱精症的主要原因。

5. 自身免疫性疾病

生殖系统的损伤和急慢性感染，都可使男子产生自身抗精子抗体（ASAb），引起精子凝集而活力下降。

6. 营养障碍

如贫血、维生素的缺乏、食用粗棉籽油，以及慢性肝、肾衰竭等。

7. 环境因素等

物理因素：如阴囊局部高温、全身性发热、X线辐射。

化学因素：包括空气污染、水污染及粮食、蔬菜的污染等，都可影响睾丸生精功能。

药物影响：如烷基化物、激素、氧化酶抑制剂、大剂量阿司匹林，以及中药雷公藤等。

不良习惯和嗜好：如过度吸烟、酒精中毒，过度紧张和情绪变化。

上述致病因素通过影响精子质量及活动所需的能量而使其活力下降，不能使卵子受精而致男性不育。

【诊断与鉴别诊断】

1. 诊断

本病的诊断依据是精液中精子活力检查的分级情况，凡Ⅲ级精子少于25%且Ⅱ级以上精子少于50%者，皆可诊断为本病。

2. 鉴别诊断

本病应与死精子症相鉴别。死精子症是表示精子的活率低，不活动的0级精子超过

40%，死精子症侧重于精子的存活与否，而本病则指精子的运动能力的下降。两者均属精子质量低下，死精子症患者多同时表现为弱精子症，但弱精子症患者的精子活率不一定异常。

【辨证施治】

1. 肾阳不足证

证候：婚后不育，精子活力下降，阳痿早泄，腰膝酸软，形寒肢冷，眩晕耳鸣，小便清长，夜间多尿，舌淡胖，脉沉细迟或微细。

分析：肾中生殖之精失于温煦，故精子活力低下，婚后多年不育；肾阳虚衰，不能作强，精关不固，故阳痿早泄；命门火衰，形体失于温煦，故形寒肢冷；肾阳亏虚，气化无权，故小便清长、夜尿频多；腰为肾之府，膝为肾之络，肾阳不足，下元虚惫，故腰膝酸软。舌质淡胖，苔白，脉沉弱或细微均为肾阳虚衰之征。

基本治法：温补肾阳。

方药运用：巴戟丸加减。方中巴戟天、肉苁蓉、附子、鹿茸、桂枝、续断、杜仲、菟丝子补肾壮阳；干地黄、山萸肉滋补肾阴，五味子、桑螵蛸补肾固摄。临床运用时加党参、黄芪以益气生精；阳痿早泄，形寒肢冷者，加仙茅、淫羊藿；小便清长，夜间多尿者，加台乌药、益智仁、怀山药。

中成药：五子补肾丸，每次6g，每日3次，口服。

针灸：①关元、大赫、三阴交、肾俞。平补平泻，针后加灸，留针30分钟，隔日1次，15次为1个疗程。②太冲、侠溪、肝俞、胆俞。平补平泻，单针不灸。

2. 肾精亏虚证

证候：婚后不育，精子活力低下，腰酸膝软，耳鸣或耳聋，眩晕神疲，健忘恍惚，发脱齿摇，舌红苔薄白，脉细。

分析：肾精不足，生殖之精失于濡养，故精少而活力低下、婚后不育；肾藏精，精生髓，肾精亏损，髓海空虚，脑失所养，故头昏耳鸣、神疲乏力、健忘多梦。舌淡苔薄白，脉沉细均为肾精不足之征。

基本治法：补益肾精。

方药运用：鱼鳔丸。方中鱼鳔胶、鹿角胶为血肉有情之品大补肾精；大熟地、枸杞子、山茱萸、天麦冬滋肾阴；巴戟天、菟丝子、沙苑子助肾中气化；白术、茯苓、泽泻健脾使后天运化强健以利先天；五味子、炒枣仁、当归养血安神。临床运用时加紫河车以加强补肾益精之力，加车前子通利精窍，使补中有泻，补而不腻；腰酸膝软明显者，加续断、杜仲；眩晕耳鸣者，加天麻、钩藤、灵磁石。或五子衍宗丸：枸杞子、五味子、菟丝子、覆盆子、车前子，改为汤剂，每日1剂，水煎，分2次服；或五子生精汤：枸杞子、五味子、菟丝子、覆盆子、沙苑子，每日1剂，水煎，分2次服用。

3. 肝经湿热证

证候：婚后不育，精液多黏稠，色黄不液化，精子活力下降，两目红赤，胁肋胀痛，阴囊湿痒，睾丸肿胀热痛，纳呆厌食油腻，小便短赤，大便秘结，舌苔黄腻，脉弦数。

分析：湿热之邪扰精室，精液异常，婚后不育；肝开窍于目，肝热上扰，故目红赤；肝经湿热蕴结，经气不利，疏泄失司，故胸胁胀痛、睾丸肿胀热痛；湿热下注，湿热蕴结伤阴，故小便短赤、大便干结。舌红苔黄腻，脉弦数均为肝经湿热蕴结之征。

基本治法：清热利湿。

方药运用：龙胆泻肝汤加减。龙胆草、黄芩、黑山栀清热利湿；泽泻、木通、车前子、碧玉散分利小便使邪有去路；柴胡疏肝，与清利之品相伍有渗湿之意；生地滋阴以防热胜伤阴。精液黏稠不液化者，加鸡内金、谷麦芽、大贝母；阴囊湿痒者，加黄柏、苦参、蛇床子；睾丸肿胀热痛者，加枸橘、川楝子；小便短赤者，加萹蓄、瞿麦、六一散；大便秘结者，加生大黄、枳实。

中成药：龙胆泻肝丸，每次6g，每日3次，口服。

4. 气血两虚证

证候：婚后不育，精子活力低下，多伴神疲乏力，面色萎黄，心悸气短，少气懒言，食少便溏，形体瘦弱，常患感冒，舌质淡胖，边有齿痕，脉沉细弱。

分析：后天之精乏源，气血两虚，肾精失于充养，故精子活力低下、婚久不育；气血不足，肌体失于充养，故神疲乏力、面色萎黄；气虚推动无力，血虚心失所养，故心悸气短；脾气虚弱，脾失健运，故食少便溏。舌质淡胖，边有齿痕，脉细弱均为气血两虚之候。

基本治法：补气养血。

方药运用：十全大补汤加味。方中人参、茯苓、白术、炙甘草益气健脾；川芎、当归、熟地、白芍补血养血；黄芪、肉桂鼓舞气机。食少便溏者，加焦楂曲、炒谷芽、炒麦芽、煨木香；体虚易感冒者，加陈皮、防风；兼遗精者，加金樱子、生牡蛎、莲须；畏寒怕冷者，加淫羊藿、锁阳、巴戟天。

中成药：养血饮颗粒，每次6g，每日3次，口服。

【转归及预后】

视精子活力分级及原发病因而定，总体而言疗效尚可。弱精子症时有反复，波动较大，对治疗期间未能及时怀孕者，应适时冷藏精子，以备IUI或试管婴儿所需。

【预防与调护】

1. 戒烟酒、浓茶及其他刺激性饮料和食物。

2. 治疗期间应避免不良因素的影响，如紧身裤、牛仔裤、桑拿浴、蒸汽浴等。

3. 节制房事，禁恣情纵欲。

4. 增强信心，按医嘱坚持服药，不可时断时续。

【临证经验】

1. 本病的辨证要点是弄清虚实。精子动力异常为不足之症。其不足者，有肾阴亏虚、肾阳不足及气血两虚之分，此为本虚；亦有肝经湿热所致者，此乃因实致虚。辨证既确，论治自明。

2. 治疗当以扶正为本，以恢复精子活力。"阴为体，阳为用"，中医学认为弱精子症不仅以虚证居多，而且以阳虚为主，故温补肾阳是治疗弱精子症最常用的方法，但临床运用时不能忽视滋阴，所谓善补阳者必于阴中求阳是也。同时精血喜动恶滞，运用补法时还应注意补中有通，使补而不滞，增强疗效。

【现代研究进展】

1. 徐福松教授从上世纪70年代开始即对男性精液异常导致的不育进行研究，提出了精液是否正常取决于肾脾的观点。肾为先天之本，主藏精，主生殖，肾气充足则精液盈满，精子活泼。肾气不足，必然导致不能藏精，精液改变而影响生育。脾为后天之本，它既受肾气之温煦以维持自身的功能，又不断以水谷精微滋填于肾，补肾之阴精亏损。若脾失健运，生化无源，肾精无以充养，则易导致精液异常而影响生育。故先、后天失调，脾肾不足是精液异常的病理基础。依据"阳化气，阴成形"的理论，采用滋肾填精，助脾化运的方法组方，经过20余年的研究，研制开发出聚精丸。

对246例精液异常的病人进行研究发现，聚精丸对精子数量、活力、顶体酶完整率、精子前向运动速度及精子形态学等都有明显的改善，对精子活力的改善尤为明显。其总有效率85.77%，怀孕率为17.1%。246例病人中包括性功能障碍59例、前列腺炎63例、精索静脉曲张25例、睾丸-附睾炎33例，精液异常的原因具有一定代表性。说明聚精丸的疗效具有广泛性。

2002年采用流式细胞术对正常生育男性和不育男性的不同阶段精细胞核DNA进行检测，来判断睾丸精子发生状态。结果表明，精液中正常单倍体精子的百分率与精液常规检测中精子的密度分级及活力呈明显的正相关；聚精丸能明显增加少精子症患者的精子密度，提高弱精子症病人的精子活力、活率及精子前向运动速度，降低畸形精子比率，显著提高男性不育病人精液中正常单倍体精子的百分率，降低多体细胞的比率。聚精丸的作用机理与其促进睾丸生精细胞的分化与成熟有关。

2003、2004年，采用性激素水平、SOD、NO及生精细胞凋亡指数为观察指标，分别对聚精丸作用于不育男性（共4组试验）所引起的变化进行分析，结果发现：①聚精丸可以通过改善FSH、LH及T的水平，来改善生精功能。患者性激素水平治疗前后均在正常范围内。治疗后FSH、LH水平上升，与治疗前比差异均有显著性（$P<0.05$）；T上升，与治疗前比较，有极显著意义（$P<0.01$）。②弱精症患者精液NO与SOD有明显的相关性，提示NO与SOD共同参与精子活力的调节。治疗前后精液SOD值明显下降。③生精细胞凋亡指数与精子质量、精子倍体正相关，聚精丸治疗后的患者生精细胞凋亡指数接近正常，有药效学意义。

研究表明，聚精丸在多个层次、多个靶点对不育男性产生影响从而改善精子质量，提高不育的男性生育率。

2. 肾藏精，主生殖，弱精子症从肾论治，已为共识。补肾益精法是治疗弱精子症的基本大法，如沈建平以自拟益精汤治疗精液异常所致不育症92例，钱彦方用嗣育生精汤治疗精液异常男性不育症45例等均取得了较好疗效，其中80%以上的弱精子症患者经治疗后精子活率、活力均有明显提高。

3. 殷维艳运用益肾固精培土法治疗以精子活力下降为主的精液异常不育症36例，结果：痊愈30例，配偶妊娠率达34.8%。郭来荣认为，肾之精只有在肝的正常疏泄下才能完成生殖功能，情志的变化不仅影响性功能，也会影响精子的质与量。因此，对从肾论治无效者，转从肝治，或疏肝调气、清肝利湿，或补养肝血，或肝肾同治，每每获效。如邹如政用疏肝补肾法治疗弱精子症36例，治愈22例，有效率91.7%。生殖系统感染是引起精子活力下降的原因之一，中医治疗宜配合清热利湿，刘爱绒采用口服清热利湿、补肾活血方为主治疗感染性精液异常128例。结果：痊愈率59.4%，其中女方妊娠率21.9%，总有效率为90.6%。精索静脉曲张也是弱精子症的重要原因之一，临床上对伴有气滞血瘀者，在补肾的同时配合活血化瘀往往能明显提高疗效。朱志忠运用益肾化瘀生精法治疗精液异常134例，治愈率66.41%，总有效率为94.77%。

4. 虽然影响精子活力的因素是多方面的，但其作用的最终结果都是导致精浆或（和）精子的异常。精浆的异常包括精浆感染、液化异常、抗精子抗体阳性等。现代医学实验研究表明，精浆渗透压、pH值异常、精浆中的 NO、ATP、胎盘蛋白、蛋白酶、唾液酸和果糖的含量等都与精子活力密切相关。近年来，越来越重视精子本身结构或（和）质量异常对精子活力影响的研究。Marmor 用特殊染色技术在镜下对精子的体尾部缺陷进行观察，发现这些体尾总形态的改变与精子的活力之间具有高度相关性。黄勋彬等对弱精症男子与正常人精浆和精子膜尿激酶（UPA）活性的研究表明，精子膜 UPA 活性值与精子活率、活力亦呈线性相关。提示精子膜 UPA 酶活性与精子活力及生育力可能有一定关系。通过体内应用尿激酶的治疗，发现对弱精症的精子活力有明显提高。在精子发生和成熟的过程中，生精细胞核 DNA 及核蛋白发生的一系列的变化对生育能力有直接的重要的影响。徐玉建运用流式细胞术（FCM）检测方法，测定男性不育症患者精液中各级生精细胞 DNA 的含量，结果表明，精液中正常单倍体精子的百分率与精子活力呈明显的正相关。

5. 金保方等以养精胶囊治疗245例弱精子症，将患者随机分为治疗组195例与对照组50例，治疗组口服养精胶囊，对照组服用五子衍宗丸，治疗90天后评定疗效。结果：治疗组总有效率为88.68%，对照组总有效率71.11%，两组总有效率有显著性差异（$P < 0.01$）。治疗组治疗后前向运动精子的比例逐渐增加，与治疗前比较有显著性差异（$P < 0.01$）；对于合并少精子症，精子密度大于5000000/ml，养精胶囊能增加精子密度，与治疗前比较有显著性差异（$P < 0.01$）；增加精浆果糖的含量，与治疗前比较有显著性差异（$P < 0.01$）。两组在治疗期间均无严重不良事件发生。结论：养精胶囊治疗弱精子症疗效显著，对于精子密度大于5000000/ml 的弱精子症，能显著增加精子密度，无严重不良反应。

【小结】

1. 精有先天后天之分，两者皆封藏于肾。先天之精即生殖之精，后天之精即水谷之精、五脏六腑之精。后天之精的化生，有赖于先天之精；先天之精的充养，有赖于后天之精，故有"先天生后天，后天养先天"之说、"脾肾双补"之法。脾肾双补法更有利于精子的发育，成熟和获能。中医学认为肾藏精，主生殖，肾的精气盛衰直接关系到人的生殖功能和生长发育。前人"男子以精为主，女子以血为主"，肾精亏损是男性不育的主要病机之一；朱丹溪"有精虚精弱不能成胎者"；清代陈士铎《辨证录》对男性不育也有"精空"、"精少"之论，其治疗原则为精少者添其精。

2. 临证多定位肾、脾二脏，立脾肾双补大法，又于法外兼理气血，寓有静中有动之机。赵彦辉先生云：补精必用浓厚之品，然总需胃化脾传，方能徐徐变精归肾，不过以浓厚之品较清淡之品者，变精为易耳。断不能入口之后，辄变精而藏诸肾也。须补脾胃化源者，饮食增则津液旺，自能充血生精也。常用药物有生熟地、太子参、续断、益母草、枸杞子、沙苑子、茯苓、皂角刺等，并随症加减。本方脾肾双补立法，与以补肾生精为主的传统方法相异。

畸形精子症

精液检查畸形精子数超过30%，即为畸形精子症。精子畸形症是引起男性不育症的重要原因之一，常与精液不液化、少精子、死精子症同时并存。

中医古籍中无"畸形精子症"的名称。因其结果为引起不育，故属"无子"或"不育"范畴。常见证型有肾阳不足、阴虚火旺、湿热下注等。除遗传因素外，因内分泌因素及前列腺、精囊慢性炎症所致者，中西药结合治疗一般有较好的疗效。

【病因病机】

中医学认为肾虚和湿热下注是导致畸形精子过多的基本病机。

本症多由房劳过度、久病、素体肾气虚弱、命门火衰、肾阳不足引起。精子的生长、发育、正常运行，全赖肾阳的温煦，如肾阳亏虚，阴寒内生，温煦失职，精子因生长发育不全而畸形。

或由嗜烟酗酒，温病、热病后，其阴耗损，肾阴亏损引起。肾阴对精液、精子的生成发育起物质保证作用，若肾阴不足，不能滋养生殖之精，精子失其所养，不但生精障碍，而且易使精虫生长发育不全而畸形。

平素嗜食肥甘辛辣之品，湿热内生，下注精窍；或湿热毒邪从外内侵，蕴结精室，湿热熏灼精窍，或阻闭精络，精气失养，精虫生化不利，而发生畸形。

【发病机制及病理】

精子在运输过程中很少发生形态改变，精子畸形主要是在精子发育过程中，由于各种物理化学因素的刺激及遗传、内分泌、感染、损伤等因素的影响致使精子发育不良，导致精子发生畸变。由于畸形精子数增多，受孕困难而致不育。

1. 吸烟

研究发现，吸烟者畸形精子增加 10% 左右。若每天抽烟 20～30 支时，畸形精子发生率显著增高，抽烟 30 支以上者，则畸形精子发生率更高。吸烟时间越长，畸形精子也越多。

2. 酗酒

酒精中毒除产生性欲淡漠、阳痿、早泄外，还能损伤精子，引起精子畸形。畸形精子受精，则会影响胎儿在子宫内的发育，有时还会生出畸形怪胎或低能儿。

3. 泌尿、生殖系统感染

其精液标本中，正常形态的精子百分数减低。在支原体存在的情况下，正常形态的精子数减少，尖头及尾部呈卷曲状、绒毛状的精子数增多。

4. 内分泌紊乱

曲细精管内精子的发生依赖于正常的下丘脑-垂体-性腺轴，依赖于正常的生殖内分泌功能。内分泌的紊乱会影响精子的发育过程，导致精子畸形。

【诊断与鉴别诊断】

1. 诊断

精液常规检查时，凡镜下畸形精子比例超过 30% 者，即可诊断为畸形精子症。

2. 鉴别诊断

精子畸形症应与精子凝集相区别。精子凝集是由于精子抗原与精子抗体的抗原抗体凝集反应，造成精子头对头、尾对尾、或头对尾集结在一起；而精子畸形症表现为精子本身形态异常，以及精液中形态异常精子的比例增多。

【辨证施治】

1. 肾阳不足证

证候：婚后不育，精液清冷，精子畸形率高，阳痿早泄，腰膝酸软，畏寒肢冷，小便清长，夜尿频多，舌淡胖，脉沉细或微细。

分析：肾阳虚衰，温煦失职，精失温养，故精液清、畸形精子增多、婚后不育、畏寒肢冷；肾为作强之官，肾藏精，命门火衰，肾不作强，精关不固，故阳痿早泄；肾阳虚，气化无权，故小便清长、夜尿多；舌淡胖，脉沉细或沉微均为肾阳虚衰，命门火衰之象。

基本治法：温补肾阳。

方药运用：赞育丹加减。方中巴戟天、仙茅、淫羊藿、肉苁蓉、韭菜子、附片、肉桂、杜仲补肾壮阳；熟地、当归、枸杞子、山萸肉滋补肝肾；白术健脾运化。精液冰冷如铁，小腹冷痛者，加台乌药、炮姜炭；形寒肢冷，阳痿早泄者，加露蜂房、干蜈蚣；腰酸膝软，阴雨天加重者，加独活、桑寄生、续断；小便清长，夜尿频多明显者，加台乌药、益智仁、怀山药。

针灸：①太冲、侠溪、风池、肝俞、胆俞。针而不灸，用补法或平补平泻，隔日 1

次，留针 30 分钟。适用于肾精亏损证。②肾俞、命门、三阴交、关元。针灸并用，用补法，隔日 1 次，留针 30 分钟。适用于肾阳不足证。

2. 阴虚火旺证

证候：婚后不育，畸形精子增多，精液量少，遗精滑精，腰膝酸软，五心烦热，头晕耳鸣，失眠盗汗，口干咽燥，健忘少寐，舌红少苔，脉细数。

分析：肾阴不足，精失滋养，或精液量少而畸形精子多、婚后不育；肾阴虚，筋骨失养，髓海不充，故形体消瘦、腰膝酸软、头昏耳鸣；阴虚则内热，故五心烦热。舌红少苔，脉细数均为阴虚内热之象。

基本治法：滋阴降火。

方药运用：知柏五子汤加减。方中知母、黄柏、生地、粉丹皮、山萸肉滋阴清热；枸杞子、菟丝子、覆盆子、车前子、五味子补肾生精；茯苓、怀山药、泽泻渗湿健脾。若阴虚火旺，精液中有脓细胞者，加知母、黄柏；遗精滑精者，加金樱子、龙骨；潮热盗汗者，加地骨皮、银柴胡、浮小麦；五心烦热，失眠健忘者，加酸枣仁、益智仁、首乌藤。

经验方：①滋阴百补丸（《医方集成》）：熟地、山萸肉、炒怀山药、粉丹皮、泽泻、茯苓、枸杞子、怀牛膝、杜仲、肉苁蓉、补骨脂、巴戟天、莲须，水煎服。②河车大造丸（《景岳全书》）：熟地、紫河车、天冬、麦冬、龟板、黄柏、杜仲、牛膝，水煎服。

3. 湿热下注证

证候：婚后不育，畸形精子数多，精液黏稠或不液化，或白细胞增多，有脓细胞，常伴有尿频、尿急、尿痛，小便短赤，或尿道灼热疼痛，腰酸，下肢沉重，身倦乏力，口苦心烦，舌红苔黄腻，脉沉弦或数。

分析：湿热之邪蕴结精道，影响精子生长，故畸精增多、精黏稠或不液化，精中有脓球和白细胞；湿邪阻遏，故腰酸、下肢沉重、身倦乏力；湿热之邪阻滞肝经，胆失疏泄，故口苦心烦。舌红苔黄腻，脉沉弦或数均为湿热内蕴之征。

基本治法：清热利湿解毒。

方药运用：利湿益肾汤。萆薢、薏苡仁、土茯苓、车前子、怀山药、白术健脾渗湿；肉苁蓉补肾阳；牛膝补肾引药下行。若湿热甚，见尿频、尿急、尿痛、小便短赤者，加黄柏、栀子；尿道灼热疼痛者，加茜草、青风藤；有瘀滞而见少腹、会阴疼痛，或有精索静脉曲张者，加桃仁、红花。

中成药：导赤散，每次 6g，每日 3 次。

【转归及预后】

内分泌因素引起的，用激素疗法能使部分患者的畸形精子下降至正常值范围。而因前列腺、精囊慢性炎症所致者，单纯的抗生素和磺胺类药物难以根治，而且疗程长。中药辨证治疗本症具有一定的疗效，一般治疗 3~6 个月，能使大部分患者精液化验恢复正常，预后良好。

【预防与调护】

1. 饮食有节，戒烟酒、忌食辛辣。

2. 注意个人卫生，特别是外生殖器的卫生，避免不良因素的接触，如不洁性交等。

3. 节制房事，不恣情纵欲。

4. 避免在高温、有毒、有放射性污染的环境中工作和生活，内裤应宽松，不宜穿紧身裤，不宜进行桑拿浴、蒸汽浴。

5. 重视泌尿生殖系统炎症的防治。

【临证经验】

首先辨虚实。本症虚证者多见，凡畸形精子增多而伴阳痿早泄、遗精滑精、腰膝酸软、头昏耳鸣、健忘等肾虚证候者属虚证；畸形精子增多而伴少腹会阴疼痛，精液检查显示精液不液化或脓精者多属实证。

其次当分清阴阳。肾虚者，无非阳虚、阴虚而已，凡精液清冷，并见形寒肢冷、小便清长者，属肾阳虚；而精液稠而量少，伴五心烦热、舌红口干、小便短赤者，属肾阴虚。

治疗多从肾虚求治，以补肾益精为主。根据肾阴虚与肾阳虚的不同，补肾又有温补肾阳和滋阴降火。对湿热下注为患者，治疗宜清利湿热。

1. 在诊治畸形精子症时，首先要了解患者生活习惯、生活及工作环境，吸烟、酗酒、不洁性交等不良习惯，或在高温、有毒、有放射性污染的环境中工作和生活均可导致及加重畸形精子症，如果不能改变不良的习惯，不能远离有害的环境，任何治疗都难以取得满意的疗效。

2. 虽然本症多因肾虚为患，精子畸形症多从肾虚求治。但近年来临床上湿热下注为患或伴有瘀滞者有增加的趋势，治疗时应明辨虚实，虚则补之，实则泻之，忌犯虚虚实实之错。临床多用子药确有奇效，无论精子形态异常，还是数量或质量异常皆可参考使用。据相关药理书载，子类药富含脂类及微量元素，对精子发生、成熟、获能、酶活性等都有帮助。

验案举例

刘某，30岁，1987年4月5日初诊。

婚后三年不育，一年前在某医院检查精液，乳白色，质稠，精子计数 $98 \times 10^6/ml$，活动率70%，活动力尚好，精子畸形率75%，服温补肾阳之品半年不效而转我院。腰酸不适，耳鸣，口干，舌淡，苔少津有裂纹，脉细弦数。为肾阴亏损，生精乏源。治当滋阴补肾，兼去相火。知柏地黄丸合五子衍宗丸化裁。

处方：知母9g，黄柏6g，生熟地各12g，茯苓15g，怀山药10g，山萸肉10g，丹皮10g，泽泻10g，女贞子10g，枸杞子10g，菟丝子10g，五味子10g，车前子10g，覆盆子10g，川牛膝10g。

每日1剂，水煎服。

1987年5月18日二诊：上药服30余剂后，腰酸耳鸣之症大减，口亦不干，舌淡苔薄脉细。精液复查活动率 40%，活力好，畸形率 50%，计数 $50×10^6/ml$，再守前方加淫羊藿 15g，杜仲 10g。

1987 年 6 月 16 日三诊：经服上药 40 余天后，无特殊不适，舌淡苔薄，脉弦缓。精液复查：量 2ml，灰白色，活动力良好，活动率 70%，计数 $30×10^6/ml$，畸形率 35%。嘱服成药六味地黄丸，每次 8 丸，每日 2 次，并配服聚精丸，每日 2 次，每次 10g。两个月后，其妻已孕 50 天。

【现代研究进展】

1. 陈磊等认为，脾肾两虚、湿盛血瘀为畸形精子过多症的主要病因病机，临床上补肾健脾、化瘀通络法是治疗畸形精子过多症最常用的方法。自拟二仙汤治疗畸形精子过多症，即以补肾益精为基础，酌情配以活血化瘀药。全方补肾壮阳、益肾填精，佐以化瘀通络，使阴阳互补，补而不腻，温而不燥。用自拟二仙汤治疗畸形精子过多不育症 46 例。基本方：淫羊藿、熟地黄、龟板各 30g，菟丝子 20g，仙茅、知母、肉苁蓉、巴戟天各 15g，桃仁、红花 10g。随证加减：脾虚湿盛者，加香附 15g，制半夏 15g，川芎 5g，生地黄 20g，茯苓 30g；脾肾两虚者，加茯苓 10g，山萸肉 15g，粉丹皮 10g，柴胡 10g，黄柏 10g，泽泻 10g，水牛角 50g；气滞血瘀者，加丹参 15g，莪术 15g，牛膝 15g，当归 10g。每日 1 剂，煎后分 2 次温服。3 个月为 1 个疗程，治疗 2 个疗程。治疗期间停服一切与不育相关药物。经 2 个疗程的治疗后，临床痊愈 9 例，显效 18 例，有效 13 例，无效 6 例，总有效率为 86.96%。

2. 朱蔚云等研究了蒲公英水煎液对环磷酰胺诱导的实验性小鼠精子畸形的影响。小鼠精子畸形率是评价各种有害理化因子对雄性哺乳动物生殖细胞遗传损伤的一种常用手段。它能特异性地鉴定可传递的遗传性损伤。一般认为在精原细胞后期到精母细胞早期对化学诱变剂较为敏感，故多在首次给药后 4~5 周取材，此时精子畸形出现率最高。实验表明，蒲公英不会诱发小鼠精子畸形，同时对环磷酰胺诱发的小鼠精子畸形有明显的抑制作用。这与文献记载蒲公英可治疗附睾炎、慢性前列腺炎的结论相一致。提示蒲公英能使动物生殖细胞遗传物质受到保护，使细胞突变率明显下降。

3. 徐新建等根据畸形精子症脾肾亏虚、湿盛血瘀的病机，以自拟抑畸煎为基础辨证论治 46 例畸形精子症患者。结果：痊愈 9 例，显效 31 例，无效 6 例；患者治疗后精液密度、精子存活率均有明显提高（$P<0.05$），精子畸形率明显降低（$P<0.05$）。自拟抑畸煎是在二仙汤基础上加减而成，方中淫羊藿、仙茅、菟丝子补肾填精，鼓动肾气，提高生精功能；肉苁蓉、龟板、熟地黄填补肾精，为生精提供物质基础；桃仁、红花活血化瘀。全方补肾壮阳、益肾填精、化瘀通络，具有阴阳互补、补而不焚、蒸而不燥之特点。

【小结】

1. 虽然本症多因肾虚为患，精子畸形症多从肾虚求治，但近年来临床上湿热下注为患或伴有瘀滞者有增加的趋势，治疗时应明辨虚实，虚则补之，实则泻之，忌犯虚虚实实之错。

2. 畸形精子的检查方法以巴氏染色法为常用，畸形精子以头部畸形最具临床意义。

血清精浆抗精子抗体阳性不育症

血清精浆抗精子抗体阳性不育症一般是指在性生活正常、射精功能正常，并排除其他不育因素的情况下，不育是由血清或（和）精浆中的抗精子抗体引起的。有10%左右的不育夫妇与此因素有关。免疫因素不仅影响精液的质量，而且对受精及受精前后各阶段产生损害。临床上本病并无明显症状，但其危害却很大。

中医学无相应病名，大致归属于"无子"、"求嗣"等范畴，涉及肾、肺、脾、肝。

【病因病机】

中医学对本病病因认识十分贫乏。根据审证求因的原则，初步认为本症病位首在肝肾，次在肺脾；病因之本为体虚，病因之标为损伤或感染；病机为正虚邪恋，正虚肝肾肺脾之虚也，邪实者湿热瘀血之恋也。或由肝肾阴虚，湿热内蕴，气血不和，精道瘀滞所致；或由肺脾气虚，平时容易感冒、腹泻、便秘，邪热入于营血，归于精室，阻滞精室而成。

【发病机制及病理】

引起本病的原因有感染、损伤、遗传、生殖道畸形等，部分可有原因不明。其病理为抗精子抗体对精子的发生、活力、存活、获能、运行、穿卵、精卵融合，及对受精卵、前期胚胎、植入的影响。抗精子抗体来源于血清和精浆，分别与系统和局部免疫系统有关：①精子抗原透过血睾屏障与血液系统接触后激活免疫系统，经过复杂的反应过程，最终产生抗精子抗体。这类抗体在免疫性不育症中的作用处于次要地位。②在免疫性不育症中占主导地位的是精浆的抗精子抗体，除了极少部分属血清抗体漏入到生殖道以外，绝大部分是由局部黏膜免疫系统产生的抗体。

临床有如下特点：①精子有凝集现象，非生精功能障碍的无精子症。②精子穿过正常宫颈黏液能力降低或精子穿透无透明带金黄地鼠卵试验异常。③原因不明的不育症和习惯性流产。④ELISA 检查发现血清或（和）精浆中有抗精子抗体存在。

【诊断与鉴别诊断】

1. 诊断

（1）病史：包括幼年病史；内外科病史、感染史、性生活史、家族史、服药史等，主要明确不育的可能病因。

（2）体格检查：主要是针对可能出现异常的第二性征，以及男科其他疾病出现的专科情况而进行的检查。

（3）WHO 的有关标准：在剔除了其他不育因素后，单纯由抗精子抗体引起的不育才称之为抗精子抗体阳性不育症。因此，精子质量分析、细菌学检查、激素水平测定、遗传学检查、阴囊超声检查、血管造影、精道造影、睾丸活检等是必须要做的。这些检查主要用于排除其他不育因素。最终的确诊检查是血清及精浆中的抗精子抗体测定。

2. 鉴别诊断

首先是鉴别不育症与生育力正常而伴有性功能障碍疾病，其次是鉴别抗精子抗体阳性不育症与其他因素导致的不育症。

【辨证施治】

1. 肝肾阴虚湿热证

证候：多有房劳过度史，或有慢性生殖道损伤、感染史。症见午后潮热，五心烦热，口渴喜饮，腰膝酸软，尿黄便秘，夜寐盗汗，脉细带数，舌红苔少。

分析：房劳、损伤及感染诱发男子自身免疫反应，出现精子凝集，故婚久不育；肝肾阴虚生内热，故午后潮热、五心烦热、腰膝酸软、盗汗；湿热留恋不去，亦可见午后潮热、口渴喜饮、尿黄便秘。舌红少苔，脉弦细带数，均为肝肾阴虚生热之象。

基本治法：滋阴降火，清利湿热。

方药运用：六味二碧散加减。方中生地、枸杞子、白芍、鳖甲、知母、牡蛎、碧桃干滋阴补肾；泽泻、碧玉散、茯苓、车前子清热利湿；丹皮清热。

中成药：精泰来颗粒，每次9g，每日3次。

2. 肺脾气虚易感证

证候：多见于上呼吸道感染及肠道感染史。平时容易感冒鼻塞，咽痛咳嗽，或有纳少便溏，腹胀腹痛，恶心欲吐，头昏自汗，面色少华，脉细而弱，舌淡苔薄白，边有齿印。

分析：肺脾气虚，外邪易侵，诱导男子自身免疫反应，故精子凝集而不育；肺气虚感受外邪，故易感冒、鼻塞、咽痛、咳嗽；脾气虚，运化失司，肠道热毒之邪留恋，故便溏纳少、腹胀腹痛、恶心欲吐；肺脾气虚，故面色无华、头昏自汗。舌淡，苔薄白，边有齿印，脉细而弱，均为肺脾气虚之征。

基本治法：补肺健脾，理气清肠。

方药运用：参苓香连汤加减。人参、白术、茯苓、黄芪、怀山药、薏苡仁健脾益气；广木香、益元散、黄连理气导湿；鸡内金、芡实、菟丝子补肾化浊。

中成药：玉屏风口服液，每次1支，每日3次。

【转归及预后】

本病为男性不育症中的疑难病，目前的治疗效果都不理想。大剂量激素冲击疗法疗效有限，而且不良反应大。中药辨证治疗表现出可喜的苗头。对久治不愈或疗效反复，女方不能及时怀孕者，可建议行宫腔内人工授精术（IUI）。

【预防与调护】

1. 平时留意阴囊散热作用，高温环境下不可久留。避免放射性物质照射及镉、铅等对睾丸的损伤。

2. 输精管结扎时力求轻巧细致，避免管腔内膜损伤和疼痛性结节形成。

3. 如因精子抗原作用致女性抗精子抗体阳性而不育者，在医治男性疾病同时，坚持避孕套隔离措施，俟女子抗精子抗体滴度下降，则可恢复生育能力。

4. 防止感冒、腹泻，忌食烟酒、辛辣等刺激性食物，是预防抗精子抗体发生的不可缺少的环节。

【临证经验】

本病病位首在肝肾，次为肺脾。虽涉及肺脾，但治疗不能忘记肝肾这个根本。

治疗围绕病位、病性、病证组方用药往往奏效。临床常用汤剂治主证，辅以成药治次证；或以成药为引药。部分患者治疗期间可能出现精子活力下降，治疗后期应注意病证转变，及时给予处理。

1. 血清和精浆出现抗精子抗体阳性，皆可导致精子凝集和精子制动，直接影响精子质量，是产生于人体内部的精子自身免疫。

男子不育的病因之一是发生对抗精子的自身免疫反应，临床上称为"免疫性不育症"。大约10%的不育男子发现有抗精子抗体，其发病率占所有不育夫妇病因的3%左右，且有逐年上升之势。

在正常情况下，睾丸和男性生殖道有坚固的血睾屏障，精子抗原不能与人体的免疫系统相接触。自身免疫现象的发生则提示精子逾越正常屏障与人体免疫系统发生接触，诱发了自身免疫反应。出现此种情况，多由疾病因素造成，可明确的找到原因，如输精管道感染、阻塞致精子抗原外溢；任何原因睾丸损伤、炎症、造成血睾屏障破坏等，皆可导致精子抗原与抗精子抗体接触，出现精子凝集和制动，血清、精浆抗精子抗体阳性。男子精子免疫表现为细胞免疫和体液免疫两种，男子自身免疫性不育症的病理基础为免疫功能紊乱，其中体液免疫亢进，细胞免疫低下。由于它是自身免疫反应，是出现于人体内部的抗精子抗体，所以处理起来比女子有更大的难度。

2. 男子自身免疫性不育症的临床表现不一。有的毫无主诉症状，只是在检查不育原因时发现抗精子抗体阳性而知晓。有的则有性腺损伤或输精管道堵塞的病史，如男扎术后附睾郁积症、腮腺炎性睾丸炎、高温作业睾丸被灼等。有的还可追溯到与发病原因有关的某些生殖系疾病，如附睾炎、附睾结核、输精管炎、精囊炎、前列腺炎、后尿道炎等，并可见及上述疾病的相关症状。

男子免疫性不育症患者，临床常有口干、溲黄、便秘、盗汗、五心烦热等阴虚火旺症状；或有容易感冒、鼻塞、咽痛、咳嗽等肺虚易感的症状；也有的则见纳差、便溏等脾胃虚弱症状；也有的有牙龈肿痛、口臭口干等阴虚胃热症状。这些临床表现，为中医辨证论治提供了有力的依据。男子免疫性不育症的病位首在肝肾，次在肺脾；病因之本为体虚，病因之标为损伤或感染；病机为正虚邪恋，虚实夹杂。治疗多从审因求治，辨证与辨病相结合，扶正祛邪，消补兼施为法则。

3. 研究精泰来治疗男性免疫性不育的有效性、安全性和作用机理，以及男性免疫性不育患者的血清和精液的免疫状况。检测的主要指标为怀孕率和抗体转阴率、精液质量，以及不良反应发生的频率。并采用 ELISA 双抗体夹心法检测血清和精液中的 ASAb 及SIL-2R 浓度；采用 APAAP 法测量外周血和精液中 CD_3^+、CD_4^+、CD_8^+ 细胞计数及 CD_4^+/CD_8^+ 比值。结果：怀孕率治疗组为 48.6%，对照组为 18%；抗体转阴率治疗组为 83.2%，对照组为 64.8%，两组比较有明显差异。治疗组精液质量明显改善，治疗组临床分型间无显著差异，SIL-2R 及 T 细胞亚群变化与抗体部位相关。结果证明，精泰来颗粒剂能显著提高男性免疫性不育的怀孕率，是一种有效的、可为患者很好耐受的药物。T 细胞亚群和 SIL-2R 能反映男性免疫性不育患者局部的免疫状况，并能为精泰来所调节。

4. 在临床中发现不少原因不明的不育症患者合并口腔疾病，如牙髓病、根尖周病、牙周组织病等。为此，我们在门诊病人中进行抽样调查，临床研究结果表明，单纯口腔处理，精子密度、精子活动力、精子活动率等精液常规主要指标均有所提高，经统计学处理无显著性差异。男性不育症合并口腔病患者存在 IgG、IgA 升高的体液免疫亢进和 C_3 下降的细胞免疫力下降现象，经单纯口腔处理后均恢复正常，经统计学处理均有显著性差异。

中医学认为，"肾藏精"、"肾主骨"、"齿为骨之余"；"手阳明入上齿中，足阳明入下齿中"。因此，口腔牙周病变，与肾阴不足、胃热有余所致的男子不育症有密切关系。基于这一理论指导，临床采用滋补肾阴与清泻胃火相结合，以"补肾清胃法"治之。方选聚精散合玉女煎化裁。常用药：熟地黄、枸杞子、何首乌、生石膏、知母、牛膝、淡竹叶、连翘、天花粉。临床研究提示：中药合口腔治疗作用机理可能是通过消除原发病灶，稳定内环境，改善免疫功能，祛除毒素等环节，从而使睾丸的生精功能恢复正常，这也是中药合口腔治疗组疗效最好的原理所在。

【现代研究进展】

1. 王望九等用中药复方免不 1 号、免不 2 号治疗免疫性不育雄鼠，观察睾丸、附睾组织学和免疫组化的变化。用精子抗原免疫昆明种雄性小白鼠建立免疫性不育动物模型；同时分别饲喂中药复方免不 1 号、免不 2 号、泼尼松、生理盐水；从组织学和免疫组化等方面观察免疫性不育症的变化。结果显示，免疫性不育雄鼠血清、精囊液抗精子抗体高，睾丸间质、睾丸曲细精管界膜、精原细胞、附睾管上皮细胞免疫复合物沉积多，睾丸曲细精管精子和晚期精子细胞减少。中药免不 1 号和 2 号能降低抗精子抗体，清除免疫复合物的沉积，恢复曲细精管精子和晚期精子细胞数。结果表明：免不 1 号和 2 号通过调节全身免疫系统，清除循环和局部的抗精子抗体、免疫复合物，提高精子和精子细胞数，从而提高小鼠的受孕率。

2. 陈磊等运用主动免疫法造成豚鼠实验性变态反应性睾丸炎模型，观察睾丸生精细胞和附睾尾部精子质量的变化。运用不同剂量育阴精黄芪、山萸肉、枸杞子、当归、熟地、仙茅、菟丝子、女贞子和五味子灌胃，观察育阴精对生精上皮和附睾尾部精子质量的作用。结果发现，实验性变态反应性睾丸炎造成睾丸生精细胞退行性病变，附睾精子质量下降。育阴精可减轻和修复实验性变态反应对睾丸附睾的损伤，提高附睾精子质量。由此可见育阴精对实验性变态反应性睾丸炎造成的免疫损伤有修复作用。

3. 莫蕙以精泰来颗粒治疗抗精子免疫性不育（孕）症 297 例。治疗组：予以中药精泰来颗粒口服治疗，药物由生地、枸杞子、菟丝子、桑寄生、白花蛇舌草、蒲公英、红花、生蒲黄、女贞子、益母草、赤芍组成，每袋 10g。用法：每次 20g，每日 3 次，分早、中、晚餐后冲服。对照组：予以强的松治疗。用法：每次 1 片（5mg），每日 3 次，餐后服用。治疗结果：治疗组 217 例，痊愈 109 例，有效 70 例，无效 38 例，痊愈率 50.25%；对照组 80 例，痊愈 15 例，有效 48 例，无效 17 例，痊愈率 18.75%。两组痊愈率有显著性差异（P<0.01）。

【小结】

1. 精子免疫可能根源于生殖道、呼吸道、消化道感染，与局部黏膜免疫系统有关。病理基础是免疫功能紊乱，其中以细胞免疫低下为主，体液免疫亢进为次，与中医"本虚标实"——肝肾肺脾之本虚、湿热瘀血之标实这一病机认识是不谋而合的。

2. 血清和精浆都可产生精子免疫，根据中医"精血同源"理论，在辨证论治中酌加四物汤及生蒲黄、鸡血藤、仙鹤草、土茯苓、白花蛇舌草等入血分、走精道的中药，以增强扶正祛邪的功效是十分必要的。

3. 中医认为，"男子以肾为先天，女子以肝为先天"，肝肾乙癸同源。男女都可产生精子免疫，可见男女免疫机理、影响环节等对中西医来说应该可以互相沟通，取得一致的。从精泰来对男女免疫性不孕症的比较性研究中可以发现，临床疗效基本相同。

4. 我们在辨证和辨病论治男子免疫性不育症过程中，发现部分患者的抗精子抗体虽然由阳性转为阴性，但精子质量反而下降，估计与在纠正免疫失调时使用较多祛邪药有关，经适当加用聚精丸等补益肝肾药，减少或避免了类似情况的发生。

参考文献

［1］田复祥，温存义. 用中医辨证调整精液 pH 值治疗男性不育 ［M］. 中医男科研究新进展，天津科技出版社，2000，8：420

［2］邹如政. 疏肝补肾法治精液异常不育症 36 例 ［J］，江西中医药，1998，29（4）：18

［3］朱志忠. 益肾化瘀生精法治疗精液异常的临床观察 ［J］. 河北中医药学报，2001，16（1）：22

［4］殷维艳，刘文新. 益肾固精培土法治疗精液异常不育症 36 例 ［J］. 河北中医，2000，22（6）：456~457

［5］张宗圣，张庆顺. 两地汤加味治疗精液量少 37 例 ［J］. 实用中医药杂志，2005，21（2）：76

［6］沈建平. 自拟益精汤治疗精液异常所致不育症 92 例 ［J］. 安徽中医临床杂志，2002，14（3）：188

［7］马传芳. 戚广崇诊治精液不液化不育的经验 ［J］. 江西中医药，2001，32（5）：18

［8］尹国良，刘旭主，李先群. 黄春林教授治疗精液不液化经验 ［J］. 广西中医药，

1999，22（4）：28

［9］ 丁宜宁．九香虫汤治疗男性肾虚不育症 10 例［J］．中国社区医师，2007，23
　　　（7）：37

［10］ 贺英勤，刘兴天．肾气丸加人参淫羊藿治精冷不育症的疗效观察［J］．性学，
　　　1999，8（3）：F003

［11］ 吴庆听．戚广崇治疗脓精症经验［J］．河南中医，1998，18（3）：157

［12］ 郑祖峰．男科病治验 2 则［J］．山西中医，2005，21（3）：57

［13］ 王新长，况海斌，徐斯凡，等．无精子症患者精液检查与血清性激素含量的分析
　　　［J］．江西医学院学报，2001，41（6）：9～11

［14］ 王卫国，郭德荣，胡贵祥，等．无精子症及严重少精子症患者的睾丸活检病理研究
　　　［J］．中国男科学杂志，2003，17（3）：197～198

［15］ 蔡玉国．二鹿生精丸治疗无精子症 24 例［J］．北京中医，1995，（2）：32

［16］ 赵广安，张宗圣．化瘀填精汤治疗炎症性梗阻性无精子症 46 例［J］．北京中医，
　　　1998，（1）：44

［17］ 王旭初，刘文轩，王元松，等．中药治疗男性无精子症临床疗效观察［J］．中华中
　　　医药学刊，2007，25（2）：308～309

［18］ 江少波，江荣根，邬贤德．人工精池联合中药治疗梗阻性无精子症［J］．中国中西
　　　医结合外科杂志，1999，5（5）：15

［19］ 王怀秀，李弘，王毅民，等．精之助胶囊对生殖功能影响的研究［J］．中国男科学
　　　杂志，2002，（3）：201

［20］ 岳嵊，颜昭松．十子育精丹治疗特发性少精子症［J］．江苏中医药，2002，
　　　（8）：23

［21］ 何映，曹彦，徐玉健，等．聚精丸治疗少精子症的实验研究［J］．中华男科学杂
　　　志，2006，12（12）：1135～1138

［22］ 邓惠民．益肾填精法治疗少精不育症 33 例临床观察［J］．河北中医，2008，30
　　　（2）：180

［23］ 郭志伟，黄宇烽，商学军，等．精子密度过高与男性不育［J］．实用男科杂志，
　　　1996，2（3）：185

［24］ 周贤道．血府逐瘀汤加味治疗精子增多症［J］．新中医，1994，6：41

［25］ 彭影，刘雨生，童先宏．扫描电镜下畸形精子增多症患者的精子形态观察［J］．中
　　　国男科学杂志，2007，21（2）：37～42

［26］ 蔡玉国，张利．死精子不育症的辨证治疗［J］．内蒙古中医药，1998，2：22

［27］ 孙界平．中西医结合治疗死精子症 56 例临床观察［J］．江苏中医，1998，19
　　　（12）：23

［28］ 牛祖智，刘红英，尹亚君，等．死精子症的辨证论治［J］．云南中医中药杂志，

2000，21（3）：3~4

[29] 周建华.清热利湿活精汤治疗死精子症66例临床观察［J］.四川中医，2008，26（1）：69~70

[30] 马新民，高进卿."十子壮阳丹"治疗死精子症的临床观察.第5次全国中西医结合男科学术会议论文汇编暨男科提高班讲义，2007

[31] 钱彦方.嗣育生精汤治疗精液异常男性不育症45例［J］.河北中医药学报，2003，18（1）：8

[32] 殷维艳，刘文新.益肾固精培土法治疗精液异常不育症36例［J］.河北中医，2000，22（6）：456~457

[33] 郭来荣.精液异常从肝论治体会［J］.江西中医药，2001，32（2）：25

[34] 刘爱绒.中西医结合治疗感染性精液异常128例疗效观察［J］.山西中医，2002，18（6）：28

[35] 朱志忠.益肾化瘀生精法治疗精液异常的临床观察［J］.河北中医药学报，2001，16（1）：22~23

[36] 黄勋彬，熊承良，夏文家，等.弱精症男子与正常人精子膜尿激酶型纤溶酶原激活因子含量的研究男性学杂志［J］.1997，11（2）：83~85

[37] 徐玉建.聚精丸对男性不育症患者精液细胞成分DNA质量的影响及临床研究［D］.中国优秀博硕士学位论文全文数据库（博士），2003，（01）

[38] 金保方，黄宇烽，杨晓玉，等.养精胶囊治疗弱精子症的临床研究［J］.南京中医药大学学报，2006，22（5）：286~288

[39] 陈磊，夏卫平，周智恒，等.自拟二仙汤治疗畸形精子过多不育症46例［J］.上海中医药杂志，2002，（5）：29

[40] 朱蔚云，庞竹林，汤郡，等.蒲公英水煎液对环磷酰胺诱导的实验性小鼠精子畸形的影响［J］.广州医学院学报，1999，27（4）：14

[41] 徐新建，陈晖，蒋学洲，等.辨证论治畸形精子症46例［J］.上海中医药杂志，2005，39（4）：24

[42] 王望九，黄震，汤明礼，等.免不1号和2号治疗免疫性不育雄鼠的组织学和免疫组织化学研究［J］.中国组织化学与细胞化学杂志，1997，10（1）：81

[43] 陈磊，夏卫平，徐新建，等.育阴精对雄性豚鼠免疫性不育实验研究［J］.中国男科学杂志，1999，12（5）：92

[44] 莫蕙.精泰来颗粒治疗男、女抗精子免疫性不孕（育）症217例临床观察［J］.江苏中医药，2005，26（12）：33

第三节 前列腺、精囊疾病

前列腺溢液

前列腺溢液是指从尿道口溢出前列腺液，又称前列腺漏，相当于中医所称的"白淫"、"白浊"或"滑精"。白浊、白淫，形容溢出液呈乳白色；滑精的提法，从宏观看是正确的，因前列腺液是精液的组成部分，但从微观看并不妥当，因溢液中并不含有精子。

就临床资料分析，前列腺溢液有以下特点：①本病多发生于分泌腺比较旺盛的青壮年时期。②本病特征是尿道口溢出乳白色液体，但并不是漏出的精子，且化验检查正常。③由于患者的误解，得病后常有思想负担，伴有神经衰弱。④中医很少见治疗本病的临床报道。

【病因病机】

肝主疏泄，肾主封藏，二脏皆主相火。中青年相火亢盛，欲火易动，加之酗酒、手淫、纵欲等因素，其肾必伤，肾亏精关不固，故有白淫白浊。或长期禁欲，欲火扰动精室，精满自溢。或热结肠燥，大便秘结，努责时挤压精室，精液外溢。或肝有湿热，助其相火，火动乎中，必摇其精，而成滑精。

【发病机制及病理】

前列腺溢液的发生主要与前列腺的反复充血关系密切，由于前列腺组织的反复充血，导致前列腺的腺管扩张，造成前列腺液从尿道溢出，是慢性前列腺炎的前期阶段。

造成前列腺过度充血的因素如下：

1. 性活动异常

有些男性的性欲望十分旺盛，性生活没有节制；有些男性因为其配偶的身体条件难以进行性生活，难以控制性欲望与性冲动；有些男性因对性生活有错误观念而造成强行"忍精不射"，或因为担心配偶怀孕，以及其他因素影响而采取性交中断；或养成了长期过度频繁手淫的习惯，等等都可以造成前列腺的反复过度充血。

2. 大量食用刺激性食物

饮酒，尤其是酗酒或经常食用辣椒等辛辣食物，容易诱发所有性器官的充血，包括前列腺的充血。

3. 前列腺被动受压

久坐以及长时间的骑跨动作，例如长时间骑自行车等，可以造成前列腺腺体的受压；前列腺检查与治疗过程中进行的前列腺按摩用力过大或次数过多等均可以使前列腺充血。

4. 前列腺局部受凉

天气寒冷时不注意局部的保暖，寒湿、寒冷或潮湿对前列腺都是不良的刺激，导致前列腺腺体收缩或腺管扩张，从而造成前列腺的广泛充血。

【诊断与鉴别诊断】

1. 诊断

本病诊断并不困难。凡尿道口溢出前列腺液，即可诊断为本症。

前列腺溢液主要表现为大小便后有乳白色黏稠液体自尿道口滴出，甚则不分昼夜，自流不止；部分患者感觉会阴及腰骶部坠胀不适。患者自以为"滑精"不止会导致肾亏体虚，而使精神紧张忧虑，未婚青年更感恐惧，严重者可引起阳痿、性欲减退等。

2. 鉴别诊断

前列腺大小正常，无压痛，轻压后即有前列腺液自尿道流出，化验检查正常，前列腺液培养不见病原微生物，据此可与非细菌性前列腺炎及淋病性尿道炎、乳糜尿等相区别。直肠指检对诊断有重要意义。

【辨证施治】

1. 肝经湿热证（多见于疾病早期）

证候：滑精无度，口中干苦，渴而能饮，小溲黄热，大便干结，脉来弦数，舌苔白腻微黄。

分析：肝经湿热下扰精室，而致滑精无度。湿与热结，故渴而能饮、口中干苦；湿热下迫尿道，故见小便黄热；舌红苔黄、脉弦数为热；口黏、苔腻、脉滑为湿。故临床见症及舌脉皆为肝经湿热，浊气归肾，扰乱精室所致。

基本治法：泻肝清热。

方药运用：龙胆泻肝汤合封髓丹加减。方中黄芩、黄柏、栀子泻肝火除下焦湿热；泽泻、木通、车前子清利湿热；柴胡疏肝清热；当归滋阴养血，以防伤正；生甘草和中调药。赵羽皇曰："经云，肾者主水，受五脏六腑之精而藏之；又曰肾者，主蛰封藏之本，精之处也，盖肾为坚脏，多虚少实，因肝本为子，偏喜疏泄母气，厥阴之火一动，精即随之外溢，况肝主藏魂，神魂不摄，宜其夜卧鬼交，精泄之证作矣"。封髓丹为固精之要方，用黄柏为君，以其味苦性寒，又能坚肾，肾职得坚，则阴水不虞其泛溢，寒能清肃，则龙火不致亢扬，水火交摄，精有不安其位者乎；佐以甘草，以甘能缓急，泻诸火与肝火之内扰，且能使水土合为一家，以妙封藏之固；缩砂者，以其味辛性温，善能入肾，肾之所恶在燥，而润之者惟辛，缩砂通三焦达津液，能纳五脏六腑之精而归于肾，肾家之气纳，肾中之髓自藏矣，此有取于封髓之意也。喻昌曰："加黄柏以入肾滋阴，砂仁以入脾行滞，甘草以少变天冬黄蘗之苦，俾合人参建立中气，以伸参两之权，殊非好为增益成方之比也。"

中成药：①四妙丸，每次5g，每日3次，口服。②琥珀粉1.5g，每日2次，冲服。

食疗：芡实、糯米各120g。将芡实洗净捣碎，洗净糯米，一同放入锅中，加水煮烂即可食。

2. 阴虚火旺证（多见于疾病晚期）

证候：滑精无度，午后低热，面部升火，头昏无力，口干，溲黄，腰酸脚弱，脉细带数，舌红苔少。

分析：房劳过度则伤肾，肾阴不足，虚火自炎，扰乱精室，故滑精无度；阴虚生内热，故潮热、心烦、盗汗；腰为肾府，肾脉起于足，肾精不足，故腰酸脚弱；精不充于脑，故头昏无力；阴精不能上承，故口干、溲黄、舌红少苔；脉细为阴虚，脉数为火旺。

基本治法：甘酸敛阴。

方药运用：甘酸敛阴汤加减。酸甘化阴是酸味与甘味药物配伍应用，借以增强滋阴养血、生津补液之功，兼顾收敛。其常用药物有白芍、乌梅、山萸肉、五味子、木瓜、甘草、人参、麦冬、山药等，并参入石莲肉、煅龙骨、煅牡蛎苦味坚阴、苦温燥脾之品。

中成药：①二至丸合六味地黄丸，各服5g，每日3次，口服。②知柏地黄丸，每次8粒，每日3次。③大补阴丸，每次6g，每日3次，口服。

食疗：鲜百合30~60g，粳米50g，冰糖适量。先将粳米加水煮粥，至将熟时入百合煮熟，调入冰糖适量即可食用。

【转归及预后】

前列腺溢液经中、西医积极治疗，一般能获效，预后良好。若反复发作不愈，可致慢性前列腺炎或精神衰弱，从而引起迁延不愈。

【预防与调护】

1. 加强性知识教育，解除紧张忧虑和恐惧心理。

2. 禁止过度饮酒和进食刺激性食物。

3. 多食蔬菜，保持二便通畅。

4. 少骑或不骑自行车。

5. 性生活要适度，有规律性，避免纵欲或禁欲。

验案举例

高某，26岁，工人，1999年9月23日初诊。

患者尿道口滴白一年余，其间自服补肾壮阳中成药不效。刻下滴白无度，头昏乏力，失眠健忘，会阴不适，腰膝酸软，口干纳呆，溲黄便结，面色潮红，舌红苔少，脉细尺弱。直肠指检：前列腺初触之稍饱满，表面光滑，中央沟存在，压之即如常，无痛，尿道口滴白如注。前列腺液常规无异常。中医诊断：白淫，证属肾阴亏虚。投与酸甘敛阴、益肾止遗之剂。

处方：五味子10g，石莲子10g，乌梅10g，白芍10g，五倍子10g，诃子10g，白蔹10g，煅龙骨15g，煅牡蛎20g，炙甘草5g。

水煎，每日1剂，早晚分服。

9月30日二诊：尿后滴白，仍有腰酸，二便已调，守上方，加川续断15g。

10月14日三诊：诉无滴白腰酸。舌淡红，苔薄白，脉细，已无不适。予六味地黄丸3g，每日3次，续服1月以善后。随访3月，病未再发。

【小结】

前列腺溢液的特征是尿道口溢出前列腺液精，中医药治疗效果较好，一般预后佳良。前列腺溢液的诊断并不困难。本病有虚有实，实者湿热下注，其病在肝；虚者阴虚火旺，其病在肾。治疗原则为清利湿热，活血止血。肝经湿热者泻肝清热，阴虚火旺者酸甘敛阴。

前列腺痛

前列腺痛（prostatodynia，PD）是指尿道肌和前列腺肌或盆底肌痉挛性疼痛，并非感染性疾病。临床表现为少腹、会阴、腰骶或睾丸等部位疼痛或不适，伴有尿急，排尿障碍，且前列腺液中无细菌或脓细胞，是西医前列腺炎三种类型中的主要表现之一。1999年美国国家健康机构制定了前列腺炎综合征新的分型方法，其中Ⅲ型即慢性骨盆疼痛综合征，而Ⅲ型又分为炎症型（ⅢA）即过去所说的慢性非细菌性前列腺炎和非炎症型（ⅢB）即前列腺痛，后者占前列腺炎症候群的三分之一以上，当属中医的"精浊"、"淋证"、"腹痛"、"腰痛"等范畴。

【病因病机】

引起前列腺痛的各种原因主要有以下几方面：坐卧寒湿之地、寒湿袭于下焦，欲念不遂、素体相火偏旺，外伤、骑车久坐、缺乏锻炼、习惯性憋尿，饮食辛辣、嗜烟酒等刺激性食物，性刺激兴奋过强、性交过频或性交时间过长，禁欲、久旷不交，前列腺液不能及时排出，前列腺炎迁延不愈，久病入络等。以上各种原因使前列腺及其相邻组织器官气血运行不畅，气滞血瘀，充血水肿，且互为因果，恶性循环，使经络之气闭而不通，不通则痛。

【发病机制及病理】

前列腺痛作为一组症候群，其病位于前列腺及其邻近组织，前邻膀胱，后贴直肠。前列腺位于盆腔底部，为躯干的下部，神经组织丰富，与周围组织的联系十分密切，易发生充血水肿；受膀胱、直肠、下尿道及性兴奋中枢的影响比较大，容易接受来自邻近组织炎症和各种不良因素的影响。前列腺一旦发生充血水肿，定会刺激神经，并反射到周围组织引起"共鸣"，加上局部肌肉组织的痉挛性收缩、缺血、缺氧，导致疼痛的发生。

【诊断与鉴别诊断】

1. 诊断

（1）无明确尿路感染史。

（2）主诉与排尿无关的"盆腔痛"，如会阴、肛门、睾丸、阴茎疼痛，或尿道不适、耻骨上腹股沟区、下腹及腰部坠胀痛。

（3）间歇性尿频、尿急、夜尿增多和排尿困难（如排尿费力、尿流无力、尿不尽感等）。

（4）肛门指诊前列腺轻度肿大、压痛或正常。

（5）前列腺液常规加培养及 Meares 分段尿定位检查，除外细菌性前列腺炎、尿道炎。

（6）尿流动力学检查，最大尿流率、平均尿流率降低。

（7）排除其前列腺增生、前列腺结石、尿道狭窄等影响排尿的相关性疾病。

2. 鉴别诊断

（1）前列腺增生症：①发生于老年；②表现为渐进性排尿困难、尿频、排尿踌躇、夜尿增多等；③直肠指检前列腺增大，中央沟变浅或消失，前列腺液检查正常；④B超检查示前列腺增生，可突入膀胱；静脉肾盂造影（KUB+IVU）见前列腺突入膀胱，严重者可见双侧肾盂输尿管扩张。

（2）膀胱炎：表现为以尿路刺激为主的临床症状：①多有急性病史；②尿频、尿急、尿痛明显，急性期更明显，慢性期则长期出现尿频、尿急症状，部分患者可出现血尿；③尿常规检查有红、白细胞；④中段尿培养可找到致病菌。

（3）前列腺癌：①早期无症状，晚期可有类似前列腺增生的临床症状或骨痛；②直肠指检常可触及硬结节；③血 PSA 增高；④前列腺穿刺活检病理可确诊。

【辨证施治】

1. 湿热蕴结证

证候：会阴胀痛，以肛门为甚，伴有尿频、尿急等尿路刺激症状，小便短赤，大便干结，口干苦，舌红，苔黄腻，脉弦滑数。

分析：湿热之邪蕴结下焦，阻滞气血，不通则痛，故见会阴胀痛，以肛门为甚，伴有尿频、尿急等尿路刺激症状；热邪伤津则见小便短赤，大便干结，口干苦。舌红，苔黄腻，脉弦滑数乃湿热蕴结之象。

基本治法：清热利湿，化瘀止痛。

方药运用：八正散加减。方用瞿麦利水通淋、清热凉血，木通利水降火为主。辅以萹蓄、车前子、滑石、灯心草清热利湿、利窍；以栀子、大黄清热泻火，引热下行；甘草梢和药缓急，止涩痛。诸药合用，具有清热利湿、化瘀止痛之功。

经验方：碧玉散（包）20g，蒲公英15g，萹蓄、车前子（包）、瞿麦、泽兰、泽泻、延胡、郁金、夏枯草、台乌药、当归各10g，生甘草5g。

食疗：车前草90g（鲜品60~90g），猪小肚200g，切块，煲汤，饮汤食猪小肚。

2. 肝肾阴虚证

证候：会阴或少腹胀痛，伴五心烦热，性易冲动，头晕目眩，腰膝酸软，舌红苔黄，脉细数。

分析：肝肾阴虚，下焦失荣，则见会阴或少腹胀痛；阴虚火旺，则见五心烦热、性易冲动；肝肾阴虚，故腰膝酸软、头晕目眩；舌红苔黄，脉细数乃肝肾阴虚火旺之象。

基本治法：滋阴降火，柔筋止痛。

方药运用：大补阴丸加减。方中生熟地、白芍滋阴柔肝缓急；知母、黄柏、丹皮苦寒清热降火；龟板滋阴潜阳；川楝子、延胡索疏肝理气止痛；泽兰、炙乳没、丹参、川牛膝、路路通、炮山甲活血通络止痛；甘草调和诸药。全方共奏滋阴降火，柔筋止痛之功。

经验方：黄柏6g，干地黄、山萸肉、枸杞子、茯苓、知母、白芍、宣木瓜、延胡、川楝子各10g，煅龙牡（先煎）各20g。

中成药：知柏地黄丸，每次9g，每日3次，口服。

食疗：鳖1只（约重250g），旱莲草20g，女贞子20g，生地黄20g。鳖去杂物洗净后与药同煮，待肉烂鳖甲脱落后，去药渣，加少许调料与盐，吃肉喝汤。2日1剂。

3. 气滞血瘀证

证候：会阴部刺痛，痛引阴茎、睾丸和大腿内侧，或耻骨上区刺痛，疼痛时间较久，舌质紫暗，或有瘀斑瘀点，脉弦涩。

分析：瘀血阻滞脉络，凝聚不散，肝脉绕阴器而抵少腹，故痛引其所过处，则见会阴部刺痛，痛引阴茎、睾丸和大腿内侧，或耻骨上区刺痛，疼痛时间较久；肝脉绕阴器而抵少腹，故痛引其所过处；舌质紫暗，或有瘀斑瘀点，脉弦涩乃瘀血之象。

基本治法：活血化瘀，缓急止痛。

方药运用：代抵当汤加减。方中水蛭、虻虫破血逐瘀，散结消肿；生大黄苦寒泻火清热；桃仁苦甘而润，能活血化瘀，滑利血脉；穿山甲善于走窜，性专行散，能通经络而达病所；当归养血活血；丝瓜络、路路通活血通络；甘草调和药味。诸药相合，有清热化瘀、散结消肿之效。

经验方：桃仁、红花、赤芍、丹参、青陈皮（各）、白芷、王不留行、皂刺、三棱、莪术、炮甲、延胡、当归各10g。

若患者多以耻骨上区疼痛多见，并向会阴部及阴茎根部放射；精神抑郁，情绪低落、顾虑重重，担心疾病不能治愈，悲观失望，或烦躁易怒，胸闷胁胀，体倦乏力，嗳气不舒，大便时干时稀。舌黄苔薄白，脉弦紧。多为情志不悦史，并常因情志因素加重病情，愉快时症状改善。肝疏泄失常则气机逆乱，肝主筋、司运动之功失常则筋弛张不利，两者皆可导致肝经所过部位疼痛。治宜疏肝解郁，舒筋活络止痛。常用药：柴胡6g，白芍、枳壳、延胡、川楝子、山甲、香附、赤芍、陈皮、当归、生地各10g。

中成药：前列倍喜胶囊，每次6粒，每日3次，饭前服。

食疗：将萝卜1500g洗净，去皮切片，用蜂蜜浸泡10分钟，放在瓦上焙干，再浸再焙，不要焙焦，连焙3次。每次嚼服数片，盐水送服，每日4~5次，常吃。

【其他治疗】

1. 理疗和热水坐浴，热水温度控制在42℃~45℃之间，每次15分钟左右。

2. 坚持提肛练习，反复收缩上提，提肛、提睾，然后放松肛门、睾丸，此种练习可改善局部血液循环；或使用盆肌训练法：放一手指入病人肛门内，嘱不用腹压而轻柔缓和地利用排便反射将手指推出，同时放松盆肌，以达到扩肌与放松盆肌的作用。

3. 消炎痛栓肛门内用药，每日2次，每次1个。

4. 采用心理治疗措施，减少紧张情绪的发生，以利情绪的放松。

5. 也有人使用非甾体抗炎药非普拉宗 200mg，每日 2 次；平滑肌松弛剂泌尿灵（黄酮哌脂）400mg，每日 2 次。

6. 国内有人报道，治疗前列腺痛采用的简单方法即阴囊壁牵拉法，在温暖松弛的条件下，如热浴或在被窝内用手指反复牵拉阴囊壁 20~30 次，以不牵痛为适宜，目的是使阴囊肉膜和提睾肌松弛，据称部分病人可在 2~3 周内疼痛消失。

必要时，可配合使用 PW–高频超声治疗仪或多功能前列腺理疗仪、神灯局部照射，以及针灸、按摩等疗法。

【转归及预后】

本病经过治疗预后较好，但该病容易复发，应注意饮食节制，预防复发。

【预防与调护】

1. 戒酒，忌食辣椒、葱、蒜、姜等刺激性食物；忌房事。

2. 预防感冒及会阴损伤，避免骑自行车等。

3. 注意外生殖器卫生，积极治疗包皮炎、尿道炎等原发病。

4. 减少久坐的时间，座椅上垫软垫以减轻局部压迫。

5. 适当体育锻炼，注意劳逸结合。

6. 多饮水，每天饮水至少 3 升，每周排精 1~2 次，以促进前列腺液的排出。

【临证经验】

根据前列腺痛的发病病因病机，属于本虚标实，不通则痛。因此，治疗的重点是围绕一个"通"字着手。

临床一般以实证为多，但若见会阴或少腹、腰骶坠胀隐痛，或肛门重坠、小便清长或尿不尽感，纳差便溏，面色少华，自汗心悸，舌淡、苔薄白，脉细缓时，则为气血不足证，宜补气健脾、养血舒筋止痛。常用药：党参、炙黄芪、白术、山药、陈皮、白芍、桑枝、当归各 10g，桂枝、柴胡各 6g，炙草 5g。

【现代研究进展】

1. 王琦从寒、湿、热、瘀治疗前列腺痛

前列腺位居膀胱下部，包绕尿道，属男性前阴器官，与肝、任、督三经关系最为密切，也与足少阴、足太阴、足阳明等经脉相关。精微物质需通过络脉输送到前列腺以充养之；反之，前列腺疾病的相关信息也通过络脉反馈到与其相联系的脏腑，并反映于体表的相应部位。前列腺络脉中气血津液以通为顺，以阻为逆。瘀血、湿热、寒凝是前列腺络病的主要病因，络脉不畅是其基本病机。临床应按瘀血阻络、湿热阻络、寒邪阻络分别论治。

（1）瘀血阻络：临床常见会阴、腰骶、睾丸胀痛或刺痛，固定不移，两胁胀痛，善太息，常伴有勃起功能障碍及尿频、尿滴沥等排尿异常，舌质暗，可见舌下静脉青紫，脉弦

涩。治宜化瘀通络，佐以疏肝行气。常用复元活血汤加减治疗。以大黄荡涤留瘀败血，以桃仁、当归、红花活血祛瘀，以穿山甲破瘀通络，以天花粉消瘀散结，以甘草调和诸药，用柴胡疏肝调气，气畅则血行。若肝郁明显者，可加用香附、薄荷、青皮、枳壳以加强疏肝解郁之力；疼痛明显者，可配伍《医学衷中参西录》之活络效灵丹（当归、丹参、乳香、没药）活血通络止痛。

（2）寒凝络阻：常见会阴部冷感，睾丸冷痛，自觉阴冷囊缩，龟头发凉，肛门疼痛，伴有小便频数、量多，舌质淡，苔白润，脉弦紧或沉弦。若阳虚阴凝、寒痰阻络所致的肛门疼痛，常用阳和汤治疗。以熟地黄温补营血，鹿角胶填精补髓，炮姜、肉桂温通经脉，麻黄开达腠理，白芥子祛皮里膜外之痰，生甘草解毒、调和诸药。若肝肾虚寒，寒凝络阻者，常用暖肝煎、天台乌药散、橘核丸加减。常用药为吴茱萸、肉桂、丁香、小茴香、乌药、沉香、青皮、木香、高良姜、细辛、槟榔、橘核、延胡索。睾丸痛甚者重用小茴香、荔枝核、橘核、青皮；少腹及睾丸冷痛者重用肉桂、制附子、小茴香、吴茱萸；若附睾炎出现硬结疼痛者，可用海藻、昆布、桃仁软坚散结通络；偏于肝肾不足者，可加当归、枸杞子温补肝肾。

（3）湿热阻络：临床常见会阴胀痛，以肛门为甚，伴有尿频、尿急等尿路刺激症状，甚则伴有勃起功能障碍，舌质红，苔黄腻，脉弦滑。治宜清热燥湿通络，用止痛如神汤（当归、秦艽、桃仁、皂角子、苍术、防风、泽泻、黄柏、槟榔、大黄）治疗。本方出自《医宗金鉴·外科心法要诀》，治痔疮初起，风、湿、燥、热所致的肛门肿痛，其效如神。以肛门疼痛不适为主的前列腺痛且伴有湿热之象者，可用此方治疗。疼痛甚者，可加芍药甘草汤缓急止痛，解除前阴器官平滑肌痉挛；如小便涩数不通者，加赤茯苓、车前子、灯心草、萹蓄。

2. 马传武运用中药灌肠治疗前列腺痛

治愈 32 例，显效 63 例，有效 29 例，无效 2 例，总有效率占 98.4%。

基本方：丹参 12g，柴胡 12g，当归 12g，赤芍 9g，青皮 9g，陈皮 9g，香附 10g，广木香 10g，延胡索 10g，路路通 10g，王不留行 10g，薏苡仁 10g，败酱草 10g，三棱 10g，莪术 10g，皂刺 10g。加减：疼痛以下坠为主者，加黄芪、升麻；以胀痛为主者，加川楝子、荔枝核、橘核；以疼痛为主者，加丹参、制乳没；有热者，加蒲公英、紫花地丁；伴腰膝酸软、乏力、性功能障碍者，加仙灵脾、仙茅、杜仲、桑寄生。

上述药物灌肠可使病灶周围血管扩张，血流量改变，促进单核吞噬细胞的吞噬功能，解除肌肉紧张痉挛，具有镇痛、抑菌、消炎作用。

3. 谷国杰等以活血通淋饮治疗前列腺痛

治疗组采用自拟活血通淋饮治疗。方药组成：赤芍 12g，穿山甲 12g，皂刺 9g，莪术 9g，土鳖虫 9g，地龙 9g，茯苓 12g，三棱 6g，石韦 9g，草薢 12g，黄芪 20g，补骨脂 6g，芡实 12g，肉桂 6g，牛膝 9g。水煎服，每日 1 剂，早晚各 1 次，1 个月为 1 个疗程。对照组口服哌唑嗪 2mg，睡前服，每日 1 次，服用 1 个月。

治疗组治愈 20 倒，有效 14 例，无效 2 例，总有效率 94.4%；对照组治愈 3 例，有效 10 例，无效 7 例，总有效率 65%。治疗组与对照组比较 P<0.01，有显著性差异。

4. 陈跃鹏善用虫类活血药治疗前列腺痛

用水蛭、炮山甲、土鳖虫三味虫类活血代表药（均研细末冲服）治疗前列腺痛 47 例，治愈 22 例，有效 15 例，无效 10 例，总有效率达 78.72%。虫类药极易入血入络，具有较强的活血化瘀、软坚散结、通络止痛的作用。现代药理研究发现虫类药含有多种酶类及抗凝素，如土鳖虫含丝氨酸蛋白酶能激活血纤溶酶原，水蛭含水蛭素有较强的抗凝作用。这类药物能改善前列腺的腺体腺管的血液循环，减少充血肿胀，促进组织修复，减少或缓解肿胀对周围组织的刺激，达到缓解疼痛的作用。

【小结】

前列腺痛是指少腹、会阴、腰骶或睾丸等部位疼痛或不适，伴有尿急或排尿障碍，且前列腺液中无细菌或脓细胞。临床需与前列腺增生症、膀胱炎、前列腺癌等鉴别。本病属于本虚标实，"不通则痛"。该病预后较好，但易复发。

急性前列腺炎

急性前列腺炎（acute prostatitis）为细菌或病毒等所致的前列腺腺体或腺管的急性炎症。与中医所称的"淋浊"相当。本病临床并不多见，约占泌尿科门诊总数的 1%。

就临床资料分析，有以下特点：①本病多继发于体内或体表感染；②起病较急，症状较重，因其具有明显的尿路刺激征，会阴部疼痛，有恶寒、发热等全身症状，故患者常以"泌尿系感染"而就诊；③本病常伴有急性附睾炎或精囊炎（80%）；④预后较好，大都可自行缓解或经治而愈，少数可形成前列腺肿，或转为慢性前列腺炎。

【病因病机】

过度饮酒，恣情纵欲，感冒风寒，会阴部损伤等是本病的主要发病因素；湿热袭于肝肾，蕴于精室，是发生本病的主要病机。经尿道途径感染者，多因先患淋证或子痈，湿热循经上沿，归于精室；经血行感染者，多因先患腹泻或皮肤疮毒，或乳蛾、咳嗽、热毒壅盛，引动下焦之湿热所致；若湿热不化，熏蒸精室，热胜肉腐，形成脓肿，而为悬痈；会阴为至阴之地，湿邪为黏腻之邪，故溃后久不收敛，最易形成瘘管。

【诊断与鉴别诊断】

1. 诊断

急性前列腺炎起病急。病前可能有皮肤感染，或上呼吸道感染，或急性尿道炎、膀胱炎；或有酗酒、纵欲、会阴损伤等病史。血行性感染者首先出现全身症状，且较为突出。周身关节疼痛，恶寒发热，厌食，恶心呕吐，虚弱无力。暴发性者，可见高烧，严重寒战，虚脱及毒血症；伴有精囊炎及输精管炎时，常有腹痛，类似腹膜炎。

尿道途径感染者首先出现局部症状，且较为突出，血行感染者后期才有显示。尿频尿急尿痛，尿道灼热感，尿液浑浊，或有脓性尿，终末血尿和尿后滴沥不爽，会阴部坠痛不适，向腰骶、阴茎及大腿根部放射，大便时直肠内疼痛，里急后重。起病一周后形成前列腺脓肿，会阴部出现红肿热痛，并可并发排尿困难乃至急性尿潴留；脓肿增大，可向后尿道、直肠或会阴部溃破。脓肿破溃或经切开引流后，所有症状立即缓解。久不收敛，则易形成瘘管。

检查：①直肠指诊：可扪及肿大的前列腺，且有明显压痛；脓肿形成时则有波动感。②化验检查：前列腺液充满脓细胞；尿道分泌物作涂片细菌染色检查及培养，可以发现致病菌；尿三杯试验以区别不同部位的感染，如第一杯内有碎屑及脓尿、第二杯清晰、第三杯浑浊有脓性改变，可说明感染来自前列腺。

2. 鉴别诊断

急性前列腺炎主要与急性肾盂肾炎相鉴别。两者病史、症状相似，但前者肛检前列腺肿大、压痛，前列腺液中充满脓细胞；后者则主要为尿液改变，而肛检前列腺正常，前列腺液亦无异常。

【辨证施治】

1. 精室湿热证

证候：初期寒热交作，小便频急不爽，尿道灼热刺痛，或伴血尿，会阴坠痛，口干苦黏，大便秘结，少腹胀痛，脉滑而数，舌红苔黄。

分析：精室湿热，临床可分为湿热下注和湿热上循两种情况。前者多为肾热下移膀胱，或膀胱自病，湿热下注，扰乱精室；或素嗜肥甘酒醴，脾胃湿热内生，下注膀胱。后者多为包皮过长，藏污纳垢；或性交不洁，手淫遗精，肝经湿热之邪循经上沿，浊气归肾，熏蒸精室，而致脓肿。膀胱主一身之表，湿热蕴结膀胱，故初期可见恶寒发热、脉滑而数；湿与热结，精浊混淆，故分泌物量多，或兼血尿。湿热下迫尿道，故小便频急不爽，尿道灼热刺痛；小腹为膀胱之部，膀胱湿热蕴结，气化不利，故见小腹胀痛；会阴为肝肾经脉所过之处，湿热下注肝肾，故会阴疼痛；口干、舌红苔黄、脉滑数为热；口黏、苔腻、脉滑为湿。故临床见症及舌脉皆为湿热蕴结，浊气归肾，扰乱精室所致。

基本治法：清热利湿。

方药运用：八正散加减。方中瞿麦清心热，利小肠与膀胱湿热；萹蓄清利下焦湿热，降火通淋；木通导心经湿热由小便而出；车前子利水通淋，兼能益肾，使利水而不伤肾阴；栀子兼清三焦之火，使由膀胱而出。全方主治下焦而不专治下焦，上中二焦邪热清，三焦通利而主决渎水道之能才可执行无误；滑石利湿热兼能滑窍通淋。生草梢可直达前阴尿道，缓急止痛；大黄苦寒下行，泻火热从后阴谷道而出。

经验方：大黄6g，黄芩6g，黄柏6g，木通5g，萹蓄10g，碧玉散（包）15g，土茯苓20g，车前草15g，银花20g，瞿麦12g，萆薢10g，生山栀10g，连翘10g，虎杖15g。

中成药：①四妙丸，每次5g，每日3次，口服。②龙胆泻肝丸，每次6g，每日3次，口服。

食疗：鲜藕 120g，鲜茅根 120g。制法：鲜藕切片，鲜茅根切碎，用水煮汁，代茶饮，不拘时候，频频饮之。

2. 热毒壅盛证

证候：中期高热不退，口渴喜饮，会阴部红肿热痛，尿少尿闭，或有脓血尿，尿道灼热疼痛，腰腹胀痛，大便秘结，或里急后重，脉弦而数，舌红苔薄黄。

分析：热毒壅盛，熏蒸精室，而致脓肿。膀胱主一身之表，热毒蕴结膀胱，故中期可见高热不退、口渴喜饮、脉弦而数。热毒下迫尿道，会阴部红肿热痛，尿少尿闭，或有脓血尿，尿道灼热疼痛。小腹为膀胱之部，会阴为肝肾经脉所过之处，湿热下注肝肾和膀胱，气化不利，故见腰腹胀痛、会阴疼痛；口干、大便秘结或里急后重，舌红苔黄，脉弦数为热毒炽盛表现。

基本治法：泻火解毒。

方药运用：龙胆泻肝汤加减。本方出自《医方集解》，方中龙胆草大苦大寒，能上清肝胆实火，下泻肝胆湿热，泻火除湿，两擅其功，切中病情；黄芩、栀子两药苦寒，归经肝胆三焦，泻火解毒，燥湿清热，以加强清热除湿之功。湿热壅滞下焦，故用渗湿泄热之车前子、木通、泽泻，使热下行从水道而去，邪有出路，则湿热无留；然肝为藏血之脏，肝经实火，易伤阴血，所用诸药又属苦燥渗利伤阴之品，故用生地养阴、当归补血，使祛邪而不伤正；肝体阴用阳，性喜疏泄条达而恶抑郁，火邪内郁，肝气不舒，用大剂苦寒降泄之品，恐肝胆之气被抑，故又用柴胡疏畅肝胆，并能引诸药归于肝胆之经，且柴胡与黄芩相合，既解肝胆之热，又增清上之力。甘草一可缓苦寒之品防其伤胃，二可调和诸药。综观全方，泻中有补，降中寓升，祛邪而不伤正，泻火而不伐胃，配伍严谨，诚为泻肝之良方。全方配合，可使火降热清，湿浊得消，循经所发诸症，皆可相应而愈。

中成药：①青麟丸，每次 5g，每日 3 次，口服。②龙胆泻肝丸或当归龙荟丸，每次 5g，每日 3 次，口服。

外治：①坐浴：局部热水坐浴，或用内服中药之第 3 煎坐浴，每次半小时，每日 2 次。②保留灌肠：温盐水保留灌肠；或苍耳虫冰片乳化液，加 0.5% 普鲁卡因 50~100ml，保留灌肠，以上任选一种，每日 1~2 次。③青敷膏，外敷会阴部，每日 1~2 次。④若有急性尿潴留，可作短期保留导尿，或耻骨上穿刺膀胱抽吸尿液，或耻骨上套管穿刺作膀胱造瘘，比尿道留置导尿管更适合。⑤前列腺脓肿，必要时可经会阴部作切开引流术。

针灸：①肝俞、中极、阴陵泉；②膀胱俞、曲骨、太冲。两组穴位交替使用，强刺激，每日针刺 1 次，每次留针 15 分钟，每隔 3 分钟强刺激 1 次，3~5 天为 1 疗程。

【转归及预后】

急性前列腺炎，通过适当调治，多能痊愈；如调治失当，容易出现反复，转成慢性，再经调治，仍可奏效。一般预后良好，若配合抗生素可显著提高疗效。

【预防与调护】

1. 急性前列腺炎不可作前列腺按摩，避免尿道器械检查，以防感染扩散。

2. 急性发作期应卧床休息，进食无渣半流，多饮水，保持大便通畅。

3. 摒除诱发因素，如戒酒，忌食辣椒、葱、蒜、姜等刺激性食物；忌房事；预防感冒及会阴损伤，避免骑自行车等。

4. 宜食鳖、龟、鳝、牡蛎肉、海参、乌贼鱼、淡菜、母鸡、鸡蛋、猪髓、猪脬等血肉有情之品，忌食辛辣、葱、蒜、姜、酒、猪头肉、羊肉、狗肉、猫肉、鹿肉等辛辣助火等发物，以免影响治疗效果，防止愈而复发。

5. 加强营养，清淡饮食，戒除烟酒。

6. 勿过剂大热助火之品，避免酒后尤其是醉酒后同房。

7. 注意外生殖器卫生，积极治疗包皮炎、尿道炎等原发病。

8. 适当体育锻炼，注意劳逸结合，避免久坐，勿骑马、骑自行车，减少对会阴部的压迫。

【临证经验】

本病属实属热，程度有轻有重。轻者湿热下注，重者热毒壅盛，后期或痊愈者多，或迁延成慢性者少。

验案举例

案一 翁某，38 岁，1982 年 4 月 4 日初诊。

患者包皮过长，8 天前突然出现尿频、尿急、尿痛，在某医院作"尿路感染"治疗，未能见效，近 3 天尿末滴白，伴有发热，乃来就诊。诊得尿频尿急尿痛，尿黄而混，尿末滴白，晨起尿道口有少量脓性分泌物，会阴坠痛，引及左侧腰、腹、睾丸，伴有发热（T38℃），口渴喜饮，大便秘结，里急后重，脉来弦数，舌质较红，苔薄白微黄。肛指检查：前列腺肿大，左甚于右，触痛明显，左侧略有波动。前列腺液常规：脓细胞满视野，红细胞少，卵磷脂小体消失。证为湿热下注，有蕴毒酿脓之势。诊断：淋浊（急性前列腺炎）。遂以清热利湿，泻火解毒。内服八正散加减合青麟丸，并以金黄散加山芋（红薯）粉水调稀糊状保留灌肠。治疗 3 天，局部及全身症状明显减轻，再以原法治疗 5 天，诸症消失。嘱服龙胆泻肝丸合青麟丸，一月后复查前列腺及前列腺液常规均已恢复正常。仍以丸药调理一月，以资巩固。并嘱行包皮环切术，以防复发。

案二 郁某，33 岁，1978 年 7 月 3 日初诊。

患者饮酒后又复感冒，全身寒战高热 3 天，伴尿频尿急尿痛，尿后余沥不尽，会阴部坠痛不适，向右大腿内侧根部放射，经某医院泌尿科检查，诊为"急性前列腺炎"，经用抗菌消炎、温盐水坐浴等治疗，症状未能控制，5 天后来本专科就诊。会阴部未见红肿，压痛明显，并有波动感，寒战已无，高热不退，大便秘结。证为热毒壅盛，有化脓趋势。内服龙胆泻肝汤合黄连解毒汤加减，每日 2 剂，分 6 次服；并用玄明粉 10g，生大黄 20g煎汤待温保留灌肠，每日 2 次；会阴部外敷青敷膏，一日换药 1 次，再治 3 天，全身、局部症状基本消失。原法治疗 5 天，病已痊愈。

按：急性前列腺炎一症，早期以精室湿热者居多，治疗以清利湿热为原则，八正散为主方，疾病中期湿热化而为热毒壅盛之象，龙胆泻肝汤为主方。按八正散功专清化湿热、龙胆泻肝更兼凉血清热，正与本病病机相合。临床根据湿热之轻重缓急，湿有几分，热有多重，而随证加减，如案二热盛加黄连解毒汤更添解热之效。

【现代研究进展】

急性前列腺炎的抗感染治疗目前尚没有统一方案，在用药前行中段尿培养及药物敏感试验，选择易进入前列腺组织和前列腺液的药物。氟喹诺酮为两性化药物，可高浓度地进入前列腺组织，应为首选，四环素和大环内酯类适用于可疑支原体及衣原体感染患者。由于急性前列腺炎发作时前列腺组织及血管通透性增加，因而药物选择相对广泛。治疗初期我们建议选用新型喹诺酮或头孢类药物治疗，如疗效不佳再根据药物敏感试验结果进行针对性调整用药。抗生素治疗疗程还不确定，对于明确急性细菌性前列腺炎的患者疗程宁长勿短。

虽然有时需延长疗程，但多数学者认为如患者对治疗反应佳且致病菌对药物敏感，连续用药3~4周可预防复发。对于急性前列腺炎抗感染治疗效果不佳的患者，除了考虑致病菌对药物敏感性差，还应考虑有前列腺脓肿形成的可能，可借助于结直肠内超声 TRUS 以明确诊断，且应在抗生素治疗无效的48小时以内进行，有前列腺脓肿形成时应早期在B超引导下穿刺引流。在抗感染治疗的同时，根据不同病情给予相应的对症、支持治疗。急性前列腺炎经过积极治疗者，预后一般良好，但部分患者症状可持续存在，因此至少在随后3个月内仍应行细菌培养以指导治疗。急性前列腺炎患者外周带低回声区可持续存在很长时间，彩色多普勒超声检查、DRE、前列腺特异性抗原（PSA）可帮助其与前列腺癌相鉴别。

张杰秀等报告2001年1月至2004年3月采用综合方法治疗急性前列腺炎患者35例，效果良好。入院后予喹诺酮类或头孢类药物静脉滴注1周，然后改为口服3~4周。急性尿潴留患者留置尿管3~5天，排尿困难者加用 α 受体阻滞剂，至少服2周。2例 TRUS 示前列腺内存在液性暗区者行 B 超引导下穿刺引流。35例患者经治疗3~5天后体温恢复正常。2周后复查血、尿常规均正常。

【小结】

急性前列腺炎为细菌或病毒等所致的前列腺腺体或腺管的急性炎症。中医药治疗效果较好，一般预后佳。急性前列腺炎的诊断并不困难。对顽固难愈的患者，须作进一步检查，以明确诊断。急性前列腺炎与中医所称的"淋浊"相当，特征是会阴疼痛和尿路刺激症状，故其治疗原则是清热化湿。

慢性前列腺炎

慢性前列腺炎（chronic prostatitis，CP）是感染细菌或病毒等，或虽无感染，但前列腺长期慢性充血所造成的前列腺的慢性炎症。类似中医古籍中所称的"精浊"。如《内科心典》说："精浊者，白黏如精状，从茎中流出，不痛不清，占下衣有迹者是也。"

慢性前列腺炎的发病率远较急性者为多。一般统计占泌尿科门诊病人的30%左右，也有报道达到或超过50%。本病大致可分为细菌性前列腺炎和充血性前列腺炎两种，后者发病率较前者为高。

就临床资料分析，慢性前列腺炎有以下特点：①慢性前列腺炎病前可有急性期，但大多无急性过程。②本病以症状复杂、病程迁延，并发症较多，且易反复发作为特点。③慢性前列腺炎的典型症状是尿末滴白，尿后余沥不尽，尿道外口被分泌物黏合。《张聿青医案》曾说："精浊，溲后每有牵腻之物渍于马口。"其与不育症的关系，越来越引起国内外医学界的关注和重视。④本病对患者的精神、体力、工作、学习和生活诸方面影响较大，其中精神负担往往超过疾病本身。⑤本病辨证和辨病治疗有较好效果，为本病提供了一种较为理想的治疗方法。

【病因病机】

本病以症状多样、病程缠绵、容易反复发作为特征，给患者的身心健康带来较大危害。如伴有神经衰弱，性功能障碍或不育症，精神上的痛苦远远超过疾病本身的痛苦。这些临床特征，与错综复杂的病因病理特点是密不可分的。

首先，"体虚"是造成本病最重要的、内在的、本质的因素。肾亏于下，封藏失职，精关不固，精离其位，免疫功能低下，最易形成本病。有因病致虚，因虚致病之分，所谓"最虚之处，便是容邪之地"。

第二，充血。由于青壮年相火易动，所愿不遂，精未外出，精道充血，或同房、遗精、手淫、惊恐等，忍精不泄，败精流注，遂成精浊。

第三，感染。其人脾肺素虚，易感便溏，引动下焦湿热；或包皮过长，藏污纳垢，或性交不洁，湿热内侵，留于精室，精浊混淆，精离其位，亦可产生本病。

第四，其病机转化是病久伤及脾肾。脾气虚则湿愈难化，肾气伤则精易下泄，此为本病由实转虚的大致过程，肾虚是本，湿热是标，久病入络，精瘀络脉，乃是进入慢性过程的病理反应。总之，感染、充血是发病的外部条件，而体虚则是发病的根本原因。正如《洞天奥旨》所说："气血旺而外邪不能干，气血虚而内正不能拒。"

【诊断与鉴别诊断】

1. 诊断

本病临床表现颇不一致，有的毫无症状，有的表现多样化。

（1）无症状的慢性前列腺炎：即所谓隐性前列腺炎。只是因为男子不育症或性功能障碍，医生在寻找病因时才被发现，如77例慢性前列腺炎所致的不育症中，即有8例无症状可循。亦有部分隐性前列腺炎，是在精液常规中存在脓细胞或红细胞，进一步检查前列腺时方得确认。

（2）有症状的慢性前列腺炎：个体差异很大。即使同一个体，在不同阶段的症状也不相同。

①生殖功能和性功能改变。生殖功能未见流行病学统计资料。在治疗一组457例慢性

前列腺炎（已婚）患者中，合并不育症的有83例，占18%。初步说明，大部分慢性前列腺炎患者照常生儿育女，并不影响生育。至于对性功能的改变，由于慢性炎症而产生兴奋刺激，一般表现为性欲亢进，阴茎容易勃起及射精过早（早泄）、梦遗、滑精等，但临床所见，很多患者是以性功能障碍为就诊理由的。这是因为，男子常因不育而精神抑郁，情绪低沉；或误认尿末滴白为漏精、肾亏，这些抑制因素，造成了性功能障碍。1981年，有人统计232例慢性前列腺炎，有62%出现不同程度的性功能障碍。

②排尿症状和尿液改变。相当一部分病人晨起尿道外口有分泌物黏合，排尿终末或大便努责时尿道口有"滴白"现象，尿色黄、沉淀、浑浊或白浊，有时尿频、尿急、尿痛，排尿不适，尿后余沥或尿意不尽，精神紧张时有排尿不畅或排尿困难，或在排尿的同时有想大便的感觉。有时可见无痛性终末肉眼或镜下血尿；偶有以无痛性血尿为病人唯一主诉症状者，在排除全身或局部其他因素后，做前列腺检查，有助于临床诊断。

③前阴部的疼痛和不适感。这是极为常见的症状，主要是会阴部的疼痛（隐痛）、坠胀或烧灼感，于酒后、久坐或骑自行车后症状加重，得矢气或热水中坐浴后顿感轻松；有时有难以名状的不适感；阴茎、尿道、睾丸或耻骨联合部有与会阴部相似的感觉，并放射至一侧或两则腹股沟、少腹、腰部及大腿根部。当然亦有以这些部位的疼痛为主诉症状者。部分病人在排精前或排精后疼痛特别明显。排精前胀痛者有欲求一泄，泄后痛快之感，以实痛、热痛为多；排精后胀痛者称"排精痛"，中医叫"空痛"或"虚痛"。个别病例有大肠痛和肛门痛，或尿道内作痒，或少腹部有水液流窜感等。

④神经系统和精神症状。此类症状带有普遍性，这方面的痛苦远远超过疾病本身的痛苦。患者情绪低沉，顾虑重重，担心影响生育和性功能，个别的怕转为癌症。表现为悲观失望，神疲乏力，头昏眼花，记忆力减退，注意力不易集中，甚至胡思乱想，有各种幻觉和幻想等神经衰弱症状，亦有出现性神经衰弱者。为此，四处求医，没有达到预期目的，反过来又认为病情严重，更加重了思想负担，互为因果，形成恶性循环，难以自拔。

根据以上证候，便可得出慢性前列腺炎的初步印象。直肠指检可见前列腺缩小，质偏硬、轻压痛；前列腺分泌物减少，涂片及细菌学检查、培养、显微镜检等显示白细胞增加（>10个/HP），卵磷脂小体减少或消失，尿三杯试验第1杯及第3杯尿液浑浊，据此即可确诊为慢性前列腺炎。

2. 鉴别诊断

（1）前列腺痛：这些患者表现为持续的尿频、尿痛、排尿困难，会阴、下腹、腰骶等部位疼痛不适，久坐、骑车后加重。直肠指诊检查：两侧肛提肌压痛明显，前列腺触诊正常而无压痛。以往此症被称为梨状肌、肛提肌症候群，前列腺液镜检正常，细菌培养无生长。

（2）前列腺脓肿：大多数为急性细菌性前列腺炎的并发症，多发生在50~60岁，半数病人有急性尿潴留，尿频，排尿困难，直肠不适，尿道流脓，有的伴有附睾炎。直肠指诊检查前列腺病侧增大，触之软，有波动感。偶尔前列腺脓肿可自然向尿道破溃，也可向直肠破溃，被误认为直肠周围脓肿。

（3）前列腺结石：指发生在前列腺腺泡内和腺管内的结石。与前列腺慢性炎症、前列腺液潴留、腺管狭窄、代谢紊乱等因素有关。无机盐如草酸钙、磷酸钙、磷酸镁等沉积在前列腺腺泡内的淀粉样体、上皮细胞和炎性渗出物上，并形成结石，患者可表现有慢性前列腺炎的各类症状，但直肠指诊检查可扪及前列腺有结石摩擦感，骨盆 X 线在耻骨联合区一侧有阳性结石影，超声波检查可在前列腺结石部位出现强光带，并有声影。

（4）前列腺结核：症状与慢性前列腺炎相似，但常有泌尿系结核或其他部位结核病灶的病史，直肠指诊检查前列腺呈不规则结节状，附睾肿大变硬，输精管有串珠状硬结，前列腺液结核杆菌直接涂片或 PCR 检测有结核菌。

（5）前列腺癌：晚期可出现尿频、尿痛、排尿困难等症状，但患者常有消瘦、乏力、贫血、食欲不振等明显全身症状，直肠指诊检查前列腺有坚硬如石的肿块，表面高低不平，血清前列腺特异抗原及前列腺酸性磷酸酶增高。前列腺穿刺活检可发现癌细胞，超声波检查可见腺体增大，边界回声不整齐或有缺损，内部光点不均匀，癌肿部位有较亮光点或光团。CT 检查可见前列腺形态不对称，若肿瘤向包膜外浸润，可见精囊和膀胱后壁的组织间隙消失。CT 可确定前列腺癌的浸润程度。

（6）耻骨骨炎：临床上常表现为慢性前列腺炎的症状，但肛诊及前列腺液检查正常。主要特征是耻骨联合处有明显压痛，摄骨盆 X 线片示耻骨联合间隙增宽>10mm，双侧耻骨上支水平相差>2mm，耻骨联合边缘不规则，出现侵蚀和反应性骨硬化。

【辨证施治】

1. 湿热证

证候：年龄较轻，病程较短，或有包皮炎、尿道炎、龟头炎、睾丸炎等病史，小便黄少、浑浊或有沉淀，尿频、尿急、尿痛、尿道灼热刺痛，会阴及少腹胀痛，大便干结，努责时尿道口滴白量多，口苦而黏，舌苔黄腻，脉象弦滑带数。肛指检查：前列腺肿大，压痛较显，前列腺液中脓细胞（++）以上，前列腺液培养多有细菌生长。

分析：湿热蕴结，扰乱精室，精浊混淆，精离其位，则努责时尿道口滴白量多、小便黄少、浑浊或有沉淀，前列腺液中脓细胞多，或前列腺液培养多有细菌生长；湿热蕴结膀胱，气化失司，则尿频、尿急、尿痛、尿道灼热刺痛；湿热阻于精室，气血失畅，经络阻塞不通，则前列腺肿大，压痛较显，会阴及少腹胀痛；湿热蕴结下焦，腑气不通，则有大便干结；口苦而黏乃为湿热熏蒸中焦所致；舌苔黄腻，脉象弦滑带数，皆为湿热证之典型舌脉。

基本治法：清热导湿。

方药运用：萆薢分清饮加减。常用药：萆薢 10g，茯苓 10g，车前子（包）10g，丹参 10g，黄柏 6g，苍术 6g，川朴花 6g，生苡仁 15g，石菖蒲 2g，碧玉散（包）20g。本方源于程钟龄的《医学心悟》，方中川萆薢分清别浊，治小便浑浊；茯苓、车前子、生苡仁和碧玉散健脾化湿为臣，黄柏、丹参、川朴花和苍术清热涩精为佐，石菖蒲化浊通窍，引诸药入精室。各药相合，清涩并用，有清热利湿、分清去浊的功效。

中成药：①四妙丸，每次5g，每日3次，口服。②龙胆泻肝丸，每次6g，每日3次，口服。③保精丹，每次6片，每日3次，口服。④前列康片，每次3~4片，每日3次，口服。

食疗：玉米须50g，车前子20g，生甘草10g。车前子用纱布包好，和玉米须、生甘草加水500ml煎煮，取400ml，去渣温服，每日3次。

2. 瘀血证

证候：病程较长，或会阴损伤，终末尿滴白量少，小便滴沥涩痛，或见肉眼血精，会阴部刺痛明显，痛引睾丸、阴茎、少腹或腰部，眼眶黧黑，舌质紫或有瘀斑，脉涩。肛检：前列腺质地较硬，或有结节，前列腺液中夹有红细胞。

分析：病程较长，久病入络入血，精室之血脉瘀滞，不通则痛，故见会阴部刺痛明显，痛引睾丸、阴茎、少腹或腰部，前列腺质地较硬，或有结节；精室之血脉瘀滞，失其固藏，则终末尿滴白量少，或见肉眼血精；血脉瘀阻，膀胱气化失司，则见小便滴沥涩痛；瘀血阻于颜面，则见眼眶黧黑；瘀血凝滞，脉道不利，故见脉涩、舌质紫或有瘀斑。

基本治法：活血化瘀。

方药运用：王不留行汤加减。常用药：王不留行15g，丹参10g，皂角刺10g，桃仁10g，三棱、莪术各6g，怀牛膝10g，穿山甲10g，红花5g，苏木6g，川芎6g，赤芍10g。方中王不留行以善于行血知名，"虽有王命不能留其行"，所以叫"王不留行"，但流血不止者，它又可以止血，常与穿山甲同用活血通瘀。桃仁、红花、丹参、赤芍活血化瘀，三棱、莪术破血活血，皂角刺、川芎、苏木破血行气，怀牛膝引血下行。全方重用活血行气之品，活血止痛之力卓著。

中成药：①三七粉3g，每日2次，冲服。②琥珀粉1.5g，每日2次，冲服。③前列腺片5片，每次8片，每日3次，口服。

食疗：桃仁（去皮尖）10g，青粱米（或粳米）50g，红糖适量。先将桃仁研碎，和米，如常法煮粥，食用时可加入少许红糖。

3. 中虚证

证候：病程较长，素体脾虚，终末尿滴白，尿意不尽，尿后余沥。劳累后加重，会阴部隐痛，有下坠感，小溲清长或频数，神疲乏力，面色少华，纳谷不馨，形寒畏冷，心悸自汗，舌淡而胖，脉细而软。肛指检查后肛门坠胀感可延续数天。

分析：中气不足，气不摄精，精浊混淆，故见终末尿滴白，尿意不尽，尿后余沥；病程较长，素体脾虚，或劳倦伤脾，脾虚中气下陷，则会阴部隐痛，有下坠感，劳累后加重，肛指检查后肛门坠胀感可延续数天；中气不足，膀胱气化无权，则有小溲清长或频数；中气不足，脾失健运，后天化源亏乏，则见纳谷不馨、神疲乏力、面色少华；中气不足，气不摄津，卫气失固，阳气不足，则见形寒畏冷、心悸自汗；气虚无力行血，脉道不能充盈，故舌淡而胖、脉细而软。

基本治法：补益中气。

方药运用：补中益气汤加减。常用药：炙黄芪 15g，人参 12g，茯苓 10g，芡实 10g，柴胡 6g，炙升麻 6g，煅龙骨 15g，煅牡蛎 20g，白术 10g，陈皮 6g，炙甘草 3g。方中黄芪补中益气，升阳固表；人参大补元气；芡实健脾益肾；龙牡收敛固涩，炙甘草益气调和脾胃，白术、茯苓燥湿健脾；佐以升麻、柴胡升提阳气，陈皮行气和胃。综合全方，一是健脾益气以治气虚的根本；一是升提下陷的阳气。

中成药：①补中益气丸，每次 8g，每日 3 次，口服。②十全大补丸，每次 9g，每日 3 次，口服。

食疗：生牡蛎 20g，知母 6g，莲子 30g，白糖适量。将生牡蛎、知母放砂锅内，加入适量清水，小火煎半小时，滤汁，弃渣。洗净莲子，热水浸泡 1 小时。药汁、莲子连浸液一起放锅内，小火炖至莲子熟烂，加白糖食。

4. 肾虚证

证候：病程较长，有手淫及房劳过度史，尿末滴白，尿道口时流黏液黏丝，小便余沥不尽，腰酸而软，有梦而遗，性功能减退，或有肉眼血精，面色黧黑，五心烦热，午后低热颧红，大便干结，小便黄少，失眠多梦，舌红苔少，中有龟裂，或有剥苔，脉细带数。前列腺液中磷脂小体明显减少，或有红细胞。

分析：根据临床所见，肾虚证以肾阴不足者居多。盖房室不节则伤肾，肾亏则封藏失职，精关不固，精离其位，则见尿末滴白、尿道口时流黏液黏丝、小便余沥不尽、前列腺液中卵磷脂小体明显减少；有手淫及房劳过度史，劳伤精血，血随精流，而见有肉眼血精，或前列腺液中有红细胞；腰为肾府，肾亏则腰酸而软；肾阴不足，宗筋失养，则性功能减退；肾阴不足，虚火上炎，则五心烦热、午后低热颧红、失眠多梦、有梦而遗；肾司二便，肾阴不足，失其濡养，则大便干结、小便黄少；阴虚火旺，津液不能上承，故有舌红苔少，中有龟裂，或有剥苔；脉细为阴虚，脉带数为火旺。

基本治法：补肾涩精。

方药运用：菟丝子丸加减。常用药：菟丝子 10g，茯苓 10g，怀山药 10g，潼沙苑 10g，车前子（包）10g，干石斛 10g，生熟地各 12g，川续断 10g，益智仁 10g，远志肉 6g。菟丝子补肾涩精；生熟地、怀山药、干石斛、川续断补肾滋阴；益智仁、远志补肾，交通心肾，有宁心之功；沙苑子益肾固精，车前子为引药。

中成药：①二至丸合六味地黄丸，各服 5g，每日 3 次，口服。②知柏地黄丸，每次 8 粒，每日 3 次，口服。③大补阴丸，每次 6g，每日 3 次，口服。

食疗：猪脊髓 500g（连脊骨），莲藕 250g。将猪脊髓和莲藕同放入锅内，加水及适量生姜、葱白、黄酒调料，煲至熟，加少许食盐，即可食。

【转归及预后】

慢性前列腺炎病程越长，患者的心理障碍越重；而心理负担越重，病程越迁延。这说明心理因素直接影响着该病的转归，心理变化在慢性前列腺炎发病与转归中可互为因果。

因此，要彻底治愈本病不能仅靠用药，还应增加心理治疗和护理，了解疾病相关知识，消除顾虑，敢于面对。应有健康的性意识和良好的性行为，重视心理护理，有效地减轻患者的心理压力，消除因心理障碍而引起的恶性循环。

【预防与调护】

1. 首先应重视精神情志的调节，保持性情舒畅。

2. 忌食酒类、辣椒、葱、蒜、生姜、咖啡、可可等刺激性食物，以免助火生热，引起前列腺充血，使病情加重或反复。

3. 慢性前列腺炎所致的不育症，切忌热水（药水）坐浴等局部加温方法，以免睾丸被灼，妨碍生精。

4. 预防上呼吸道感染和泌尿系感染，对预防前列腺炎有重要意义。

5. 有规律地进行性生活，避免纵欲和手淫。

6. 合理安排日常生活，适当进行文体活动。起居有常，劳逸结合，增强体质，调节精神。但不宜长时间骑车、骑马或久坐湿地，以免局部摩擦过久，引起充血，妨碍血液循环；或前列腺毛细血管损伤，形成血肿，成为细菌最好的培养基。平时宜多饮水，增加尿量；保持大便通畅，但应防止腹泻便溏，因直肠炎症也可波及前列腺，引起或加重前列腺炎。

7. 用药忌妄投苦寒温凉，这是预防医源性病变的关键。

【临证经验】

1. 根据临床所见，常将本病分成湿热、瘀血、中虚、肾虚、混合五个证型。但单独出现者较少，虚实夹杂者为多，即混合型者居多。而肾虚是发病之本，其他各型均可见及肾虚，或两型相杂，或三型互兼，其中又以肾虚兼湿热者最多。按照审证求因，审因求治的精神，善以补肾导浊为主法，以验方萆薢汤为主方施治。萆薢汤即萆薢分清饮合菟丝子丸加减而成，一以补虚，一以导浊，合而用之，为消补兼施之妙方。临床研究证实，扶正祛邪并进，其疗效较单一祛邪或单一扶正为优。主要药物有：萆薢、菟丝子、茯苓、车前子、牡蛎、沙苑子等。方中萆薢子治肾，菟丝子补阴为主药，治湿而不伤阴，补阴而不腻邪；沙苑子固精，牡蛎固涩，则菟丝子填精之功益胜；车前子导湿，茯苓渗湿，则萆薢分清祛湿之力更宏；又茯苓配菟丝子，有茯菟丹之意，旨在固精兼渗湿；车前子伍菟丝子，为王旭高之法，专导败精之流注，组方缜密，配伍精当，临床验之，洵有良效。

在此基础上，在导师许履和教授指导下，研制出治疗慢性前列腺炎的良药——保精片。临床观察治疗组300例，愈显率61.33%，总有效率93.33%；对照组100例，愈显率30%，总有效率59%。经统计学处理，两组疗效有显著性差异（P<0.01）。临床和实验研究均提示，本品可改善全身和局部免疫功能，调节前列腺液酸碱度，有明显抗菌消炎、抗病毒，消除有害物质，畅通前列腺局部引流等功效，无明显毒副作用，符合扶正祛邪的组方原则，具有高效、无毒、安全、服用携带方便等优点，且对性和生殖功能障碍亦有一定治疗效果。其疗效和安全性处于国内领先水平，深受广大患者欢迎。

还须强调的是，本病在药物治疗的同时，不应放松精神治疗。心理疏导，"畅怀于服药之先"，亦是临床治疗中不可或缺的重要环节。

2. 本病对部分患者的身心健康、工作、学习、生活诸方面影响颇大，有时精神上的痛苦远远超过疾病本身的痛苦，因此，精神治疗和药物治疗同样重要。充分发挥患者和医者的积极性，遵循科学态度，选择合理的生活方式和治疗原则，对于防治慢性前列腺炎有积极意义。

验案举例

案一　姜某，35 岁，1981 年 5 月 18 日初诊。

结婚 6 年，婚前有遗精史，一年前先患急性前列腺炎，经中西药物治疗后发热已退，膀胱刺激征亦减轻，但大便干结难解，努责后尿道口有黄白色黏液滴出，量较多，并有尿后余沥不尽。肛指检查：前列腺左侧稍肿、压痛，前列腺液常规：脓细胞（+++），红细胞（+），卵磷脂小体 25%，精子（+++）。舌苔左侧白腻稍厚，脉弦。认证为湿热留于下焦。治以清热导湿，萆薢分清饮加减。

处方：萆薢 10g，茯苓 10g，车前子（包）10g，丹皮 10g，黄柏 6g，苍术 6g，川朴花 6g，生苡仁 12g，石菖蒲 2g，碧玉散（包）15g，全瓜蒌 15g，郁李仁 15g。

服 5 剂，大便通畅，尿末滴白已少，尿频、尿急、尿痛等症已基本消失，尿意未尽感不显，舌苔薄白，脉平。再以原法巩固一月。复查前列腺已不肿，无压痛，前列腺液常规：脓细胞少许，卵磷脂小体 75%，临床症状消失。随访半年，疗效巩固。

按：湿热证为精浊常见证型之一，实为慢性前列腺炎急性发作期。萆薢分清饮为分清渗浊之常用方，其效益彰。

本例辨治要点有二：舌苔白腻左侧稍厚，肛指检查前列腺左侧稍肿。苔症暗合，上下呼应。根据"人身左半属血，右半属气"理论，方中加用丹皮、二妙丸，入精室，以消血中湿热，此其一；除精浊外，还有大便干结难解，前有湿热，后有壅滞，按照"肾司前后二阴"观点，方中加用全瓜蒌、郁李仁润肠通便，此其二。上下前后左右一起分消，则壅滞于精室之湿热，安有不清不化之理耳。

案二　沙某，31 岁，1980 年 6 月 7 日初诊。

有慢性前列腺炎五年余，经常感冒，天热时同房过劳，而出现左侧睾丸疼痛，两腹股沟部胀痛，面色黧黑，间有遗精，余无明显不适。迭用萆薢分清饮、六味地黄汤、封髓丹合黄连清心饮等治疗，遗精好转，余症未见改善，同时兼有尿末滴白，排尿不畅。脉涩不利，舌质紫，前列腺左侧有压痛和结节。转用活血化瘀法，方用王不留行汤。

处方：王不留行 15g，丹皮参各 10g，延胡索 10g，皂角刺 10g，桃仁 10g，棱莪术各 10g，川牛膝 10g，穿山甲 10g，红花 10g，苏木 6g，川芎 6g，赤芍 10g。

15 剂后排尿渐畅，再服 30 剂，滴白基本消失，睾丸及腹股沟部胀痛大有改善。再以原法治疗 68 天，复查前列腺结节已消失，舌质正常，脉亦流畅，临床基本痊愈。随访一年，未见复发。

按：眼眶或面色黧黑，究属瘀血凝滞抑或肾虚其色外露，有时很难鉴别。肾虚者，兼有阴虚火旺之征；瘀血者，舌有瘀斑，或有会阴外伤史，是分辨的要点。但有时单作瘀血或肾虚治，收效甚微。在此虚实疑似之际，可以活血与补肾同用，消补兼施，多能奏效。

案三　刘某，44岁，1979年8月14日初诊。

患者原有十二指肠球部溃疡、贫血，近6年来尿末滴白，在某医院泌尿科检查诊断为"慢性前列腺炎"，迭用西药治疗，效果不显。患者面色少华，大便常溏，纳谷尚可，终末尿滴白，会阴及腰部酸痛而有坠感，脉细，舌苔薄白。肛指检查后，会阴部作胀4~5天才消失。证为中虚脾失健运之权。治宜补中益气，以补中益气汤原方加芡实10g，炙鸡内金5g。10剂后尿末滴白及尿不尽感减轻，腰及会阴部下坠感好转，大便转干。再以原法调理一个半月，面色转华，大便正常，滴白及尿频、滴沥等症均消失，会阴及腰部亦无坠胀感。再以补中益气丸调理2月而愈。随访2年，一切正常。

按：中虚型的慢性前列腺炎，重点应抓住会阴（或阴阜、少腹、腰部）疼痛而兼有下坠之感。单纯中虚者，可径投补中益气汤；如与其他证型相兼者，仍可同时服用补中益气丸。因此方消中有补，不会克伐正气；补中有消，毋虑陡增湿热。

案四　何某，31岁，1979年9月8日初诊。

8年来腰痛、滴白，在某医院诊断为慢性前列腺炎，经用各种中西药物治疗未见效果。婚前遗精频繁，婚后房事过劳。现大便努责后滴白，尿后余沥不尽，尿道口有黏液，会阴及腰部酸楚，下肢无力，足跟疼痛，午后阴茎灼痛，手足心发热，两颧微红，体温正常，头昏耳鸣目涩，口渴喜饮，大便干结，有时遗精，舌红苔少、中有龟裂，脉细带数，前列腺液常规有红细胞少许，脓细胞（+），卵磷脂小体少。证为肾阴不足，虚火偏旺。治以滋阴降火，固肾涩精为主。菟丝子汤加减。

处方：菟丝子10g，茯苓10g，山药10g，潼沙苑10g，车前子（包）10g，石斛10g，生熟地各10g，益智仁10g，炙远志10g。

治疗半月，症状明显好转。1月后复查：前列腺液除有少许红细胞外，余均正常，乃配服二至丸2月，前列腺液中红细胞消失，诸症均瘥。再以六味地黄丸、二至丸巩固疗效，观察2年，未见复发。

按：肾虚是慢性前列腺炎的发病之本。本病患者大多年龄较轻，既往一般无慢性病史可循，肾虚从何而来？余以为因病致虚者多，即由实转虚者多。诚如张介宾所描述的："有浊在精者，必由相火妄动，淫欲逆精，以致精离其位，不能闭藏，则源流相继，淫溢而下，移热膀胱，则溺孔涩痛，清浊并至，此皆白浊之因于热也。及其久也，则有脾气下陷，土不制湿，而水道不清者；有相火已杀，心肾不交，精滑不固，而遗浊不止者，此皆白浊之久无热证也。"

案五　郭某，28岁，1983年7月31日初诊。

曾在某医院泌尿外科多次检查前列腺液常规：卵磷脂小体极少，脓细胞30个至满视野，经用复方新诺明、呋喃坦丁、庆大霉素、红霉素、卡那霉素、磁疗等医治，效果不显，乃来我院就诊。当时见尿末滴白，时多时少，尿后余沥不尽，溲黄浑浊，形体消瘦，时有腰膝酸软，遗精频繁，大便干结，口中干苦而黏。证属肾虚兼有湿热。治以补肾导浊，乃进萆薢汤加减。

处方：萆薢10g，益智仁10g，菟丝子10g，茯苓10g，车前子（包）10g，石菖蒲3g，台乌药6g，生草梢3g，沙苑子10g，川断10g，牡蛎（先煎）20g。

5剂后症状好转，连服3个月，诸症消失，复查前列腺液常规：卵磷脂小体30个，脓细胞少量，临床基本痊愈，后遂结婚。随访2年，未见复发。

按："萆薢汤"由萆薢分清饮合菟丝子丸化裁而成。一以补肾，一以导浊，合而用之，为消补兼施之妙方。方中菟丝子补阴，萆薢除湿，治湿而不伤阴，补阴而不腻湿。沙苑子固精，山药固肾，牡蛎固涩则菟丝子益肾填精之功益胜；茯苓渗湿，车前子导湿，川断通路则萆薢分清渗浊之力更宏；菖蒲豁痰宣窍，草梢和中解毒兼引诸药直趋精室；又茯苓配菟丝子，有茯菟丹之意，意在固精兼渗湿；车前子配菟丝子，为王旭高之法，专导败精之流注。全方组合缜密，配伍精当，临床验之，洵有良效。

【现代研究进展】

1. 慢性前列腺炎病因病机的现代研究

（1）气滞血瘀：许多学者通过对前列腺炎的临床表现进行分析后，多认为气滞血瘀是本病的核心。刘猷枋基于此出发点，综合大量临床实践，以活血化瘀为主体思想，创立了前列腺汤用于临床，取得较好疗效。陈志强等综合近年来关于慢性的有关论治情况后亦认为：对于本病病机的认识正从湿热为主转向逐渐重视瘀阻。

（2）湿热蕴结：慢性前列腺炎主要发生于青壮年，其病因多与手淫、忍精、纵欲等不当性行为有关；或者因饮酒过度，过食辛辣，使湿热之邪内蕴而发病。临床与膀胱、肾、肝、脾等经关系密切，病位于下焦，故许多学者认为湿热蕴结是慢性前列腺炎主要病机。何映认为本病的病机是肾虚湿热、清浊相混、精离其位。病理因素主要是湿、热、瘀、虚四端，其中最为重要的是湿和热，细究其主要矛盾和中心环节是湿邪为患。归纳为：审病求因多湿；湿性重浊黏滞，久伏存留；湿滞、精浊、精瘀之变；湿兼他邪为患，多见湿热；湿伤阳，易伤脾；湿之根由在本虚。

（3）肝郁气滞：张珍玉认为本病病本在肝，患者情志不畅，肝气不舒，气机不利，气郁化热，湿热下注，瘀血、痰湿阻滞于前阴而导致本病，"痛"为气血运行不畅的集中表现。治疗主张以疏肝理气为主，辅以清热利湿，活血化瘀，取得较好疗效。张敏建认为慢性前列腺炎的最主要病机是肝郁气滞；湿热下注为一过性证候；日久不愈或失治误治才会产生瘀阻的病理学改变。临床上可见患者情绪低落，精神抑郁或烦躁易怒，嗳气不适等。治疗宜疏肝解郁，理气止痛散瘀。

2. 治疗方法研究

从中医和西医的不同特点来看，慢性盆腔炎的治疗是中医所擅长。大量文献资料证明中医药治疗具有确切的疗效和明显的优势。其治疗方法和给药途径呈多样化且各具特色，中药内服有按辨证分型用药，也有按辨证与辨病相结合选用单方、验方或中成药；中药外治有灌肠治疗、中药外敷、中药离子导入等。

（1）补肾与清利湿热合用：朱永康以扶正祛邪的组方原则创固精导浊汤，药物组成为：萆薢、菟丝子、川牛膝、茯苓、泽泻、车前子、乌药、石菖蒲、马鞭草、益智仁、山药、沙苑子、甘草。治疗慢性前列腺炎160例，治愈率67.6%，总有效率94.4%。临床和实验研究均提示，固精导浊汤可改善全身和局部免疫功能，调节前列腺液酸碱度及抗菌消炎、通畅前列腺炎局部引流等功效。

（2）清热利湿与活血化瘀并重：刘玉梅等采取清热利湿活血饮（知母、车前子、柴胡、桃仁、红花、牛膝、当归、丹参、穿山甲等）治疗慢性前列腺炎56例，主症为会阴疼痛、腰酸无力、尿频涩痛，治疗的总有效率为97%。

（3）治疗核心在活血化瘀：刘猷枋认为慢性前列腺炎的核心是气滞血瘀，治疗应将活血化瘀法贯穿整个治疗过程，辅以行气、解毒、补肾、清热利湿，并根据这一治则研制成"前列腺汤"，主要成分为：丹参、泽兰、赤芍、桃仁、红花、王不留行、小茴香、炙乳香、炙没药、蒲公英等。

（4）单纯应用清利湿热药物：廖方正用湿热清口服液（龙胆草、柴胡、车前子、栀子、黄芩、千里光、王不留行、矮地茶等）治疗本病148例。结果：临床痊愈39例，显效76例，有效26例，无效7例，疗效明显优于氟哌酸组（P<0.05）。

3. 外治疗法研究

薄五海等用中药柴胡、橘核、荔枝核、乳香、没药、野菊花、白花蛇舌草、三棱、王不留行、通草、滑石、川续断、威灵仙煎剂保留灌肠，治疗本病36例。结果：获得治愈24例，显效4例，总有效率为88.88%。江海身等用前列消炎栓（由鳖甲、白芍、莪术、黄柏、急性子等组成）塞肛，每日2次，每次1枚，治疗100例。结果：近期治愈51例，显效26例，有效16例，无效7例，显效率71%，总有效率93%。

中药保留灌肠是临床常用的治疗方法，使药物通过直肠静脉、淋巴系统及直肠黏膜直接渗透到盆腔炎性组织中，吸收的药物50%～70%通过直肠下静脉和肛管静脉，从而避免"肝首过消除效应"，使盆腔内迅速达到有效药物浓度，且灌肠液的温热良性刺激能更有效地改善盆腔局部血液循环，还具有良好的止痛作用，兼可避免长期服用寒凉之品损伤后天脾胃之气。

【小结】

1. 慢性前列腺炎有湿热、瘀血、中虚、肾虚四证。证情单一者，辨证不难，治疗亦易奏效。但临床多见的是肾虚兼湿热证，故补肾导浊，消补兼施的萆菟汤、保精片，最与病机相符，成为辨病论治的代表验方，其疗效较单一扶正或单一祛邪为优。总之，辨证和辨病论治慢性前列腺炎为本病提供了一种较为理想的治疗方法。

2. 本病对部分患者的身心健康、工作、学习、生活诸方面影响颇大，有时精神上的痛苦远远超过疾病本身的痛苦，因此，精神治疗和药物治疗具有同样重要的作用。

前列腺脓肿

前列腺脓肿（prostate abscess）是前列腺的急性实质性炎症的进一步发展，或身体他处炎症经血行感染或淋巴感染而引起的前列腺脓肿。在抗生素问世以前，前列腺脓肿的发病率很高。自抗生素和化学疗法以来，发病率显著降低。

就临床资料分析，前列腺脓肿有以下特点：①前列腺脓肿多发生于20~40岁性成熟的青壮年。②本病大多由急性前列腺炎进一步发展而来。③本病来势较急，病情较重，甚有发生败血症而导致死亡者。④本病以直肠症状及尿潴留较为多见。⑤前列腺脓肿可自行溃破，大多引流不全，形成瘘管，俗称"海底漏"。

前列腺脓肿，相当于中医所称的"海底悬痈"。病变部位在精室。根据临床特点和疗效观察，本病经及时治疗，一般能获愈，预后良好。

【病因病机】

《疡科心得集》云"海底悬痈"。患此者俱是极虚之人，由足三阴亏损，湿热结聚而发。大抵肝肾亏损，湿热蕴结，热胜肉结，热胜肉腐，肉腐成脓，而成悬痈。正胜毒尽，可望收口；若久不愈合，余毒留恋，血脉瘀滞，则可形成海底漏；或脓液常流，导致气血两亏和阴虚火旺之候。

【诊断与鉴别诊断】

1. 诊断

急性前列腺炎患者如症状迁延7~10天以上，体温持续升高，白细胞计数及中性增高，应怀疑形成前列腺脓肿。前列腺脓肿典型临床表现为：急性前列腺炎症状持续加重，持续高烧达7~10天以上，尿频，排尿困难，尿潴留，会阴或耻骨上疼痛，直肠痛，腰痛等。常可并发尿道狭窄及附睾炎、精囊炎和输精管炎，严重时可伴腹股沟牵引痛或肾绞痛，亦有发生上行性感染或败血症的可能。如症状急剧消退，应疑有脓肿自行破溃可能。脓肿破溃，主要穿向尿道、膀胱、直肠和会阴部，亦有穿向腹腔报道。若尿道或肛门排出大量脓液，症状立即缓解；若创口流脓不止，难以收口，形成瘘道，出现全身虚弱证候。

直肠指诊体检：前列腺体质软有波动，脓肿破裂而脓液排出后成一空腔，指检时局部有凹陷感。会阴部穿刺或尿道镜穿刺吸脓，活组织检查，既可诊断，又起治疗作用。脓液培养大多为金黄色葡萄球菌，应注意寻找有无原发病灶。

综上所述，诊断前列腺脓肿应从以下几方面考虑：①直肠指诊腺体明显增大，可累及一叶或两叶，不对称，压痛剧烈，质软有波动；脓肿破溃而脓液排出后成一空腔，肛诊时局部有凹陷感。②尿道镜检查见稠厚脓液流出。③尿道造影见一侧之脓肿使尿道移位，造影剂溢流到尿道外或造影剂滞留。④经会阴部穿刺或经尿道镜穿刺可有脓液吸出，即可诊断。⑤B超检查前列腺区有暗区反射，形态不规整，包膜光带不整齐、不连续。

2. 鉴别诊断

（1）急性尿路感染：常有逆行感染史或泌尿科器械检查史；发病时尿路刺激症状为首

发，尿痛、尿急、尿频，后有全身症状；病变部位主要是膀胱、后尿道的充血、水肿。直肠指检：前列腺无大变化，尿液检查可有明显变化，出现白细胞、脓细胞等，可查到病原菌。

（2）急性肾盂肾炎：它和急性前列腺炎两者的病史、症状虽相近似，但后者前列腺液中充满脓细胞，而急性肾盂肾炎则主要为尿液改变，出现尿路刺激症状，而前列腺液一般无异常发现。此外，急性肾盂肾炎多伴有肾区即脊肋角压痛或叩击痛，腰痛也比较明显。

（3）前列腺肿瘤：前列腺脓肿较小或早期不易与前列腺肿瘤相鉴别。但以下几点可能对鉴别有所帮助：①前列腺肿瘤常发生于外周带，而前列腺脓肿常发于中央带和移行带；②前列腺肿瘤较小，而易与周围腺体相区别；前列腺脓肿范围较大。前列腺脓肿早期可表现为较大的低回声区而不易分辨，彩色多普勒超声示前列腺脓肿病变周围可表现为多血管效应。

【辨证施治】

1. 湿热下注证（悬痈早期）

证候：会阴部疼痛、压痛明显，全身寒热往来，口苦脉弦，小便赤涩，大便秘结，舌红苔黄腻。

分析：湿热蕴结，下注膀胱，气化失司，故见小便赤涩；湿热蕴结精室，气血失畅，经络阻滞不通，故见会阴部疼痛、压痛明显；湿与热结，阻于少阳，可见全身寒热往来、口苦、脉弦；湿热蕴结下焦，腑气不通，故有大便秘结；舌红苔黄腻乃为湿热之象。

基本治法：清热利湿，和解少阳。

方药运用：方选小柴胡汤加减。常用药：柴胡6g，车前子（包）10g，当归10g，川芎6g，黄柏6g，黄芩6g，木通5g，枳壳6g，生山栀10g，赤猪苓各10g，碧玉散（包）20g。本方为和解少阳之主方。少阳为三阳之枢，一旦邪犯少阳，徘徊于半表半里之间，外与阳争而为寒，内与阴争而为热，故往来寒热。方中柴胡、枳壳以疏木，使半表之邪得从外宣；生山栀、黄柏、黄芩清火，使半里之邪得从内彻，当归、川芎活血行血，木通、车前子、赤猪苓、碧玉散清利湿热。

中成药：①四妙丸，每次5g，每日3次，口服。②龙胆泻肝丸，每次6g，每日3次，口服。

食疗：鲜藕120g，鲜茅根120g。鲜藕切片，鲜茅根切碎，用水煮汁代茶饮，不拘时，频频饮之。

2. 热盛肉腐证（悬痈中期，多见于急性期或慢性期急性发作）

证候：会阴部剧痛，痛如鸡啄，或疼痛突然缓解，大小便有脓出，全身高热不退或热随脓解，口渴汗多，脉弦滑数，舌红苔薄黄。

分析：湿热蕴结精室，气血失畅，经络阻滞不通，热盛则会阴部剧痛，痛如鸡啄；热胜肉腐，肉腐成脓，脓出毒泄，则疼痛突然缓解、小便有脓出，如发生悬痈，穿破大肠，则有大便有脓出；湿热毒三者互结壅盛，邪正相争，故有全身高热不退、脓出则热解；热灼伤阴津，则口渴汗多；脉弦滑数，舌红苔薄黄乃为湿热之象。

基本治法：托里消毒。

方药运用：托里消毒散加减。常用药：人参6g，川芎10g，当归10g，赤芍10g，银花15g，茯苓10g，白芷10g，炒甲片6g，皂角刺12g，生黄芪12g，生甘草3g，桔梗5g，石膏20g，泽泻10g。方中生黄芪、人参、茯苓、当归、赤芍、川芎补气健脾，养血活血，透脓托毒；银花、桔梗、石膏清热解毒；穿山甲、皂刺、白芷合用起溃坚破结，消肿透脓之功。

中成药：①生炙甘草各15g，煎汤代茶。②八将硇砂膏，早期外贴会阴部，五日换药1次。

食疗：生薏米100g，粳米50g。先将生薏米煮烂，后入粳米煮粥。晨起作早餐食之。

3. 正虚毒恋证（多见于慢性期）

证候：悬痈溃后。脓水清稀，低热不退，面色苍白，自汗盗汗，口干便干，小便不利，脉虚数，舌红苔薄白。

分析：患此者俱是极虚之人，由足三阴亏损，湿热结聚而发。悬痈溃后，正气已虚，余毒留恋，故见脓水清稀；气虚不能胜邪，故有低热不退；气血亏虚，故见面色苍白，自汗盗汗；阴津不足，不能濡润于上，故见口干；不能濡润于下，故见便干；正虚膀胱气化无力，故见小便不利；脉虚数乃为正虚之象，舌红苔薄白乃为正虚邪恋之象。

基本治法：扶正化毒。

方药运用：加味四妙汤加减。常用药：生黄芪12g，潞党参12g，银花15g，生甘草3g，川续断10g，净连翘10g，白芍10g，滑石15g，粉萆薢10g，薏苡仁12g，黄柏6g。方中黄芪、党参扶助正气为方中主药，但正虚邪恋，又非补气可愈，故以银花、连翘、甘草清热解毒，乃标本兼治之法也。白芍和血凉血止血，苡仁健脾利湿，复入粉萆薢、滑石、黄柏以增强清热利湿之功。诸药合用，共奏扶正化毒之功。

中成药：①八珍丸，每次6g，一日3次，口服。②十全大补丸，每次6g，一日3次，口服。

食疗：芡实粉30g，核桃肉15g，红枣5~7个，白糖适量。制法：芡实粉先用凉水打糊，放入滚开水中搅拌，再入核桃肉，打碎红枣去核，加入红枣肉，煮熟成糊粥，加糖食用（不拘时）。

【转归及预后】

前列腺脓肿经中、西医积极治疗，预后良好。若反复发作不愈，可致前列腺纤维组织增生，形成瘢痕，阻塞射精管口，从而引起男性不育。

【预防与调护】

参考急性前列腺炎。

【临证经验】

肿疡期多湿热下注证，脓疡期多热盛肉腐证，溃疡期多正虚毒恋证。辨证层次分明，论治井然有序。本病有虚有实，实者湿热下注，其病在肝；虚者阴虚火旺，其病在肾。治疗早期宜消，中期宜托，后期宜补。而外治疗法，尤宜加紧。

验案举例

薛童，病后湿热下注，而发海底悬痈，漫肿作痛，小便不利。此症最忌穿溃，溃后易成瘘管。

处方：归尾 10g，生甘草梢 2g，川黄柏 5g，川萆薢 10g，赤猪苓各 10g，车前子 10g，生苡仁 10g，滑石 15g，木通草各 5g，枳壳 5g，连翘 10g。

连服 5 剂。外贴八将硇砂膏后消散。悬痈生于会阴部，如不消散，易成瘘管，小便从此滴出，所以又有海底漏之称。《疡科心得集》说："患此者俱是极虚之人，由足三阴亏损，湿热结聚而发。"此症起于病后，正气尚可，而小便不利，湿热尚盛，所以专从祛邪着笔。

【现代研究进展】

前列腺脓肿发病率低，随着广谱抗生素的使用，其发病率还在进一步下降。国外文献报告，前列腺脓肿的发病率占所有前列腺疾病的 0.5%。大多数是上行性尿路感染或感染尿前列腺内反流引起的急性细菌性前列腺炎并发症。

任黎刚等对 74 例急性前列腺炎患者的病原体进行分析，发现大肠埃希菌和葡萄球菌为主要致病菌。有研究表明，目前国内前列腺脓肿的病原体主要为金黄色葡萄球菌及大肠埃希菌，淋病奈瑟菌仅占 5.9%，这与以往明显不同。在抗生素广泛应用前，淋病奈瑟菌占病原体的 75%。患者发病年龄多在 40 岁以上，但儿童也可发病。前列腺脓肿的致病因素包括全身疾病，留置尿管及下尿路器械操作等，全身疾病常见者为糖尿病及肝硬化等。不少患者伴有明显会阴疼痛，少部分患者伴有排便困难。国外文献报告，仅 60% 患者出现发热，而会阴疼痛者占 20%。本组文献资料中发热者 53.9%，会阴疼痛者占 28.7%，与国外文献报告相似。

前列腺脓肿的诊断应结合临床症状、直肠指检及辅助检查。直肠指检仅部分患者有前列腺波动感。而提示直肠指检无波动感时，也并不能排除前列腺脓肿的诊断。外周血白细胞不升高也较常见。症状不典型导致诊断困难，治疗延误而造成脓肿破溃至尿道或直肠。对可疑病例应配合辅助检查，最佳的确诊方法是经直肠超声或盆腔检查。腹部超声是国内诊断前列腺脓肿的主要工具，这可能与医疗单位的设备条件及医务人员的水平有关。对于急性前列腺炎抗感染疗效不佳者，在考虑致病菌对药物敏感性差的同时，还应考虑有前列腺脓肿形成的可能，应在抗生素治疗无效的 48 小时内进行进一步检查，明确诊断。

前列腺脓肿一旦确诊，应给予有效抗生素。前列腺脓肿多需要穿刺或开放引流治疗。目前国内多采用超声引导下脓肿穿刺引流，疗效较满意。外科手术是治疗前列腺脓肿最重要的手段之一，包括经尿道切开切除术、耻骨上腺体切除术、会阴切开术和经会阴前列腺脓肿抽吸术。近年来，在经直肠超声引导下经直肠或经会阴前列腺脓肿抽吸术等得到了较多的应用。Collado 等报告了 24 例前列腺脓肿患者，在经直肠超声引导下经直肠或经会阴前列腺脓肿抽吸引流的成功率为 83.3%；Lim 等报告了 14 例患者，成功率为 85.7%。有人建议免行经直肠穿刺途径，因其可能引起直肠尿道瘘的风险。Chou 等报告了在经直肠超声引导下经直肠前列腺脓肿抽吸或引流治疗 13 例患者，未见任何并发症发生。

【小结】

前列腺脓肿是前列腺的急性实质性炎症的进一步发展，或身体他处炎症经血行感染或淋巴感染而引起的前列腺脓肿。前列腺脓肿的诊断并不困难，典型的症状和体征结合进一步检查，可以明确诊断。肿疡期多湿热下注证，脓疡期多热盛肉腐证，溃疡期多正虚毒恋证。辨证层次分明，论治井然有序。本病有虚有实，实者湿热下注，其病在肝；虚者阴虚火旺，其病在肾。

前列腺结核

前列腺结核（prostate TB）是泌尿系结核的继发病灶。前列腺结核的发病率在男性生殖系结核中占首位。前列腺结核常常是全身结核的一部分。如果全身结核发病率低，则前列腺结核会随着减少。近年来在世界范围内结核病发生率又有回升，前列腺结核也随之增多。

一般统计认为，约有 50%～80% 的男性泌尿系统结核并发前列腺结核。但由于前列腺结核常没有临床症状，需做直肠指诊才能发现，有时即使指诊也难明确诊断，故实际发病率远远超出以上统计数字。一些研究人员认为前列腺结核的发病率约为 70%～90%。一组 105 例男性生殖系结核的病理检查发现，前列腺结核占 95.2%。因此，前列腺结核还是较常见的，对这一疾病应高度重视。

就临床资料分析，前列腺结核有以下特点：①泌尿系结核往往侵犯到生殖系，其中前列腺为首发部位，亦即男性生殖系结核起源于前列腺。②通常临床上男性生殖系结核以附睾结核最明显，但在病理检查时前列腺结核最多。③前列腺的解剖位置隐蔽，罹患结核后，早期诊断比较困难。④本病好发于 20～40 岁间的青壮年。病情发展缓慢，长期无特殊病变，以双侧性病变较多见。⑤本病常与精囊结核同时并存。

前列腺结核是泌尿系结核的继发病灶。中医学未见类似病名记载，恐可归入"血精"、"精浊"门。常见证型为痰凝血瘀和阴虚湿热。临床虽有虚实之分，但以虚证居多。根据临床特点和疗效观察，本病发展缓慢，病程冗长，若早期及时治疗，预后尚可，否则预后不良。

【病因病机】

本病多由痨瘵日久，肺肾阴虚，炼液成痰，痰浊凝聚，血脉瘀滞，留于精室，而成本病（血行传播）。或由外感湿热，上循精室，气机阻滞，痰凝血瘀，而成此症（下行感染）。精室居下焦，位于肾及马口之交界处，故痨瘵所至，精室首当其冲。精室为卑湿之地，痰浊为阴邪，其性黏腻，故毒易聚而难化，发展缓慢，病程长。

【发病机制及病理】

前列腺结核大多同时侵犯双侧。早期结核病变出现于前列腺和精囊内的血管附近、黏膜下、导管口或射精管口附近，以后可扩展到前列腺两侧叶、精囊或附睾。和其他部位的结核一样，前列腺结核早期为卡他性病变，血管周围有小而密的结核结节。黏膜下病变进一步发展，可致腺体上皮破坏消失，形成结核肉芽肿、干酪化。干酪区可见于前列腺的任何部位，其中央坏死，周围有类上皮巨细胞围绕。最后液化或形成脓肿，坏死组织自前列腺管排出而遗留空洞。修复时纤维组织替代结核组织，整个腺体纤维化，致使前列腺增大，呈结节状且不规则，与周围器官紧密粘连，坚硬度与癌肿近似。病变严重时可扩展到前列腺周围组织，使精囊正常组织消失，结核组织密集，干酪样病变广泛，并可使输尿管末端狭窄。如脓肿形成，可向会阴部溃破，成为持久不愈的窦道。也可向膀胱、尿道或直肠溃破。最终前列腺结核将继发感染，或经钙化而愈合。在显微镜下观察，前列腺结核表现为典型的结核结节，包括中心部位的干酪样坏死，周边的上皮样细胞、组织细胞和朗罕巨细胞，外周的淋巴细胞和成纤维细胞形成的肉芽肿性结节。早期病变中心并无坏死，而只在腺体周围有由组织细胞形成的小结节，中心为巨细胞，周边为淋巴细胞。整个腺体呈慢性炎症性改变。

【诊断与鉴别诊断】

1. 诊断

本病诊断并不困难。早期常无症状。诊断主要根据前列腺脓肿液涂片或培养找到结核杆菌。前列腺后尿道部 X 线平片可见钙化改变。病史、症状及体征作参考。

前列腺结核临床特征：有的出现慢性前列腺炎症状，表现为会阴部不适和下坠感，腰骶痛，股部肛门及睾丸痛，大便时痛向髋部及大腿放射，症状渐次加重。尿色可浑浊，尿道内有少量分泌物。膀胱颈受累则有尿频、尿急和尿痛症状。附睾常可受累，肿大发硬，表面不规则，呈结节状，轻轻压痛，偶可有输精管念珠状结节。病变严重时有射精痛、血精、精液减少及性功能障碍。前列腺及精囊肿大明显时，可压迫后尿道、膀胱以至输尿管末端，引起尿道狭窄，排尿困难或上尿路扩大积水。前列腺结核脓肿可向阴囊及会阴部破溃，形成阴囊及会阴部窦道。

体检时的直肠指诊非常重要，前列腺结核多表现为结节状、质硬、触痛，有寒性脓肿时可形成"软化区"。精液和前列腺液减少是前列腺结核的重要临床特征，对精液及前列腺液进行培养和涂片检查可能发现病原菌。超声波检查前列腺结核的声像图表现复杂，酷似前列腺癌，需要进行前列腺穿刺活检确定。前列腺实质破坏、结核灶破入周围组织形成会阴漏可通过 MRI 检查。组织静脉肾盂造影、膀胱造影、输精管造影、尿道造影以及膀胱镜检查可以全面了解泌尿生殖体系的结核受累情况和受累部位。

2. 鉴别诊断

虽然前列腺结核的发病在男性生殖系统结核中占第一位，但是早期诊断比较困难，容易被忽视，需要与一些常见病进行鉴别。

（1）非特异性前列腺炎：前列腺结核又称结核性前列腺炎，其早期临床症状与慢性前列腺炎相同，也可见前列腺液中脓细胞增多，因此临床上难以区别。常需做尿液结核菌涂片及培养，以及精液和前列腺液的结核菌检查。应注意的是，对前列腺结核病人做前列腺按摩要慎重，以防引起结核病变扩散，应先做精液结核菌检查。在应用抗结核治疗后方可考虑做前列腺按摩，以进行前列腺液结核菌涂片检查。

（2）前列腺癌：前列腺结核可引起前列腺增大、有坚硬的结节且固定，不易与前列腺癌区别。实际上，直肠指诊时，前列腺癌的肿块质地较结核更为坚硬，且有大小不等的结节。若癌肿已侵犯至前列腺包膜外，则肿块固定。如进行血清前列腺特异性抗原、酸性磷酸酶测定及经直肠行前列腺针吸活检术有助于诊断。

（3）前列腺结石：在 X 平片上，可见前列腺钙化影，这可以是前列腺结核的表现，也可以是前列腺结石的表现。但前列腺结核常伴有附睾、输精管结核，可扪及附睾肿大或输精管有串珠状结节病变。再结合前列腺液检查，二者不难鉴别。

【辨证施治】

1. 痰凝血瘀证

证候：会阴部不适或呈针刺样疼痛，疼痛向腹股沟及下肢放射，小便不利，小腹胀满不适，舌质暗有瘀斑，脉涩。

分析：精室居下焦，位于肾及马口之交界处，为卑湿之地，痨瘵所至，精室首当其冲，痨瘵日久，肺肾阴虚，炼液成痰，痰浊凝聚，血脉瘀滞，留着精室，气机阻滞，痰凝血瘀，故会阴部不适或呈针刺样疼痛、疼痛向腹股沟及下肢放射、小腹胀满不适；痰为阴邪，易伤阳气，血脉瘀滞，易气机郁滞，影响膀胱气化，故小便不利、小腹胀满不适；舌质暗有瘀斑，脉涩乃为血瘀痰结之象。

基本治法：化痰散结。

方药运用：橘核丸合消瘰丸加减。常用药：橘核 10g，广木香 5g，川楝子 10g，延胡索 10g，桃仁 10g，桂心（后下）2g，枳实 6g，厚朴 6g，海藻 10g，昆布 10g，牡蛎（先煎）20g，川贝母 6g。方中橘核善于行气治疝，川楝子、延胡索入气分，行气止痛，两药相配，行肝经气血；桃仁入血分，活血散结以消肿，海藻、昆布合牡蛎、川贝母软坚散结而消肿胀。延胡索活血散瘀，木香行气散结，厚朴下气除湿、破气分积滞，枳实行气破坚，肉桂温肝肾而散寒凝，木通通利血脉而除湿。诸药相合，有理气止痛，活血消痰功效。

中成药：①五味龙虎散：每次 1.5g，每日 2 次，装空心胶囊后用温开水送服。②狼毒枣：成人每次 10 枚，每日 3 次；二日后每日递增 1 枚，至每次 20 枚为极量，饭前服。

食疗：鲜蜗牛肉 60g（干者用 30g），猪瘦肉 100g。将蜗牛壳洗净后，用沸水烫死，以竹签挑出蜗牛肉，再用清水冲洗，煎汤调味服食。

2. 阴虚湿热证

证候：会阴部灼痛，尿频、尿急、尿痛、尿黄，或有血精，低热盗汗，五心烦热，舌红苔黄腻，脉细数或滑数。

分析：瘀瘰留于精室日久，肺肾阴虚；或由外感湿热，上循精室，湿热留着，膀胱气化失司，故尿频、尿急、尿痛、尿黄；阴虚生内热，加之湿热留着，虚火、实火炎于精室，迫血妄行，故会阴部灼痛，或有血精；阴虚生内热，故有低热盗汗、五心烦热；舌红、脉细数乃为阴虚之象；舌苔黄腻或脉滑数乃为湿热之象。阴虚湿热乃为本虚标实之象，是由本病发展缓慢，病程冗长，正不胜邪所致。

基本治法：滋阴除湿。

方药运用：滋阴除湿汤加减。常用药：生熟地各 10g，当归 10g，川芎 6g，赤白芍各 6g，陈皮 6g，柴胡 6g，知母 6g，川贝母 6g，黄柏 6g，泽泻 10g，地骨皮 10g，碧玉散（包）20g，鳖甲（先煎）15g。方中以生熟地、赤白芍、当归、地骨皮滋阴养血和营，补阴血之不足，防渗利诸药之伤阴；碧玉散、泽泻、陈皮利湿健脾，祛湿邪之有余，制滋补诸品之腻滞，使湿去而无伤阴之弊，阴复而无助湿之嫌。合而为剂，有滋阴养血及祛湿功能。证属阴虚湿恋者，用之每收显效。

中成药：①六味地黄丸，每次 6 丸，每日 3 次，口服。②知柏地黄丸，每次 6 丸，每日 3 次，口服。

食疗：胡桃仁 150g，白砂糖 200g，山楂 50g。将胡桃仁加入适量的水浸泡半小时，洗净后再重新加入少许清水，用石磨将其磨成茸浆，装入容器中，再加入适量的清水稀释调匀待用。然后将山楂用水冲洗干净（如系山楂果要拍破）装入锅内，加水适量，在中火上煎熬 3 次，每次 20 分钟，过滤，去渣取汁，浓缩至约 1000ml。再把锅洗净后置于火上，倒入山楂汁，加入白砂糖搅拌，待熔化后，再缓缓地倒入核桃浆，边倒边搅匀。烧至微沸，出锅装碗即成。当茶饮用。

【转归及预后】

前列腺结核经中、西医积极治疗，预后良好。前列腺的寒性脓肿较大并向阴囊和会阴部破溃，可以流出大量脓汁，经久不愈。前列腺结核常与精囊结核、附睾结核同时存在，精囊和附睾对男性生育能力有重要作用，尤其是附睾，如因结核而形成瘢痕挛缩、变形，可影响精子通过，损害精子功能。因此，严重的前列腺结核可影响男性生育能力，应及早治疗，防止加重。

【预防与调护】

1. 积极治疗全身结核和泌尿系结核。

2. 尽量防止会阴部损伤。

3. 注意休息，不要过劳，适当参加体育活动。

4. 增加营养，尤宜多进鳝、鳖、淡菜、蜗牛等高蛋白又有滋阴作用的食物。

5. 克服急躁情绪，耐心坚持治疗。

6. 避免性生活和性兴奋，以防加重病情，或传染给女方。

【临证经验】

1. 本病其本为虚，其标为实，阴虚痰凝，虚实夹杂。其来既渐，其消亦难。治疗应以养阴清热、化痰散结为主，结合兼证，辨证施治，同时配合抗结核治疗，中西结合，疗效益彰；有时单方验方亦能出奇制胜。

2. 辨证与辨病论治相结合，既能提高疗效，又能缩短疗程，更可以减少毒副反应。辨证以滋阴降火，分清渗浊，常用大补阴丸合草菟汤加减。辨病则选用验方五味龙虎散、五草汤之类。五味龙虎散由参三七、血竭、蜈蚣、全蝎、地鳖虫五味药组成，等分研末，装空心胶囊，每次 1.5g，每日 2 次，温开水送服；五草汤由马鞭草、猫爪草、荔枝草、苎麻根、白茅根各 30g 组成，可加入辨证用药方中，以增强清热杀虫、活血止血功能，对前列腺结核有一定疗效。

【现代研究进展】

前列腺结核常常是全身结核的一部分。如果全身结核发病率低，则前列腺结核会随之减少。近年来在世界范围内结核病发生率又有回升，前列腺结核也随之增多。一般统计认为，有 50%~80% 的男性泌尿系统结核并发前列腺结核。但由于前列腺结核常没有临床症状，需做直肠指诊才能发现，有时即使指诊也难明确诊断，故实际发病率远远超出以上统计数字。一些研究人员认为前列腺结核的发病率为 70%~90%。一组 105 例男性生殖系结核的病理检查发现，前列腺结核占 95.2%。因此，前列腺结核还是较常见的，对这一疾病应高度重视。

前列腺结核的治疗和全身结核病的治疗方法相同，必须包括全身治疗和抗结核药物治疗。前列腺结核用抗结核药物治疗有较好的效果，治疗方法与肾结核的治疗相同，采用以异烟肼、链霉素、利福平等为主的两种或三种药物联合应用。一般经验认为，治疗疗程为 6~12 个月。治愈的标准是尿液或前列腺液结核菌涂片和培养均为阴性，泌尿生殖系统结核症状及体征全部消失。少部分患者因为诊断与治疗延误，前列腺结核可以形成寒性脓肿并向会阴部及尿道破溃而形成瘘管，可以采取手术的治疗方法，切除前列腺及瘘管；前列腺结核并发附睾结核，而药物治疗无效时可以考虑手术切除附睾，也有益于前列腺结核的治疗。

【小结】

前列腺结核是泌尿系结核的继发病灶，在男性生殖系结核中占首位。前列腺结核的诊断并不困难。对顽固难愈和老年患者，须作进一步检查，以明确诊断。前列腺结核属"血精"、"精浊"，多属虚证。阴虚火旺是其本，痰凝血瘀是其标，气血两虚是失血失精之果。故其治疗原则是滋阴降火，清热化湿，化痰消结。现代抗结核药物可以很好地控制结核，但要注意抗结核药物长期服用的肝肾毒性。

前列腺增生症

前列腺增生症（benign prostatic hyperplasia，BPH）亦称前列腺良性肥大，是老年男子排尿困难最常见的原因，与中医文献中所称的"癃闭"极为相似。癃者，小便滴沥不畅；闭者，小便点滴不通。如合并尿潴留，中医亦称"小便不通"。

传统认为，前列腺增生症的发病率国外较高，国内较低。发病率随年龄而增长，最常见在60~70岁之间。尸检资料表明，75%肉眼可见前列腺增生变化，若经组织学检查，除因睾丸功能丧失者外，接近100%。我国发病率有逐年递增趋势。

就临床资料分析，前列腺增生症有以下特点：①本病是一种良性增生，多发生在50岁以上的老年男子。②一般起病缓慢，逐渐加重，病史可持续数年或数十年。③本病轻重悬殊。轻者无症状，不介意；较重者排尿不畅，排尿困难；重者初诊时即为急性尿潴留，进而并发尿毒症，甚则危及生命。④病因迄今尚未有最后定论，恐与内分泌失调、生活习惯等密切相关。⑤临床表现与增生大小不一定成正比，而与增生部位及膀胱代偿能力有很大关系。⑥膀胱功能良好者，梗阻症状不明显；前列腺中叶增生者，初期即可出现排尿障碍。

【病因病机】

1. 阴虚火旺

缘由房劳过度，欲念放纵，以致肾阴亏损，虚火自炎，阳无以化，水液不能下注膀胱。仲景所谓"阴虚则小便难"是也。

2. 肾阳不足

缘由高年肾阳虚弱，命门火衰，气不化水，是以"无阳则阴无以化"，而致尿不能出；或因肾气不充，气化不及州都，膀胱传送无力，《辨证奇闻》有"命门火衰而膀胱之水闭矣"。

3. 湿热下注

缘由过食辛辣厚味，酿湿生热，或湿热素盛，肾热下移膀胱，膀胱积热，气化不利而成癃闭。《诸病源候论》有"小便不通，由膀胱与肾俱热故也"。

4. 脾虚气弱

缘由中焦升运无力，影响下焦气化，脬气不利。《素问》所谓："脾病不及，则令人九窍不通。"

5. 痰瘀交阻

缘由痰、浊、败精瘀血内停，阻塞膀胱，经络痹阻，气化不利，水道不通，而成癃闭。《景岳全书》云："或以败精，或以槁血，阻塞水道而不通也。"

6. 肺气不宣

缘由感冒风寒，肺失肃降，不能通调水道，下输膀胱，所谓"上窍不通则下窍不利"。急性癃闭多责之于膀胱，慢性癃闭可涉及于肾。临床以实者居多，癃闭日久，水道不通，尿毒潴留，肾衰竭，则"上侵脾胃而为胀，外侵肌肉而为肿，泛及中焦则为呕，再攻上焦则为喘，数日不通则奔道难堪，必致危殆。"(《景岳全书》)

【诊断与鉴别诊断】

1. 诊断

前列腺增生可以引起梗阻性和刺激性两类不同的症状。梗阻性症状包括起尿踌躇、排尿费力、尿线变细、排尿中断、尿不尽感以及尿后滴沥；刺激症状包括尿频、尿急、夜尿增多等。类似的症状被统称为下尿路症状（lower urinary tract symptoms，LUTS），在老年男性中 LUTS 有较高的发生率。虽然绝大多数老年男性的 LUTS 是前列腺增生引起的，但这些症状并非前列腺增生所特有，尿道狭窄、膀胱镜挛缩、膀胱结石、前列腺癌甚至尿路感染等疾病同样可以具有相似的表现。因此，对前列腺增生的诊断首先要排除这些疾病所造成的下尿路症状。此外，诊断过程还应包括通过各项辅助检查以明确前列腺增生的存在，以及对患者进行各项评估，以期客观评价症状程度及预期治疗效果。

（1）前列腺增生的诊断（初级评估）

病史：必须结合患者的泌尿外科症状、既往手术史、身体健康情况及手术耐受能力进行详尽的评估。病史采集过程中应特别注意是否具有血尿、尿路感染、糖尿病、神经系统疾病（如帕金森病、脑中风）、尿道狭窄等病史。气候变化及一些药物（如抗胆碱能药物以及 α-受体激动剂）的使用可以加重 BPH 的症状，甚至诱发尿潴留。既往下尿路手术操作史能够导致尿道或膀胱颈狭窄。

物理检查：必须进行直肠指诊以及相关的神经系统检查。直肠指诊可以估计前列腺体积。然而，仅依靠前列腺体积是不能确定患者是否需要手术治疗的，且如需对前列腺体积进行精确的估计，B 超检查的价值更大。

此外，直肠指诊还可了解前列腺是否存在结节、压痛，以提示前列腺癌、前列腺炎等疾病的存在；肛门括约肌松弛及会阴部感觉减退等神经系统检查阳性结果提示可能存在神经性膀胱，必要时需要进一步检查。

尿液分析：查尿液中的红、白细胞，旨在排除尿路感染、膀胱癌等疾病导致的排尿症状，对膀胱刺激症状明显的患者，尤其是有吸烟史的患者应酌情行尿液细胞学检查，以排除膀胱原位癌的存在。

血清肌酐及前列腺特异性抗原（PSA）：所有怀疑前列腺增生的患者都应进行血清肌酐检查，以考察膀胱出口梗阻对肾脏功能的影响。据报道，当 BPH 患者合并肾功能不全，术后并发症发生率较高，手术死亡率甚至升高 6 倍。当发现患者存在肾功能不全，应进行上尿路影像学检查，包括静脉尿路造影或者 B 超检查。

症状的客观评估：由美国泌尿外科协会（AUA）设立的前列腺症状评分（international prostate symptom score，IPSS）是对前列腺增生患者的症状进行客观评估的依据。IPSS 评分是目前国际上应用最为广泛的前列腺增生症状评分系统，它不仅能对患者基线症状的严重程度进行客观、量化的评价，而且可以在治疗和随访过程中观察疾病的进展、转归情况，判断治疗效果。根据总评分的数值，将前列腺增生症状分为轻（0~7 分）、中（8~19 分）、重（20~35 分）。此外，还就症状为患者带来的麻烦程度进行生活质量评分，分数范围为 0~6 分。IPSS 评分的正确书写方式为症状总评分+生活质量评分。

（2）前列腺增生的诊断（次级评估）：通过以上初级评估，如果仍难确定患者的排尿症状是由前列腺增生引起，可以考虑通过以下各项检查进行次级评估。对于经初级评估确诊为前列腺增生的患者，如症状轻（IPSS≤7 分），可不进行次级评估，而对于中至重度症状患者（IPSS≥8 分），可考虑进行尿流率、残余尿、压力-流率分析等检查，膀胱镜检查、尿路造影不作为常规，但对于将要接受手术治疗患者的手术方式选择有一定指导意义。

2. 鉴别诊断

（1）尿道狭窄、膀胱颈挛缩：患者常有经尿道的手术操作或留置导尿病史，反复的尿道炎症同样会导致尿道狭窄。对于曾经接受 TURP 手术的患者，如果术后排尿症状曾经得到满意好转，而在短时期内排尿困难、尿线变细等症状突然加重，应高度怀疑尿道狭窄的存在。尿道狭窄、膀胱颈挛缩可以通过尿道造影及膀胱镜检查加以明确。

（2）膀胱肿瘤：膀胱癌，尤其是膀胱原位癌往往可以导致明显的膀胱刺激症状，与前列腺增生的症状非常相似，需加以鉴别。对于以往曾经有膀胱肿瘤病史或以反复血尿为主要表现的患者进行 B 超、膀胱镜、细胞学检查，可协助鉴别。

（3）尿路感染：膀胱炎、前列腺炎等尿路感染可导致膀胱刺激症状，部分患者可能出现排尿困难。尿液或前列腺液检查中出现白细胞，细菌学检查有阳性结果，经过治疗，随着感染的控制，排尿症状得到满意缓解则提示患者的下尿路症状多由尿路感染引起。

前列腺增生患者常合并尿路感染，但经抗生素治疗，尿路感染得到控制后，排尿症状往往不能明显改善。另外，需要注意，在前列腺增生患者合并比较明显的尿路感染时，尿流率、充盈性膀胱测压及压力-流率检查等结果常常会受到影响。因此，最佳方案为在良好控制了尿路感染后再进行这些相关检查。

（4）前列腺癌：前列腺癌是老年男性另一种多发病，并且常与 BPH 同时存在。单纯从症状学来讲，前列腺癌是难以同前列腺增生相鉴别的。然而，直肠指诊、PSA 及超声检查，必要时结合前列腺穿刺活检，是诊断前列腺癌的重要手段。

（5）膀胱结石：常合并血尿、尿痛，并且多数患者有典型的排尿中断现象，可以通过 B 超、膀胱镜检查获得明确诊断。需要注意的是，在我国，膀胱结石多由膀胱出口梗阻导致，而前列腺增生是最常见的病因。

（6）神经性膀胱：患者具有糖尿病、脑中风、帕金森病、脊柱外伤等病史，常同时具有大便功能异常表现，如体检可发现会阴部感觉迟钝或丧失、肛门外括约肌肌力减弱、会阴部神经反射异常，应同神经性膀胱相鉴别。鉴别方法需通过充盈性膀胱测压、压力-流率分析等检查。

【辨证施治】

1. 膀胱积热证

证候：小便灼热黄赤，滴沥不爽，欲解不利，少腹胀满，隐痛拒按，甚则小便不通，涓滴难行，口干不欲饮，大便秘结，舌红脉数。

分析：《诸病源候论》有"小便不通，由膀胱与肾俱热故也"。湿热蕴结膀胱，膀胱气化不利，则有小便滴沥不畅，或尿如细线，或阻塞不通，灼热黄赤，滴沥不爽，欲解不利；湿热蕴结膀胱，气机失调，则少腹胀满；邪蕴结于内，不得外泄，故隐痛拒按，甚则小便不通，涓滴难行；湿热内盛，湿重于热，则口干不欲饮；湿热蕴结下焦，腑气不通，则大便秘结。舌红苔黄腻，脉数乃为湿热之象。

基本治法：清热利湿。

方药运用：公英葫芦茶。常用药：蒲公英18g，葫芦茶30g，冬葵子12g，车前子（包）10g，瞿麦10g，石韦12g，藿香10g，王不留行18g，棱莪术各10g，滑石20g，木通5g，怀牛膝10g。方中蒲公英、葫芦茶、冬葵子清热利湿，木通、车前子、滑石、怀牛膝通利下焦，瞿麦、石韦利湿通淋，藿香醒脾和胃，王不留行通窍，三棱、莪术活血化瘀。诸药合用，共起清利湿热之效。

中成药：①滋肾通关丸，每次8粒，每日3次，口服。②五淋丸，每次8粒，每日3次，口服。③保精片，每次5g，每日3次，饭前口服。

食疗：南瓜子甘寒无毒，能清热消炎利尿。每日吃一把即可使症状减轻。

2. 肺气郁闭证

证候：小便不通，少腹胀满，寒热咳嗽，茎中作痛，口渴喜饮，脉来沉数，苔薄微黄。

分析：癃闭一症，病源复杂多端。肺气不宣，缘由感冒风寒，肺失肃降，不能通调水道，下输膀胱，所谓"上窍不通则下窍不利"。肺气郁滞，失于肃降，不能通调水道，故见小便不通、少腹胀满、寒热咳嗽；气机失司，阻于下焦，宗筋气血失调，故见茎中作痛；肺气郁滞，失于疏布于上，故口渴喜饮；脉沉为气机郁滞；脉数，苔薄微黄为肺气郁滞，欲化热之征象。

基本治法：开上涤下。

方药运用：枇杷开肺汤加减。常用药：生枇杷叶（去毛包煎）10g，光杏仁10g，桔梗3g，海金沙（包）10g，晚蚕砂（包）10g，车前子（包）10g，泽泻10g，猪苓10g，木通5g。方中枇杷开肺平喘，杏仁、桔梗苦降以宣降肺气，提壶揭盖；海金沙、晚蚕砂、车前子、泽泻、猪苓、木通清热通利。共奏开上涤下，清肺泄热，降气利水之功。

经验方：贝母合剂（贝母、苦参、党参各25g），水煎，连服3~5剂。

食疗：银耳3g，大米50~100g，冰糖（或白糖）适量，择净，洗好银耳，大米淘净，入锅内同煮粥，粥将熟时，加入冰糖（或白糖）。

3. 浊瘀阻塞证

证候：小便滴沥不畅，或尿如细线，或阻塞不通，小腹胀满隐痛，舌紫暗有瘀点，脉涩或细数。

分析：浊瘀交阻，缘由痰、浊、败精瘀血内停，阻塞膀胱，经络痹阻，气化不利，水道不通。故见小便滴沥不畅，或尿如细线，或阻塞不通。诚如《景岳全书》所云："或以败精，或以槁血，阻塞水道而不通也。"浊瘀阻塞，浊瘀皆为阴邪，又处下焦多湿，聚而难化，易阻遏气机伤阳，且尿阻于膀胱，故小腹胀满隐痛；舌紫暗有瘀点，脉涩为浊瘀阻塞，气血郁滞之象；脉细数为浊瘀交阻，郁滞化热之征象。

基本治法：散瘀行水。

方药运用：代抵当丸加减。常用药：制大黄10g，当归10g，桃仁10g，炙甲片6g，怀牛膝10g，车前子10g，虎杖1.5g，滑石15g，通草5g，延胡索10g。另：琥珀、血竭、沉香各15g。代抵当丸方出自《证治准绳》，原方功用活血散结，通腑利水。当归、桃仁、生地活血散瘀；大黄、芒硝下瘀散结通腑；穿山甲通络利窍；肉桂温肾化气，开通窍道。诸药合用，有攻逐瘀血，收通窍利尿之效。

中成药：桂枝茯苓胶囊，每服1.5g，每日2次，装空心胶囊后用温开水送下。

食疗：活鲫鱼1条（250g以上），当归身10g，血竭、乳香各3g。鲫鱼去内脏留鱼鳞，以当归、血竭、乳香纳鱼腹中，以净水和泥，包裹鱼身，烧黄，去泥，研粉，每服3g，温黄酒送服。

4. 阴虚火旺证

证候：小便频数，淋漓不畅，时发时止，遇劳即发，经久不愈，伴有头晕耳鸣，口干便燥，舌红苔少，脉来细数。

分析：缘由老年肾虚，阴阳失调，以致肾阴亏损，阴虚火旺，肾与膀胱相表里，虚火扰于膀胱，开阖失司，仲景所谓"阴虚则小便难"是也，故见小便频数、淋漓不畅、时发时止；肾阴亏损，阴虚火旺，故尿黄赤；虚火扰于膀胱，故见尿道及会阴部有灼热感；肾阴亏损，阴虚火旺，上犯头目，故见头晕、耳鸣、口干；肠道失其濡润，故有大便干燥；舌红苔少，脉来细数乃为典型阴虚火旺之征象。

基本治法：滋阴降火。

方药运用：二海地黄汤加减。常用药：生熟地各12g，山茱萸15g，茯苓10g，怀牛膝10g，泽泻10g，海藻10g，昆布10g，丹皮参各10g，荔枝草15g，车前草15g，川断10g，碧玉散（包）20g。二海地黄汤，由海藻、昆布与六味地黄汤合方组成。海藻、昆布咸平，补肝肾，软坚散结，兼具利水功效，故以二海为名。六味地黄汤源于《小儿药证直诀》，功效滋补肝肾，三阴并进，专治肝肾阴虚，兼夹虚火上炎，阴不内守之疾，实乃治疗肾家之主剂。

中成药：①二至丸合六味地黄丸，各服5g，每日3次。②知柏地黄丸，每次8粒，每日3次，口服。③大补阴丸，每次6g，每日3次，口服。

食疗：鲜莲子 100g，干银耳 10g，鸡清汤 100ml，细盐、味精各适量。将鲜莲子剥去外皮，去莲心，同银耳一起浸泡 1~2 小时，泡发后放入砂锅内加水煮焖透。最后加入鸡汤和细盐、味精，文火熬 15 分钟左右即可。可作早晨或晚间点心，空腹趁热时食 1 小碗，连用 5~7 天。

5. 肾阳虚衰证

证候：排尿无力，滴沥不爽。尿液澄清，面色㿠白，神疲气弱，倦怠无力，肢冷畏寒，腰膝酸困，舌淡苔白，脉沉细弱。

分析：高年肾虚，天癸将竭，肾阳不足，命门火衰，气不化水，是以"无阳则阴无以化"，膀胱气化无权，气化不及州都，传送无力，而致排尿无力、滴沥不爽、或尿不能出，诚如《辨证奇闻》云"命门火衰而膀胱之水闭矣"；肾阳不足，气不化水，故见尿液澄清；肾阳不足，命门火衰，周身失其温煦，故见面色㿠白、神疲气弱、倦怠无力、肢冷畏寒；腰为肾之府，故有腰膝酸困；舌淡，脉沉细弱乃为肾阳虚衰之征象；苔白为阳无以化阴之征兆。

基本治法：温补肾阳。

方药运用：济生肾气丸加减。常用药：淡附子 6g，肉桂（后下）3g，熟地 12g，怀山药 10g，泽泻 10g，茯苓 10g，车前子（包）10g，怀牛膝 10g，炙黄芪 12g，鹿角片 10g，甘草梢 3g。济生肾气丸出自《济生方》，是八味地黄丸再加牛膝、车前子利水消肿；地黄、山药、山萸肉、茯苓、丹皮、泽泻濡润之品补肾阴以壮水之主；肉桂、附子辛润之品补肾阳（命门之火）而益火之源。

中成药：①左归丸，每服 1.5g，每日 2 次，装空心胶囊后用温开水送下。②金匮肾气丸，每次 6 丸，每日 3 次，连服 8 周为一疗程。

食疗：草鸡肉 200g，冬虫夏草 10g。将鸡肉切成小块，冬虫夏草洗净，共入锅加料酒、食盐、姜、葱适量煨炖，鸡肉熟烂即可。佐餐食用。

6. 脾气虚弱证

证候：时欲小便，而欲解不得，或量少而不爽利，腹重肛坠，似欲大便，神疲气短，身体倦怠，舌质淡，脉缓弱。

分析：老年脾气虚弱，中焦升运无力，影响膀胱气化功能，脬气不利，故见时欲小便、而欲解不得、或量少而不爽利；脾气虚弱，升运无力，中气下陷，故有腹重肛坠、似欲大便；脾气虚弱，中焦运化失健，化源不足，故见神疲气短、身体倦怠；舌质淡，脉缓弱乃为典型脾气虚弱之征象。

基本治法：益气健脾。

方药运用：老人癃闭汤。常用药：潞党参 15g，炙黄芪 15g，茯苓 10g，莲子 7 个，白果 7 粒，车前子（包）10g，王不留行 12g，吴茱萸 3g，肉桂（后下）3g，甘草 5g。本方是山东省郓城县人民医院鹿品三医师经验方。鹿氏认为本方一补（补肾益气健脾）：潞党参、炙黄芪；二利（利小便）：茯苓、车前子；三温（温补命门和脾阳）：吴茱萸、肉桂。

更加以莲子7个、白果收涩之用。

中成药：①蒲芪片，每次6片，每日3次，连服6周为一疗程。②补中益气丸，每次6丸，每日3次，连服6周为一疗程。

食疗：芡实30g，粳米30g，茯苓末10g。共煮成粥食用，每日2次。

【转归及预后】

前列腺增生症经中、西医积极治疗，症状可获明显改善，提高生活质量。但若合并其他并发症则预后不良。

【预防与调护】

1. 防止欲念放纵和房事过度，更忌酒后性交。

2. 彻底治疗慢性前列腺炎、尿道炎、膀胱炎等疾病。

3. 解除尿路梗阻，包括及时治疗尿道狭窄、泌尿系结石等。

4. 避免睾丸受伤，及时治愈急性睾丸炎，避免阴囊部照射放射性物质，保全睾丸功能。

5. 戒烟酒，尤其不能长期饮酒与酗酒，不吃或少吃辛辣等刺激性食物，多吃海带、海蜇、紫菜、牡蛎、鳖、慈菇、芋艿等软坚散结食物。

6. 生活要有规律，防止感冒风寒，切忌忍尿。

7. 加强体育锻炼，增强体质，但应尽量少骑自行车。

8. 伴有急性尿潴留时，不要过度紧张和恐惧，及时到医院就诊。

【临证经验】

本病辨证，颇费周折。肾之虚，有阴虚、阳虚之分。阴虚生内热，表现为阴虚火旺证；阳虚生外寒，表现为肾阳虚衰证。脾之虚，多为脾气虚弱证。实证，或为湿热下注，病在膀胱；或为肺气郁闭，病在上焦；或为浊瘀阻塞，病在气血。有时阴阳、寒热、虚实互见，临证时尤宜详审。

验案举例

案一 张某，67岁，1983年11月15日初诊。

患者反复出现无痛性血尿8个月。10月19日在某职工医院膀胱镜检，诊断为"前列腺中叶肥大"。之后出现尿路刺激征、尿血、尿道灼痛、排尿不畅、口干、午后低热、大便秘结等症。脉细带数，舌红苔薄白，乃来本专科门诊。B超前列腺增大，约5.8cm×4.5cm×4.2cm，内部光点分布不均匀，可见一圆形暗区约0.6cm×0.6cm，印象为前列腺肥大、炎症，伴出血可能。前列腺液常规：卵磷脂小体（+），脓细胞3～7，红细胞0～3。证为高年肾阴不足，湿热下注，血络损伤。以清利湿热为主，滋阴止血为辅，标本兼顾治之。

处方：冬葵子10g，车前子（包）10g，瞿麦10g，萹蓄10g，石韦10g，葫芦茶30g，蒲公英18g，碧玉散（包）15g，女贞子10g，旱莲草10g，小蓟15g，苎麻10g。

12 月 26 日二诊：上药连服 37 剂，临床症状全部消失。B 超复查前列腺 4.5cm×3.0cm×2.9cm，内部回声大小不均，有光斑。转以治本为主。

处方：女贞子 10g，墨旱莲 10g，生地 12g，白芍 10g，丹皮 10g，土茯苓 5g，苎麻根 30g，茅根 15g，黄柏 6g，土牛膝 10g，碧玉散（包）15g，海藻 10g，昆布 12g。

1984 年 1 月 30 日三诊：病情稳定，无所不适，B 超复查正常前列腺。

按：公英葫芦茶源于广州中医学院黄耀燊教授治疗尿潴留之验案（《新中医》编辑部内部发行《老中医医案医话选》1977.10.）。宗其旨，复经加减化裁而治湿热所致之癃闭，得效后增入海藻、昆布，以缩小增生的前列腺。药病相符，故能奏效。后以二海地黄汤意治本收功。

案二　党某，60 岁，1982 年 11 月 2 日初诊。

患者于 10 月前出现无痛性血尿，二月前又见尿路感染，在某医院 B 超诊断为"前列腺结节（性质特定）"。口服克念菌素、氟哌酸及中药汤剂，血尿及尿路感染症状渐消失，但前列腺增生及结节有增无减。泌尿外科建议手术探查，患者不愿意，乃来本院专科门诊。

刻诊无明显尿路梗阻症状，时有头昏（血压 150/100mmHg），脉细数，舌红，苔少，边有瘀斑。肛检：前列腺肿大Ⅱ°～Ⅲ°，左叶可触及豌豆大结节、质较硬固定。B 超：前列腺 4.8cm×3.4cm×3.9cm，边缘尚光整，光点分布不均匀；见散在增强光点，最大 1.3cm×1.1cm。超声印象：前列腺肥大，前列腺光点性质待查。肾图：右肾功能分泌段正常，排泄延缓。左侧肾功能分泌排泄均延缓。

中医辨证为肾阴不足，肝阳上旋，痰瘀交阻。治拟补益肝肾，活血软坚。

处方：生地 12g，白芍 10g，丹皮参各 10g，茯苓 10g，怀山药 10g，六一散（包）12g，海藻 12g，昆布 12g，川断 10g，桑寄生 15g，菟丝子 10g，车前子（包）10g。

11 月 8 日二诊：服 5 剂后，自觉肛门下坠，有欲便之感，乃从原法出入。

处方：熟地 12g，山萸肉 10g，丹皮参各 10g，海藻 12g，昆布 12g，川断 10g，菟丝子 10g，云苓 10g，车前子（包）10g，棱术各 6g，台乌药 6g，广木香 3g。5 剂。

另服二至丸 5g，每日 2 次。

11 月 16 日三诊：药后头昏好转，肛门坠胀亦消失。复查 B 超，前列腺 5cm×3.3cm，边缘光整、光点分布不均，内见增强光点，和上次比较略小（最大约 0.7cm×1.1cm）。某医院泌尿外科认为病情已有好转，可以不作手术探查。中医原方 25 剂。

1983 年 2 月 7 日四诊：B 超复查前列腺 3.8cm×3.0cm，光点分布不均匀，右叶见 0.8cm×0.5cm 光密区。嘱服二至丸 5g，每日 3 次。

11 月 20 日六诊：肛指及 B 超复查，前列腺正常大小，未见结节。

1987 年 11 月 26 日随访：一如常人。B 超复查为正常前列腺。

按：本例检查所得与临床所见颇不一致，辨证仅抓住脉细带数，舌红苔少及时有头昏而断为阴虚火旺证，用验方"二海地黄汤"治疗一年后竟获治愈。按六味地黄汤为治肾家之主剂；入二海（海藻、昆布）意在软坚散结，以消前列腺之增生及结节。《本草从新》指出："海藻、昆布多服令人瘦削。"

案三　薛某，55岁，1982年11月16日初诊。

患者排尿不畅，会阴部不适已5年，在某医院B超检查诊断为前列腺肥大Ⅲ°，中西药物治疗无效，乃来本专科门诊。平时排尿不畅，无力，尿流变细、分叉、中断，且有阳痿、早泄、便溏；脉细，舌苔薄白，舌质偏红。此脾肾阳虚，膀胱气化不利，而成癃症。治以壮脾肾之阳，以利膀胱气化。

处方：炙黄芪12g，潞党参12g，白术芍各6g，炙鸡内金6g，茯苓10g，怀山药10g，芡实10g，补骨脂10g，广木香5g，枸杞子10g，仙茅10g，鹿衔草10g（15剂）。

另金匮肾气丸，每服6g，每日2次。

12月22日二诊：排尿渐畅；便溏转平，阳痿早泄亦明显改善，脉舌如前，原方巩固。

1983年2月11日三诊：临床症状全部消失，肛检及B超复查，前列腺缩小。嘱服金匮肾气丸调理。

按：六味养肾，加桂附、仙茅、补骨脂、鹿衔草、枸杞子以助其阳气，参芪术芍木香、芡实以扶其脾气，复入车前子、牛膝以利其枢，利而不伐，治肾阳虚衰之癃闭，无出其右。肾气充则能蒸腾下元，兴阳固泄。故癃闭、阳痿、早泄诸症一应皆瘳。

案四　马某，72岁，1981年8月20日初诊。

患前列腺增生症一年有余，排尿滴沥不畅，夜尿频多（4~5次），小便色清，少腹及尿道有坠感；平时怕冷，面色少华，口不干，脉细，舌苔薄白，质偏红，边有齿印。肛检前列腺肿大三指，质软，光滑，中央沟变浅，无压痛及结节。因B超维修未作检查。曾在兄弟医院服己烯雌酚及中药等，未能见效。按脾虚中气下陷，气化不利施治。方用老人癃闭汤内服5剂，排尿渐利，夜尿2次。再服原方10剂，排尿较畅，夜尿1次，全身情况亦见改善。共服此方45剂，诸症消失，肛检及B超前列腺正常大小。

按：老人癃闭汤系山东省郓城县人民医院鹿品三老中医治疗前列腺增生症的验方（《中医杂志》1980年第2期），能补中益气，升清降浊，活血消肿，通利小便。本人将此方用于脾气虚弱之癃闭，其效甚彰。

案五　吴某，77岁，1999年8月7日入院。

患者尿频5年余，曾服前列康等不效。尿频加重伴余沥不尽2月，小便点滴不通，保留导尿加用抗生素治疗2周。上午不慎，导尿管滑脱，小便仍不通，急入我科。刻下小便不通，腹胀腰痛，无发热恶寒，表情痛苦，小腹膨隆，下肢及阴囊水肿，舌质暗、苔少、中有裂纹，脉细涩。中医诊断：癃闭，证属阴虚血瘀。治宜酸甘敛阴，益肾通络之剂。

处方：五味子10g，石莲子10g，乌梅10g，赤芍、白芍各10g，木瓜10g，麦芽30g，煅龙骨、牡蛎（先煎）各20g，川续断10g，乌药10g，木通6g，生甘草5g。仍保留导尿。

8月10日二诊：下肢及阴囊水肿大消。仍保留导尿。尿液常规：脓细胞（++）。尿液培养：西地西菌属。血液：肌酐150μmol/L，尿素氮11.4mmol/L。前列腺B超：5.0cm×

4.7cm×2.5cm，回声均匀。守上方加马鞭草 30g，以助清热解毒、活血消肿之功。据药敏试验给予呋喃坦丁溶液冲洗膀胱。

8月17日三诊：小便引流通畅，色淡黄，余无不适，原方续服。

8月24日四诊：拔导尿管已3天，小便通畅，无尿急尿痛，无腹胀腰酸，舌红，苔薄白，脉细，尿液常规及培养无异常，血液化验复查也正常，前列腺B超：4.5cm×4.3cm×2.2cm，无残余尿。守上方，加服知柏地黄丸 3g，每日 3 次。1 周后，临床痊愈出院。

按：《医贯》云："人身之阴，止供三十年之所用。可见阳常有余，阴常不足。"患者已越八八，年衰精竭而阴虚，阴虚而无气，阴虚而致瘕。肾主水，司二便，气化不力，血脉瘀滞，必致小便不利而癃闭。治虚之要，凡阴虚多热者，最嫌辛燥，恐助阳邪也。尤忌苦寒，恐伐生气也。唯喜纯甘壮水之剂。甘味乃治虚之本，但难见速效，若合以能收能固之酸味，可治其精浊、精瘕之标，酸甘合用，标本兼治。故本例投五味子、石莲子、乌梅、白芍、木瓜、麦芽、煅龙牡、甘草酸甘化阴以补其真阴不足，佐赤芍、川断、乌药、木通等活血祛瘀、理气消结之品以通利小便。但酸甘之品腻滞易敛邪，临证当详察虚实，明辨寒热，不可仅以一法而统治。

【现代临床研究】

1. 李曰庆教授治疗重在补肾活血

李曰庆教授在临床上治疗前列腺增生症时强调该病的基本病机为"肾虚血瘀"，辨证论治大多在此基础上进行。他认为年老肾虚为发病之本，瘀血内结为发病之标，本虚标实是本病的病机特点。随年龄的增大，其发病率增加。肾虚是前列腺腺体增生的基本条件，这与西医学认为年老是发病的基本条件相吻合。肾虚与血瘀相互影响，构成前列腺腺体增生的基本病理机制。

根据其基本病机为肾虚血瘀提出治疗应以补肾活血为主，实践证明只要气行血畅，症状多可改善。由此在临床上用具有补肾活血功用的自拟方治疗，取得了较好临床效果。该方主要由黄芪、菟丝子、牛膝、肉桂、穿山甲、水蛭、王不留行、泽泻、肉苁蓉、浙贝母等组成。气虚当补气，以黄芪为首选，而且重用，一般 60g 以上，力专效宏，直达下焦，鼓动真气运行；菟丝子温脾肾，益阳精；肉苁蓉补肾阳兼益精血，补阳而不燥，并具润肠通便之功；牛膝既具活血祛瘀，又具补肝肾、通淋涩的作用，还可导诸药下行，直达病所；穿山甲对本病有特殊作用，能通经络直达病所，以行血散结为功，通过活血化瘀以改善微循环、抗炎消肿，增加药物的渗透作用，从而提高疗效，与王不留行配伍以增强活血利尿之功；水蛭为通经消瘕、破血祛瘀的要药，可软化增生之前列腺，还有较好的解痉作用，可解除前列腺肿大压迫尿道括约肌之痉挛。其破瘀之功强而不伤血，散结之力胜而不耗气，是消瘕通淋之良药，因本病为慢性病，败精痰瘀凝结下焦，造成窍道阻塞，一般活血化瘀药很难奏效，必用虫类活血药，取其性行散，善于走窜且能穿透前列腺包膜而直达病所；肉桂温肾助阳，少量可助膀胱气化；借浙贝母化痰散结之力以疏通经络，调畅气机，祛除难化难除之积；泽泻归肾经，清热利湿，引火从小便而出，使其补中有泻。全方合用，共奏益气补肾、祛瘀通窍之功。

2. 戴春福教授以虫类活血为主治疗经验

戴春福教授临床治疗该病结合西医病理及中医辨证，以虫类药为主活血通络，散结利水，加减配伍，临床屡有良效。

（1）病证结合活血为先：患者前列腺增生或病久致瘀；或肾虚气弱，元气不充，推动无力，血滞成瘀；或湿热胶结，有形之邪阻碍气机，血运不畅，而致瘀血。总之，瘀血成结而致前列腺增生是其共同病理，下焦膀胱气化不利而致癃闭为其特征。现代西医病理也认为其发病是由雌、雄激素比例失调等多种因素造成前列腺内部腺叶、腺体增生，压迫膀胱颈而致下尿路梗阻。结合前列腺增生症瘀血成结的共同病理特点，活血化瘀法不仅可作为中医辨证治疗前列腺增生症的三大治法之一，而且必须作为前列腺增生症治疗全过程始终坚持的基本原则。同时现代药理学也证明活血化瘀药有溶栓、抗纤维化、抑制前列腺增生的作用。因此，在临床治疗上，组方以活血药为主，如水蛭、地鳖虫、丹皮、丹参之属。同时结合中医辨证，元气亏虚者，配肉桂、参芪、仙茅等以兴元气助其推动血运之力；湿热较著者，配车前草、大黄、黄柏、薏苡仁等既可活血又融利尿热于一身。组方合用，活血既有散瘀血所致增生之功，又有血行则水行，缓解膀胱气化不利而致癃闭之妙意，共奏标本同治之用。

（2）虫类通络量大药专：前列腺增生的治疗，前贤也多有活血化瘀药的应用，但由于前列腺部位隐匿，前列腺包膜的存在，以往用药存在药量小，药力弱，忽视了前列腺本身部位隐匿，使药力很难通过前列腺屏障，从而影响了药物对前列腺增生的治疗效果。久病入络，以水蛭、地龙、地鳖虫为代表的虫类活血药，因为是血肉有情之品，活血通络作用较强，以上三药并用可加强药物的协同治疗作用，药力集中，易使药力直达病变部位，克服以往药物治疗之不足。现代药理研究认为地龙、水蛭、地鳖虫等药物有效成分如链激酶、水蛭素、纤维酶原等有溶栓、抗纤维化、抑制前列腺增生的作用。近来也有不少学者通过临床或实验观察发现水蛭素、纤维酶原等有效成分可以明显改善前列腺增生患者血清中雌激素水平绝对或相对升高及雌雄比例失调的情况。同时为了集中药力，虫类药量较大，如地龙、地鳖虫各30g，尤其水蛭应用，据《神农本草经》记载，其有"治恶血、瘀血……利水道"之功，现代临床研究证明水蛭对瘀血病灶有较强吸收功效。

（3）标本同治津血同源：瘀血成结是前列腺增生的共同病理，为疾病之本；下焦膀胱气化不利而致癃闭，为疾病之标。并且随病程进展，患者尿频、夜尿增多、排便困难等症状呈进行性发展，每见腺体愈增，瘀血愈重，排尿愈难。人体是一有机的整体，气、血、津三者密不可分，人一身之功能正常全赖此三者生成、运行、代谢正常。气能生血与津，又能推动、固摄其运行；反之，津血异常也会影响气之正常生成、运行，同时津血同源，可离而不可分。前列腺增生病人即为各种原因造成腺体瘀血增生，影响膀胱气化而致水液代谢失常，潴留膀胱为病。临床取其津血同源、血行则水行之意，每见顽固性水肿可因活血利水而水势得消，前列腺增生亦可因散瘀血即可缓癃闭之征，临床可选用地龙、益母草、牛膝、琥珀等活血通络兼利水之品。

3. 印会河教授以疏肝散结法治疗前列腺肥大经验

印教授以中医辨证论治为基础，结合丰富的临床经验，大胆参酌现代医学对人体的一些认识，指出：现代医学所述前列腺之部位，正为中医足厥阴肝经循行所过之地（循股内侧入阴毛，下行环绕阴器），故将其归属为足厥阴肝经。而因前列腺组织不断增生肿大，压迫尿道所引起的癃闭证候，亦可视作肝经瘕积所致。前列腺肿大之因，多为年老肾亏，阴阳失和，经脉不利，相火妄动，煎熬津血，致使痰凝瘀阻，滞结肝经形成肿物。治疗当疏理消散，提出疏肝散结之法，并设立疏肝散结方。处方：柴胡、牛膝各 10g，生牡（先煎）30g，丹参、当归、赤芍、海浮石（先煎）、海藻、昆布、夏枯草、玄参各 15g，川贝粉（分冲）3g，肾精子 5 粒（以桂圆肉包裹，于第一次服药时吞服）。方中取当归、赤芍、丹参养血活血，调理肝经，疏通经脉；柴胡疏肝解郁，调达气机，引药入于肝脏及其经脉；牡蛎、海藻、昆布、海浮石、玄参、贝母、夏枯草、肾精子软坚消积，消除瘕结肿块；牛膝引诸药下行直达病所，发挥药力；肾精子颗粒甚小，取胶囊装或以龙眼肉包裹，可防止肾精子黏附留置口腔中不能发挥药力。此方服后，瘕积得消，经脉疏通，尿路通畅，癃闭之证，乃可由此而愈。

如李某，78 岁，1980 年诊治。素有高血压病史，又患小便淋漓不尽多年。一年前，因突然不能排尿而急入北京某医院，经查诊断为老年性前列腺增生症。因血压高不适宜手术，故作留置导尿管处理，并建议求治中医。经多方医治，效果不显。尿管长期留置，常常诱发尿道感染，故于一年之中，几经住院治疗甚感痛苦。患者形体瘦弱，精神萎靡，舌苔黄腻，脉弦重按有力。乃投以疏肝散结方，5 剂。服药 2 剂后，自觉诸症减轻，并有排尿感，服 3 剂后，取出尿管已能自行排尿。5 剂服毕，尿道通畅无阻。患者自知有效，又自照原方进服 5 剂，共服药 10 剂，多年之苦疾告愈，多次追访，未见再发。

4. 施汉章教授辨治之法治疗经验

（1）补中益气法：癃闭系膀胱气化不利所致，但其气化之出，有赖三焦决渎功能的正常。老年气虚癃闭者，脏气虚弱，病位虽在膀胱，但其本在于脾胃虚弱，不能升清降浊。正如东垣所说"脾胃虚则九窍不通"。施汉章教授治疗本症用补中益气汤为主补气升阳，疏通三焦，使清浊各行其道；再佐以熟地黄、山药、泽泻、茯苓、补骨脂等，补脾益肾利尿并施，每获良效。

（2）温肾化瘀法：肾中精气，特别是肾阳的气化功能，对于体内津液的输布和排泄起着极为重要的调节作用。膀胱的排尿能力，与肾气的盛衰密切相关。若肾气不足，膀胱气化无力，腑气郁滞，气滞则血瘀，阻塞尿道，从而造成气滞与血瘀的恶性循环。年老之人，肾阳不足，脉络瘀阻，是老年阳虚血瘀癃闭的主要病机，用温肾化瘀法治疗本病疗效显著。常用药物：补骨脂、益智仁、巴戟天、菟丝子、肉桂、黄芪、益母草、王不留行、皂角刺、海藻、生牡蛎等。其中补骨脂、益智仁、巴戟天、菟丝子、黄芪、肉桂温肾益元化气；益母草、王不留行、皂角刺活血化瘀，下血消肿；海藻、生牡蛎软坚散结以利水道。

（3）清利散结法：老年人生理功能衰退，体内的代谢产物，如湿邪、痰饮及各种毒素不能及时排出体外，壅结下焦，瘀阻脉络；或以败精、瘀血阻塞水道，导致膀胱气化不利，而成癃闭。日久则湿热毒邪与痰饮瘀血互结，是本病的又一病理特点。根据实证宜清湿热、散瘀结的治疗原则，立清热利湿、活血散结之法。常用药物：龙葵、土茯苓、当归、浙贝母、苦参、生牡蛎、莪术、穿山甲、桔梗、川牛膝、泽泻、泽兰、琥珀等。其中龙葵、土茯苓、苦参、泽泻清热利湿解毒；当归、莪术、穿山甲、泽兰活血破瘀；浙贝母、生牡蛎化瘀软坚散结；桔梗宣肺气调升降，提壶揭盖；穿山甲、琥珀宣通脏腑，通关启闭；川牛膝引药直达病所。诸药合用，共奏清热利湿解毒、活血破瘀散结、通关启闭之功。

【小结】

前列腺增生症的特征是排尿困难，中医药治疗效果较好，一般预后较好。前列腺增生症的诊断并不困难，对顽固难愈的患者，须作进一步检查，以明确诊断。前列腺增生症属"癃闭"，有虚有实。虚者可见阴虚火旺、肾阳虚衰证，实者可见膀胱积热、肺气郁闭和浊瘀阻塞证，有时阴阳、寒热、虚实互见。故其治疗原则是：膀胱积热者清热利湿，肺气不利者宣畅肺气，脾气不足者健益中气，阴虚者滋阴，肾阳不足者温补肾阳，瘀者行瘀利水。现代研究注重标本兼顾，五脏辨治。

前列腺癌

发生于前列腺的癌肿，即为前列腺癌（prostate cancer）。它是老年男性较易罹患的一种恶性肿瘤。前列腺癌的发病率欧美相当高，占男性肿瘤的17%，其中北欧占第一位，美国占第二位。我国前列腺癌发病率较低。据一组综合性资料统计，在35947名泌尿科住院病人中，前列腺癌仅243例（0.68%）。前列腺癌一般在50岁以后发病，95%发生于60岁以上的老年男性，发生率持续地随年龄增长而增加。

就临床资料分析，前列腺癌有以下特点：①本病好发于50~80岁的老年男子，年龄愈大，发病率愈高。②发病原因尚不十分清楚，与老年人体内激素平衡失调关系密切。③前列腺癌的发生部位以后叶占大多数（75%）。④本病早期症状与前列腺增生症相似，因此很易混淆和漏诊。⑤前列腺癌恶性度较高，发展较迅速，转移亦较早，必须引起高度警惕。

中医无前列腺癌的病名。根据本病症状、特点，大约可在"癥积"、"癃闭"、"溺血"、"虚劳"门中探求。笔者以为，前列腺相当于中医所称的"精房"，此处生癌，似可杜撰"精房癌"一名以概之。

【病因病机】

本病多因房室过度，损伤肾阴，败精流注；或郁怒伤肝，肝火内炽，下灼肾阴，皆可炼液成痰，痰瘀交阻，蕴酿成毒，留于精房，而成此病。日久肝肾气血虚弱，精房之岩毒乘机扩散，循经转移至脏腑或骨骼，终成败症。

【诊断与鉴别诊断】

1. 诊断

前列腺癌早期多无任何症状，即使有所不适，也不足以引起病人的重视。当肿瘤增大压迫尿道时，又往往与前列腺增生相混淆。在我国约 80% 的病人首先发现远处转移病灶，然后才发现前列腺癌。此时，病变已属晚期，预后不良。

（1）直肠指检：可以发现很多无症状前列腺癌患者，可获得早期诊断及根治的机会。如果发现有前列腺结节，则怀疑有前列腺癌可能，应该进一步接受前列腺穿刺活检确诊。

（2）血清前列腺特异性抗原（PSA）检查：正常情况下血液中的 PSA 不高（<4ng/ml），当前列腺癌及其他前列腺疾病状态时升高，目前是筛查前列腺癌最敏感的瘤标。病人检查前避免接受刺激前列腺而引起 PSA 升高的检查或操作，如前列腺按摩、膀胱镜检查、导尿、经直肠超声波检查、前列腺穿刺活检和经尿道前列腺切除术等。如果 PSA 升高，应复查一次，如果仍然升高，且排除明显是因为炎症或其他影响因素导致者，则怀疑有前列腺癌的可能，应该行前列腺穿刺活检。

（3）经直肠超声波检查：也就是将超声波的探头像直肠指检一样放入直肠，没有任何损伤，只有轻微不适。如果病人直肠指检摸到结节、血清 PSA 升高或超声波检查发现可疑病灶都应该接受经直肠前列腺穿刺活检，这是最终确诊前列腺癌的手段。

通过有机结合采用直肠指检、血清 PSA 和直肠超声检查三部曲，多数前列腺癌有望早期或较早期得以发现，获得根治的机会。

前列腺癌临床表现差别很大。这主要与肿瘤分型有关：潜伏型、隐匿型皆无症状，前者不转移，后者早期广泛转移；临床型，局部症状与前列腺增生症相似，易混淆。

少数男性原发病灶不明的远处转移癌，应排除前列腺癌。如淋巴转移，出现锁骨上、腹股沟等处的淋巴结肿大；血行转移，出现骨骼、肺、肾、脑等处转移。肺转移出现胸闷、咳嗽、咯血；肾转移出现无痛性血尿；骨转移出现转移处的骨骼疼痛。

前列腺癌可分二类三型。分类：①腺癌，占 95%；②癌肉瘤，极少见。分型：①潜伏型；②临床型；③隐匿型。根据病程及扩散范围，本病可分为 4 期：Ⅰ期为隐性癌，被膜内小癌灶，偶见。癌肿局限在前列腺体内，体积很小，没有明显症状，无肿瘤局部浸润蔓延或转移，仅在检查时偶然发现。Ⅱ期癌肿范围限于前列腺包膜内，指诊可触及硬性结节，无转移，酸性磷酸酶正常。Ⅲ期：癌肿已超出前列腺包膜范围，有淋巴结转移，附近的精囊、膀胱颈部被侵犯。Ⅳ期：为晚期癌，癌肿转移已超出前列腺邻近部位的范围，骨骼、骨盆有转移，甚至转移到更远的脏器，血清 PSA 显著增高。分期并非绝对，仅作参考。

2. 鉴别诊断

（1）良性前列腺增生症：二者一般容易鉴别。但在增生的前列腺腺体中，有的区域上皮细胞形态不典型，可被误认为癌。区别要点是：增生腺体中腺泡较大，周围的胶原纤维层完整，上皮为双层高柱状，细胞核较前列腺癌患者小，并居于细胞基底部，腺体排列规则，形成明显的结节。

（2）前列腺萎缩：前列腺癌常起始于腺体的萎缩部，应注意鉴别。萎缩腺泡有时紧密聚集，萎缩变小，上皮细胞为立方形，核大，很像癌变。但这类萎缩改变多累及整个小叶，胶原结缔组织层仍完整，基质不受侵犯，其本身却呈硬化性萎缩。

（3）前列腺鳞状上皮或移行上皮化生：常发生于腺体内梗死区的愈合部，鳞状上皮或移行上皮分化良好，无退行性变或分裂象。化生的最突出特征是缺血性坏死或缺乏平滑肌的纤维结缔组织基质。

（4）肉芽肿性前列腺炎：细胞大，可聚集成片状。具有透明或淡红染色胞浆，小的泡状细胞核，很像前列腺癌，但实为巨噬细胞。另一类细胞则呈多形性，细胞核固缩，呈空泡状，体积小，成排或成簇排列，有时可见一些腺泡。鉴别时应注意肉芽肿性前列腺炎的腺泡形成很少，病变与正常腺管的关系无改变，常可见退行性变的淀粉样体和多核巨细胞。而前列腺癌的细胞呈低柱状或立方形，有明确的细胞壁，致密嗜酸性的胞浆，细胞核较正常大，染色及形态可有变异，分裂不活跃。其腺泡较小，缺乏曲管状，正常排列形态完全丧失，不规则地向基质浸润，胶原结缔组织层已不存在。腺泡内含有少量分泌物，但很少有淀粉样体。前列腺癌如发生明显的退行性变，则组织结构完全消失，毫无腺泡形成的倾向。

【辨证施治】

1. 痰瘀交阻证（相当于早期）

证候：无明显临床症状，脉舌如平，或脉滑、涩，舌有紫气或瘀斑。

分析：本病多因肾阴损伤，虚火内炽，炼液成痰，气血壅滞，痰瘀交阻，蕴酿成毒，留于精房，而成此病。因位置较为隐蔽，常不易察觉，故早期可以无明显临床症状，脉舌如平；此本虚标实渐进滋生，亦可逮其气血壅滞、气滞血瘀之一二，故有脉滑、涩，舌有紫气或瘀斑之迹；当下全凭医者细心、留心，尤其重视现代检测之手段，逮其蛛丝马迹，早发现、早治疗，截断其发展，乃为第一要务也。

基本治法：散瘀攻岩。

方药运用：下瘀血汤加减。常用药：制大黄10g，当归10g，桃仁10g，生地黄12g，穿山甲10g，马鞭草15g，地鳖虫10g，石打穿20g，蜀羊泉12g，京三棱10g，蓬莪术10g。方中大黄荡涤瘀血，桃仁活血化瘀，地鳖虫逐瘀破结，三味相合，破血之力颇猛；丹参苦、微寒，入心肝二经血分，有活血祛瘀、凉血消肿之功；炮山甲咸能软坚，性善走窜，生地、当归入肝脾血分，既能滋阴退热，又可软坚散结，对前列腺癌有较好治疗效果；加入京三棱、蓬莪术，马鞭草、地鳖虫、石打穿、蜀羊泉共奏活血散瘀之效。上药共具攻补兼施，活血化瘀，软坚散结之功。

中成药：①五味龙虎散：每次1.5g，每日2次，装空心胶囊后用温开水送服。②狼毒枣：成人每服10枚，每日3次；两日后每日递增1枚，至每次20枚为极量，饭前服。

食疗：猪脬（膀胱）2具，苡仁100g。将猪脬温水漂洗干净，切成条状，锅中加油微炒，放入苡仁及葱、姜、糖适量，文火炖煮成粥。以上为一日量，1～2次食完，空腹食用。半月为一疗程。

2. 阴虚火旺证（相当于中期）

证候：排尿不畅，小便黄少，午后低热，夜寐盗汗，形体较瘦，口渴喜饮，大便干结，脉细带数，舌红苔少。

分析：本病多因房室过度，损伤肾阴；或郁怒伤肝，肝火内炽，下灼肾阴，肾与膀胱相表里，膀胱气化不利，故有排尿不畅；阴虚火旺，下灼肾阴，皆可炼液成痰，痰瘀交阻溺窍，亦可出现排尿不畅，小便黄少；阴虚生内热，故有午后低热、夜寐盗汗；阴虚火旺日久，进一步灼伤阴津，故有形体较瘦、口渴喜饮；肾司二便，肾阴亏虚，肠道失其濡润，故大便干结；脉细、苔少乃为阴虚之象；舌红、脉数乃为火旺之象。

基本治法：滋阴抗岩。

方药运用：知柏地黄汤加减。常用药：知母6g，黄柏6g，生地黄15g，丹皮6g，土茯苓20g，泽泻10g，赤白芍各10g，蛇舌草20g，蛇莓20g，鳖甲（先煎）20g，女贞子10g，仙鹤草15g。本方出自《医宗金鉴》，为医圣张仲景之"肾气丸"方加减而来。方中以生熟地滋阴补肾，填精益髓；山药益脾固精；泽泻渗利湿浊，清泻肾火，防熟地腻滞；丹皮、赤芍清泻肝火；茯苓渗脾湿，助山药以益脾；知母、黄柏清热燥湿；丹参、牛膝活血化瘀；加入土茯苓、蛇舌草、蛇莓清虚火，鳖甲、女贞子、仙鹤草滋阴软坚散结。本方肝脾肾三阴并补，以补肾为主，活血散结为辅。

中成药：①六味地黄丸，每次6丸，每日3次，口服。②知柏地黄丸，每次6丸，每日3次，口服。

食疗：鲜百合30～50g，粳米50g，冰糖适量。先用粳米加水煮粥，至将熟时入鲜百合煮熟，调入冰糖适量，即可食用。

3. 气血两虚证（相当于晚期）

证候：形体消瘦，神疲乏力，面色少华，头昏失眠，心悸自汗，脉来细弱，舌淡苔薄白。

分析：精房之岩滋生、蔓生，耗劫阴津，尤其是肾阴、肾精，加之岩毒戕伐肌体百骸，故有形体消瘦、神疲乏力；本病日久，气血亏虚，已进入虚劳之门，无以营养周身，故形体消瘦；气血亏虚，不能濡润肌肤，故面色少华；脑为髓海，为肾精所充养，肾精亏乏，故有头昏失眠；心失肾阴及气血滋养，故心悸自汗；脉来细弱，舌淡苔薄白乃为气血两虚之象。

基本治法：扶正抗岩。

方药运用：人参养荣汤加减。常用药：炙黄芪12g，人参10g，当归10g，白术10g，白芍10g，肉桂（后下）2g，阿胶（另烊）10g，鹿角胶（另烊）10g，龟板胶（另烊）10g，薏苡仁20g，牡蛎（先煎）3g，桑寄生10g。人参、黄芪、白术和薏苡仁补中益气，健脾养胃；当归、白芍、阿胶和龟板胶补血养血；牡蛎平肝息风，桑寄生益气生津滋肾，更以肉桂和鹿角胶导诸药入营分。

中成药：①补中益气丸，每次 6 丸，每日 3 次，口服。②十全大补丸，每次 6 丸，每日 3 次，口服。

食疗：甲鱼 1000g，冬虫夏草 10g，红枣 20g，鸡清汤 1000g，盐、料酒、味精、葱、姜、蒜各适量。制法：宰杀甲鱼后，切成 4 块，放入锅中煮沸，捞出，洗净。洗净冬虫夏草，用开水浸泡红枣。放甲鱼入汤碗中，再放入冬虫夏草、红枣，加料酒、盐、味精、葱、姜、蒜和鸡清汤，上笼蒸熟取出，佐餐食用。

【转归及预后】

前列腺癌的发展过程差异很大，预后各不相同。早期的老年人不作处理，发生远处转移的机会为 8%，2% 在 5~10 年内死亡；中期的患者 30% 在 5 年内发生转移，20% 死于前列腺癌；晚期的患者 50% 在 5 年内远处转移，75% 在 10 年内死于前列腺癌。经各种治疗方案，前列腺癌可获得生命的延长，部分患者预后良好。任何经内分泌治疗后复发者，90% 在 2 年内死亡。

【预防与调护】

1. 要做好病人的思想工作。精神脆弱，情绪悲观者，应采取保护性医疗措施，不让病人知道真实病情；意志坚强者，则应进一步增强其与癌症作斗争的信心，积极配合，提高治疗效果。

2. 选择高营养饮食，以利提高抗病能力。戒烟忌酒，忌食刺激性食物及生冷、不洁食物。

3. 减少红色肉制品的摄入，如猪肉、牛肉等；少食富含脂肪的食物，如油炸类食品；多食新鲜蔬菜和水果。其他的有益食物还包括含有抗氧化剂的绿茶，含有维生素 E、硒等成分的水果，富含番茄红素，β-胡萝卜素的番茄、葡萄、柚和西瓜等。

4. 勤洗澡，勤换内裤及被褥，保持清洁卫生，避免感染性病变，尤其避免泌尿道感染。

5. 排尿障碍，保留导尿者，应保持导尿管的通畅和清洁，定期换置导尿管。排尿不畅，未插导尿管者，要训练定时饮水和定时排尿，养成一定规律，事先可在下腹部用热水袋热敷。

6. 能起床活动者，要鼓励做适当户外活动，保持体力，增强体质。卧床者，应防止褥疮；尾骶部、足跟等处常用温水按摩，促进血液循环。

7. 转移性骨痛者，局部可予轻按摩或热敷，甚则可适当服用止痛片，尽量少用麻醉止痛针。

【临证经验】

1. 本病早期多实，中晚期多虚、或虚中夹实，与痰、瘀等因素有关。关键在于早期发现，及时手术治疗，配合放、化疗。中医药可以在手术后的调养及对抗放、化疗后的副作用方面发挥作用。早期以消为主，中晚期消中兼补或消补兼施。

2. 临床以前列腺癌术后或放疗、化疗过程中反应较明显，要求中医中药调理者为多，取得减少毒副反应、提高生活质量、延长生存率的效果。

（1）前列腺癌化疗后，消化道反应重，如食欲减退，甚至不思饮食、恶心呕吐，舌胖苔腻，脉弦带滑；多为痰湿阻于脾胃，胃气上逆，脾失健运之象；治拟健脾和胃。喜用温胆汤合保和丸主之。常用药：法半夏、陈皮、猪茯苓、苡仁、姜竹茹、炒枳实、焦楂曲、炒谷麦芽、莱菔子、白术等。

（2）前列腺癌放疗后出现放射性膀胱炎，如尿频、尿急、尿道灼热疼痛，小腹、会阴、阴阜灼痛、排尿不畅或不能自控，舌苔薄黄，脉来细弦。证属肝肾阴虚，湿热下注，州都失司，不利为癃，不约为遗溺；悉以"通因通用"法治之。常用通关滋肾丸合导赤散加味，滋阴降火、利尿通淋，每能达到预期效果。常用药：黄柏、肉桂、猪茯苓、生地、竹叶、蜀羊泉、木馒头、蛇舌草、半枝莲、台乌药、生草梢等。

（3）前列腺癌放疗后出现放射性肠炎，如腹痛便溏、痛即欲泄、泻后痛减，日 3～5 次或 8～10 次不等，肛门灼热，精神紧张，烦躁易怒，脉细弦，舌边尖红，苔薄白。证为肝旺脾弱，木来克土，用痛泻要方合香连丸加味扶土抑木、清肠泄热。药用：青陈皮、白术芍、防风根、木香、黄连、黄芩、猪茯苓、苡仁、炒车前子、益元散等。

（4）前列腺癌术后化疗后出现白细胞减少，骨髓抑制，面色潮红，心悸少寐，口干头晕，神疲乏力，容易感冒，脉细而弱，舌红苔少。证为肝肾亏损，气阴两虚；治以补益肝肾，益气养心。常用生脉饮合杞菊地黄汤加减。药用：生炙黄芪、太子参、制黄精、白术芍、当归、茯苓神、五味子、麦冬、枸杞子、生熟地、丹参、炒甘菊、怀山药等。

（5）前列腺癌术后，体虚乏力，头晕耳鸣，心悸少寐，便溏纳少，舌淡苔白，脉来细弱。证为气血两亏，心脾两虚；治拟养血归脾汤合当归补血汤加减。常用药：炙黄芪、人参、白术芍、炒枣仁、茯苓神、煨木香、炙远志、龙眼肉、小红枣、炙甘草等。

【现代研究进展】

前列腺癌是欧美国家男性常见疾病，在我国的发病率较低。但随着人们寿命的延长、饮食结构的改变和诊断水平的提高，我国前列腺癌的发病率有上升趋势。据国内相关文献报道，前列腺癌的发病率较之以往增长了 70%，居男性生殖系统恶性肿瘤增长率的首位。

1. 前列腺癌的病因病机

前列腺癌的发病与年龄、种族、生活习惯、高脂饮食、遗传因素、性生活及淋病、病毒、衣原体感染等有关。李曰庆认为前列腺癌是内因、外因互相作用的结果，饮食不节、六淫、七情、肾虚是发病因素。①饮食不节：嗜食肥甘厚腻、烟酒辛辣，损伤脾胃，运化失司，酿生湿热，湿热下注，而致本病。现代研究认为饮食高热量、动物脂肪和维生素A、D 及酗酒是前列腺癌发病的危险因素。膳食中动物脂肪可能通过影响体内激素水平、某种脂肪酸的作用以及食物在烹调加工过程中形成的潜在致癌物（如胆固醇环氧化物）等途径促进前列腺肿瘤的发生。②起居失调：起居不慎，接触有毒物质。或劳欲过度，肾气不足，调节失衡，失于运化濡养，而致血瘀精败，聚于下焦，发于尿道周围，导致前列腺组织异常增生，变为肿瘤。现代医学认为过多接触镉以及性生活强度与激素影响可能和发病有关。有统计表明青春期性生活与前列腺癌的发病有关，青春期性生活过多是助癌因素。在环境因素中镉与前列腺癌发病有关。镉易代替锌，而锌与前列腺的代谢和功能相关联。③外感六淫：马建光等认为前列腺癌与病毒、衣原体、支原体等有关。④情志不遂：郁闷不舒或暴怒忧郁均可导致肝气不疏，从而使前列腺反复接受不良刺击；或则性欲不遂，忧思不解，相火旺盛导致前列腺反复充血，因此情志因素可导致前列腺癌。⑤先天不足：先天禀赋不足，易受外邪，积聚内生。目前前列腺癌的家族遗传倾向受到人们的重视。

在多种致病因素的作用下，湿热下注或痰瘀互结阻塞尿道，导致排尿不畅。久病耗损，气血亏虚，肾元不足，膀胱气化无力，产生小便不利等症状。李承攻认为前列腺为多血之脏，痰瘀毒邪易于闭阻，阻塞尿路。前列腺癌患者久病耗损，或药物及手术去势术后，均易导致肾元不足，肾虚不能温化，产生小便不通或点滴不爽等临床症状。因而前列腺癌初期为实证，后期为本虚标实之证。对于前列腺癌的脏腑病变主要责之于肾与膀胱，同时与老龄功能减退，其他脏腑虚衰等均有关系。

2. 前列腺癌的诊断及分型证治

前列腺癌早期常无症状。随着肿瘤的发展可出现排尿迟疑、尿线变细、射程变短、尿流缓慢、尿流中断、尿后滴沥、排尿不尽及排尿费力等症状。通过直肠指检、前列腺特异性抗原、B超、MRI、CT及穿刺活检可做出诊断。前列腺癌应和前列腺增生及前列腺炎相鉴别。

中医治疗前列腺癌文献报道较少。厉将斌认为前列腺癌治疗原则，以治本为先、标本兼顾。具体治则以祛毒补肾、活血散结、清利湿热、益气养阴为其法，以自制前列腺癌方为主加减。基本方药为：龙葵、生首乌、女贞子、菟丝子、补骨脂、生干蟾皮、莪术、夏枯草。前列腺较大，质地硬韧者，加穿山甲、皂刺、三棱、露蜂房；排尿不畅、滴沥明显者，可加小茴香、覆盆子、车前子等；伴尿频、尿急、尿痛等下焦湿热症状者，可加黄柏、地龙、土茯苓、白茅根等；伴腰痛乏力者，加肉桂、阿胶、枸杞子；伴椎骨等骨骼转移者，可加骨碎补、狗脊、僵蚕、自然铜。李曰庆将前列腺癌分为三型：①早期为湿热下注，治以清热解毒利湿，方用龙蛇羊泉汤加减；②中期为肝肾阴虚，治以滋阴降火、解毒散结，方用扶正抗癌方加减；③病情晚期气阴两虚，治以补益气血，方用十全大补汤加减。郑伟达将前列腺癌分为四型即湿热蕴结、痰瘀闭阻、湿聚痰凝、阳虚湿困及气血亏虚：①湿热蕴结，治以清热利湿祛毒，方用八正散合荒凉解毒汤加减；②痰瘀闭阻，治以祛瘀化散结，方选下瘀血汤加减；③湿聚痰凝，治以温阳搜风祛湿；④气血亏虚，治以补益气血，方用神功内耗散。而王沛及邵梦杨等均将前列腺癌分为湿热蕴结、瘀血阻滞及肾气亏虚三型：①湿热蕴结，治以清热利湿、软坚通利，方用萆薢胜湿汤加减；②瘀血阻滞，治以活血祛瘀化痰、散结通利，方选抵当丸加减；③肾气亏虚，治以温阳益肾利尿，方用济生肾气丸。

3. 前列腺癌治疗的单方单药

（1）PC-SPES 是由棕榈子、黄芩、大青叶、菊花、三七、冬凌草、灵芝、甘草 8 味药组成。80 年代末开始在美国用于前列腺癌的治疗。Halicka 等报道 PC-SPES 的醇提物可抑制许多人肿瘤细胞株的增殖，包括前列腺癌细胞。纽约医学院 Hsieh 研究 PC-SPES 对人雄性激素依赖前列腺癌细胞 LNCaP 的影响，发现 PC-SPES 抑制体外培养的 LNCaP 细胞的增殖，有时效和量效关系。Taille 等研究发现 PC-SPES 不仅可诱导激素敏感前列腺癌细胞 LNCaP 细胞凋亡，而且也可诱导激素不敏感细胞 PC-3 和 DUl45 细胞凋亡，并有剂量依赖性。2002 年 PC-SPES 中检测到抗凝血药华法林而停止使用。

（2）南勋义以鸦胆子油乳注射疗法治疗中、晚期前列腺癌 33 例。其中 14 例 C 期前列腺癌采用鸦胆子油乳腺体内注射加睾丸切除术。19 例 D 期采用鸦胆子油乳腺体内注射和静脉内滴注加睾丸切除术。结果 2 年内近期疗效满意。14 例 C 期前列腺癌达到完全缓解，19 例 D 期前列腺癌中有 3 例达到完全缓解，16 例达到部分缓解。3 年生存率达 78.8%。认为鸦胆子油乳治疗前列腺癌的机制为大量药物微粒进入癌细胞内，阻碍 DNA 合成，抑制癌细胞生长，破坏癌细胞结构，导致癌细胞死亡，对雄激素依赖型和非依赖型前列腺癌均可起到治疗效果。苏守元等指出本药能促进骨髓造血功能，提高机体抵抗力，有扶正固本之功效。

（3）番茄红素是一种类胡萝卜素，具有多种药理学活性，在体外能抑制前列腺癌细胞株的生长，诱导其凋亡，并抑制其在裸鼠体内的生长。Giovannucci 在 1986~1992 年对美国 48000 名医务人员进行的随访研究分析也证实，大量番茄红素的番茄制品的摄入量与前列腺癌危险性呈负相关，发生前列腺癌的危险性下降 21%，尤其对晚期和浸润性前列腺癌的作用更显著。

（4）朱白冰应用扶正化毒法治疗前列腺癌 2 例，收效甚显。处方：生黄芪、穿山甲、土茯苓、白花蛇舌草各 18g，潞党参、仙灵脾、枸杞子、制首乌、怀牛膝、重楼、白芍各 12g，肉苁蓉、巴戟天、制大黄、知母、炙甘草各 6g，黄柏 10g。水煎服。每日 1 剂。随症加减：血尿加重，加小蓟草、旱莲草、生地、阿胶，小便不畅加沉香、郁金、台乌药，小便疼痛加重，加延胡索、王不留行、三棱、莪术，小便黄浊、湿热下注加车前子、萹蓄、瞿麦、金钱草、滑石。

【小结】

前列腺癌是老年男性较易罹患的一种恶性肿瘤，中医药治疗效果欠佳，一般预后差。前列腺癌早期多无任何症状，即使有所不适，也不足以引起病人的重视，故老年男性应定期进行直肠指检和血清前列腺特异性抗原（PSA）检查。前列腺癌的诊断并不困难，对顽固难愈和老年患者，须作进一步检查，以明确诊断。阴虚火旺，气血两虚是其本，痰瘀互阻是其果。治疗原则是：滋阴降火、补益气血、化瘀消痰。对于接受前列腺癌根治性切除或根治性放疗后的患者，应随访检测 PSA，还应了解有无骨、肺、肝转移，做相应检查，如同位素骨扫描、B 超等。中医治疗前列腺癌应辨证与辨病相结合，发挥整体观、辨证施治的特长。

精 囊 炎

精囊炎（lnflammation of seminal vesicle）是由细菌或寄生虫侵入精囊腺而引起的炎症，为精囊非特异性感染疾病，多见于青壮年。

本病临床有如下特点：①精囊炎的主要特征是血精；②由于解剖和生理、病理特点，本病常伴前列腺炎或后尿道炎；③逆行感染者，常伴附睾炎；④由于精囊部位深，症状与前列腺炎相似，故精囊病变常被忽视；⑤中医治疗本病有很好的疗效。

本病属中医"血精"、"赤浊"范畴，其病位在精室。临床虽然有虚实之分，但以虚证居多。根据临床观察，本病经正规治疗，一般能获效，预后良好。

【病因病机】

房劳过度是血精的主要病因，肾虚是血精的主要病机。房劳过度则伤肾，肾阴不足，虚火自炎，梦交或性交之时，欲火更旺，精室被扰，迫血妄行，血从内溢，乃成血精；或青年人相火旺盛，手淫排精，或强力入房，或强忍精出，精室之血络受损，血随精流，每可导致血精。部分患者则因包皮过长，或遗精频繁，或性交不洁等原因，导致湿热之邪从尿道口袭入，循经上沿，熏蒸精室，血热妄行而成。某些血精患者，素体气血虚弱，加上精血消耗日久，后期可出现气血两虚之象。

【发病机制及病理】

炎症与感染可以产生炎性反应，使精囊黏膜受到刺激，充血、水肿导致血精。精囊与前列腺均开口于后尿道，所以精囊炎和前列腺炎常同时存在。其感染途径一方面为致病菌从尿道入侵，逆行经射精管进入精囊或前列腺、膀胱等，炎症直接蔓延侵犯邻近的精囊；另一方面其他部位感染的细菌，通过血行或淋巴液引起精囊感染。细菌侵犯精囊后，使精囊肿大，囊壁充血、水肿、增厚，分泌物减少。在炎症的基础上，性兴奋可导致精囊和前列腺充血和收缩，诱发出血。长期慢性炎症可致精囊萎缩，功能减退，精道闭塞，从而影响生育。

【诊断与鉴别诊断】

1. 诊断

精囊炎的诊断与其他系统疾病一样，包括完整的病史、详细的体格检查、实验室检查和必要的辅助检查。采集完整而详尽的病史可为正确的诊断提供重要线索。男性生殖系统和泌尿系统关系密切，在组织发生学上有许多交叉之处，因而精囊病变中，有许多症状与泌尿系统症状相关，互相重叠，询问病史时要熟悉这一点，全面分析。

（1）临床表现：①血精：是精囊炎的特征性表现，要明确尚要定位和定性。根据病史性质的不同、含血量的多少可表现为肉眼血精或仅显微镜下有红细胞。②尿路刺激症状：

由于精囊炎往往合并前列腺炎、后尿道炎，使后尿道、膀胱三角区黏膜受激惹而引起尿路刺激症状，如尿急、尿频、尿痛等。③生殖器疼痛：精囊疾病引起的疼痛常出现在阴囊、下腹部、会阴部及大腿内侧等部位。泌尿生殖系统解剖学和（或）功能性异常可造成附睾肿胀而导致痛性阴囊危象，常错误地按睾丸附睾炎诊治。④射精疼痛：是精囊疾病的主要症状之一。⑤尿道血性或黏液性分泌物：外观较稀薄，有的浑浊，有的清亮。⑥性功能障碍：精囊炎时，尤其是慢性炎症常刺激后尿道而出现频发遗精、早泄、性欲减退，甚至勃起功能障碍。⑦不育：慢性精囊炎常引起精液成分的改变、精子减少或活力下降。⑧其他：精囊炎时亦可出现阴囊疼痛，同时可伴有腰痛、后尿道刺激症状或神经官能症状。

（2）体格检查：直肠指检：首先检查前列腺有无肿胀、压痛，有无波动感，然后向上方及两侧触诊能否触及精囊。正常精囊不易触及，炎症时可触及并有明显触痛。如精囊形成脓肿时则触之更加饱满。

（3）实验室检查：尿常规、尿三杯检查以及尿道分泌物涂片染色和培养。精液和前列腺分泌物检查，精浆中果糖减少，提示有慢性精囊炎。尿道镜和膀胱镜检查对触诊有一定帮助，可看到脓性分泌物从射精管中排出，精阜呈颗粒状，肉芽肿，充血，水肿。膀胱三角区后尿道有慢性炎症改变。精囊造影可以看到输精管、射精管、壶腹部和精囊的特征性炎症改变。

2. 鉴别诊断

需与前列腺癌、精囊囊肿等所致的血精证相鉴别。慢性精囊炎除血精外，不易与慢性前列腺炎区别，有的两者同时存在，精液为暗红色，偶夹有碎屑状和条索状的陈旧血块；性交后疲劳不适，精索附近酸痛，可有尿路刺激征出现，数日始愈，反复出现，有的导致不育；主要通过尿培养、精囊液检查及细菌培养、果糖测定、MRI 和精囊造影等检查来确诊。

【辨证施治】

可与血精症互参。

【转归及预后】

精囊炎通过适当调治，多能痊愈；如调治失当，容易出现反复，转成慢性，再经调治，仍可奏效。一般预后良好。

【预防与调护】

1. 急性期禁忌精道检查和前列腺精囊按摩。

2. 禁欲，避免性冲动。

3. 慢性期可做热水坐浴或中药坐浴。方法参考慢性前列腺炎。

4. 血精患者，多感恐惧和惊慌，以为是奇难怪病。所以，在运用其他方法治疗之前，须向患者解释本病的发生、发展、转归等问题，以消除其思想顾虑，有利于治疗。

5. 宜食鳖、龟、鳝、牡蛎肉、海参、乌贼鱼、淡菜、母鸡、鸡蛋、猪髓、猪脬等血肉有情之品，忌食葱、蒜、姜、酒、猪头肉、羊肉、狗肉、猫肉、鹿肉等辛辣助火等发物，以免影响治疗效果，防止愈而复发。

6. 勿过剂大热助火之品，避免酒后，尤其是醉酒同房。

7. 注意外生殖器卫生，积极治疗包皮炎、尿道炎、前列腺炎等原发病。

8. 适当体育锻炼，注意劳逸结合，避免久坐，勿骑马、骑自行车，减少对会阴部的压迫。

【临证经验】

1. 详询病史，审证求因

血精患者就诊时应详询相关病史，重视血精发生的经过，包括血量、血色、血精的性质、复发的情况、伴随症状等。根据血量初步判断出血部位：勃起时充血的尿道黏膜出血常呈鲜红色，不与精液混匀，像混杂的血丝；各种炎症和外伤引起的血精混合均匀，呈鲜红色或深棕色，血液储存较久颜色还会变黄；射精时如果在精液的前段中有血液，病位多在尿道，如果血液出现在射精的后段时则多为前列腺及精囊的病变。因为血精的易复发，所以如果反复出现血精，必须进行详细的泌尿生殖系统检查，直肠指检尤为重要，既可检查前列腺、精囊腺及收集分泌物标本，又有助于肿瘤的发现，以免贻误。按摩时要注意直肠指诊的按压区域与分泌物的关系，先按摩前列腺，收集前列腺液，排尿后再分别按摩左、右精囊腺，收集精囊腺液，这样有助于二者的鉴别诊断，必要时可做 B 超、MRI、精囊腺造影术或其他检查，以明确血精的病因。

2. 明确提出治疗适应证

血精首见于《诸病源候论·虚劳精血出候》，既是中医病名，又是许多疾病的症状。历代医家对血精论治虽多，但囿于当时的诊断条件，往往概而论之，未能击中要害。明确中医药治疗的适应证当为首要，唯此方能做到有的放矢，而不是盲目施治。偶然发生的血精，经检查未发现特异改变，可能是性交过程中，某些组织因急剧充血和机械性碰撞出现微细小血管破裂出血所致，对这种特发性血精只要暂停房事 1~2 周就能完全恢复。对于感染因素所致的精囊腺、前列腺、尿道、附睾的急慢性炎症，睾丸、会阴部损伤及前列腺手术后引起的血精，中医药治疗每奏良效。对于前列腺结石、精囊腺结石及泌尿生殖系结核所致的血精可试用中医药治疗。至于解剖异常，如苗勒氏管囊肿，或恶性肿瘤，如前列腺癌，精囊静脉曲张，会阴部长期反复压迫，肝硬化伴门脉高压（致痔静脉丛通过侧支前列腺丛压力也增高，精阜旁后尿道上皮下静脉扩张破裂），糖尿病及一些血管、血液疾病所引起的血精则非单纯中医药所宜。总之，血精病因复杂，中医临床应拓宽思路，开阔视野，对血精的中医药治疗适应证要了然于心。

3. 分清虚实标本缓急

血精的病位在下焦，与肝肾关系密切，涉及脾胃、心、肺，病理性质可虚可实或虚实夹杂。虚者为肾气亏虚，封藏固摄失职；肾阴亏虚，阴虚火旺，扰乱精室；气血虚弱，统摄无力，血不循经，造成血精；肺阴不足，虚热内扰等。实者为肝经湿热，循经下注；跌扑损伤，气滞血瘀或会阴部手术，血络受损，血不归经，溢入精室；心热下移，火动精室皆可导致血精。虚实夹杂为血虚致瘀，血溢脉外或因实致虚。由于前列腺与精囊腺的解剖结构复杂，引流不畅很容易转为慢性，从而引起继发性输精管阻塞，射精管口水肿阻塞而变生他证。血精病机多端，须知常方能达变。因环境、生活习惯及性观念的改变，今人多阴虚，故临床多以阴虚火旺为发病之本，湿热下注为致病之标，慢性多虚者常见。

4. 疏导为先，内外同治

由于东方文化的影响，临床上不少患者见到血精后，十分恐惧，忧心忡忡，认为血液和精液一起排出，一定病情很重，会影响生育能力，害怕下次的性交会出血更甚，不敢勃起，出现暂时性的精神心理性勃起功能障碍，进一步加重心理负担。因此，心理疏导不可忽视，而积蓄在精囊腺里的精液不是一次射精就能排空，即使得到及时与充分治疗，血精也要持续一段时间后才会消失，急性出血期间主要是禁忌房事，血精消失后仍应休息1~2周，恢复后性交也不宜过频过激烈；禁忌饮酒和辛辣刺激性食物，以免加重充血程度；不要长距离骑车，这些有必要向患者交代清楚，使患者解除顾虑，正确对待病情，配合治疗。

5. 确立理血、清源、固本为治疗大法

理血者，安络止血养血，血热则凉血止血，选用苎麻根、大小蓟、侧柏炭、白茅根、地榆等；血瘀则化瘀止血，选用生蒲黄、血余炭、失笑散等；血虚致瘀则养血活血，选用当归、鸡血藤、何首乌等；气不摄血则健脾益气统血，选用归脾汤或补中益气汤加入芡实、麦芽、神曲、鸡内金等使气血生化有源，血归脾统而安。清源以清利为主，肝经湿热则清热利湿，选用程氏萆薢分清饮加入三妙丸、碧玉散、土茯苓、车前子、荔枝草等；心经火热下移尿道，则清心利水，选用导赤散等。固本者，以肾为先天之本，肾虚不能藏精，坎宫之火无所附而妄行，当壮水制火，选用二至地黄汤加入黄精、金樱子等，不用或少用止血之品；肾气不固者，少火生气而归封蛰之本，方用金匮肾气丸加入沙苑子等，至于虚实夹杂者则消补兼施。

此外，在治疗血精时，还注重外治，或中药坐浴，或保留灌肠，或尿道用药，每获良效。

【现代研究进展】

1. 朱永康等辨证论治精囊炎

(1) 热盛疫毒证：治宜清热解毒、祛瘀排毒。本证型多见于急性精囊炎及急性前列腺-精囊炎者。方药用五味消毒饮加味，金银花、蒲公英、紫花地丁、败酱草、天葵子、连翘、野菊花、板蓝根、赤芍、生大黄。若热毒炽盛，上方可加红藤、虎杖等。出血较多者可加大小蓟、蒲黄、藕节。痛甚者三七、琥珀等。若脓肿已成，应及时切开排脓及抗生素治疗。

(2) 湿热下注证，治宜清利湿热、凉血止血：本证型多见于急性精囊炎初中期，或感染淋球菌者，或嗜酒及肥甘、房事过度者。方用龙胆泻肝汤加减。龙胆草、栀子、柴胡、黄芩、黄柏、泽泻、车前子、滑石、木通、生地等。出血明显者加大小蓟、侧柏叶等；热重者可加大黄、芒硝等；湿重者可加生薏苡仁、石菖蒲、萆薢等，或酌加败酱草、猪苓、金银花等清热通淋。

（3）阴虚火旺证：治宜滋阴泻火、凉血安络。本证型多见于慢性精囊炎病程较久者。方用知柏地黄丸加味。熟地黄、牡丹皮、山茱萸、山药、知母、黄柏、泽泻、女贞子、鳖甲、青蒿、旱莲草、仙鹤草、功劳叶等。

（4）脾肾不足证：治宜补肾健脾、益气止血。本证型多见于慢性精囊炎日久不愈者。方用大补元煎。山药、党参、熟地黄、当归、杜仲、枸杞子、山茱萸、甘草。若脾气不足而出血者，加黄芪、白术等以健脾益气止血；若血虚症状明显者，加阿胶、白芍以养血止血；偏于肾阳不足者，可加肉桂、附子以温里散寒。若出血日久，精中带夹血块，排精疼痛，舌暗有瘀斑者，酌加活血散瘀之品，如川芎、桃花、红花、三七、蒲黄等。

2. 曾汉东从肝肾论治血精症

方药组成与用法：知母、黄柏、牡丹皮、焦山栀、车前子、牛膝、生地黄、白茅根、生甘草、小蓟。偏肾阴虚者加女贞子、旱莲草、龟板；偏相火旺者加龙胆草、黄芩；夹湿热者加木通、瞿麦和大黄。

血精症是青壮年男性常见病证之一，多因精囊炎造成。由于精囊与前列腺、尿道、直肠等器官相邻，当这些器官有炎症时，细菌极易蔓延到精囊，引起发炎，造成精囊壁肿胀、充血或微血管的损伤而引起出血，故随着射精动作精囊腺收缩，形成血精现象。中医认为，前阴为肝经所系，肾所司，血精出自前阴，病本不离肝肾。青壮年易发此症，因其性欲旺盛，易思易动，如精遂不畅、久郁失达、妄动相火，或因房室太过、手淫频频，极易损耗真阴，虚火丛生，乃至精室被扰，伤络动血。如不讲卫生或性交不洁，令湿热之毒侵袭，循经上扰，则损伤血络，迫血外溢。本方以滋阴降火，凉血止血为大法。方中知母、黄柏、焦山栀苦寒坚阴，泻火清热；生地黄、牡丹皮滋阴凉血，车前子、牛膝引火下行，利湿排毒；白茅根、小蓟凉血止血；生甘草清热解毒，通淋止痛。随症加减，故获良效。用药同时，应配合调养之法及预防之道，方可事半功倍。另用温水坐浴，水温40℃左右，每次5~10分钟，每日1~2次。

3. 张琪主张标本兼顾

精囊炎常与前列腺炎同时发生，因此辨证治疗基本同前列腺炎，但有部分患者精液带血（包括镜下及肉眼）相当于中医的血精。多因精囊素有湿热，又感受寒邪而致外寒内热证。治疗采用清热凉血，化瘀与温肾补肾法合用，效果颇佳，兹举一病例说明。

吕某，59岁，干部，1991年10月15日初诊。患者发病1年余，会阴部及睾丸胀痛，肉眼血精，腰酸不耐久坐，畏寒，诸治不效，来门诊求治，舌苔干，脉象沉。始以温肾寒、清热解毒之剂治疗，睾丸及会阴部胀痛有好转，但血精不见减轻，尿色如浓茶，舌苔干，脉象沉滑，改用温补肾气，清热凉血化瘀法治疗。

处方：熟地黄20g，枸杞子15g，菟丝子15g，女贞子15g，知母15g，黄柏15g，肉桂

10g，小茴香 15g，茜草 20g，血见愁 30g，桃仁 15g，大黄 5g，蚤休 30g，白花蛇舌草 50g。

水煎服，每日 1 剂。服上方 14 剂，会阴部及睾丸胀痛明显减轻，血精好转，镜下红细胞 10 个左右，药已对症，嘱继服上方。继服 14 剂，会阴及睾丸胀痛已除，腰部仍稍有酸痛，精液常规红细胞 3～4 个，前方加龙骨 20g，牡蛎 20g。继服 14 剂后，于 12 月 1 日复诊时，精液检查红细胞已转阴，仅腰久坐仍觉酸痛，其他症状基本消除，嘱停药观察。前列腺炎、精囊炎皆属足少阴经，之所以缠绵不愈，乃因病机错综复杂，肾虚而膀胱湿热，本虚标实，虚实寒热错杂，故治疗棘手。此病治疗一面补肾气，包括调整肾中阴阳之偏，即偏于肾阴虚者，多用滋阴之品，稍加助阳以反佐；偏肾阳虚者，重用温肾阳之品，佐以滋补肾阴之剂。补肾的同时，再用清热凉血化瘀之剂，尤以用少量大黄化瘀泄热止血与桃仁活血化瘀合用，止血效果更佳。其他清热解毒之品选而用之，如重楼、白花蛇舌草、茜草、蒲公英等酌加应用，相辅相成，效果更佳。

4. 吴忠明中西医结合治疗精囊炎

吴忠明应用中西医结合治疗精囊炎性血精症，对 80 例单纯性精囊炎性血精症进行了治疗观察，选用有效抗生素，如喹诺酮类、头孢菌素类或大环内酯类抗生素，按常规剂量服用。中医治疗以清热利湿、滋阴降火、凉血固精为原则。自拟药方：知母 10g，黄柏 15g，金钱草 20g，鱼腥草 15g，蒲公英 15g，白茅根 15g，石韦 15g，仙鹤草 15g，生地炭 15g，车前子 15g，藕节炭 15g，甘草梢 3g。兼气阴两虚者合生脉饮口服。每日 1 剂，水煎服，2 周为一个疗程。并嘱治疗期间禁房事、饮酒、吸烟和辛辣刺激性食物，避免剧烈运动，多饮水，辅以热水坐浴。疗效结果：一个疗程后，显效 35 例，有效 36 例，无效 9 例，有效率 88.75%；有效和无效的 45 例再经第 2 个疗程后显效 26 例，有效 17 例，无效 2 例，但肉眼血精全部消失。

5. 易林桂应用血竭获良效

治疗精囊炎根据精液细菌学检查或培养结果，在选用氧氟沙星、环丙沙星等抗菌药物的同时，加服血竭胶囊，每次 4 粒，每日 3 次，温开水送服。结果：痊愈（临床症状消失，精液检查正常）8 例；显效（临床症状消失，精液检查红细胞少许）7 例；有效（临床症状有明显减轻，精液检查红细胞+）2 例；无效（临床症状未见好转，精液检查红细胞++）1 例。《本草纲目》记载血竭具有活血化瘀、祛腐生肌、止血收敛、消肿止痛之效，对血证有很好的疗效。现代医学认为，血竭既能使高凝状态的血液重新流通，又能使破裂的血管闭合而使出血停止，表明血竭在治疗血证方面具有双向良性调节作用。另外，血竭的有效成分甾体皂苷和植物防卫素，具有肾上腺皮质激素作用，既可抗炎镇痛，又能稳定细胞溶酶体膜的功能和抗菌防腐，故能使精囊炎性血精症状消失。

6. 王之炳验案

张某，35 岁，1983 年 3 月 25 日诊。近 3 月来，患者发现排血性精液，伴见腰部酸软疼痛，少腹拘急阵痛，尿频而少，甚至排尿困难。检查精液：发现白细胞、红细胞、大肠杆菌、金黄色葡萄球菌。经抗感染治疗无效。诊为湿热内扰，邪入精室，迫血外出所致。

治以清热利湿，育阴止血，拟用石韦散加味，应用石韦、冬葵子、瞿麦、车前子、滑石、牡丹皮各15g，地榆炭30g，知母12g。水煎服。服10剂后，诸症悉除。

7. 王宁瑜验案

李某，58岁，已婚，离休干部，住院号44510。自述同房时精液呈鲜红色已10月余。曾经多个医院求治，经直肠指检、膀胱镜检、精道造影、精液检查，诊为精囊炎（右侧），抗生素多方治疗无效，建议手术切除右侧精囊，患者不愿，求治中医。于1984年5月14日就诊。述见同房精液仍为红色，腰时隐痛，头昏耳鸣，失眠多梦。素有肝硬化之疾，时感两胁隐痛，口干，纳食尚可，二便正常，舌淡红，有裂纹，苔薄，脉细弦。心肺听诊、腹部、外生殖器均无异常。肛门指检：前列腺中等大小，无触痛，右侧精囊稍隆起。前列腺液检查：红细胞（+），白细胞2~10。诊为精囊炎。辨证为少阴虚火，热入精室。治宜育阴清热，用黄连阿胶汤化裁。处方：黄连、阿胶、当归各10g，鸡子黄2枚，白芍、生地、山栀子各12g，大小蓟各15g，小茴香20g。3剂。10味取7味先煎熬20分钟，小茴香（后下），2分钟后去渣，放入阿胶烊化尽，分3次服，早晚各纳鸡子黄1枚，冲服。药后无不适，守方再服4剂。患者发现精液色白，做常规检查：红细胞（-），磷脂小体（+），白细胞、上皮细胞少许。随后以补肾养肝之药调理月余，再查精液常规亦正常，痊愈出院。

8. 刘维善验案

黄某，44岁，干部。1984年1月发现左侧睾丸坠胀，行房有精液溢出。某院泌尿科行输精管造影，见精囊内有肿物，性质未定，建议手术治疗。患者不愿，而到我院外科中药治疗。现面色萎黄，左侧附睾上方可扪及如蚕豆大小圆形而光滑之肿物，舌紫而淡，尿常规检查无异常。给予瘀热汤治疗。归尾10g，丹参20g，桃仁10g，三棱10g，莪术10g，川牛膝6g，冬葵子10g，穿心莲15g，土贝母10g，白花蛇舌草15g，木通10g，甘草6g。连服7剂，并禁房事。一周后来院复诊，左侧阴囊内肿物缩小如黄豆大。连服原方加减20余剂，阴器坠胀缓解，阴囊内肿物消失。再度复诊改六味地黄汤加菟丝子15g，淫羊藿10g。治疗2月，诸证悉减，血精消失而愈，至今一年追踪无复发。

【小结】

精囊炎的特征是血精，中医药治疗效果较好，一般预后佳。精囊炎的诊断并不困难。对顽固难愈和老年患者，须进一步检查，以明确诊断。精囊炎证属"血精"，多属虚证。阴虚火旺是其本，湿热下注是其标，气血两虚是失血失精之果。故其治疗原则是，滋阴降火是治血精之常，清热化湿是治血精之变，补益气血是治血精之本，凉血止血是治血精之标。治血精要旨：血精初起，必先用寒凉，凉药不能止，或虽稍止，而终莫能治，法当甘温以补，若开首便温，适足以招谤，亦非自全之道也。

精囊结核

精囊结核（TB seminal vesicle）是指由结核杆菌感染精囊部位所发生的病变，常是泌尿系结核的继发病灶，途径有血行和尿路。目前认为男性生殖系结核不论经血行感染或尿路感染往往由前列腺、精囊开始以后蔓延到输精管，再从输精管管腔或管壁淋巴管蔓延到附睾。结核结节多始成于前列腺导管、精囊腺管壁或射精管部位，然后逐渐向整个腺体播散。精囊结核结节严重者也可发生干酪样坏死，溃破形成窦道。

就临床资料分析，精囊结核有以下特点：①发病年龄以多在青壮年发生为主。②一般呈慢性病变过程，常是双侧性同病；精囊结核常与前列腺结核同时并存。③可以出现特异性三联症：血精、精液量减少、射精疼痛。④直肠指检时发现精囊（前列腺）有结核浸润和结核硬节。⑤部分患者生育能力降低甚至丧失。⑥对抗痨药比较敏感。

本病临床上易发现血精，中医常归为"血精"范围，病变部位在精室。临床虽有虚实之分，但以虚证居多。根据临床特点和疗效观察，本病经及时治疗，一般能获愈，预后良好。

【病因病机】

与前列腺结核雷同。而以阴虚火旺，血络损伤，血从内溢为主。

【诊断与鉴别诊断】

1. 诊断

精囊结核如不并发附睾结核，在早期诊断比较困难。重点是直肠指检，表现为前列腺肿大，表面不规则，可触及肿大或有硬结的精囊。

精囊结核的病情发展缓慢，早期多无临床症状，病变发展可出现临床症状。全身症状可出现低热、盗汗、乏力等全身中毒症状。血精或精液减少是常见症状，精液呈粉红色或带血丝，严重时精液完全呈血性，由此可影响生育能力。由于结核造成腺体导管阻塞，尤其是射精管开口部位的阻塞，射精时会发生疼痛。可出现性欲减退、阳痿、早泄等性功能障碍。

直肠指检：早期前列腺、精囊外形可正常或有结节，病变明显时前列腺肿大，呈结节状，表面不规则，质偏硬，有压痛，或纤维化成坚硬的肿块。精囊下端能触及坚硬肿块。

诊断有困难时，可做活组织检查。严重的精囊结核还可做X线检查，包括平片、尿路造影、输精管精囊造影，以观察整个男性生殖系的情况。精囊结核在平片上有时出现钙化阴影。

2. 鉴别诊断

精囊结核的诊断尚需注意与前列腺癌、淋菌性或非特异性附睾炎以及阴囊内血丝虫病相鉴别。一般无困难，可从病史、化验检查和穿刺活检等资料予以明确。诊断精囊结核时，必须重视与泌尿系的关系。因此作以下检查：精液和前列腺液检查、经直肠超声检查、X线平片、输精管精囊造影等，得以明确诊断。

【辨证施治】

应与血精症、精囊炎及前列腺结核互参。

【转归及预后】

精囊炎通过适当调治多能痊愈；如调治失当，容易出现反复，转成慢性，再经调治，仍可奏效。一般预后良好。

【预防与调护】

与精囊炎同。

【临证经验】

以二至地黄汤合五草汤、五味龙虎散辨证与辨病相结合治疗。具体请参照前列腺结核相关内容。

【现代研究进展】

孟丽萍精囊结核的声像学诊断

Ⅰ型（混合回声型）：其特点为精囊形态不整，被膜增厚，内部回声强弱不等，囊实相间。

Ⅱ型（无回声型）：表现为精囊增大，包膜增厚，毛糙，回声增强，内部呈无回声，暗区内见大量点状强回声。

Ⅲ型（回声增强型）：表现为精囊失去正常形态，被膜明显增厚，不规则，内部回声增强，不均匀。

Ⅳ型（似结石型）：表现为精囊形态、被膜均不整，内见多个大小不等的强回声，后伴声影。

精囊结核的声像图变化与其病理改变密切相关。随着结核病变的不同进程，其形态结构有不同的改变，声像图也就出现相应的变化。由于结核结节的形成可产生混合回声型的声像图表现；脓肿的形成又有无回声型改变；纤维化可使声像图表现为回声增强型；钙化的声像图又似结石型。如果仅从声像图物理定性考虑，不仔细分析其特征表现，常易误诊。分析精囊结核的声像图不同类型需与一些可产生相似声像图的疾病进行鉴别：①混合回声型与非特异性炎性包块及精囊癌鉴别。同样都为混合回声型肿块，急性精囊炎形态规则，且其周边有环状暗区，慢性精囊炎一般与正常精囊大小、形态无异，形态规则；而精囊癌由于呈现浸润生长、包膜消失，可有周边组织受累。②无回声型与精囊囊肿鉴别。后者较前者囊壁薄，内部回声清晰，透声好。③似结石型与精囊结石的鉴别。虽然精囊内都有大小不等的强回声，后伴声影，但后者精囊大小、精囊壁回声如常。

【小结】

精囊结核的特征是血精、精液量减少、射精疼痛，常与前列腺结核同时并存。精囊结核的诊断并不困难。对顽固难愈和老年患者，须作进一步检查，以明确诊断。精囊结核属"血精"，多属虚证。而以阴虚火旺，血络损伤，血从内溢为主。治疗原则是以西药抗结核药为主，辅以中药滋阴降火，凉血止血。中医治血精要旨：血精初起，必先用寒凉，凉药不能止，或虽稍止，而终莫能治，法当甘温以补，若开首便温，适足以招谤，亦非自全之道也。

精囊肿瘤

精囊肿瘤（seminal vesicle tumor）是指发生于精囊部的实质性肿瘤和囊肿。精囊肿瘤在临床极少见。精囊肿瘤由于解剖位置深在，早期很少有症状而难以发现，故常常被漏诊或误诊。通常由于局部蔓延至前列腺、膀胱及直肠引起症状而发现肿瘤。常发生前列腺或输尿管梗阻时，盆腔无其他原发肿瘤，病理所见为细胞内含脂褐质黏液的乳头状或间变，易误诊为前列腺癌，前列腺癌的血清标记物 PSA、PAP 正常，血清 CA125、CEA 可以升高。

精囊肿瘤可分实质性肿瘤和囊肿两大类，实质性肿瘤又分出原发性和继发性两种。原发者如乳头状瘤、癌和肉瘤等；继发者由前列腺癌、膀胱癌及直肠癌直接蔓延而来，也可继发于其他肿瘤，如胃癌在盆腔内的播散。囊肿，根据其发生来源可分为精囊本身囊肿和胚胎期副中肾管残端所形成的囊肿两种，临床极难区别。

就临床资料分析，精囊肿瘤有以下特点：①发病年龄以中老年为主，易发病于 50 岁以上男性患者。②无特异性症状，症状隐匿，难以发现，一旦发现，已经转移。③继发性比原发性更多见。④病情进展快、变化大、预后差。

中医无类似病名，其早期治疗可与"血精"互参。其病位在下焦精室。临床虽然有虚实之分，但以虚证或虚实夹杂实证居多。精囊恶性肿瘤具有病情进展快、变化大、预后差等特点。

【病因病机】

本病多由先天不足，肾精亏损，阴虚火旺，炼液成痰，痰浊凝聚，血脉瘀滞，久酿成毒而成。日久气血亏耗，膀胱气化或大肠传导失职，而有虚实夹杂之候。

【诊断与鉴别诊断】

1. 诊断

发病年龄以中老年为主。本病首发症状和主要症状均为大便费力，小便不畅伴血尿。由于肿瘤位置深，很难早期发现并确诊。早期诊断主要依靠影像学检查。直肠指检中晚期可扪及精囊肿块。一般从 B 超探查精囊大小，有无肿块以及与前列腺的关系。精囊囊肿可为精囊区单发或多发，绝大多数直径小于 5cm，呈典型囊性结构，即形态呈圆形，囊壁菲薄光滑，如无出血和感染，囊内为均匀的无回声暗区或液性低密度。如怀疑精囊恶性肿瘤则从 CT、MRI 和精囊造影等入手，经直肠或会阴穿刺，活检组织病理检查才能明确诊断。

2. 鉴别诊断

原发性精囊癌临床罕见，本病主要与以下疾病鉴别：

（1）前列腺癌：前列腺癌主要表现为膀胱下方前列腺肿大或局部隆起，密度不均匀，轮廓不规则，鲜有囊性成分，晚期血 PSA 常升高，骨转移以成骨转移为主；精囊腺腺癌大体标本检查应看到精囊腺为肿瘤侵犯的主要部位，肿瘤一定要与精囊腺直接相连；免疫组化标记：PSA 和 PAP 在前列腺癌均阳性，而精囊腺腺癌则为阴性。前列腺癌晚期可以侵及精囊，前列腺活组织检查可以发现癌细胞。

（2）膀胱腺癌：本瘤亦甚少见，大体标本检查若肿瘤大部分在膀胱壁外的精囊腺区，膀胱壁受侵不严重而膀胱黏膜完好者，则有助于精囊腺腺癌的诊断。

（3）精囊腺上皮退行性变：病变组织导管内虽被覆异型大细胞，核大深染，但只局限于表层上皮，胞质多，未见核分裂象。

精囊肿瘤的诊断与鉴别诊断十分困难，最后的诊断主要依靠细胞学、组织病理学检查。

【辨证施治】

1. 阴虚火旺证（多见于慢性期）

证候：血精鲜红量少，腰膝酸软，潮热盗汗，心烦口干耳鸣，舌红苔少或无苔，或舌有龟裂或有剥苔，脉细数。

分析：房劳过度则伤肾，肾阴不足，虚火自炎，梦交或性交时，欲火更旺，精室被扰，迫血妄行，血从内溢，乃成血精；或青年人相火旺盛，手淫排精，或强忍精出，精室之血络受损，血随精流，亦可导致血精。肾阴不足，则血精量少；阴虚火旺，故精色鲜红；阴虚生内热，故潮热、心烦、盗汗；腰为肾府，肾脉起于足，肾精不足，故腰膝酸软；阴精不能上承，故口干、舌红少苔；脉细为阴虚，脉数为火旺。符合巢氏所谓"劳则必伤其精血"、"虚劳精血出"之例。

基本治法：滋阴降火。

方药运用：大补阴丸合消瘰丸加减。常用药：生地黄 12g，龟板 15g，鳖甲 20g，牡蛎（先煎）20g，玄参 6g，川贝 6g，知母 6g，黄柏 6g，海藻 12g，昆布 12g，夏枯草 10g，炙僵蚕 10g，以猪脊髓、蜂蜜为丸。大补阴丸以滋阴降火为法，以"阴常不足，阳常有余，宜常养其阴，阴与阳齐，则水能制火"（《医宗金鉴·删补名医方论》）为理论依据，方中重用熟地黄、龟板滋阴潜阳，壮水制火，即所谓培其本，共为君药。继以黄柏苦寒泻相火以坚阴；知母苦寒而润，上能清润肺金，下能滋清肾水，与黄柏相须为用，苦寒降火，保存阴液，平抑亢阳，即所谓清其源，均为臣药。应用猪脊髓、蜂蜜为丸，此乃血肉甘润之品，填精益髓，既能助熟地黄、龟板以滋阴，又能制黄柏之苦燥，俱为佐使。本证若仅滋阴则虚火难清，单清热则犹恐复萌，故须培本清源，使阴复阳潜，虚火降而诸症悉除。正如《删补名医方论》中说："是方能骤补真阴，以制相火，较之六味功用尤捷。"配伍特点是：滋阴药与清热降火药相配，培本清源，两相兼顾。其中龟板、熟地黄用量较重，与知、柏的比例为3:2，表明本方以滋阴培本为主，降火清源为辅。海藻、昆布、牡蛎咸能软坚散结，夏枯草和炙僵蚕解毒散结消肿块。与大阴丸合用共奏滋阴降火、软坚散结之功。

中成药：①二至丸合六味地黄丸，各服 5g，每日 3 次。②知柏地黄丸，每次 8 粒，每日 3 次。③大补阴丸，每次 6g，每日 3 次。

食疗：猪肾 1 对，黑豆 500g。将猪肾剖去筋膜，洗净，和黑豆加水同煮，水不可放的过多，煮至黑豆熟而不烂。将黑豆取出晒干，武火微炒。猪肾食用，黑豆嚼食，每天 3～60g，半个月为 1 疗程。

2. 气血两虚证（多见于后期）

证候：血精色淡而稀。心悸或失眠，健忘，纳少便溏，舌淡苔薄腻，脉虚数。

分析：精血消耗日久，或思虑劳倦过度，伤及心脾，或病后失养，病久损伤心脾两经之气，气不摄血，而见血精色淡而稀；血虚心神失养，而见心悸失眠健忘；脾失健运，则纳少便溏；舌淡，脉虚数，俱为气血两虚之证。

基本治法：补气益血。

方药运用：十全大补汤合归脾汤加减。常用药：人参 10g，炙黄芪 12g，白术 6g，茯苓 10g，肉桂（后下）2g，五味子 5g，龙眼肉 10g，炙远志 6g，当归 10g，炮姜炭 2g，鸡内金 5g，怀山药 10g。方中人参、黄芪益气养血；白术、茯苓助人参补气；当归助熟地补血；远志、龙眼肉之甘温酸苦，所以补心，心者脾之母；肉桂有增强心阳、旺盛命火之功，从而使气血阴阳并补。

中成药：①归脾丸，每服 6g，每日 2 次。②人参养荣丸，每服 6g，每日 2 次。

食疗：香菇、红枣、冰糖各 40g。将上述三种原料共蒸熟。每日早晚各吃 1 次，1 周为 1 疗程。

【转归及预后】

精囊良性肿瘤、单纯囊肿预后较好；而精囊恶性肿瘤具有病情进展快、变化大、预后差等特点。

【预防与调护】

1. 以良好的心态对待本病，保持心情舒畅，解除思想负担，树立治疗信心。

2. 精囊肿瘤患者多感恐惧和惊慌，所以，须向患者解释本病的发生、发展、转归等问题，以消除其思想顾虑，有利于治疗。

3. 宜食鳖、龟、鳝、牡蛎肉、海参、乌贼鱼、淡菜、母鸡、鸡蛋、猪髓、猪脬等血肉有情之品，忌食葱、蒜、姜、酒、猪头肉、羊肉、狗肉、鹿肉等辛辣助火等发物，以免影响治疗效果。

4. 适当体育锻炼，注意劳逸结合，戒除烟酒。

【临证经验】

本病多属虚证，阴虚火旺是其本，湿热下注是其标，心脾两虚是失精失血之果。

治疗原则：本病初期为阴虚火旺证，后期为气血两虚证。但虚中有实，实者，痰浊之凝聚也，治疗时不可放松消化痰浊。

精囊肿瘤，其形为痰，其本为阴虚火旺，其症为血精、血尿，其治多从血证着手。囊肿血证兼痰浊凝聚，治以凉血止血、清化痰浊，以二至地黄汤加海藻、昆布、海浮石、黛蛤散、牡蛎滋阴而不助湿，清化而不伤阴，消补兼施，每能奏效，预后较好。恶性者血证兼岩毒侵蚀，保守疗法难以攻克，预后较差，但求术后扶正化毒加上精神调摄，冀其减轻术后并发症，提高生活质量，延长生命。

【现代研究进展】

1. 原发性精囊恶性肿瘤的现代研究进展

原发性精囊恶性肿瘤是起源于精囊腺的一种罕见的恶性肿瘤，本病多见于老年人。因精囊位于盆腔深处，初期症状不明显，故早期诊断困难，部分患者可有不同程度的疼痛、尿频、尿急、血尿、排精困难及血精等，因此，易与前列腺肿瘤和膀胱肿瘤相混。由于膀胱原位癌、前列腺癌、肠癌及淋巴瘤等易浸润精囊，故临床上难以鉴别肿瘤是否原发于精囊组织。

精囊癌临床病理诊断多为腺癌，但病理检查均难以确定肿瘤是否起源于精囊或前列腺或直肠。Dalgaard 及 Giertsen 提出诊断原发性精囊癌标准为：肿瘤必须局限于或中心位于精囊内；无其他部位的原发肿瘤；病理上为乳头状腺癌，如属未分化癌应有黏液形成。Benson 指出，免疫组化染色前列腺特异性酸性磷酸酶（PSAP）及前列腺特异抗原（PSA）阴性而癌胚抗原（CEA）阳性时，有助于与前列腺癌鉴别。肿瘤常占据整个精囊，可局部侵犯临近器官，经淋巴或血行转移，骨转移为溶骨性。由于精囊癌对放疗、化疗和激素治疗均不敏感，因此应早期行根治性手术。

原发性精囊恶性肿瘤多为腺癌和肉瘤。原发性精囊恶性肿瘤的确立必须依靠明确的解剖部位和病理证实肿瘤中心位于精囊，前列腺及邻近器官无原发肿瘤。此外，精囊腺癌应与精囊上皮退行性变鉴别，后者病变导管内常被覆体积大、胞浆多、核大深染的大细胞，但无核分裂象，此点与癌不同。原发性精囊恶性肿瘤早期常无症状，后期可有尿痛、直肠痛、排尿困难、便秘、血精、血尿、尿潴留等。晚期常已有膀胱、前列腺浸润，而直肠指诊时在前列腺顶端可触及不规则肿物，通常无触痛。精囊造影时，患者有时可见精囊梗阻、变形或充盈缺损，静脉尿路造影时表现为输尿管下段受压，膀胱底部不对称隆起，可显示肿瘤范围，有无淋巴转移。超声引导针吸或组织活检进行病理诊断。检查血清 PAP、PSA 与前列腺癌进行鉴别。

精囊癌早期诊断对其治疗及远期生存率具有较大的影响，因此选择有效、便捷的诊断方法十分重要。经直肠腔内超声诊断简便实用，分辨率高，可实时动态观察，显示血流信息定位准确，并能在腔内超声引导下进行精囊腺恶性肿瘤组织的穿刺活检，为临床诊断提供影像、病理等相关检查资料，做到术前明确诊断。因此，经直肠腔内超声检查对诊断精囊病变具有极其重要诊断价值。

原发性精囊恶性肿瘤多占据整个精囊，可侵入对侧精囊腺及前列腺，引起精道出血、不育及尿路梗阻。由于位置深，在早期无特异性症状，确定诊断极为困难。结合文献资料，我们认为以下几点有助于诊断：①血精：为原发性精囊恶性肿瘤的最早期症状，也是精囊病变的主要症状，临床常误诊为前列腺精囊腺炎、结核等。在鉴别诊断中应引起高度重视。但是原发性精囊恶性肿瘤多发生于老年男性，多数已经没有性生活。因此，该症状虽然是最早期症状，但很少有原发性精囊恶性肿瘤患者因此来就诊。②下尿路梗阻症状：原发性精囊恶性肿瘤早期常有尿频、尿痛、夜尿增多以及进行性加重的排尿困难，甚至尿潴留。常为肿瘤侵犯或压迫前列腺及邻近器官所致。因此，容易误诊为前列腺增生或者前列腺癌。③下消化道症状：由于精囊位于前列腺与直肠之间，而且直肠为空腔脏器，精囊肿物易于向直肠内突入，并刺激直肠，引起下消化道症状。④前列腺精囊腺炎的症状：有腰骶部、会阴部、精索、睾丸及肛门部坠胀不适感，钝性疼痛感。⑤直肠指检：是诊断精囊肿瘤最简单易行的方法，一般均有异常发现，但应注意直肠癌、前列腺癌与精囊肿瘤的鉴别。⑥经腹或直肠超声检查：可直接显示扩大变形的精囊、肿块及肿块与周围组织浸润程度。⑦精囊造影、精液脱落细胞检查：对诊断肿瘤的性质具有重要的意义。

手术是本病的基本治疗措施，根据肿瘤的范围、周围器官受累情况，可选用单纯精囊腺切除术、双侧精囊腺前列腺切除术，必要时行包括膀胱、前列腺精囊腺及周围浸润器官，甚至直肠、全盆腔切除术在内的根治术。

2. 精囊囊肿的现代研究进展

精囊囊肿可分为先天性和后天性两种。精囊囊肿常合并其他疾病，包括同侧肾发育不全、不育、血精及泌尿系感染。近来文献报道精囊囊肿的发生与常染色体显性遗传的成人多囊肾（APKD）有关，这主要由中肾管（包括肾脏）的基底膜的缺陷引起。因此，在诊断精囊囊肿时应注意有无多囊肾。先天性囊肿可合并肾发育异常、输尿管异位开口，还可合并其他生殖道异常。也有报道提示中肾管发育不良引起先天性精囊囊肿伴生殖泌尿道畸形。先天性精囊囊肿还与午非管或其邻近畸形有关。在胚胎发育4周时，午非管末端形成输尿管芽，在临近尿道、膀胱部分的尾端向头部、背侧发展。如输尿管芽产生过分偏向头侧，将导致延迟吸收，继而造成肾、输尿管不发育或伴有其他畸形。精囊囊肿如合并同侧肾、输尿管畸形，此精囊相当于缩短的输尿管，或认为是残留的输尿管芽，继而发展成为囊肿样憩室。后天性精囊囊肿多见于成人，常由于泌尿生殖系感染、前列腺切除术后或射精管结石病引起射精管梗阻所致。也可为炎症引起射精管或精囊憩室口的狭窄，导致精囊内压上升而形成囊肿。但环境及遗传的因素是否会导致精囊囊肿目前还不得而知。

精囊囊肿的诊断除了依靠临床症状和实验室检查外，主要依靠各种影像学检查，包括排泄性尿路造影、输精管精囊造影、B超、CT、MRI等检查。排泄性尿路造影可显示同侧肾缺如、肾发育不良、集合系统重复畸形或膀胱畸形。输精管精囊造影对证明精囊扩张或畸形、射精管狭窄等精道异常有重要价值。经直肠或经会阴囊肿穿刺可吸出黑褐色囊液，并进行病理分析及细菌培养。经腹或经直肠B超可显示一侧肾缺如或发育不良，可证实精囊肿块的性质，且可以明确前列腺内解剖及鉴别来自精囊的囊性肿瘤。

精囊囊肿的治疗取决于囊肿的大小、临床症状和患者年龄。无症状的精囊囊肿一般不需治疗。精囊囊肿可影响精囊的容积和精子的转运而影响生育能力。但至今，有关精囊囊肿影响生育功能的报道较少。因此，对于年轻未婚、囊肿直径小于2.5cm者，仍可采取保守治疗。但应注意随访。对有继发结石、囊肿较大、症状明显且难以治愈者应手术治疗。治疗方法有经直肠或经会阴囊肿穿刺抽液术，经尿道去顶术，或通过内窥镜切开膀胱底部行去顶术，以及手术切除囊肿。单纯的囊肿穿刺可分为经直肠及经会阴径路。对症状明显者，可在 B 超引导下经会阴穿刺治疗，或行开放手术。囊肿穿刺后有复发可能，可考虑注入硬化剂，而经直肠囊肿穿刺易造成持续感染。经尿道切开去顶手术并引流到膀胱是一种较为满意的方法，但有引起逆行性射精的危险。对于精囊囊肿的开放性手术包括囊肿或患侧精囊切除术，可经会阴途径、经膀胱途径、经膀胱旁路、经膀胱后途径，手术方法的选择取决于其治疗疾病的特点。经膀胱入路最为简单。经会阴手术有可能引起患者勃起功能障碍；耻骨上膀胱外途径手术较复杂；对双侧性精囊切除术易引起后尿道狭窄应予注意。有输尿管异位开口者，应将肾输尿管连同精囊囊肿一并切除。

【小结】

精囊肿瘤是指发生于精囊部的实质性肿瘤和囊肿。精囊囊肿预后较好，而精囊恶性肿瘤具有病情进展快、变化大、预后差等特点。中医药治疗效果欠佳。精囊肿瘤的临床表现有三大特点：血精或血尿、下尿路梗阻、慢性炎症或不育。精囊肿瘤由于解剖位置深在，早期难以发现，故常常被漏诊或误诊。

精 阜 炎

精阜炎是因精阜感染病原体或长期慢性充血引起的炎性病变，男女皆可患病，本病并非少见，但医生一般容易忽略，或不轻易下此诊断。男性精阜位于前列腺尿道底，前列腺导管开口其两侧，精阜炎的突出症状表现是射精痛及性功能病变。病情比较顽固、难治，给患者身心两方面带来诸多影响。

就临床资料分析，男性精阜炎有以下特点：①发病年龄以成年人为主。②其病因除了饮酒、饮食等因素外，与手淫、纵欲、不良性行为有关。③常伴有性功能障碍及心理障碍。④常伴发后尿道炎、前列腺炎及精囊炎等。

精阜炎属中医"淋证"范畴，具体类似"热淋"、"血淋"，其病位在下焦。临床虽然有虚实之分，但以实证、热证居多。根据临床观察，本病经正规治疗，一般能获效，预后良好。

【病因病机】

饮食不节，嗜酒肥甘，酿生湿热，湿热蕴结不解，下注肝经精阜。或房劳过度，或频犯手淫，精室空虚，宗筋受损，伤及精阜。或性事不洁，湿热邪毒内侵，湿热下注化火，灼伤精阜血络。或情志不畅，肝气郁结，疏泄失司，相火内炽，熏蒸精室。偶有寒邪侵袭厥阴，滞于肝脉，气郁不达，血泣脉急，气滞血瘀。亦有久病伤阴，阴虚火旺，虚火灼络，或久病入络，血络瘀阻精阜而为病。总之，以上多种病因皆可伤及精阜形成本病。

【诊断与鉴别诊断】

1. 诊断

精阜炎的临床表现轻重不一。轻者一般表现为尿道炎症状，尿频、尿急、尿痛、排尿不适、遗尿、夜尿、尿滴沥、尿道有灼热感，或仅有少量尿道出血或初段血尿。膀胱区、外阴部或腹股沟区有反射性疼痛。临床症状与慢性前列腺炎极为相似。严重的出现阳痿、早泄、遗精，或射精过缓。本病的突出症状是射精痛，影响性交快感；有的由此而导致性欲减退或性厌恶。因此，一旦在临床上既见到尿道不适等泌尿系统症状，又存在性功能方面的各种问题时，就要想到精阜炎的可能性。

一般尿道镜检查可以明确诊断，典型者可见到精阜增大，表面黏膜充血、松弛，易于出血，有触痛；严重者黏膜苍白，血管模糊不清，则很可能已发生萎缩性变化。

2. 鉴别诊断

不易与慢性前列腺炎区别，有的两者同时存在。慢性前列腺炎患者直肠指检可见前列腺缩小、质偏硬、轻压痛，前列腺分泌物减少，涂片及细菌学检查、培养、显微镜检示白细胞增加（>10 个/HP），卵磷脂小体减少或消失，尿两杯试验第 1 杯及第 3 杯尿液浑浊。

【辨证施治】

1. 肝经湿热证

证候：有阴部感染史。射精疼痛，引及少腹，遗精频繁，阳痿早泄，小便黄赤，灼热刺痛，大便不爽，舌红苔黄腻，脉弦滑带数。

分析：肝经湿热蕴结不解，循经下注精室，或房劳过度，或频繁手淫，精室空虚，宗筋受损，湿热邪毒内侵，伤及精室，开阖失司，故见射精疼痛、引及少腹，或遗精频繁；湿热熏蒸宗筋，气血郁结，故见阳痿早泄；肝经湿热下注膀胱，气化失司，故见小便黄赤、灼热刺痛；湿热蕴结肠腑，腑气失畅，故大便不爽；舌红苔黄腻，脉弦滑带数为湿热之象。

基本治法：清泄肝火。

方药运用：龙胆泻肝汤加减。方中龙胆草大苦大寒，能上清肝胆实火，下泻肝胆湿热，泻火除湿，两擅其功，切中病情，故为方中君药。黄芩、栀子两药苦寒，归经肝胆三焦，泻火解毒，燥湿清热，用以为臣，以加强君药清热除湿之功。湿热壅滞下焦，故用渗湿泄热之车前子、木通、泽泻，导热下行，从水道而去，使邪有出路，则湿热无留，用以为佐；然肝为藏血之脏，肝经实火，易伤阴血，所用诸药又属苦燥渗利伤阴之品，故用生地养阴，当归补血，使祛邪而不伤正。甘草为使，一可缓苦寒之品，防其伤胃，二可调和诸药。综观全方，泻中有补，降中寓升，祛邪而不伤正，泻火而不伐胃，配伍严谨，诚为泻肝之良方。

中成药：①四妙丸，每次 5g，每日 3 次。②龙胆泻肝丸，每次 6g，每日 3 次。

食疗：鲜藕 250g，侧柏叶 60g。鲜藕和侧柏叶捣汁，凉开水服。

2. 寒滞肝脉证

证候：多有前阴受寒史。射精不畅，尿道疼痛，少腹拘急，睾丸坠痛，阴囊冷缩，形寒肢冷，舌苔白滑，脉沉弦或沉迟。

分析：有寒邪侵袭厥阴，寒凝滞于肝脉，气郁不达于精室，开阖失司，故射精不畅、尿道疼痛；血脉瘀滞厥阴睾络，故见少腹拘急、睾丸坠痛；寒主收引，故见形寒肢冷、阴囊冷缩；舌苔白滑，脉沉弦或沉迟乃为寒邪客于肝脉，气血凝滞之象。

基本治法：暖肝散寒。

方药运用：暖肝煎加味。方中当归、枸杞温补肝肾；小茴香、肉桂温经散寒；乌药、沉香温通理气；茯苓淡渗利湿；生姜温散水寒之气。温补肝肾以治其本，散寒行气以治其标，标本兼顾，服之可使肝脉得暖，气机调畅，阴寒驱散，症痛得止，故称"暖肝煎"。以当归养血补肝，枸杞子温阳补肾，为主药；配以肉桂助肾阳，小茴香暖肝理气治疝，为辅药；再佐以乌药顺逆气而治疝，茯苓祛湿，生姜散寒；使以沉香引气归肾而达温肾暖肝、行气祛寒之效。

中成药：附桂理中丸，口服，每次 1 丸，每日 2 次；或天台乌药散，口服，每次 9g，每日 3 次。

食疗：墨鱼（即乌贼鱼）1 条，桃仁 5g。将墨鱼骨皮洗净与桃仁同煮，鱼熟后去汤，只食鱼肉。可作早餐食之。

3. 肝气郁结证

证候：多有情志不畅史。射精疼痛，性交时阴茎及其根部胀痛，胸胁苦满，烦躁易怒，舌质暗，苔薄白，脉弦。

分析：肝主疏泄，情志不畅，致疏泄失司，肝气郁结，气郁化火，或相火内炽，扰于精室，故有射精疼痛；宗筋气郁血滞，故见性交时阴茎及其根部胀痛；肝气郁结，气郁化火，故见胸胁苦满、烦躁易怒；舌质暗乃为肝气郁结，气血郁滞之象；脉弦为肝经主脉，苔薄白为肝气郁结，气郁未化火之象。

基本治法：疏肝解郁。

方药运用：逍遥散加减。方中以当归、白芍养血敛阴而柔肝，柴胡升阳散郁，合白芍以疏肝。又用白术、甘草和中益脾，助土得以升木。茯苓利湿助术、草而令心气安宁。引以煨姜，暖胃祛痰，调中解郁；薄荷辛散郁热，疏郁调中。

中成药：逍遥丸，每次 6g，每日 3 次，温开水送服；或舒肝丸，每次 6g，每日 2 次，温开水送服。

食疗：远志肉 10g，炒枣仁 10g，粳米 50g。如常法煮米做粥，开锅后即放入远志、枣仁。晚间临睡前做夜宵食之。

4. 肾精亏损证

证候：多有房劳过度史。射精疼痛，阴茎及少腹隐痛，时轻时重，头晕耳鸣，腰膝酸软，倦怠乏力，或有遗精早泄，阳痿，舌苔薄白，脉沉细无力。

分析：房劳过度，或频繁手淫，肾精亏损，宗筋充养不足，失其濡养，故见射精疼痛、阴茎及少腹隐痛、时轻时重，或有遗精、早泄、阳痿；肾精亏损，不能供养于上，故有头晕耳鸣；腰为肾之府，肾主骨，肾精亏损，故有腰膝酸软、倦怠乏力；舌苔薄白，脉沉细无力乃为肾精亏虚之征兆。

基本治法：补益肾精。

方药运用：右归丸加减。君以附子、肉桂、鹿角胶培补肾中之元阳，温里祛寒；臣以山药、熟地黄、山茱萸和枸杞子滋阴益肾，养肝补脾，填精补髓，取"阴中求阳"之义。佐以菟丝子、杜仲补肝肾，健腰膝，当归养血和血，与补肾之品相配，以补养精血。熟地黄补肾脏，山茱萸涩精气，山药补脾，当归养血，杜仲强腰膝，菟丝子补肾脏；鹿角胶温补精血以壮阳，枸杞子甘滋精髓以填肾，附子、肉桂补火回阳。

中成药：二至丸合六味地黄丸，各服 5g，每日 3 次；或大补阴丸，每次 6g，每日 3 次。

食疗：雄鸡肝 2 具，菟丝子 15g。将鸡肝洗净，每具切成 4 块；菟丝子略洗，装入布袋内，扎紧袋口，一并放在砂锅内，加入清水，先用武火煮沸，再用文火煮熬 30~40 分钟，捞去药袋。每日 1 剂，饮汤。

【转归及预后】

精阜炎经中医、西医积极治疗，预后良好。若反复发作不愈，可致精阜纤维组织增生，形成瘢痕，阻塞射精管口，从而引起男性不育。

【预防与调护】

1. 平时应戒除手淫。性生活要有规律，既不过频，亦不中断。患病期间应节制房事或禁欲。

2. 热水坐浴，有利于改善症状。积极治疗前列腺炎、精囊炎。

3. 包茎或包皮过长者，应作包皮环切术，多饮水。

4. 坚持正规治疗，切勿胡乱服药。

5. 加强营养，清淡饮食，戒除烟酒，忌食辛辣刺激性食物。

6. 注意外生殖器卫生，积极治疗包皮炎、尿道炎、前列腺炎等原发病。

7. 适当体育锻炼，注意劳逸结合，避免久坐，勿骑马、骑自行车，减少对会阴部的压迫。

【临证经验】

本病大都为肝经实证，以气滞湿热瘀阻多见。病程迁延，每难奏效。余有"四金导赤散"一方，临床用之甚验。方以《伤寒论》四逆散、《圣惠方》金铃子散、钱乙导赤散三方加减组合而成。常用药为：柴胡、枳壳、枳实、乌药、川楝子、延胡索、生地、木通、竹叶、泽兰、泽泻、车前子、黛灯心、生甘草等。若病延日久，气虚加补中益气丸，阴虚火旺加大补阴丸，消补兼施，无不应手取效。

【现代研究进展】

精阜炎并非是一个独立的疾病，常是慢性前列腺炎的伴随病变，精阜的炎症往往是从前列腺直接蔓延和被炎性分泌物长期刺激的结果。性交和阴茎长时间勃起为精阜炎出血的常见诱因，非出血期时其症状多被掩盖和忽略。提示性冲动后尿道的强烈收缩易造成精阜表面破溃和炎症，故性活动期的青壮年是其好发年龄组。

杨庆国等采用经尿道电灼术并辅助应用抗生素治疗反复发作性尿道出血、尿道溢血性精阜周围炎 13 例。13 例精阜周围炎患者的年龄为 22~56 岁，平均 39 岁；病程 4 个月~1 年，平均 8 个月。均为多家医院应用多种抗生素治疗无效者。13 例均有反复发作性尿道出血、尿道溢血，其中初始段血尿 8 例，终末血尿 5 例，伴尿频、尿痛 5 例，膀胱区及会阴部疼痛不适 3 例，有射精痛病史 3 例，性功能减退 2 例。本组 13 例中，8 例于出血期作膀胱尿道镜检查，发现出血来源于精阜周围；5 例于出血停止后检查，见精阜外形不规则，边缘不整齐，表面有乳头状突起、溃疡、糜烂，触及易出血。作前列腺液常规检查，3 例白细胞稀布。治疗方法：术前 3 天应用抗生素。术中用 Storz 电切镜低电流（约 20mA）直视下电灼病变区。电流不宜过高，以免烧伤尿道及精阜。术后留置导尿管 3 天，应用抗生素 7 天，1 个月后行尿道按摩。结果：本组 13 例均获痊愈，术后 1 个月行尿道按摩，无尿道狭窄。随访 2 年以上，无炎症复发。本组术中均获标本送病理检查，镜下见精阜周围大量炎性细胞浸润，显著的毛细血管增生及扩张，其中 1 例为尿道腺瘤。

术后阴茎勃起时，射精管口有一定液体流出，形似瘘管，可起防止闭塞作用。此外，射精时，管口内压力很高，足以克服一些结痂所致的梗阻，故认为术后早期排精是防止射精管口闭塞的有效措施。留置导尿管时间不宜过长，以免加重感染，因部分患者可能同时伴有后尿道炎、膀胱三角区炎或慢性前列腺炎。术后尿道按摩可预防尿道狭窄。

【小结】

精阜炎的特征是尿痛和射精，中医药治疗效果较好，一般预后佳。精阜炎的诊断并不困难，临床上同时存在尿道不适等泌尿系统症状和性功能方面症状，一般尿道镜检查可以明确诊断，典型者可见到精阜增大，表面黏膜充血、松弛，易于出血，有触痛。

参考文献

[1] 马传武. 中药灌肠治疗前列腺痛 126 例 [J]. 中医研究，2008，21（2）：46

[2] 谷国杰，易海鹏. 活血通淋饮治疗前列腺痛 36 例 [J]. 中国中西医结合外科杂志，2001，7（4）：271

[3] 陈跃鹏. 虫类活血药治疗前列腺痛 47 例 [J]. 福建中医药，2005，36（6）：35

[4] 张杰秀，华立新. 急性前列腺炎综合治疗 35 例报告 [J]. 中华泌尿外科杂志，2005，12（26）：855

[5] 朱永康. 固精导浊法治疗慢性前列腺炎 133 例报告 [J]. 中医杂志，1988，29（9）：41

[6] 刘猷枋, 李彪, 王少金. 慢性前列腺炎的临床诊断临床表现中医治疗 [J]. 吉林中医药, 1990, 3 (1): 1

[7] 陈志强, 傅岳武, 王树声. 慢性前列腺炎的论治进展 [J]. 广州中医药大学学报, 1998, 15 (3): 234

[8] 何映. 以 "风胜湿" 理论论治慢性前列腺炎 [J]. 江苏中医药, 2006, 27 (5): 4

[9] 毛海燕. 张珍玉教授从肝论治前列腺炎经验 [J]. 山东中医药大学学报, 1999, 23 (1): 44~45

[10] 张敏建, 郭军. 疏肝理气法治疗慢性非细菌性前列腺炎的临床研究 [J]. 中华男科学, 2002, 8 (1): 76

[11] 刘玉梅. 清热利湿活血饮治疗慢性前列腺炎 56 例 [J]. 陕西中医, 1997, 18 (4): 154

[12] 廖方正, 曾凡, 衡先培, 等. 湿热清口服液治疗前列腺炎的临床观察 [J]. 成都中医药大学学报, 1997, 20 (1): 15

[13] 薄五海, 殷志忠, 孙伟. 中药保留灌肠治疗慢性前列腺炎 [J]. 中医药研究, 1996, 1: 37

[14] 江海身, 陈生, 陈宏宾. 前列消炎栓治疗慢性前列腺炎临床前瞻性研究 [J]. 上海中医药杂志, 1997, (10): 30

[15] 任黎刚, 肖家全, 邹强. 74 例急性前列腺炎患者的病原体分析 [J]. 中华男科学杂志, 2007, 13 (3): 260

[16] Collado A, Palou J, Garcia – penit J, et al. Ultrasound guided need leaspiration in prostatic abscess. Urology. 1999, (52): 548

[17] Lim JW, Ko Y, Lee DH, et al. Treatment of prostatic abscess: Value of transrectalu l trasonographically guided needle aspiration. Jul trasound Med. 2000, (19): 609

[18] 张春和, 李海松. 李曰庆教授治疗前列腺增生症经验 [J]. 中国临床医生, 2003, (31): 1056

[19] 赵建业, 戴春福教授以活血法治疗前列腺增生症经验 [J]. 福建中医药, 2004, 35 (2): 21

[20] 印会河. 名老中医治疗良性前列腺增生经验荟萃 [J]. 中国临床医生. 2006, 34 (4): 57

[21] 施汉章. 老中医治疗良性前列腺增生经验荟萃 [J]. 中国临床医生, 2006, 34 (4): 57

[22] 朱白冰. 扶正化毒法治疗前列腺癌验案二例 [J]. 上海中医药杂志, 1988, 1 (4): 113

[23] HalickaHD, ArteltB, JuanQ, et al. Aoptosisand cell cycle effects induced by extra ct sof the Chinese herbal preparation PCSPES. Int J On col 1997, (11): 437

［24］HsiehT，Chen SS，Wang X，et al. Regulation of androgen receptor（AR）ansprostate specific antigen（PSA）in the androger rresponsive human prostate cells by PC-SPES. Biochem Mol Biol Int 1997，（42）：535

［25］TailleA. HayekOR. ButtyanR. et al. Effect sofa phyto the rapeutic agent. PC-SPES. on prostate cancer：apreliminary investigation on human celll inesand patients. BJU Int 1999，（84）：845

［26］张群豪，陈可冀. 美国 PC-SPES（中药复方）抗前列腺癌进展续报［J］. 中国中西医结合杂志，2002，22（4）：297

［27］南勋义，贺大林. 鸦胆子油乳治疗中、晚期前列腺癌疗效观察［J］. 临床泌尿外科杂志，1998，13（12）：531

［28］苏守元，刘景华，吴蕴真，等. 10%鸦胆子静脉乳剂治疗肺癌脑转移 16 例临床疗效观察［J］. 中西医结合杂志，1985，5：86

［29］唐莉莉. 番茄红素抗癌作用研究现状［J］. 卫生研究，2000，29（3）：186

［30］朱永康等辨证论治精囊炎［M］. 前列腺疾病中医治疗，江苏科学技术出版社，2005：241

［31］曾汉东. 从肝肾论治血精症 32 例临床观察［J］. 新中医，1995，3：44

［32］张琪主张标本兼顾［M］. 全国著名老中医临床经验丛书. 张琪临床经验辑要. 北京：中国中医药出版社，1999：91

［33］吴忠明，陈振乾，陈柏君. 中西医结合治疗精囊炎性血精症［J］. 浙江中西医结合杂志，2001，11（8）：512～513

［34］王之炳. 血精治验［J］. 四川中医，1987，5：48

［35］易林桂. 血竭胶囊治疗精囊炎血精 18 例临床观察［J］. 国际中医男科学会成立暨首届学术交流大会论文汇编（香港），1996：287

［36］刘维善，刘维善验案［J］. 湖南中医学院学报，1986，3：32

［37］王宁瑜. 黄连阿胶汤治疗精囊炎一例［J］. 新中医，1986，（6）：19

［38］孟丽萍. 19 例精囊结核声像图的类型及其误诊分析［J］. 黑龙江医学，2004，28（9）：720

［39］杨松森，陈昭典. 原发性精囊癌（附 1 例报告）［J］. 中华泌尿外科杂志，1986，7（3）：172

［40］张士青，盛兴标，肖天美，等. 原发性精囊癌 1 例报告［J］. 中华泌尿外科杂志，1996，（17）：378

［41］Linzer DG. Stock RG. Stone NN. Seminal vesicle biopsy accuracy and implications for staging of prostate cancer. Urology 1996，48：5757～5761

［42］BraeckmanJ. KeuppensF. ChabanM. Ultrasound in urological oncology，Eur J Surg Oncol 1987，（13）：6475～648

［43］Oxley JD. Brett MT. Gillastt DA. et al. Seminalvesic lcarcinoma. Histopathology 1999，
　　　　（34）：562

［44］Benson RC. Clark WR. Faxxow GM. Carcinoma of these minalvesicle，J Urol 1984，132
　　　　（5）：483

［45］杨庆国，田洪超，夏术阶．经尿道电灼术治疗精阜周围炎 13 例报告［J］．山东医
　　　　药，2000，40（18）：36

第四节　睾丸、附睾、精索病变

睾 丸 炎

　　睾丸炎（orchitis）是多种致病因素引起的睾丸炎性病变，可分为急性睾丸炎与慢性睾丸炎两类，其中前者又分为细菌性睾丸炎和腮腺炎性睾丸炎。急性细菌性睾丸炎根据致病菌的不同还分为非特异性感染（一般化脓性感染）和特异性感染（淋球菌感染等）两类。睾丸炎是男科的常见疾病，其发病率为 12%～18%，临床上以急性非特异性睾丸炎最为多见。

　　急性化脓性睾丸炎的主要表现以发病较急，发热恶寒，一侧或双侧睾丸肿大、疼痛等为临床特征；腮腺炎性睾丸炎主要表现为睾丸肿胀疼痛、红肿发热，继发于腮腺炎之后。前者多属中医学"子痈"范畴；后者多属中医学"卵子瘟"范畴。

【病因病机】

　　睾丸炎病因多为外感湿热、瘟毒之邪，壅滞于下，结于肾子，而发此疾。热盛肉腐成脓，日久耗气伤及阴血，病情迁延，产生子痿（睾丸萎缩）之变。

1. 湿热下注

　　感受湿热邪气或饮食不节，恣食肥甘辛辣炙煿之品，内伤脾胃，湿热内生，下注肝经，肝之疏泄失常，热郁络阻，而生子痈之疾。

2. 瘟毒下注

　　冬春季节，乍暖还寒，瘟疫之邪盛行。风温之邪袭于上，而生痄腮之疾。腮为足少阳之络，壅滞而不得解，循经下注，则殃及肾子，而成卵子瘟。

3. 气滞血瘀

　　七情所伤，肝气郁结不舒，阻滞肝经，气滞血瘀，气郁化热，复感湿邪，湿热相合，或因大病久病，血行不畅，瘀血内停，阻于下焦，凝于肾子；或跌打损伤，肾子血络受损，血瘀气滞，复因湿热侵袭而致子痈。

4. 痰气郁结

　　肝郁不舒，枢机失畅，影响脾胃运化，水湿聚而成痰，痰气郁结于少阳之络，肾子肿硬。

5. 肝肾阴虚

素体阴虚，或久病伤阴，致肝肾阴虚，络脉空虚，痰湿之邪乘虚而入，凝滞于睾丸而发子痈。肝肾不足，肾子失滋，而成子痿之疾。

【发病机制及病理】

睾丸炎可由多种因素引起，多系细菌、病毒等感染所致，主要有大肠杆菌、葡萄球菌、链球菌、绿脓杆菌及腮腺炎病毒等。多继发于附睾炎、尿道炎、膀胱炎、精囊炎及前列腺炎等泌尿系感染；或继发于其他部位的细菌感染，通过血行播散、淋巴播散及输精管道蔓延而致。发生本病时，睾丸明显肿大、充血、坚硬，有小脓肿形成。显微镜下可见结缔组织增生、水肿及广泛中性粒细胞浸润，间质细胞无明显病变。曲细精管可有不同程度退化、坏死、萎缩或纤维化。最后睾丸变小、变软，导致不育。有时附睾亦有同样病变。

【诊断与鉴别诊断】

1. 诊断

（1）发病前多有急性尿道炎、膀胱炎、前列腺炎、精囊炎、流行性腮腺炎等感染的病史。

（2）急性细菌性睾丸炎发病急骤，睾丸肿胀疼痛，触痛明显，痛引少腹、小腹，局部色红、灼热，或伴高热、头痛、口渴、恶心等全身症状；腮腺炎性睾丸炎多有腮腺炎病史，局部肿胀疼痛，但红、热之象不明显，也伴有明显的全身症状；慢性睾丸炎多由急性睾丸炎治疗不彻底或迁延所致，睾丸肿硬，可扪及肿块或结节，局部红、热不明显，睾丸以坠胀、酸痛为主，全身无明显症状。

（3）急性细菌性睾丸炎外周血白细胞总数及中性粒细胞比例可明显升高；而腮腺炎性睾丸炎白细胞总数及中性粒细胞比例正常或见降低，嗜酸性粒细胞比例及总数可显著升高。经尿道感染的睾丸炎可见到尿液常规的异常，可见脓细胞、白细胞及红细胞。对于伴有附睾炎或脓肿形成不确定时，B超检查有助于诊断。

2. 鉴别诊断

本病发生于右侧者，应与嵌顿性腹股沟斜疝、急性阑尾炎相鉴别。

【辨证施治】

1. 湿热壅盛证

证候：多见于急性细菌性睾丸炎患者。睾丸肿胀疼痛，痛引少腹，阴囊红肿，扪之灼热，恶寒发热，小便黄赤，大便秘结，口干口苦，舌红苔黄腻，脉滑数。

分析：湿热内蕴，循肝经下注下焦，郁阻肝络，故睾丸肿痛、阴囊红肿、扪之灼热；气机不畅，故肿痛连及少腹；正邪交争，故恶寒发热；湿热之邪下注，膀胱受扰，则小便赤涩；热盛伤津，则口苦、大便秘结；湿热之邪阻于少阳，则口苦；舌红苔黄腻，脉滑数乃湿热下注之象。

基本治法：清利湿热，疏泄厥阴。

方药运用：龙胆泻肝汤加减。方中龙胆草、黄芩、生山栀、柴胡清肝胆湿热，畅肝经气机；木通、泽泻、车前子清热利湿，使邪从下而去；赤芍、生地黄、牡丹皮凉血解毒，顾护肝阴；碧玉散清肝利湿。诸药合用，共奏清泻肝经湿热，畅达厥阴气机之功。

中成药：四妙丸，每次 5g，每日 3 次。

2. 瘟毒下注证

证候：多见于腮腺炎性睾丸炎患者。腮腺肿痛，并见睾丸肿胀疼痛，阴囊皮色红，扪之灼热，并伴高热寒战，舌淡红苔薄，脉浮数。

分析：瘟疫之毒，本犯于上，腮腺肿痛；因少阳与厥阴相表里，循经下注，故见睾丸肿痛；瘟毒之邪，非火热之所能比，故阴囊皮色红，扪之灼热、高热寒战；舌淡红苔薄，脉象浮数皆为瘟毒犯上，循经下注之征。

基本治法：清瘟败毒，消肿散结。

方药运用：普济消毒饮加减。方中柴胡、黄芩疏肝清热，燮理阴阳；板蓝根、连翘、蒲公英清热解毒，消肿散结；玄参、炒牛蒡子、僵蚕、炙升麻疏风，清瘟败毒；青皮疏肝理气，并行引经之职；炙甘草调和诸药。诸药合用，共奏疏风、清瘟、败毒、消肿、散结之效。

中成药：①银翘解毒丸，每次 9g，每日 2~3 次，鲜芦根煎汤或温开水送服；②牛黄解毒片，每次 3~4 片，每日 3 次，温开水送服。

3. 气滞血瘀证

证候：多有跌扑、骑跨等睾丸外伤史。睾丸肿痛，扪之坚硬，阴囊皮肤青紫、瘀斑，痛引少腹，继则睾丸疼痛加重；伴寒热，小便赤涩，大便秘结，口干苦，舌质暗红，或有瘀点、瘀斑，脉弦涩。

分析：外伤导致睾丸脉络受损，气滞血瘀，故见睾丸肿痛、阴囊皮肤或见青紫；瘀血阻滞，经气不通，故疼痛而痛引少腹；气血瘀阻于上，复因湿热、热毒之邪侵袭，则睾丸疼痛、红肿并现，兼见寒热；热壅于内，则口干而苦、小便短赤、大便秘结；舌质暗红，或有瘀斑、瘀点，脉弦涩，皆为气滞血瘀之象。

基本治法：活血化瘀，行气止痛。

方药运用：复元活血汤加减。方中柴胡、枳壳疏肝理气；桃仁、红花、炮山甲、当归、牛膝活血化瘀，消肿散结；延胡索、白芍柔肝缓急止痛；黄柏、车前子、白茅根清热利湿；炙甘草缓急并调和诸药。诸药合用，共奏活血行气止痛之功。

中成药：五瘕丸，口服，每次 6g，每日 2 次。

4. 痰气交阻证

证候：多见于病变初期或慢性睾丸炎的患者。睾丸肿胀疼痛，阴囊有下坠感，扪及肿块或硬结，压痛明显，痛引同侧少腹及大腿根部，舌淡红苔薄，脉弦涩。

分析：痰气交阻，留滞少阳之络，则见睾丸肿痛；痰属有形，故见肿块或硬结；痰气交阻，经气不利，不通则痛，则痛引同侧少腹及大腿根部；舌淡红苔薄，脉弦涩乃痰气交阻之象。

基本治法：化痰行气，消肿散结。

方药运用：枸橘汤加减。方中全枸橘、川楝子、延胡索、柴胡、青皮、陈皮疏肝行气止痛；泽泻、车前子清热利湿；海藻、昆布、海带软坚散结；甘草调和诸药。诸药合用，共奏化痰行气、消肿散结之功。

中成药：橘核丸，每次 10g，每日 2 次。

5. 肝肾不足证

证候：见于急性睾丸炎的后期，尤以腮腺炎性睾丸炎多见。睾丸日渐萎缩，其质松软，偶有隐痛，口干溲黄，腰酸乏力，五心烦热，潮热盗汗，舌红苔少，脉细数。

分析：热毒之邪，最易耗伤阴精，导致肝肾精血不足，肾子失于濡养，日渐萎缩，其质松软，偶有隐痛；肝肾之精血不足，则腰酸乏力、口干溲黄；虚阳上亢，则五心烦热、潮热盗汗；舌红苔少，脉细数乃虚热之象。

基本治法：补益肝肾。

方药运用：六味地黄汤加减。生地黄、熟地黄、山茱萸、怀山药、白芍、紫河车、制首乌、枸杞子滋补肝肾之阴血；泽泻、茯苓、牡丹皮可以利湿、健脾、清虚火，使补而不腻。诸药合用，共奏滋补肝肾之功。

中成药：大补阴丸，每次 9g，每日 2~3 次。

【其他治疗】

1. 急性期

（1）托起阴囊，局部热敷。

（2）阴囊红肿处外敷青敷膏或金黄膏，或马鞭草叶捣烂和蜜糖适量调匀外敷，日换1 次。

（3）如已化脓，可穿刺排脓或切开排脓；溃后脓多时，用五五丹，脓少用九一丹，脓尽后用生肌玉红膏。

2. 慢性期

（1）以小茴香 60g，大青叶 120g，炒热，置于布袋内热敷患处。

（2）橘叶 15g，红花 10g，煎汤待温坐浴，每日 3 次，每次 15 分钟。

【转归及预后】

经辨证治疗大多预后较好，少数患者可以诱发严重疾病，如精索静脉曲张、静索炎、前列腺炎、内分泌疾病、肾炎等肾脏疾病、泌尿系感染疾病、恶性肿瘤等；导致男性性功能下降，甚至完全丧失性功能；导致死精、无精、丧失生育能力，并且将炎性病菌传染给配偶，造成妇科疾病。

【预防与调护】

1. 急性期应卧床休息，用布带或阴囊托将阴囊托起。
2. 急性期可以冷敷，减轻充血水肿；慢性期可作热敷。
3. 饮食宜清淡，忌辛辣、油腻食物，戒烟、酒，以防加重病情。
4. 加强锻炼，增强体质。
5. 禁房事，保持外阴部清洁卫生，以防再次感染。

【临证经验】

睾丸及附睾，在解剖学上紧密相连，发病学上互为影响，有时为单个器官，有时则二者同时受累。由于两个器官炎症累及程度的多寡而分为附睾炎、睾丸炎或附睾睾丸炎。中医对二病的病名、病因、治疗防护及预后等基本雷同，故有时将两者合并介绍。

本病最大的危害是急性化脓期出现败血症、毒血症、脓毒血症而危及生命。常见的是晚期睾丸萎缩、生精障碍，或附睾结节、精道阻塞，导致无精不育。所以早期诊断、早期治疗尤为重要。

子痈皆为实证。按"实则泻之"的原则，以清泄肝经湿火为要务，龙胆泻肝汤为医者所习用。唯《外科全生集》枸橘汤，有时可补龙胆泻肝汤之不足，初始知之者甚少，本人在继承许履和老教授外科学术经验基础上，在男科界大力推广，获益者甚众。

验案举例

案一 李某，32岁。1964年8月2日初诊。

患者半月前因劳累引起左睾丸肿痛。某医院诊断为"左侧睾丸、附睾、精索炎"。注射青链霉素、普鲁卡因封闭，症状未得控制。前天饮酒后肿痛加剧，伴发寒热而入院。

入院时，左侧睾丸肿大如鸡蛋，疼痛较甚，阴囊色红肿胀，触痛明显，痛引同侧少腹；伴有形寒发热，头痛微咳，口干不欲饮，大便秘，小便黄等；苔薄白，脉弦数。血常规：白细胞总数 $12.7×10^9$/L，中性粒细胞82%，淋巴细胞18%；体温38.2℃。此为湿热下注肝经，气血壅滞而生子痈。治宜疏泄厥阴，分利湿热；用枸橘汤加味。

处方：川楝子、赤芍、泽泻、延胡索各10g，全枸橘15g，青皮、陈皮、防风、黄芩各4.5g，赤茯苓、猪苓各6g，柴胡、生草各3g。

金黄膏，敷左侧阴囊，每日换1次。

针刺三阴交，每日1次，每次留针半小时。

治疗经过：针药并治1周，寒热头痛告退，左睾丸肿消痛定，唯触痛尚明显，停外敷及针刺，内服药去防风。继服4剂，触痛大减，复查白细胞总数 $7×10^9$/L，中性粒细胞72%，淋巴细胞28%。原方继服4剂，以善其后。

按：枸橘汤系王洪绪方。方中枸橘李又名全枸橘，球形似睾，入肝经，为疏泄厥阴、理气开郁之主药，为君；川楝子、延胡索、青皮、陈皮疏肝理气，化痰消滞为臣；泽泻、赤茯苓、猪苓利小便、清湿热为佐；赤芍、甘草解毒消肿，缓急止痛，引诸药入肝经为使。全方共奏疏肝理气，清热利湿，消肿止痛之功。本方适用于慢性子痈；急性子痈表证未解，全身寒热交作，加柴芩荆防风、马鞭草亦效。

案二　杨某，29岁。1997年5月16日初诊。

5月上旬患者因嫖宿数日后见尿频、尿急、尿痛，尿道口红肿、刺痒、流脓。在我院泌尿外科检查后诊断为"急性淋菌性尿道炎"。应用氟嗪酸口服治疗后痊愈。但不久出现右侧睾丸肿胀疼痛，稍活动则痛甚，诊为"急性睾丸炎"，应用头孢三嗪肌注治疗，并采取局部冷敷等措施，未见明显效果。现阴部睾丸疼痛剧烈，潮热，口渴喜饮，汗出较多，心中烦躁不安，大便三日未行，小便黄赤。查阴囊红肿，右侧睾丸、附睾明显肿胀，与左侧相比，体积增大2倍以上。触摸有热烫感，压痛显著。鞘膜无明显积液。左侧睾丸、附睾无明显肿胀及压痛。体温37.3℃，血白细胞$8.5×10^9$/L，中性粒细胞75%，淋巴细胞23%。舌质红，苔黄燥，脉弦滑数。证属肝胃火盛，大肠热结。治宜清肝泻火，通腑泄热。方用枸橘汤合龙胆泻肝汤加味。

处方：枸橘李、龙胆草各10g，丹皮、赤芍、生山栀、生大黄（后下）、知母、桃仁、枳实、厚朴各10g，生石膏（打碎先煎）30g。

每日1剂，水煎3次，每次取汁150ml，混匀备用。每日上午9时、下午3时各口服150ml。晚间9时，肛门保留灌肠150ml。第1剂口服及灌肠后，泻下大量深黑色粪便3次，臭秽异常。自觉精神好转，睾丸疼痛减轻。

服7剂后，阴囊红肿完全消退，右侧睾丸、附睾无肿胀疼痛，大小与左侧相同。其余口渴、潮热、汗出等症亦均消失，唯觉肢体乏力、食欲欠佳、大便变溏，舌质淡红，苔白腻，脉弦细数。证属脾胃气虚，余邪未清。治宜健脾益气，荡涤余邪。

处方：党参15g，薏苡仁、金银花、蒲公英各30g，茯苓15g，黄柏5g，炒苍术、生杭芍、煨木香各10g，淡干姜3g，炙甘草5g。连服7剂后，诸症全消而康复。

按：本例先染淋病，继则右睾肿胀剧痛，脉弦滑数，此湿热实火蕴结三焦、下注肝经而成子痈重症。故用龙胆泻肝汤泻肝胆实火、清三焦湿热。所虑者，患者身热口渴，心烦汗多，大便秘结三日未解，舌红苔黄糙，证已湿热化火，热灼津伤，阳明热结，腑气不通，故又合入大承气汤意，通腑泄热，急下存阴。1剂而腑气得通，7剂而湿热告退，再以健脾益气，清解余邪收功。

【现代研究进展】

1. 周利军用龙胆泻肝汤治疗急性睾丸炎

卢某，25岁，左侧睾丸红肿坠胀作痛已4天，伴发热头痛，下腹痛，小便短黄。行动时裤碰阴囊亦疼痛难忍，站立时要托起阴囊方可。曾在当地用抗生素治疗3天，效果不佳。于1995年10月来本院就诊。诊见左侧睾丸如鸭蛋大，阴囊红肿，局部灼热感，明显触痛，舌质瘀红，苔黄腻，脉滑数。遂用方药：龙胆草10g，栀子10g，车前子、泽泻、木通各10g，当归8g，桃仁、红花各12g，甘草6g，每日1剂，分2次服。连服本方3剂后，复诊诉症状好转，阴囊肿消，但有轻度触压痛，再予前方加赤芍、黄柏2剂，第3次诊时痊愈。

体会：急性睾丸炎多为肝经湿热下注，湿、热、毒郁滞阴囊所致。治疗上以清利肝经湿热、佐以活血祛瘀。所以本方用龙胆泻肝汤加桃仁、红花以活血祛瘀、通经止痛。如伴有胸胁胀闷者加瓜蒌皮；大便有黏液者加扁豆花、土薏米；腹痛明显者加赤芍、枳壳。

2. 赫锋以水调散外敷治疗急性附睾睾丸炎

水调散系由黄柏、煅石膏组成，比例为 5：4，共为细面，过 100 目筛，混合均匀而成。用时用凉开水调和，涂于细纱布上，厚 0.2～0.3cm，超出肿胀范围 1.0cm，干则更换。具有清热解毒，消肿散瘀，止痛之功效。同时根据病情，合理辨证用药，口服汤药，每日 1 剂，随症加减。

结果：本组 42 例，治愈 36 例，占 85.71%；基本治愈 6 例，占 14.29%；总有效率为 100%。治愈疗程最短者 4 天，最长者 15 天，平均 9 天。外用水调散 1~3 天，局部肿痛均有不同程度缓解。

3. 王庆相中西医结合治疗睾丸炎

136 例患者分为三组：西药组 42 例，给予氧哌嗪青霉素 4g，加入 0.9% 生理盐水 250ml 静脉滴注，每日 2 次。中药组 46 例，口服自拟四核汤加减：橘核 15g，荔枝核 15g，小茴香 15g，车前子（包煎）12g，黄柏 12g，泽泻 12g，栀子 12g，黄芩 12g，龙胆草 15g，桃仁 12g，红花 12g，夏枯草 20g，紫花地丁 20g，蒲公英 20g，大黄 10g，丹参 15g，赤芍 12g。胀痛加柴胡 15g，失笑散 15g，川牛膝 9g；发热加柴胡 15g。中西医结合组 48 例，同时用以上两种疗法。结果：西药组有效率 66.7%；中药组有效率 78.3%；中西医结合组有效率 95.8%。统计结果显示，中西医结合组与前两组比较有统计学意义（P<0.01），说明中西医结合组的效果最佳。

【小结】

睾丸炎是多种致病因素引起的睾丸炎性病变，多系细菌、病毒等感染所致。常继发于附睾炎、尿道炎、膀胱炎、精囊炎及前列腺炎等泌尿系统感染。中医学认为乃外感湿热、瘟毒之邪，壅滞于下。根据病史、体征及血象检查大多不难诊断。现代医学多为抗生素治疗，化脓时切开排脓。中医辨证施治常见证型有：湿热壅盛证、瘟毒下注证、气滞血瘀证、痰气交阻证、肝肾不足证。可以配合中医外治法增强疗效，及时控制病情，防止并发症的发生。

睾丸鞘膜积液

睾丸鞘膜腔内积聚的液体超过正常量而形成囊肿者，即为睾丸鞘膜积液，是阴囊部常见的疾病。相当于中医学之"水疝"、"颓疝"、"偏坠"。鞘膜积液分为睾丸鞘膜积液、婴儿型鞘膜积液、交通性鞘膜积液和精索鞘膜积液四类。本节主要讨论成人鞘膜积液。

【病因病机】

中医认为先天不足，肾虚气化失司，三焦气机不利，水液集注，而成水疝；后天失调，脾运失健，水湿下注，发为偏坠；肝气失疏，气机不畅，复受寒湿，水湿内结，留聚阴囊；睾丸外伤、丝虫感染致血瘀络阻，水液不行。

【发病机制及病理】

成人的鞘膜积液可分为急性和慢性两种。急性鞘膜积液多为睾丸及附睾疾病的并发症，如急性炎症、外伤等，也可继发于全身性疾病，如伤寒、腮腺炎、心肾功能不全等。慢性鞘膜积液多继发于慢性附睾、睾丸或精索的病变，如特异性炎症、丝虫病、结核或肿瘤，特别是睾丸的胚胎性肿瘤等，也可由急性鞘膜积液迁延而来。

鞘膜积液量少则 10ml 以下，多可达 300ml 以上。如积液量较多、病程长，鞘膜可发生增生样病变，鞘膜增厚伸缩范围变小。过多的积液压迫睾丸，影响血液循环，并伴有间质水肿及曲细精管的变化，最终将导致睾丸萎缩。

睾丸鞘膜积液病位在肾、肝、脾；病机为肾虚气化失司、肝失疏泄、脾失健运，水湿积聚，留滞阴囊而成。

【诊断与鉴别诊断】

1. 诊断

（1）发病缓慢，多为单侧性，阴囊内肿块逐渐增大，大小不一，亦不疼痛，较大时有下坠感，过大时可影响行动、排尿及性生活。

（2）阴囊内肿物多呈卵圆形，表面光滑，有波动感，与阴囊皮肤不粘连，睾丸、附睾不易摸到。

（3）交通性鞘膜积液于平卧时，按压肿块可逐渐缩小，乃至完全消失，但站立后又复出现。婴儿鞘膜积液多呈梨形，在腹股沟处逐渐变细，精索鞘膜积液常于精索上扪及囊样肿块，牵拉睾丸或精索，肿块随之下移。

（4）继发性鞘膜积液，常有损伤、慢性感染、丝虫病史，并有原发病症状；若急性出现者，在原发病治愈后，鞘膜积液随之消失。

（5）阴囊部肿块透光试验阳性，穿刺可抽出液体。

2. 鉴别诊断

（1）腹股沟斜疝：疝上端进入腹股沟环，可回纳，有咳嗽冲击感，无波动，可触及睾丸，局部叩诊呈鼓音，可听到肠鸣音。透光试验阴性。

（2）精液囊肿：应与精索鞘膜积液鉴别。精液囊肿常位于睾丸的后上方，与附睾头贴近，穿刺时液体呈乳白色，内含精子。

（3）阴囊血肿：一般多有明确外伤史，不能透光，在做诊断性穿刺时积液呈明显血性。

（4）阴囊水肿：阴囊肿大，状若水晶，找出病因，处理得当，短期内消失。

（5）睾丸肿瘤：形状可似鞘膜积液，睾丸增大，质地坚实，无囊性感。透光试验阴性。

【辨证施治】

1. 寒滞肝脉证

证候：起病缓慢，积液多为单侧或为双侧，呈梨形，阴囊逐渐增大，下坠而行动不便，严重时阴茎可隐缩，影响排尿，少腹坠胀冷痛，小便清长，舌质淡，苔薄白，脉沉弦。

分析：足厥阴肝脉绕阴器，抵少腹，寒湿之邪侵入厥阴，阳气被遏，气滞寒凝，水湿内结于阴囊，故积液为单侧或双侧性，呈梨形，阴囊逐渐增大。寒为阴邪，其性收引，筋脉拘急，故少腹睾丸坠胀冷痛，严重时阴茎可隐缩。膀胱气化不利，故小便清长。舌淡，苔薄白，脉沉弦，皆为寒滞肝脉之征象。

基本治法：行气疏肝，散寒化湿。

方药运用：天台乌药散加减。方中乌药行气疏肝，散寒止痛；木香、小茴香、青皮、高良姜行气散结，祛寒化湿；槟榔直达下焦，行气化滞而破坚。诸药合用，共奏行气散寒化湿之效。

2. 脾肾阳虚证

证候：阴囊肿大，经久不消，坠胀而冷，腰膝酸软，小便清长，大便溏薄，畏寒肢冷，舌淡胖，苔薄白，脉沉迟。

分析：脾肾阳虚，运化无力，气化失司，水湿内停，结于阴囊，故阴囊肿大，经久不消。阳虚寒邪内生，筋脉拘急，故坠胀而冷。脾肾阳虚，命门火衰，温煦失职，故腰膝酸软、小便清长、大便溏薄、畏寒肢冷。舌淡胖，苔薄白，脉沉迟，皆为脾肾阳虚之征象。

基本治法：温补脾肾，利水散结。

方药运用：济生肾气丸加减。方中桂附八味丸温补肾阳；车前子利湿；牛膝补肝肾，强腰膝。加薏苡仁、荔枝核利水散结。诸药合用，共奏温阳利水之功。

3. 湿热下注证

证候：起病突然，阴囊肿大，甚至连及阴茎，状如水晶，或见阴囊皮肤潮湿而热，小便黄赤，大便秘结，舌红，苔黄腻，脉弦数。

分析：湿热内蕴，循肝脉下注，水热互结，浸淫阴囊，故阴囊突然肿大，甚至连及阴茎，状如水晶，或见阴囊皮肤潮湿而热。湿热下注，膀胱气化不利，故小便黄赤。热邪偏重，耗津灼液，故大便秘结。舌红，苔黄腻，脉弦，皆为湿热下注之征象。

基本治法：清热利湿。

方药运用：龙胆泻肝汤加减。方中龙胆草、山栀、黄芩清热利湿；泽泻、木通、车前子清利下焦，导热从小便而出；生地、当归凉血养血；柴胡疏肝理气，引药归经；甘草解毒，调和诸药。诸药合用，共奏清下焦湿热之功。

4. 瘀血阻络证

证候：阴囊逐渐肿大，刺痛，痛引少腹，小便清长，畏寒，舌质暗红，脉细涩。

分析：外伤皮肉筋脉，或丝虫感染，血行不畅，瘀阻脉络，经络不通，水液不行，留于阴囊，故阴囊逐渐肿大、刺痛、痛引少腹。气滞血瘀，温煦失职，膀胱气化不利，故畏寒、小便清长。舌质暗红，脉细涩为瘀血阻络之象。

基本治法：散寒化瘀，利水通络。

方药运用：少腹逐瘀汤加减。方中川芎、当归、赤芍、五灵脂、蒲黄、延胡索活血化瘀；小茴香、干姜、官桂温通下焦，散寒止痛；茯苓、车前子利水；甘草调和诸药。诸药合用，共奏散寒化瘀、利水通络之功。

【其他治疗】

1. 五倍子、枯矾各9g，水煎30分钟，待温度适宜时将阴囊浸入药液内浸泡半小时，每日1次，连用3~7次。

2. 荔枝核20枚，加水煮沸，并加醋数滴，将阴囊浸于药液内热浴，每日2次。

3. 肉桂海浮散、陈酒、白蜜调成糊状，用时煮温，以纱布包裹，热敷局部，日2次，每次2小时以上，每料用1周。

4. 成人积液量较多，用药无效者，可行鞘膜翻转术。

【转归及预后】

本病大多经过内治、外治相结合能取得良好疗效，少数患者可以导致不育。

【预防与调护】

1. 注意节制性生活，避免负重行走。

2. 禁酒，忌食辛辣、刺激性食物。

3. 鞘膜积液量多者应使用阴囊托，以利于积液的吸收。

4. 应积极治疗睾丸炎、附睾炎和阴部外伤瘀肿等原发疾病。

【临证经验】

1. 本病是否需要手术依病情而定。婴儿鞘膜积液1~2年内多能吸收，不必急于处理。对体积较小，进展缓慢，没有症状的成人鞘膜积液，手术意义不大，可予以观察，或给予中医药治疗。对巨大鞘膜积液，可予手术治疗，以解决妨碍性交和劳动等问题；穿刺和向鞘膜内注射凝固剂等法是徒劳的，不足取。中西药物治疗，对轻度和急性鞘膜积液有一定疗效。

2. 若起病缓慢，阴囊逐渐增大，皮色正常，身无寒热者，中医称为"癫疝"，由寒湿所致，治宜辛香流气，用《证治准绳》"三层茴香丸"治之。一层为大茴香、川楝子、沙参、木香、食盐；二层为一层加荜茇、槟榔；三层为二层加茯苓、附子。若舌苔白腻稍厚，可投陈修园"七疝统治方"，以二陈汤为主，加猪苓、泽泻、白术、桂枝、小茴香、木通、川楝子等，缓缓图治，可望吸收。

验案举例

案一　一男子半月来右侧阴囊肿大，光亮如水晶状。在某医院诊断为"右侧鞘膜积液"，治之罔效。中医辨证为湿热下注，而成水疝。仿陈修园七疝统治方以利湿消肿。

处方：白术6g，泽泻6g，猪苓、茯苓各10g，陈皮5g，半夏6g，萆薢10g，薏苡仁15g，车前子10g。

药服3剂，阴囊肿大已消三分之一；再服5剂，竟得全消。

按：本例辨证准确，效如桴鼓。用药味少量小，轻清灵动，体现了孟河医派的用药特点。此法看似简单，却为多年积累而成。因此，临床切不可以为此病无非清利健脾化痰等法所能治，盲目托沓大意。同为鞘膜积液有多方面因素导致，如非特异性感染、特异性感染、肿瘤、肝硬化、肾病等等，需一一给予排除，然后针对中医药所能治之证有所施为。

案二 解某，48岁。左侧睾丸肿痛1月余，全身无寒热，在某医院查血丝虫3次，均阴性。拟诊为"左侧睾丸鞘膜积液、左侧精索附睾炎"。8年前曾有类似发作。刻诊左侧阴囊明显肿大，皮色不变，透光试验（+），附睾头部触痛明显，精索粗大，苔根薄微腻，质红，脉细弦。

处方：刘寄奴30g，炒甲片6g，忍冬藤15g，萆薢15g，橘核10g，荔枝核12g，小茴香4.5g，赤芍苓各10g，薏苡仁30g，苍术10g，焦楂曲各10g。

每日1剂，服用5剂后阴囊及精索之肿痛已有好转，附睾头部触痛缓解。上药共服1月，诸症悉平。

按：本例囊肿睾痛，血滞湿阻明显。方中萆薢分清渗浊，除湿消肿；刘寄奴、穿山甲、银花藤、赤芍药破血行瘀，清热透达，利湿消肿；橘核、荔枝核、小茴香入睾理气，气行血行，湿随气行；复入赤苓、薏苡仁、苍术、焦楂曲既能化湿消积，又能和中助运，以防攻破有余，克伐脾胃。

【现代研究进展】

1. 廖志香以补脾活血利水法治疗睾丸鞘膜积液

根据张子和提出的"疝本肝经，宜通勿塞"的观点，结合前人"血不行则病水"的说法，认为此证之积液与寒湿之邪导致局部血行不畅有密切关系，欲治其水当活其血，故立活血利水之法。结合疏肝理气、温经散寒方法，自拟治疗睾丸鞘膜积液方：党参20~30g，黄芪20~30g，白术8~15g，桃仁3~10g，泽兰8~20g，香附4~9g，青皮3~6g，吴茱萸4~12g，小茴香6~12g，橘核4~12g，荔枝核6~10g，泽漆6~12g，车前20~30g，甘草3~6g。每日1剂，水煎3次去渣兑匀，每日分3次服，7日为1疗程，治疗期间嘱患者禁食寒冷食物。30例中治愈19例（63.3%），好转9例（30%），无效2例（6.7%），总有效率为93.3%。

2. 范崇招用黄芪水疝汤治疗睾丸鞘膜积液

黄芪水疝汤组成：黄芪30g，茯苓15g，防己、泽泻、白术、鸡内金、橘核、荔枝核、陈皮各10g，丹参6g，砂仁（后下）5g，随症加味。用法：每日1剂，煎2次，两煎药液混合分3次半空腹服。连服15天为1疗程。一般服药5~8剂时阴囊坠胀明显减轻，积液减少。1个疗程治愈66例，余6例积液未完全消散者再治1个疗程均获痊愈。追踪1年以上无1例复发。

3. 金保方以公英葫芦茶治疗睾丸鞘膜积液

公英葫芦茶加减（蒲公英、陈葫芦、萹蓄、瞿麦、车前子、马鞭草、泽兰、泽泻、莪术、猫爪草等）治疗睾丸鞘膜积液，特别是睾丸或附睾穿刺后导致的鞘膜积液，每获良效。

【小结】

睾丸鞘膜积液是睾丸鞘膜腔内积聚的液体超过正常量而形成囊肿的疾病，分为急性、慢性。急性鞘膜积液多为睾丸及附睾疾病的并发症，慢性鞘膜积液多继发于慢性附睾、睾丸或精索的病变。中医学认为由肾虚气化失司、肝失疏泄、脾失健运，水湿积聚，留滞阴囊而成。治疗应以温补脾肾、疏肝理气、散寒化湿、化瘀利水为主，并随其见证，辨证施治。同时配合外治法，或坐浴，或外敷，促使积液消退。久治不愈者，可以考虑手术治疗。

睾丸损伤

睾丸损伤（testicle injury）可伴有阴囊或邻近组织损伤，属中医"跌打损伤"，具体可归于"血疝"。因睾丸体积小，深藏于阴囊内，滑动度大，又受躯干、肢体保护，故不易遭受损伤；又损伤后对其严重后果重视不够，常留于院外治疗，也是发病率低的又一重要原因。

【病因病机】

本症多系跌打损伤，致睾丸或阴囊之血络破损，血液郁积而成；日久血瘀凝滞，络脉痹阻，不易消散。

【发病机制及病理】

1. 闭合性损伤

闭合性损伤平时多见，由直接暴力引起，如挫伤、踢伤、挤压伤、捏挤和撕拉伤等。伤时阴囊睾丸多悬空，或被挤压固定于耻骨或大腿间，轻则组织破损，重则睾丸破裂。

2. 开放性损伤

开放性损伤，如子弹、弹片贯通阴囊睾丸，或刺伤、切割、车祸碾压、轮带撕脱阴囊阴茎皮肤，个别精神病患者相互咬伤。其损伤范围大，常侵及邻近组织。

3. 医源性损伤

医源性损伤起因于阴囊内手术误伤睾丸动脉，如复发疝修补、巨大鞘膜积液翻转、精索静脉曲张切除、生殖结核附睾切除等，均可使睾丸动脉误伤，致缺血坏死等。

【诊断与鉴别诊断】

1. 诊断

睾丸有明显的外伤史。睾丸损伤的症状轻重与损伤程度、类别、并发症等有关。

（1）挫伤后阴囊皮肤有瘀斑、睾丸肿胀、疼痛剧烈，伴有阴囊血肿和鞘膜积血。

（2）开放损伤有阴囊皮肤裂伤创口，出血，睾丸组织裂伤，白膜破裂后睾丸组织外露。

（3）触诊睾丸坚硬、压痛，多为挫伤。触及睾丸轮廓不清，触痛明显，多为睾丸破裂。

（4）睾丸脱位在阴囊以外的部位，阴囊空虚。

（5）巨大血肿压迫，导致睾丸萎缩。

（6）伤后可有恶心、剧痛，重者疼痛性休克。

（7）少数人遗留阳痿、性功能障碍。

（8）若感染，则症状加重，体温升高，白细胞总数及中性粒细胞比例升高。

对于难以明确诊断，需与阴囊血肿相鉴别者，阴囊 B 超及 CT 对诊断很有价值。

2. 鉴别诊断

睾丸脱位：睾丸可因钝性暴力打击离开阴囊，移位至附近组织之下，称为睾丸脱位。此病临床较少见。深部脱位时，可至腹股沟管内，甚至腹腔内；浅部脱位者，可至腹股沟区、耻骨前、会阴部或股内侧下。B 超检查可以鉴别。

【辨证施治】

1. 络伤血溢证

证候：见于睾丸损伤初期。阴囊睾丸血肿，皮色紫红，或有瘀斑，肿胀坠痛较甚，手不可近，或有血尿，舌紫暗，苔薄白，脉弦。

分析：睾丸外伤，睾络受损，络损血溢，则阴囊睾丸血肿、皮色紫红，或有瘀斑，或有血尿；瘀血内阻，气滞不行，则肿胀坠痛较甚、手不可近；舌紫暗，苔薄白，脉弦乃络伤血溢之象。

基本治法：活血止血，消肿止痛。

方药运用：失笑散合金铃子散加减。方中蒲黄、五灵脂、参三七、大小蓟、煅花蕊石、血余炭、侧柏炭化瘀止血；延胡索、川楝子、制乳香、制没药行气活血止痛。全方共奏活血止血，消肿止痛之功。

中成药：参三七伤药或治伤散，每次 1.5g，每日 2 次，黄酒服用。

外治法：治伤散或参三七粉，冷开水调敷患处，每日换药 2 次。

2. 血脉瘀滞证

证候：见于睾丸损伤的后期。睾丸损伤，血肿机化，阴囊增厚，睾丸肿硬，疼痛不显，舌质紫或有瘀斑，脉涩。

分析：离经之血停滞日久，瘀血不得消散，则见睾丸肿硬、阴囊增厚；舌质紫或有瘀斑，脉涩乃瘀血停滞之象。

基本治法：活血化瘀，通络散结。

方药运用：桃红四物汤加减。方中桃仁、红花、当归、赤芍、丹皮、刘寄奴、川断、泽兰、落得打活血散瘀止痛；全枸橘、青皮理气通络止痛。全方合用共奏活血化瘀、通络散结之功。

中成药：活血化瘀口服液，每次 10ml，每日 3 次。

外治法：云南白药外敷患处。

【其他治疗】

1. 一般治疗

纠正休克，镇静止痛，应用抗生素预防感染。

2. 手术治疗

（1）睾丸破裂：诊断后应立即手术治疗：①开放性损伤者先清创，清除坏死组织与异物，反复冲洗脱出睾丸，正位还纳，放置橡皮引流条。②闭合性损伤，可取阴囊切口，清除血肿。③白膜破裂，清创后缝合白膜。对突出白膜外的睾丸组织应切除，缺损较大时用鞘膜覆盖。④在睾丸肿胀严重时，可在睾丸其他部位切开减张后缝合裂口，并给予抗生素及阴囊抬高等处理。⑤睾丸损伤严重者无法修补、供血障碍者可考虑行睾丸切除术，尽量保留一部分白膜，尚能保留部分内分泌功能。睾丸破裂保守治疗不可取，可导致睾丸萎缩，丧失生精和睾丸内分泌功能。

（2）睾丸脱位：应在治疗其他部位损伤的同时进行：①浅部睾丸脱位应争取尽早手法复位；②深部睾丸脱位手法复位失败者，应行手术复位，并行睾丸固定术。

脱位后复位时间愈晚，睾丸萎缩的程度越严重，说明早期睾丸复位的重要性。

【转归及预后】

睾丸损伤较轻者，效较好；损伤严重者，可能导致睾丸的萎缩，影响生育及性功能。

【预防与调护】

1. 劳动或运动时注意安全，避免损伤阴囊睾丸。

2. 作腹股沟疝修补或阴囊睾丸手术时，应彻底结扎止血。

3. 阴囊睾丸血肿初期，24 小时内切勿作局部按摩或热敷，以免血出不止，加重血肿。

验案举例

黄某，17 岁，南师附中。1985 年 2 月 7 日初诊。

1 个月前被人踢伤右睾丸，引起血肿。现血肿渐消，但睾丸肿硬明显（比正常人大一倍），两少腹亦疼痛，偶有下坠感，小便带黄色沉淀，脉细，舌苔薄红，根中有浅裂纹，此外伤后血脉未和，气机不舒所致。

处方：当归 10g，赤芍 10g，桃仁 10g，川芎 5g，苏木 6g，丹皮 10g，枳壳 10g，全瓜蒌 10g，槟榔 10g，川楝子 10g，延胡索 10g，柴胡 10g。7 剂。

2 月 15 日，血肿已消，睾丸肿块已软，少腹疼痛已减，溲黄转淡，夜寐安宁。原方再进 14 剂。

2 月 26 日，右侧睾丸血肿已完全吸收，肿硬转正常。原方 21 剂巩固。

【现代研究进展】

1. 镇万华等分析睾丸损伤与不育的关系

由于睾丸位于阴囊内，通常表现为阴囊损伤，血肿、疼痛等又使物理检查难以判断是否有阴囊内容物特别是睾丸损伤，容易延误诊断和处理，最终导致睾丸切除。睾丸白膜内出血或阴囊内大血肿可产生局部高压，导致睾丸萎缩。双侧睾丸损伤更易忽略损伤较轻侧的处理，单侧睾丸损伤如处理不当可出现双侧睾丸萎缩和不育。其机制可能与血-睾屏障遭受破坏，精子与血液接触产生特异性抗精子抗体有关，不仅作用于患侧睾丸，同时也作用于健侧睾丸，造成双侧睾丸病变。积极早期手术探查可最大限度地保留睾丸组织，保留其生殖功能和性功能。我们认为以下情况需要及时手术探查：①开放性睾丸损伤；②睾丸破裂；③睾丸鞘膜腔有中等以上积血；④阴囊内血肿>6cm 者；⑤非手术治疗超声监测睾丸内血肿持续增大者。我们报告的 12 例睾丸损伤行手术治疗，术后随访患者，其性功能和生殖功能均正常。

2. 缪江伟等认为闭合性睾丸外伤早期手术利大于弊

闭合性睾丸外伤 25 例诊治分析，4 例保守治疗，21 例手术治疗。手术清除血肿、修补睾丸 18 例术后随访，有 10 例患侧睾丸较健侧略小，质地正常，均无其他明显异常发现。1 例单侧睾丸切除者有血睾酮轻度下降现象，精液检查正常。保守治疗组 4 例 3 个月后均仍感患侧睾丸酸胀不适，其中 1 例睾丸有萎缩现象，1 例检查无精子。

睾丸损伤保守治疗多无益处，容易引起睾丸萎缩，失去生精功能及内分泌功能和造成心理损害。单侧睾丸损伤后可导致双侧睾丸萎缩，精子计数下降，性功能障碍，这可能是睾丸裂伤后精子外溢或血-睾屏障破坏而产生特异的抗精子抗体所致。早期手术可修补睾丸裂口，清除阴囊血肿，防止继发感染及延迟手术睾丸坏死致睾丸切除等后果。而且单纯阴囊血肿的诊断只有在手术探查后才能真正作出，即使术中未发现睾丸裂伤，因为阴囊探查手术创伤不大，清除阴囊血肿术后恢复快，对患者也是有益的。术中注意睾丸的血供，可在白膜上切一小口观察睾丸内容物的颜色及血供；手术时最大限度保留正常睾丸组织；只有当精索动脉断裂或睾丸碎裂严重，估计无法保留时才考虑睾丸切除，切除时保留白膜基底部，缝合后阴囊里可有一小硬结，不但可保留一部分内分泌功能而且可改善患者的心理耐受。

【小结】

睾丸损伤根据因素分为闭合性损伤、医源性损伤、开放性损伤三种，可以导致睾丸萎缩、性功能以及生育功能的障碍。根据病史、临床表现及 B 超等检查不难确诊。闭合性损伤，可取阴囊切口，清除血肿；睾丸破裂诊断后应立即手术治疗；睾丸脱位者，应根据情况手法或手术复位，同时配合中药活血散瘀止痛。治疗目的是最大限度地保留患者的睾丸组织，保留其生殖及性功能。

睾丸萎缩

睾丸萎缩（testiculat atrophy），既是病名，又是症状，一侧或两侧睾丸既软又小，临床并非少见。中医古籍未曾查到类似记载，据其临床特征，拟撰名曰"子痿"。

本病有先天性和继发性两种。目前尚无有效疗法。中医辨证施治能取得一定效果。

【病因病机】

先天不足，肾气亏损，睾丸失于充养，发育不良；或先患子痈或卵子瘟，阴津已伤，余邪未尽，阻于外肾，睾丸乏于润泽，发为子痿；或情怀不畅，肝气郁结，血脉瘀滞，不能荣于肾子，睾丸萎缩，亦可导致子痿。

【发病机制及病理】

男性睾丸具有生成精子和分泌雄性激素两种功能。维持这两种生理功能，是在下丘脑-垂体的调控下进行的。脑垂体通过分泌促卵泡素（FSH）和促黄体生成素（LH）来调节睾丸的生精机能和内分泌机能。

睾丸的发生到发育成熟和机体的器官一样，有一个发生、发育成熟，到随年龄增长又逐渐衰退的过程。睾丸会发生萎缩可以从以下几方面概括说明：

1. 生理性衰退

随年龄的增加，体内各种激素的分泌也有相应的变化。睾丸分泌睾酮下降，而垂体分泌的促卵泡素（FSH）和促黄体生成素（LH）仍在正常范围，造成相对的 FSH、LH 增高。当体内这两种激素增高时，对睾丸的分泌功能起抑制作用，使血液中游离睾酮进一步下降，雌激素（雌二醇）相对增高，睾丸功能受到抑制而发生萎缩。据统计我国 60 岁以上的老人中，性欲减退者占 73% 左右，其主要原因是性激素分泌下降所致。

2. 病理性萎缩

（1）先天性睾丸发育异常：可使睾丸内无间质细胞，不能分泌睾酮，血浆中 LH 明显增高，睾丸先天异常而萎缩。

（2）睾丸后天患病：常见的有炎症，如各种原因的睾丸炎、睾丸结核，造成睾丸组织结构发生坏死而萎缩；睾丸外伤、手术原因以致神经、血管损伤，导致供血障碍等而发生萎缩。

（3）内分泌疾病的原因：如脑垂体瘤造成激素的异常分泌，使睾丸的分泌功能受到抑制，产生继发性睾丸萎缩。

（4）某些药物的影响：可直接或间接影响睾丸的功能，日久可造成睾丸的萎缩。

总之，睾丸发生萎缩的原因是复杂的，是多种因素共同作用的结果。但生理性的衰退进展较慢，病理性的原因往往进展较快，可带来难以挽回的后果。

【诊断与鉴别诊断】

1. 诊断

正常睾丸与萎缩睾丸之间无明显分界线。睾丸位于阴囊内，左右各一，平均4～5cm长，2.5～3.5cm宽，重10.5～14g，在一定的年龄下，正常睾丸的容积大小是有一定范围的，由于个体的差异较大，一般容积在15～25ml内均属正常睾丸。正常成年男子的两侧睾丸体积大致相同。

目前常采用国际通用的睾丸体积测量器测量睾丸体积（包括阴囊皮肤在内）。中国人的睾丸大小范围为15～25号。临床上常以小于12号的诊断为"睾丸萎缩"。睾丸体积是男性学临床工作中（男性不育、生育调节）一个重要的诊断指标（表9-2）。

表9-2　　　　　　　　　**中国成人男子睾丸体积**

型号	纵径（cm）×横径（cm）
15	4.29×2.58
20	4.55×2.93
25	5.01×3.01

临床上判断睾丸是否萎缩，除了测量睾丸的体积大小，还必须注意质地如何。扪诊时，睾丸质地变软，表明睾丸实质受损害程度较重。当确定睾丸是否萎缩有困难时，进行精液检查有很大帮助。睾丸萎缩可以发生在一侧，也可以发生在双侧。如一侧睾丸先天性缺少，或被手术切除，或为疾病所破坏，对侧睾丸有补偿性增生。

诊断睾丸萎缩最准确的方法是睾丸活检、病理检查。诊断发生困难时，应考虑做此项检查。

2. 鉴别诊断

（1）**无睾症**：又叫做睾丸缺如，是指身体内没有睾丸存在，是一种先天性睾丸病变，常常伴有附睾、输精管同时缺如。

（2）**先天性并睾**：双侧睾丸在腹腔内或阴囊内融合成一块，称为并睾，也叫融合睾丸。

【辨证施治】

1. 气阴两虚证

证候：睾丸萎缩，心悸易汗，烦躁易怒，口渴喜饮，舌淡苔薄白，边有齿痕，脉细数。

分析：阴虚则睾体失于濡养，睾丸萎缩；气虚失于统摄，则汗多；虚火上炎，则烦躁易怒；伤津则口渴喜饮；舌淡苔薄白，脉细数乃气阴两虚之象。

基本治法：益气养阴。

方药运用：玉屏风散合生脉散加减。方中生黄芪、白术、人参、甘草补气；生地、麦冬养阴生津；五味子、煅龙骨、灵磁石收涩敛阴；甘草还能调和诸药。全方共奏益气养阴之功。

2. 肝郁气滞证

证候：睾丸萎缩，阴囊晦暗，稍有青紫，时或隐痛作胀，则胸闷不舒，腹胁胀痛，舌苔薄白，脉沉弦。

分析：肝郁不舒，胸闷不舒，腹胁胀痛；气滞不行，血行不畅，睾体失养，睾丸萎缩、阴囊晦暗、稍有青紫。舌苔薄白，脉沉弦乃肝郁气滞之象。

基本治法：疏肝解郁。

方药运用：柴胡疏肝汤加减。柴胡、青皮、川楝子、郁金、木香、乌药、延胡索、橘叶理气疏肝解郁，以冀其气行则血行之意；枸杞子、巴戟天滋阴补阳。诸药合用共奏疏肝解郁之功。

3. 肝肾阴虚证

证候：睾丸萎缩，入夜有烘热感，遇冷则轻，口干溲黄，大便秘结，头目昏眩，舌红苔少，脉细数。

分析：肾藏精，主生殖。肾精亏虚，则睾失所养，睾丸萎缩。肝肾阴虚，虚火上炎，则头晕目眩、入夜烘热感；虚火更耗阴血，则口干溲黄、大便秘结；舌红苔少，脉细数乃阴虚火炎之象。

基本治法：滋养肝肾。

方药运用：归芍地黄汤加减。方中生地、山茱萸、枸杞子、当归、白芍滋养肝肾阴血；泽泻、茯苓、赤芍、丹皮、车前子降虚火，导热下行。诸药合用，共奏滋养肝肾之功。

【转归及预后】

先天性睾丸发育不良者，不易治愈；继发于睾丸炎者，耐心调治多能奏效；对于久治无效者，可放弃治疗。

【预防与调护】

1. 积极治疗腮腺炎性睾丸炎、化脓性睾丸炎、附睾炎等原发疾病，防止睾丸萎缩的发生。

2. 禁烟、酒、辛辣之品，以免化火，更伤阴血。

3. 调畅情志，消除焦虑情绪。

【临证经验】

本病总属虚证，如气阴两虚或肝肾阴虚。即使是肝郁气滞证，亦是以虚为本。

验案举例

于某，24 岁。南京电炉厂工人，苏州路 8-18 号。1981 年 8 月 11 日初诊。

去年 3 月 28 日患者患两侧腮腺炎。4 月 28 日发现左侧睾丸萎缩，逐渐严重。5 月左侧睾丸萎缩更加明显，只剩弹子大，质软，并有坠胀感。8月出现前列腺炎，经中药治疗效果不显，至80年7月17日，出现小便有血余沥，但无滴白，两腹股沟偶有刺痛，腰痛不显。6月30日前列腺检查，脓细胞少，红细胞少，卵磷脂（+），舌苔白腻，质偏红，脉平。

处方：萆薢12g，益智仁6g，怀山药10g，土茯苓15g，菟丝子10g，沙苑子10g，台乌药5g，石菖蒲2g，牡蛎30g，生甘草2g，黄柏12g，金樱子10g。15剂。

中成药：胚宝片，每次2片，每日2次，口服。

8月28日二诊，左侧睾丸如白果大，质稍软。再以原法治疗3月，左侧睾丸恢复正常。

【现代研究进展】

吴军等治疗泌尿系感染致睾丸萎缩

治疗6例，其中淋病（合并非淋菌性前列腺炎）2例、附睾炎3例、睾丸炎1例，年龄17~32岁。所有患者均无酗酒及其他服药病史，均排除有急性腮腺炎、手术及外伤史。均为单侧发病，测量睾丸体积为2.5~3.6cm，质地较正常侧稍硬。患者来诊后重新给予喹诺酮加磺胺类药物治疗；中药龙胆泻肝汤加减口服，并辅以复方丹参注射液静脉滴注治疗，3~8周疼痛消失。

【小结】

睾丸萎缩是一侧或两侧睾丸既软又小，可分为生理性衰退和病理性萎缩，中医认为本病为先天不足，肾气亏损；或先患子痈或卵子瘟，阴津已伤。诊断睾丸萎缩最准确的方法是睾丸活检、病理检查。现代医学多无特效治疗方法，中医辨证施治有时可以取得疗效。治疗以补益为主，或益气养阴、或补益肝肾。

隐 睾

隐睾（cryptorchidism）是指睾丸隐藏在腹腔而未下降至阴囊内的一种病证，可分为睾丸未降及睾丸异位两类，而睾丸未降占绝大多数，临床所谓隐睾症，多指此言。

隐睾不但是男性不育症的原因之一，而且易发睾丸肿瘤。所以应予积极防治。隐睾发生率在新生儿7%~10%，1岁时2%，青春期约1%；青春期后下降者为数不多。未降睾丸70%居于腹股沟管，25%位于腹膜后，5%位于皮下环附近。

【病因病机】

中医学将睾丸称为"肾子"，其生长发育与先天肾气的盛衰密切相关。若胎儿禀赋不足，肾气虚弱，睾丸的发育即可受到影响而出现停顿和延迟，睾丸不能降入阴囊而成隐睾之症。

【发病机制及病理】

男性胎儿在母体发育时，其睾丸的下降过程发生障碍，"抛锚"于下降途中，阴囊里找不到睾丸，就发生了隐睾症。究其原委，主要有以下几个因素：

1. 解剖因素

（1）在胚胎期，睾丸系带很短或缺如，不允许睾丸充分下降。

（2）睾丸系膜与腹膜发生粘连，使睾丸无法向下。

（3）睾丸的血管发育异常，弯曲或皱折，从上方牵拉而限制睾丸下降。

（4）精索的血管或输精管太短。

（5）睾丸体积过大，腹股沟管过紧或外环远端进入阴囊的口缺乏，则睾丸无法进入阴囊内。

（6）阴囊发育异常，阴囊太小，容不下睾丸。

2. 内分泌因素

睾丸下降要有足够的动力，那就是要依靠母体的促性腺激素刺激胎儿睾丸间质细胞产生雄激素。

（1）睾丸本身有缺陷时，对促性腺激素不产生下降反应而发生隐睾。

（2）因睾丸下降发生在血液中促性腺激素浓度很高时，所以当母体促性腺激素匮乏，也会导致睾丸下降不全。

3. 遗传因素

有部分隐睾患者有明显家族史，故遗传因素也许是隐睾发生原因之一。或许还有其他一些原因导致隐睾的发生，预计随着医学水平的不断提高，这些原因会一一明朗化，从而找出有效的防治方法，阻止这种疾病的发生。

【常见并发症】

1. 不育症

正如我们所知道的，正常情况下，阴囊温度低于体温2℃~3℃，这种温度差异乃是确保精子发生的重要条件之一。而双侧隐睾患者由于睾丸不在阴囊内，其与体温的温度差异也随之消失，而温度的升高可使睾丸上皮萎缩，从而阻碍精子产生，发生不育。单侧隐睾从婴儿出生后第二年起，对对侧正常位置的睾丸也有损害，故不及时治疗，也可能影响生育。

2. 疝

多是由于睾丸下降不全而使腹膜鞘突不能闭合，致使腹腔内容物循路下降所致。疝作为隐睾的并发症，国内报道在50%左右，国外报道高达66%~97%。

3. 精索扭转

可能是提睾肌收缩过强，睾丸发育不良，睾丸移动度过大引起。据统计，有精索扭转的患者中约50%患隐睾症。

4. 睾丸创伤

位于腹股沟处的睾丸，因其位置表浅，且腹股沟后壁比阴囊坚硬而且无弹性，缺乏缓冲性，故易受创伤。

5. 恶性变

隐睾发生恶变的机会多于正常位置的睾丸，为30~50倍。另外，单侧隐睾患者的另一侧睾丸肿瘤的发生率也高于正常人。

6. 精神创伤

阴囊内无睾丸可引起患者精神上的忧虑，并有自卑感。

【诊断与鉴别诊断】

1. 诊断

（1）隐睾多发生于右侧，双侧者占10%~20%。

（2）患侧阴囊小，触之阴囊内无睾丸，常可在腹股沟区摸到隐睾。

（3）体表可触诊到隐睾，不易触及的，可以借助 MRI、腹腔镜。

2. 鉴别诊断

（1）睾丸回缩：由于提睾肌反射或寒冷刺激，睾丸可回缩至腹股沟，阴囊内未扪及睾丸，但待腹部温暖，或局部热烫，睾丸可复出。隐睾则不受温度变化的影响。

（2）无睾丸：阴囊发育不良，空虚无睾丸，无生殖能力，第二性征差，呈宦官型发育，如皮下脂肪丰满，皮肤细，语调高，胡须、阴毛稀少，喉结不明显。腹部 B 超及手术探查均无睾丸。

（3）腹股沟淋巴结：常与位于腹股沟部的隐睾相似。但淋巴结为豆形，质地较硬，大小不一，且数目较多，不活动，阴囊内睾丸存在。

（4）男性假两性畸形：常合并有隐睾。此外，生殖器官有严重畸形，如尿道下裂，阴囊分裂，似女性外阴，但性染色体检查为 XY，B 超及手术探查可发现睾丸。

【辨证施治】

先天不足证

证候：隐睾（单侧或双侧），阳事不举或举而不坚，精神不振，腰膝酸软无力，小便清长，大便溏薄，舌淡红，苔薄白，脉细弱。

分析：先天禀赋不足，肾气方虚，发育不良而成隐睾；肾气亏虚，则阳事不举或举而不坚，精神不振，腰膝酸软无力；气虚日久阳亦虚，则大便溏薄、小便清长；舌淡苔白，脉细弱乃肾气不足之象。

基本治法：补肾益气。

方药运用：龟鹿二仙胶加减。方中鹿角胶补肾益气，壮肾阳；龟板滋阴补肾；人参大补元气；枸杞子滋补肝肾。诸药合用共奏补肾益气，滋阴壮阳之功。

【其他治疗】

1. 内分泌治疗

双侧隐睾可先试用绒毛膜促性腺激素治疗，应在 3~5 岁以前进行激素治疗，如果激素治疗无效，不宜继续应用或重复应用，应改为手术治疗。

2. 手术治疗

对于单侧隐睾或用激素治疗无效的双侧隐睾均应手术治疗。

（1）手术时机：建议作睾丸固定的年龄越来越早。目前多认为在 2 岁以前做手术较好。对于低位隐睾亦可在 6 岁以前做手术。

（2）手术方法：经腹股沟斜切口，找到睾丸，充分游离精索和输精管，将睾丸固定于阴囊内。双侧隐睾如果不能固定于阴囊内，应保留一个睾丸并尽可能将其放在皮下，以保留其内分泌功能。对于青春期以后的单侧隐睾，尤其是高位的、未扪及睾丸的隐睾，应作睾丸切除，以防止癌变。

【转归及预后】

本病早期、及时治疗，多预后较好，如若延误可能影响生育及癌变。

【预防与调护】

1. 孕妇在孕期应加强营养，注意用药禁忌，以免影响胎儿发育。

2. 一旦患病，及早治疗，注意不要自行挤压，以防损伤睾丸。

3. 必要时手术治疗，切勿延误时机。

【临证经验】

本病总属虚证，如气阴两虚或肝肾阴虚。即使是肝郁气滞证，亦是以虚为本。

本病治疗，常依赖西医西药，并以手术疗法为主要手段。手术年龄有不断下降趋势，一般应在 5 岁前施行，以利于保全正常生殖功能。内分泌疗法仅适合早期双侧隐睾。中医药正在探索性治疗中。

隐睾多由先天禀赋薄弱，肾气亏虚，睾丸下降障碍，久之影响生育。治疗阳虚血寒者用《伤寒论》当归四逆汤（当归、芍药、桂枝、细辛、炙甘草、通草、大枣）温经散寒，活血通脉；肾中阴阳两虚，任督精血不足者，用《医方考》龟鹿二仙胶（鹿角胶、龟板、枸杞子、人参）填阴补精，益气壮阳，或可奏效。

【现代研究进展】

1. 激素治疗

激素治疗 1930 年开始应用于临床，其基础是隐睾患者多有下丘脑-垂体-性腺轴异常，外用绒毛膜促性腺激素（HCG）和下丘脑促垂体促黄体生成素（LHRH 或 GnRH）可以弥补这个缺陷，使隐睾下降至阴囊并维持生殖细胞发育。激素治疗对高位阴囊隐睾和腹股沟外环部隐睾治疗效果较好，不适于新生儿隐睾、异位隐睾和施行过手术的隐睾患者。多数研究认为激素治疗对高位隐睾效果欠佳，但也有成功报告。Polascik 等曾报道 94 例 99 侧高位隐睾在 1 岁内使用 HCG 疗法（每次肌注 1500IU，每周 2 次，共 4 周）39 侧变得可触及，2 侧完全下降，仍未触及的睾丸中后经外科证实 73% 位于内环口或接近内环处。认为术前应用有效。Bukowski 等曾报道 8 例 10 侧，每次肌注 2000IU，每周两次；或每次 1500IU，每周 3 次，均使用 3 周。8 侧变的可触及，有效率 80%。未触及的 2 侧中，1 侧术后证实位于内环口，认为 HCG 疗法有价值。国内王献良对 95 侧高位隐睾采用 HCG 治疗（每次肌注 1000IU，每周两次，共 4 周），15 侧睾丸有不同程度下降，认为效果明显。多数研究认为 HCG 疗法优于 LHRH 疗法，LHRH 优于安慰剂，部分学者认为综合疗法效果好。HCG 可刺激睾丸间质细胞增加睾酮产生，世界卫生组织（WHO）推荐的隐睾的合适治疗剂量如下：1~6 岁的儿童，每次肌注 500IU，6 岁以上儿童每次肌注 1000IU，均为每周两次，共五周。总量不超过 15000IU，但对高位隐睾未作特殊说明。LHRH 或 GnRH 可以增高血清中促黄体生成素（LH）水平，也可刺激睾丸间质细胞使局部产生高浓度的睾酮，常用的方法是鼻腔喷雾，每天 1.2mg，共 4 周。综合激素疗法，即先采用 LHRH 鼻腔喷雾，如无效，再采用 HCG 肌注。结果优于单一激素治疗。此外，Cortes 等报道 2 例肾功能损害的隐睾患术前应用促红细胞生成素（100IU/kg，每周皮下注射 1 次，共 3 月）可促进生殖细胞增殖。对高位隐睾，目前激素疗法多主张用于术前或术后的辅助治疗，手术为主要治疗方式。近年来，一些学者报告激素疗法可引起睾丸局部的类炎症反应，提示可促使睾丸生殖细胞凋亡，Toppari 和 Kaleva 认为 HCG 疗法可使睾丸产生类炎症反应，并可增加生精细胞的凋亡率，导致成年后睾丸体积减小，生殖功能降低。LeoDunkel 等采用组织化学、凝胶电泳等方法对 HCG 治疗失败的 15 例睾丸活检标本通过检测低分子量 DNA 片段、睾丸体积、血浆 FSH 水平等指标，提示 HCG 治疗后可促进生殖细胞凋亡。由此，就不得不引起人们对此疗法可靠性的重新认识。

2. 手术治疗

适用于激素治疗无效或治疗有效后睾丸再回缩的隐睾患者。常用的手术方法有以下几种：

（1）分期睾丸固定术：分期睾丸固定术是 Synder 和 Chaffin 在 1955 年首先报道的，对高位隐睾下降困难者，可采用此术式，一期手术是常规经腹股沟将睾丸留置在皮下环附近皮下，将睾丸稍加固定后缝合切口，一定时间（1~1.5 年）后再二期固定睾丸于阴囊。因小儿正处于生长发育时期，随身体增长，精索也相应地伸长，故手术中发现精索迂曲、延长，均能达到二期手术。随后国外多数学者报道采用此术式并取得了较高的成功率。Corbally 等报道 33 例成功率 100%。Docimo 对 64 篇文章 8425 例隐睾不同部位及不同术式的治疗成功率进行 META 分析，分期睾丸固定术的成功率为 73%。但近年来报道较少，可能与此术式应用较少有关。国内范茂槐等报告 22 例高位隐睾患者行 II 期睾丸固定术成功率达 92%。王伯涛等报道 9 例成功率 100%。分期手术适用于高位隐睾，尤其是睾丸出血试验阴性者，而且还适宜于腹股沟管上型隐睾。对睾丸、阴茎发育较差者，一期手术后使用 1 个疗程的 HCG，有助于睾丸精索的发育增长及下降。部分学者不赞成采用此法，原因是担心二次手术时局部组织粘连较重，而使手术难度增大。Steinhardt 等 1985 年报道使用精索硅胶护套可使二期手术容易实施，丁德刚等 2004 年运用此法并报道 29 侧有 27 侧获得成功，成功率 93.1%。

（2）Fowler 拟 Stephens 睾丸固定术：是由 Fowler 和 Stephens 于 1959 年首次报道，是

针对高位隐睾有长襻输精管、侧支循环丰富且睾丸发育良好的一种手术方法。其解剖学基础是睾丸血液供应来自精索内动脉及侧支循环，包括输精管动脉和提睾肌动脉，高位离断精索动静脉保留输精管和输精管动脉，侧支循环尚能够提供睾丸足够的血供。取腹股沟部斜切口，显露腹股沟管，高位结扎鞘状突，若有疝囊一并结扎，认清隐睾位置及精索血管和输精管的解剖关系，确认隐睾是由于精索过短而不能下降至阴囊者。在切断精索血管前先作睾丸出血试验：在拟切断精索部位上无损伤血管夹，5 分钟后在睾丸白膜上作一小切口观察出血情况，如切口无流血或 5 分钟内停止出血，说明血供不足，不宜切断精索，如果流出鲜血达 5 分钟以上，则表示有丰富的侧支循环，可以在输精管与精索动脉分叉以上切断精索血管束，再将睾丸固定于阴囊中。也可以作分期手术，即一期仅作精索血管离断，待侧支循环增强，睾丸有足够血供时（6~12 月后），再游离睾丸并固定于阴囊中。如果睾丸固定仍有张力，可解剖出腹壁下动静脉，使隐睾及输精管等组织从腹壁下血管下方内侧穿出，从而缩短行程，有助于隐睾固定于阴囊。手术时应注意不能结扎腹壁下血管，也不要广泛解剖精索，避免损伤输精管血管，这是保证手术成功的关键。Fowler 拟 Stephens 睾丸固定术主张高位离断精索血管，即在精索血管与输精管血管有侧枝吻合前离断精索血管，以保留足够的侧支循环，疗效确切。Dhanani 报道 55 例高位隐睾采用 Fowler 拟 Stephens 分期手术，平均随访 9 个月，成功率 98%。Docimo 报道的 Fowler 拟 Stephens 一期及分期睾丸固定术的成功率分别为 67% 和 74%，国内余明年、黄展鸿曾报告 15 例 16 侧采用此手术，14 侧获得成功，成功率 87%。近年来 koff 等提出低位（靠近睾丸）离断精索血管，认为可保留从近端精索血管至输精管血管的侧支循环，有利于睾丸血运。并可作为 Fowler 拟 Stephens 睾丸固定术的选择式式。随访 33 例 39 侧，1 月成功率为 97%，1 年为 93%。国内卓少丕、凤仪萍 2000 年应用此法曾报告 10 例，成功率为 100%。

（3）腹腔镜手术：20 世纪 90 年代以来，由于腹腔镜设备和操作者技术水平的不断提高，并由于其手术损伤小，定位准确率高，直视下手术，恢复快，疗效确切等优点，已广泛应用于高位隐睾的定位诊断和手术治疗。它可以检查腹腔内部双侧腹后壁从肾下方至腹股沟内环所有部位，根据睾丸的发育及精索的长度情况决定进一步行一期睾丸下降固定术、Fowler 拟 Stephens 手术或睾丸切除术。在腹腔镜手术中，首先确定睾丸的存在及位置，插入腹腔镜后先从腹股沟内环处寻找睾丸，如在内环处未见到精索及精索结构，可沿后腹壁向上寻找至肾下方（沿睾丸下降途径）。腹腔镜下高位隐睾手术一般有以下几种情况：①低位腹腔型隐睾，精索较松弛，可通过松解腹腔段精索，结合腹股沟切口将睾丸下降固定于阴囊，无需破坏内环口。②高位腹腔型隐睾，充分松解腹腔段精索可达肾下极。如精索长度足够，则行一期睾丸下降固定术，常需剪开内环口以缩短睾丸至阴囊的距离；如精索长度不够，则行 Fowler 拟 Stephens 一期或分期下降固定术。③睾丸严重发育不良或可疑恶变者，可在腹腔镜下行睾丸切除术。手术操作中应注意必须松解和切开覆盖精索的腹膜及周围筋膜，才能完全松解精索；精索过短者首先行 Fowler 拟 Stephens 一期或分期下降固定术，应保留睾丸输精管与精索血管间的系膜，不切断睾丸引带；高位隐睾行一期睾丸下降固定术均应松解腹腔段精索，以减少腹股沟段的游离和内环口的破坏；尽量避免腹股沟区多次分期手术，以减少粘连和松解导致睾丸和精索损伤；术中应避免多次牵拉肠管，以免发生术后麻痹性肠梗阻。腹腔镜手术疗效确切，目前已成为临床上治疗高位隐睾不可替代的手术方式之一，国内外这方面的报道较多。赵夭望等报道37例高位隐睾一期治愈率92%，随诊3~24个月，未见睾丸回缩或萎缩。王淑芹等报告19例21侧均取得成功，15例随访3~10月，患儿无不适，认为腹腔镜对高位隐睾的诊治效果好。毕允力等报告14例，均获成功。国外Stefaniu等报告60例行二期手术，成功率80%。Vijjan等报告14例19侧成人高位隐睾腹腔镜定位率94.7%，均成功行腹腔镜手术。Samadi等回顾了173例203侧未触及睾丸，对腹腔型高位隐睾，行腹腔镜睾丸固定术的成功率为95%。Radmayr等报告57侧高位隐睾行腹腔镜手术，平均随访6.2年，成功55侧。ArgosRodriguez等报告24例并随访5.5年，20例均位于阴囊中且大小较术前没有变化。

（4）睾丸移植术：睾丸移植术是由Silber和Kelly于1976年首次报道，是治疗腹内高位隐睾重要和有效的方法。睾丸移植包括睾丸组织移植、吻合血管的睾丸移植（自体移植和异体移植）和睾丸间质细胞移植。睾丸组织移植是睾丸移植研究的早期阶段，而且仅用于动物实验。睾丸间质细胞移植可有力增加血中睾酮水平，主要用来治疗男性性功能低下。对于隐睾患者来说，成年后的生殖功能是至关重要的，故临床上吻合血管的睾丸移植应用较多。自体睾丸移植主要应用于睾丸发育良好且由于解剖因素不能行上述手术方法的高位隐睾患者。标准手术方法如下：采用腹中线或者下腹部斜切口，近精索内动静脉起始处切断并游离血管，尽可能保留血管周围条形后腹膜。动脉直径往往为静脉的1/3，找到并分离同侧腹壁下动静脉并切断，与精索血管在高倍显微镜下用10~0号尼龙丝线作端端吻合，固定睾丸于阴囊中，术中使用肝素，术后卧床48小时并留置Foley导尿管。手术成功的关键是精索血管条件和术者显微外科技术，不同作者报告的手术成功率有较大的差异，Oesterwitz和Fahlenkamp综述了文献报道的245例高位隐睾采用睾丸自体移植术，成功率87%。Bukowski等回顾了17年自体睾丸移植术治疗高位隐睾27例，成功率96%。Frey等报告睾丸自体移植术后有17.4%的睾丸发生部分或完全萎缩。1992年Sanchezde-Badajoz等首次详细介绍了腹腔镜睾丸自体移植术，Wacksman等1996年将此法应用于5例高位隐睾的治疗，成功率100%。Tackett等对15例17侧6月~13岁高位隐睾患者采用此法，平均随访42月，成功率88%。Domini等认为仅吻合同侧的精索静脉与腹壁下静脉，动脉不吻合而仅靠输精管动脉供应，并报道16例效果良好。睾丸异体移植主要适用于先天性双侧睾丸发育不良、无睾症、严重睾丸萎缩、双侧腹腔型隐睾行睾丸固定术或自体睾丸移植术致睾丸萎缩或坏死而必须行睾丸切除者。由于供体缺乏及伦理方面的制约，目前多用于动物试验，临床上应用较少。因此，这方面的报道也不多。胎儿睾丸因具有较强的耐缺血、缺氧能力，且具有免疫宽容性。因此，近年来，对胎儿睾丸移植的研究已引起众多学者的关注，但仍受到伦理因素的制约，临床应用较少。

（5）睾丸切除并假体植入术：适用于睾丸严重发育不良或可疑恶变者及行睾丸固定术

或睾丸移植术后睾丸萎缩或坏死的高位隐睾患者。不论是成年人还是儿童，一侧或双侧睾丸缺失都可能导致患者心理方面的障碍，睾丸缺失不仅对患者性心理、性活动有影响，而且会对患者的职业和社会生活产生不良的效应。睾丸的缺失与否将直接影响儿童性心理的发育及健康成长，儿童会由于睾丸的缺失而变得自卑、怪癖、忧虑，从而回避正常的社交活动。所以阴囊正常外观的保持显得极为重要。临床上多建议在行睾丸切除术后行一期或延期睾丸假体植入或异体睾丸移植术，以恢复阴囊的正常外观，这也正是新的医学模式的体现。目前临床上常用的是硅胶材料制成的睾丸假体。Boy 等报告 51 例硅酮睾丸假体（STP）植入，并长期随访，至少 97% 的患者和大约 50% 的女伴侣认为 STP 满意。Incrocci等报告 30 例 32 侧睾丸切除患者行睾丸假体植入术，对自体形象、假体的满意度、性功能状况等方面进行调查，几乎所有的患者都认为他们的自身形象得到了改善，没有因为植入睾丸假体而使他们的性生活及行为表现受到影响。Turek 等报告一种新的用盐充填的睾丸假体，植入后至少随访 1 年，149 例中成功率 81%，认为可大大改善患者术后的生活质量。Karademir 等通过动物实验证实有机玻璃（聚甲基丙烯酸甲酯）睾丸假体可有与硅酮睾丸假体相同的疗效，并因其价格低廉而更具优势。但是，假体毕竟是一种替代的物质，较正常的睾丸组织尚有一定的差距（质地、弹性等）。因此，如何"以假乱真"便是今后睾丸假体研究的重点。值得注意的是 2000 年 Baez 等学者创建的组织工程软骨假体，这种睾丸假体具有天然软骨的特性，并具有一定的弹性，更具有良好的组织相容性，预示着作为组织工程形式的睾丸假体具有更广阔的研究与应用前景。

【小结】

隐睾是指睾丸隐藏在腹腔而未下降至阴囊内的一种病证。由解剖、内分泌、遗传等多种原因使睾丸下降障碍而引起。阴囊小、无睾丸、诊断困难者可以借助 CT 及腹腔镜。治疗主张早期手术治疗，辅以中药补肾助其下降。隐睾时间长者易癌变，要予以切除。

睾丸肿瘤

睾丸肿瘤（testicular tumor）几乎全部是恶性的。临床较少见，约占男性泌尿生殖系恶性肿瘤的 9.5%，多见于年轻人，大多数患者在 20~40 岁，右侧多于左侧。睾丸肿瘤分为原发、继发两类。早期临床表现不明显，易出现误诊，一般仅感睾丸沉重，继则肿大，隐痛或不痛，晚期睾丸表面凹凸不平。中医无相似病名，故撰名曰"子岩"。

睾丸肿瘤目前以手术治疗为主，辅以放疗、化疗、中药；对晚期睾丸肿瘤广泛转移，体质较差，难以手术根治的患者，配合中药治疗，有利于延长患者的生命。

【病因病机】

本病因正气亏虚，湿、热、瘀、毒等邪气互结所致。热毒易伤肝肾阴津，病久耗伤气血，气血两虚。

【发病机制及病理】

睾丸原发性肿瘤可分为生殖细胞瘤与非生殖细胞瘤两类。前者发生于曲精细管的生殖上皮，约占睾丸肿瘤的95%；后者发自间质细胞，或睾丸间质等，约占5%。

1. 隐睾和睾丸下降不全

此为本病发生的主要原因。睾丸局部温度升高，血运障碍，内分泌功能失调，致睾丸萎缩，生精障碍，易发生恶变。另外，先天性睾丸功能障碍，下降不全，亦易产生恶变。

2. 遗传

近年有人统计睾丸肿瘤患者中，其近亲中有16%左右有肿瘤家族史。

3. 多乳症

Goedert曾报道127例睾丸肿瘤，其中8例是多乳症。其原因可能是因胚胎发育3个月时乳房未完全消失，此时也正当泌尿生殖系发育期，故易发生异常。

4. 睾丸女性综合征

据世界卫生组织（WHO）1977年对睾丸肿瘤分类比较分析，睾丸女性综合征也易发生睾丸肿瘤。

5. 外伤

目前认为外伤不是肿瘤发生的直接原因，但睾丸外伤后，局部有小血肿形成或血循环障碍、组织变性萎缩等，在此基础上发生肿瘤。

6. 感染

多种病毒性疾病，如麻疹、天花、病毒性腮腺炎及细菌性炎症，均可并发睾丸炎，致睾丸细胞变性而发生癌变。

7. 激素

临床及动物实验等提示，内分泌与睾丸肿瘤的成因有关。如睾丸肿瘤多发于性腺旺盛的青壮年，或在内分泌作用活跃时期；动物实验如给鼠类长期服用雌激素，可诱发睾丸间质细胞瘤。

【诊断与鉴别诊断】

1. 诊断

（1）睾丸肿大：88%的患者，睾丸呈不同程度肿大，有时睾丸完全被肿瘤取代，质地坚硬，正常的弹性消失。早期表面光滑，晚期表面可呈结节状，可与阴囊粘连，甚至破溃，阴囊皮肤可呈暗红色，表面常有血管纡曲。做透光试验检查时，不透光。若为隐睾发生肿瘤多于腹部、腹股沟等处扪及肿块，而同侧阴囊空虚，部分睾丸肿瘤患者同时伴有鞘膜积液。有的尚属正常或稍大者，故很少自己发觉，往往在体检或治疗其他疾病时被发现，部分患者因睾丸肿大引起下坠感而就诊。

（2）疼痛：近90%的患者睾丸感觉消失，无痛感。所以一般认为肿瘤是无痛性阴囊肿块。值得注意的是，在临床还可以见到急剧疼痛性睾丸肿瘤，但往往被认为是炎症，发生疼痛的原因是肿瘤内出血或中心坏死，或因睾丸肿瘤侵犯睾丸外的组织而发生。

（3）转移症状：睾丸肿瘤以淋巴结转移为主，常见于髂内、髂总、腹主动脉旁及纵隔淋巴结，转移灶可以很大，腹部可以触及，患者诉说腰、背痛。睾丸绒毛癌患者，可出现乳房肥大，乳头、乳晕色素沉着。

（4）肿瘤标记指标（瘤标）：目前应用最广的是甲胎蛋白（AFP）和人类促性腺激素（HCG）。AFP：正常值<40ng/ml，半衰期4~5天。睾丸肿瘤中全部卵黄囊瘤、50%~70%胚胎癌、畸胎癌时升高；纯绒癌和纯精原细胞瘤不升高。HCG：正常值<1ng/ml，全部绒癌和40%~60%胚胎癌HCG阳性，纯精原细胞瘤5%~10%阳性。应用以上两种瘤标检查，非精原细胞瘤90%有其一或两项阳性。纯精原细胞瘤HCG阳性占5%~10%，即90%以上纯精原细胞瘤不产生瘤标，非精原细胞瘤不产生瘤标者10%，所以一旦临床上诊断睾丸肿瘤后应立即行睾丸切除术，不必等候瘤标结果。瘤标可作为观察疗效的指标，手术或化疗、放疗后迅速下降则预后较好，下降缓慢或不下降者可能有残余肿瘤。

（5）B超：可用于确定睾丸内肿瘤和腹股沟有无转移淋巴结等病状。

（6）CT及MRI：可发现腹膜后淋巴结转移灶<2cm的病变。另外，还有足背淋巴造影和泌尿系造影等。

睾丸肿瘤禁做穿刺活检，以免造成肿瘤扩散，而应在手术时做冰冻快速活检。

2. 鉴别诊断

（1）附睾炎或附睾睾丸炎：急性时有畏寒，发热，患侧阴囊肿胀、充血，触痛明显，有腹股沟区或腰骶疼痛，附睾可扪及结节。抗炎治疗有效。慢性者多有急性发病史。单纯附睾炎时，附睾与睾丸界限清楚。如与睾丸肿瘤难以鉴别时，以手术探查为好。

（2）睾丸鞘膜积液：有囊性感，透光试验阳性。超声波检查对鉴别有重要意义。

（3）睾丸梅毒：类似睾丸肿瘤。肿大如球状，有硬结，结节较小。没有手托沉重感。睾丸感觉消失为其特点。有夜游史。RPR呈阳性。

（4）附睾结核：多伴有输精管的捻珠状改变。常与阴囊粘连。有时好时发的窦道，且又查到结核杆菌时，易诊断。

（5）白血病：急性淋巴细胞白血病浸润睾丸的发生率特别高。受累睾丸以睾丸增大为主。然而睾丸曲细精管萎缩，精子生成不全。注意血细胞形态学检查，与睾丸精原细胞瘤不难区分。

【辨证施治】

1. 瘀热互结证

证候：局部偶有外伤史，全身无明显临床症状。睾丸无痛性肿块，质地偏硬，偶有坠胀不适，小便黄赤，大便干结，舌红苔薄白，脉涩滞不利。

分析：瘀热集结成积，故睾丸肿块、质地偏硬、偶有坠胀不适；热邪伤津，则小便黄赤、大便干结；舌红苔薄白，脉涩滞不利乃瘀热互结之象。

基本治法：化瘀清热。

方药运用：桃红四物汤加减。桃仁、红花、赤芍、丹参、当归化瘀泄热；生地凉血活血；车前子导热下行；三棱、莪术破气消积；马鞭草、白花蛇舌草清热解毒。全方共奏化瘀清热解毒之功。

2. 阴虚火旺证

证候：多见于手术、放疗、化疗之后。午后低热，面色潮红，头晕耳鸣，口干溲黄，腰膝足弱，舌红苔少，脉细数。

分析：邪毒愈盛，肾精渐亏，虚火偏亢，则面色潮红，头晕耳鸣，腰膝足弱，口干溲黄；舌红苔少，脉细数乃阴虚火旺之象。

基本治法：滋阴降火。

方药运用：杞菊地黄丸加减。方中生熟地、枸杞子、女贞子、牡蛎、鳖甲滋阴潜阳；菊花清上炎之虚火；川断、山茱萸收敛顾护正气；半枝莲、土茯苓清热解毒。诸药合用，共奏滋肾阴、降虚火之功。

3. 气血两虚证

证候：晚期出现全身转移，形体消瘦，面色㿠白，心悸少寐，神疲懒言，纳谷不馨，大便溏薄，舌淡苔薄，脉细弱。

分析：病延日久，正气大虚。气血不足，失却润养，故形体消瘦，面色㿠白；心失所养，故心悸少寐；脾胃虚弱，健运失司，则纳谷不馨，大便溏薄；舌淡苔薄，脉细弱乃气血亏虚之象。

基本治法：补益气血。

方药运用：人参养荣丸加减。黄芪、党参、白术、薏苡仁补气健脾利湿；熟地、白芍养血滋阴；远志、五味子宁心安神；徐长卿、连翘、败酱草、山慈菇解毒消肿，软坚散结；甘草调和诸药。诸药合用，共奏健脾助运、补益气血之功。

【其他治疗】

睾丸肿瘤的治疗取决于其病理性质和分期，治疗可分为手术、放疗和化疗。首先应做经腹股沟的根治性睾丸切除术。标本应作详细检查，最好行节段切片，了解肿瘤性质，尤其是精原细胞瘤是纯的还是混合的，治疗上有相当大的差别，一般统计精原细胞瘤 65%～70% 已有转移。如果纯精原细胞瘤无腹膜后淋巴结转移而已有肺、肝转移灶，应想到非精原细胞瘤成分，以下分别讨论治疗方案。

1. 精原细胞瘤

睾丸切除后放射治疗，25～35Gy（2500～3500rad）3 周照射主动脉旁和同侧髂、腹股沟淋巴结。第一期者 90%～95% 可生存 5 年。如临床发现腹膜后病变即第二期，则纵隔及锁骨上区亦照射 20～35Gy（2000～3500rad）2～4 周，5 年生存率亦可达 80% 以上。腹内大块转移和远处病灶预后不良，生存率仅 20%～30%。近年亦用含顺铂的化疗，生存率可以明显提高，60%～100% 有效，化疗方案在下段内介绍。

睾丸切除时精索有病变者，一侧阴囊亦应包括在照射区内。腹部有 >10cm 肿瘤，肺部转移癌均有明显的放疗效应。

2. 非精原细胞瘤

包括胚胎癌、畸胎癌、绒癌、卵黄囊肿瘤或各种混合肿瘤。腹膜后淋巴结转移极常见，由于对放射线不如精原细胞瘤敏感，因此，除睾丸切除外应同时行腹膜后淋巴结清扫术，Ⅰ期病例手术证明 10%~20% 已有转移，即病理属Ⅱ期。睾丸切除加腹膜后淋巴结清除术，病理Ⅰ期者 90% 左右可生存 5 年以上，病理Ⅱ期者降至 50% 左右。Ⅲ期远处转移 144 例中肺 89%、肝 73%、脑 31%、骨 30%、肾 30%、肾上腺 29%、消化道 27%、脾 13%、腔静脉 11%。以化疗为主要治疗。在非精原细胞瘤中绒癌常是先转移至肺等远处病灶。在治疗过程中密切观察瘤标记 HCG 及 AFP 的改变。

婴幼儿 3 岁以内胚胎癌恶性程度比成年人低，对手术、化疗、放疗耐受性差，腹膜后淋巴结转移亦低于成年人，仅 4% 左右，一般不考虑行腹膜后淋巴结清除术，小儿畸胎瘤、卵黄囊肿瘤等处理与胚胎癌相同。死亡多为血行转移。必要时行化疗。

化疗：化疗在非精原细胞瘤中有一定地位，主要适应证有：①预后不良的Ⅰ期非精原细胞瘤，已侵及精索或睾丸，切除后瘤标仍持续升高者；②Ⅱ期的非精原细胞瘤；③晚期难治的肿瘤复发或用药无效，采用挽救性化疗方案。

化疗方案：PVB 为基础应用最广，即顺铂、长春新碱、博来霉素组成。常用方案：顺铂 20mg/（m^2·d）。第 1、2、3、4、5 日，长春新碱 0.2mg/kg。第二年，博来霉素每周 30mg，第 2、9、16 日，3 周为一疗程，共 12 周。

上述三药综合治疗，部分缓解可达 100%，完全缓解 70%。Ⅰ期睾丸肿瘤无转移淋巴结者可不作化疗，亦有主张Ⅱ期病例在多发时再次化疗，可减少对患者不必要的打击。

腹膜后大块肿瘤，未超过横膈亦可化疗，等肿瘤缩小再作腹膜后淋巴结清除术。Ⅲ期患者以化疗为主。

【转归及预后】

睾丸肿瘤预后较好，经过治疗后患者可能可以生存几十年，可以认为是治愈。95% 的早期患者可长期存活，晚期肿瘤经过放疗、化疗及造血干细胞支持的大剂量化疗等综合治疗，其 5 年存活率为 80%，但治疗所需花费较大；复发转移病例容易出现耐药，长期存活率仅为 15%。睾丸肿瘤早期发现、早期诊断很重要，临床上可通过阴囊透光试验、B 超、CT 检查、活组织病理检查等早期发现病变，通过定期的自我检查也有助于早期发现病变。

【预防与调护】

1. 及早治疗隐睾，避免睾丸外伤和房事过度，对预防睾丸肿瘤有一定意义。

2. 治疗隐睾应在 4~6 岁，最迟不得超过 7~11 岁，可以激素治疗 2 周，无效时行睾丸固定术。

3. 睾丸肿瘤位于体表不难发现。但因临床较少见，早期症状不明显，所以易漏诊或误诊。再者，睾丸肿瘤转移较早，治疗效果较差，因此必须引起高度重视，以冀早期发现、早期治疗。

4. 患病后要重视情志及饮食养生。树立必胜的信心，调节饮食，增强体质，提高抗病能力。

【临证经验】

1. 本病肾亏为本，瘀热为标，正虚为果。一般来说，早期多瘀热蕴结，中期多阴虚火旺证，晚期多气血两虚证。

2. 一旦确诊，应及早手术切除。术后在放、化疗基础上配合中医辨证治疗，以减少毒副反应，增强机体免疫功能为主。

3. 本病尤应重视剂量的把握。早期瘀热互结者，治以化瘀清热，处方桃红四物汤加减，常用药：桃仁 10g，红花 10g，赤芍 10g，丹参 10g，当归 10g，生地 10g，车前子 10g，三棱 10g，莪术 10g，马鞭草 15g，白花蛇舌草 30g。手术、放疗、化疗后阴虚火旺者，治以滋阴降火，处方杞菊地黄丸加减，常用药：生熟地各 10g，枸杞子 10g，女贞子 10g，煅牡蛎（先煎）30g，鳖甲（先煎）20g，菊花 10g，川断 10g，山茱萸肉 10g，半枝莲 10g，土茯苓 10g。晚期气血两虚者，治以补益气血，处方人参养荣丸加减，常用药：黄芪 30g，党参 15g，炒白术 10g，薏苡仁 30g，熟地 10g，白芍 20g，远志 10g，五味子 10g，徐长卿 10g，连翘 10g，败酱草 15g，山慈菇 10g，炙甘草 3g。

【现代研究进展】

1. 丁强等认为睾丸癌组织 C-myc 蛋白及 p21 蛋白表达可评价睾丸癌的预后

应用 C-myc 和 ras 基因产物 p21 单克隆抗体，通过免疫组织化学方法检测 5 例正常睾丸组织和 27 例睾丸癌组织中 C-myc 蛋白及 ras 基因产物 p21 蛋白表达状况。结果：5 例正常睾丸组织中未发现 p21 和 C-myc 蛋白阳性表达。阳性表达的 p21 和 C-myc 蛋白定位于肿瘤的细胞膜上和细胞核内。27 例睾丸癌中 p21 和 C-myc 蛋白阳性表达率分别为 44.4% 和 48.2%，并且与病理分级和临床分期相关。结论：提示 p21 和 C-myc 蛋白阳性表达在睾丸发生和发展中起重要作用，可作为评价睾丸癌预后的新参数。

2. 罗文彬认为 I 期睾丸癌的治疗应彻底

所有 I 期精原细胞瘤中发生进展的几率大约是 20%。为了减少复发的风险，进行主动脉旁的辅助放疗或睾丸切除术后行卡铂化疗。明确复发的危险因素可以对患者进行分类，从而提供最适合的治疗。侵犯睾丸网、肿瘤的体积大已经被认为是复发的危险因素。复发的危险因素包括睾丸网侵犯，年龄小于 30 岁，病理分期为 T2～T4 以及侵犯血管。这些危险因素可以有助于判断哪些患者适合做卡铂化疗，哪些患者可以密切观察。

一个德国研究小组展示了他们的研究成果，评估 I 期非精原细胞瘤（NSGCT）行腹膜后淋巴结清扫或一个疗程的辅助化疗（顺铂、依托泊苷和博来霉素，BEP）复发的发生率的随机化研究。1996～2005 年间共有病例 382 例，行睾丸切除术后，172 例行后腹膜淋巴结清扫，174 例予以一个疗程的 BEP 化疗。平均观察随访时间为 47 个月，323 例（93%）随访时间超过 1 年。后腹膜淋巴结清扫组 13 例（8%）复发，而 BEP 化疗组 2 例（1%）复发。并发症发生率：化疗组较后腹膜淋巴结清扫组少，少见并发症，前者为 1.0%，后者为 14.9%；常见并发症，前者为 0.6%，后者为 1.0%。从这个随机化研究得出结论认为，对于临床Ⅰ期的非精原细胞瘤，后腹膜淋巴结清扫不再被看做是一种辅助治疗。

【小结】

睾丸肿瘤几乎全部是恶性的。临床较少见，可分为生殖细胞瘤与非生殖细胞瘤两类。隐睾和睾丸下降不全为本病发生的主要原因。治疗以手术切除为主，并根据临床病理类型决定放疗、化疗方案，同时可以配合中医药治疗，延长生存时间、改善生活质量。

附 睾 炎

附睾炎（epididymitis）是细菌侵入附睾而引起的感染，为阴囊最常见的感染性疾病，又称为附睾的非特异性感染。本病多见于20~40岁之中青年，儿童少见。附睾炎常继发于前列腺炎、精囊炎或后尿道炎，容易并发睾丸炎，临床上常分为急性附睾炎和慢性附睾炎。急性附睾炎多属中医"子痈"范畴；而慢性附睾炎则属中医"子痰"、"痰核"范畴。

【病因病机】

附睾炎的病因病机主要包括：外感寒湿或湿热之邪，蕴结肝经，阻塞经脉所致；或为情志不舒，肝气郁结，气机阻滞；或器械损伤，瘀血内阻，复感邪毒。

【发病机制及病理】

1. 发病途径

（1）精路逆行感染：是主要的感染途径。尿道炎、膀胱炎、前列腺炎、精囊炎等，其致病菌经输精管逆行进入附睾导致感染；尿道内器械操作及长期留置导尿管等，细菌可经精路传入附睾；前列腺切除术后裸露的前列腺窝感染可波及附睾及睾丸。

（2）淋巴蔓延：最近的研究表明，输精管存在一个完善的抗细菌逆流机制。患附睾炎的患者进行膀胱尿道造影时未见有造影剂逆流现象。输精管内逆行注入化学物品不会导致化学性附睾炎。前列腺摘除术后结扎双侧输精管，并不能预防附睾炎的发生，故认为泌尿、生殖系统其他部位的感染经淋巴途径引起附睾炎也较常见。

（3）血行感染：扁桃体炎、牙周炎或其他部位的感染，细菌可经血流进入附睾引起附睾炎，此途径较少见。

2. 病理改变

早期为输精管炎蔓延至附睾尾部，呈蜂窝织炎表现。随着感染至尾部扩张到附睾头部，整个附睾肿大，切开附睾可见小脓肿，有时引起脓性鞘膜积液，精索可增厚。睾丸肿大常是血液循环受压被动充血所致，少数因炎症波及睾丸所致。镜下：附睾管上皮水肿、脱屑，脓性分泌物充塞管腔。继之，炎症经间质蔓延至附睾体，头部有的发展形成小的脓肿，晚期形成瘢痕组织可闭塞附睾管腔。

慢性附睾炎临床上较多见，可有急性附睾炎迁延而成，但少数患者有反复发作史，多数患者并无急性发作症状。慢性附睾炎常伴慢性前列腺炎。慢性前列腺炎的病变多局限在附睾尾部，纤维组织形成使附睾变硬，显微镜下可见瘢痕组织形成，小管堵塞，浆细胞和淋巴细胞浸润。

【诊断与鉴别诊断】

1. 诊断

（1）症状

急性附睾炎：发病多较急。初起，阴囊局限性疼痛，沿输精管放射至腹股沟或腰部，继之疼痛加重，附睾迅速肿大，有时在 3~4 小时内成倍肿大。此时可有全身不适，体温升高，可达40℃。可合并膀胱尿道炎、前列腺炎等症状。附睾炎多发生于一侧，双侧少见。患侧阴囊肿大，皮肤红肿。附睾肿大、发硬，触痛明显，早期与睾丸界限清楚，后期界限不清，精索水肿、增粗。如形成脓肿，有波动感。脓肿也可自行破溃形成瘘管。腹股沟区或下腹可有压痛。

慢性附睾炎：多无明显症状，临床表现颇不一致。可有局部不适，坠胀感，阴囊疼痛，疼痛可放射至下腹部及同侧大腿内侧。有时可有急性发作症状。体检触及患侧附睾肿大、变硬，或能触及附睾上有一较硬的硬块，无压痛或轻度压痛，附睾与睾丸界限清楚。精索和输精管增粗，前列腺变硬。慢性附睾炎的确诊依赖于病理检查。

（2）实验室检查

血常规：外周血白细胞总数升高及中性粒细胞升高。

尿常规：尿中可有脓细胞。

B超检查：对于附睾炎与睾丸肿为一体以及并发睾丸鞘膜积液时可以辅助诊断。

尿道分泌物图片检查：因尿路感染所致或同时伴发尿路感染者，尿道分泌物图片可见大量白细胞或脓球，革兰染色检查及培养可见致病菌。

2. 鉴别诊断

（1）精索、睾丸扭转：多发生于青少年，常在剧烈活动之后出现，精索、附睾、睾丸同时发生扭转。扭转早期可在睾丸前侧扪及附睾，睾丸上提；后期见睾丸和附睾均肿大，疼痛加重，压痛明显，较难与附睾炎鉴别。但精索扭转时上抬睾丸，疼痛加重（Prehn征）；而附睾炎时，上抬睾丸疼痛减轻。如不能鉴别时，可考虑手术探查。

（2）附睾结核：病程进展缓慢，疼痛不明显，体温不升高。触诊时附睾可与睾丸区分，输精管有串珠状结节，前列腺和同侧精索变硬。尿液可查到抗酸杆菌，TB-DNA-PCR呈阳性反应。

（3）睾丸肿瘤：常无疼痛，睾丸肿块与正常附睾易于区分。尿常规、前列腺液图片正常。超声检查有诊断价值。必要时应尽早手术探查。

【辨证施治】

1. 湿热蕴结证

证候：肾子灼痛坠胀，阴囊湿热松弛，或有排尿短涩，舌苔黄腻，脉弦滑。

分析：湿热下注，蕴结于阴器，则见肾子灼痛坠胀；热纵而阴囊松弛，湿停而痰聚，肾子则有结节；湿热合而为患，故阴囊湿热黏浊，舌苔黄腻，脉弦滑。

基本治法：清利湿热。

方药运用：龙胆泻肝汤加减。方中龙胆草、山栀子、黄芩清泄肝胆实火；柴胡疏肝，助龙胆草清肝之力；木通、车前子、泽泻利尿渗湿；生地、当归滋阴养血；甘草调和诸药。

2. 寒客肝脉证

证候：肾子冷痛，遇寒冷加剧，得热则舒，自觉阴冷囊缩，或见腰膝酸冷，舌淡苔白，脉弦紧。

分析：寒气入经而稽迟，涩而不行，血少而气不通，故猝然而痛；寒为阴邪，易伤阳气，则见睾冷腰酸。

基本治法：温经散寒，行气止痛。

方药运用：暖肝煎加减。方中小茴香、肉桂温阳暖肝，祛寒止痛；乌药、沉香温肾散寒，行气止痛；枸杞子、当归滋补肝肾，扶正祛邪；茯苓健脾补中；川楝子、橘核、荔枝核、干姜助主药温经散寒，行气止痛。

3. 气滞血瘀证

证候：肾子胀痛或刺痛，痛引少腹，肾子或有结节，按之痛甚，舌青有瘀斑，脉弦涩。

分析：气滞肝脉，肝经抵少腹绕阴器则肾子胀痛，痛引少腹；气滞则血行不利，血瘀前阴，则见肾子刺痛或有结节；上达于舌，则见舌青有瘀斑；外候于脉，则见脉弦涩。

基本治法：活血化瘀，理气止痛。

方药运用：复元活血汤加减。方中桃仁、红花、当归、山甲活血祛瘀；辅以酒浸大黄、栝楼根助化瘀；柴胡疏肝理气；甘草缓急止痛及调和诸药。

【其他治疗】

1. 一般治疗

急性期（3~4 天）应卧床休息，应用阴囊托可减轻症状，早期宜用冰袋局部冷敷，晚期热敷或热水坐浴。可口服止痛药，尚可用长效麻醉作精索封闭，以缓解局部疼痛。性生活和体力劳动可加重感染，故应避免。长期留置导尿管引起附睾炎者，应拔除导尿管，以利炎症吸收。

2. 抗菌药物的应用

急性期选择对细菌敏感的药物，通常静脉给药，1~2 周后，改口服持续 2~4 周，预防转为慢性炎症，常用头孢菌素类、喹诺酮类、阿奇霉素类、四环素类等。

3. 手术治疗

急性期若抗生素治疗无效，怀疑有睾丸缺血时，应行附睾切开减压，纵行或横行多处切开附睾脏层鞘膜，但要避免伤及附睾管。如能同时切开临近的精索外筋膜，更有助于改善睾丸的血液循环。如附睾炎性包块增大，有波动感，形成脓肿者应及时切开引流；如出现睾丸坏死，应行睾丸切除。

慢性期单纯抗生素治疗效果不一定理想，附睾局部可用黄连素或新霉素等离子透入。

若有慢性前列腺炎存在，必须同时进行治疗。反复发作来源于慢性前列腺炎的附睾炎，可考虑结扎输精管后再进行治疗。对慢性反复发作者，亦可考虑做附睾切除。

【转归及预后】

急性附睾炎治疗效果较理想，1~2 周症状逐渐消失，但需 4 周或更长时间，附睾方可恢复正常大小及质地，并发症并不多见，两侧附睾炎患者可出现不育。慢性附睾炎无严重后果，但一旦纤维化，则无法使其逆转。前列腺炎及尿路感染应彻底治疗，必要时为防止反复发作急性附睾炎，应行双侧输精管结扎。

【预防与调护】

1. 急性期卧床休息，托起阴囊减轻疼痛。
2. 多饮水，忌食辛辣刺激类食物，多食蔬菜，保持大便通畅。
3. 少坐、不骑车；忌提重物及避免增加腹压的动作，如咳嗽、用力排便等。
4. 急性期禁止房事，慢性期节制房事。
5. 前列腺炎及尿路感染应彻底治疗。

验案举例

案一　程某，36 岁，2002 年 12 月 16 日初诊。

自述长途货运归来的第二天夜里，感睾丸牵及左侧少腹隐隐掣痛，次日凌晨房事后疼痛加剧，下午出现寒冷头痛不适，四肢酸痛，睾丸疼痛明显，红肿大若鹅卵，使用抗生素治疗 20 余日，诸症好转停止治疗。3 个月后因酗酒、感冒、性交频繁致睾丸坠胀疼痛，尿频尿急，舌红，苔黄腻，脉弦。左侧附睾肿大似条索状、触痛明显，质地中等，余检查均未见异常。证属湿热浊毒稽留未尽，当以解毒散结、消肿止痛，方选仙方活命饮合枸橘汤化裁。

处方：金银花、连翘各 30g，白芷、当归、丹参、浙贝母、王不留行子、皂角刺、枸橘李、川楝子、青皮、泽泻、莪术各 10g，乳香、没药各 6g。

水煎服，每日 1 剂。化裁服用 30 余剂痊愈。

案二　高某，29 岁，已婚，就诊时间 1998 年 7 月 29 日。

患者有附睾炎急性发作史，曾经治疗后好转，本次发病因劳累受寒而复发，右侧附睾胀痛难忍，下坠沉重不适，腰酸乏力，口干口苦，尿频，纳食尚可，夜寐安和，苔薄白腻，质红，脉弦数。入院前曾作睾丸 B 超检查示右侧附睾回声增强，符合慢性附睾炎。检查：右侧附睾头部可扪及黄豆大小结节，质中，压痛明显。中医证属子痈（湿热下注、气滞瘀阻）。治拟清热化湿，理气化瘀散结。枸橘汤加味。

处方：枸橘、川楝子、延胡索、青皮、陈皮、泽兰、泽泻、车前子（包）、柴胡、牡丹皮、丹参、台乌药、怀牛膝各 10g。

服药 2 周后睾丸坠胀不适明显好转，小便通畅。1998 年 8 月 20 日再次就诊时已无不适，门诊巩固治疗 1 个月后复查睾丸 B 超：睾丸、附睾未见异常。

[现代研究进展]

1. 王琦辨病论治附睾炎

急性附睾炎：表现为附睾肿胀疼痛，局部压痛，甚则形成脓肿，或见鞘膜积液，发热寒战。治拟清热利湿、解毒消肿。龙胆草 6g，栀子 10g，黄芩 10g，柴胡 10g，车前子（包）10g，生地 10g，泽泻 10g，当归 10g，生大黄（后下）10g，生甘草 6g。

慢性附睾炎：表现为附睾硬结，隐隐作痛，阴囊下坠感，会阴部不适。治拟疏肝散结，化痰软坚。柴胡 10g，枳实 10g，白芍 10g，甘草 6g，海藻 30g，夏枯草 10g，玄参 30g，半夏 10g，青皮 10g，丹参 10g，橘核 10g。

案例：黄某，28 岁。3 月前同房后突发阴囊内肿痛，后到县医院诊断为急性附睾炎，用青霉素等药治疗好转，但一直未治愈。现睾丸隐隐作痛，阴囊下坠感，会阴部不适。中医诊断：子痈，肝郁痰结证。西医诊断：慢性附睾炎。治法：疏肝散结，化痰软坚。处方：柴胡 15g，枳实 6g，橘核 10g，乌药 6g，玄参 6g，浙贝母 10g，夏枯草 15g，连翘 10g，知母 6g，黄柏 6g，丹参 10g，红花 6g，白芍 10g，甘草 6g，7 剂。

复诊时诉服药后，疼痛稍减，阴囊不觉下坠，会阴部不适亦有好转。查体硬结犹存，嘱继服 14 剂，症状均有好转。效不更方，继服 14 剂以巩固疗效。

2. 谭新华治疗附睾炎的临证经验

本病的病机为诸病邪下注阴部，使肾子阻滞，不通则痛。临床上表现为少腹、会阴、阴囊部疼痛为主，附睾有肿胀、压痛，可触及附睾成条索状肿大。治疗上以辨证为主，治法指导方药，临床上多运用足厥阴肝经的引经药柴胡、川楝子等。其用意为：①可引诸药入肝经，作为佐药，提高疗效。②可以疏肝解郁，以防肝木乘脾，断生痰之源，可谓一举两得。此外，附睾归属于肾，加用补益精血之品，补其内虚。自创有集行气止痛、软坚散结、清热利湿，佐以补益精血等诸法组成的基本方。经验方：柴胡、川楝子、荔核、女贞子、墨旱莲、杜仲、鱼腥草、乌药、红藤、败酱草、茯苓、薏苡仁、冬瓜仁、甘草。以柴胡、川楝子、荔核为君，行气止痛，软坚散结；鱼腥草、乌药、红藤、败酱草、薏苡仁、冬瓜仁清热利湿，活血化瘀，为臣；佐女贞子、墨旱莲、杜仲补益精血，茯苓健脾利湿；柴胡、川楝子亦作为引经药，并舒肝解郁，以防肝木乘脾，断生痰之源；甘草调和诸药而健脾。

附睾炎自始至终要坚持辨病论治与辨证论治相结合及中医与西医有机结合的原则，在临床诊疗中，将子痈总结为如下证型，进行辨证施治：①寒湿凝滞证：睾丸坠胀隐痛，遇寒加剧，得热痛减，自觉阴囊及睾丸有发冷发硬感；伴有腰酸疼痛及遗精等；舌质淡，苔白润，脉弦紧或沉弦。治宜温经散寒止痛，补益肝肾。方宜用暖肝煎加减。②湿热下注证：多起病急骤，发热恶寒，常为单侧睾丸肿胀质硬，触痛明显，疼痛向腹股沟和下腹部放射；小便赤涩，大便干；舌质红，苔黄厚，脉弦滑数。治当清热利湿，解毒消痈。方选谭氏经验方加减。若睾丸肿胀，疼痛甚者，加连翘 15g，蒲公英 15g，金银花 15g 以清热解毒。③气血凝结证：睾丸逐渐肿大，扪之坚硬，坠胀疼痛较轻，日久不愈者皮色可转为暗红色，甚则形成脓肿，溃后流出清薄脓液，收口较慢；舌苔薄白，脉沉细。治当疏肝行气，活血散结。方药宜用橘核丸加减。若脓肿形成，溃后流清稀脓，肝肾阴亏者，宜加六味地黄丸滋阴补肝肾。

案例：患者王某，37岁。2005年10月28日初诊。患者因少腹部坠胀，双侧睾丸疼痛15天就诊。初诊：15天前，患者无明显诱因，出现小腹及耻骨区坠胀，双侧睾丸胀痛，性生活后稍有缓解，伴有性功能减弱。检视：双侧睾丸稍微肿大，附睾体部压痛明显，呈条索状，阴囊无明显红肿。舌淡红，苔黄腻，脉弦滑。诊断：子痈（气滞湿蕴证）。患者多因嗜食肥甘厚味之品，伤及脾胃，湿浊内生，久而化热；加之，患者感受湿热之邪，复引发本病。治法：行气止痛，清热利湿，软坚消肿。处方：柴胡10g，川楝子12g，荔核30g，女贞子20g，墨旱莲30g，杜仲20g，鱼腥草20g，乌药10g，红藤20g，败酱草20g，薏苡仁20g，冬瓜仁20g，甘草5g。水煎服，每日1剂。7剂。辅助疗法：①强的松片，1片，每日2次。②鸟体林斯针：每日1针，连用30天。复诊：2005年11月6日，服药1周后，患者诉症状明显减轻，仍有少腹及双侧睾丸胀痛，余无特殊。察其舌淡红，苔稍黄，脉弦。湿热之邪逐消，清热之品减用，加以软坚散结之物。治法：行气止痛，软坚散结，佐以补益精血。拟原方加减。处方：柴胡10g，川楝子10g，夏枯草20g，浙贝母10g，全蝎10g，白芍20g，女贞子20g，荔核30g，橘核20g，蒲公英20g，虎杖10g，延胡索10g，甘草5g。水煎服，每日1剂，7剂。嘱节制房事，保持舒畅心情，饮食宜清淡。

3. 许厚德以蛇菇活血汤治疗慢性附睾炎

自拟蛇菇活血汤门诊治疗慢性附睾炎143例，1个月为1个疗程。本组病例治疗最长达4疗程，最短半疗程，平均为1~2个疗程。治愈116例（81.1%），显效15例（10.5%），有效9例（6.3%），无效3例（2.1%），总有效率近98%。

蛇菇活血汤组成：白花蛇舌草30g，山慈菇30g，桃仁10g，莪术10g，土鳖虫10g，路路通12g，生黄芪18g，生甘草10g，白茅根30g，赤小豆30g，橘、荔枝核各15g。水煎服，2日1剂，每日3次，每服150ml。痛甚者加延胡索15g；肿块坚硬者加炮山甲10g；舌质红苔黄腻，脉滑或数，加黄柏12g，酒大黄10g，败酱草20g。本方以白花蛇舌草、山慈菇清热解毒，消肿散结为主；辅以桃仁、莪术、土鳖虫、路路通活血化瘀；赤小豆解毒除湿；白茅根清热利尿，橘核、荔枝核导药入厥阴肝经，且理气散结止痛；生黄芪扶正托疮；生甘草解毒，调和诸药。诸药合用，共奏清热解毒、活血化瘀、软坚散结之功效。本方重用活血之法，"通因通用"，通过大剂量活血化瘀，促进附睾炎后其增生纤维的断裂、吸收，软化附睾硬化组织，从而使肿块逐步得以消散、修复。

4. 黄健等用浙贝母治疗附睾炎

浙贝母性味苦寒，清泻肝火，降痰开郁，除主治肺热痰咳外，对一切痰热郁结之痈肿、痰核等皆有效验。用治睾丸炎、附睾炎亦恒获殊效。所用方中，重用浙贝母30g，以清热散结，降气化痰，破坚消核；伍用赤芍12g，桃仁、延胡索、川楝子、橘核、枳壳、桔梗各9g，乳香、没药、甘草各3g。水煎服至愈。临证加减：若睾丸或附睾肿胀明显，伴发寒热，周围血象高者，加黄柏、大黄各10g；疼痛剧烈难忍者加全蝎3g；因淋病或腮腺炎继发者，在抗炎、抗病毒同时，用本方加土茯苓、六月雪各15g，或板蓝根、夏枯草各10g。若睾丸或附睾肿胀不著，但疼痛剧烈者，加徐长卿、吴茱萸各10g。

5. 急性非特异性附睾炎药物治疗复发原因

张尧等分析急性非特异性附睾炎药物治疗后复发的原因及可能的进程是：首先，部分附睾组织因炎症及药物治疗的双重作用发生纤维化，形成硬结；然后，部分病原体残留于纤维化硬结组织内，由于药物难以渗透而得以存活；再后，在存活的病原菌中，部分在少量抗生素的作用下变异为L型细菌，产生了更强的耐药性，尤其对作用于细胞壁的抗生素完全耐药，而只对部分作用于细胞膜的抗生素敏感；最后，在停药后，存活的细菌，特别是L型细菌在患者免疫力下降时再次引发附睾炎症。

针对急性非特异性附睾炎的以上特点，对于本病的治疗：首先，正规的药物治疗有相当高的治愈率，仍应将药物治疗作为急性非特异性附睾炎的首选治疗方案，但必须注意去除导致炎症的病因及诱因；其次，应充分认识到药物治疗的局限性，在药物治疗控制炎症后，只有进行手术切除病侧附睾，彻底消火残留病原体的组织，才能根除复发的隐患，但同时也要认识到手术毕竟是破坏性操作，因此必须慎重对待；第三，对于首发的急性非特异性附睾炎患者，除了去除病因治疗及应用正规足量的药物治疗，还应联合应用针对细胞膜的抗生素药物，防止L型细菌的变异产生；第四，对于原侧复发的患者，尤其是青年未育患者，应充分告知急性附睾炎尤其是双侧急性附睾炎对男性生殖能力的影响及对侧复发的可能，征求其意见是否手术治疗；最后，对于双侧复发患者，也应详细告知其并发症及预后情况，是否手术治疗仍以患者的意见为主。

【小结】

附睾炎是阴囊最常见的感染性疾病，致病菌经精路逆行感染、淋巴蔓延、血行感染发病。根据临床表现、血象及B超检查，诊断多不困难。适当选用敏感抗生素治疗。急性期多为湿热；慢性期多为寒湿、瘀血为患。急性期清热利湿；慢性期散寒湿、祛瘀血。临床上善于辨证选用仙方活命饮合枸橘汤、橘核丸合五味龙虎丹、阳和汤合活络效灵丹、补阳还五汤合少腹逐瘀汤、左归丸合消瘰丸等治疗本病。本病预防为主，彻底治愈前列腺炎及尿路感染，避免本病的发生。

附睾结核

附睾结核（epididymides tuberculosis）是最常见的男性生殖系结核之一，多由泌尿系统结核播散而成。在男性生殖系统中，前列腺、精囊、输精管、附睾及睾丸均可罹患结核病，前列腺和精囊结核由于病位隐蔽，加之早期临床症状不明显，故诊断比较困难，容易被忽视；而睾丸结核则相对比较少见。在泌尿生殖系统结核中，附睾结核占63%~75%。

本病临床上多见于20~40岁的青壮年，主要表现为附睾有发展缓慢的肿块或结节，化脓溃后流出稀薄如痰或奶酪样的液体，伤口经久不愈而形成窦道。全身并可出现虚劳征象。根据其临床表现，属中医学"子痰"范畴。

【病因病机】

1. 肝肾不足，阴虚火旺，炼液成痰，痰浊凝聚，血脉瘀滞而成本病。

2. 痰瘀交阻，日久蕴热酿脓，痰性胶黏，非易骤化，故溃后常易形成漏管。

【发病机制及病理】

目前认为附睾结核几乎都是血源播散而来，而由尿液结核菌经后尿道、前列腺、输精管到达附睾尾部的传播方式几乎不可能，因附睾结核患者绝大多数尿液中找不到结核菌，即使有细菌，量也非常少，因此不太可能会引起附睾感染。Gow 对 20 例附睾结核患者行前列腺活检，结果只有 1 例发现有前列腺结核，说明附睾结核感染来自血行可能性大。Macmillan 发现附睾尾部的血管比附睾其他部位的血运都丰富，因此绝大多数附睾结核起源于附睾尾部。

附睾结核与全身其他部位结核病变一样，正常组织被破坏而代之以干酪样变，最后脓肿形成和纤维钙化。附睾结核多起于附睾尾部，逐步扩散至整个附睾，输精管常被侵犯，变粗变硬，特别是在近附睾尾部呈串珠状改变。病变向外扩散，附睾与皮肤粘连，甚至破溃形成不愈合的窦道，并可直接侵犯睾丸，或者伴发睾丸鞘膜积液。附睾结核在初次发现中约 2/3 为单侧，但一年后 75% 病例对侧受累，一年半后 75% 两侧受累。另外，附睾、前列腺、精囊三者往往同侧发病，但三者不同侧或两侧同时发生者亦不少见。

【诊断与鉴别诊断】

1. 诊断

（1）多发于青少年。既往每有肾结核或生殖系其他结核病史。

（2）附睾尾部可扪及大小不等、凹凸不平、压痛轻微之硬结。有的延及整个附睾。偶可累及睾丸和并发睾丸鞘膜积液。患侧精索增粗，输精管上出现串珠状结节。

（3）起病缓慢。开始偶有阴囊酸胀感，疲劳时加重。有的局部疼痛逐渐加重，皮色转为紫暗，形成寒性脓疡，与阴囊皮肤粘连。溃后脓出黏腻，渐变稀薄，夹有豆渣样坏死组织，时发时愈，形成窦道。

（4）一般无明显全身症状。后期可有低热、盗汗、腰酸等症状。

（5）若有射精痛和精液带血，应考虑为精囊结核；肛检时前列腺表面有高低不平的结节感，应考虑为前列腺结核。

（6）实验室检查：多次 24 小时尿液沉淀涂片查抗酸杆菌，有助于诊断。血白细胞总数正常，分类淋巴细胞增高，血沉加快，结核菌素试验阳性。必要时活检确诊。

2. 鉴别诊断

（1）精液囊肿：有附睾结节，但为囊性感，边缘整齐光滑，多发生于近附睾头部，而附睾正常，诊断性穿刺可抽出乳白色的含精子的液体。

（2）阴囊内丝虫病：阴囊肿胀疼痛，有丝虫病流行区居住史及丝虫感染史，丝虫病结节多在附睾头及输精管附近，其结节在短时间内变化较大，可伴有象皮肿，夜间采血可查到微丝蚴。

（3）非特异性附睾炎：有附睾结节、肿胀、疼痛，常伴有细菌性前列腺炎、精囊炎或尿道炎，输精管不形成串珠状硬结，阴囊皮肤无窦道形成。

（4）淋菌性附睾炎：可有附睾肿胀疼痛。发生淋菌性附睾炎时一般有淋病史，无附睾硬结与窦道，尿道分泌物较多，呈淡黄色、脓性，图片提示革兰阴性双球菌。

【辨证施治】

1. 痰浊凝聚证

证候：多见于早期。附睾结块，形如痰核、质韧，无明显触痛、压痛，精索部位偶有坠胀不适感，随喜怒消长，伴纳谷不馨，心绪不宁等，舌淡苔薄白，脉细弦。

分析：中虚不运，故纳谷不馨；水谷不化，滞而生湿化痰，与肝气交结，客于肝经之络，则附睾结核、质韧；痰气交阻，经气不畅，故少腹、精索部位坠胀不适；病由肝郁而生，故坠胀不适、心绪不宁之症随喜怒而消长；舌淡苔薄白，脉细弦皆肝郁不舒，痰浊凝聚之象。

基本治法：化痰软坚。

方药运用：二陈汤合消瘰丸加味。方中制半夏、川贝、玄参、海蛤壳、海藻、昆布化痰软坚散结；青皮、陈皮理气舒肝解郁；茯苓、炙甘草健脾化痰；甘草调和诸药。诸药合用，共奏化痰软坚之功。

外治法：未溃时，外敷金锭膏，日换1次。

2. 阴虚火旺证

证候：多见于后期。附睾结核，或渐软、皮色微红、轻压痛，伴腰膝酸软，潮热盗汗，头昏口干等症，舌红苔少，脉细数。

分析：久病伤阴，虚火内灼，故见潮热盗汗，头昏口干；肾阴虚则腰膝酸软；结核化热，欲成脓内溃，故见局部渐软、皮色微红、轻压痛；舌红苔少，脉细数乃阴虚火旺之象。

基本治法：养阴清热。

方药运用：六味地黄汤加减。方中生地、山药、白芍滋阴补肾；赤芍、牡丹皮、青蒿、银柴胡、地骨皮清退虚热；鳖甲滋阴潜阳；茯苓、泽泻健脾渗湿。诸药合用，共奏养阴清热之功。

外治法：溃后形成窦道，可用拔毒药，摊于纸捻上，插入窦道内，外用黄连油膏盖贴，日换1次。脓尽后，用桃花散收口，或用柏椿膏盖贴亦效。

若附睾结核硬结增大变硬，或窦道久治不敛者，可考虑附睾切除术。

【转归及预后】

本病如能早期发现，及时治疗，预后较好，但仍有复发的可能，需定期复查。

【预防与调护】

1. 注意休息，节制房事，避免疲劳。

2. 加强营养，以清补为主。宜食鸡、鱼、蛋、鳖、淡菜、银耳、海蜇等食物。

3. 如有肺结核、肾结核等，应同时治疗原发病灶。

【临证经验】

本病虚实夹杂，标本同病。阴虚火旺是本，痰浊凝聚是标。按阶段论，早期见标实证，后期见本虚证。

抗结核治疗：应遵循正规用药、疗程充足的原则，直至痊愈。

1. 结核病危害人类已几百万年，可能地球上出现人类，就已有结核菌存在。在18～19世纪工业革命时期流行甚广，对人类造成了巨大灾难。自第二次世界大战以来，工业化国家的结核病持续下降，然而20世纪80年代中期，美国首先报道结核病回升，许多工业化国家也相继出现类似情况，再次发现结核病全球性流行。据统计，全世界每年有800～1000万的新感染者，近300万人死亡。1993年世界卫生组织宣称结核病处于全球紧急状态。

附睾结核是最常见的男性生殖系结核之一。男性生殖系结核常继发于泌尿系结核，前列腺和精囊结核甚多，但无明显临床症状，睾丸结核很少见，而附睾结核症状最明显，最容易发现，故颇为临床所重视。

2. 附睾结核以附睾结节为主，治疗首选西药抗结核药。对一部分难以消散的结节，难以愈合的瘘管，难以康复的全身虚损，中医内外并治可发挥一定效果。附睾结核虽能治愈，但常因输精管道阻塞，附睾性腺破坏，而致生育能力无法保证。由此可见早期彻底治疗的重要意义。

验案举例

案一　杭某，48岁。

双侧附睾坠痛已有3年，于病后半年，曾在某医药泌尿外科检查：双侧附睾尾部、头部呈明显结节状，输精管增粗，精索无硬结；前列腺大小正常，按摩后有脓性分泌物溢出。前列腺液细胞计数：脓细胞（++），上皮细胞3～6/HP；血沉52mm/h。初步印象：①附睾结节；②慢性前列腺炎。经用消炎及抗结核治疗未见效，乃来商治。

此病先是睾丸肿痛，发寒热，小便深黄，用青霉素2天，热即退。两侧附睾肿胀亦消，但硬结不化，小便常黄。现在口尚干渴，舌苔黄腻。此湿热未尽，痰毒内结，气血瘀滞，肝络失和，是以两少腹常感隐痛。治拟清湿热，化痰毒之法，旨在疏泄肝络，调和气血。

治疗：①地鳖虫30g，炙蜈蚣15g，参三七30g，研为细末，每服2g，每日2次（装胶囊内吞服）。②川楝子10g，全枸橘10g，青陈皮各5g，赤芍苓各10g，生草3g，黄柏6g，泽泻10g，延胡索10g，车前子（包）10g，金银花12g。水煎，早晚分服，每日1剂。

10天后来信称：回镇江后服药5剂，效果很好，舌苔渐化，现药粉还在继续吞服。

按：此病之诊断尚难肯定，两侧附睾头、尾部均起结节，经久不消，而又血沉加快，似属痰毒结聚之象；但起病之时睾丸肿痛，又发寒热，小便常黄，而今口尚干渴，舌苔黄腻，湿热蕴滞，可无疑义。故用橘核散化痰毒、消瘀滞，枸橘汤疏肝气、清湿热，两方兼顾，并不刺谬。

案二　奚某，49岁。

初诊：17年前发现两侧附睾起硬结疼痛，2年后活检报告为"附睾结核"，又隔10年手术切除。术后年余，右睾丸又起结节疼痛，同时腰部亦感酸痛，经多方治疗，未见动静，遂来南京商治。检查右睾丸可扪及莲子大结节一枚，稍有压痛，腰部活动不利，行走佝偻，形体消瘦，面色无华，舌有裂纹，脉细弦。小便化验未见异常。脉证合参，病在肝肾，肝络失和，则睾丸肿痛；肾气不足故腰间酸痛。治拟疏肝补肾，以观动静。

处方：破故纸（盐水炒）10g，胡桃肉10g，杜仲10g，牛膝（盐水炒）10g，川断（盐水炒）10g，金狗脊10g，熟地10g，川楝子10g，枸杞子10g，延胡索10g，菟丝子10g，当归10g，5剂。

二诊：药后腰部酸痛得减，睾丸疼痛好转，但临睡时头晕泛呕，还系肾亏于下，风动于上，前法佐以熄风。

原方加潼白蒺藜各10g，炒甘菊6g，7剂。

此方连服50剂，诸恙告除，后曾两次随访，情况甚好，未再复发。

按：原患附睾结核，肾精早已亏虚，术后右睾又起结节疼痛，同时伴有腰痛，行走佝偻。《内经》谓："腰者肾之府，转动不能，肾将惫矣。"并且形体消瘦，面色无华，脉细弦而舌有裂纹，其精血之亏损，显然如绘，故重点在于补肾，而用青娥丸加味。《医学真传》谓："阴囊卵核乃厥阴肝经之所属。"睾丸结块疼痛，肝络亦行失和，故有配用金铃子散以疏泄厥阴，虚实兼顾，主次分明，又此证身无热，脉不数，血沉正常，结核病灶业已稳定，故无须再加抗结核之药。（《许履和外科医案医话集》）

案三　杨某，已婚，32岁，2001年8月13日初诊。

结婚3年不育，性生活正常。女方月经正常，妇科检查亦正常，男方多次检查精液常规无精子。至男科门诊检查，两侧附睾头部均有黄豆大结节，右侧附睾尾部有弹丸大结节。质地均较硬，右侧睾丸略小，诊断为"附睾结核"。要求中医药治疗。患者发育较差，形体矮小。平时失眠多梦，头昏盗汗，面色少华，脉细，舌偏红，苔薄。此由肝肾不足，痰浊凝聚，而成"子痰"。拟滋肾阴与化痰浊并进。

处方：细生地10g，大白芍10g，怀山药10g，云茯苓10g，泽泻10g，丹皮6g，制半夏6g，陈皮6g，川断10g，枸橘李12g，瘪桃干15g。

另：炙蜈蚣粉、炙地鳖虫粉（等分）1.5g，口服2次。

药进10剂，右侧附睾尾部之硬结已缩小2/3，两侧附睾头部之硬结转为条索状，质地变软，夜间盗汗消失。原方再服10剂，两侧附睾之结节已基本消失，右侧睾丸仍稍萎缩，偶感胀痛。观察8个月，结节未再生。后继续治疗不育症。

按：子痰顽症也。用六味地黄丸滋阴降火，合消瘰丸、五味龙虎散化痰毒、消瘀滞，为标本同治，虚实兼顾之对症良方。临床用之，历验不爽，仅疗程长短而已。

【小结】

附睾结核是最常见的男性生殖系结核之一，多由泌尿系统结核播散而成。附睾结核多起病隐匿，病程较长，症状较轻，容易误诊、漏诊。须与淋菌性附睾炎、阴囊内丝虫病、非特异性附睾炎、精液囊肿等相鉴别。本病虚实夹杂，标本同病。阴虚火旺是本，痰浊凝聚是标。按阶段论，早期见标实证，后期见本虚证。在抗结核治疗的基础上，配合中药化痰软坚或养阴清热治疗，内外合治，增强疗效。

精 索 炎

精索炎（inflammation of the spermatic cord）是指精索中输精管或其他组织（包括血管、淋巴管或结缔组织）的感染，临床分为非特异性感染和特异性感染。非特异性感染致病菌多以大肠杆菌或葡萄球菌为主；特异性感染有丝虫性精索炎、结核性精索炎、地方性精索炎以及性病性精索炎等。本节主要讨论非特异性精索炎。

精索炎好发于青壮年，可单侧发病，也可双侧同时受累，绝大部分为急性发作，反复的精索感染或继发于慢性泌尿系感染者也可呈慢性炎症过程。本病常与附睾炎、睾丸炎同时存在。临床上以精索肿胀，沿精索走向疼痛及放射性疼痛等症状为主，可伴有发热、寒战，病程一般1~2周，经治疗可痊愈，若迁延不愈，亦可转为慢性，使精索增粗变硬。

中医文献中对本病无专门记载，但根据临床表现，可将其归入"疝痛"等范畴。认为肝肾功能失调、肝经湿热、气滞血瘀为本病主要病机，故在治疗上当以调补肝肾、利湿化瘀为原则。

【病因病机】

1. 湿热下注

房事不洁，或外感湿热邪毒，或嗜食肥甘厚味，损伤脾胃，湿浊内生，郁而化热，循肝经下注，而致本病。

2. 痰湿内阻

情志不遂，肝失疏泄，气机阻滞；又肝脾不和，运化失司，以致气滞津停，痰湿内生，阻滞前阴，使精索增粗肿胀。

3. 气滞血瘀

七情内伤，或暴怒、郁闷，或外伤，均可使脉络瘀阻，蕴热肿胀，而发本病。

4. 肝肾阴虚

房劳过度，耗伤肾精，或久病不愈，伤及肝肾之阴，使得经络失养，虚热内生，扰及前阴而发为本病。

【发病机制及病理】

精索非特异性感染致病菌多以大肠杆菌或葡萄球菌为多见，有以下四种途径感染：①由前列腺炎、精囊炎、附睾炎等直接蔓延；②有泌尿系炎症或结肠炎症，通过前列腺淋巴管及精索淋巴管播散；③由体内的其他感染病灶，通过血行至精索而引起；④有下尿路手术、器械检查、导尿术或局部外伤后，致使局部感染而侵及精索引发本病。由于炎症可引起输精管阻塞，因此本病会影响生育而致不育症。

【诊断与鉴别诊断】

1. 诊断

（1）症状：患侧精索肿胀、疼痛，并向阴囊、阴茎、会阴及下腹部放射，或由牵拉不适感及钝痛。急性发作时，局部疼痛剧烈，伴寒战、发热等全身症状，同时伴急性睾丸炎、附睾炎。

（2）查体：患侧精索可呈纺锤状或条索状肿胀，变粗、变硬、增厚，触之有压痛，输精管扪之不清，严重时脓肿形成；睾丸及附睾也可有明显压痛。患者久立，阴囊下垂时诸证明显加重，平卧时减轻。

（3）实验室检查：①血常规检查，白细胞总数和中性粒细胞比例升高。②精液常规，可见红细胞或白细胞。

2. 鉴别诊断

（1）丝虫性精索炎：本病为丝虫感染引起，寄生于淋巴管内，在精索下端及附睾头部可扪及一个或数个小硬结，临床可见"象皮肿"。组织学检查发现丝虫及淋巴细胞和嗜酸性粒细胞，血液中找到微丝蚴。

（2）结核性精索炎：多有原发结核病史，为慢性病变过程，常见精索部位增粗、变硬，呈串珠状结节，久之精索与阴囊壁层粘连，溃破后形成窦道。结核菌素试验阳性。

（3）性病性精索炎：性病性精索炎多有性病的临床特征，而继发出现的精索局部的疼痛、粗硬及压痛。组织检查有的可见精索淋巴肉芽肿。

（4）地方性精索炎：有流行性特点，是一种特殊类型的链球菌感染引起的类似蜂窝组织炎症性质的急性精索炎症，可以根据同一地区、同一时期及发病人群集中等特点予以鉴别。

（5）精索扭转：常在剧烈运动下突然发病，出现阴囊部急性剧烈疼痛，并放射至下腹部及腹股沟，prehn's征阳性；而非特异性精索炎虽有阴囊胀痛，但该体征阴性，且托起阴囊或平卧时，其睾丸疼痛缓解。

【辨证施治】

1. 湿热下注证

证候：发病较急，精索肿胀疼痛，或疼痛放射至阴茎、少腹，局部皮肤色红、灼热，伴有寒战、发热，口苦，小便赤涩，舌红苔黄腻，脉弦滑数。

分析：湿热之邪下注肝经，可见精索肿胀疼痛，或疼痛放射至阴茎、少腹，局部皮肤色红、灼热；正邪交争则发寒战、发热；口苦，小便赤涩，舌红苔黄腻，脉弦滑数均为湿热之象。

基本治法：清热利湿，解毒消肿。

方药运用：龙胆泻肝汤加减。方中龙胆草、黄芩、生山栀、柴胡清肝胆湿热，畅肝经气机；木通、泽泻、车前子清热利湿，使邪从下而去；蒲公英、金银花解毒消肿；碧玉散清肝利湿。诸药合用，共奏清热利湿、解毒消肿之功。

中成药：龙胆泻肝丸，口服，每次 6~9g，每日 2 次。

外治法：金黄膏外敷阴囊红肿处，消肿止痛，或用马齿苋 15g，蒲公英 20g，朴硝 10g，大黄 10g，煎水外洗，每日 1 剂。

2. 痰湿内阻证

证候：阴囊坠胀疼痛，精索肿硬、增粗，皮色不变，少腹牵引不适，伴胸闷、身体倦怠、腹胀、射精疼痛，可反复发作，或见不育，舌淡，苔腻，脉滑。

分析：痰湿内生，阻滞前阴，则阴囊坠胀疼痛，精索肿硬、增粗，皮色不变，少腹牵引不适，或伴射精疼痛，不育；痰湿痹阻气机则胸闷、身体倦怠、腹胀；舌淡苔腻，脉滑均乃痰湿之象。

基本治法：化痰利湿，散结消肿。

方药运用：二陈汤合消瘰丸加减。方中半夏、陈皮、贝母、海藻、昆布、白芥子化痰散结消肿；茯苓、泽泻利水渗湿健脾；丹参、川芎活血行气消肿。全方共奏化痰利湿、散结消肿之功。

中成药：苍附导痰丸，每服 10g，淡姜汤送下。

3. 气滞血瘀证

证候：精索肿胀，或刺痛阵阵，触之粗硬，疼痛固定，或可及肿块；阴部连及少腹走窜胀痛，或牵掣作痛，伴胸胁胀痛，舌暗或有瘀斑，脉弦而涩。

分析：气滞则血瘀，不通则痛，则见精索肿胀，或刺痛阵阵，触之粗硬，疼痛固定，或可及肿块；气滞则见阴部连及少腹走窜胀痛，或牵掣作痛，胸胁胀痛；舌暗或有瘀斑，脉弦而涩乃血瘀之征。

基本治法：行气活血，消肿止痛。

方药运用：橘核丸加减。方中橘核、海藻、昆布、海带消肿散结；延胡索、木香、川楝子、枳实、厚朴行气止痛；桃仁、乳香活血止痛。全方共奏行气活血、消肿止痛之功。

中成药：橘核丸，口服，每次 1 丸，每日 2~3 次。

外治法：乳香 15g，没药 15g，蚤休 60g，羌活 15g，小茴香 10g，丹参 30g，水煎熏洗阴部，每次 20 分钟，每日 1 剂，每日 2 次。

4. 肝肾阴虚证

证候：阴部坠胀或牵拉不适，精索增粗加厚，迁延不愈，婚久不育，伴头晕耳鸣、腰膝酸软、口干咽燥，或见遗精，舌红少苔，脉细数。

分析：肝肾阴虚，经络失养，虚热内生，扰及前阴，则见阴部坠胀或牵拉不适，精索增粗加厚，迁延不愈，婚久不育；头晕耳鸣，腰膝酸软，口干咽燥，或见遗精，舌红少苔，脉细数均为肝肾阴虚之征。

基本治法：滋补肝肾，养阴散结。

方药运用：六味地黄汤加减。方中熟地、山茱萸、山药滋补肝肾之阴；泽泻、丹皮、茯苓三泄使补而不腻；川楝子行气散结；玄参、贝母、夏枯草养阴、化痰散结。全方共奏滋补肝肾、养阴散结之功。

中成药：六味地黄丸，口服，每次 8 粒，每日 3 次。若阴虚火旺，可选用知柏地黄丸，每日 3 次，每次 8 粒。

【转归及预后】

急性期较易治愈，若迁延转为慢性则见精索增粗变硬；若炎症引起输精管的阻塞会导致不育。

【预防与调护】

1. 积极治疗泌尿生殖系统的急性或慢性炎症。

2. 治疗期间禁止房事。

3. 节制饮食，忌食辛辣、油腻之品。

4. 调畅精神，适当锻炼身体，增强体质。

【临证经验】

1. 精索炎的辨证论治

本病病位在肝。或为肝经湿热，或为寒滞肝脉，后期则为气滞血瘀。总不离乎肝经实证、热证、瘀证。

（1）早期：肝经湿热者，治以清热利湿、疏肝理气，处方龙胆泻肝汤加减。常用药：龙胆草 6g，黄芩 6g，山栀子 10g，木通 10g，泽泻 10g，车前子（包煎）10g，柴胡 10g，碧玉散（包煎）20g，生地 10g，当归 10g，生甘草 5g。

（2）中期：寒滞肝脉者，治以疏肝理气、祛寒化湿，吴萸茴香汤加减。常用药：川楝子 10g，青皮 10g，荔枝核 10g，台乌药 10g，大小茴香各 10g，吴茱萸 3g，细辛 3g，胡芦巴 10g，赤芍 10g。

（3）后期：气滞血瘀者，治以活血化瘀、行气散结，加味失笑散合茴香橘核丸加减。常用药：蒲黄（包煎）10g，五灵脂（包煎）10g，当归 10g，赤芍 10g，川芎 6g，延胡索 10g，没药 10g，香附 10g，小茴香 10g，橘核 10g，川楝子 10g。

2. 精索炎的辨病论治

枸橘汤加减：全枸橘、川楝子、赤芍苓、青陈皮、泽兰、泽泻、延胡索、秦艽、生甘草。

验案举例

冷某，42岁。

病将3月，左侧精索、附睾炎急性症状虽已缓解，但左侧精索及附睾仍疼痛不已。诊得左侧附睾肿大，质地较硬，精索亦粗大，左少腹可扪及硬索一条，均有触痛，右侧睾丸有少量积液。同时伴有尿频尿急尿痛，尿色黄浊，大便后肛门坠胀，口中干，舌根微黄而腻，脉象弦数。此湿热下注肝经，肝失疏泄。治拟疏泄厥阴，分利湿热。

处方：全枸橘12g，川楝子10g，赤芍苓各10g，青陈皮各5g，泽泻10g，生草梢3g，延胡索10g，车前子（包）10g，马鞭草10g，川黄柏6g。

注意卧床休息，将睾丸兜起；忌食鱼腥、酒类及辛辣刺激性食物。

调理四日，诸恙已减，脉数未静，苔根黄腻。原方又服8剂，精索、附睾炎明显好转，但小便淋痛，色如浓茶，阴囊及腹股沟处易出汗。还系湿热留于下焦。仍以原方增损。

处方：全枸橘10g，川楝子10g，赤芍苓各10g，青陈皮各5g，泽泻10g，生草梢3g，车前子（包）12g，滑石15g，黄柏5g，萹蓄10g，瞿麦10g。5剂。

上方加减治疗一月，左侧精索附睾炎渐趋痊愈，脉静舌净。唯有时小便仍黄，并有痛痒之感，以后诊断为前列腺炎，亦用中药治疗而愈。

【现代研究进展】

1. 连娟等影像诊断

精索是输精管索部和腹股沟管部连同其伴行结构形成的柔软圆索状结构，由腹股沟管腹环延伸到睾丸上端，长15~20cm，包括输精管、睾丸动脉、输精管动脉、蔓状静脉丛、淋巴管、神经等。附睾炎时，一般连带有精索炎，临床表现为患侧不适、酸胀感，触之增粗、变硬，有压痛。根据病情迁延情况，分为急、慢性两种：①急、慢性精索炎二维声像图表现、急性期精索内软组织炎症水肿，血管扩张，测量精索直径增大，精索内回声减低、结构显示欠清，筋膜回声相对增强。慢性期，精索因炎症反复发作，新老病灶交替，内部结构紊乱，纤维组织增生，精索变细，超声表现为精索直径正常或减小，内部结构不清，呈中等回声。②急、慢性精索炎的彩色多普勒表现：精索内睾丸动脉供应睾丸血流，不受精索炎症影响，因此不能反映精索炎症情况。输精管血液供应来自输精管动脉，因此观察输精管才能正确反映精索炎症程度。输精管动脉一般检测比较困难，在炎症期，动脉扩张，较易测得，血流频谱变化与附睾动脉相似。

2. 骆勋玉化脓性精索炎与嵌顿性斜疝的超声鉴别诊断

（1）相同点：两者均表现为腹股沟疼痛性包块，不能回纳入腹，大部分病例有发热，血中白细胞升高。

（2）不同点：见表9-3。

表 9-3　　　　　　　　　化脓性精索炎与嵌顿性斜疝的超声鉴别诊断

项目	积液	CDFI	包块史	是否进入阴囊	包块形状
化脓性精索炎	多有	有	无	不进入	梭形或圆柱形
嵌顿性斜疝	少有	无	有	可进入	梨形或圆形

【小结】

精索炎是指精索中输精管或其他组织（包括血管、淋巴管或结缔组织）的感染，精索炎好发于青壮年。临床上以精索肿胀、沿精索走向疼痛及放射性疼痛等症状为主。中医学认为由情志刺激，湿热下注，外伤等因素有关。临床上应与特殊类型的精索炎及睾丸扭转相鉴别。本病迁延可以导致不育。

精索静脉曲张

精索静脉回流受阻，精索蔓状静脉丛扩张、弯曲、伸长，称为精索静脉曲张（varicocele）。多见于青年人，多发生于 16～25 岁之间，发病率在 15% 左右，99% 发生于左侧，双侧约占 1%。相当于中医之"筋疝"。

【病因病机】

本病多由于外感寒邪、饮食不节、七情内伤、劳力过度，导致瘀血内停，阻于络脉而为患。

1. 外感寒邪

外感寒湿，肝脉气滞血凝，络阻筋曲。

2. 饮食不节

饮食伤脾，脾虚气陷，行血无力，血停为瘀；湿热下注，络脉失和，遂生本病。

3. 劳力过度

举重担物，长途跋涉，房事损伤，筋脉受伤，肝络瘀滞。

4. 七情所伤

情志不遂，肝气郁结，血脉瘀阻，而成本病。

【发病机制及病理】

1. 解剖因素

睾丸和附睾的血液经精索静脉回流，精索静脉可分为三组，他们在外环处有侧支循环互相交通。后组：精索外静脉→腹壁下静脉→股静脉→髂外静脉。中组：输精管静脉→膀胱上静脉→髂内静脉。前组：精索内静脉。睾丸、附睾的静脉主要通过精索蔓状静脉丛回流，静脉丛在腹股沟管内合并为 2～4 条静脉，穿过内环至腹膜后合成一条静脉，称为精索内静脉。右侧精索内静脉向上斜行进入下腔静脉；左侧呈直角进入左肾静脉。精索静脉曲张多见于左侧的原因是：①左精索内静脉长，呈直角进入肾静脉，血流受到一定阻力。

左肾静脉附近的左精索内静脉无瓣膜，因此血液容易倒流。②左精索内静脉位于乙状结肠之后，易受肠内粪便的压迫，影响血液回流。

2. 生理因素

青壮年性机能较旺盛，阴囊内容物血液供应旺盛。所以有些精索静脉曲张可随年龄增长而逐渐消失。另外，长久站立，增加腹压也是发病因素。

3. 其他因素

腹膜后肿瘤、肾肿瘤、肾积水等压迫精索内静脉可引起症状性或继发性精索静脉曲张。原发者平卧时很快消失，继发者常不消失或消失很慢。

【诊断与鉴别诊断】

1. 诊断

（1）本病多见于20~30岁青壮年，大多无明显不适，仅在体检时发现。

（2）精索静脉曲张多发生于左侧。部分患者有阴囊下坠和睾丸疼痛感，症状于行走、站立时加重，平卧休息后减轻。常伴神经衰弱症状；个别严重者，可伴性机能障碍、睾丸萎缩和男性不育。

（3）站立时检查可见阴囊肿大、睾丸下坠；静脉曲张成团，或如蚯蚓状，平卧或托起阴囊时明显减小或消失，站立时再度充盈。不典型的病例可以采用Valsalva's方法检查，被检查者取站立位，检查者用手按压受检者腹部以加大腹压，并请患者屏气用力加大腹压的配合，再观察与触及阴囊内精索静脉，便可发现不同程度的曲张静脉。

根据以上检查，临床上将精索静脉曲张分为三级：

1度（轻度）：站立时看不到阴囊皮肤有曲张静脉突出，但可摸到阴囊内曲张之静脉，Valalva's试验时可出现，平卧时曲张之静脉很快消失。

2度（中度）：站立时可看到阴囊上有扩张的静脉突出，可摸到阴囊内有较明显的曲张之静脉，直径为2mm，平卧时包块逐渐消失。

3度（重度）：阴囊表面有明显的粗大血管，阴囊内有明显的蚯蚓状扩张的静脉，静脉壁肥厚变硬；平卧时消失缓慢。

精索静脉曲张愈明显，睾丸愈小。同时睾丸的质地稍软，提示曲细精管也有异常，这是睾丸功能不全的最早体征。睾丸体积低于15mm，一般有精子形成紊乱。

（4）辅助检测，如红外线热像仪辅助检测、多普勒超声检测、选择性肾静脉造影（此方法为损伤性检查，一般不作为常规检查）。

2. 鉴别诊断

（1）丝虫性精索淋巴管扩张：精索增厚、迂曲、扩张，与精索静脉曲张相似，但有反复发作的丝虫性精索炎史，触诊于精索下部有较细的索团状肿块，立位明显，卧位减轻，可伴有鞘膜积液，入睡后外周血液可找到微丝蚴（有鞘膜积液者可在积液中找到）。

（2）输精管附睾结核：亦可有阴囊部位坠胀不适的症状，但多伴见输精管增粗呈串球状硬结，附睾尾部不规则肿大、变硬。

（3）慢性前列腺炎：也常有睾丸胀痛，但多数伴有慢性前列腺炎的其他症状，如尿频、尿急、会阴胀痛或隐痛等，前列腺液常规检查白细胞增加；触诊无精索静脉曲张。

（4）继发性（症状性）精索静脉曲张：系因肾肿瘤、肾积水、迷走血管等病变压迫或癌栓阻塞肾静脉使静脉血回流受阻所致的精索静脉曲张。可以下列方法初步鉴别：①鞠躬征：弯腰时血液回流压力较小，原发性者曲张的静脉团块可缩小，而症状性者不改变。②挤空征：立位触及曲张的静脉团块后，两手指前后轻挤，由于回流改善，原发性者团块缩小，而症状性的精索静脉曲往往不能缩小。

【辨证施治】

1. 寒凝肝脉证

证候：阴囊坠胀发凉，睾丸少腹抽搐，站立加重，平卧减轻，腰部冷痛，畏寒肢冷，舌淡苔白，脉弦细。

分析：素体阳虚，外感寒湿，客于厥阴肝脉，则阴囊坠胀发凉、睾丸少腹抽搐；寒邪侵袭，更伤阳气，故腰部冷痛、畏寒肢冷；久立血壅于下，则诸症加重；舌淡苔白，脉弦细为寒凝肝脉之象。

基本治法：温散寒湿，活血通脉。

方药运用：当归四逆汤加减。细辛、桂枝温经散寒；当归、丹参、赤芍、红花活血通脉；乌药、小茴香理气以活血；通草利湿；大枣、炙甘草补脾气而调和诸药。诸药合用，共奏温散寒湿、活血通脉之功。

2. 血瘀络阻证

证候：精索静脉曲张，青筋暴露，盘曲成团，时时胀痛，劳累则甚，休息减轻，舌有瘀斑，脉细涩。

分析：瘀血阻络，故青筋暴露，盘曲成团；气血瘀滞，不通则痛，故见时时胀痛；劳则耗气，故劳累则甚，休息减轻；舌有瘀斑，脉细涩乃血瘀络阻之象。

基本治法：活血通络。

方药运用：桃红四物汤合失笑散加减。方中熟地、当归、白芍、川芎养血活血；桃仁、红花、蒲黄、五灵脂、延胡索、川牛膝活血祛瘀，通络止痛；郁金、乌药、川芎行气活血止痛。诸药合用，共奏活血通络之功。

3. 湿热夹瘀证

证候：精索静脉曲张如蚯蚓状，精索粗肿，阴囊坠胀、潮湿、烘热、瘙痒，伴倦怠，脘腹痞闷，口中黏腻、干苦，小便赤涩，舌苔黄腻，脉弦滑。

分析：湿热内生，循经下迫，故阴囊坠胀、潮湿、烘热、瘙痒；湿热下注精络，瘀积不散，精索静脉曲张如蚯蚓状；湿热内停，则倦怠、脘腹痞闷、口中黏腻、干苦；湿性下趋，故小便赤涩；舌苔黄腻，脉弦滑乃湿热之象。

基本治法：清热利湿通络。

方药运用：防己泽兰汤加减。方中防己、泽兰、萆薢、土茯苓、蒲公英清热利湿消肿；柴胡、青皮、荔枝核行气止痛；赤芍、丹皮、丹参、牛膝活血散瘀通络。诸药合用，共奏清热利湿通络之功。

【其他治疗】

对于合并精索炎者，局部外敷青敷膏，日换 1 次。

【转归及预后】

本病经药物或手术治疗大多预后较好，部分严重患者会导致不育、睾丸萎缩。

【预防与调护】

1. 避免剧烈及重体力劳动，以防腹压升高，加重病情。
2. 忌食辛辣刺激食物，保持大便通畅。
3. 性生活要有规律，不穿紧身内裤，洗澡以淋浴为主，不宜浸泡。
4. 若经药物治疗 1 年无效者，应及时手术治疗。

【临证经验】

本病多属实证。或为寒凝肝脉，或为血瘀络阻，或为湿热夹瘀。

治疗原则：无症状的轻度精索静脉曲张不需治疗。非手术治疗：轻度精索静脉曲张或伴有神经衰弱者可托阴囊、冷敷等。手术治疗：较重的精索静脉曲张、精子数连续三次在 2 千万以下或有睾丸萎缩者；平卧时曲张之静脉可消失者，可行精索内静脉高位结扎术。

1. 根据精索静脉曲张临床表现和病理特征，归属于中医"偏坠"、"筋瘤"等范畴。合并不育是较典型的以瘀滞为突出特点的病证，相当于《素问·平人气象论》中的"疝瘕、少腹痛"之证。该病病位在肝，肝气郁结也是基本病机之一。肾精亏虚为本，血脉瘀阻为标，二者互为因果，导致不育。

2. 治疗大法应补益肝肾、活血化瘀为主，佐以益气升提。药理研究表明活血化瘀药物可以改善组织缺血缺氧状况，增加毛细血管开放数目，降低毛细血管通透性，提高容量血管张力及改善微循环，促进组织缺血缺氧造成损害的修复。

3. 某些精索静脉曲张患者，可以采用手术方法结合中医中药治疗，疗效更好。

验案举例

案一　岑某，32 岁，1980 年 9 月 2 日初诊。

患者 5 年前因过度用力移动重物后，发觉左侧阴囊部肿胀微痛，有坠胀感，捏之疼痛，此后遇劳动后疼痛加剧，休息则轻，曾多次治疗未效而转我科治疗。

检查：舌质暗红，边有暗瘀点，脉弦微涩。左侧精索肿胀，站立时可触及曲张静脉如一团蚯蚓，皮色不变。

辨证为劳伤瘀留，阻滞筋脉。治以理气散结，活血通络。

处方：青皮 15g，川楝子 12g，莪术 18g，三棱 18g，地鳖虫 12g，荔枝核 18g，橘皮核各 12g，台乌药 12g，炙甘草 3g，水煎服。

服药 14 剂后，阴囊肿胀消失一半，劳累亦不觉胀痛。再服 10 剂后症状完全消失。

按：精索静脉曲张引起不育的机理尚未完全阐明。大致瘀血阻积于脉络，旧血不去，新血难来，睾丸失于荣养而不育。用较大剂量破气散结之品推陈出新，疏浚脉道，睾丸环境为之一新，功到自然成。

案二　唐某，42岁，1988年11月4日就诊。

1年前，患者出现睾丸坠胀疼痛，痛引至少腹，站立行走则加剧，平卧减轻，我院泌尿外科诊断为左侧精索静脉曲张。诊时情绪低落，头晕目眩，纳少乏力，舌质紫暗，脉虚而涩。辨证为气虚夹瘀。治以益气活血。

处方：炙黄芪30g，茯苓15g，白术15g，甘草5g，延胡索、柴胡各10g，乌药15g，地鳖虫10g，石菖蒲15g，牛膝15g，郁金10g。

连服20剂后，睾丸坠胀疼痛减轻，再服15剂，睾丸坠胀疼痛消失，状如常人。

按：补气药具有滋养作用，能够促进血液循环，增强机体免疫功能；活血祛瘀药有改善血液循环，促进组织因缺血缺氧造成损害的修复；很多补益药对精子密度低、活动率低、活动力弱、畸形精子增多等有较好的治疗作用，能提高配偶的妊娠率。

案三　肖某，29岁，1987年7月29日初诊。

结婚5年未育。夫妇在外院检查，女方未发现异常，男方诊为精索静脉曲张。现会阴部胀闷疼痛，头晕目眩，腰膝酸软，胸闷叹息，脉象细弦，舌红苔薄。经本院泌尿外科检查，确诊为精索静脉曲张。精液常规示精子计数异常，活动率30%。证属肾精不足，肝气失达。拟滋水清肝饮加味治疗。

处方：生地、熟地各15g，生山药30g，山茱萸15g，粉丹皮10g，云茯苓12g，泽泻10g，全当归10g，杭白芍10g，醋柴胡8g，生山栀8g，小茴香10g，川楝子12g，台乌药10g，橘核12g。服药30余剂，诸症消失，精液常规正常。其妻在12月已孕。

按：除了肾精不足外，肝气郁结也是本病的基本病机之一。临床医师一般不会忽略补肾生精，但常常会忘记本病的病位在肝经的事实。据临床所见，必须辅以或清肝，或疏肝，或柔肝，或养肝，不一而足。

案四　王某，31岁，1982年6月6日就诊。

患腰痛多年，婚后6年未育，小便时有尿道滴白，外院诊断为"左侧精索静脉曲张"，治疗无效。体检：腰骶部酸痛，直立或转侧时加剧，左侧阴囊松弛不收，有触痛；伴有头晕失眠，倦怠无力，面色萎黄，纳差，苔微黄厚腻，脉濡无力。此属肾虚湿热瘀阻。宜补肾逐瘀，清热利湿。

处方：杜仲10g，枸杞子10g，薏苡仁10g，泽泻10g，枣仁10g，黄柏10g，藿香15g，竹叶10g，丹参10g。

服药2剂，症状减轻。随症加减，共服30余剂而愈，其妻生育一女。

按：肾为脏，藏而不泻，易虚。膀胱为腑，泻而不藏，易实。所谓湿热为患者，膀胱代之受邪也。肾与膀胱相表里，肾即膀胱，膀胱即肾也。本例属肾虚湿热证，补其虚有助湿之弊，清利湿热，有克伐肾气之虑，若要两顾，如之何？以微温之杜仲补肾气，强腰膝，祛风湿；辅以枸杞子平补肾中精气，怀柔肝阳，枣仁味甘酸平，补肝生津，宁心安神；藿香、薏苡仁坐镇中焦脾运，使湿无生源；黄柏入肾经，丹参走血分，关门截杀热瘀二贼；以泽泻、竹叶之淡渗引余邪从尿窍而出。兵法云：此"围三缺一"之法也。

案五　张某，28岁。

患者近1月来自觉阴囊坠胀发凉，左侧睾丸疼痛，站立或步行时间较长则加重。检查：站立位见阴囊皮肤松弛，左侧精索静脉曲张充血，卧位时即消失，能扪及曲张静脉似蚯蚓状，阴囊发凉，脉弦细，舌淡苔薄白，口不渴，尿清长。属厥阴寒凝气滞。宜温散寒湿，养血通络。

处方：当归10g，桂枝10g，赤芍10g，丹参10g，橘核10g，乌药10g，细辛6g，通草6g，红花6g，茴香6g，大枣6g。

连服10剂，症状完全消除，随访未再复发。

按：阴囊及内容居下焦之极，厥阴之地，阴寒易袭之，气血为之凝塞，筋脉为之弛张迂曲，弹丸之间有累卵之急、倒悬之害。急切以当归四逆汤意化裁消息之，果应手而效。此医者得法，古方活人也。麻黄附子细辛汤亦中。

【现代研究进展】

1. 泡沫剂栓塞可以缓解精索静脉曲张疼痛

耶鲁大学Robert察院White博士报道用螺圈联合十四烷硫酸钠泡沫剂栓塞治疗10例青少年患者和6例成年患者。其中手术治疗复发者5例，运动疼痛者10例，男性不育者1例。结果显示，16例患者中15例治愈，1例无效。White博士指出，以往不能栓塞大量的与精索内静脉并行的小侧支静脉，致使血流经这些小侧支静脉进入精索内静脉，从而导致曲张复发，手术失败；而在采用十四烷硫酸钠泡沫剂栓塞扩张的主干静脉的同时，也能将这些小的侧支静脉栓塞，因而解决了疾病复发的难题。

2. 杨枋等采用腹腔镜下精索内静脉高位结扎术治疗经验

腹腔镜下精索内静脉高位结扎术11例，其中左侧10例（包括1例开放手术后半年复发），双侧1例，手术均获成功，无并发症，手术时间平均40分钟，术后住院时间平均3天，随访6~24个月，平均10个月，无复发，无睾丸萎缩。

腹腔镜下精索内静脉高位结扎治疗精索静脉曲张除有痛苦小、损伤轻、恢复快的特点外，还具有以下优点：①方法简便，腹腔镜的放大作用使局部解剖清晰并易于分辨，还可以在同一通道同时处理双侧病变。②安全性高，手术是高位结扎，无须分离提睾肌，避免精索外静脉，输精管动、静脉以及输精管的损伤，有利于术后侧支循环的建立和恢复。有文献报道由于输精管动脉、提睾肌动脉及睾丸动脉等侧支循环的存在，一并结扎精索内动脉不会造成睾丸萎缩。并且应尽量不要误扎精索内动脉。③复发率低，由于经腹腔镜行精索内静脉高位结扎术是在内环水平以上，真正做到了高位结扎，分支不易遗漏，结扎彻底，不易复发。对开放手术后复发的患者，腹腔镜下精索内静脉高位结扎是最便利和有效的补救措施。

3. 金保方中西医结合治疗精索静脉曲张

例一、黄某，36 岁，1986 年 11 月 21 日入院。患者婚后 9 年不育。性生活正常，女方月经妇检正常，男方精液常规：计数 0.05 亿～0.3 亿/ml，活动率 30%～60%，活动力弱。继续服用补肾生精中药 2 年，多次复查精液常规未见明显进步。近溯病史，左例阴囊时有轻度坠胀感，检查：左侧精索静脉曲张（2～3 度）。又继续服用中药半年左右，病情仍未见明显改善。同年 11 月 24 日行左精索静脉高位结扎切断手术。术后两月精液常规恢复正常，3 个月后女方停经，五个月后查尿妊娠试验（+），足月顺产一子。

例二、王某，31 岁，1983 年 5 月 27 日初诊。患者婚后两年不育。性生活正常，女方月经、妇检正常。既往有手淫史，儿童期曾患腮腺炎。平时经常感冒，腰酸口干，五心烦热，午后面部发热，齿衄，腹胀，尿急，夜寐梦多，脉来细数，舌稍红，边有瘀斑，苔薄白微腻。检查：左侧精索静脉中等度曲张；前列腺液常规：卵磷脂小体 40%，脓细胞（++++）；精液常规计数 0.12 亿/ml，活动率 25%。此为阴虚火旺，湿热蕴洁，下注肝肾之部。先服滋阴降火、清热利湿中药治疗 2 月，复查前列腺液已基本正常。以后继续服用疏肝理气、活血化瘀、补肾益精、清热利湿等中药达一年半之久，阴虚火旺之症未见改善，精索静脉曲张未见变化，精液常规未见起步。患者不愿手术，要求服用中药，乃于 1985 年 1 月 5 日起以补肾活血之中药调治。处方：生地 10g，熟地 10g，沙苑子 10g，益母草 10g，制首乌 12g，当归 10g，川断 10g，女贞子 10g，紫河车 10g，枸杞子 10g，太子参 12g，地骨皮 10g，桃仁 10g。

上药连服 70 剂，至同年 3 月 29 日复查精液常规：计数 1.2 亿/ml，活动率 85%，活动力良好。女方遂妊娠，足月顺产一女。

【小结】

精索静脉曲张是精索蔓状静脉丛扩张、弯曲、伸长。现代医学认为与解剖、生理以及肿瘤压迫等因素有关。中医学认为乃多种病因导致瘀血阻滞。主要为寒凝肝脉，或为血瘀络阻，或为湿热夹瘀。治以活血通络为主。病情严重者，可以采取手术治疗。部分患者会出现不育、睾丸的萎缩。

精液囊肿

精液囊肿（semen cyst）是睾丸和附睾部含有精子的囊肿，常见于青壮年，大多数患病后无症状，10%～20% 病例可出现阴囊部坠胀不适或轻微疼痛。中医文献中无精液囊肿的病名，但根据临床特征应属"痰核"、"痰包"等范畴。

【病因病机】

精液囊肿病位在肝、外肾；病因为饮食不节、情志不遂；其基本病机为枢机不畅，痰浊阻滞；抑或是相火偏亢，炼液成痰，结于肾子所致。

【发病机制及病理】

精液囊肿的形成与输精管部分梗阻有关，但是输精管结扎术后，并不造成原先已存在的精液囊肿变大，所以本病发生并不能单纯从输精管部分梗阻得到解释。本病的起因有两种可能：①先天性：胚胎期起源于旁睾、迷管、睾丸附件或附睾附件；②输精管出管潴留性囊肿，内含精子；其他如旁睾囊肿、睾丸附件囊肿及迷管囊肿不含精子。

精液囊肿囊壁较薄，由两层组织构成，外层为略后的结缔组织，内层为有渗透性及选择吸附性能力之假覆层上皮结构，囊液呈乳白色，不透明，内含少量不活动精子。在室温放置后，精子可逐渐变得有活动能力，有观察在室温下保存 3 日，精子仍能较好活动。囊肿体积较小、球形，可单房、多房、单发、多发，一侧或两侧同时发生。精液囊肿多发生于精子生成旺盛之育龄期。

【诊断与鉴别诊断】

1. 诊断

（1）多见于青壮年，年龄在 25~40 岁之间。

（2）一般无明显症状，有时可出现阴囊部轻微疼痛或坠胀感。

（3）在睾丸或附睾部可触到边缘光滑、界限清楚、质软而带有囊性感的肿块。

（4）肿块透光试验阳性；阴囊肿物涂片镜检，可见不活动的精子。

2. 鉴别诊断

（1）睾丸鞘膜积液：阴囊内肿物。透光试验阳性，诊断性穿刺液体为草黄色，清晰透明，不含精子。

（2）鞘膜积血：常有外伤史，阴囊皮肤出现瘀斑，穿刺可抽出血性液体，不含精子。

（3）腹股沟斜疝：阴囊增大有坠胀感，但阴囊肿物于立位时出现，平卧时可纳入腹腔；可触及正常睾丸，听诊可闻及肠鸣音。

（4）睾丸肿瘤：阴囊增大，坠胀不适，但触诊时睾丸增大，表面光滑，质地坚实，沉重感明显、不透光，正常睾丸感觉消失。

【辨证施治】

1. 气滞痰凝证

证候：阴囊肿大，睾丸或附睾部可扪及质地柔软的圆形肿块，边缘光滑、有囊性感，局部轻微疼痛或坠胀感，性情急躁易怒，胸胁闷胀，舌质淡、苔白腻，脉弦滑。

分析：情志不遂，枢机不利，脾运不健，痰湿内生。肝气不疏，气机郁滞，痰气胶结，壅于厥阴肝脉，故见肿块质地柔软；痰浊乃有形之核，故其形圆滑、边缘清楚，有囊性感；肝脉郁滞，经气不行，故可觉轻微疼痛或坠胀感；肝郁气滞，故性情急躁易怒、胸胁胀闷；舌质淡、苔白腻，脉弦滑，皆为气滞痰凝之象。

基本治法：疏肝理气，化痰散结。

方药运用：逍遥散合二陈汤加减。方中柴胡、白芍疏肝柔肝；当归养血柔肝；白术、茯苓、半夏、陈皮、枳实化痰散结；甘草健脾并调和诸药。诸药合用，共奏理气化痰、散结消肿之功。

2. 阴虚痰结证

证候：阴囊肿大，扪及圆形肿块，质地柔软；伴见性欲偏旺，阳事易举，或伴射精疼痛，尿少色赤，腰膝酸软，口干咽燥，舌红少苔，脉细数。

分析：素体阴虚，或房事不节，恣情纵欲，肾阴不足，虚火内生，故性欲偏旺，阳事易举；阴虚火旺，灼津为痰，阻于精络，故见肿如痰核；肾阴亏虚，失却滋润，则腰膝酸软、口干咽燥、小便短赤；舌质红少苔，脉细数，皆为阴虚之象。

基本治法：滋阴降火，化痰散结。

方药运用：大补阴丸合消瘰丸加减。方中熟地、龟板、猪脊髓、蜂蜜滋补真阴；黄柏、知母泻火坚阴；浙贝母清火化痰；玄参、牡蛎软坚散结。诸药合用，共奏滋阴清火，化痰散结之功。

【其他治疗】

1. 外治法

（1）玉枢丹，米醋调成糊状，外敷患处，日换 1 次。

（2）用小茴香 60g，大青叶 30g，橘核 120g，炒热后置于布袋中外敷患处。未婚及已婚未育者不宜。

2. 手术治疗

精液囊肿症状明显或囊肿体积较大，药物疗法无效时，可行手术切除。有时可以完整剥离，需仔细寻找并结扎精液来源之小孔，以防复发。

【转归及预后】

精液囊肿可以导致性功能障碍，如果它的体积相当大，男子在性交过程中会出现睾丸和阴囊的疼痛，从而导致继发性阳痿；囊肿体积过大并压迫睾丸的血液供应时，可以导致睾丸的萎缩和不育症。经治疗大多预后较好，平时毫无症状，则无需治疗，只要向患者进行详细的解说和教育，解除思想顾虑即可。如果精液囊肿造成并发症或成为患者焦虑的根源时，就应予以手术切除。

【预防与调护】

1. 提倡有规律的性生活，防止睾丸外伤及注意局部卫生，防止感染，避免本病的发生。

2. 患病后，外裤宜宽松，内裤宜紧或用阴囊托抬高阴囊，可减轻睾丸坠胀感觉，有利于早日康复。

【临证经验】

精液囊肿是睾丸或附睾部含有精子的囊肿。此为肝肾之病。一为相火偏亢证，一为气滞痰凝证。前者偏虚，后者偏实，但有时亦不能绝然割裂。一般病程缓慢，预后较好。小而无症状的精液囊肿不需治疗，定期随访即可。

【现代研究进展】

1. 李其焕以四环素囊内注射治疗精液囊肿

治疗方法：阴囊及会阴常规消毒铺巾，右手挤压固定阴囊肿块距阴囊皮肤近处，局麻下7号针穿刺注入配好的0.5g四环素、1%利多卡因稀释液5~10ml。其注入量视囊肿大小而定，一般以抽出囊液量的1/3为宜，拔针后按压5分钟观察10分钟，局部无明显红肿或发紫表现，可嘱患者离去。结果：术后1个月治愈16例，1.5个月治愈3例，2个月治愈2例。1例3个月囊肿仍有三分之一，重复注射治疗1次，1个月后治愈，全部患者4~24个月随访未见复发。

精液囊肿的治疗，手术切除为最彻底的治疗方法，但患者多不愿接受。四环素液呈酸性（pH2.5~3.7），注入囊腔，可使囊壁产生无菌性炎症，破坏浆细胞，并促进囊壁粘连与纤维化，导致囊腔闭塞消失。但大剂量四环素对肝脏有严重损害，因此对囊肿较大、用药量较多或肝功能不良者应慎用。该治疗方法简单，无副作用，患者容易接受，痛苦小，效果良好，只要诊断明确，基层易开展，值得推广。

2. 张孝斌治疗精液囊肿

临床上对40例精液囊肿患者进行囊肿穿刺，囊液抽净后，注入配好的复方铝溶液，无菌敷料加压包扎。治疗后3个月评价其治疗效果并追踪观察6个月。结果：40例精液囊肿患者中治愈21例（52.5%），有效14例（35%），无效5例（12.5%），有效率达87.5%。其中28例获6个月追踪观察，无1例复发。

复方铝溶液的主要成分是硫酸铝钾，俗称明矾，是一种传统的止血中药。研究发现：铝离子可干扰细胞内线粒体的有氧代谢，诱导内质网结构变化，细胞内空泡形成，细胞核染色体蛋白位移，促使细胞内发生凋亡；同时复方铝溶液能使蛋白凝固，降低细胞表面的渗透性，可使囊肿黏膜硬化坏死，发生无菌性炎症而产生粘连，并具有抗菌作用。精液囊肿的囊内注入复方铝溶液后，囊壁内单层立方上皮细胞或扁平上皮细胞渗透压下降，蛋白凝固变性，大部分被破坏；少部分上皮细胞仍有分泌功能，但囊壁血管具有吸收囊液的功能，囊肿逐渐缩小消失。由于复方铝溶液注入囊内，铝不进入血流，因此不会产生对机体其他组织的损害。

3. 邓淑敏的超声诊断

精液囊肿多位于附睾头部，高频超声具有确诊性意义，声像图上表现为附睾头部的圆形或椭圆形液性暗区，具备一般囊肿的声像学特征，数目在1~2枚最为多见。但是由于精液囊肿内多有精子成分，偶尔在囊腔内可见细小光点，此是否系精子团，无确切定论。

阴囊内囊性病灶根据发生部位不同，有以下几种疾病，需要声像鉴别：①精索鞘膜积液，位置较高，在精索部位显示一液性暗区，液性暗区与睾丸鞘膜腔不相通，但儿童患者常可见到积液与腹腔相通（交通型积液）。当积液严重时，暗区深大可至附睾头部，也可致阴囊肿大。此时与精液囊肿的主要鉴别点是仍可见到附睾头部，压迫运动时囊肿与附睾头分离，由于精路未受阻塞，附睾管与睾丸网不会扩张。睾丸网是由曲细精管汇合成直精小管在睾丸纵隔互相吻合而致，在炎症或外伤导致精管受阻，流出不畅时会扩张，睾丸网扩张可作为诊断精液囊肿尤其是巨大精液囊肿的一个佐证，声像图表现为睾丸纵隔强回声区出现网状液性暗区或伴有小囊肿样液性暗区。②睾丸鞘膜积液：阴囊增大，睾丸被液性暗区三面包绕，暗区内漂移的细小光点最为常见，鉴别容易。③睾丸囊肿：相比之下比较少见，是睾丸实质内的潴留性囊肿，系睾丸内精管系统堵塞所致。

【小结】

精液囊肿是睾丸和附睾部含有精子的囊肿，常见于青壮年，大多数患病后无症状。病因为饮食不节、情志不遂，导致枢机不畅，痰浊阻滞；抑或是相火偏亢，炼液成痰，结于肾子。本病可以导致性功能障碍、睾丸萎缩及不育症。现代研究发现注射硬化剂如四环素、复方铝溶液治疗简便易廉。

参考文献

[1] 赫锋. 水调散外用治疗急性附睾睾丸炎 42 例 [J]. 辽宁中医杂志, 2007, 34 (2): 190

[2] 周利军. 龙胆泻肝汤辨证治疗体会 [J]. 中医杂志, 2000, (41): 121

[3] 王庆相, 杨欣, 丁彩飞. 急性附睾睾丸炎中西医结合治疗探讨 [J]. 中国中西医结合外科杂志, 2006, 12 (1): 43

[4] 廖志香. 补脾活血利水法治疗睾丸鞘膜积液 30 例 [J]. 中国中医药信息杂志, 2002, 9 (2): 53

[5] 范崇招. 黄芪水疝汤治疗睾丸鞘膜积液 72 例 [J]. 新中医, 1996, 11: 46

[6] 张华俊, 刘建国, 李相如, 等. 金保方教授运用公英葫芦茶治疗泌尿生殖系疾病拾萃 [M]. 2009 世界中医男科学术大会论文汇编, 601~605

[7] 缪江伟, 宋旭阳, 等. 闭合性睾丸外伤 25 例诊治分析 [J]. 浙江实用医学, 2007, 12 (5): 339

[8] 镇万华, 常江平, 王风. 睾丸损伤的诊断与治疗 [J]. 中华现代外科学杂志, 2005, 12 (23): 2116

[9] 吴军, 黄群. 中西医结合治疗泌尿系感染致睾丸萎缩——附 6 例临床报告 [J]. 新中医, 2006, 38 (7): 81

[10] 丁强, 张元芳, 施达仁. 睾丸癌组织 C-myc 蛋白及 ras 基因产物 p21 蛋白表达评价 [J]. 浙江肿瘤, 1997, 3 (1): 36

[11] 罗文彬. 睾丸癌的研究进展 [J]. 国际泌尿系统杂志, 2007, 27 (6): 820

[12] 林奕涛, 何清湖. 谭新华教授治疗附睾炎的临证经验初探 [J]. 中医药导报, 2007, 13 (4): 20~21

[13] 许厚德. 蛇菇活血汤治疗慢性附睾炎 143 例报告 [J]. 中华现代中医学志, 2005,

1（1）：78

［14］黄健，杨秀珍．加味橘核汤治疗慢性附睾炎 48 例［J］．四川中医，2006，24（12）：67

［15］张尧，江军，靳凤烁，等．药物治疗急性非特异性附睾炎的效果与复发原因［J］．临床泌尿外科杂志，2005，20（7）：405

［16］连娟，陈永超，夏迎华，等．附睾炎及精索炎的彩色多普勒诊断价值［J］．中华现代影像学杂志，2006，3（6）：494

［17］骆勋玉．化脓性精索炎的超声误诊分析［J］．临床超声医学杂志，2006，8（6）：338

［18］杨枋，郝兴发，汪柱，等．腹腔镜下精索内静脉高位结扎 11 例报告［J］．中国微创外科杂志，2005，5（4）：334

［19］李其焕．四环素囊内注射治疗精液囊肿 23 例报告［J］．现代泌尿外科杂志，2001，6（3）：15

［20］张孝斌，杨吉伟，程帆，等．经皮穿刺囊内注射复方铝溶液治疗精液囊肿临床观察［J］．现代泌尿外科杂志，2006，11（4）：235

［21］邓淑敏，章建．超声诊断及穿刺治疗巨大精液囊肿一例报告［J］．第二军医大学学报，2005，26（1）：封三

第五节　阴囊、阴茎、尿道疾病

阴囊感染

阴囊感染（scrotum infection）包括阴囊部的非特异性感染和特异性感染，本节主要讨论前者，又称阴囊急性蜂窝组织炎，是由细菌感染引起的表现在阴囊部位的急性弥漫性化脓性炎症，相当于中医之"囊痈"。以阴囊焮红，坠胀疼痛，继则阴囊肿大，皮肤紧张光亮，发热恶寒，口干喜冷饮，小便赤涩为特征，多由于湿热之邪蕴结于阴囊，气血壅塞不通而成。

【病因病机】

中医认为本病因素体阴虚，感受湿热之邪，下注蕴结阴囊，经络阻遏，气血不通，聚而成痈。也可因久坐湿地，或水中作业，或冒雨，或着汗湿衣裤，寒湿郁久化热，热郁不散，蕴积阴囊而成痈。

【发病机制及病理】

现代医学认为本病主要是阴囊局部感染细菌而引起的化脓性疾病。其主要致病菌为金黄色葡萄球菌、溶血性链球菌，也可由厌氧菌或腐败性细菌引发。由于阴囊皮肤皱襞多，且温暖潮湿，细菌容易聚集繁殖，遇阴部外伤，如抓破或泌尿生殖系疾患（尿失禁、尿外

渗、附睾炎等），细菌就可侵入引发感染。此外，亦可由其他部位化脓性感染直接扩散而来，或由淋巴系统及血行感染播散而来。

【诊断与鉴别诊断】

1. 诊断

（1）初起时阴囊红肿，焮热疼痛，寒热交作，继则肿胀增大，单侧或双侧阴囊皮肤紧张发亮，形如瓠状，坠胀疼痛加剧，局部灼热烫手。若失治而继续发展，则病势加剧形成脓肿，局部触及波动感，溃破流脓，腹股沟淋巴结肿大。可伴全身发热、口干饮冷、小便赤涩等全身症状。

（2）实验室检查：血常规白细胞总数增高，中性粒细胞比例升高，淋巴细胞比例降低，并有核左移现象；细菌学检查可作分泌物涂片及细菌培养，以明确致病菌。

2. 鉴别诊断

（1）腹股沟斜疝：阴囊肿大，按之软而不坚、不热。阴囊肿大随体位变动，立位出现，卧位则消失，血常规白细胞总数一般不高。而本病与体位变化无关，局部灼热，血常规白细胞总数高。

（2）睾丸鞘膜积液：阴囊肿大如水晶，不红不热，胀而不痛，很少有全身症状。透光试验阳性。

（3）阴囊湿疹：阴囊皮肤有红色丘疹，浸淫糜烂，瘙痒奇甚；慢性期见阴囊皮肤粗糙肥厚，状如疥癣，不肿不胀，不痛或微痛。

（4）睾丸炎、附睾炎：主要是睾丸肿痛，如炎症蔓延至阴囊，阴囊也会红肿。本病只阴囊红肿，一般不会波及睾丸。

（5）阴囊坏疽：病情急重，阴囊由红肿迅速紫黑腐烂，甚则阴囊皮肤大片脱落，睾丸外露。本病之皮肤红肿，不会紫黑腐烂，皮肤不会大片脱落。

【辨证施治】

1. 湿热蕴结证

证候：阴囊红肿，焮热疼痛，身发寒热，甚则阴囊肿大，皮肤紧张光亮，形如瓠状，伴口干饮冷、小便赤涩、大便干燥，舌质红，苔黄腻，脉弦滑数。

分析：肝肾素虚，湿热之邪乘虚侵袭下注；或寒湿客之，郁久化热，蕴结于阴囊，气血壅遏，致使阴囊红肿、焮热疼痛，甚则阴囊皮肤紧张光亮、形如瓠状；湿热之邪伤营卫，正邪相争，营卫不和，故身发寒热；口干喜冷饮、小便赤涩、舌红苔黄腻、脉弦滑数，乃湿热俱甚之象。

基本治法：清热利湿解毒。

方药运用：龙胆泻肝汤加减。方中龙胆草大苦寒除肝经湿热；黄芩、栀子清热泻火；金银花、连翘清热解毒；木通、车前子、泽泻清利下焦湿热；柴胡疏肝；当归、生地养血和肝；甘草调和诸药。若化脓，或溃后脓液黄稠者，可加炙山甲、皂角刺透脓。诸药共奏清热利湿解毒之功。

中成药：①犀黄丸，解毒、散结、止痛，口服，每次 1~2 丸，每日 2 次。②连翘败毒丸，解毒散结，口服，每次 1~2 丸，每日 2 次。

外治法：①如意金黄散 10g，用蛋清或凡士林调匀，敷于阴囊，然后用纱布包扎，每日换药 1 次。②白矾 60g，雄黄 30g，生甘草 15g，水煎后趁热熏洗。③50%芒硝溶液，湿敷阴囊局部，适用于初期未溃患者。④脓已成时，施行手术切开排脓，并放置引流条；或用针管穿刺抽出脓液。

2. 阴虚热毒证

证候：阴囊化脓溃破，脓液稀薄，肿痛不减，身热不除，精神不振，舌质红少苔，脉细数。

分析：热邪久必伤及阴津，导致阴液亏虚，热毒之邪留恋，则见阴囊化脓溃破、脓液稀薄、肿痛不减、身热不除、精神不振；舌红少苔、脉细数为阴虚之象。

基本治法：滋阴清热除湿。

方药运用：滋阴除湿汤加减。方中生地、当归、白芍、川芎养血活血；金银花、黄芩、知母、栀子凉血清热解毒；泽泻利湿；川贝母、陈皮理气消痈肿；甘草调诸药。诸药配伍，共奏滋阴除湿清热解毒之功。

外治法：先提脓去腐，待脓尽，宜生肌散收口，用生肌散红油膏盖贴。

【其他治疗】

初期用大量抗生素及支持疗法治疗。炎症早期可用呋喃西林软膏或莫匹罗星软膏，湿敷，每日 2~3 次。当脓肿形成时，应及时切开引流，并清除坏死组织，创口可用 3%的过氧化氢溶液清洗，创面用抗生素软膏或黄纱条引流脓液。

【转归及预后】

本病只要及时治疗，治疗得法，精心护理，预后良好。若失治、误治，会发生败血症等危候，同时影响生育。

【预防与调护】

1. 应卧床休息，用布袋或阴囊托悬吊；禁止房事。

2. 忌食辛辣油腻食物；保持局部清洁，内裤柔软宽大并勤洗勤换。

3. 局部禁用带有刺激性或化学性药物外涂。

【临证经验】

1. 囊痈与脱囊均属阴囊感染范畴

囊痈与脱囊均属阴囊感染范畴，仅是病情轻重而已。我的老师许履和老教授过去单用中医中药治疗囊痈、脱囊数十例，获效甚显。他指出："本病（指脱囊）势若险重，治之得当，预后尚佳。"现在，随着抗生素的广泛应用，卫生知识的普及，预防措施的得力，囊痈发病率渐渐减少，脱囊更属罕见。

2. "以消为贵"为本病的治疗原则

"以消为贵"为本病早期治疗原则和目的，以促进炎症局限、消散、吸收。若按之应指，内脓已成，则应切开排脓，通畅引流，毒随脓泄，不难愈合。

验案举例

刘某，1个月。

出生18天，阴囊下皮肤破碎，后即右睾肿胀，治之无效。今睾丸大如鸡卵，阴囊皮肤红紫。考虑其由热毒外侵，阻于肝络而成子痈、囊痈。兹拟解热毒、清肝火、和气血，仿枸橘汤加减。

处方：川楝子6g，全枸橘6g，青皮3g，赤芍4.5g，泽泻6g，生甘草3g，连翘6g，紫花地丁15g，半边莲6g。

服2剂，同时用黄连的油膏纱布加青敷膏，敷阴囊红肿处，每日1换，局部肿胀已明显消退。药既应手，无事更张，原方3剂，后即痊愈。

按：新生儿患囊痈者甚少。此病由感染热毒而起，因其睾丸肿大，故内服药仍用枸橘汤加紫花地丁、连翘、半边莲以解其热毒，局部用黄连油膏纱布以保护皮肤，青敷膏以解毒消肿。

【现代研究进展】

1. 张长义等治疗药物性阴囊炎

药物性阴囊炎多因药物过敏后损伤脾胃，湿热内生，蕴于肝肾，循经下注阴囊，浸淫肌肤所致。可采用生肌止痒散治疗。枯矾6g，赤石脂6g，滑石6g，制没药6g，冰片1g，将前4味药研成细末后，和冰片研匀，装入瓶内密封。先用生理盐水局部清洗，再根据皮损面积外扑适量干药粉，外贴适当敷料，早晚各换药1次。方中枯矾解毒医疮，收湿止痒；滑石清热祛湿敛疮；冰片、没药、赤石脂防腐止痒收口。诸药合成散剂，直接接触创面后，使溃疡处迅速湿敛肌生，热清痒止，皮肤干燥而愈。治疗结果：96例均在5天内治愈（皮损全部干燥，瘙痒消失）。

2. 岳东民治疗阴囊感染导致尿瘘体会

对阴囊感染的患者，特别是感染灶接近尿道沟海绵体者，应积极抗炎治疗，力争在感染破溃入海绵体之前控制感染；对睾丸、附睾炎的患者应考虑到感染扩大并可能破溃入海绵体；对阴囊部位的手术应重视术中、术后的无菌观念及强有力的消炎治疗；对尿道狭窄，排尿不畅的患者，出现阴囊的感染更应重视。

【小结】

阴囊感染多由于湿热之邪蕴结于阴囊，气血壅塞不通而成。是由细菌感染引起的表现在阴囊部位的急性弥漫性化脓性炎症，以阴囊焮红，坠胀疼痛，继则阴囊肿大，皮肤紧张光亮，发热恶寒，口干喜冷饮，小便赤涩为特征。需与腹股沟斜疝、睾丸鞘膜积液、阴囊湿疹、阴囊坏疽、睾丸炎、附睾炎等相鉴别。湿热蕴结证，治以清热利湿解毒，方用龙胆泻肝汤加减；阴虚热毒证，治以滋阴清热除湿，方用滋阴除湿汤加减。西医初期用大量抗生素及支持疗法治疗；脓成时需切开排脓、引流。本病预后大多较好。

阴囊坏疽

阴囊坏疽（scrotal gangrene；fournier gangrene）是会阴外生殖器的感染性、坏死性筋膜炎，炎症引起皮下组织中的血管发生血栓，造成皮肤发生坏疽，临床甚少见。本病可分为原发性和继发性两种。中医学统称为"脱囊"。

【病因病机】

中医学认为，本病由于素体阴虚，湿热火毒侵于肝经，下注阴囊，热胜肉腐，势若燎原而致，俗谓之"湿火囊痈"。也可由于阴囊外伤，或原患绣球风，复感火毒，而成"脱囊"。

【发病机制及病理】

本病75%以上有明确病因，常见泌尿生殖系统源者有并发尿外渗的尿道狭窄、尿路结石、经尿道器械检查等；结直肠周围脓肿、坐骨直肠脓肿、直肠器械操作、克隆氏病等是肠源性坏疽的原因，糖尿病则是继发性阴囊坏疽的主要原因。由于阴囊皮肤松弛、多皱襞、潮湿，易使污垢存留，细菌迅速大量繁殖，蜂窝组织抵抗力差，细菌自毛孔侵入或自轻微的摩擦损伤处侵入，阴囊迅速水肿，呈急性炎症表现。最常见的致病菌是大肠杆菌、多形性杆菌、链球菌和葡萄球菌，需氧菌可引起血小板凝集，而厌氧菌有产生肝素的倾向，二者加速小血管内凝血，引起小血管内血栓形成，混合感染以厌氧菌为主。由于皮下闭塞，腔内需氧菌引起的氧张力减少，致使厌氧菌得以生存繁殖，无氧代谢产生的氢及氮不易溶解，弥散而积聚皮下，产生皮下气肿。化脓细菌及坏死组织分解产生毒素，引起毒血症、败血症、肾衰，甚至多脏器衰竭等。

【诊断与鉴别诊断】

1. 诊断

（1）早期症状为阴囊红、肿、热、痛，伴有全身畏寒、发热。起病急，变化快。阴囊很快变成紫色，起水疱，说明感染已至深部。约半数患者有捻发感。起病后48~72小时阴囊皮肤可出现坏死，坏死范围可上至髂嵴，下至肛门周围。坏死组织流出暗褐色带有恶臭的液体。皮肤坏死后，阴囊疼痛减轻，此时易误认为病情好转，若全身症状仍然明显，此乃败血症征兆。

（2）X线检查可见阴囊内有气体，B超可发现睾丸鞘膜积液，阴囊壁积气。血常规检查有白细胞增高。

2. 鉴别诊断

（1）囊痈：起病时均有阴囊红肿灼热，但囊痈一般不会坏死，无捻发音，X线检查阴囊内无气体。

（2）阴囊瘀血：阴囊外伤后皮肤紫暗，与本病相似，多见外伤及手术史，本病多无外伤及手术史。

（3）睾丸鞘膜积液：鞘膜积液一般无红肿热痛，不会变紫坏死、脱落。

【辨证施治】

1. 湿火下注证

证候：见于初中期。阴囊焮红肿胀，灼热剧痛，继则皮肤紫黑腐烂，脓水淋漓，或有臭气，甚则阴囊烂尽，睾丸暴露，伴寒热大作、口渴喜饮、小便黄赤、大便干结；舌红苔黄腻，脉弦滑而数。

分析：湿热火毒下注于厥阴肝经，或久卧湿地，使阴囊皮肤湿烂，火毒之邪乘机而入，相搏于阴囊，脉络阻滞，湿热化火，故阴囊焮红肿胀，灼热剧痛；热壅肉腐，则皮肤紫黑腐烂，脓水淋漓或有臭气，甚则阴囊烂尽，睾丸暴露；正邪交争剧烈，故寒热大作；湿热内盛，伤及阴津，口渴喜饮，小便黄赤，大便干结，舌红苔黄腻，脉弦滑而数乃湿热下注之象。

基本治法：益气养阴。

方药运用：益气养阴汤加减。生黄芪、太子参益气；生地、当归、鳖甲滋阴血；知母、黄柏、丹皮、赤芍清退气分、血分之热；泽泻、茯苓渗湿泄热；生甘草调和诸药。诸药合用，共奏益气养阴之功。

中成药：琥珀蜡矾丸，每服5g，每日2次。

外治法：脓腐脱尽后，掺以轻乳生肌散，外盖黄连油纱布，每日换1次。

2. 气阴两虚证

证候：见于后期。腐肉红赤，脓水清稀，或尿中夹有脓液，午后灼热隐痛，伴潮热口干、自汗盗汗，舌红苔少，脉细数。

分析：湿热毒火，久陷脏腑，耗气伤阴，故腐肉红赤，脓水清稀，或尿中夹有脓液；气阴两虚则午后灼热隐痛，潮热口干，自汗盗汗；舌红苔少，脉细数乃气阴两虚之象。

基本治法：清热利湿解毒。

方药运用：泻热汤加减。黄连、黄芩、连翘、金银花清热解毒；车前子、木通、猪苓、泽泻渗湿泄热；当归、丹皮养血活血凉血。诸药合用，共奏清热利湿解毒之功。

中成药：龙胆泻肝丸，每次6g，每日3次。

外治法：阴囊红肿处外敷青敷膏，每日换药一二次。阴囊腐烂处，外掺五虎丹，外盖黄连油纱布，并用鲜荷叶包裹，每日换药一二次。

【其他治疗】

1. 全身治疗

首先是抗休克治疗，补充血容量，根据血气分析结果来调节酸碱平衡。大剂量、联合应用两三种广谱的抗生素，病情严重者辅以糖皮质激素。高热应首选物理降温，疼痛可服用去痛片或肌注颅通定。加强营养支持，控制高血糖。必要时，高压氧治疗。

2. 局部治疗

手术治疗清创要彻底清除坏死组织，清创范围要达到皮肤与皮下组织不易分离处，密切观察组织的活力，及时切除失活组织，但要尽量减少清创次数。

创口用3%过氧化氢冲洗。一旦明确诊断，即使无坏死，也要切开阴囊皮肤引流、减压。如果尿液污染创面，则应留置导尿；若有尿外渗，可行耻骨上膀胱造瘘；创面大，待感染消除后再植皮；睾丸外露，先将睾丸植于同侧大腿内侧或腹壁皮下，伺机再造阴囊。

【转归及预后】

本病变化迅速，病情凶险，死亡率高，因此需要高度重视。

【预防与调护】

1. 治疗期间，宜仰卧静养，并以阴囊托固定患处，减轻疼痛。

2. 注意外阴卫生；积极治疗阴囊皮肤病、糖尿病等，预防坏疽的发生。

3. 密切观察全身情况，及时给予相应治疗，并防止中毒性休克的发生。

4. 注意局部护理，保持创面清洁。

验案举例

任某，成年。

初诊：湿热下注厥阴，阴囊破烂流滋，两侧睾丸暴露，是脱囊重症也。年过花甲，恐有痛厥之虑。姑仿王氏法加味，冀其应手为幸。

处方：川连（盐水炒）2g，连翘10g，归尾10g，车前子（包）12g，赤猪苓各10g，银花10g，木通草各5g，泽兰泻各10g，生甘草2g。3剂。

二诊：案佚。①鲜生地12g，赤芍10g，全当归9g，连翘10g，银花12g，赤猪苓各10g，泽兰泻各10g，车前子（包）10g，木通草各5g，川柏（盐水炒）6g。②局部先用五虎丹拔毒，后用轻乳散收口，外用鲜荷叶包裹。

原注：此人两侧睾丸均烂掉，病愈后发音如雌声。

按：脱囊又名囊脱，临床较为少见。初诊时所用之方是从《外科全生集》中囊脱方加减而出（黄连、归尾、连翘、黄芩、甘草、木通）。马培之说："此方治囊脱颇效，可用。"至后许克昌所编之《外科证治全书》治囊脱亦系此方，并定名为"泻热汤"。疗效甚佳。

【现代研究进展】

1. B超诊断阴囊坏疽

阴囊坏疽依据典型症状、体征，诊断并不困难，关键在于早期诊断。但早期皮肤坏疽不明显时，遇有阴囊刺痛、瘙痒、肿胀等应警惕此病，对阴囊急性蜂窝织炎患者更应想到本病。Dogra等报告利用超声扫描坏疽对阴囊皮下组织气体作出诊断。并可鉴别睾丸、附睾扭转、附睾炎、阴囊内血肿及嵌顿性腹股沟斜疝。嵌顿于阴囊的腹股沟斜疝在超声检查下也可发现气体，但这种气体位于疝囊袋内肠腔，可与阴囊坏疽相鉴别。超声检查安全、可靠、经济、方便，有较高的实用价值。

确诊后早期清创十分重要，应早期多处切开肿胀皮肤进行引流，坏死组织需及时、彻底清除，可减轻皮肤张力、毒素的吸收及防止阴囊皮肤大面积坏死。术中清创常难以界定坏死组织，组织缺氧与感染因素互为因果，术后引流不畅等因素易使病变蔓延。故术前可行 CT 或 MRI 检查确认清创范围，术后充分引流。高压氧可作为一种综合治疗的辅助疗法，增加组织的氧张力，创造一种富氧环境，能抑制产气荚膜梭状杆菌生长及 A_2 外毒素的产生，减少坏死组织蔓延，促进创面愈合。

2. 范海涛等阴囊重建治疗阴囊坏疽

阴囊重建是本病的一个难点。对阴囊皮肤几乎完全坏疽的患者，清创后待炎症消退，创面长出新鲜肉芽后，仍需游离周围皮肤或移位皮瓣重建阴囊。小面积的坏疽，经局部处理后无需阴囊重建。对于老年患者，在征得患者及家属同意后，亦可切除睾丸后缝合皮肤。部分患者经游离睾丸与精索，游离周围皮肤亦可重建阴囊，但术后睾丸位于腹股沟内，如皮肤缺损过大，则需植皮或皮瓣修复。有报道对 6 例因皮肤缺损过大患者行腹股沟皮瓣阴囊再造。由于皮瓣基底足够宽，保证血运，同时无需二次手术断蒂，减少了手术次数，术后随访 3 年，患者睾丸正常，无睾丸萎缩发生，性功能正常，阴囊外观呈椭圆形，但无收缩性及皱褶，下肢、阴囊及腹股沟区无不适。

3. 董立明等治疗特发性阴囊坏疽

局部涂布 MEBO，每 8 小时 1 次，并与清除坏死组织相结合。结果：1 例 2 周治愈，另 1 例 4 周治愈，未行自体皮移植治疗。MEBO 可促使创面愈合，且有较强的抗溶血性链球菌与金黄色葡萄球菌的作用。MEBO 的主要成分是黄柏内酯和 β-谷甾醇，它们是三萜类化合物的衍生物。黄柏内酯和 β-谷甾醇具有亲水、亲油两种基因物质，是一种表面活性剂，因而具有润湿、渗透、乳化、增容、洗涤的作用。MEBO 对创面提供既湿润又不浸渍的组织生长环境，它的基质与创面坏死的组织水解、酶解、皂化、酸化，使创面坏死组织由表入里、无损伤性的自动液化、排除，起到了祛腐生肌作用。MEBO 还具有防止细菌再侵入及创面损伤作用，从根本上防止了因溶血性链球菌与金黄色葡菌球菌感染而导致的创面加重、加深，最终达到创面愈合，一般不需手术植皮治疗。

【小结】

阴囊坏疽是会阴外生殖器的感染性、坏死性筋膜炎，炎症引起皮下组织中的血管发生血栓，造成皮肤发生坏疽。中医学认为本病乃素体阴虚，湿火浸于肝经，下注阴囊，热胜肉腐，势若燎原而致。一经确诊，首先是抗休克治疗；大剂量、联合应用两三种广谱的抗生素；清创要彻底清除坏死组织，深度要达到筋膜。中医辨证分为湿热下注和气阴两虚两个证型，早期多为湿热下注，后期多为气阴两虚。现代研究发现 B 超在早期诊断中有优势；阴囊重建对于后期的修复有较高价值。

阴囊象皮肿

阴囊象皮肿（scrotum elephantiasis），是晚期丝虫病最多见的体征。是因局部淋巴管反复被感染，淋巴水肿，纤维组织增生所引起的疾病。以阴囊肿大，皮肤增厚，表面粗糙，纹理深陷，阴茎皮肤增厚，阴茎及包皮下陷缩回，或深藏于巨大象皮肿之间囊内为主要临床特征。中医属"子肿"、"㿉疝"范畴。现代医学认为与丝虫感染有关。

【病因病机】

中医学认为，本病多因湿热下注，虫阻络道，血瘀气滞所致。湿性重浊，积聚于厥阴之脉，湿性黏腻，非易骤化，故肿胀难消；湿阻于络，血瘀气滞，故皮肤增厚而有结节。

【发病机制及病理】

象皮肿由于阴囊、阴茎皮肤淋巴回流到腹股沟淋巴结，如果在腹股沟淋巴结因丝虫感染发生阻塞和淋巴管发炎可导致阴囊、阴茎皮肤淋巴回流障碍，大量淋巴液潴留在阴囊、阴茎皮肤内。初期为淋巴液肿，若在肢体，大多为压凹性水肿，提高肢体位置，可消退。继之，出现非压凹性水肿，提高肢体位置不能消退，皮肤弹性消失。严重时可由于淋巴液中蛋白刺激，使纤维组织增生，引起阴囊、阴茎皮肤及皮下组织增厚，使皮肤呈疣样或桑椹样。

病理改变包括：①急性期过敏和炎症反应：幼虫和成虫的分泌物、代谢及虫体分解产物及雌虫子宫排出物等均可刺激机体产生局部和全身性反应。早期在淋巴管可出现内膜肿胀，内皮细胞增生，随之管壁及周围组织发生炎症细胞浸润，导致淋巴管壁增厚，瓣膜功能受损，管内形成淋巴栓。浸润的细胞中有大量的嗜酸性粒细胞。②慢性期阻塞性病变：淋巴系统阻塞是引起丝虫病慢性体征的重要因素。由于成虫的刺激，淋巴管扩张，瓣膜关闭不全，淋巴液淤积，出现凹陷性淋巴液肿。以后淋巴管壁出现炎症细胞浸润、内皮细胞增生、管腔变窄而导致淋巴管闭塞。以死亡的成虫和微丝蚴为中心，周期浸润大量炎症细胞、巨噬细胞、浆细胞和嗜酸性粒细胞等而形成丝虫性肉芽肿，最终导致淋巴管栓塞。阻塞部位远端的淋巴管内压力增高，形成淋巴管曲张甚至破裂，淋巴液流入周围组织。由于阻塞部位不同，患者产生的临床表现也因之而异。

【诊断与鉴别诊断】

1. 诊断

（1）发病前多有丝虫感染史及阴囊部丹毒发作史。

（2）急性期阴囊红赤，肿胀疼痛，常伴寒战高热，腹股沟淋巴结肿痛；炎症数日即消退，但阴囊体积逐渐呈弥漫性增大。

（3）早期多为阴囊阴茎淋巴水肿。继则阴囊肿大，皮肤增厚，表面粗糙而质地尚松软；阴茎多数不肿大，并被阴囊皮肤遮盖。

（4）晚期严重者阴囊肿大如斗，皮肤极度肥厚、变硬，犹如干燥皮革样，失去弹性及收缩力。有时表面呈颗粒状或疣状，不痛，影响行走、劳动和性生活。

（5）阴茎皮肤多有破裂且易继发感染。有时可合并乳糜尿。

（6）丝虫的诊断分为病原诊断和免疫诊断。前者包括从外周血液、乳糜尿、抽出液中查微丝蚴和成虫；后者为检测血清中的丝虫抗体和抗原。

2. 鉴别诊断

（1）阴囊水肿：由于阴囊过敏（虫咬血管神经性水肿）、炎症、挫伤、肿瘤压迫下腔静脉回流或全身性疾病（如心力衰竭、肾病综合征、高度腹水、恶病质等）导致阴囊壁组织内积聚过多的水分，表现为阴囊明显肿大，皱纹消失，透亮而有光泽，压之有明显凹陷而无压痛。如伴有炎症可有压痛和充血。

（2）鞘膜积液：可因炎症、结核、肿瘤、外伤或血丝虫感染而引起的一般鞘膜积液。病程缓慢，肿大的阴囊呈囊性，有弹性波动感，透光试验阳性。从阴囊肿大的形状位置和能否卧位时消失可确定鞘膜积液的类型。睾丸鞘膜积液呈梨形，触之光滑，有弹性及囊性感；交通型鞘膜积液，卧位检查时肿大的阴囊可逐渐变小乃至消失；精索鞘膜积液位置偏高，位于阴囊上方。巨大的鞘膜积液可影响行走和劳动，但无疼痛。由于黏液包裹着阴囊内含物，所以不能触得睾丸和附睾，若疑为继发性鞘膜积液，可穿刺吸去积液后仔细检查睾丸及附睾情况。

（3）丹毒：由于阴囊皮肤上淋巴网炎性病变，使皮肤充血水肿有压痛，病变皮肤界线清楚，常伴有全身症状，如发热、寒战等。

（4）阴囊蜂窝组织炎或坏疽：是阴囊蜂窝组织急性感染，阴囊突然充血、肿胀、疼痛，严重者阴囊皮肤变硬、色泽变暗，形成坏疽，有时按之有捻发音，并有特殊的臭味。常伴有寒战高热、恶心、呕吐等毒血症状，创面渗出物细菌学检查，多为溶血性链球菌、绿脓杆菌、金黄色葡萄球菌和厌氧链球菌混合感染。

（5）尿外渗：有尿道膀胱外伤史，或有尿道瘘管史，尿液可漏入阴囊蜂窝组织内，表现为阴囊明显肿大、皮肤苍白，皱纹消失，透亮而有光泽，按之有明显凹陷。须紧急处理，否则可继发感染。

【辨证施治】

1. 寒湿证

证候：相当于慢性期淋巴水肿。阴囊逐渐肿大，皮肤光亮，继则变粗变硬，皮色不变，阴囊下垂，行走沉胀，不痛不痒，舌苔薄白，脉沉细。

分析：湿热生虫，虫阻络道，水湿泛滥，而见阴囊皮肤光亮，逐渐肿大；湿性重浊，易于下趋，故见阴囊下垂，行走沉胀；湿性黏腻，非易骤化，阴囊肿胀难消而见局部皮肤变粗变硬。舌苔薄白，脉沉细乃寒湿之象。

基本治法：温经通络，理气消肿。

方药运用：萆薢消肿汤加减。方中萆薢渗湿，配刘寄奴、马鞭草、姜皮以散瘀利水而消肿；牛膝性善走下，穿山甲性善走窜，行散通络能消肿胀；桂枝通阳气，化阴寒，善治水湿停滞；痰饮内生，配荔枝核、橘核、小茴香温中散寒；附片、沉香、木香温阳理气共散寒邪。全方共奏温经通络，理气消肿之功。

外治法：慢性期可用透骨草60g，鲜樟树叶、松针各30g，生姜15g，切碎，煎汤熏洗，每晚 1 次，每次 15 分钟。

2. 湿热证

证候：相当于急性发作或继发感染。阴囊或阴茎红肿热痛，伴恶寒发热，口干溲黄，尿道刺痛，大便秘结，舌红苔薄黄，脉弦滑数。

分析：湿郁于内，日久化热，或感受热毒之邪，湿热互结，故局部皮肤红肿热痛；热毒之邪与卫气抗争则恶寒发热；湿郁化热，故见口干溲黄、大便秘结、尿道刺痛；舌红苔薄黄，脉弦滑数乃湿热之象。

基本治法：杀虫解毒，利湿消肿。

方药运用：马鞭草汤加减。方中马鞭草、薏苡仁、槟榔、冬瓜皮、柴胡利水消肿、退热、杀虫；土茯苓、虎杖、黄芩清热燥湿解毒；栀子、丹参、丹皮清热泻火、凉血解毒；全瓜蒌、大黄能涤痰导滞、通腑泻火。全方共奏杀虫解毒，利湿消肿之功。

外治法：急性发作或继发感染时，卧床休息，抬高阴囊，局部外敷青敷膏。

【其他治疗】

抗丝虫药物治疗：海群生对两种丝虫均有杀灭作用，对马来丝虫的疗效优于班氏丝虫，对微丝蚴的作用优于成虫。国内海群生的常用疗法为每次 4.2g，服用 7 日，治疗班氏丝虫病；每次 1.5~2.0g，连用 3~4 日，治疗马来丝虫病。患者服药后可因大量微丝蚴的死亡而引起变态反应，出现发热、寒战、头痛等症状，应及时处理。为了减少海群生的副作用，现在防治工作中广泛采用了海群生药盐，按每人每天平均服用海群生 50mg 计算，制成浓度为 0.3% 的药盐，食用半年，可使中、低度流行区的微丝蚴阳性率至 1% 以下，且副作用轻微。我国研制成功抗丝虫新药呋喃嘧酮（furapyrimidone），对微丝蚴与成虫均有杀灭作用，对两种丝虫均有良好效果。用总剂量每千克体重 140mg，连用 7 日疗法，对班氏丝虫病的疗效优于海群生。

对象皮肿患者除给予海群生杀虫外，还可结合中医中药及桑叶注射液加绑扎疗法或烘绑疗法治疗。对阴囊象皮肿及鞘膜积液患者，可用鞘膜翻转术外科手术治疗。对乳糜尿患者，轻者经休息可自愈；也可用 1% 硝酸银肾盂冲洗治疗。严重者以显微外科手术作淋巴管-血管吻合术治疗，可取得较好疗效。

【转归及预后】

经中西医结合治疗，大多预后较好。

【预防与调护】

1. 普查、普治丝虫病。

2. 保持阴囊部清洁，减少感染机会。

3. 使用阴囊托抬高阴囊，以利局部淋巴回流。

4. 注意保温，不宜过劳，保持情绪稳定，节制性交，忌食生冷及辛辣之品。

验案举例

刘某，45岁，南京人。1982年8月3日初诊。

24年来患者阴囊包皮象皮肿反复发作4次。此次发已1个半月，由淋雨后诱发。表现为阴囊象皮肿，皮肤增厚潮红，阴茎内疼痛，全身发热已退，双侧精索增粗，午后低热，口眼有烘热感，夜寐不佳，大便秘结，纳谷不佳，小便正常，舌红有裂纹，苔薄白微黄。曾有丝虫病史。此为阴虚湿热下注。治以滋阴降火，清利湿热。

方药：萆薢12g，刘寄奴15g，炒甲片6g，马鞭草15g，天花粉10g，牛膝10g，生地12g，牡丹皮6g，银花藤15g，炒甘菊6g，川断10g，六一散（包）12g，5剂。

8月10日，药后局部肿胀渐消，但劳累后局部仍红肿疼痛作胀。再以原法续施，其病遂愈。

按：阴虚而夹湿热，滋燥最难偏任，唯有滋阴降火，清热燥湿并举，则病无遁情矣。

【小结】

阴囊象皮肿由于丝虫感染所致，在找到微丝蚴明确诊断后，在抗丝虫治疗的基础上，结合中药内服、外敷，必要时手术治疗，大多可获痊愈。

阴囊湿疹

阴囊湿疹（scrotum eczema）是一种阴囊表皮的变态反应性、炎症性皮肤病。皮疹以多形性，易慢性化，易复发，瘙痒剧烈为特征，比较顽固，不易根治。

根据临床表现，本病分为急性湿疹、慢性湿疹和亚急性湿疹，急性期相当于"糜烂型"；慢性期相当于"干燥型"。本病属于中医之"绣球风"、"肾囊风"，中药内外并治，常能收到预期效果。

【病因病机】

中医学认为，本病因禀赋不耐，误用药物而诱发；或因阴囊潮湿，汗液浸渍，内裤摩擦所致；或饮食不节，或湿热内生，下注肝经，聚于阴囊而成；或湿热久稽，伤津耗血，血虚燥而生风而致。

【发病机制及病理】

现代医学认为，阴囊湿疹的原因比较复杂，有内部因素，又有外部因素。过敏体质的人，精神长期紧张、情绪变化起伏较大的人易患本病；另外，患有一些疾病，如慢性消化系统疾病、胃肠功能紊乱、内分泌失常、新陈代谢障碍的人，在外部因素的作用下，也易患本病。外部的因素包括：①生活、工作的环境潮湿，空气的湿度比较大；②外界刺激（寒冷或炎热）使出汗比较多，过度的搔抓等；③内裤较紧，或异物摩擦，穿化纤的内裤都可以诱发阴囊湿疹。

【诊断与鉴别诊断】

1. 诊断

本病好发于夏季，但冬季亦可见到。急性期可见阴囊表面潮红、渗液、丘疹或疱疹、糜烂、结痂，同时易并发感染；慢性期可见阴囊被以灰褐色小鳞屑或痂皮，阴囊皮肤增厚、粗糙，呈苔藓样变。

2. 鉴别诊断

（1）阴囊癣：为浅部真菌感染，损害为针头大小丘疹或丘疱疹，排列成环状，常有清楚的边缘，伴有糠皮状脱屑。取鳞屑检查可见菌丝和孢子。

（2）核黄素缺乏症：也可见阴囊皮损为边缘清楚的淡红色斑片，有丘疹、结痂、浸润和肥厚，并伴舌尖和舌萎缩。用维生素 B_2 治疗有明显效果。

（3）乳房外湿疹样癌：外观类似湿疹，但仔细观测，皮损为境界清楚的红色斑片，表面有渗出结痂和角化鳞屑，逐渐扩大，甚至出现溃疡。需要作组织病理检查以明确诊断。

【辨证施治】

1. 湿热下注证

证候：多见于急性期，阴囊皮肤出现丘疹，瘙痒奇甚，抓破后糜烂流水，或有脓性分泌物，阴囊皮肤红赤灼痛，伴身热、心烦、口渴、大便干、尿短赤，舌质红，苔黄腻，脉滑数。

分析：湿热相搏，循经下注，浸淫肌肤，故阴囊皮肤出现丘疹，瘙痒奇甚，抓破后糜烂流水，或有脓性分泌物，阴囊皮肤红赤灼痛；湿热内盛，故身热、心烦、口渴、大便干、尿短赤；舌红，苔黄腻，脉滑数乃湿热之象。

基本治法：清利湿热。

方药运用：龙胆泻肝汤加减。方中龙胆草、黄芩、黄柏、黑山栀、紫花地丁、半边莲大苦大寒清下焦湿热；木通、车前子、泽泻、六一散清热利湿，使湿热从下而出；柴胡疏肝清热；金银花、连翘清热疏风。诸药合用，全方共奏清利湿热之功。

外治法：用10%黄连水冷湿敷，或用青黛散，麻油调成糊状，敷患处，日一二次。

2. 血燥生风证

证候：多见于慢性期。阴囊皮肤干燥，甚则皲裂，皮损色暗或色素沉着，瘙痒剧烈，伴有口干咽燥、大便干结、失眠多梦，舌红苔薄黄，脉弦细。

分析：久病阴虚血燥，肌肤失养，故阴囊皮肤干燥，甚则皲裂；阴血不足，濡养失司则皮损色暗或色素沉着、口干咽燥、大便秘结、失眠多梦；血虚生风，故瘙痒剧烈；舌红苔薄黄，脉弦细乃血虚风燥之象。

基本治法：养血润燥祛风。

方药运用：祛风换肌丸加减。方中大胡麻、何首乌、天花粉、当归、川芎养血活血，滋阴润燥，寓"治风先治血，血行风自灭"之意；配伍威灵仙祛风除湿，苦参清热燥湿，石菖蒲芳香化湿，苍术燥湿健脾，上药合用使风湿俱去；牛膝活血通经，引药下行；甘草清热解毒，调和诸药。诸药合用，共奏养血润燥祛风之功。

外治法：先用蛇床子30g，苦参15g，煎汤熏洗；再用黄灵丹，麻油调敷，日2次；如仍不见效，可用2号止痒膏麻油调搽，日一二次。

【转归及预后】

急性、亚急性湿疹较易治愈；若处理失当，极易拖延，且反复发作，时轻时重，转为慢性，不易治愈。

【预防与调护】

1. 避免食用易致敏食物及刺激性食物，如鱼虾、酒类、辣椒等；多食新鲜蔬菜、豆类食品。

2. 患处忌搔抓、热水烫洗，少用碱性皂、液。

3. 养成良好的卫生习惯，经常温水淋洗，勤换内裤。

4. 注意体内其他感染病灶。

【临证经验】

1. 阴囊湿疹各种皮损可单独或同时出现

急性、亚急性和慢性三期可并存，这就增加了治疗上的复杂性和难度。急性湿疹采用中药内外并治，不难奏效。而慢性湿疹，往往颇费周折。

2. 黄灵丹是治疗慢性湿疹的有效外用验方

一般止痒起效时间7~10天，皮损康复时间约1~3个月。

黄灵丹处方：煅石膏120g，飞滑石60g，飞甘石60g，黄柏120g，轻粉9g，东丹50g，梅片6g，研细末，外用。

用法：先用蛇床子30g，苦参15g，煎汤熏洗，再用黄灵丹适量，麻油调成糊状，外敷患处，日2次。

3. 防护是治疗慢性湿疹的重要环节

防护既可配合治疗，提高疗效，缩短疗程，又可保持和加强疗效的稳定性，减少和避免病情加重或愈而复发。

验案举例

董某，38岁，已婚。

3年来每于夏秋之交，阴囊瘙痒流滋，此次发已经旬。先是右下肢丹毒复发，以后阴囊又起疹子瘙痒，自用龙胆紫外搽，近3天阴囊皮肤剥脱，疼痛较甚，昨至某医院就诊，搽可的松软膏，疼痛更剧，故来我院诊治。症见阴囊左侧表皮剥脱，糜烂色红，脓液较多，阴囊右侧皮肤满布丘疹，皮色潮红，灼热疼痛，形体畏寒，口中干苦，溲黄便溏，舌苔根中微黄而腻，脉弦有力。考虑其由流火初愈，湿热未净，留于肝经，诱发宿疾，故"绣球风"亦从此发作。治拟清利肝经湿热之法，用龙胆泻肝汤主之，并配以外治。

处方：龙胆草4.5g，柴胡2g，黑山栀4.5g，黄芩9g，黄柏9g，木通3g，车前子9g，六一散（包）12g，金银花12g，紫花地丁12g，连翘10g。2剂。

10%黄连水，阴囊部冷湿敷。

内外并治2天，阴囊左侧糜烂处已大部分干燥，脓液减少，阴囊右侧皮疹亦好转，灼热疼痛缓解。再以原法续治3天，阴囊左侧糜烂基本告愈，疼痛大减。再治7天，诸症消失。

按：阴囊皮肤剥脱、糜烂灌脓，热毒颇盛，此为绣球风继发感染，内服龙胆泻肝汤加金银花、连翘、紫花地丁、黄柏清热解毒，外用黄连水冷湿敷去其湿火。内外并投，效如桴鼓。

【现代研究进展】

1. 汪卫平以当归饮子加味治疗慢性阴囊湿疹

治疗组48例，中药内服以当归饮子加味：当归、白芍、地肤子各15g，徐长卿、丹参各20g，生地、防风、白蒺藜、荆芥、何首乌、川芎、生黄芪、生甘草各10g。每日1剂，水煎服。中药外用：苦参30g，白鲜皮20g，蛇床子、川黄柏、明矾各15g，水煎汁150ml外洗和湿敷患处，早晚各1次。

对照组24例，内服扑尔敏4mg，每日3次，西咪替丁片0.2g，每日3次，外用10%的硼酸溶液外洗湿敷患处，早晚各1次。

结果：治疗组治愈19例，显效10例，好转6例，无效3例，总有效率93.8%；对照组治愈4例，显效8例，好转5例，无效7例，总有效率70.8%。

当归饮子加味方中，当归、川芎、丹参、何首乌、白芍、生地活血通经，养血润燥，意在欲去其风，先活其血，盖"治风先治血，血行风自灭"；防风、荆芥、白蒺藜、徐长卿、地肤子祛风止痒；黄芪益气固正，且使气行血行；甘草和中润燥。合而用之，共奏补气养血，润燥祛风止痒之功。从现代医学的观点来看，徐长卿、地肤子、防风、荆芥、甘草等祛风止痒、和中润燥之品具有抗过敏止痒作用，能明显缓解临床症状，而当归、川芎、丹参、生地、何首乌等活血化瘀药物可改善病变部位的血液循环，可能是由于改变皮肤组织细胞的超微结构，使病变皮肤转为正常。临床结果表明，应用养血润燥祛风止痒之当归饮子内服，配合清热利湿、祛风止痒的中药外洗，是治疗慢性阴囊湿疹的有效方法。

2. 杜付祥治疗阴囊湿疹

止痒洗剂由下列药物组成：土茯苓30g，仙鹤草20g，明矾10g，川椒10g，苦参20g，蛇床子30g，百部10g，当归10g。应用时取上药1剂，加水3000ml煮沸10~20分钟，取汁先熏后洗，早晚各1次，每次30~60分钟。同时配合服用当归苦参丸（北京同仁堂制药厂生产），每日2次，每次1丸，饭后服。10日为1疗程，治疗2个疗程后判定疗效。在服药的同时嘱患者应忌食辛辣鱼腥，勿过劳累。

结果：本组病例经治疗1~2个疗程全部获效，其中痊愈27例，显效3例。

止痒合剂的主要作用是清热燥湿，益气活血，祛风止痒。方中用大剂量苦参、蛇床子清热燥湿；土茯苓性凉味甘，与川椒相伍，有清热祛风止痒之效；明矾酸寒，寒能清热，酸能收敛；仙鹤草味苦涩性平，与百部相合，有收湿杀虫止痒之效；当归辛温活血养血与仙鹤草相伍益气活血，取其"治风先治血，血行风自灭"之意。以上诸药寒热并用，攻补兼施，共奏清热燥湿，益气活血，祛风止痒之效。

3. 李月玺治疗湿疹经验

（1）湿疹的主要病因有五：即风热、湿热、血热、血瘀、血虚。发病初起，风湿热邪客于肌肤；病情进展，湿热蕴结于内，熏蒸于外，或血中毒热；病情迁延，湿阻成瘀，或血热搏结成瘀；本病后期，风热伤阴化燥，瘀阻经络，血不营肤；或气阴两虚，血虚风燥。急性、亚急性湿疹最常见血热、风热、湿热三种证型。

（2）治疗方法：李月玺老师在本病临证中非常注重运用四诊合参、辨证求因、审因论治的中医大法。根据急性、亚急性湿疹病因病机的普遍性，结合个案的特殊性，随证加减调治。

血热型：发病急，病程短，皮肤潮红，丘疹密集，或有水疱，瘙痒无休，身热口渴，心烦，大便秘结，小溲短赤，舌质红，苔少或黄，脉弦滑或弦数。故治以清热凉血，方用湿疮颗粒方（主要成分有：紫草、赤芍、白鲜皮、野菊花、苦参、龙胆草、凌霄花、生牡蛎等）加减，重用凌霄花、紫草、槐花、生地榆、丹皮、赤芍，入血分，加强凉血作用。药效学动物实验证明，湿疮颗粒有较好的抗过敏和抗急性渗出性炎症作用。

湿热型：发病较急，病程较长，皮肤潮红，丘疹，丘疱疹，水疱渗液明显，瘙痒难忍，口渴不欲饮，身倦纳差，舌质红，苔黄或黄腻，脉滑数或弦滑。故治以燥湿清热，方用湿疮颗粒方加减，重用苦参、土茯苓、白鲜皮、地肤子、茵陈蒿、龙胆草，清肝胆、祛湿。

风热型：发病迅速，以红色丘疹为主，泛发全身，剧痒，常抓破出血，而渗液不多，舌质红，苔薄白或薄黄，脉弦或数。故治以疏风清热凉血。方用湿疮颗粒方加减，重用蝉衣、牛蒡子、防风，祛除在表风邪。

（3）论治抓主要矛盾，兼顾其他：李月玺老师治疗急性、亚急性湿疹，强调血热在本病发生发展过程中的重要作用。但考虑临床上几种证型较难绝对分开，告诫以上几个方面都要兼顾，突出凉血一法。由于剧烈瘙痒，难以入睡，搔抓加重病情，所以在清热、凉血、祛风基础上，佐以安神药。李老师总结治疗本病十字方针为清热，凉血，祛风，祛湿，止痒。

（4）用药心得：李月玺老师治疗急性、亚急性湿疹，善用凉血药，紫草用至30g。痒重以风为主，加全蝎10g，熄风止痒或酌加蝉衣10g，防风10g；痒重以湿热为主，加白鲜皮15g，苦参15g，白蒺藜15g，地肤子15g，清热利湿止痒；痒重晚上明显，加钩藤30g或珍珠母30g，生龙骨30g；痒重日久，加乌梢蛇10~15g，蝉衣10g，蜂房6g，活血化瘀，通络搜风，解毒止痒。大便秘结者，必加生大黄6~10g，通下解毒。儿童湿疹加山楂10g，鸡内金6g，薏苡仁10g，健脾化湿，加强疗效。多发于头面及双上肢时，加苍耳子10g，散风祛湿止痒；好发于双下肢者，加加地肤子15g，清热利湿止痒。病情严重有渗出时，可用 3% 硼酸水湿敷；无渗出时，可用中药煎剂外洗，药用苦参 30g，白鲜皮 30g，黄柏 30g，每次浸泡 30 分钟，每日 1~2 次。内服、外用并治，收效颇佳。

（5）强调预防和减少复发：李月玺老师认为急性、亚急性湿疹处理失当，极易拖延，且反复发作，时轻时重，转为慢性，故特别强调饮食起居调摄。首先在饮食上，减少食用鱼、虾、蟹和豆制品、牛羊肉、竹笋、咖啡等，忌饮酒、辣椒等调味品。同时勿用下列物品外洗：过热的水、食盐水、碱水、肥皂、化妆品。尽量避免紧张、疲劳，注意调适情绪；减少搔抓。不穿化纤内衣，保持大便通畅。

【小结】

阴囊湿疹是一种变态反应性、炎症性皮肤病。临床分为急性湿疹、慢性湿疹和亚急性湿疹。原因比较复杂，有内部以及外部因素。急性期及亚急性期多表现为湿热下注，治以龙胆泻肝汤加减；慢性期多为血虚风燥，治以祛风换肌丸加减。急性期治疗不彻底容易迁延为慢性。本病注意饮食调摄；切忌搔抓。

缩 阴 症

缩阴症又称缩阳症，是以男性自觉阴茎发麻、发凉，缩入腹内为主要特征的疾病。其发作急骤，具有一定的流行性。《灵枢·邪气病形》曰："肝脉微大为阴缩。"进入 20 世纪 80 年代以来，本病报道甚多，用中医药、针灸治疗效果理想。西医认为本病属于感应性精神病的一种，并称之为"焦虑反应性精神病"。

【病因病机】

本病主要是由于肝阳或肾阳虚弱，外感寒凉，如久卧冰冷之地，或天寒入水，或嗜食生冷，或房事受寒等，均可侵犯肝肾之经，引起阴茎内缩、小腹挛痛、阴部发凉抽动、畏寒心悸、心烦意乱、焦虑紧张和怕死感等症。

1. 肾阳虚弱是其本，寒湿外袭是其标。肾主二阴，寒性收引，标本相加而阴缩。

2. 肝血不足，复感寒湿，亦可引起缩阴。盖肝主筋主痛，肝脉络阴器，入少腹。寒湿阻于肝脉而阴缩，少腹拘急而剧痛。

3. 成年人多见于深夜排精后，起床小便，或用冷水洗涤前阴，寒湿之邪乘虚而入。

4. 盛怒之后，肝失疏泄，反疏为缩；子病及母，累及肾阳，阳衰则阴寒内盛，凝滞收引，导致阴缩。

【发病机制及病理】

西医学多认为本病属于感应性精神病，它的发生与社会文化、宗教信仰及迷信观念有密切关系。其发病多与暗示与自我暗示的作用有关。

【诊断与鉴别诊断】

1. 诊断

（1）起病多急骤，发作有一定的流行性和群体性，多见于文化封闭、落后地区。

（2）儿童病前有吹风受寒、过久游泳史，成人有大怒史，或排精后受凉史。

（3）发病时患者自觉局部发麻、发凉、疼痛、抽搐、阴茎内缩，并产生相应的保护性行为，精神紧张，惊叫。

（4）发病时检查阴茎缩短，睾丸上提，阴囊挛缩等。

（5）病情缓解后患者多感头晕、头痛、神疲乏力等。

2. 鉴别诊断

（1）**阳痿**：阴茎不能勃起或举而不坚，但无阴茎内缩及睾丸内缩，无少腹疼痛。

（2）**子痛**：睾丸部放射性疼痛，但无阴茎及睾丸内缩。

（3）**房事茎痛**：房事过程中阴茎疼痛，但无阴茎内缩及少腹疼痛。

【辨证施治】

1. 肾阳虚寒证

证候：多见于成人排精后受寒者。阴茎内缩，少腹冷痛，周身畏寒，甚则战栗，躯体蜷曲，面色晦暗，四肢清冷，精神萎靡，呵欠连连，小便清长。舌淡苔薄白，脉沉迟而弱。

分析：肾阳虚弱，无力温运，虚寒内盛，故阴茎内缩，少腹冷痛，周身畏寒，甚则战栗，躯体蜷曲，面色晦暗，四肢清冷，精神萎靡，呵欠连连，小便清长等寒象；舌淡苔薄白，脉沉迟而弱乃肾阳亏虚之象。

基本治法：温肾散寒。

方药运用：金匮肾气丸加减。方中熟附子、肉桂、小茴香、胡芦巴、核桃肉温肾散寒；熟地、女贞子、怀山药滋阴补肾；荔枝核、乌药、生姜理气温经散寒。诸药合用，共奏温肾散寒之功。

2. 寒凝肝脉证

证候：多见于儿童受寒湿者。阴茎、睾丸紧缩，少腹或大腿内侧牵掣剧痛，全身怕冷，精神紧张，头昏头痛，每于吹风受寒后发作，舌淡紫，苔薄白，脉弦而缓。

分析：寒邪侵入肝经，寒性收引、凝滞，肝经经气不通则阴茎、睾丸紧缩，少腹或大腿内侧牵掣剧痛；全身怕冷，精神紧张，舌淡紫，苔薄白，脉弦缓乃寒凝肝脉之象。

基本治法：暖肝散寒，舒筋缓急。

方药运用：当归四逆汤加减。方中熟附子、肉桂、小茴香、吴茱萸温肝散寒；当归、白芍养血柔肝缓急；柴胡、乌药、木香、延胡索理气疏肝；炙甘草调和诸药。诸药合用，共奏暖肝散寒缓急之功。

针灸疗法：命门（灸）、肾俞（针灸）、神阙（灸）、关元（针灸）、三阴交（针）。强刺激，留针半小时，灸15分钟。

【转归及预后】

本病与心理因素有关，消除心理障碍多能痊愈，预后较好。

【预防与调护】

1. 破除迷信，加强科学卫生知识的宣传，杜绝缩阴症的发生与流行。
2. 消除紧张情绪，加强体育锻炼，增强抗病能力。
3. 房事之后，休息保暖，切勿冷浴。
4. 避风寒，忌食生冷。

【临证经验】

缩阴症临床较为少见，起病急，来势凶，病情重，患者及家属惊恐万状，需按急症处理。现代医学常将本病忽略，至今病源尚难肯定。国内都是个案报道，马来西亚等东南亚国家有流行发作倾向。近年来，本人根据其阴缩、阴痛、流行的临床特征，考虑恐系"病毒"作祟，故在辨证论治基础上，加板蓝根、马鞭草、虎杖、羌活等抗病毒中药，大大提高了治疗效果。特提供这一治疗思路，供海内外同道研究参考。

【现代研究进展】

1. 曹胜文针灸治缩阳症

若寒凝肝脉，气血凝滞所致，治宜温经暖肝，理气止痛。取大敦以温肝散寒、疏通经络；关元补肾气、益命火、散寒凝；三阴交为足三阴交会穴，补之以通经活络、调和气血。诸穴合用，使寒散滞通，诸症可消。若肾阳虚亏，命门火微，阴寒内生，宗筋拘急，治宜温补肾阳。取大敦以暖肝散寒，通经络；肾俞、三阴交阴阳双补；关元可温补下元之虚；补命门以益肾壮阳，共奏益火之源的功效，故缩阳可愈。

2. 李银昌辨证分型治疗缩阳症

本病除寒凝肝脉型及肾阳虚寒型外，还可有阴虚火旺型。方用知柏地黄汤配龟板滋阴降火，二至丸清热养阴，黄连、肉桂引火归源，收效甚佳。各个证型在辨证施治的基础上，都可以加入小茴香、荔枝核、吴茱萸等以温阳散寒，理气止痛，且可灵活结合单方验方、针灸推拿综合治疗，对缩阳症有较好的效果。

【小结】

缩阴症是以男性自觉阴茎发麻、发凉，缩入腹内为特征的疾病，其发作急骤，具有一定的流行性。西医学多认为本病属于感应性精神病，与社会文化、宗教信仰及迷信观念有密切关系。中医学认为本病主要是由于肝阳或肾阳虚弱，外感寒凉所致。治疗以心理治疗为基础。中医治疗常分为肾阳虚寒证和寒滞肝脉证，分别治以温肾散寒、暖肝散寒，选用金匮肾气丸加减和当归四逆汤加减。

阴茎头包皮炎

包皮及阴茎头同时感染，称阴茎头包皮炎（balanoposthitis），简称阴茎感染。本病初起时阴茎头和包皮充血水肿，继而发生糜烂，或发展为溃疡。中医属"疳疮"范畴，大致与"下疳"、"袖口疳"等相似。

【病因病机】

中医学认为本病多因湿热、火毒下扰，袭于阴茎而生。

1. 包皮过长，或坐卧湿地，或交合不洁，湿热之毒蕴结于前阴。

2. 余年萌动，未经发泄，败精浊血，留滞宗筋。

3. 行房之前，涂布热药，忍精不泄，火郁阴茎。

【发病机制及病理】

西医学认为引起阴茎头包皮炎的主要原因是包茎或包皮过长。另外，不洁性交、药物刺激或过敏，也是致病的原因。

【诊断与鉴别诊断】

1. 诊断

本病常发于包茎或包皮过长的患者。潜伏期一般为 3~7 天。初起阴茎头和包皮红肿、灼热、疼痛、奇痒，继而发生糜烂，或形成大小不等的溃疡，并有臭秽的乳白色脓性分泌物。后期可见包皮、阴茎头粘连，包皮不能上翻，严重者尿道外口狭窄。一般无全身症状。发展至坏疽时，可有寒战发热，周身乏力，腹股沟淋巴结肿痛。外周血白细胞总数及中性粒细胞比例可有升高。

2. 鉴别诊断

（1）坏疽性阴茎头包皮炎：由螺旋体及梭形杆菌混合感染所引起。发病时阴茎头及包皮黏膜浅表糜烂，除有恶臭的脓性渗出物外，黏膜表面还可形成较深的溃疡。若继续发展，可使阴茎头及包皮组织发生坏死。患者此时常伴有寒战、高热等全身症状。分泌物涂片找到螺旋体及梭形杆菌，即可确定诊断。

（2）软下疳：由杜克雷嗜血杆菌引起。有不洁性接触史。

（3）硬下疳：由梅毒螺旋体引起。有不洁性接触史。

【辨证施治】

1. 湿热下注证

证候：龟头破裂，甚则肿胀糜烂，脓液黄浊，败精臭秽，小便淋浊，大便秘结，舌质红，苔薄黄而腻，脉细弦滑。

分析：湿热下注肝经，壅遏阴器，故龟头破裂，甚则肿胀糜烂，脓液黄浊，败精臭秽，小便淋浊；湿热熏蒸，津液耗伤，则大便秘结；舌质红，苔薄黄而腻，脉细弦滑乃湿热下注之象。

基本治法：清热除湿。

方药运用：八正散加减。方中萹蓄、瞿麦、车前子、木通利水渗湿泄热；生大黄、生山栀清热除湿；生甘草调和诸药。诸药合用，共奏清热除湿之功。

中成药：龙胆泻肝丸，每服 6g，每日 3 次。

2. 淫毒传袭证

证候：包皮肿胀光亮，状如水晶，破流腥水，麻痒而痛，小便黄赤，舌苔黄腻，脉弦滑。

分析：淫毒传袭，壅遏阴器，故包皮肿胀光亮，状如水晶，破流腥水，麻痒而痛；淫毒属热，易伤津液，故小便黄赤；舌苔黄腻，脉弦滑亦乃淫毒之象。

基本治法：辟秽解毒。

方药运用：二子解毒汤加减。土茯苓、黄柏、皂荚子、肥皂核、猪牙皂清热辟秽解毒；杏仁、蝉蜕、僵蚕、防风、金银花、牛蒡子疏风散邪；猪脂调和诸药。全方共奏辟秽解毒之功。

中成药：黄连解毒丸，每次 6g，每日 3 次。

3. 忍精火郁证

证候：龟头痒痛，渐生疙瘩，色紫腐溃，血水淋漓，阳物易起，舌红苔少，脉细而弦。

分析：忍精不泄，火郁于内，故龟头痒痛，渐生疙瘩，色紫腐溃，血水淋漓，阳物易起；舌红苔少，脉细而弦乃郁火伤阴之象。

基本治法：解毒泻火。

方药运用：黄连解毒汤加味。方中黄连、黄芩、黄柏、生山栀共奏泄三焦火毒，除下焦湿热之功。

中成药：芦荟丸，每服 6g，每日 3 次。

【其他治疗】

急性发作的治疗是将包皮上翻或切开包皮背侧以利引流，局部用 1∶5000 高锰酸钾溶液浸洗，或涂上抗生素油膏，如金霉素软膏等。同时全身用抗菌药物（抗生素），如注射青霉素，每次 80 万单位，每天 2~3 次。急性发作期过后，应到医院做包皮环切术。如尿道狭窄者，还需作整形手术。由药物过敏引起的还应服用抗过敏药物。

【转归及预后】

本病大多较易治愈，预后好。

【预防与调护】

1. 包皮过长及包茎患者，应及早行包皮环切术。

2. 包皮过长者，注意保持清洁，洗涤时不可用力搓洗及频繁使用碱性皂、液。

3. 小便失禁及尿后滴沥患者，更应注意局部卫生，要勤换内裤。

4. 有药物过敏史，应注意用药安全。

【临证经验】

中药外治有奇效，可选用验方皮炎洗剂（生大黄、黄芩、黄柏、苦参），白天浸泡，夜间冷湿敷；或青黛散（青黛、石膏、滑石、黄柏）干掺或麻油调敷患处。可以苦寒泻火，散热除湿，止痒解毒，能控制本病急性炎症，无任何副作用，可以放心使用。

验案举例

案一　吴某，26 岁，已婚，农民。1983 年 7 月 4 日初诊。

患者包皮过长，近来龟头及包皮水肿疼痛，在当地肌注抗生素、口服药、外涂药膏（药名不详），未见效果，特来南京求治。就诊时龟头部及包皮均红肿、灼热疼痛，并有痒感，包皮可勉强上翻，包皮内有米粒、绿豆大小不等的浅表溃疡，上被脓苔，臭秽，全身无明显不适，小便黄，苔脉如常。此为湿毒蕴结而成袖口疳。治拟利湿解毒，内外并治。

处方：皮炎洗剂 1 包，煎汤待冷，白天浸泡，晚上冷湿敷，连用 3 天。龙胆泻肝丸，每服 6g，每日 3 次。经治 3 天，阴茎头包皮炎已明显好转，再治 3 天，获痊愈。嘱其择期行包皮环切术，以免复发。

按：龙胆泻肝丸合皮炎洗剂悉从清热泻火，解毒泄邪着手，病在浅表，故用中成药内外并投而效。

案二　达某，36 岁，已婚。

1 月前因不慎，手指搓破龟头，5~6 天后龟头部出现红肿，继而化脓溃破，形成溃疡，两侧腹股沟淋巴结亦肿大，轻度压痛，康华氏反应（-），经抗生素治疗未愈，后又用中药黄连膏、生肌膏、珠黄散等治疗 1 周，未见好转。现症见龟头部冠状沟左侧可见 2cm×1cm 之溃疡，有少许脓性分泌物，肉芽鲜红，周围略有水肿，轻度压痛。此为感染湿毒而成下疳。

处方：龙胆草 3g，山栀 10g，云茯苓 10g，柴胡 2g，生地 12g，车前子 10g，泽泻 10g，木通 3g，当归 10g，生草梢 3g；下疳散，掺于龟头部溃疡，盖黄连油膏纱布。

4 天后龟头部疮面即见干燥，溃疡范围缩小。连治 10 天，溃疡愈合。

按：龟头红肿流脓，腹股沟淋巴结肿大，用龙胆泻肝汤清利湿热，固不可少，但局部处理，更为重要，下疳散具有解毒消肿，提脓生肌之功，对感染引起之龟头部溃疡尤为灵验。

【现代研究进展】

1. 廖昭荣研究包皮龟头炎的致病菌及抗生素应用

包皮龟头炎细菌性感染率为 82%，多为暂住菌，以金黄色葡萄球菌为主，与性伴细菌性阴道炎感染菌株一致。其药敏示对青霉素、红霉素最耐药；其次是头孢氨苄、头孢拉啶、环丙沙星占半数耐药；仅庆大霉素、卡那霉素相对高度敏感。故浅表性包皮龟头炎的治疗应首选抗革兰阳性球菌的抗生素，部分可合并抗白色念珠菌治疗。

2. 庄田畈以三黄疗毒汤合珠黄散治龟头炎

三黄疗毒汤组成：生大黄 30g，黄连 10g，黄柏 15g，蚤休 20g。珠黄散组成：黄连 15g，冰片 5g，共研细末，加珍珠末 3g 混匀。三黄疗毒汤水煎 20 分钟，取 500ml 药液（可使用 4~5 次）。用清水洗净阴茎及龟头，先以三黄疗毒汤温热药液浸泡龟头约 15 分钟，擦干后用珠黄散均匀撒布于龟头病变部位并以无菌纱布覆盖，每日 2~3 次。注意保持干燥。35 例患者全部治愈。其中治疗 1 周者 24 例，治疗 2 周者 10 例，治疗 3 周者 1 例。

方中重用大黄泻火解毒、凉血逐瘀；同时选用黄连、黄柏清热燥湿、解毒疗疮；蚤休清热解毒、散瘀消肿止痛。配用珍珠末清热解毒、去腐生肌；冰片清热止痛。现代药理研究表明，大黄主要成分为大黄酚、大黄素及大黄酸，对葡萄球菌、溶血性链球菌、包皮垢杆菌、淋病双球菌等多种细菌均有不同程度的抑制作用；大黄煎剂对一些常见的致病性真菌有抑制作用。黄连主要成分为小檗碱，其对葡萄球菌、链球菌、枯草杆菌等均有较强的抗菌作用，对沙眼衣原体、滴虫以及多种皮肤真菌有明显抑制作用。黄柏主要含小檗碱及黄柏碱，黄柏煎剂对多种致病性皮肤真菌均有不同程度的抑制作用，对阴道滴虫也有一定程度的抑制作用。蚤休含多种生物碱，能抑制病毒、细菌，特别是多种致病性皮肤真菌。冰片主要含龙脑、异龙脑和樟脑，具有较强的抑菌和抗炎作用。珍珠末含有多种氨基酸，能有效地促进肌肉新生，加速溃疡愈合。

3. 刘岩等外敷一效散治疗包皮龟头炎

一效散的组成：煅炉甘石、滑石、朱砂、冰片、片栗粉等。先将冰片、朱砂研成极细末，过 100 目筛，然后将炉甘石粉徐徐兑入研磨均匀。用套色混合法，将滑石粉、片栗粉兑入，含量均匀即得，备用。每日晨起及晚上临睡前，用温水清洗包皮、龟头后，于局部温湿之时以棉签外涂一效散适量，布满创面即可，早晚各 1 次，7 天为 1 疗程。

结果：①显效：局部症状完全消失，包皮、龟头表皮颜色恢复正常 83 例；②有效：局部症状明显减轻，皮肤颜色基本接近正常 10 例；③好转：局部症状减轻，皮肤颜色改善不明显 5 例；④无效：局部症状无变化 2 例。总有效率 98%。

一效散方中的炉甘石有止血、消肿毒、生肌、收湿除烂作用，主要含碳酸锌，煅后含氧化锌，具有解毒、收敛、祛腐等功效；朱砂有消肿、止痛收敛作用；滑石、冰片清热收湿、防腐止痒，外敷面形成被膜，有保护创面和吸收分泌物的作用；片栗粉即淀粉，有生肌、保护创面作用。诸药合用，具有解毒敛疮、祛腐生肌之功效，使新肉旺盛生长，促进局部包皮、龟头溃疡的愈合。

【小结】

阴茎头包皮炎的主要原因是包茎或包皮过长。另外，不洁性交、药物刺激或过敏也是致病的原因。中医学认为本病多因湿热、火毒下扰，袭于阴茎而生，总属下焦实热证。大致分湿热下注、淫毒传袭、忍精火郁三型施治。局部用 1∶5000 高锰酸钾溶液浸洗，或涂上抗生素油膏。包皮过长及包茎患者，应保持清洁，及早行包皮环切术。

阴茎硬结症

阴茎硬结症（peyronie's disease），即阴茎纤维性海绵体炎，是阴茎海绵体白膜与阴茎筋膜之间发生纤维硬结的一种病变。以阴茎背侧出现单个或数个斑块为主要特征，常在中老年男性中发病。属于中医"阴茎痰核"、"玉茎结疽"范畴。

【病因病机】

中医认为，本病属于前阴疾病，正如明·汪机著的《外科理例》中说："一弱人茎根结核，如大豆许，劳则肿痛。"前阴者，宗筋之所聚，太阴阳明之所合。肝郁气滞、饮食不节、脾胃虚弱，或外感寒湿等造成气机失调，脾失健运，浊痰内生，下注宗筋，皆可凝结而成痰核。也有久病入络，瘀血阻滞，痰瘀搏结而为病。

1. 情志内伤，肝郁气滞

长期郁闷恼怒或忧愁思虑等，使气机郁滞，则肝气失于条达。而津液的正常循行及输布有赖于气的统率，气机郁滞，则津液易于凝聚成痰。气滞痰凝，结于阴茎则形成玉茎结疽。

2. 感受寒湿，邪侵肌肤

肝肾不足，居处湿冷、冒雨涉水或经常坐卧湿地，寒湿之邪浸渍肌肤，且湿邪困遏，影响脾胃的运化功能；脾不能运又使湿从内生，津液停聚而为痰，痰凝气滞而为病。

3. 脾气虚弱，失于健运

脾主运化，脾虚失运则水湿之邪易于内生。若长期饮食不节，如嗜酒过度、饥饱失宜、过食肥甘生冷等，导致脾胃运化传导失职；或劳倦内伤、久病缠绵、思虑过度等皆可导致脾胃虚弱，失于健运，湿浊凝聚成痰，痰阻气机，痰气搏结而发为本病。

4. 瘀血阻滞，脉络不通

外伤瘀血，或气郁日久，痰血阻滞；或因久病，气血运行不畅，脉络不通，瘀血与痰、气搏结而为病。

【发病机制及病理】

现代医学未确定病因，认为本病发生可能与维生素E缺乏、轻度创伤、硬化症、退行性病变、感染及免疫等关系密切。主要的病理表现为在Buck筋膜及深筋膜之间发生纤维性病变，并波及阴茎海绵体内及海绵体间质中。早期在结缔组织内血管周围有淋巴细胞及血细胞浸润，继而阴茎背侧出现以胶原细胞为主的斑块，久则局限钙化，使阴茎弯曲，勃起时牵拉疼痛。

【诊断与鉴别诊断】

1. 诊断

（1）本病多发生于40岁以上者，可能有多次阴茎损伤史。

（2）在阴茎背侧有单个或多个椭圆形斑块，或条索状硬结，质地如软骨呈纵行排列。有时在阴茎腹侧亦有发生。

（3）平时无异常感觉。硬结位于背侧者，阴茎勃起时可发生疼痛及背弯；斑块位于一侧者，阴茎勃起时可出现侧弯。严重者影响性生活。硬结一般无破溃，不累及尿道，不影响排尿。

（4）在X线透视下偶见钙化或骨化阴影，海绵体造影可显示病变情况。

2. 鉴别诊断

先天性阴茎弯曲：多见于儿童或青年，无阴茎硬结，多无勃起疼痛。

【辨证施治】

1. 痰浊凝聚证

证候：阴茎无明显外伤史。除阴茎硬结外，无明显不适，或形体较胖，周身乏力，胃纳不佳，大便溏薄，口中作黏；舌苔薄腻，脉细濡。

分析：痰浊凝聚肝经，故阴茎硬结，形体较胖，周身乏力，胃纳不佳，大便溏薄，口中作黏；舌苔薄腻，脉细濡均为痰浊凝聚之象。

基本治法：健脾化痰散结。

方药运用：加味二陈汤。方中制半夏、川贝、僵蚕、白芥子、青陈皮理气燥湿，化痰软坚；茯苓健脾和中；牛膝化瘀散结；黄柏、荷叶清热除湿。诸药合用，共奏健脾化痰散结之功。

中成药：消痰丸，每服6g，每日3次。

外治法：小号痰核膏半张，贴于阴茎硬结处，5日换药1次。

2. 血脉瘀滞证

证候：阴茎多次轻度外伤史。阴茎硬结隐隐刺痛，勃起时较明显，严重时阴茎背侧静脉怒张或青紫，舌边有瘀点，脉细涩。

分析：宗筋血脉瘀滞，故阴茎硬结，隐隐刺痛，勃起时较明显，阴茎背侧可见静脉怒张或青紫；舌边有瘀点，脉细涩乃血瘀之象。

基本治法：化瘀散结。

方药运用：加味桃红四物汤。桃仁、红花、丹参、丹皮、牛膝、川芎、制没药活血散瘀，散结止痛；生地、当归养血活血；甘草调和诸药。诸药合用，共奏化瘀散结之功。

中成药：大黄䗪虫丸，口服，每次9g，每日3次。或西黄丸，口服，每次9g，每日3次。

外治法：丁桂散或七厘散，掺于硬结处，用胶布盖贴，每日换药1次。

【转归及预后】

本病经保守治疗能使硬结缩小甚至消失，若效果不明显者，则需手术切除硬结。硬结一般不会癌变。

【预防与调护】

1. 减少不良性刺激，性交时不可用力过猛，以防阴茎海绵体损伤。

2. 忌酒、辛辣、刺激性食物。

3. 患病后正确对待病情，耐心治疗，以免背负思想包袱，诱发性功能障碍。

验案举例

案一　陈某，34岁。1974年3月11日初诊。

发现阴茎左侧结节并疼痛 1 周余，具体发病时间不详。无明显局部感染及外伤史。检查阴茎海绵体左侧近冠状沟处有 0.5cm×0.5cm×1.5cm 之结节，质较硬，轻度触痛，无红热，周围淋巴结不肿大。根据病史及检查，诊断为"阴茎痰核"（阴茎海绵体硬结症）。辨证为痰浊凝聚，治以健脾化痰。服加味二陈汤。

处方：陈皮 6g，青皮 3g，制半夏 6g，白僵蚕 10g，云茯苓 10g，川柏 6g，生草梢 3g，牛膝 3g，白芥子 2g，荷叶 1.5g。

服用 11 剂后，疼痛消失，硬结渐渐缩小（0.3cm×0.5cm×0.3cm），仍以原法进服。至 25 剂，结节消失。但停药 5 天后，于原部位又出现一结节，如绿豆大，无寒热及触痛。故仍服原方 13 剂，结节全消。再以原方 10 倍量为细末，水泛为丸，如梧桐子大，每服 5g，日 2 次。5 年后随访，未见复发。

按：本症除局部出现硬结外，无全身症状，起病之先，既无外伤，又无感染，谅由脾胃不和，痰浊内生，下注宗筋，结于阴茎，气血凝滞所致。故循古人治痰之常法，用二陈汤和中化痰，以杜生痰之源；加入白芥子以消皮里膜外之痰，白僵蚕以散结气而化顽痰，并复入青皮以疏肝气，黄柏以清相火，牛膝引药下行，荷叶升清降浊。合而用之，以奏化痰散结之功，此为实证之治法。

案二 王某，59 岁，干部。1980 年 4 月 18 日初诊。

龟头部发现硬结疼痛半年，勃起时明显向右侧弯。曾在某医院泌尿外科诊断为"阴茎海绵体硬结症"，治后未见变化，建议中医治疗。检查龟头部右侧可扪及小指末节大小之结节，质较硬，边缘欠光滑，活动度差，轻度触痛，舌苔薄白，脉细。辨证为痰浊凝聚于宗筋而成阴茎痰核。拟化痰散结，缓缓图治。

处方：制半夏 10g，茯苓 10g，青陈皮各 6g，甘草梢 3g，白芥子 5g，牡蛎（先煎）20g，黄药子 10g，牛膝 10g，川贝 6g，陈胆星 5g。

二诊（1980 年 6 月 16 日）：服上药近二月，龟头右侧之硬结质地转软，但无明显缩小，苔脉如常，转以活血化瘀为主。生地 12g，当归 10g，赤芍 10g，川芎 5g，牛膝 10g，丹皮参各 10g，炙没药 3g，生草梢 3g，川断 10g，三棱、莪术各 6g。

三诊（1980 年 6 月 23 日）：投以活血化瘀之法，阴茎痰核疼痛有减，质地亦转软、转小，举阳时阴茎侧弯亦略好转，续服原方。

随诊（1982 年 10 月 26 日）：患者因患其他疾病来诊，诉上药服 13 个月，阴茎海绵体硬结症已痊愈，检查阴茎海绵体硬结已消失。

按：化痰散结少有松动，故转用活血化瘀法消之。若投《医宗金鉴》活血散瘀汤活血理气，恐更捷验。

【现代研究进展】

1. 赵润璞等治疗阴茎硬结症

运用独一味胶囊治疗阴茎硬结症患者 66 例，治疗组服用独一味胶囊，重症患者每次 4 粒，每日 3 次；轻症患者每次 2 粒，每日 3 次；50 岁以上酌减。对照组服用秋水仙碱，每次 0.6mg，每天 2 次，15 天为 1 个疗程，2 个疗程后观察疗效。治疗过程中，对照组治疗 2~3 周后，检查有无骨髓抑制，有者停药，作为排除，两组均配合以适当抗生素，预防感染，注意保暖，避免风寒湿邪，防止外伤。两组疗效比较：治疗组 35 例，痊愈 12 例，显效 11 例，有效 7 例，无效 5 例，总有效率为 85.7%；对照组痊愈 6 例，显效 6 例，有效 8 例，无效 11 例，总有效率为 64.5%。治疗组疗效明显优于对照组（P<0.05）。

独一味是我国藏、蒙、纳西等民族的民间草药，运用其治疗阴茎硬结症患者，具有以下优势：①具有活血化瘀作用，《四川中药志》谓其能"活血化瘀、止痛、行气、消肿、续筋接骨，治跌伤筋骨及闪腰挫气等症"。②现代医学研究证实，独一味具有止血、镇痛、抗菌消炎、增强免疫机能、扶正固本等作用。③独一味胶囊成分单一，毒副作用少，服用方便，值得进一步研究。

2. 宣志华用阳和汤加减治疗阴茎硬结症

阳和汤基本方：熟地黄 15g，鹿角胶（化）、炮姜、肉桂、麻黄、白芥子、生甘草各 10g。血瘀疼痛重者加乳香、没药；硬结大，阴茎变形者加穿山甲、蜈蚣；肝郁气滞者加川楝子、夏枯草；脾虚痰浊明显者加白术、川贝母；肾阳虚明显者加桂枝、附子。日 1 剂，水煎服。20 日为 1 个疗程，2 个疗程后观察疗效。结果：19 例中，痊愈 11 例，显效 4 例，好转 2 例，无效 2 例，总有效率为 89.5%。

阴茎硬结症有皮色不变、结节较硬、疼痛、不破溃等临床特点，符合阴疽的范畴。阳和汤方中熟地黄温补营血；鹿角胶填精补髓，强壮筋骨，藉血肉有情之品助熟地黄以养血；寒凝痰滞非炮姜、肉桂不足以解寒散凝，且温中有通；麻黄开腠理以达表；白芥子祛皮里膜外之痰，与温药共用，使补而不腻；生甘草有解毒之功。诸药合用，一以温补营血之不足，一以解散阴凝寒痰，使其阴破阳化，寒消痰化，故用于阴茎硬结症，证、治、方相应，从而取得良好临床疗效。

3. 张彤治疗阴茎硬结症

采用音频电加红外线电磁波为主的方法治疗经药物或局部封闭治疗效果不理想的阴茎硬结症患者 35 例，经过 3~4 个疗程治疗，治愈 14 例，占 40%，有效 18 例，占 52%，无效 3 例。总有效率达 92%。

音频电疗有助于促进血液循环，对慢性炎症、淤血、血肿、机化硬结有较好的吸收、消散、转化作用，达到松解结缔组织纤维，软化结节的效果。红外线电磁波可改善局部血液循环，清除炎症病理产物，减少趋化性反应，增强巨噬细胞的吞噬功能与机体免疫能力。

4. 斑块切开术治疗阴茎硬结症

在阴茎勃起状态最大弯曲处切开斑块，用生物材料修补缺损区。硬结斑块切开静脉补片是最常用的方法。具体操作是：切开 Buck 筋膜，游离阴茎背侧的血管神经束，牵开、暴露斑块及其周围的白膜，在斑块做一个横行的 H 形切口，然后取部分大隐静脉（腹股沟下方大隐静脉比较方便）剖开成片状静脉，根据缺损的大小，可能需要合并缝合几个静脉，静脉补片面积略大于缺损，血管内皮面朝向勃起组织，采用3~0PDS间断缝合。

斑块切开移植物补片法是当前国际流行的治疗方法。常用移植物包括自身组织（皮肤、静脉壁、睾丸鞘膜、腹直肌腱膜、口腔颊膜），尸体组织（心包、牛心包、冰冻脑膜）、猪的小肠黏膜下组织SIS，及合成材料涤纶等。一般认为自身大隐静脉从弹性和组织相容性来看最为理想，可以从踝部或腹股沟切取大隐静脉，从腹股沟处取静脉因离阴茎近，取材方便，不需另开口。缺点是手术时间长。早期临床和生物学资料显示，SIS是很有前途的新的生物材料，弹性好，可以减少手术时间。

5. 体外冲击波手术治疗阴茎硬结症

2001年AUA会议上Michel等报告用Storz碎石机体外冲击手术（ESWL）治疗阴茎硬结症。患者筛选：病程>33.7个月，扪及硬结，阴茎弯曲，疼痛，硬结远端阴茎变软。电压12kV，频率为1000Hz，每周1次，共5周。疼痛消失15/17例，减轻1/17例，弯曲角度从59.3°±38.1°减少到49.5°±32.5°。

6. 体外碎石治疗阴茎硬结症

Lebret等（2002）报告用西门子碎石机ESWL治疗阴茎硬结症54例。观察指标包括弯曲的角度、疼痛的严重性、国际勃起功能问卷。定位：触摸到硬结后，注射1ml造影剂，至少1次，频率为3000Hz。35例勃起疼痛者中，31例（91%）ESWL后疼痛立即缓解；29例（53.7%）弯曲角度减小（大于10°），平均减小31°。

7. 冷方南治疗阴茎硬结症经验

（1）症见阴茎背侧硬结，按之如软骨，阴茎勃起痛及勃起弯曲，腰痛，性欲减退，阳痿，舌质淡，苔薄白，脉沉缓。治以温脾肾，化痰软坚。方选温肾补脾散结汤（《中医男科临床治疗学》）。处方：附子9g，韭菜子9g，熟地黄20g，山药20g，山萸肉9g，白术9g，夏枯草9g，莪术9g，鸡血藤30g，地龙9g。水煎2次，分2次服，每日1剂。

（2）症见阴茎背侧硬结，按之如软骨，有轻度疼痛，勃起疼痛或弯曲，少腹坠胀，舌质瘀点，脉沉弦。治以疏肝理气，化瘀散结。方选丹参散结汤（《中医男科临床治疗学》）。处方：广橘核9g，丝瓜络9g，莪术9g，忍冬藤20g，肉桂6g，白芥子9g，丹参20g，当归12g，生地黄20g，熟地黄20g，鸡血藤30g，玄参15g，山药20g。水煎2次，分2次服，每日1剂。

【小结】

阴茎硬结症是阴茎海绵体白膜与阴茎筋膜之间发生纤维硬结的一种病变。以阴茎背侧出现单个或数个斑块为主要特征。现代医学未确定病因，认为本病发生可能与维生素E缺乏、轻度创伤、硬化症、退行性病变、感染及免疫等关系密切。中医学认为多与痰、瘀关系密切。治疗以化痰、散瘀为原则，随证加减。常用加味二陈汤和加味桃红四物汤治疗。

阴茎结核

阴茎结核是一种罕见的疾病。多由阴茎直接接触感染结核杆菌而引起。约占泌尿生殖系统结核的1%。相当于中医"疳疮"范畴。

【病因病机】

中医认为，本病多因素体肝肾阴虚，复因湿热下注，聚于阴茎；或为房事过度，交合不洁，阴茎染毒而致。

【发病机制及病理】

现代医学认为阴茎结核的病因有：①直接接触感染。阴茎直接接触结核杆菌致病。文献报道，宗教割礼包皮环切时，开放性肺结核者用口吸吮小儿阴茎止血所引起；阴茎与有病变的子宫颈接触感染，手术器械消毒不严于包皮环切术后致病等。②继发感染。继发于泌尿生殖系结核病变，如肾、附睾、前列腺结核等。③血行感染。病变多发生于阴茎海绵体，引起结核性海绵体炎，但较少见。

根据其临床表现，将其分为四型：①溃疡型。又分为丘疹溃疡型和结节溃疡型。前者先出现丘疹，随之出现疱疹，溃破成为溃疡，蔓延融合；后者是大而深的干酪样结节向表皮溃破所致。②结节型。表现为阴茎部位或浅或深的结节，发展缓慢，以干酪为主，软化倾向小，有向表皮溃破倾向，远端有形成瘘管的可能。③混合型。肿块和溃疡并存，可先后或同时发生。④硬变型。见于严重的混合型后期，阴茎全部或部分增硬、变形。

【诊断与鉴别诊断】

1. 诊断

（1）本病外发于阴茎头、阴茎系带和尿道外口等处。

（2）主要症状是阴茎头结节或慢性溃疡。最初为小结节；以后溃破，形成溃疡；不痛，或轻度疼痛。

（3）溃疡经久不愈。初起为单发性，以后为多发性，并逐渐融合，破坏全部阴茎头甚或阴茎体。溃疡边缘清楚，呈潜掘形，周围浸润硬结，基底为肉芽组织或干酪样坏死组织。

（4）如病变侵及阴茎海绵体，可使阴茎弯曲；侵及尿道口，可发生尿道溃疡和狭窄。

（5）初起多无全身症状，后期可见潮热、盗汗、消瘦等症。

2. 鉴别诊断

（1）阴茎癌：多见于40~60岁，有包茎或包皮过长的患者，开始表现为硬块或红斑、突起的小肿物或经久不愈的溃疡，早期不易发现，以后有血性分泌物自包皮口流出，肿瘤可突出包皮口或穿破包皮呈菜花样生长，表面坏死，渗出物恶臭，肿瘤继续发展可侵犯全部阴茎和尿道海绵体，病理检查可予以鉴别。

（2）梅毒硬下疳：初起为单个暗红色斑丘疹或丘疹，逐渐增大，很快表面糜烂，并演变为浅溃疡，典型硬下疳表面呈肉红色糜烂面，皮损边缘清楚，触之有软骨样硬度，无明显疼痛，可有腹股沟淋巴结肿大，血清梅毒抗体阳性，可与之鉴别，抗梅毒治疗有效。

（3）阴茎疱疹：由人单纯疱疹病毒引起的感染，感染后4~5天外阴先有灼热感，随即发生成群丘疹，继之形成水疱，数日演变成脓疱，溃破后形成糜烂或浅溃疡，自觉疼痛，最后结痂自愈，常复发。溃疡面涂拭物单纯疱疹病毒2DNA（HSV2DNA）阳性。

（4）软下疳：由杜克雷嗜血杆菌引起，典型表现为初起呈小的炎性丘疹，迅速变成脓疱，破溃后形成表浅溃疡，基底柔软，疼痛明显，边缘不整齐，周围有炎性红晕，溃疡底部覆以灰黄色坏死性脓苔和脓性分泌物，易出血。约半数患者可发生腹股沟淋巴结炎，表面红肿热痛，有波动，可形成脓肿，易破溃，愈后遗留瘢痕，脓培养阳性。

【辨证施治】

1. 湿热下注证

证候：疳疮初起，阴茎头部有小结节，或已溃，或未溃，或有灼热隐痛，小便黄赤，舌苔黄腻而厚，脉弦滑。

分析：房事不洁，湿热下注，故阴茎头部有小结节，或已溃，或未溃，或有灼热隐痛，小便黄赤；舌苔黄腻而厚，脉弦滑乃湿热之象。

基本治法：利湿解毒。

方药运用：龙胆泻肝汤加减。龙胆草、黄柏、黄芩、生山栀清热燥湿解毒；木通、车前子、泽泻利湿导热下行；生地、当归养血柔肝；生甘草调和诸药。诸药合用，共奏利湿解毒之功。

中成药：①西黄丸，每服2粒，每日3次，温开水送服。②五味龙虎散（参三七、血竭、全蝎、蜈蚣、地鳖虫，等分研末，装胶囊），每服1.5g，每日2次，温开水送服，或装入空心胶囊后吞服。

2. 阴虚火旺证

证候：疳疮日久，溃疡融合成片，周围板滞，或有新发小结节，午后心中烦热，口干溲黄，舌红苔少，脉细数。

分析：肝肾阴虚，虚火上炎，故溃疡融合成片，或有新发小结节，午后心中烦热；阴虚失润，则口干溲黄；舌红苔少，脉细数乃阴虚火旺之象。

基本治法：滋阴降火。

方药运用：大补阴丸合知柏地黄丸加减。方中生地、山茱萸滋补阴液；知母、黄柏泻火坚阴；龟板、鳖甲滋阴潜阳；丹皮清退虚热；茯苓、泽泻健脾渗湿泄热；诸药合用，共奏滋阴降火之功。

中成药：知柏地黄丸，每服6g，每日3次，温开水送服。

【其他治疗】

1. 抗结核治疗

药物如利福平、异烟肼、乙胺丁醇等，必要时需手术治疗。

2. 局部处理

白天用20%黄连水湿敷患处。夜晚用下疳散撒于龟头部溃疡处，外盖黄连油膏纱布。

【转归及预后】

随着抗结核药的应用，中西医结合的开展，本病已有治愈可能，并可保持阴茎完整，少数辅以病灶清除术，切勿轻易切除阴茎，预后较好。

【预防与调护】

1. 避免接触结核患者，以防传染。

2. 患病后禁止性交，以防传染女方。

3. 忌食辛辣刺激食物、忌酒。

验案举例

赵某，32 岁，已婚，工人。1963 年 9 月 1 日初诊。

患者于 18 年前发现龟头部有两个硬结，一如芝麻大，一如绿豆大，1 月后增大，且痛，再半月破溃，常流少许稀黄水，在乡卫生院涂金霉素眼膏，两个月后收敛，局部留有疤痕。痊愈后 1 月又发，在某医院检查诊断为"阴茎结核"，服异烟肼 3 月，未能见效，乃来南京求治。入院时检查：龟头接近冠状沟隆起部可触及硬结 4 枚，大者如黄豆，小者如绿豆，质硬形圆，轻微压痛，隐有红色。在其下方有六七处凹陷疤痕，状如针眼，全身无不适，小便黄。血沉正常，康华氏反应（－）。

先按湿热下注肝经论治，半月后改用黄连水湿敷，原有之硬结渐消，但仍有新发；改用紫金锭外敷，内服加用小金丸，硬结此起彼伏，上结薄膜，欲破而未破；两个半月后，硬结已增至 6 枚，且见口干、溲黄，间有心中烦热、舌红、脉细数等阴虚火旺之症，故转从阴虚火旺论治，用滋阴降火之法。

处方：大生地 12g，炙龟板（先煎）18g，山茱萸 5g，知母 5g，淮山药 10g，泽泻 10g，黄芩 10g，丹皮 10g。并龟头部用 20% 黄连水湿敷。

上法使用 10 天后，原有之硬结即转小，但又新起 1 枚。40 天后，仅两个米粒大硬结未消，且无新发。仍按原法施治，并加服西黄丸。再治 1 月，硬结完全消失，基本痊愈出院。半年后随访未见复发。

按：从湿火治，用龙胆泻肝汤无效，继从痰毒治，用紫金锭及小金丹亦无效；观其全身伴有心中烦热、口干溲黄、舌红、脉细数等症。因思阴茎痰核之出现，是由阴虚火旺，炼液成痰所致，须用滋养肾阴、清泄相火之剂，才与病机相符，乃易六味地黄汤以补肾阴，合大补阴丸以泄相火，肾阴渐复，相火渐降，不用消结破坚之法，而硬结渐消，此为虚证之治法。

【小结】

阴茎结核是一种罕见的疾病。多为素体肝肾阴虚，复因湿热下注，聚于阴茎，或房事过度，交合不洁，阴茎染毒。病之初起，湿热下注证，为实为标；病之日久，肝肾阴虚证，为虚为本。湿热下注证，治以利湿解毒，龙胆泻肝汤加减；阴虚火旺证，治以滋阴降火，大补阴丸合知柏地黄丸加减。

阴茎癌

阴茎癌（carcinoma of penis）主要为鳞状上皮细胞癌，是男科常见的恶性肿瘤之一。其发病率与卫生条件有密切关系。欧美各国仅占男性全部肿瘤的1%，而非洲、远东、印度占15%~20%。我国50年代阴茎癌的发病率占44.4%~51.6%，半世纪以来已明显下降。值得注意的是，农村及文化落后地区发病率仍然很高，尚需做大量卫生教育普及工作。

中医认为，阴茎属肾，故称阴茎癌为"肾岩"；日久翻花，形似石榴，故又称"翻花下疳"。中医将此症归于"四绝症"中，并指出，若能早期治疗，"怡养保摄"，可望迁延岁月。

【病因病机】

中医认为，本病发生与卫生条件有密切关系。因包茎或包皮过长，秽垢久蕴，积毒蚀于肌肤而成此症；或有慢性阴茎头包皮炎，久久不愈演变而来。但同时又认为，肝肾功能失调亦是造成本病的重要原因。或肝肾精血素虚，或忧思郁怒伤肝，相火内灼，水不涵木，阴精消耗，络脉空虚，湿热乘虚下注，火邪郁结，聚于阴茎。久之可见气血亏虚之象。

【发病机制及病理】

包茎、包皮过长与阴茎癌的发生可视为因果关系。实践证明，犹太人生后10天即行包皮环切，从不发生阴茎癌。印度次大陆回教徒4~12岁行割礼，阴茎癌也比印度教徒明显减少。包皮过长，从未清洗，包皮囊内积聚大量包皮垢，或存有大量包皮结石，本身便是重要的致癌因素。长期刺激，继发感染，慢性阴茎头包皮炎，均有致癌作用。此外，阴茎头的增殖性红斑、白斑，亦有恶变可能，但不居重要地位。

本病开始在阴茎头、包皮内板、系带或冠状沟附近出现溃疡、丘疹、疣或湿疹等病变，逐渐发展形成硬性肿块，继发感染，疼痛流脓，包皮溃破，肿瘤暴露。阴茎癌分成两型：①乳头状型：开始为丘疹或疣，慢慢长大，高低不平，向外生长，穿破包皮，体积大，呈独特菜花状，约占半数。②溃疡型：也称结节型，恶性程度高，质硬，边缘卷起，体积不大，易向深处侵犯海绵体，发展迅速，可烂及整个阴茎。

尿道因有坚固尿道海绵体白膜保护而不被侵犯，晚期有时难免受累，更易导致髂淋巴结转移。肿瘤转移有三条途径：①直接蔓延：侵犯阴茎体后烂及阴茎根部。②淋巴管转移：最为重要。包括包皮、系带、阴茎皮肤至腹股沟浅淋巴结或腹股沟深淋巴结；阴茎头和阴茎海绵体处至腹股沟深淋巴结或经腹股沟引流至髂外淋巴结；尿道淋巴管经腹股沟淋巴结至髂外淋巴结或髂内淋巴结。③血行转移：较少，多在淋巴转移后发生，转移至肺、肝、骨、脑等。

阴茎癌绝大多数为鳞状细胞癌，腺癌和基底细胞癌罕见。临床较实用的阴茎癌分类是Murrell和Wiliams分类法：①Ⅰ期：肿瘤局限于阴茎，无淋巴结转移。②Ⅱ期：肿瘤局限于阴茎，有淋巴结转移。③Ⅲ期：肿瘤局限于阴茎，有不能切除的淋巴结转移。④Ⅳ期：肿瘤播散，侵犯到会阴及身体远处。

【诊断与鉴别诊断】

1. 诊断

多见于包皮过长或包茎的中年人，亦可见于20~40岁的青壮年。好发于阴茎头、包皮内板、系带及冠状沟附件。早期常见无痛性结节或硬块，逐渐长大。癌肿长大，形成溃疡，有奇臭的分泌物，或呈菜花状增生，可有腹股沟淋巴结肿大。晚期有全身消瘦、贫血、食欲不振等恶病质表现。组织病理学检查可以明确诊断。

2. 鉴别诊断

（1）阴茎乳头状瘤：发病部位与阴茎癌相同，肿瘤有蒂或无蒂，边界清楚，表面红色或淡红色，质软，亦可形成溃疡，感染后出血，生长缓慢，常不易与阴茎癌区别，必须靠活体组织检查才能确定。应该注意，乳头状瘤可在局部发生恶变。

（2）阴茎白斑：病变呈白色，大小不等，边界清楚，质硬，易发生在包皮、龟头及尿道口的黏膜处。阴茎白斑可以恶变。

（3）阴茎增殖性红斑：较少见，常发生于龟头，呈深红色的圆形斑病变，边界清楚，单发或多发，中心部呈乳头状，脱鳞状屑，可发生溃疡，也认为是一种癌前病变。

（4）尖锐湿疣：多见于龟头及冠状沟、包皮内板，病变多为小乳头状突起物，亦可突起呈菜花状、乳头状，色紫红，散在、堆积，数目多少不定，亦可糜烂，须经病理证实。现认为是性病，与病毒感染有关。

（5）阴茎结核：发生在龟头。初起为小脓疮，溃破后形成溃疡，周围较硬，基底为肉芽组织，可向深部侵犯，破坏龟头，应依靠病理检查区别。

（6）硬下疳：发生于冠状沟、龟头。初起粟米大丘疹或硬结，四周肿胀，亮如水晶，破溃后形成溃疡，色呈紫红，无脓水，四周坚硬凸起，形如缸口，中间凹陷，基底平坦清洁，属性传播疾病。

（7）阴茎角：属一种慢性增殖性疾病，局部突起呈条状、柱状生长，灰褐色或黄色，边缘清楚，或干硬如羊角，或头缩尖锐。虽呈增生性组织改变，但无癌细胞生长，病理检查可资鉴别。

（8）阴茎硬结症：本病多发于阴茎海绵体，以局部纤维结节为主。虽肿块坚韧，境界不清，但较癌变肿块硬度差，增长亦缓慢，且表面光滑，有一定活动性，很少形成溃疡及出现腹股沟淋巴结肿大。与阴茎癌不难鉴别。

【辨证施治】

1. 肝经湿热证

证候：多见于初起。阴茎头冠状沟部生一硬结，如竖肉之状。灼热不痛，奇痒难忍，皮肤黏膜潮湿暗红，或有滋水流出，心烦口渴，小便赤涩，舌红，苔黄腻，脉滑数。

分析：湿热下注，蕴结宗筋，聚毒化火，腐蚀皮肉，故见结节，灼热不痛，奇痒难忍，皮肤黏膜潮湿暗红，或有滋水流出；湿热内盛，则心烦口渴，小便赤涩；舌红，苔黄腻，脉滑数乃湿热之象。

基本治法：泻肝解毒。

方药运用：龙胆泻肝汤合当归龙荟丸加减。方中龙胆草、黄芩清肝经实火；柴胡疏肝泄热；车前子、木通、泽泻、碧玉散利尿泄热；当归、生地养血柔肝；半枝莲、白花蛇舌草、土茯苓清热解毒除湿。诸药合用，共奏泻肝解毒之功。

2. 肝肾阴虚证

证候：多见于中期。病延1~2年后，阴茎肿胀，竖肉增大，状如翻花石榴，疼痛应心，午后潮热，夜寐盗汗，口渴溲黄，舌红苔少，脉细数。

分析：肾阴亏虚，水不涵木，相火内炽，故见阴茎肿胀，竖肉增大，状如翻花石榴，疼痛应心；午后潮热，夜寐盗汗，口渴溲黄，舌红苔少，脉细数均为肝肾阴虚之象。

基本治法：滋阴降火。

方药运用：大补阴丸合知柏地黄丸加减。方中生地、山茱萸滋补阴液；知母、黄柏泻火坚阴；龟板滋阴潜阳，软坚散结；丹皮清退虚热；泽泻渗湿泄热；白花蛇舌草、蛇莓解毒除湿。诸药合用，共奏滋阴降火之功。

3. 气血两虚证

证候：多见于后期。龟头破烂，凹凸不平，触之出血，气味异臭，痛苦不堪，不时出血如注，甚则阴茎全部烂掉，胯间起核，坚硬如石，全身消瘦，纳谷乏味，面色无华，形神困惫，体力不支，舌淡苔薄，脉细而软。

分析：病至晚期，气血俱亏，湿毒仍盛，故龟头破烂，凹凸不平，触之出血，气味异臭，痛苦不堪，不时出血如注，甚至阴茎全部烂掉，胯间起核，坚硬如石；全身消瘦，纳谷乏味，面色无华，形神困惫，体力不支，舌淡苔薄，脉细而软俱为气血亏虚之象。

基本治法：补益气血。

方药运用：八珍汤合十全大补汤加减。方中人参、黄芪、大枣、茯苓、白术、炙甘草益气补中；熟地、白芍、当归养血滋阴；肉桂增强补益气血之力。诸药合用，共奏补益气血之功。

【其他治疗】

确诊后争取早期行阴茎癌根治切除术。初、中期先以大豆甘草汤洗涤患处，后用鸭蛋清调凤衣散，敷患处，日一二次；后期用鲜山慈姑捣烂外敷；溃烂出血者掺海浮散，盖贴生肌玉红膏。

【转归及预后】

若手术切除广泛，局部复发少，5年生存率可达70%；若有转移，则仅为30%。年轻患者较多，肿瘤恶性程度高者预后差。

【预防与调护】

1. 开展卫生宣传，加强预防措施。包茎或包皮过长者，应及早行包皮环切术；未做包皮环切者，应经常将包皮上翻清洗，以防积垢；积极治疗慢性阴茎头包皮炎。

2. 做到早期发现，早期治疗，提高治愈率，延长生存时间。

3. 加强营养，多食高蛋白低脂肪食物，以利疾病康复。

4. 适当锻炼，保持心情舒畅，提高治愈疾病的信心。禁止房事。

【临证经验】

阴茎癌确诊后应立即手术。根据肿瘤范围、浸润深度，决定部分切除或阴茎全切。如年轻患者，包皮小肿瘤，最好行放射治疗、包皮环切术，以保持阴茎完整和正常性功能。再加上中医辨证论治，疗效更佳。淋巴结清扫，取决于淋巴结活检结果，有转移者还需辅以化疗。

本病病在肝肾脾。初期为湿热证，病机侧重于肝，治以泻肝解毒，龙胆泻肝汤合当归龙荟丸加绿豆衣、竹沥水；中期多阴虚，病机侧重于肾，治以补益肝肾，降虚火，大补阴丸合知柏地黄丸加生鳖甲、黑木耳；后期为气血两虚，病机侧重于脾，治以补益气血，八珍汤合十全大补汤加制黄精、薏苡仁。

本病多与卫生状况密切相关，主张改善卫生条件，未病先防为主。一旦发生癌变，主张手术切除治疗的同时，配合中药治疗，疗效更佳。可以提高治愈率，延长生存时间、改善生活质量、减少避免复发。

【现代研究进展】

1. 李西启等研究 Bcl22 和 p53 基因蛋白与阴茎癌的关系

李西启、姜元庆等应用 PAP 免疫组化法对 46 例阴茎癌组织中 Bcl22 和 p53 基因蛋白进行检测。结果显示，46 例阴茎癌中有 38 例（82.6%）Bcl22 蛋白表达阳性，有 11 例（23.9%）p53 蛋白表达阳性。提示两种癌基因蛋白的过度表达参与了阴茎癌的发生发展过程。

2. 周瑞锦对阴茎原位癌（Bowen 病）的认识

（1）Bowen 病与增殖性红斑鉴别：Bowen 病与增殖性红斑不易鉴别，有人认为发生于阴茎者即为增殖性红斑，二者均为阴茎原位癌。但多数人认为 Bowen 病与增殖性红斑为两种不同的疾病，其不同点在于 Bowen 病为原位癌，常见角化不良细胞及多核巨细胞，很多异形细胞、癌细胞呈多形性，而且几乎累及表皮全层是其病变特点。而增殖性红斑为癌前病变，表现为低度角化，少数多核及角化不全，细胞有较 Bowen 病更丰富的细胞质，无角化不良及多核巨细胞。如作化学分析，增殖性红斑砷含量较 Bowen 病低。

（2）Bowen 病的治疗：一般认为 Bowen 病手术切除病变周围 5mm 即可，但应切除足够深度以排除侵袭性肿瘤。为减少复发危险性应常规行包皮环切术。其他治疗包括局部液氮冷冻、电灼、激光治疗、放射治疗或外涂 1%～5% 5-氟尿嘧啶溶液。浅层 X 线照射通常采用低电压，治愈率约90%。外涂5-氟尿嘧啶溶液时应注意保护阴囊，否则易受刺激而发生水肿。10600nm波长的CO_2激光及1060波长的钕、YAG激光均可用于阴茎癌的治疗，更适合表浅的阴茎原位癌治疗。

3. 王忠等阴茎部分切除加阴茎延长术治疗阴茎癌

对32例早期阴茎癌患者行阴茎部分切除加阴茎延长术后，门诊随访1年，既达到治疗目的，又保留性交能力，是一种有效的治疗方法。术中应注意：①阴茎部分切除加阴茎延长术主要适用于肿瘤较小，肿瘤位于阴茎龟头部，腹股沟淋巴结活检阴性，未发生远处转移的患者。②手术距肿瘤基底部2cm离断的阴茎，残端作冰冻活检，明确无肿瘤转移。③阴茎分两部分，一部分游离在体外，即为外观所见的阴茎，一部分附着于下腹壁，紧贴耻骨弓，阴茎延长术就是把附着于下腹壁的阴茎根游离出来，这样，一般使阴茎延长3~5cm。同时，由于阴茎海绵体脚附着于耻骨下支和坐骨支，仍能保持良好的稳定性。因此，手术后阴茎仍具有一定功能。

【小结】

阴茎癌是男科常见的恶性肿瘤之一，与包皮过长密切相关。早期发现尤为重要，早期症状不明显，必须依靠病理诊断确诊。一旦确诊，立即手术切除。同时结合放、化疗，中药治疗，以求彻底治愈。若已有转移则预后较差，5年生存率仅为30%。

尿 道 炎

尿道炎（urethritis）为泌尿系统之常见病，是前、后尿道及其所属腺体的化脓性感染。其中淋病在有关章节中论述。

尿道炎有急性和慢性之分。急性期属中医"淋证"之范畴；慢性期可形成尿道狭窄。

【病因病机】

中医学认为本病多为湿热下注肝经，瘀阻尿道；或肝郁化火，气滞不宣，气火郁于下焦而成。

【发病机制及病理】

现代医学认为本病多由于细菌感染所致，常见如大肠杆菌、葡萄球菌、绿脓杆菌、肠球菌、变形杆菌、假单胞菌、克雷伯产气杆菌等，往往多种细菌混合感染。与尿道炎发生有关的诱因包括：①尿道口或尿道内梗阻（如尿道狭窄、结石、肿瘤、包茎及后尿道瓣膜等）使尿液引流不畅。②尿道及其周围腺体感染（如前列腺炎、精囊炎、阴道炎、子宫颈炎等）。③由于器械检查、性生活或外伤等引起尿道损伤。

尿道急性炎症时，尿道外口红肿，边缘外翻，黏膜表面常被浆液性或脓性分泌物所黏合，有时有浅溃疡。镜下可见黏膜水肿，其中有白细胞、浆细胞和淋巴细胞浸润，毛细血管扩张，尿道旁腺体充血或被成堆脓细胞所填塞。

慢性尿道炎病变主要在后尿道、膀胱颈和膀胱三角区，有时蔓延整个尿道。尿道黏膜表面粗糙呈暗红色颗粒状，因有疤痕收缩，尿道外口较正常小。镜下可见淋巴细胞、浆细胞和少数白细胞，纤维组织母细胞增加。

【诊断与鉴别诊断】

1. 诊断

（1）本病好发于女性，常合并肠道寄生虫、霉菌感染等。若见于男性，则多为包茎或包皮过长患者，常合并前列腺炎、精囊炎、附睾炎。

（2）急性期均有尿频、尿急、尿痛。在耻骨上区及会阴部有钝痛，尿道口发红、水肿，尿道部压痛，少数病例可有肉眼血尿。慢性期临床症状轻微；部分患者无任何症状，或仅在清晨可见少量浆性分泌物黏着尿道外口，炎症消退后出现疤痕，导致尿道狭窄。

（3）男性患者以尿道分泌物为急性期最主要的症状，分泌物初为黏液性，逐渐转变为脓性，其量亦随之增加；女性患者则少见尿道分泌物。

（4）尿液检查可见红、白细胞，尿液培养可找到细菌。尿沉渣中白细胞数>5 个/HP。男性患者应做尿三杯试验（即前尿道炎第 1 杯尿浑浊，有大量脓细胞、白细胞，第 2、3杯清晰。后尿道炎第 1、3 杯浑浊，有大量脓细胞、白细胞，第 2 杯清晰）；慢性患者进行前列腺及其分泌物的检查，必要时做尿道膀胱镜检查观察后尿道炎症情况。

2. 鉴别诊断

（1）淋病性尿道炎：淋病性尿道炎是一种特异性感染的性病，尿道有脓性分泌物，脓液涂片染色检查可见在分叶核粒细胞内有革兰阴性双球菌。

（2）非淋菌性尿道炎及滴虫性尿道炎：女性容易在阴道内找到滴虫，而在男性不易找到滴虫，常需在包皮下、尿道口分泌物，前列腺液以及尿液中检查有无滴虫，作出诊断。

【辨证施治】

1. 湿热下注证

证候：多见于急性期。尿道口红肿，有脓液，小便频数而急，有灼热刺痛感，尿黄赤而浑浊，痛引腰部，伴恶寒发热，口中干苦而黏，大便秘结，舌红苔黄腻，脉弦带数。

分析：湿热下注肝经，故见尿道口红肿，有脓液，小便频数而急，有灼热刺痛感，尿黄赤而浑浊，痛引腰部；正邪交争，则见恶寒发热；口中干苦而黏，大便秘结，舌红苔黄腻，脉弦带数均为湿热之象。

基本治法：清热利湿。

方药运用：五淋散加减。方中山栀、黄柏清热燥湿；车前草、滑石、木通、赤茯苓、淡竹叶、灯心草清热化湿，利尿通淋；赤芍凉血散瘀以通瘀滞；甘草调和诸药。诸药合用，共奏清热利湿之功效。

外治法：皮炎洗剂，煎汤待冷洗涤，然后涂以黄连油膏，日四五次。

2. 肝气郁滞证

证候：多见于慢性期。小便频急，滴沥不爽，茎中涩痛，尿道口有黏液，少腹闷痛，会阴作胀，舌淡紫，苔薄白，脉细弦或涩。

分析：肝郁化火，气滞不宣，故见小便频急，滴沥不爽，茎中涩痛，尿道口有黏液，少腹闷痛，会阴作胀；气滞则血行不畅，故舌淡紫，苔薄白，脉细弦或涩。

基本治法：理气行滞。

方药运用：沉香散合瞿麦汤加减。方中沉香、枳壳、大腹皮、延胡索理气行滞；木通、石韦、瞿麦、滑石利尿通淋；当归、肉桂养血补肾；甘草调和诸药。诸药合用，共奏理气行滞之功。

外治法：配以尿道扩张术，以防尿道狭窄，但需注意切勿损伤黏膜。

【转归及预后】

本病治疗及时，大多预后较好，若迁延不愈，可导致尿道狭窄。

【预防与调护】

1. 多饮水，戒房事，勤洗涤，保持阴部清洁卫生。

2. 忌食辣椒、葱、姜、蒜、酒等刺激性食物。

验案举例

案一 李某，36 岁，1979 年 9 月 6 日初诊。

患者半月来尿道口潮红疼痛，尤于解小便时灼热疼痛感加重，引及少腹，并伴尿频、尿急、尿黄，解时不爽，腰酸头昏，大便秘结，舌尖红，苔薄白微黄，脉弦滑带数。此为湿热下注而成淋证。治宜清热利湿为要。

处方：木通 5g，赤芍 10g，茯苓 10g，生山栀 10g，竹叶 10g，当归 10g，制大黄 10g，冬葵子 10g，石韦 10g，滑石 15g。

服药 3 剂，大便得通，淋证亦减，再以原方去大黄，续服 5 剂，诸症悉愈。

案二 任某，48 岁。

患者因尿频、尿急、尿道刺痛，午后伴发低烧而就诊。现症见少腹隐隐作痛，脘腹痞闷，腰痛，脉濡细，舌苔薄黄，茎中涩痛，排尿不利，尿路刺激征（+），尿道口有黏液，此为湿热留于下焦，气滞不宣，膀胱气化不利而成气淋之候。治拟理气行滞，佐以清利湿热。

青木香 6g，沉香曲（后下）3g，枳壳 10g，延胡索 10g，台乌药 6g，石韦 15g，瞿麦 10g，萹蓄 10g，六一散（包）20g，车前子（包）10g，青陈皮各 6g。

上药连服 5 剂，尿路刺激征明显缓解，但尚有少腹隐痛，脘腹痞闷。于原方中加入柴胡 6g，以善其后。

【现代研究进展】

急性尿道炎多采用抗生素与化学药物联合应用的方法。近年来，氟哌酸与磺胺药联合应用，临床效果满意。全身治疗应注意休息，补充足够液体。急性期间，短期内应避免性生活，否则，会延长病程；慢性期间，若尿道外口或尿道内狭窄，应作尿道扩张术。

患者若有尿路刺激征，经常规抗菌治疗无效，且除外有复杂因素存在时，应考虑为支原体、衣原体或病毒感染，可首先使用四环素治疗。对四环素若有耐药性，则可改用红霉素、甲基红霉素或罗红霉素等。以上药物对支原体、衣原体有效。若经上述治疗仍无效，则可能为急性尿道综合征。

【小结】

尿道炎是指前、后尿道及其所属腺体的化脓性感染。现代医学认为多由于细菌感染所致，可以使用敏感抗生素治疗。中医认为与湿热和气滞有关，治以清热利湿或理气行滞。慢性期会导致尿道狭窄以及附属腺体的感染等并发症。

尿道狭窄

尿道狭窄（urethral stricture）系指尿道变细，失却正常扩张能力，使尿流不畅或受阻而出现的一系列下尿路梗阻症状。为男科临床的常见病、多发病。属中医之"淋证"、"癃闭"范畴。

【病因病机】

中医学认为，本病多由先天不足，肾气亏损，膀胱气化失司所致；或由后天失调，损伤尿道，血脉瘀滞而成；偶有因湿热下注，毒流精道，浊瘀凝聚，引起本证者。其中血脉瘀滞和湿热下注常同时并存或互为影响。

【发病机制及病理】

尿道狭窄一般分为两大类：

1. 先天性

此类尿道狭窄多见于儿童，为先天性尿道畸形所致。有尿道外口狭小、先天性尿道下裂、尿道隔膜及后尿道瓣膜等引起排尿困难。

2. 后天性

此类尿道狭窄又分创伤性（包括医源性）与炎症性两种：

（1）创伤性：包括尿道外与尿道内损伤所致的尿道狭窄：①尿道外损伤，暴力来自外界，如会阴部骑跨或踢伤，尖硬物撞击伤等。尿道球受挫击，发生球膜部尿道断裂，无移位，处理较易。骨盆骨折，耻骨支断端移位，前列腺部或膜部尿道断裂，伴有耻骨前列腺韧带撕裂，最易形成尿道狭窄。②尿道内损伤，暴力来自尿道内，常为医源性。如长期保留导尿管，刺激压迫黏膜引起炎症，尿道变细；尿道扩张术带来新的轻度损伤，重则发生假道；前列腺增生切除术，TUR 前列腺电切术，电烙止血损伤；尿道下裂成形术，阴茎癌阴茎部分切除，人工尿道口挛缩等，皆影响排尿。

（2）炎症性：炎症引起尿道狭窄，过去最为常见。淋病性尿道炎，前后尿道皆可受侵，疤痕广泛，平均二十年始出现严重狭窄症状。尿道口炎性狭窄，可延及前尿道，质地韧硬。溃疡性炎症来自结核或梅毒。

创伤炎症结果，尿道黏膜及海绵体受损，在修复过程中，受伤组织纤维性变，初期血管组织丰富，质地柔软，久则纤维硬化，疤痕挛缩，管腔狭窄。创伤性者，1~2月内便可出现狭窄；炎症性者较慢，需历十数年。创伤性狭窄往往仅一处，而炎症性狭窄常可累及数处。尿道狭窄的近端尿道扩张，易发炎症，膀胱有残尿，代偿性肥大，晚期常出现输尿管肾盂积水，肾功能降低。

【诊断与鉴别诊断】

1. 诊断

（1）排尿困难：普遍存在排尿困难，轻则排尿迟缓、无力，尿流细慢，重则排尿困难、费力，有大量残余尿，尿线分叉，或尿线中断，尿不成线，尿次频频。严重狭窄可随时发生急性尿潴留。

（2）尿痛、尿液浑浊，尿内有少量脓细胞，易发生膀胱结石。

（3）并发症较多，常见的有：①因慢性尿道炎，易致前列腺炎、精囊炎及附睾炎。②尿道炎向黏膜下发展，形成尿道周围脓肿，溃后导致尿道瘘，流出少量尿液和脓液，久不愈合。③膀胱残余尿多，尿液反流，酿成肾积水、慢性肾盂肾炎，终致肾衰竭。④性功能减退。尿道炎常引起射精痛乃至阳痿。⑤严重尿道狭窄，常伴慢性炎症。尿扩不适当，极易引起尿源性败血症、中毒性休克、急性肾衰竭。

（4）有尿道外伤或慢性尿道炎病史，通过阴茎尿道检查及排尿观察，不难做出尿道狭窄的诊断。

（5）尿道狭窄部位、程度和范围的诊断：①用F14号导尿管是否容易通过，以了解受阻部位与尿道口的距离。②用F18号金属尿道扩张器是否能顺利进入膀胱，若有困难，依次换小管试通。③逆行性膀胱尿道造影术，对部分性尿道狭窄效果最佳，可观察狭窄部位、程度、长度、单发或多发。对完全性狭窄，可用膀胱造瘘术，注射造影剂，令其排尿，上下接合，能较正确地做出诊断。

2. 鉴别诊断

良性前列腺增生症：多见于50岁以上的男性，有尿频、尿急，夜尿增多，尿线变细，排尿困难，急性尿潴留症状。

【辨证施治】

1. 血脉瘀滞证

证候：常有尿道损伤史。排尿不畅或困难，尿线变细或分叉，尿道刺痛或涩痛，尿频尿急，尿少或尿血，舌紫，脉涩。

分析：尿道损伤后，血脉瘀滞于下，故排尿不畅或困难，尿线变细或分叉，尿道刺痛或涩痛；瘀血内阻，排尿不畅，则尿频尿急，尿少或尿血；舌紫，脉涩乃血瘀之象。

基本治法：活血通淋。

方药运用：沉香散合失笑散加减。方中蒲黄、五灵脂、赤芍、王不留行、泽兰活血散瘀利窍；沉香、延胡索理气以助化瘀；泽泻、赤苓、朱灯心泄热利尿通淋；生甘草调和诸药。诸药合用，共奏活血通淋之功。

2. 湿热下注证

证候：常有尿道感染史。排尿困难，滴沥涩痛，尿路刺激征明显，溲黄，尿道灼热，口干而黏，大便秘结，舌苔薄白微黄腻，质较红，脉弦带滑。

分析：湿热下注肝经，浊瘀凝聚，故见排尿困难，滴沥涩痛，尿路刺激征明显，溲黄，尿道灼热；湿热伤津则见口干而黏，大便秘结；舌苔薄白微黄腻，质较红，脉弦带滑乃湿热下注之象。

基本治法：清利湿热。

方药运用：八正散加减。方中冬葵子、滑石、瞿麦、玄明粉、石韦、木通、赤茯苓、萹蓄、白茅根、山栀清热利尿通淋；大黄清热通腑；木香行气以助利湿。诸药合用，共奏清利湿热之功。

【其他治疗】

1. 首先选用敏感抗生素进行抗感染治疗，可在此基础上结合尿道扩张及中医辨证治疗。

2. 尿道扩张：经常应用。在表面麻醉下，从 F12 号开始，每次扩张增加 1~2 号，得效后，不断延长尿扩间隔期，扩张至 F20~F24 号较为理想。尿道有急性炎症时不宜扩张。

3. 必要时选用手术疗法。

【转归及预后】

大多经过抗感染、中医辨证治疗、尿道扩张后可以获得较好疗效；少数须手术治疗方能见效。

【预防与调护】

1. 积极治疗和控制尿道感染。

2. 合理治疗各种尿道损伤。

3. 处理尿道感染时，手法宜轻柔，减少组织损伤。

4. 尿道断裂时，可予膀胱造瘘，以免尿液刺激，减少疤痕形成。

5. 解决了尿道狭窄，其伴随性功能障碍多能随之恢复。

【临证经验】

1. 本病无论新旧，皆属实证

淋证偏于湿热下注，癃闭偏于血脉瘀滞，两者不能截然分开，始终不放松利尿通窍。

2. 验方通窍利湿汤

尿道狭窄多由瘀血、湿热之邪阻滞，治疗重在活血通淋、清利湿热。验方通窍利湿汤组成：桃仁 10g，马鞭草 15g，车前子（包）10g，泽兰泻各 10g，六一散（包）20g，延胡索 10g，赤白芍各 10g，猪苓 10g，台乌药 6g，郁金 10g，白矾 1.5g，制大黄 6g，皂角刺 10g。

3. 本病亦与先天肾气亏虚有关

本病亦可见于先天肾气亏虚，膀胱气化失司，治以补益肾气，助膀胱气化。处方益气通窍汤。常用药：炙黄芪、台乌药、沉香、延胡索、蒲黄、五灵脂、赤芍、干地龙、甘草梢、王不留行、滑石、瞿麦、玄明粉、石韦、萹蓄、白茅根等。

【现代研究进展】

1. 樊静等研究超声显像对男性外伤性尿道狭窄的诊断价值

通过对30例外伤后所致的排尿异常患者采用尿道充盈法和使用高频超声探头作尿道多径路探测，分别观察前后尿道静止期及开放期的形态、走向；测量狭窄的部位最大开放内径、狭窄长度及周围组织关系。结果：30例患者中，膜部狭窄8例，球部狭窄13例，膜球部狭窄1例，阴茎体中部狭窄4例，阴茎根部狭窄2例，膜部闭锁2例。超声诊断正确率为96.6%。声像图特点为：低回声、等回声、高回声、强回声或杂乱不规则回声。结论：骨盆骨折多位于膜部，骑跨伤多位于球部。尿道超声显像的应用对术前正确了解尿道狭窄的长度、程度、疤痕的深度和残剩正常尿道的长度有重要的指导作用，对术后疗效的判断有重要的临床意义。因此，超声显像对男性尿道狭窄的诊断有重要价值。

2. 庞桂建用输尿管镜联合电切镜下钬激光技术治疗尿道狭窄

采用输尿管镜联合电切镜下钬激光技术，对15例不同部位、不同程度的男性尿道狭窄进行治疗。结果：本组15例，12例一次腔内手术成功，3例术中严重尿外渗改二次腔内手术成功，无其他并发症，术后拔除尿管后均排尿通畅。14例获随访3~13个月，平均8个月，有4例需行尿道扩张3~6个月，均排尿通畅。

尿道狭窄是泌尿外科的常见病，采用腔内手术治疗在直视下操作，损伤小，有可重复性的优点。腔内技术目前应用较多的是冷刀、电切和钬激光。冷刀切开虽然安全可反复进行，但复发率高。电切治疗可损伤切除部位周围组织，产生一定的纤维疤痕组织，因而也容易复发。而钬激光是一种固体激光，波长2140mm，以脉冲方式发射，为非选择性组织吸收，作用均匀一致，组织穿透深度仅为0.4mm，脉冲发射时间极短，仅为0.25ms，瞬时功率可达10kW，通过光纤将能量传递到作用物（结石或组织），释放热量极少，脉冲时间远远低于热传导时间。因而，切除组织的创面或周围无焦灼样观，创面新鲜，术后无坏死组织脱落过程，无疤痕组织形成。钬激光对组织的气化切割、切开、止血同时完成，故术中基本无出血，术中可达到非常精确的组织解剖层次与清晰的手术野，治疗痛苦小、创伤小、恢复快。

【小结】

尿道狭窄系指尿道变细，失却正常扩张能力，使尿流不畅或受阻而出现的一系列下尿路梗阻症状。分为先天性、后天性两类。后者又分创伤性（包括医源性）与炎症性两种。尿道狭窄最主要的症状为排尿困难，可因尿道狭窄的病因、程度、范围、有无严重并发症等而有所不同。治疗首先选用敏感抗生素，进行抗感染治疗，可在此基础上结合尿道扩张及中医辨证治疗。

尿道瘘

尿道瘘（urethral fistula）系排尿时部分或全部尿液通过尿道的异常通道排出体外，或流经体内其他器官排出体外的病理状态。根据尿道通往的部位，分外瘘、内瘘两种；根据发病原因，外先天性、外伤性和病理性三类。中医统称为"瘘管"。发于会阴部的尿瘘称"海底漏"，发于龟头部的尿道旁腺瘘称"旋根疳"。

尿瘘一般需进行手术修补或针对发病原因处理。中医中药治疗部分尿瘘，常能收到一定效果。

【病因病机】

中医学认为，本病多因先天不足，阴阳失调，经络阻隔，血脉瘀滞，局部失却涵养；或后天失调，感染或外伤后毒邪留恋；或气血不足，中气下陷，肾气不固，无以滋润局部所致。

【发病机制及病理】

先天性尿道瘘较为罕见，发生率为 1/7500，男性与女性之比为 2∶1，常为后尿道瘘。其发生原因可能有：①胚胎发育期间第 5 周以后，尿生殖皱襞未能将直肠与尿生殖膈分开，使尿道与直肠或阴道相通，从而发生尿道直肠瘘或尿道阴道瘘。前者常伴有先天性直肠远端闭锁。②尿道下裂。③重复尿道。

后天性尿道瘘的发生原因为：①尿道损伤，如战伤、车祸、工伤事故时的尿道损伤，尤见骨盆骨折时伴有的后尿道损伤，以及尿道球部的骑跨伤。②盆腔、阴道前壁或尿道的手术、器械操作及尿道内结石、异物所致的尿道内损伤。③分娩或难产所致的尿道或阴道前壁的缺损。④尿道或阴道前壁、子宫颈的恶性肿瘤以及放射性治疗。⑤尿道结核、淋病、尿道周围脓肿、会阴部脓肿、尿道憩室、尿道腺体的感染等直接溃破，或致尿道狭窄，发生尿流梗阻而继发感染后向尿道外突破，⑥阴茎部线扎或金属环造成局部组织坏死。⑦长期留置导尿时位置不当，或向下肢端牵引导尿管，压迫阴茎阴囊交界处尿道而致坏死、继发感染等。

【诊断与鉴别诊断】

1. 诊断

（1）病史：有尿道外伤、手术、疾病或难产、反复尿路感染史。

（2）临床表现：会阴部于排尿时或持续性滴状漏尿；或会阴部有囊状突起，其顶部有小孔漏尿（尿道会阴漏）。瘘口周围、会阴部及股内侧皮肤有湿疹或糜烂。自肛门排尿，或呈水样便；亦或有肛门闭锁，自尿道排出含有气体或胎粪的尿液（尿道直肠瘘）。

（3）膀胱或尿道内注入美兰后排尿可观察到排出蓝染尿液的异常漏口，或见阴道、直肠内塞入的纱布蓝染。

（4）膀胱镜、尿道镜或阴道镜检查可见尿道、阴道之瘘口。自尿道瘘口插入输尿管导管后，可从阴道或直肠内发现导管。

（5）排尿期膀胱尿道造影可见造影剂自尿道通向会阴部、直肠或阴道。需前后位、斜位与侧位造影观察。

（6）骨盆X线平片：有外伤致骨盆骨折史者，有骨盆畸形表现。

2. 鉴别诊断

（1）输尿管异位：输尿管口异位为先天性发育异常，多有双肾盂、双输尿管畸形。在正常尿道口排尿之外，可于尿道、会阴部、阴道、子宫、子宫颈、阴道、前庭等部位持续性滴状漏尿。在排泄性尿路造影时，可见重复肾盂及重复输尿管，常伴上位肾盂积水。静脉内注射靛胭脂后，可于异位输尿管口持续滴状排出蓝染尿液。

（2）膀胱阴道瘘：自阴道内持续滴状排出尿液。膀胱内注入美兰溶液后，阴道内纱布蓝染，不必等排尿后观察。膀胱镜检查可见膀胱内瘘口。

（3）输尿管阴道瘘：盆腔或阴道内手术损伤所致。阴道内有持续点滴状漏尿。阴道内塞入纱布后，膀胱内注入美兰溶液，排尿或不排尿，均无纱布蓝染。排泄性尿路造影或逆行性尿路造影，可见输尿管造影剂外溢，其水平上方的输尿管扩张积水。逆行输尿管插管时，于输尿管中、下段受阻。

【辨证施治】

1. 气虚下陷证

证候：尿瘘而兼有面黄体倦，腰酸乏力，前阴部有下坠感，舌苔薄白，边有齿痕，脉软。

分析：瘘久正气渐伤，脾气亏虚，气虚失养，故面黄体倦，腰酸乏力；气虚下陷，则前阴部有下坠感；舌苔薄白，边有齿痕，脉软乃气虚之象。

基本治法：补中益气。

方药运用：补中益气汤加减。人参、黄芪、白术、炙甘草补益中气；升麻、柴胡升举阳气；牡蛎、龟板、五倍子、桑螵蛸、海螵蛸、蚕丝炭固肾缩尿；炙甘草还调和诸药。诸药合用，共奏补中益气升提之功。

中成药：七味胎元丸，每服3g，每日2次，温开水送下。

2. 毒恋瘀滞证

证候：尿瘘合并继发感染，或由感染继发尿瘘，排尿欠畅，尿黄而有灼热感，口渴喜饮，舌质偏红，苔薄白，脉虚带数。

分析：尿瘘继发感染，或由感染继发尿瘘，正虚毒恋，故排尿欠畅，尿黄有灼热感；湿热毒邪，伤及津液则口渴喜饮；舌质偏红，苔薄白，脉虚带数乃正虚毒恋之象。

基本治法：托毒生肌。

方药运用：托里生肌散加减。生黄芪补气托毒外出；蒲公英、天花粉、鹿衔草、丝瓜络、白及清热解毒；制乳香、制没药、丹参、赤芍活血散瘀；生甘草解毒并调和诸药。诸药合用，共奏托毒生肌之功。

外治法：①大豆甘草汤，煎汤待温洗患处，日2次，适于尿道旁腺瘘。②柏椿膏，外涂瘘口，外盖消毒纱布，每日换药2次，适于尿瘘。

【其他治疗】

尿瘘需根据不同的病因和部位，施以相应的手术治疗。若不愿意手术，或手术无效，可施以中医中药治疗。

【转归及预后】

本病经手术为主配合中医药治疗，大多能治愈；少数迁延不愈，影响生活质量。

【预防与调护】

1. 局部治疗的同时，注意全身治疗，控制原发病变。

2. 忌食酒类及辣椒、葱、蒜、生姜、鱼腥发物。

3. 尿道旁腺瘘尚须禁止房事。

验案举例

卞某，43岁，干部。1978年9月7日初诊。

七八年前患者龟头部尿道口两旁各起一红点，无任何感觉。今年4月中旬，小红点破溃，呈浅表性溃疡，渗出少许液体，行走时裤子摩擦后有微痛，膀胱充盈时少腹部有轻度疼痛感，口不干不腻，小溲不黄，大便正常。检查：龟头部远端左侧有一浅表性溃疡，如米粒大，并有一小孔渗清水，右侧黏膜浅表性溃疡已经愈合，留有浅紫色色素沉着，无触痛，亦未扪及结节。脉平，舌苔薄白，根部稍厚，全身无明显不适。在南京某医院泌尿外科检查诊断为"尿道旁腺瘘"。拟内外并治之法，以观动静。嘱其避免房事，忌食鱼腥及酒类，尽量少走路。

处方：①七味胎元丸，每服3g，日2次，温开水送下。②洗方：黑大豆20粒，生甘草6g，赤皮葱1根，槐条6寸。煎汤待温洗患处，日2次。

11月22日复诊：去年用上法治疗2月左右，症状得以好转。现局部瘘孔已闭合，走路时疼痛亦消失。唯同房时排精不畅，房事后龟头部有不适感，平时亦发胀，饮食二便正常，脉细弦，苔薄白。七味胎元丸已停服2月余。嘱再加入六味地黄丸加减。

处方：①七味胎元丸，用量及服法同上，再服半年。②六味地黄丸原方加牛膝、车前子、生草梢、菟丝子，配成丸药，每服6g，日2次，温开水送下。连服半年。

【现代研究进展】

何明厚以转移瘘孔附近皮瓣修补尿道瘘

先天性尿道下裂尿道成形术的术式很多，但都不能避免尿道瘘的发生，而且发生率较高（15%~30%），因此，应努力提高尿道瘘修补术的成功率。感染是尿道瘘发生的原因之一，为降低术后感染的机会，术前3天开始用肥皂水清洗会阴，日2次，以减少会阴部细菌的数量。

治疗41例，一次手术成功39例，2例因感染导致尿道瘘复发，一次手术成功率为

95.1%。转移皮瓣的血运情况是影响手术效果的关键因素之一，因此，在切取皮瓣时要注意保护皮瓣的血液循环，选择血运较好的近端作为皮瓣的蒂部，蒂部应略宽，皮瓣长宽之比不大于1.5：1。本术式还要求瘘孔尿道侧缝合口与皮肤侧缝合口错开6mm以上，因而抵抗炎症反应的能力较强，提高了成功率。在术后护理中，应注意保持留置尿管和耻骨上膀胱造瘘管的通畅，避免尿液渗入伤口而影响其愈合。如局部出现红肿，可用75%酒精湿敷使红肿消退，如伤口有脓性渗出应尽早进行引流。

41例中，有2例尿道瘘复发，复发原因可能是：①瘘孔尿道侧缝合不严密，术后有尿液渗入创口内而影响其愈合。②因皮肤紧张，瘘孔尿道侧缝合口和皮肤侧缝合口错开不到6mm，并伴有轻微的炎症反应而致手术失败。这2例患者经再次手术治愈。

【小结】

尿道瘘系排尿时部分或全部尿液通过尿道的异常通道排出体外，或流经体内其他器官排出体外的病理状态。可分为先天性及后天性两种类型。依据病史、临床表现、体征及美兰试验、造影等检查大多不难诊断。目前大多主张手术治疗，同时辅以中医药治疗则疗效更佳。气虚下陷证，治以补中益气，补中益气汤加减；毒恋瘀滞证，治以托毒生肌，托里生肌散加减。同时可以配合外用药治疗。

会阴脓肿

会阴脓肿（perineal abscesses）多为后尿道周围脓肿，表现为在会阴部出现一小结块，形如大枣，肿胀发热，皮色不变，渐皮肤发红，疼痛明显，行走困难。化脓时痛如鸡啄，溃后流脓黄稠。相当于中医所称的"悬痈"、"海底悬痈"、"骑马痈"等。若溃后形成瘘管，则称"海底漏"；若为结核性瘘管，则又称为"疮痨"。古有"诸漏可医，独此难愈"之喻。

【病因病机】

会阴脓肿病因有三：①本病多为三阴亏损，房劳过度，忍精提气，欲泄不泄，化为脓血而成。②气壮体实之人，过食膏粱厚味，湿热结聚，可形成悬痈。③忧愁思虑过度，以致脾气不运，气结不散，亦能形成此症。

本病三阴亏损是其本，湿热壅滞是其标。溃后现脾虚肝郁，或现正虚邪恋，总属虚实夹杂，缠绵难愈之候。

【发病机制及病理】

现代医学认为本病乃会阴部的非特异性感染，由多种细菌如大肠杆菌、金黄色葡萄球菌、溶血性链球菌等感染所致。

【诊断与鉴别诊断】

1. 诊断

（1）会阴部肿胀隆起，初起状如莲子，痛多痒少，皮肤不变，继则渐如桃李，赤肿焮痛，按之应指，内脓已成。

（2）溃后疮口较浅，脓水稠厚者，可望短期内收功；若疮口较深，小便从此滴出者，则为尿道瘘；若大小便皆从此渗出者，则为尿道直肠瘘；若伴低热不退，脓水清稀，夹有豆渣样物质者，多为结核性瘘管。

（3）初起多有恶寒发热，排尿涩痛，尿色黄赤等症，化脓时发热加重。溃后可有全身虚弱症状。

2. 鉴别诊断

临床上需鉴别引起本病的因素，是特异性感染，还是非特异性感染。后者多伴低热、盗汗，结核菌素实验阳性，两者不难鉴别。

【辨证施治】

1. 湿热壅滞证

证候：悬痈初起，局部肿痛，小便黄赤，滴沥涩痛，尿频尿急，大便秘结，口干而苦，恶寒发热，朝轻暮重，舌苔薄黄，脉滑而数。

分析：湿热壅滞于下焦，故见悬痈初起，小便黄赤，滴沥涩痛，尿频尿急；正邪交争，则恶寒发热；湿热伤津，则大便秘结，口干而苦；朝轻暮重，舌苔薄黄，脉滑数乃湿热之象。

基本治法：清利下焦湿热。

方药运用：滋阴九宝饮加减。当归、生地滋养阴血；天花粉、大黄、黄连、黄柏、连翘清热解毒；猪苓、车前子、生薏苡仁、六一散利水渗湿，导热下行；枳壳理气除湿。诸药合用，共奏清利湿热之功。

中成药：龙胆泻肝丸，每服6g，每日3次。

2. 阴虚火旺证

证候：悬痈已溃或未溃，腰脊酸痛，溲黄而少，尿时涩痛，或有血尿，大便干结，午后潮热，口渴喜饮，舌红少苔，脉细带数。

分析：三阴亏损，腰府失养，故腰脊酸痛；兼夹湿热，故溲黄而少，尿时涩痛，或有血尿；肝肾阴虚，虚火上炎，则午后潮热，口渴喜饮，大便干结；舌红少苔，脉细数乃阴虚之象。

基本治法：滋阴降火。

方药运用：知柏地黄汤加减。方中知母、黄柏泻火坚阴；生地、当归、白芍、山药滋养肝肾之阴；泽泻、茯苓、丹皮使补而不滞。诸药合用，共奏滋阴降火之功。

中成药：溃后早服六味地黄丸，午服十全大补丸，每服6g，温开水送下。

3. 脾虚肝郁证

证候：悬痈溃后，纳少便溏，面色㿠白，倦怠微热，胸闷不舒，胁痛腹胀，舌淡红，苔薄白，脉郁不扬。

分析：脾虚失运，故面色㿠白，倦怠微热，纳少便溏；肝气郁结，则胸闷不舒，胁痛腹胀；舌淡红，苔薄白，脉郁不扬乃脾虚肝郁之象。

基本治法：扶脾疏肝。

方药运用：补中益气汤加减。方中炙黄芪、白术、炙甘草补益中气；升麻、柴胡升举阳气，疏肝解郁；当归滋养阴血；茯苓、陈皮理气健脾；炙甘草还可调和诸药。诸药合用，共奏扶脾疏肝之功。

中成药：小金丹，早晚各服1粒。

4. 正虚毒恋证

证候：悬痈既不溃破，亦不消散，面色少华，头晕乏力，口干不欲饮，舌淡苔薄，脉细而数。

分析：正虚不能托毒外出，故悬痈既不溃破，亦不消散；气阴两虚，则见面色少华，头晕乏力，口干不欲饮，舌淡苔薄，脉细而数。

基本治法：扶正托毒。

方药运用：托里消毒散加减。方中人参、黄芪、白术、当归、白芍、川芎、茯苓补益气血，扶助正气；金银花清热解毒；皂角刺、桔梗、白芷托毒外出；甘草调和诸药。诸药合用，共奏扶正托毒之功。

中成药：国老膏，1匙，化汤吞服蜡矾丸，日2次。

【转归及预后】

未成脓时，中西医结合促其消散，较易治愈；若溃破形成窦道，则不易愈合。

【预防与调护】

1. 男性的会阴被阴囊所遮盖，检查时极易遗漏，因此必须将阴囊提起，暴露会阴，以利发现该处病变。

2. 卧床休息，慎重护理。注意节制房事，避免七情刺激，保持精神愉快。忌食鱼腥、酒、葱、辣椒等烘热发疮食物，以望痊愈。

3. 溃后形成瘘管者，较难治愈。传统的中医外治有时能收到一定疗效，可参考尿道瘘有关内容。

验案举例

薛童。病后湿热下注，而发海底悬痈，漫肿作痛，小便不利。此症最忌穿溃，溃后易成漏管。

处方：归尾10g，生草梢2g，川黄柏5g，川萆薢10g，赤猪苓各10g，车前子10g，生苡仁10g，滑石15g，木通草各5g，枳壳5g，连翘10g。5剂。

外贴八将卤砂膏。

后消散。

按：悬痈生于会阴部，如不消散，易成漏管，小便从此滴出，所以又有海底漏之称。《疡科心得集》说："患此者俱是极虚之人，由足三阴亏损，湿热结聚而发。"此症起于病后，正气尚可，而小便不利，湿热尚盛，所以专从驱邪着笔。

【现代研究进展】

1. 高志银以火针法治疗体表化脓性感染

火针法使用于脓已成熟的脓肿。不论阴证、阳证均可使用。操作方法：先选择好脓肿最软、皮肤最薄且有利于脓液排出的部位为进针点。常规消毒脓肿表面。点燃酒精灯（无酒精灯时，用酒精棉球代替），左手持纱布固定在进针点下方，右手持三棱针烧红针尖部，自进针点快速刺入脓腔，手下有落空感时拔出，待部分脓液排出后，再用小止血钳扩张针孔，并伸入腔内，扫刮清理腔内腐烂组织，左手持纱布稍用力挤压针孔周围脓腔，使脓液尽可能排净。纱布覆盖，胶布固定。其中 3 天治愈者 196 例，5 天治愈者 527 例，10 天治愈者 88 例，20 天治愈者 18 例，55 例肛周脓肿转成肛瘘。

火针治疗疤痕小或不留疤痕，疗程短，伤口无出血，方法简单，费用低，适宜推广。

2. 陈剑虹等以消炎止痛膏外敷治疗皮肤和浅表软组织化脓性感染

消炎止痛膏方药组成：生大黄 11.5g，白芷 11.5g，广木香 7.5g（三者共研细末），樟脑 9g，薄荷脑 3g，冰片 1.5g，麝香 1g。先将麝香、冰片、薄荷脑加入凡士林中，待液化后加入樟脑，最后加入前几味药，共研细末，将上药与凡士林按 3：7 的比例充分混匀后装罐备用。治疗结果：本组 1020 例中，痊愈 846 例（其中 1 疗程治愈 513 例，2 疗程治愈 236 例，3 疗程治愈 72 例，3 疗程以上治愈 25 例），有效 159 例，无效 15 例。治愈率 82.94%，总有效率 98.53%。

方中大黄为君药。冰片、麝香为臣药，佐以木香、樟脑、薄荷等。其中大黄善解疮疡热毒，外治疗毒，尤为特效之药。《医学衷中参西录》中云："疗毒甚剧，它药不效者。当重用大黄以通其大便自愈。"白芷消肿止痛，生肌排脓，木香疗毒肿、消恶气；樟脑疗汤火疮，敌秽气；薄荷散热，解毒；冰片通诸窍，散郁火；麝香活血祛瘀，温经止痛。诸药合用，具有明显的清热解毒，活血化瘀，消肿止痛，祛腐生肌之功效。现代药理研究证明：大黄对试管中多数革兰阳性菌及某些革兰阴性菌有抗菌作用，对葡萄球菌的核酸和蛋白质合成亦有明显的抑制作用；麝香则有消炎、抗菌作用，其抑制血管通透性作用是水杨酸的 40 倍，且对大肠杆菌和金黄色葡萄球菌均有抑制作用。

3. 杨新峰等用蔗糖与紫外线治疗化脓性感染创面

在外科创面的治疗中，高渗蔗糖溶液可使微生物细胞脱水，抑制细菌生长，同时也可以减轻创面组织的水肿。碳水化合物是机体重要的组成物质，局部应用可为创面新生成的组织提供营养和生长原料，同时糊状蔗糖的黏稠性为防止创面的感染提供保护层，刺激组织再生，增强组织修复。因此，蔗糖对治疗感染性创面或新鲜清洁创面都有很好的效果，且新鲜清洁创面的治疗效果好于感染性创面。紫外线可引起光化学反应，紫外线的波长在 260.0nm 左右，杀菌效果最强。金黄色葡萄球菌对 253.7nm 最敏感，大肠杆菌对 253.7nm 及 265.0nm 最敏感，绿脓杆菌对 265.0nm 最敏感。在创面内进行适量的紫外线照射，可改善局部血液循环和淋巴循环，改善组织营养，促进水肿消散和伤口渗液的吸收，破坏微生物 DNA 和 RNA，起到了抗菌消炎的作用。同时也可以降低神经末梢的兴奋性，减轻患者的疼痛。而且紫外线可以促进创面肉芽组织的生长，加速组织修复与伤口的愈合。

【小结】

会阴脓肿为在会阴部出现一小结块，形如大枣，肿胀发热，皮色不变，渐至皮肤发红，疼痛明显，行走困难。化脓时痛如鸡啄，溃后流脓黄稠。现代医学认为由多种细菌感染所致。根据临床表现分为湿热壅滞、阴虚火旺、脾虚肝郁、正虚毒恋四个证型治疗。本病若溃破形成窦道，则难以治愈。

参考文献

[1] 张长义，谭立业．生肌止痒散治疗药物性阴囊炎96例体会［J］．中华现代临床杂志，2005，3（24）：2637

[2] 岳东民，王虹，陈鑫，等．睾丸扭转的早期诊断与治疗［J］．中国实用医药，2008，3（17）：121

[3] 范海涛，朱德淳，刘芳，等．阴囊坏疽的阴囊重建［J］．中国修复重建外科杂志，2006，20（3）：235

[4] 董立明，李淑华，林艳．MEBO治疗特发性阴囊坏疽（附2例报告）［J］．中国烧伤疮疡杂志，1999，4：22~23

[5] 汪卫平．当归饮子加味治疗慢性阴囊湿疹48例——附西药治疗24例对照［J］．浙江中医杂志，2004，7：296

[6] 杜付祥．止痒洗剂合当归苦参丸治疗阴囊湿疹30例［J］．中国民间疗法，2004，12（6）：29

[7] 尹东辉，李晖．李月玺治疗湿疹临床经验［J］．中国医药学报，2003，18（8）：509

[8] 曹胜文．针灸治愈缩阳症2例［J］．中国针灸，1998，（5）：293

[9] 李银昌．辨证分型治疗缩阳症86例［J］．江苏中医，2000，21（12）：26

[10] 廖昭荣．浅表性包皮龟头炎167例分析报告［J］．皮肤与性病，2002，24（4）：53

[11] 庄田畋．三黄疗毒汤合珠黄散外治龟头炎35例［J］．安徽中医学院学报，1998，17（6）：33

[12] 刘岩，梁伟．外敷一效散治疗包皮龟头炎100例［J］．辽宁中医杂志，2002，29（8）：484

[13] 赵润璞，琚保军．独一味胶囊治疗阴茎硬结症35例［J］．吉林中医药杂志，2006，47（10）：772

[14] 宣志华．阳和汤加减治疗阴茎硬结症19例［J］．河北中医，2003，25（7）：506

[15] 张彤．阴茎硬结症35例治疗体会［J］．郑州大学学报（医学版），2003，38（6）：989

[16] 董胜国，王晓，叶章群．阴茎硬结症的研究进展［J］．临床泌尿外科杂志，2004，19（1）：59

［17］冷方南．中医男科临床治疗学．北京：人民卫生出版社，1991：141

［18］周瑞锦，刘中华，李启忠，等．阴茎原位癌的诊断及治疗［J］．中华泌尿外科杂志，2003，24（12）：842

［19］王忠，籁玉莲．阴茎部分切除加阴茎延长术治疗阴茎癌［J］．中华男科学，2005，11（12）：952

［20］樊静，蒋晓春，朱再生，等．男性尿道疾病的超声诊断价值［J］．中国超声医学杂志，2004，20（7）：528~531

［21］庞桂建，刘成倍，徐伟，等．钬激光治疗男性尿道狭窄15例报告［J］．现代泌尿外科杂志，2007，12（1）：34

［22］何明厚，王妍，刘庆春，等．转移皮瓣修补阴茎尿道瘘［J］．黑龙江医学，2001，25（10）：765

［23］高志银．火针治疗体表化脓性感染884例［J］．中华实用中西医杂志，2006，19（2）：167

［24］陈剑虹，周胜虎，刘光德，等．消炎止痛膏外敷治疗皮肤和浅表软组织化脓性感染1020例［J］．中医外治杂志，2005，14（6）：38

［25］杨新峰，尚虎虎．蔗糖与紫外线治疗19例化脓性感染创面体会［J］．中国全科医学，2005，8（12）：1011

第六节　男子乳房病

男子乳疖

男子乳疖是生于男子乳房的皮肤浅表的急性化脓性感染。有石疖、软疖之分，可发于各种年龄和季节，而以小儿、夏秋之交为多见。发于夏秋之交者，称为"暑疖"；经年累月，屡愈屡发者，称为"疖病"。

本病轻者只需外治；有全身症状，或反复发作者，则应内外并治。一般预后佳良。

【病因病机】

男子乳疖，是由天时炎热，感受暑毒，郁于皮肤所致；或先患痱子，因搔痒而染毒气，亦可转为本病；若不分季节，屡愈屡发，为正虚毒恋之象；更有遗精频作，或久疏泄精，阴虚火旺，由内达外，结于肝肾之络而发病。

【诊断与鉴别诊断】

1. 诊断

（1）本病根脚浅，其色或红或白，按之并不坚硬，肿势在1寸左右。

（2）石疖：亦称有头疖、毛囊疖，初起是一个圆形小硬结，色红疼痛，肿于皮肤之间，浮而无根，大小不过1寸，在疮头中央有黄白色小脓头，穿透后脓头及脓液排出，肿痛即减轻消退。

（3）软疖：亦称大头疖、汗腺疖，色白或红色高肿，形若杏、李，疼痛不甚，数天后即顶软成脓。

（4）疖病：是一种经年累月，反复发作，缠绵难愈的石疖。全身伴有面色少华，舌淡苔薄，脉象虚数等症。

（5）男子乳疖：轻者无全身症状，重者出现发热、头晕、口苦、舌干、心烦等症，血常规白细胞总数及中性粒细胞比例升高，同时应查空腹血糖，排除糖尿病。

2. 鉴别诊断

（1）痈：局部顶高色赤，表皮紧张光亮，初起无脓头，肿势范围较大，有明显的全身症状。

（2）有头疽：红肿范围超过3~4寸以上，有多个脓头，溃后状若蜂窝，病程较长。

【辨证施治】

1. 暑毒蕴肤证

证候：多见于小儿一侧或两侧乳房疖肿，红肿热痛轻微或较重，或可出现发热溲黄，口干而黏，舌苔薄黄腻，脉平或数等症。

分析：夏秋气候炎热，受烈日暴晒，感受暑毒，或先患痱子，搔痒而感染毒气，蕴于肌肤，故出现男子乳疖，或暑毒入里，则可出现发热、溲黄、口干而黏等暑热症状。

基本治法：清暑解毒。

方药运用：解暑汤。方中银花、连翘解毒；竹叶、天花粉解暑；赤芍凉血活血；六一散、泽泻使暑毒从小便而出。

2. 正虚毒恋证

证候：每见于肥胖之人，男子乳疖，屡愈屡发，经年累月，面色少华，舌淡或偏红，苔薄白腻，脉虚带数。

分析："最虚之处，便是容邪之地"，正虚毒恋，故可出现男子乳疖，屡愈屡发，面色少华，脉虚带数等症。

基本治法：扶正化毒。

方药运用：四妙汤加味。方中炙黄芪扶助正气；银花、生地、生姜解毒透邪；再加香附、川断、山甲片理气消肿。合而用之，而成扶正化毒之妙方。

3. 肝肾阴虚证

证候：多见于成年人，男子乳疖，每于遗精频作或久疏泄精时发者，伴有腰酸耳鸣，面色黧黑，脉细带数，舌红苔少。

分析：男子乳房属肾、乳头属肝，阴虚火旺，由内达外，结于肝肾之络，而为男子乳疖。腰为肾府，肾开窍于耳，故有腰酸耳鸣；肾色外露，可见面色黧黑，脉细带数，舌红苔少等阴虚火旺之象。

基本治法：滋阴降火。

方药运用：知柏地黄汤。方中六味地黄汤三补三泻为治肝肾阴虚之剂，复入知母、黄柏清泄相火，合而成为滋阴降火之要方。

【其他治疗】

1. 单方验方

（1）银花 10g，鲜藿佩兰各 10g，菊花 9g，生甘草 3g，煎汤代茶；或用绿豆、薏苡仁煎汤代茶饮。

（2）清解片，每次 10~15 片，分 3 次吞服；儿童减半；婴儿服 1/3。

（3）六神丸，或六应丸，成人每次 10 粒，每日 3 次吞服；儿童减半，婴儿服 1/3。

2. 外治法

（1）未溃用马氏青敷散外敷，每日换药 1~2 次。

（2）已溃用九一丹提脓，外贴加味太乙膏。

（3）不论已溃未溃，单用加味太乙膏。

（4）软疖脓成不易溃破，宜切开排脓；溃后初宜提脓拔毒，后宜生肌收口。

【转归及预后】

1. 男子乳疖轻者只需外治，即可痊愈；若有发热等全身症状，则需加以内服，一般预后良好。

2. 若反复发作的疖病，需寻找病因，审因论治，内外并投，每可获效。

【预防与调护】

1. 注意个人卫生，勤洗澡、勤修剪指甲，勤换衣服，穿衣宜宽畅。

2. 夏季痱子忌搔痒。疖子不易自行挤压，以防毒气扩散。

3. 夏季宜饮金银花露、绿豆米仁汤等清凉饮料，忌烟酒、辣椒、葱、蒜动火助热等刺激性食物。

4. 若与排精失调有关，应注意调节，忌房劳过度或禁欲。

【临证经验】

1. 辨证论治，内外合用

曾遇两例男子乳房"疖病"，一为火毒炽盛证，用黄连解毒汤加味，清其源，泻其毒，使内蕴之热毒不致上炎；二为阴虚火旺证，用大补阴丸加味，滋其阴，退其热，使火热蕴毒从内而解；局部以黄香饼（黄柏、乳香）外敷，理气活血，解毒消肿，而收药到病除之效。

2. 许履和教授治"粉刺"（痤疮）感染引起的男子乳疖

内服黄芩汤（黄芩、桑白皮、连翘、赤芍、桔梗、薄荷、荆芥、麦冬、生甘草），加全瓜蒌、生山栀，外用马氏青敷散而愈。

3. 许履和教授治糖尿病性男子乳房"疖病"

用外科四妙汤（生黄芪、当归、银花、生甘草）合陆氏消渴统治方（生绵芪、潞党参、炒于术、杭白芍、山茱萸、川牛膝、法半夏、淡黄芩、茯苓、泽泻、木瓜、生姜、炙甘草）加减，外用黄香饼敷之得瘥。

【小结】

男子乳疬有石疬、软疬、疬病之分。疬虽小疾，治疗有易有难，不能一概而论。本病轻者，只需外治即可痊愈；对经年累月不愈者，需找出病因，审因论治。

男子乳房发育症

男子乳房发育症是男性乳房由于各种原因的刺激而出现的单侧或双侧的乳房增大，是一种常见的疾病，好发于青春期（13~17岁）和中老年（50~70岁）的男性，大部分增殖一段时间后，或自行消退，或停止不变，极少能发展成像女性乳房的状态。许多患者常常感到心理上的严重不适。属中医"乳疬"范畴。

【病因病机】

按乳房部位脏腑络属，男子乳头属肝，乳房属肾。故其发生主要与肝肾有关。多因得之于天癸欲至者，因肾精不足，冲任失调，精血不足，无以涵养肝木，其气不舒，则气滞痰凝，以致乳晕部结核。

【发病机制及病理】

正常情况下，男性体内血浆雄激素与雌激素的比例应为100∶1左右，当各种原因引起这个比值下降，或男性雄激素活力下降，或雌激素对乳腺的效应占优势时，便可能诱发男性乳房发育症。

某些男性乳腺组织对雌激素的反映敏感也是成因之一。另外，一些继发性的男性乳房发育症也存在。与男性乳房发育症有关的因素有很多：

1. 青春期男性体内激素不平衡。

2. 睾丸损伤、睾丸切除、曲精管发育不全（睾丸女性化）、雄激素合成中酶的缺乏、睾丸炎、睾丸肿瘤。

3. 慢性肝病、肝硬化、慢性肾衰。

4. 肥胖、甲状腺功能亢进或低下、肾上腺皮质机能亢进、糖尿病。

5. 脊髓损伤、霍奇金病、头颅外伤。

6. 肿瘤（垂体肿瘤、分泌雌激素的肾上腺皮质肿瘤、淋巴瘤、支气管肺癌等）、白血病。

7. 遗传因素，即家族性的男性乳房发育。

8. 衰老。

9. 药物引起，如雌激素、某些避孕药、合成代谢性类固醇、皮质类固醇、安非他命（一种中枢神经刺激剂）、洋地黄、西咪替丁、二氮平、麻醉性止痛剂、利血平、三环类抗忧郁药、人体绒毛膜促性腺激素、胰岛素、异烟肼和其他抗结核药、大麻等。

【诊断与鉴别诊断】

1. 诊断

（1）局部症状：乳房呈女性乳房样发育、肥大。原发性的男子乳房发育症表现为一侧或两侧乳晕部出现圆而扁平的小肿块。继发性者表现为单侧乳房明显增大，或双侧乳房呈对称性或不对称性增大，大小不一，外观多像发育期的少女乳房。多数患者有乳房胀痛，有时有乳汁样的分泌物自乳头溢出。

（2）全身症状：有的可伴有头晕耳鸣，腰膝酸软，口燥咽干，心烦易怒或畏寒肢冷，阳痿便溏，性欲减退，或右胁隐痛，纳呆腹胀等症状。

（3）体征：在乳晕区皮下或明显肥大的乳房内可摸到圆而扁平的肿块，质地硬韧，边缘清楚，有一定的移动性，轻微压痛。发于青春期，与先天性睾丸发育不全有关的患者，有的可具有女性化的征象，如声音变尖、面部无须、臀部宽阔等；有的可伴有生殖器畸形，如假两性畸形、尿道下裂或隐睾等。

2. 鉴别诊断

（1）男性乳腺癌：多发生于老年人，常为硬癌。癌块多位于乳头附近，质地坚硬，形态不规则，界限不甚清楚，表面不甚光滑，且早期侵入胸肌，不易推动。或伴有同侧腋窝淋巴结的肿大。必要时可作病理切片检查。

（2）脂肪组织增生：病人肥胖，全身皮下脂肪丰满，双侧乳房丰满尤为显著，这是由于脂肪沉积引起的，称之为假性乳房肥大。

（3）营养性乳腺增殖症：在营养不良恢复期，由于营养补充，垂体发生一时性的促性腺激素分泌过多，男子乳房可暂时性增大，无需治疗，即自行消失。

【辨证施治】

1. 气滞痰凝证

证候：乳晕部扁圆形结块，轻微压痛，自觉乳部胀痛，随喜怒而消长，胸胁郁闷不舒，有时乳头溢液，舌边尖红，苔薄黄，脉细弦带数。

分析：郁怒伤肝，肝气不舒，气郁化火，炼液成痰，痰气互结，络脉失和，则生乳疬；肝郁气滞，则乳晕部隆起，并随喜怒而消长；气滞于胸，则胸闷叹气；气滞痰凝，络脉失和，则乳晕部结块疼痛；舌红苔薄黄，脉细为肝阴虚，脉数为肝火旺。

基本治法：疏肝清火，化痰散结。

方药运用：加味逍遥散（方出《薛己医案》）。丹皮、山栀为清泄肝火之要药；柴胡、薄荷舒肝解郁而散热；当归、白芍养血活血而平肝；茯苓、白术健脾而散结；炮姜、甘草调和中土而解毒。全方具有解肝郁，清肝火，化痰结之功效。

中成药：①丹栀逍遥丸，每次6g，每日2~3次。②消瘰丸，每次6g，每日2~3次。

外治法：①阳和解凝膏加黑退消，盖贴患处，5~7天换1次。②太乙膏加八将丹，5~7天换1次。

食疗：干海带（鲜品亦可）用水漂洗后切成丝状或条块状，加调料炒熟，当菜食用，有软坚散结消痰作用。

2. 肝肾不足证

证候：一侧或双侧乳房呈妇乳之状，有时乳头有乳汁样分泌物溢出，乳房胀痛于排精后加重，眼眶黧黑，腰膝酸软，夜寐盗汗，口中干渴，舌红少苔，脉细数。

分析：房劳过度，遗精滑精则伤肾，肾精不足，虚火自炎，亦可炼液成痰，结于乳络而成病。肾水亏损，则不能涵养肝木，木气不舒，则其阳不能上达，以致乳晕部结核。肾亏精关不固，则遗精频作；排精后疼痛加重，此为虚痛之象；腰膝为肝肾之府，肝肾不足则腰酸膝软；肾阴不足，阴虚内热，逼溢外泄，则夜寐盗汗；肾色主黑，肾亏其色外露，则眼眶黧黑；阴虚津液不能上承，故舌红苔少，口中干渴；脉细为阴虚，脉数为火旺。其本在阴虚，其标为乳肿。

基本治法：补益肝肾，化痰软坚。

方药运用：左归丸加味。方中熟地、山茱萸、怀山药滋补肾阴；再配以菟丝子、枸杞子补益肝肾；鹿角胶、龟板胶峻补精血；怀牛膝强化筋骨，诸药合用，补肾阴而益精血。合入牡蛎软坚散结，川贝开郁化痰，玄参滋阴降火。共奏补益肝肾，化痰软坚之功。

中成药：①六味地黄丸，每次6g，每日2~3次。②消瘰丸，每次6g，每日2~3次。

食疗：生牡蛎（蚝肉、蛎黄）炒鸡蛋，加调料后可当菜佐膳。

3. 冲任失调证

证候：乳房为妇人状，乳中结核不明显，亦无明显压痛，阳痿不起，腰膝酸冷，肢体畏寒，小便清长，夜尿频多，眩晕耳鸣，舌淡，脉沉细。

分析：色欲过度则伤肾，精损及阳致命门火衰，肾阳不足，气化无能，湿凝痰停而致乳房增大如妇人状，其本属虚，故无压痛，物有阳则动，无阳则静，阳气不至则不动，故阳痿不起；腰为肾之府，膝为骨之属，肾阳虚衰，故腰酸膝冷，畏寒肢冷；精空不养脑，清空失濡则头晕；肾开窍于耳，命门火衰，清阳不升，故耳鸣不聪；阳虚不化津液，水液直下，则小便清长，夜尿频作；舌淡，脉沉细，为属阳虚不能外温所致。

基本治法：调摄冲任，化痰散结。

方药运用：右归饮加味。右归丸系张景岳方，药用肉桂、附子、鹿角胶温补肾中之元阳；配伍熟地、山茱萸、山药、枸杞子滋阴益肾，养肝补脾，取"阴中求阳"之义；菟丝子、杜仲强腰益肾；当归养血补虚，取"阴中求阳、阴生阳长"之意。肾阳充足，则有助于温化痰浊。原方再加苍白术、青陈皮、白芥子、海藻、昆布之类，以增强行气化湿，软坚散结之功。

中成药：坤灵丸，每次15g，每日2次。

【转归及预后】

本病预后良好，青春期乳腺增生者多能自愈。早期发现，中医治疗效果较好。若逐渐长大，影响外观。久治少效，或已癌变者，应手术治疗。

【预防与调护】

1. 保持心情舒畅，注意劳逸结合。

2. 避免用力挤捏乳头；戒除手淫，节制房事。

3. 忌食辛辣；宜食海带、海蜇、芋头等食物。

【临证经验】

男子乳房发育症的中医治疗用验方加味乳疬汤及加味地黄汤，或外贴八将膏，治疗本病16例，痊愈13例，好转3例。疗程：包块平均消失时间42.3天，治疗效果与年龄、病程、体征、治法、疗程等无明显特殊关系。但必须重视精神因素对本病发生、发展的作用。

乳疬汤原名"男妇乳疬方"，源出于《种福堂公选良方》。香附、青皮、橘叶疏肝理气，夏枯草清肝化痰，药仅4味，组方缜密，适用于肝郁化火，痰浊凝聚所致者。复入丹皮、山栀可以助清泄肝火之功；加海藻、昆布、海浮石、牡蛎以增软坚散结之力，肝气得复，肝火得平，痰浊得化，则男子乳疬消散于无形矣。

加味地黄汤即六味地黄汤加当归、白芍、牡蛎、川贝。地黄丸平补肝肾，复入当归、白芍补养肝血，即成归芍地黄汤；再加牡蛎、川贝化痰软坚，寓有消瘰丸之意。全方以滋益肝肾为主，化痰软坚为辅，诚治病必求其本，标本兼顾之法也。

【现代研究进展】

1. 张国铿辨证治疗

（1）气滞血瘀型：症见乳房增大或有结节，固定不移，按之胀痛或刺痛，心烦胸闷，两胁苦满，嗳气纳呆，口干不欲饮，或伴性欲减退，舌质紫暗，苔白腻，脉弦滑或涩。

乳房位于两侧胸胁之间，是肝胆经络循行之处。由于情志不遂，肝气郁结，气机阻滞，脉络不和，积而成块，故乳房增大或有结节，固定不移。而按之胀痛，心烦胸闷，两胁苦满及嗳气纳呆，苔白腻均属气滞之象；按之刺痛及口干不欲饮，舌质紫暗，脉涩等却是血瘀之征。治宜理气化滞，行瘀通络。方选柴胡疏肝散合血府逐瘀汤加减。气滞重者，加佛手、绿萼梅、延胡索、荔枝核、川楝子等以疏肝化滞；血瘀重者，加三七、三棱、莪术、王不留行、地鳖、泽兰、刘寄奴等以化瘀通络。

（2）肝肾亏损型：症见乳房肿大有硬结，可无痛感，腰膝酸软，神疲乏力，头晕目眩，口干舌燥，不寐健忘，遗精阳痿，舌质淡红有齿印，苔少，脉沉细。

证属肝肾亏损，非积非聚，故乳房肿块可无痛感。肝肾虚火上扰，头目失于濡养，则头晕目眩；津液不能上承，故口干舌燥；火扰心神则不寐；火动精室则遗精。舌淡红，苔少，脉沉细为肝肾亏虚之象。治宜滋补肝肾，填精益髓，方选八珍汤合二仙汤加减。

2. 黄广培自拟消疬散结汤治疗

认为本病以肾气不足，肝失所养，水不涵木，肝气不疏，气机不畅，痰凝血瘀为主要病机，治疗上以疏肝补肾，行气活血，化痰散结。自拟消疬散结汤。方中用柴胡、青皮、香附、荔枝核疏肝解郁，畅达气机；仙茅、淫羊藿、菟丝子温补肾阳、通气行血；海藻、昆布、浙贝软坚散结消痰；赤芍、丹参、三棱、莪术养血活血、化瘀止痛。本方能改善全身及局部（肝脏、乳房等）血液循环，有利于激素在体内的代谢和消除，并能消除乳腺组织充血水肿及纤维组织的增生。

3. 游约章辨证治疗

（1）痰气郁结型：患者多形体偏胖，性情急躁易怒，乳房一侧或双侧肥大，患者两乳发胀，胸闷胁痛，嗳气不舒，口干不欲饮，纳差，舌质暗红，苔薄白或白腻，脉弦或弦滑。治以疏肝理气、解郁化痰、通络散结。予以自拟消增灵 3 号：柴胡 12g，郁金 15g，青皮 15g，茯苓 15g，当归 15g，赤芍 15g，天花粉 15g，夏枯草 15g，白芥子 15g，全瓜蒌 30g，丹参 30g，川贝母 10g，穿山甲 6g。

（2）肝郁血虚型：患者表现为郁闷不舒，性情低沉，胸胁苦满或胁肋胀痛，一侧或双侧乳房肥大，肌肉消瘦，四肢无力，失眠多梦，心悸纳少，舌质淡，苔薄白，脉弦细。治以养血舒肝、活血通络。方用自拟消增灵 2 号：柴胡 12g，郁金 15g，陈皮 15g，当归 15g，赤芍 15g，白芍 15g，熟地黄 15g，橘核 15g，香附 15g，何首乌 30g，山楂 30g，丹参 30g。

（3）肝肾亏虚型：患者表现为一侧或双侧乳房肥大，面色晦暗，消瘦，腰膝酸软，五心烦热，头晕目眩，耳鸣健忘，舌红苔少，脉细数。治以六味地黄汤加减：熟地黄 12g，山药 12g，山茱萸 12g，丹参 12g，茯苓 12g，当归 12g，淫羊藿 12g，巴戟天 12g，泽泻 10g，知母 10g，黄柏 10g，全瓜蒌 9g，穿山甲 6g。

（4）肾阳虚衰型：患者表现为一侧或双侧乳房肥大，表情淡漠，性欲减退，臀部变丰，甚则胡须脱落，声音变尖，伴腰膝冷痛，手足不温，舌质淡，苔薄或滑，脉沉迟。治以温肾壮阳、补益命门。方以右归丸加减：熟地黄 12g，山药 30g，山茱萸 30g，丹参 12g，茯苓 12g，当归 12g，淫羊藿 15g，巴戟天 15g，杜仲 15g，菟丝子 15g，党参 15g，炙附子 10g，肉桂 10g，甘草 6g。

【小结】

1. 中医学认为，肝气郁结，肾精亏损，是发生男子乳病的主要病因病机，与现代医学认为本病可见于肝脏功能损坏或先天性睾丸发育不全，睾丸功能障碍者，亦可并发此症，有暗合、互通之处。

2. 辨病与辨证相结合，辨病为先，弄清生理性与病理性的界限，治其可治，以免延误病情。在辨病的基础上发挥辨证论治之本，各依其本，灵活施治。

3. 每个年龄阶段病因病机各有不同，这是本病的一个特点，年轻者，气滞痰凝者多；中老年者，肝肾亏损者多。又男子乳病状如妇乳，有肿块者易治，无肿块者难消，这是本病发病学和治疗学中的两个特点。

4. 必须重视精神因素对本病发生、发展中的作用。精神因素是产生本病的一个重要内在因素，而乳房异常发育，又可影响患者的精神状态，与本病的消长及疗程长短有密切关系，临床必须注意。

男子乳腺癌

男子乳腺癌较为罕见，与女性乳腺癌之比均为 1：100。1972 年 Crichlow 曾收集本世纪以来之文献报道，共得 2219 例。我国乳腺癌协作组曾查国内 13 所医院 10 年间之病例，共有 113 例。沈镇宙曾报道手术病例 22 例。浙江省肿瘤医院自 1963~1982 年 20 年间共有 43 例接受手术治疗，占同期外科住院乳腺癌病例的 2.3%。

男子乳腺癌的许多方面目前仍是有争议的，比如他们是否和女性一样有相同的风险因素，他们的治疗方式是否应和女性乳腺癌相同。一些研究断定男子乳腺癌的预后常比女性的差，造成的因素可能是男子乳腺癌的发病平均年龄比女性大，发现时的分期比较晚的缘故。女性例行的乳腺自我检查以及乳腺 X 线摄影检查等，这些几乎都不会发生在男性的群体里。当把相同分期的男性、女性乳腺癌患者作对比时，其病后的五年、十年生存率基本相同。

中医学称其为"男子乳石痈"（《诸病源候论》）、"男子乳岩"（《疮疡经验全书》）。

【病因病机】

《外科正宗》谓："乳中结核，虽之肝病，其本在肾。"盖男子乳头属肝，乳房属肾，故男子乳岩多郁怒化火，房事过度，以致肝虚血燥，肾虚精怯，血脉不得上行，肝经无以荣养，肾经无以滋润，遂致乳中结核成岩。

又男子乳房为胃经所过之处，脾胃相表里，忧思郁怒，情志内伤，则肝脾两脏功能失调，肝失疏泄，则气机郁滞，脾失运化，则痰浊内生，痰气凝滞，则经络阻塞，久结乳中后为乳岩。气郁痰结或气滞血瘀日久，化火成毒，毒邪蕴而为坚核。《景岳全书》说："乳岩，肿毒热甚，热毒有余者，宜以连翘金久煎生治之，甚妙。"《薛己医案》亦说："善其形岩凸似岩穴也，最毒。"病延日久，涉于晚期，可现正虚毒蕴，气血两虚之候。

【发病机制及病理】

现代医学认为，男性乳腺极少发生癌的原因，与其无生理活动，缺乏卵巢激素的过度刺激有关。男子乳腺癌的致病因素，除类似女性外，尚有男乳发育、肝功能损害（可引起雌激素过盛）、过量应用雌激素等原因。

男子乳腺癌的风险因素，除了和女性乳腺癌相同的如遗传因素、放射线因素和乳房良性疾病因素外，他们还有特殊的一些相关因素：

1. 年纪较大，常在 60~70 岁。

2. 较高的社会经济地位。

3. 犹太人血统和其他欧洲白人血统有稍高的发病率。

4. 使用女性激素。

5. 睾丸功能衰退，如曲精管发育不全、睾丸下降不全、腹股沟疝修补术后、流行性腮腺炎合并睾丸炎等。

6. 高催乳素血症，如颅脑外伤、催乳素细胞腺瘤、引起催乳素升高的药物。

7. 男性乳房异常增殖症。

8. 早年高度肥胖。

在基因的研究中提示，BRCA2 和男子乳腺癌的发生有关，BRCA1 似乎与其无关。

【诊断与鉴别诊断】

1. 诊断

由于男性对乳腺疾病的自我检查意识差，男子乳腺癌的诊断常被自己延误。绝大多数男子乳腺癌患者是以发现乳腺肿块就诊的。

（1）男子乳腺癌发病的年龄比女性乳腺癌患者的年龄略大。35 岁以下发生的极为罕见。

（2）乳房肿块单侧发生，以较快的速度长大，质硬，边界不清楚，活动度不大，形状不规则，表面不平整，多发生在乳晕部位，时常引起被覆的皮肤有凹陷。与皮肤和（或）胸肌固定，并易发生癌性溃疡。有少数的人可以有肿块疼痛。肿块一般比女性乳腺癌小，多数发现时直径在 3cm 之内。

（3）部分可以有乳头溢液，可以是血性的，也可以是浆液性的。

（4）腋下淋巴结肿大比女性乳腺癌患者更常见，有一半的患者会在初诊时即被发现有腋下淋巴结的肿大。

（5）大约有 4%～17% 的男子乳腺癌患者在初诊时就已经发生了远处转移。

2. 鉴别诊断

在男性乳腺中，良性肿瘤更为罕见，故主要与男性乳房发育相鉴别，后者肿块常较软，边界清楚，乳腺多呈均匀性增大，但亦可呈一个或多个散在小结节，乳头溢液极罕见。

【辨证施治】

1. 肝郁痰结证

证候：乳中结块质硬，不痛不痒，皮色不变，多伴有情志抑郁，乳房胀滞，情绪急躁，胸胁闷胀，食欲不佳，舌苔薄白微腻，脉弦滑。

分析：情志不悦，肝脾两伤，气滞痰凝则乳房结块，质硬，痛在早期，故皮色为常；肝气郁结则精神抑郁，乳房胀滞，胸胁胀满，情绪急躁；脾不健运则食欲不佳；苔白腻，脉滑，皆为脾气郁滞，痰湿凝聚之征。

基本治法：疏肝解郁，化痰消结。

方药运用：神效瓜蒌散合开郁散加减。方中柴胡、香附、郁金疏肝解郁；白芍柔肝；白术、茯苓健脾化痰；瓜蒌宽胸散结；乳香、没药化痰散结；天葵草、全蝎消肿散结；当归、炙甘草益气养血和中。

2. 肝肾不足证

证候：乳房结块坚硬，推之不移，伴有腰膝酸痛，心烦口干，午后潮热，脉细数，舌红苔少或畏寒肢冷，阳痿早泄，舌淡苔薄白，脉细而弱。

分析：肝肾不足或气血虚衰，脉阻血瘀或阴虚生火，灼津为痰，血瘀痰凝乳中，则见乳房结块；肾虚不能壮腰府，则见腰膝酸痛；阴虚生内热，则心烦口干，潮热；舌红苔少，脉细为阴虚；脉数为火；阴虚生外寒，故见畏寒肢冷，阳痿早泄，舌淡苔薄白，脉细而弱。

基本治法：阴虚滋阴散结，阳虚温阳散结。

方药运用：阴虚者一贯煎合神效瓜蒌散加减。方中沙参、麦冬养阴生津；生地、当归养血柔肝；枸杞子补肾养肝，配川楝子疏肝理气而不伤阴；瓜蒌化痰散结；郁金疏肝活血；乳香、没药、天葵草、莪术活血化瘀，散结消肿。

阴虚用阳和汤合神效瓜蒌散加减。方中炮姜、肉桂、鹿角霜温阳；熟地补肾；川楝子疏肝理气；瓜蒌化痰散结；茯苓、白术健脾化痰；三棱、莪术、天葵草化痰散结。

3. 正虚毒蕴证

证候：乳房肿块坚硬为石，肿处网布血丝或色紫剧痛，乳窍常流血水或黄水，臭秽不堪，色紫剧痛，眠食不佳，心悸便溏，身体渐瘦，脉细虚数，舌红苔薄黄。

分析：毒蕴乳络，肿块坚硬为石；毒火灼伤血络则见肿块处网布血丝，乳窍流血水或黄水；热胜肉腐则色紫剧痛、臭秽不堪；邪毒伤及心脾，则眠食不佳，心悸便溏，身体渐瘦；舌红苔薄黄，脉细虚数，皆为心脾两虚，火毒蕴结之象。

基本治法：扶正化毒，散结消肿。

方药运用：化岩汤合归脾汤加减。方中人参、黄芪、茯苓神、白术、当归、五味子益气养血，取扶正祛邪，养正邪去之意；佐忍冬藤、白芥子、蜀羊泉、半枝莲、茜草根解毒化痰，即抗癌驱邪之法。

4. 气血两虚证

证候：乳岩破溃，外翻为菜花状，不断渗流血水，疼痛难忍，面色苍白，动则气短，形体羸瘦，不思饮食，舌体少津，苔薄白，脉细弱无力。

分析：病变日久，耗伤气血，气不摄血则渗流血水；经络失养，血瘀阻络则疼痛难忍；气虚则气短乏力；血虚则面色苍白；气血虚不得外养肌肉，则身体羸瘦，不思饮食；舌质少津，脉细弱无力，皆为气血双虚，毒郁体内之象。

基本治法：调补气血，解毒散结。

方药运用：香贝养营汤合圣愈汤加减。方中人参、黄芪补脾益气；当归、熟地养阴补血；陈皮、白术、茯苓健脾化湿；香附理气、止痛；贝母、桔梗散结；丹参散瘀消肿；露蜂房、鹿衔草攻毒消肿，为治癌良药；生甘草解毒，调和诸药。

【其他治疗】

1. 中成药

（1）小金丹：每次1丸，每日2次，黄酒适量送服。

（2）犀黄醒消丸：每次1~2丸，每日2次，黄酒适量送服。

2. 单方验方

（1）山羊角（火煅）、川楝子（微炒）、两头尖（煅炒）、露蜂房（炙）各90g。共为细末。每次6g，陈酒送下，间日服1次。

（2）山慈姑15g，雄黄6g，露蜂房15g，先分别研末，再和匀共研，每次1.5g，每日2次。

以上两方，均可装入空心胶囊内服之。

（3）鲜天冬剥皮，加适量黄酒，煎半小时后吃天冬，喝黄酒；亦可剥皮后生吃，用适量黄酒送服，每次30~90g，每日3次。

（4）生蟹壳数十枚，放砂锅内焙焦为末，每服6g，好酒调下，须日日服，不可间断。

（5）藤梨根30g，野葡萄根30g，八角金盘3g，生南星3g，煎服，每日1剂。

（6）王不留行、猫眼草、银花各30g，制成浸膏干粉，加玉枢丹12g，冰片0.6g，研细混匀，每次1.5~3g，每日3次。

（7）龙葵、蜀羊泉、蒲公英各30g，七叶一枝花、霹荔果各15g，溃烂加忍冬藤、胡桃肉各30g；剧痛加楝树果、乌药各10g（或延胡索15g）。

3. 外科手术

男子乳腺癌确诊以后，绝大多数都是浸润性的，应行改良根治术或根治术。在临床中只有年老体弱的有重要脏器功能损害的和乳腺原位癌的患者可以考虑扩大范围的男性乳房切除术。由于男子乳腺癌腋下淋巴结转移的情况常有发生，所以对浸润性乳腺癌当患者情况能耐受的，应尽量在乳房切除术的基础上加腋下淋巴结清扫术。

4. 术后局部放疗

术后的放疗在男子乳腺癌中有争议，有报道认为它没有女性乳腺癌患者的效果好，目前这方面的资料不多，尚待进一步研究，不过临床仍将放疗作为方法之一在使用。特别强调男子乳腺癌患者（原位癌除外），应常规在术后进行内乳淋巴结区域的放疗，原因是男子乳腺癌都发生在乳头的后方，和女性乳房相比，发生部位属于乳房的中央区。如果有腋下淋巴结肿大就更应该接受放疗。放疗方案和女性乳腺癌相同。

5. 化疗

男子乳腺癌的化疗方案基本和女性相同。若是Ⅲ期乳腺癌，有皮肤或胸壁的浸润（这在男子乳腺癌中常见），应考虑在有病理结果的基础上先行诱导化疗，或酌情考虑放疗，待肿块的粘连有所缓解和局限后再手术。

6. 内分泌治疗

男子乳腺癌的内分泌治疗有去势治疗和内分泌药物治疗。去势治疗包括：

（1）双睾丸切除术：对晚期乳腺癌的患者使用，可使43%的患者症状缓解，其症状缓解率达60%~83%，且平均缓解期为27个月，它不只用于激素依赖型的乳腺癌患者，激素非依赖型的患者在睾丸切除后也有31%的症状缓解率。

（2）双肾上腺切除术：是对激素敏感型的男子乳腺癌在双睾丸切除术后病情缓解，而再次复发或转移所选用的第二线内分泌疗法，目前由于内分泌药物治疗的缘故已经很少使用。

（3）内分泌药物治疗：主要对雌激素受体阳性的男性患者进行，其有效率可达80%以上，和女性乳腺癌一样，三苯氧胺是首选的内分泌治疗药物，它的疗效是已经得到证实的。在报道中指出，凡使用三苯氧胺的Ⅱ期和可以手术的Ⅲ期男子乳腺癌患者，其5年生存率有61%，而没有使用三苯氧胺的则只有44%。三苯氧胺在男子乳腺癌中可使用在任何年龄段，它的副作用较轻，可能有脱发、皮疹、阳痿、性欲降低、体重增加、潮热、情绪改变、抑郁、失眠，或静脉血凝结等，这些症状不是每个人都有，有些患者也可以基本无副反应出现。

【转归及预后】

1. 男子乳岩病变浅者，容易发现，年龄较大者，肿痛发展较慢，早期发现，尽早手术，配合中医中药治疗，5~10年生存率较高，个别患者单纯中医中药亦有一定效果。

2. 有约18%~54%的男子乳腺癌患者在接受治疗的过程中会发现远处的转移灶。普遍认为男子乳腺癌的预后不好的原因主要在于对本病的认识程度不够，以致延误就诊时间，病变的分期相对较晚所致。也和男子乳腺癌的组织学类型以非特殊类型的浸润型导管癌为多有关。

【预防与调护】

1. 保持心情舒畅，减轻精神负担，增强治疗信心。

2. 病变部位忌重压、挤捏，忌艾灸、针刺及切开。

3. 饮食宜清淡而富于营养，忌食酒类等刺激性食物。

4. 适当参加体育锻炼，增强体质，提高抗病能力。

【临证经验】

1. 中西医结合治疗男子乳腺癌

男子乳腺癌术后或放疗、化疗过程用中医中药调整，能取得减少不良反应，提高生存质量，延长生命周期的效果。

2. 乳腺癌化疗消化道反应的治疗

症见食欲低，食量减少，甚则恶心呕吐，舌胖苔腻，脉细带滑，多为痰湿困于脾胃所致。治拟健脾和胃为主，用温胆汤合保和丸为主方。常用药为：法半夏10g，陈皮10g，猪茯苓各10g，薏苡仁30g，姜竹茹6g，炒枳实6g，焦山楂10g，建神曲10g，炒谷麦芽各10g，莱菔子10g，白术10g，多能奏效。

3. 乳腺癌放射性肺炎的治疗

症见干咳唇裂，胸闷口渴，大便秘结，舌红苔少，脉细带数，此为肝火犯肺，肺灼津伤之候，治拟泻白散和清燥救肺汤加减，常用药：北沙参10g，麦冬10g，光杏仁10g，生石膏20g，枇杷叶10g，桑白皮10g，黄芩10g，黛蛤散（包）12g，栀子10g，百合10g，天花粉 10g，胡麻仁 10g，生甘草 3g。

4. 乳腺癌化疗后的中药调理

常见白细胞减少，骨髓抑制，面色潮红，心悸少眠，口干头晕，神疲乏力，容易感冒，脉细而弱，舌红苔少。此证为肝肾亏损，气阴两虚，治拟生脉饮合杞菊地黄汤加减。常用药：生炙黄芪各 12g，太子参 12g，白术芍各 10g，当归 10g，茯苓神各 10g，五味子 10g，麦冬 10g，枸杞子 10g，生熟地各 10g，丹皮 10g，炒甘菊 10g，怀山药 10g。

5. 乳腺癌术后的中药调理

主要表现为身体虚弱，头晕乏力，神情萎靡，面色少华，四肢乏力，失眠心悸，纳少便溏，舌淡苔白，脉来细弱。此证为气血双亏，心脾两虚，治拟养血归脾汤合当归补血汤加减。常用药：炙黄芪 15g，潞党参 12g，白术芍各 10g，茯苓神各 10g，煨木香 6g，炙远志 10g，龙眼肉 10g，大枣 10g，炙甘草 3g。

6. 乳腺癌术后患侧上肢淋巴水肿的治疗

症见患肢肿胀，垂则加重，甚则延及手腕，活动不利，舌淡红苔稍腻，脉细滑。此为血脉瘀滞，肺络失和。治拟补阳还五汤合萆薢消肿汤加减。常用药为：生炙黄芪各 15g，当归 10g，赤芍 10g，桃仁 10g，红花 10g，干地龙 10g，川芎 6g，片姜黄 10g，粉萆薢 12g，连皮苓 15g，桑白皮 12g，丝瓜络 10g。

【现代研究进展】

1. 田云等手术治疗男子乳腺癌

我院近 2 年来男子乳癌患者似有增多趋势。发病年龄偏高，其中有 6 例大于 60 岁，80 岁以上有 2 例，与国外报道相似。患者病程一般较长，最长为 20 年。其病理类型和女性乳腺癌相同，导管癌多见，小叶癌少见。本组病例一半为浸润性导管癌。国外报道 ER 和 PR 测定阳性率分别为 93% 和 73%，本组 ER 测定阳性率为 75%，高于女性乳腺癌。男子乳腺癌的临床表现和女性乳腺癌有所区别，前者大多表现为乳晕下无痛性肿块，本组 8/10 例为乳晕下无痛性肿块，另外乳头溢液也较女子乳腺癌常见。诊断方面须与男性乳房过度发育鉴别。对于中老年原因不明，且较长时间存在的乳房过度发育者，应该切除进行病理检查，对于较长时间存在的乳房无痛性肿块突然增大者，须进行手术活检，对乳头溢液者应密切观察。治疗方面我们认为应以乳癌根治术或乳房改良根治术为主，术后辅助治疗同女性乳腺癌，应该常规用化疗，是否用放疗则根据腋淋巴结转移数而定。另外 ER/PR 阳性者，三苯氧胺应作为一线治疗药物。虽然人们普遍认为，男子乳腺癌出现淋巴结转移早，就诊者都在较晚期，故预后较女性乳腺癌差，但如果去除年龄因素按分期比较，应该和女性乳腺癌相似，本组 10 例多为早期患者，只有 2 例出现腋淋巴结转移，1 例少于 3 个，1 例为 9/11 个，后者术后 4 年死于癌症复发，其余 3 例死亡者均由于年老死于其他疾病。总之，肿瘤的大小、外科治疗的类型是最重要的。腋淋巴结转移情况是提示是否需要辅助治疗的重要因素。

2. 孙凤林对男子乳腺癌生存率的研究

近10余年乳腺癌的5年生存率开始有所改善，首先归功于早发现、早诊断，其次是术后综合辅助治疗的不断完善。术后辅助化疗，常用的化疗方案有CMF方案或CAF方案，术前化疗多用于Ⅲ期病例，药物可用CMF方案，一般1~2个疗程。对ER受体（+）者服用三苯氧胺，用量20mg，至少3年，一般服用5年。另外是否应用放疗，多数认为对Ⅰ期病例无益，对Ⅱ期以后病例可能降低局部复发率。另外，男子乳腺癌肿瘤容易侵犯皮肤和胸肌，并且腋淋巴结的转移率较高，故较女性乳腺癌预后差。据Guinee等报道，男子乳腺癌腋淋巴结的转移数目对预后有重要影响，4个或更多腋淋巴结阳性患者的死亡危险是淋巴结阴性的6.75倍。本组存活5年以上的4例患者中，淋巴结阴性3例，占75%。男子乳腺癌的ER阳性率较女性高，因此，男子乳腺癌的内分泌治疗依赖性较女性强，对内分泌治疗有良好的反应，本组随访存活5年以上的4例患者中，阳性3例，占75%，因此ER阳性的男子乳腺癌预后较ER阴性者为好。

【小结】

1. 本病位居浅表，易被发现，一经确诊应立即手术根治，并结合放疗、化疗、内分泌及中医中药治疗。

2. 中医对本病的治疗，历代医家积累不少经验，单方、验方甚多，应弄清病种，分清证型，辨证与辨病论治相结合，才能取得预期效果。

3. 中药对术后调理，对减少放、化疗毒副反应有明显疗效，若配合精神、体育疗法，对提高治愈率、延长生存率有重要临床意义。

参考文献

［1］许履和，徐福松．男子乳房发育症的中医治疗［J］．成都中医学院学报，1983，（1）：36

［2］张国铿．浅谈男性乳房发育症证治体会［J］．男科医学．2006，4：33~34

［3］黄广培．消瘰散结汤配合西药治疗男性乳房发育症34例［J］．四川中医．2007，25（6）：71

［4］游约章．中医辨治男性乳房发育症72例［J］．甘肃中医学院学报．2006，23（3）：35~36

［5］田云，任建强，周惠清．男性乳癌的特点（附10例分析）［J］．中国医师杂志．2000年，2（5）：283

［6］孙凤林，王薪人，滕则羽．男性乳腺癌11例治疗体会［J］．临床军医杂志．2005，33（5）：632~633

第七节　性传播疾病

淋　病

淋病是指由淋病奈瑟菌引起的主要发生在泌尿生殖系统的化脓性感染。其特点是，以尿道炎多见，出现尿急、尿痛、尿频、尿道口有脓性分泌物。淋病主要通过性交直接接触传染，偶可通过带菌的衣服、便桶、浴盆等间接传染。淋球菌感染可发生于任何年龄，但多数为性活跃的中青年。

淋病一般可归属于中医学"淋证"、"淋浊"、"精浊"、"毒淋"等范畴。中医文献中的淋证，是广义的泌尿系统疾病的总称，指排尿不畅，点滴而下，甚或茎中作痛。近代中医多将淋病称为"毒淋"或"花柳毒淋"。

【病因病机】

本病因宿娼恋色或误用秽浊之邪污染之器具，染受淋毒浊邪，阻滞于膀胱及肝经，化热化湿，蕴于下焦所致；或因酒色过度，耗损肾气兼感毒邪，使肾固摄无权，精微脂液下流而成精浊。

初起急性发作多属湿热实证；久病则虚实夹杂，肝肾已亏而淋浊未清；若尿色红赤或带血，则为湿热炽盛，灼伤血络而致。

【诊断与鉴别诊断】

1. 诊断

淋病可分为 3 类，即无并发症淋病、有并发症淋病和播散性淋球菌感染。另有约 10% 男性和 50% 女性在感染了淋球菌后可不出现任何临床症状，呈亚临床或带菌状态，尤其是直肠和咽部淋球菌感染；无症状携带者成为传播淋球菌感染的重大隐患。

（1）无并发症淋病

男性急性淋菌性前尿道炎：潜伏期 1~14 天，平均 2~5 天。初起时尿道口红肿、微痒或轻微刺痒，并有少量稀薄黏液或脓性分泌物流出。1~2 天后分泌物变为黏稠性，呈黄色或深黄色，同时出现尿痛、排尿困难，也可有尿频、尿急等尿道刺激症状，还可伴发包皮炎和包皮龟头炎。由于疼痛，夜间常有阴茎痛性勃起。约 25% 患者尿道分泌物稀薄，量少，类似非淋菌性尿道炎。未经治疗的患者，在数周后症状可自行缓解消灭，多数的患者在 6 个月内症状完全消失，20% 可发生急性附睾炎，极少数患者可成为无症状带菌者。

淋菌肛门性直肠炎：主要见于男性同性恋者。通常症状轻微，肛门轻度瘙痒及烧灼感。有时可无任何症状，但严重者有里急后重、脓血便、疼痛不适。检查肛管及直肠黏膜充血水肿，有脓性分泌物。

淋菌性咽炎：主要见于口交者，在同性恋的男性中占 10%~25%，在异性恋的男性中占 3%~7%。约 80% 患者可无症状，有症状者仅轻微咽痛、咽干、咽部潮红充血，很少有渗出性炎症。少数可发生齿龈炎和扁桃体炎。

淋菌性结膜炎：成人多为自体接种或接触被分泌物污染的物品所致，多为单侧。新生儿经患淋病的母亲产道时感染，出生 2~3 天后出现症状，多为双侧。表现为眼结膜充血水肿，脓性分泌物增多，严重时可导致角膜炎，角膜呈雾状，发生溃疡、穿孔，甚至失明。

（2）有并发症淋病：男性急性淋菌性前尿道炎未获及时控制，炎症从前尿道发展至后尿道造成上行感染，引起前列腺、精囊、输精管与附睾等炎症。由于炎症导致输精管狭窄或阻塞，可继发不育症。

（3）播散性淋球菌感染：淋球菌通过血行播散到全身，发生菌血症，临床表现有高热、寒战、全身不适，常在四肢肢端的关节附近出现皮疹，开始为红斑，以后发展为脓疱、血疱或中心坏死，形成浅溃疡。约90%患者有多发性关节炎、骨膜炎或腱鞘炎。可见轻型肝炎，更严重者还可发生淋菌性心内膜炎、心肌炎、心包炎及淋菌性脑膜炎等。若发生淋菌性败血症，则病情更为严重，若不及时治疗可危及生命。

淋病可通过以下几个方面进行诊断：①不洁性交史，性伴感染史，间接接触患者分泌物史；有尿痛及尿道流脓症状；其他部位淋病、有并发症淋病以及播散性淋球菌感染各自的临床表现。②实验室检查是确诊淋病的必要依据。③男性急性淋菌性尿道炎直接涂片，见多形核白细胞内革兰阴性双球菌有初步诊断意义。

2. 鉴别诊断

（1）非特异性尿道炎：开始常有明显诱因，如机械性刺激、创伤和器械损伤，检查多为葡萄球菌、大肠杆菌、变形杆菌等，淋球菌检查阴性。

（2）非淋球菌性尿道炎：有性接触史，潜伏期1~3周，症状轻微或无明显症状，有少量黏液性或黏液脓性分泌物。病原体主要为沙眼衣原体或解脲支原体，淋球菌检查阴性。

（3）念珠菌性尿道炎：无尿道刺激症状及全身症状，尿道分泌物量大黏稠，呈白色块状或凝乳状，分泌物镜检可见假菌丝和孢子。

（4）滴虫性尿道炎：分泌物为黄色稀薄泡沫状，严重时分泌物呈血性。分泌物中可见黄色滴虫。

【辨证施治】

1. 湿热毒蕴证

证候：常见于急性淋病。尿道口红肿，尿急、尿频、尿痛、淋漓不止，尿液浑浊如脂，尿道口流脓。严重者尿道黏膜水肿，附近淋巴结红肿疼痛，可有发热等全身症状，舌红，苔黄腻，脉滑数。

分析：因宿娼恋色，染受淋毒浊邪，阻滞于膀胱及肝经，化热化湿，蕴于下焦所致。

基本治法：清热利湿，解毒化浊。

方药运用：龙胆泻肝汤、草薢分清饮、八正散等。常用药物：龙胆草、木通、车前子、栀子、草薢、滑石、蒲公英、忍冬藤、土茯苓、白芍、生甘草等。

2. 正虚邪恋证

证候：常见于慢性淋病。小便不畅、短涩、淋漓不尽，腰膝酸软，手足心热，口干舌燥，酒后或疲劳易发，食少纳差，舌淡或有齿痕，苔白腻，脉沉细。

分析：因酒色过度，耗损肾气兼感毒邪，使肾固摄无权，精微脂液下流而成精浊。

基本治法：滋阴降火，利湿祛浊。

方药运用：知柏地黄丸等。常用药物：知母、黄柏、五味子、山茱萸、熟地黄、女贞子、怀山药、泽泻、丹皮、茯苓、草薢、鹿衔草、青皮、乌药等。

3. 毒邪流窜证

证候：常见于伴有并发症的淋病。前列腺肿痛、拒按，小便溢浊或点滴淋漓，腰酸下坠感，舌红，苔薄黄，脉滑数。

分析：染受淋毒浊邪，膀胱积热，余毒外移。

基本治法：清热利湿，解毒化浊。

方药运用：通草散等。常用药物：金银花、连翘、紫花地丁、车前草、石韦、蒲黄、野菊花、生地、通草、滑石、白茅根等。

4. 热毒入络证

证候：常见于淋菌性败血症。小便灼热刺痛，尿液赤涩，下腹痛，头痛，高热，或寒热往来，神情淡漠，面目浮肿，四肢关节酸痛，心悸烦闷，舌红，苔黄燥，脉滑数。

分析：染受淋毒浊邪，毒热入营，血热炽盛。

基本治法：清热解毒，凉血化浊。

方药运用：清营汤等。常用药物：水牛角、生地、土茯苓、蒲公英、丹皮、赤芍、金银花、鱼腥草、白花蛇舌草、连翘、竹叶、草薢、六一散、黄柏、黄连、木通等。

【其他治疗】

1. 外治法

（1）艾叶、枯矾、千里光、蒲公英、马齿苋各15~30g，煎水外洗。

（2）冰硼散：玄明粉、硼砂各15g，朱砂1.8g，冰片1.5g，共研细末。外搽患处。

（3）地龙1条，蜗牛1个。共捣烂敷脐部，每日1换。

2. 针灸与推拿

主穴：膀胱俞、三阴交、中极、阴陵泉、行间。血尿者加血海；气虚者加气海、足三里；脾虚者加脾俞；肾虚者加肾俞。

3. 西医治疗

（1）淋球菌性尿道炎，直肠炎，咽炎：①头孢曲松钠250mg，每日1次，肌内注射；②头孢克肟400mg，每日1次，口服；③氟哌酸500mg，每日1次，口服；④氟嗪酸400mg，每日1次，口服。

为防止可能的衣原体感染，加阿奇霉素1g，每日1次，口服；或强力霉素100mg，每日 2 次，口服，共 7 天。

替代方案：①壮观霉素 2g，每日 1 次，肌内注射；②头孢噻肟 1g，每日 1 次，肌内注射。

（2）淋菌性眼炎

成人：①头孢曲松 1.0g，肌内注射，每日 1 次，共 5 日；②壮观霉素 2.0g，肌内注射，每日 1 次，共 5 日。

新生儿：①头孢曲松 25~50mg/kg（单剂不超过 125mg），肌内注射或静脉注射，每日 1 次，共 7 日；②壮观霉素 40mg/kg，肌内注射，每日 1 次，共 7 日。

以上局部同时用生理盐水清洗。

（3）淋病性附睾炎：①头孢曲松 0.5g，肌内注射，每日 1 次，共 10 日；②壮观霉素 2.0g，肌内注射，每日 1 次，共 10 日；③同时口服甲硝唑 0.1g 或多西环素 0.1g，每日 2 次。

（4）播散性淋病：①头孢曲松 1.0g，肌内注射或静脉注射，每日 2 次，连续 10 日以上；②壮观霉素 2.0g，肌内注射，每日 2 次，连续 10 日以上；③淋球菌性脑膜炎疗程为 2 周，心内膜炎疗程为 4 周，用药同上。

【转归及预后】

1. 急性淋病经及时治疗可完全治愈。

2. 无并发症淋病经单次大剂量药物治疗，治愈率达 95%。如果治疗不彻底，可产生并发症，导致不育、宫外孕、盆腔炎、尿道狭窄、失明及播散性淋病。

【预防与调护】

1. 加强精神文明建设，禁止嫖娼卖淫。

2. 外出便前便后洗手，注意寝具卫生。

3. 夫妇双方同时治疗。

4. 及时、足量、规则用药，治疗后一定要做细菌学检查。

【临证经验】

1. 急性淋病应及时、足量、规范地使用抗生素；中医中药仅起配合协同作用，可减少淋球菌对抗生素的耐药和副作用。对某些慢性淋病或淋病后综合征，中医中药则可发挥主导治疗作用。

2. 曾治 10 余例中西医药物治疗 2~3 年无效，涂片或培养革兰阴性双球菌始终未能转阴的慢性淋病患者，伴有纳差、便溏等消化道症状，舌苔黄腻而厚，治用藿朴夏苓汤和保和丸以芳香化浊、和脾醒胃，治疗 15~30 天，纳增便正，复查革兰阴性双球菌消失而痊愈。

【现代研究进展】

1. 张杰对中药石榴皮进行了体内外抑制淋球菌感染的试验

提示石榴皮水提液体外对多株产青霉素酶和非产青霉素酶的淋球菌有明显抑制作用。

2. 唐书谦对 61 种中草药进行了体外抑制淋病奈瑟菌的试验

在供筛选的 61 种中药中，发现仅有黄连和乌梅有抑菌作用。MIC 试验结果，黄连为 1：160（相当于 1ml 溶液中含黄连生药 1.51mg）、乌梅为 1：80 有抑菌作用。但乌梅经 pH 调节后的对照试验未见抑菌作用，作者认为乌梅的抑菌作用可能与酸碱度的影响有关。

3. 袁昌衡对 80 种中药水煎剂进行了体外抑制淋球菌的试验

80 种中药抑制菌结果显示，淋球菌对大蒜、千里光、黄柏、黄连、虎杖高度敏感，对大黄、五味子、地榆、黄芩、射干、车前草、海桐皮、锦灯笼中度敏感，对龙葵、地耳草低度敏感。在敏感的 15 种中药中，13 种具有清热、解毒、燥湿等功能，与中医对淋病的治则颇为吻合，为中医药治疗淋病提供了一定的科学根据。

4. 刘志新以通淋汤为主治疗淋病

本组共 36 例，药用土茯苓、金银花各 30g，白茅根 20g，赤芍、丹皮各 12g，滑石 15g，木通、甘草梢各 9g。水煎服，每日 1 剂，连用 3 天，随证加减。同时口服泰利必妥片 0.8g，每日 1 次，连服 3 天。结果：痊愈 18 例，显效 14 例，有效 4 例。

5. 蔡子鸿等治疗急性淋病

患者 328 例，中西医结合组与西药组各 164 例。中西医结合组用清淋消毒饮：栀子 12g，黄柏、木通、萹蓄、瞿麦、石菖蒲、王不留行各 10g，滑石 24g，石韦、蒲公英各 20g，泽泻 15g，甘草 3g，随证加减。每日 1 剂，水煎服。并用解淋汤：金钱草、苦参各 30g，白鲜皮、金银花、龙胆草、黄柏各 20g。每日 1 剂，水煎，凉后冲洗外阴。两组均用壮观霉素 4g，单次肌注；环丙沙星 0.5g，强力霉素 0.1g，每日 2 次口服。治疗 7 日。结果：两组分别显效（症状消失、尿常规正常、淋球菌涂片阴性）164 例、107 例，好转 0 例、30 例，无效 0 例、27 例，有效率为 100%，83.54%（P<0.01）。

6. 刘保祥中西医结合治疗淋病

选择淋病患者 58 例，用清毒克林汤：草薢、瞿麦、石韦、萹蓄、金银花、栀子、丹参、黄柏、大蓟各 15g，土茯苓 20g，大黄、生甘草各 6g，每日 1 剂，水煎服，5 日为 1 疗程。并用黄柏 15g，苦参 30g，川花椒 10g，每日 1 剂，水煎，浸洗外阴，每日 2 次。与对照组 52 例，均用淋必治注射剂分别为 2g、4g，每日 1 次、2 次（分 2 个部位）肌注，用 2 日。结果：前列腺液均转阴。

7. 王桂林以清淋解毒汤治疗急性淋病

急性淋病患者共 56 例，药用：土茯苓、蒲公英、马齿苋、败酱草、天花粉各 30g，车前子、连翘各 15g，蜂房、牛膝、甘草各 10g，随证加减。每日 1 剂，水煎分 3 次服。1 周为 1 疗程。禁房事，忌食辛辣，P.P 粉 1：5000 液温水坐浴，每日 2 次。治疗 1~3 疗程，结果：痊愈 48 例，好转 4 例，无效 4 例，总有效率 93%。

【小结】

1. 淋病的治疗有卫生部防疫司提出的标准方案，但自70年代以来，淋球菌对抗生素的耐药性不断增加，淋球菌耐药已成为当前淋病防治的棘手问题。

2. 有些患者经西药治疗后淋病双球菌转阴，尿道口分泌物消失，但仍有小便时尿道口刺痛不适等症状，有医家称之为淋病后综合征（PGS），即淋病经及时、正规、足量治疗后，仍持续存在的一组不适的证候，以泌尿生殖器症状、性功能症状为主，并反复检查病原体无阳性发现。此时需依靠药物与心理两方面的治疗，中药治疗可发挥其长处，显著改善患者的自觉症状。

非淋菌性尿道炎

非淋球菌性尿道炎主要是由沙眼衣原体和解脲支原体所引起的尿道、生殖道炎症。其特点是，尿道黏液脓性或浆液性分泌物，并且伴有尿痛；尿道分泌物中含有大量脓细胞，但镜检及培养均查不到淋球菌。本病好发于青年，25岁以下约占60%。男女均可发生。

非淋菌性尿道炎属于中医的"淋证"、"溺浊"、"白浊"等范畴，女性则属于"带下"、"阴痒"等范畴。

【病因病机】

本病由于房事不洁，直接或间接感受特殊的秽浊之邪，酿成湿热，湿热毒邪搏结，侵犯下焦，流注膀胱，熏灼尿道，而使膀胱气化失司，水道不利，尿道阻塞。或强力入房，劳倦太过，正气耗伤，下元亏虚，淫浊之气乘虚侵染，致膀胱气化失常，不能摄纳脂膏而致淋浊。

总之，本病的病因以湿热为主，病位在肾与膀胱，初起多邪实之证，久病则由实转虚，亦可呈现虚实夹杂的证候。

【诊断与鉴别诊断】

1. 诊断

症状与淋球菌性尿道炎相似，但程度较轻，可有尿道刺痒、烧灼感和排尿疼痛，少数患者有尿频，尿道口轻度红肿，分泌物量少，为稀薄浆液性或脓性液，多需用手挤压尿道才有分泌物或仅有痂膜封住尿道口，或裤裆污秽。部分患者无症状。约10%~20%的患者可同时有淋球菌双重感染。可并发附睾炎、前列腺炎、Reiter综合征、不育等。

因此，本病的诊断可从几个方面入手：①确定有尿道炎的存在；②排除淋球菌的感染；③病原学检测阳性，可诊断本病。

2. 鉴别诊断

淋病：淋病发病较急，尿道分泌物量多，呈脓性，常伴有明显尿道刺激征。尿道拭子的革兰染色镜检，可找到革兰阴性的双球菌。淋球菌培养阳性。

【辨证施治】

1. 下焦湿热证

证候：尿道外口微红肿，有少许分泌物，或晨起尿道口被少许分泌物黏着，小便频数、短赤、灼热刺痛感、急迫不爽，伴口苦黏腻，呕恶纳呆，舌质红、苔黄腻，脉滑数。

分析：感受秽浊之邪，酿成湿热，湿热毒邪搏结，侵犯下焦，流注膀胱，熏灼尿道所致。

基本治法：清热除湿，分清泌浊。

方药运用：萆薢分清饮、八正散等。常用药物：萆薢、石菖蒲、瞿麦、萹蓄、丹参、莲子心、白术、黄柏、赤茯苓、蚕休、马齿苋、车前草、冬葵子、木通、甘草梢等。

2. 肝郁气滞证

证候：尿道刺痒不适，小便涩痛，淋漓不畅，少腹坠胀，或疼痛拒按，常牵引睾丸、会阴，白带量多，或胸胁隐痛不适，情志抑郁，或多烦善怒，口苦，舌质红、苔薄或薄黄，脉弦。

分析：由于情志抑郁，肝气不舒，气机郁滞，使膀胱气化失司，水道不利，尿道阻塞。

基本治法：清肝解郁，理气通淋。

方药运用：沉香散等。常用药物：沉香、陈皮、冬葵子、石韦、香附、郁金、蚕休、白芍、萆薢、马齿苋、栀子、滑石、金钱草、橘核、乌药等。

3. 肝肾阴虚证

证候：尿时疼痛不甚，尿液赤涩亦轻，但淋漓不尽，余沥不尽，尿管内口干涩感，或刺痒不适日久不愈，反复发作，腰膝酸软，遇劳则加剧，失眠多梦，口干心烦，尿黄便结，舌质红、少苔，脉细数。

分析：病程日久，反复发作，湿浊留恋不去，以致肝肾阴虚。

基本治法：补益肝肾，利湿通淋。

方药运用：知柏地黄丸、六味地黄丸等。常用药物：熟地黄、黄柏、怀山药、茯苓、旱莲草、知母、泽泻、牡丹皮、龟板（先煎）、杜仲、牛膝。

4. 脾肾亏虚证

证候：病久缠绵，小便淋漓不尽，时作时止，遇劳即发，尿道口常有清稀分泌物，或自觉尿管流液不适，腰膝酸软，便溏纳呆，面色少华，精神困惫，畏寒肢冷，舌质淡、苔白，脉细弱。

分析：劳倦太过，正气耗伤，下元亏虚，淫浊之气乘虚侵染，致膀胱气化失常，不能摄纳脂膏而致淋浊。

基本治法：补肾健脾，通淋化浊。

方药运用：无比山药丸等。常用药物：巴戟天、菟丝子、杜仲、怀牛膝、肉苁蓉、五味子、山药、茯苓、泽泻、淫羊藿、萆薢、玉米须、黄芪、益智仁、金樱子等。

【其他治疗】

1. 外治法

（1）苦参、黄柏、蛇床子、川椒、白鲜皮、贯众各 15~30g，布包煎水，熏洗坐浴，每日 1~2 次。用于尿道、外阴刺痒者。

（2）生地榆油外滴，每日 2 次。用于尿道口及外阴红肿。

2. 针灸与推拿

主穴：肾俞、关元、三阴交；配穴：腰痛加气海、志室；食少、神倦加足三里、公孙、内关、神门；烦渴欲饮加大椎、太渊、丰隆；阳痿加阴陵泉。

方法：实证施泻法，虚证施补法，每日 1 次。

3. 西医治疗

（1）初发病例

推荐方案：①阿奇霉素 1g，口服，单次给药；②多西环素 100mg，口服，每日 2 次，共 7~10 日。

替代方案：①红霉素碱 500mg，口服，每日 4 次，共 7 日；②琥乙红霉素 800mg，口服，每日 4 次，共 7 日；③氧氟沙星 300mg，口服，每日 2 次，共 7 日；④左氟沙星 500mg，口服，每日 1 次，共 7 日；⑤米诺环素 100mg，口服，每日 2 次，共 10 日。

（2）复发性或持续性病例：甲硝唑 2g，单次口服，加红霉素 500mg，口服，每日 4 次，共 7 天；或加琥乙红霉素 800mg，口服，每日 4 次，共 7 日。

【转归及预后】

由于抗生素的广泛应用，耐药菌株增多，使本病发病增多，且治疗较难，容易复发。

【预防与调护】

1. 加强精神文明建设，禁止嫖娼卖淫。

2. 提倡淋浴，公共浴室要严格消毒。

3. 争取早发现、早治疗，避免后遗症。

4. 长期随访，以防复发。

【临证经验】

1. 非淋菌性尿道炎的治疗难度较淋病为大，尤其是伴发非淋菌性前列腺炎、附睾炎的患者。即使对单纯性尿道炎者有可靠疗效的四环素、罗红霉素、克拉霉素、阿其霉素等特效抗生素也难有满意疗效。中医中药治疗非淋菌性尿道炎，乃至非淋菌性前列腺炎、附睾炎具有辨证论治，复方使用，内外并投，不易产生耐药，疗效提高，不良反应小，简便安全等优势。

2. 非淋菌性尿道炎初起湿热蕴滞，清浊混淆，治以清热解毒，利尿通淋，常用萆薢分清饮合导赤散。常用药为萆薢、竹叶、黛灯心、车前草、荔枝草、萹蓄、木通、生甘草梢、黄柏、土茯苓、土大黄等。若病情反复，正虚毒恋者，治以扶正化毒，常用外科四妙汤加味。常用药为生黄芪、当归、银花、生甘草、绿豆衣、槐花、野菊花、制黄精、车前子、猪苓苓等。肝郁气滞者，治以疏肝解郁，常用四逆散加减。常用药为柴胡、赤白芍、枳壳实、生甘草、车前子、香附、青陈皮等。便溏去枳壳实加广木香、黄芩，失眠加五味子、酸枣仁；二重感染，纳谷不香合保和丸；便溏、舌苔厚腻方用二陈汤或藿朴夏苓汤。阴虚火旺者，治以滋阴降火，常用知柏地黄汤加减。常用药为知母、黄柏、生地、丹皮、土茯苓、泽兰泻、赤白芍、车前子、怀山药、白花蛇舌草等。

外用苦参、蛇床子、大黄、鹤虱、石菖蒲、红花、白鲜皮、地肤子、生甘草，煎汤熏洗。对非淋菌性尿道炎、前列腺炎、附睾炎，亦有一定的清热解毒、活血化瘀作用。

【现代研究进展】

1. 汪培土对10种中药进行抗沙眼衣原体（CT）活性的体外药敏试验。采用微量细胞培养法和微量稀释法测定10味中药对CT的最小抑菌浓度（MIC）值。结果表明，CT对川连有较高的敏感性，对大黄、川柏、败酱草、地肤子、龙胆草的敏感性次之，对生栀子、车前草、柴胡、茯苓不敏感。本实验有助于临床组方选择用药。

2. 李建军采用微量McCoy细胞培养法对14味清热中药进行了体外抗沙眼衣原体活性检测。结果表明，均有不同程度抗菌活性，其MIC值从0.49～31.30mg/ml不等。金银花、秦皮、紫花地丁具有较高的敏感性，MIC值均小于1mg/ml生药；蒲公英、白花蛇舌草、黄连、赤芍有中度敏感性；夏枯草、胡黄连、鱼腥草、虎杖、连翘、板蓝根、黄芩敏感性较低。均未发现对McCoy细胞的生长有明显影响和细胞毒性作用。

3. 谭德友等采用组织细胞培养技术测定3种中药合剂对41株沙眼衣原体（CT）临床分离株的体外敏感性试验。结果显示，中药合剂Ⅰ（黄柏、山栀子、连翘、大黄等）和中药合剂Ⅲ（干地黄、金樱子、萆薢、黄柏等）在250mg/ml药物浓度存在细胞毒性作用。中药合剂Ⅱ（柴胡、川楝子、车前子、龙胆草）及余药浓度未见明显细胞毒作用。本实验提示原体或代谢活跃的始体均对3种合剂显示一定的敏感性；药敏试验中应以不影响CT生长的运送培养基（2SP）或营养液作稀释剂。

4. 徐春英等对从淋病患者尿道分泌物中分离到的淋球菌10株进行热淋清颗粒的体外抑菌活性研究，发现其主要成分头花蓼对淋球菌有抑菌活性，其最小抑菌浓度范围为8～32g/L，平均为11.2g/L。

5. 表淑贞对双黄连粉针剂（由金银花、黄芩、连翘三味中药的提取物制成的无菌粉末）进行了体外抗解脲支原体试验及临床疗效观察。以解脲支原体（UU）液体作为培养基，将双黄连倍比稀释后进行培养观察，结果表明，双黄连粉针剂对UU的MIC范围为0.05～0.4mg/ml。临床用双黄连静滴治疗62例UU感染非淋菌性尿道炎患者，每天每千克体重60mg，每日1次，10次为1疗程。临床治愈率78%，有效率88.1%，细菌清除率78.0%。合并CT感染的7例，4例阴转。有3例在治疗中发生荨麻疹，发生率为4.8%。

6. 李少文以清热利湿法为主辨证治疗衣原体尿道炎。选择该病患者120例。治疗基本方：金钱草、车前草、蒲公英、紫花地丁、益母草、滑石各30g，生甘草、乌药、荆芥各

15g。阴虚血瘀加玄参、路路通各 15g；气虚夹湿加北芪、川草薢各 20g。每日 1 剂，水煎分早晚服。合并阴道炎加妇炎平胶囊 2 粒，放入阴道内，每晚 1 次，10 天为 1 疗程。结果：治愈 42 例（1 疗程 28 例，2 疗程 14 例），占 35%；显效 62 例（1 疗程 24 例，2 疗程 38 例），占 51.7%；无效 16 例（2 疗程），占 13.3%。

7. 王隆胜治疗非淋菌性尿道炎。邪毒亢盛，湿热下注型用白花蛇舌草、金银花、萹蓄、瞿麦、木通、车前子、土茯苓、滑石、大黄、栀子、甘草；余邪未清，肾虚不固型用菟丝子、炒芡实、黄芪、草薢、生地、黄柏、知母、石菖蒲、白花蛇舌草、金银花、土茯苓、五味子。每日 1 剂，水煎，早晚分服。并配合罗红霉素 0.15g，口服，每日 2 次。对照组仅用西药。伴淋病加头孢三嗪 1g；并发霉菌用酮康唑 0.2g，每日 1 次，共 10 天；并滴虫用灭滴灵 0.4g，每日 3 次，共 7 天。第 1 疗程 10 天，第 2 疗程以后每疗程 7 天。结果：治疗组 60 例，治愈 56 例，显效 2 例，总有效率为 96.7%，对照组 60 例，治愈 42 例，显效 9 例，总有效率为 85%。

8. 曾冲治疗非淋菌性尿道炎。选择 97 例患者，口服清热解毒饮：金银花、白花蛇舌草、蒲公英、鱼腥草、败酱草、海金沙藤、土茯苓各 30g，黄柏 12g，栀子、龙胆草各 10g，赤芍 9g，甘草梢 6g，随证加减，每日 1 剂，水煎服。10 日为 1 疗程。已婚双方均治疗，避免房事，忌酒、辛辣香燥及海鲜之品。用 1~3 个疗程。结果：痊愈 76 例，好转 18 例，无效 3 例，总有效率 97%。其中 73 例随访 0.5~1 年，痊愈 67 例。

9. 曹贵东等治疗非淋菌性尿道炎。20 例男性患者，口服益肾通淋汤：白花蛇舌草、土茯苓、金钱草各 30g，苦参、丹参各 20g，苍术、怀牛膝、生甘草各 10g，金银花、生地、赤芍、地肤子各 15g，沙苑子、寄生各 12g。尿道刺痛甚加蛇床子；尿道红肿加丹皮、栀子；睾丸胀痛加荔枝核、橘核、乌药、延胡索；大便干加川大黄；前列腺肥大加王不留行。每日 1 剂，水煎服，7 日为 1 疗程。结果：治愈 14 例，显效 5 例，无效 1 例。

10. 李学兴治疗非淋菌性尿道炎。患者 72 例，以蒲苓解毒汤口服，组成：蒲公英、鱼腥草、丹参、土茯苓各 30g，马鞭草、白花蛇舌草、地肤子各 15g，川草薢、川柏、川牛膝、丹参、泽兰各 10g。随证加减。每日 1 剂，水煎服，15 天为 1 疗程。分别与氟嗪酸组、阿奇霉素组对照。结果：中药组治愈 55 例，有效 9 例，无效 8 例，有效率 88.9%；氟嗪酸组 40 例治愈 14 例，有效 5 例，无效 21 例，有效率 47.5%，阿奇霉素组 53 例，治愈 39 例，有效 7 例，无效 7 例，有效率 86.8%。中药组与阿奇霉素组的治愈率及总有效率，无显著性差异（P>0.05），优于氟嗪酸组。

11. 孔文清以薏琥升降散治疗非淋菌性尿道炎。共 24 例患者，药用：薏苡仁、蒲公英各 30g，琥珀（冲服）3g，大黄（后下）、甘草各 6g，蝉蜕 12g，地肤子 15g，姜黄、石菖蒲、黄柏、僵蚕、车前子各 10g，土茯苓 20g。随证加减，每日 1 剂，水煎，分 2 次服，10 天为 1 疗程。结果：显效 16 例，有效 6 例，无效 2 例，总有效率 91.7%。

12. 何清湖等以非淋清汤治疗男性解脲支原体尿道炎患者 40 例，与阿奇霉素对照。非淋清汤组成：蒲公英、草薢、红藤、虎杖、地肤子、生黄芪各 15g，土茯苓 30g，黄柏、知母、薏苡仁、水蛭各 10g, 石菖蒲、川楝子各 8g, 制香附 5g。结果：非淋清汤组有效率达 87.5%。阿奇霉素组有效率为 85.0%, 经统计学处理差异无显著性，但非淋清汤在改善症状、清除浆液分泌物和防治并发症等方面明显优于对照组（P<0.05）。

【小结】

中医药治疗非淋菌性尿道炎研究起步较晚，但具有复方使用不易产生耐药菌株的优点，可与西药协同，提高疗效。在西医西药受到限制的情况下（例如妊娠），仍可使用中医中药进行治疗。中药副作用小，简便安全，从临床实际疗效看，运用中药可以克服西药的局限性，中西医结合治疗非淋菌性尿道炎有着较强的优势。

性病性淋巴肉芽肿

性病性淋巴肉芽肿是由沙眼衣原体 L_1, L_2, L_3 血清型引起的一种性传播疾病，又称为腹股沟淋巴肉芽肿或第四性病。主要表现为生殖器部位出现一过性水疱性损害，局部淋巴结肿大，晚期发生象皮肿和直肠狭窄。

本病在全球分布较广泛，但发病率却在下降，在热带及亚热带国家常见，其他地区亦有散发。我国在新中国成立前及初期此病较为常见，60 年代初期，我国基本消灭了性病性淋巴肉芽肿。近年来，我国有少数散发病例报道，值得引起警惕。本病发病高峰为青壮年，大多数病例是男性，女性少见。

性病性淋巴肉芽肿属于中医的"横痃"、"便毒"、"鱼口"等范畴。

【病因病机】

中医认为本病主要由于不洁性交，或接触被患者污染之秽物，邪毒入侵阴股之间，郁而化热，热毒蕴结，致局部气血凝滞，经络阻塞而发病；或湿热蕴阻，痰热内生，气滞血瘀；病之后期，肝郁化火，下烁肾阴，热盛肉腐成脓，脓水淋漓，耗伤气血，迁延日久，而转虚损。

1. 外染邪毒化热

房事不洁，纵欲太过，感染淫浊毒邪，与精血交错，蕴结腹胯外阴，郁久化热，毒热壅滞血络，而成结肿。

2. 肝经湿热下注

纵欲淫乱，肝火下迫，与淫毒相合，阻滞经脉，壅遏气血，郁而成痈疽横痃。或者情志郁结，气血违和，肝经湿热下注，致使小腹合缝之间结毒不化。

3. 肝肾湿火外发

淫毒内侵，湿热火毒结滞于下，日久败精搏血，壅遏而成痈，脓毒外溃，腐肉伤肌，溃烂为鱼口、便毒。

总之，房事不洁，外染淫毒为发病之因；毒势壅滞，郁于腹胯为致病之理。淫毒侵染则生初疮疱疹；淫浊蕴湿化热，流注外阴，则生糜烂、溃脓。本病初期实证居多；后期则以虚证为主。其脏腑多责于肝与肾。

【诊断与鉴别诊断】

1. 诊断

感染后潜伏期为3~30日。性病性淋巴肉芽肿可分为早、中、晚三期。常见的临床表现为单侧或双侧的腹股沟淋巴结肿大，无明显的或仅为一过性的生殖器溃疡。

（1）早期原发性损害或初疮：感染后，首先是生殖器部位出现不明显的或仅有一过性的生殖器溃疡，即初疮。初疮可有四种形式，丘疹、小的丘疱疹或脓疱样损害、溃疡或糜烂及非特异性尿道炎，最常见的损害是在感染部位出现5~6mm的小水疱或丘疹，多为单发，可有多个，可形成溃疡，无自觉症状，数日后自行痊愈而不留瘢痕。男性初疮最常发生的部位是冠状沟，其次是包皮、龟头、阴茎、尿道和阴囊。若初疮发生在尿道内，则尿道内的溃疡和糜烂导致非特异性尿道炎；同性恋男性可发生原发性肛门和直肠感染，指交和口交者初疮可发生于手指、口腔或舌部。由于初疮症状轻微，往往不被注意。其他尚有龟头炎、结节性溃疡及生殖器外淋巴结炎症等初疮损害。

（2）中期淋巴结病：初疮出现10~30日后，少数患者甚至要经过4~6个月，病程进入第二期。此期最常见的症状是腹股沟淋巴结肿胀及炎症，发生腹股沟横痃或称为腹股沟综合征，但其他淋巴结亦有受累。

腹股沟综合征：本期男性患者最常见的表现是痛性腹股沟淋巴结炎，2/3患者累及单侧，1/3患者累及双侧。受累的腹股沟淋巴结起始为孤立、散在、轻微疼痛和压痛的硬结，1~2周内迅速增大，并互相融合，与周围组织粘连，形成大的团块，局部皮肤红肿、疼痛及压痛较剧，此即为"腹股沟横痃"。约15%~20%患者肿大的淋巴结被腹股沟韧带上下分开，形成中间凹陷，称为"沟槽征"。该现象被认为是性病性淋巴肉芽肿的特征性表现。数周后，肿大的淋巴结柔软、波动，约1/3的病例中心软化，多发形脓肿溃破、穿孔，形成很多窦道，似"喷水壶状"，排出黄色浆液或血性脓液。

全身症状：此期全身症状常见，可有高热、畏寒、头痛、肌痛、关节痛、恶心、呕吐等症状，亦有假性脑膜炎、脑膜脑炎、肝炎、肺炎、胸膜炎、纵隔淋巴结炎、眼结膜炎、无菌性关节炎、皮肤多形红斑等。

（3）晚期生殖器象皮肿和直肠狭窄：发病经过数年或十余年的慢性病程发展，可引起生殖器部位发生象皮肿及直肠狭窄。

生殖器象皮肿：由于多年淋巴结和淋巴管慢性炎症，淋巴回流障碍，男性于阴茎、阴囊发生坚实的肿胀、肥厚，或紧缩变窄或残毁，表面可出现疣状增殖或息肉，偶单侧或双侧下肢发生象皮肿。

直肠狭窄：由于长期慢性直肠炎或直肠周围炎，反复发生直肠肛周脓肿、破溃、瘢痕及肉芽肿形成，最终导致直肠狭窄，表现为排便困难，粪便呈细条状。通常发生于直肠上方2~6mm，直肠指检可发现上述部位肠壁变厚，肠道狭窄，并可触及多个坚实肿块。病情渐进性加重，狭窄严重时连指头也难以插入。

本病诊断可根据以下几个方面：①有非婚性接触史及配偶感染史，潜伏期平均5~21

日。②早期在生殖器部位出现小水疱、糜烂或溃疡。③感染数周后，出现淋巴结肿大，腹股沟淋巴结红、肿、热、痛，男性有"沟槽征"以及多数瘘管呈"喷水壶状"。晚期可出现生殖器象皮肿及直肠狭窄的临床表现。④病理特征性病变为淋巴结星状脓疡。⑤实验室检查：衣原体培养是诊断性病性淋巴肉芽肿最特异的方法，但敏感性不高；补体结合实验很敏感，于感染 4 周出现阳性，但特异性较差，滴度为 1：64 以上有诊断参考意义；微量免疫荧光实验可区别沙眼衣原体和鹦鹉热衣原体，是目前最准确的血清学方法，有一定的敏感性和特异性；酶联免疫吸附试验敏感性很高，用于筛查低危人群。

2. 鉴别诊断

（1）软下疳：病程短；有外生殖器疼痛性溃疡；横痃疼痛明显，化脓时常为单腔性，且穿孔时只有单个瘘管；杜克雷嗜血杆菌检测阳性。

（2）梅毒性腹股沟淋巴结肿大：肿大的淋巴结常为单个，无疼痛和压痛，不融合，很少化脓和破溃；有硬下疳；淋巴结或硬下疳可查到梅毒螺旋体；梅毒血清学试验阳性。

（3）生殖器疱疹：为浅表性小水疱，可破溃形成浅溃疡；溃疡多发、浅表；疼痛或灼热较重；复发性疱疹多次发作，疱疹病毒培养或血清抗病毒抗体阳性。

（4）丝虫病：无非婚性接触史；局部象皮肿明显；局部疼痛轻，淋巴结不破溃，无沟槽症；可有乳糜尿；查血微丝蚴阳性。

（5）直肠癌：无非婚性接触史；无早期生殖器初疮以及疼痛性淋巴结炎；直肠指检为菜花状肿块；活检为恶性肿瘤。

【辨证施治】

1. 初疮期（湿热下注证）

证候：患处初为丘疹、水疱，细小如粟，不久糜烂溃疡，片小而浅，少量滋水渗液，可伴微热、倦怠、纳差，舌质淡红，苔薄黄，脉浮数。

分析：房事不洁，纵欲太过，感染淫浊毒邪，与精血交错，蕴结腹胯外阴，郁久化热，毒热壅滞血络，而成结肿。

基本治法：清热泻火，解毒祛湿。

方药运用：五味消毒饮合二妙散加减。药用黄柏、苍术、萆薢各 10g，土茯苓、金银花、紫花地丁各 15g，野菊花、蒲公英各 30g，六一散 12g。尿道痒涩加车前草、蚤休；发热不适加生石膏、知母；胃纳不佳加麦谷芽、焦楂曲。

外治法：千里光 150g 或马齿苋 60g（鲜品 120g）煎水，温洗疮面，每天 1~2 次；或生槐花 30g，防风、连翘、炙山甲、僵蚕、荆芥各 9g，金银花 18g，甘草 3g，炙乳没各 6g，水煎外洗患处，每日 2 次。

2. 蕴毒期（热毒蕴结证）

证候：腹胯合缝处淋巴结肿大，疼痛，初如杏核，渐如鹅卵，横痃肿胀明显，结核互相融合成块，推之不移，皮色紫红水肿，压痛明显，中心柔软波动，伴发热恶寒、倦怠身痛、胸胁胀闷、口渴咽干、关节肿痛，舌红苔黄，脉弦数。

分析：纵欲淫乱，肝火下迫，与淫毒相合，阻滞经脉，壅遏气血，郁而成痈疽横痃。或者情志郁结，气血违和，肝经湿热下注，致使小腹合缝之间结毒不化。

基本治法：清热解毒，散结行瘀。

方药运用：仙方活命饮加减。药用金银花30g，野菊花、蒲公英各15g，归尾、赤芍、贝母、防风、蒲黄各10g，天花粉、皂角刺、穿山甲各12g，制乳香、制没药各6g，甘草5g。肝郁火盛加栀子、黄芩；口苦口干加龙胆草、玄参；横痃肿硬加夏枯草、生牡蛎。

外治法：四黄散（黄连、黄柏、黄芩、大黄、乳香、没药，研细末）或金黄散（大黄、黄柏、姜黄、白芷、南星、陈皮、苍术、厚朴、甘草、花粉，研细末）用水蜜调后热敷，每日2次；用冲和膏（紫荆皮、独活、赤芍、白芷、石菖蒲，熬成膏）或千捶膏（蓖麻子肉、松香、东丹、银朱、茶油，熬成膏）外涂患处，每日1次；用五倍子炒黄研末，百草霜适量，研细末和匀，醋调外敷患处，每日1次；脓成而未出头者，可用拔核法，取白降丹（朱砂、雄黄、水银、硼砂、火硝、食盐、白矾，炼制成丹）适量与米饭粒捣和，捏成绿豆大小，扁形，敷于肿核顶端，外盖太乙膏（玄参、白芷、归身、肉桂、赤芍、大黄、土木鳖、阿魏、轻粉、柳槐枝、血余炭、东丹、乳香、没药、麻油，熬成膏），2~3天换药1次，以核出为度；大蛤蟆1个（剥去皮），入葱15g，连肠捣烂敷患处，再以皮覆其上，每日1次。

3. 溃脓期（气阴亏损证）

证候：横痃皮色渐转暗红，按之波动，溃破出脓，脓液黄白，先稠后稀，创口紫暗，或夹有败絮样物。此愈彼溃，痛不明显，久不收口，形成瘘管，兼见低热、盗汗、厌食，舌红少苔，脉细数。

分析：淫毒内侵，火毒湿热结滞于下，日久败精搏血，壅遏而成痈，脓毒外溃，腐肉伤肌，溃烂为鱼口、便毒。

基本治法：滋阴清热，解毒托脓。

方药运用：增液汤合托里排脓汤加减。药用麦冬、生地、玄参、党参、黄芪、穿山甲各15g，皂角刺9g，升麻、白术各10g，甘草3g。若脓水淋漓，迁延日久，损阴及阳而至虚损，此时淋巴结仍肿大，瘘道流出清稀液体，瘘道口皮色灰白晦暗，疮底秽浊，神疲气短，畏冷怕寒，食少便稀，小便清长，舌质淡胖，脉滑。此为阳虚之证，治宜温阳通脉散寒，方用阳和汤，药用熟地黄、白芥子、炮姜炭、麻黄、甘草、肉桂、鹿角胶等。

外治法：肉芽鲜红者用四黄膏外敷；如肉芽组织不新鲜者，脓腐难脱，可用八二丹（熟石膏8g，升丹2g，研细末）药线引流，提脓去腐；横痃溃后疮口久久难收者，可用五倍子膏（五倍子250g，研极细末，另取蜂蜜250g，置锅中用文火熬熟，加五倍子面搅匀，以不焦煳为度，取出晾干研面），用时加米醋适量调膏，涂敷患处，根据病情，1~2日换药1次；脓腐已尽，疮面肉芽组织新鲜者，可用生肌膏（制炉甘石、滴乳石、滑石、朱砂、冰片，研极细末，凡士林调成膏）或白玉膏（熟石膏、制炉甘石，油调成膏）外敷；窦道可用红升丹药线，脓腔可用红升药捻，祛腐，提毒生肌，腐去后掺生肌散，外敷生肌玉红膏（当归、白芷、白蜡、轻粉、甘草、紫草、血竭、麻油，熬成膏）；晚期双侧腹股沟遗留瘢痕肉块，阴户皮肤硬肿肥厚粗糙，凹凸不平者，丹参、大黄、大枫子、赤芍、白鲜皮各 30g，红花 10g，水煎至 200ml 微温外洗坐浴。

【其他治疗】

1. 西药治疗

（1）多西环素 100mg，口服，每日 2 次，共 21 天。

（2）四环素 500mg，口服，每日 4 次，共 21~28 天。

（3）红霉素 500mg，口服，每日 4 次，共 21 天。

（4）米诺环素 100mg，口服，每日 2 次，共 21 天。

治疗开始后，患者最初 1 年内需每隔 3 个月随访 1 次，检测血清抗体滴度。如滴度上升 4 倍以上，或有临床反复现象，应予复治。性伴同时治疗。

2. 外科治疗

有化脓波动感的淋巴结不应切开引流，应予穿刺，用长针从邻近正常皮肤穿刺，防止脓肿破裂形成瘘管。如有直肠狭窄，可做扩张术及部分切除术。

【转归及预后】

本病现在较少见，中期可致腹股沟淋巴结肿胀及炎症，发生腹股沟横痃，晚期生殖器象皮肿和直肠狭窄。

【预防与调护】

1. 预防措施与其他性病相同，应洁身自爱，杜绝不良性行为。

2. 患病期间忌食辛辣和发物。

【临证经验】

性病性淋巴性肉芽肿亦须尽早足量使用抗生素配合中药内服外敷。

初起形如杏核，后则渐如卵，坚硬木痛，舌红，如寒热往来者，宜服荆防败毒散汗之，外敷冲和膏；若坚硬痛甚者，可用红花散冰汤（当归、皂角刺、红花、苏木、僵蚕、连翘、石决明、穿山甲、乳香、贝母、大黄、牵牛）通之；服上药不效者，改用五虎消毒丹（生军、蜈蚣、僵蚕、甲珠、全虫）攻之；外贴八将丹、硇砂散、十宝丹膏药，5 天换 1 次。为不热不痛者，则不可攻下，可服阳和汤温之；脓势将成，不可强求消散，当用内托黄芪散托之。为已成脓，严禁切开引流，以免形成瘘管，延迟愈合。溃后创口开合，古称"鱼口"，仅仅颇费时日，外用冲和膏敷之，1 日换药 1 次。若已溃脓，可用五虎丹提脓拔毒。脓尽后用生肌红玉膏外敷，并用绷带固定，以促进愈合。

【现代研究进展】

性病性淋巴肉芽肿现在已经很少，本病的辨证治疗基本上有两种不同的方法：一是认为本病主要临床表现为"横痃"，所以临床辨证以辨痃为主，按湿热、热毒、痰血瘀滞、脾虚气陷、肝肾亏虚等不同辨证分型论治。二是辨病与辨证相结合，分早、中、晚三期或初疮期、蕴毒期、溃脓期治疗用药。其实这两种方法亦有相通之处，早期以湿热下注为主，中期以热毒蕴结为主，后期以气阴亏虚为主，迁延日久，则损阴及阳而至虚损。

【小结】

性病性淋巴肉芽肿病是由衣原体属病毒引起的一种性病性淋巴结及乙状结肠、直肠的疾病，又名腹股沟淋巴肉芽肿。男女均可发病，累及直肠、乙状结肠者以女性为多。性病性淋巴肉芽肿病在新中国成立后十分少见，在当今临床工作中很难想到本病。其与直肠癌的 X 线征象有许多相似之处，但直肠癌长度较短，分界突然，不像本病有较长的渐变性移行段，结合病史及实验室检查可资鉴别。近年来随着性病人数的增加，其发病率有逐渐增高趋势，在临床工作中对有性病接触史的患者，若发现直肠、乙状结肠有较长的狭窄，应想到本病的可能。

尖锐湿疣

尖锐湿疣又名生殖器疣，是由人类乳头瘤病毒（HPV）引起的增生性疾病。其特点是，主要发生在生殖器、会阴和肛门部位的表皮瘤样增生，是一种皮肤黏膜良性赘生物。好发于 16~35 岁的年轻人，多为性活跃者。

尖锐湿疣在中医古籍中没有一个与之完全相对应的确切病名。中医文献中对"疣"早有记载，而对发于肛门及生殖器部位者鲜于记载。生于两阴、皮肤黏膜交界处的疣由于湿润、柔软，形如菜花，污秽而色灰，故民间有"菜花疮"之称。现代中医皮肤外科专著中多称尖锐湿疣为"臊瘊"、"瘙瘊"、"臊疣"、"尿瘊"等。

【病因病机】

本病由于房事不洁或间接接触污秽之物品，湿热淫毒从外侵入外阴皮肤黏膜，导致肝经郁热，气血不和，湿热毒邪搏结而成臊疣。或因房事不洁，纵欲无度，肾精亏虚，相火妄动，秽浊之邪乘虚而入，循经下注于阴部，壅遏成毒，变生此证。总之，本病内因精气耗散，素有湿热，外因疣毒浸染而成。湿毒瘀结，凝聚肌肤而生赘物疣疮；毒热蕴蒸腐蚀，湿热下注则糜烂、流脓。

【诊断与鉴别诊断】

1. 诊断

（1）一般表现：本病的潜伏期 1~8 个月，平均 3 个月。男性多发生于冠状沟、龟头、包皮、系带、尿道口和阴茎体等，同性恋患者亦可发生于肛周及肠道，偶见于肛门生殖器以外的部位，如腋窝、脐窝、口腔、乳房和趾间等。

皮损起初为淡红色小而柔软的疣状赘生物，以后逐渐增多、增大，相互融合后表面粗糙不平，通常无特殊感觉，以后进一步增生成疣状突起，并向外周蔓延。根据其形态分成丘疹型、乳头型、菜花型、鸡冠型、蕈样型。疣体表面常潮湿，呈白色、红色或污灰色，偶可有异物感或痒感。可因摩擦或浸渍而糜烂、破溃、感染、渗出、出血等。巨大型损害临床上表现为疣体生长迅速，形成疣状或菜花型，可发生坏死和感染，外观颇似鳞状细胞癌，故也称癌样尖锐湿疣，其组织学为良性病变。

（2）亚临床型尖锐湿疣：由于分子生物学技术的发展，目前认为肉眼可见疣状增生的尖锐湿疣仅是人乳头瘤病毒感染的一部分。亚临床型尖锐湿疣患者可无症状，成为带菌者，通过性接触感染他人。亚临床感染可单独存在亦可与可见尖锐湿疣合并存在，用醋酸白试验可证实亚临床感染的存在和范围。此外，还可存在更早期的 HPV 感染情况，称之为 HPV 潜伏感染。潜伏感染既无细胞学异常，又无组织学改变，只能通过 HPV-DNA 检测才能鉴定。

根据有不洁性交史，性伴感染史或间接感染史，生殖器部位出现乳头状、鸡冠状或菜花状增生物，一般即可诊断。必要时辅助实验室检查，如醋酸白试验（+），组织病理学有特征性改变，有助于诊断。

2. 鉴别诊断

（1）扁平湿疣：为二期梅毒的特征性表现，发生于阴肛部位扁平斑丘疹，表面光滑潮湿，部分可破溃，显微镜检查可见大量梅毒螺旋体，RPR 试验及 TPHA 试验阳性。

（2）阴茎珍珠状丘疹：为发生于男性冠状沟周围针头大小、黄白色或淡红色小丘疹，成行排列，无任何自觉症状，无不洁性交史。

（3）鲍温样丘疹病：发生于 40 岁以下性活跃人群，生殖器部位多发红褐色扁平丘疹，组织病理呈原位癌改变。临床上是良性疾病，可持续多年。

（4）生殖器癌：多见于 40 岁以上，皮损多向下浸润易发生溃破感染，组织病理可见细胞异变。

【辨证施治】

1. 湿热蕴结证

证候：生殖器或肛门部出现一个或多个疣状丘疹或增生，大小不等，或呈菜花状，或鸡冠状，表面灰白湿润或粉红滑润，易于糜烂，渗流污液，舌红，苔黄腻，脉濡数。

分析：房事不洁或间接接触污秽之物品，湿热淫毒从外侵入外阴皮肤黏膜，导致肝经郁热，气血不和，湿热毒邪搏结而成。

基本治法：清热燥湿，解毒除疣。

方药运用：龙胆泻肝汤等。常用药物：黄柏、栀子、苍术、生薏苡仁、土茯苓、龙胆草、木通、车前草、萆薢、蛇床子、夏枯草、蚤休、生牡蛎等。

2. 毒热互结证

证候：阴部可见散在增大或集簇增多疣体，甚者巨大覆满会阴，患处溃烂积脓，气味臭秽，自觉瘙痒，或压迫疼痛，小便黄，大便干结，口苦咽干，舌质红，苔黄，脉滑数。

分析：房事不洁，纵欲无度，则肾精亏虚，相火妄动，秽浊之邪乘虚而入，循经下注于阴部，壅遏成毒。

基本治法：清热解毒，化浊消疣。

方药运用：黄连解毒汤等。常用药物：黄连、黄芩、黄柏、栀子、大青叶、土茯苓、紫草、桃仁、红花、赤芍、苦参、香附、野菊花、贯众、败酱草、红藤等。

3. 脾虚毒蕴证

证候：湿疣反复发作，疣体淡红，屡治不愈，女性白带多而稀薄，伴神疲乏力、便溏纳呆、小便清长，舌质淡，苔白腻，脉濡弱。

分析：体虚或劳伤过度，致脾虚毒蕴，疣体反复发作，不易治愈。

基本治法：健脾除湿，解毒消疣。

方药运用：除湿胃苓汤等。常用药物：苍术、陈皮、茯苓、白术、党参、生黄芪、大青叶、土茯苓、薏苡仁、板蓝根、山药、炒扁豆等。

【其他治疗】

1. 中药熏洗、坐浴

（1）板蓝根、野菊花各30g，木贼、枯矾、地肤子各20g，莪术15g，水煎外洗。每日2次。

（2）明矾10g，黄柏、苦参、川椒、香附各20g，木贼30g，水煎坐浴，每日1~2次。

2. 中药点涂

（1）鸦胆子油：鸦胆子仁1份，花生油3份，浸泡半月后，涂于患处，每日2~3次。

（2）水晶膏：石灰水、糯米各适量。将糯米放于石灰水中浸泡24~36小时，取糯米捣烂成膏备用，使用时将膏直接涂在疣体上，每日1次，直至疣体脱落。

3. 针灸与推拿

取穴：三阴交、气海、行间、阴陵泉，针刺得气后留针20分钟，每日1次。

4. 结扎治疗

用丝线或头发结扎疣体根部，逐渐收紧，数日后疣体可自行脱落。本法适用于头大蒂小的疣。

5. 物理疗法

（1）激光：适用于广泛性和特殊部位损害，如尿道口和肛门。CO_2激光治疗时应注意深度，术后注意创面感染和出血。缺点是创面愈合时间延长，瘢痕形成和烟雾中病毒颗粒的潜在传染性。

（2）冷冻：液氮冷冻治疗通过低温使细胞溶解，从而破坏疣体。每个疣体1~2次冻融，每1~2周治疗1次。冷冻疗法相对价廉，不需麻醉，如果治疗适当不会引起瘢痕。

（3）电灼治疗：用电刀及电针对疣体进行烧灼和切割，单极电凝创伤较少，适合于较大的外生性疣。

（4）微波：近期疗效较好，可产生凝固、热效应与非热效应三重作用。

6. 手术去除

适用于体积较大的疣体，可采用浅表剪除、切除、刮除和切削等方法，术中注意止血。伴有包皮过长或包茎的尖锐湿疣可采用包皮环切术，术后复发率低。

7. 西医治疗

（1）局部药物治疗

0.5%足叶草毒素酊：外用，每日 2 次，连用 3 日，停药 4 日为 1 疗程。可重复 4 个疗程。本药效果较好，是 1990 年世界卫生组织推荐的治疗尖锐湿疣的首选外用药。

25%足叶草酯酊：外用，每周 1 次，搽药后 1~4 小时洗去，每次用量不超过 0.5ml，应避免其全身吸收和防止毒性。如用药 6 次未愈，改用其他方法。

50%三氯醋酸溶液：外用，每日 1 次。疣上涂少量药液，待其干燥，避免损伤周围正常组织。

5-氟尿嘧啶软膏：外用，每周 1~3 次，搽药后 3~10 小时洗去，可持续数周。每天外搽 2 次，特别适合于治疗着色性扁平损害。使用时注意保护正常的皮肤黏膜。不推荐阴道内治疗。

3%酞丁胺搽剂：外涂皮损处，每日 2 次。

5%咪喹莫特霜：是外用免疫增强剂，可以刺激干扰素及其细胞因子的产生，外用每周 3 次，用药 6~10 小时后，以中性肥皂水清洗用药部位，可用至 16 周。

（2）免疫治疗

干扰素：有 α、β、γ 干扰素，有抗病毒、抗增殖及免疫调节作用，可配合其他疗法治疗尖锐湿疣。多采用皮损内注射，每次 100 万~300 万 IU，1 周 3 次，连续 3 周。系统给药和外用无效。

转移因子：每次 1~2U，皮损内注射，每周 2 次，6 次为 1 疗程。

左旋咪唑：每次 50mg，每日 3 次，连服 3 天，11 天后再连服 3 天。

【转归及预后】

1. 部分患者皮损可较快生长，形成巨大型尖锐湿疣，可发生坏死和感染。

2. 本病极易复发，部分患者可呈亚临床感染。

3. 有报告尖锐湿疣经 5~20 年后可能转化为鳞状细胞癌，部分阴茎癌、女阴癌及肛门癌是在尖锐湿疣基础上发生的，特别是宫颈癌与 HPV 感染有关。

【预防与调护】

1. 洁身自爱，杜绝卖淫嫖娼。

2. 注意个人生殖器卫生，保持局部干燥，有隐患者及时治疗，如男子包皮过长者，应及时做包皮环切手术。

3. 治疗期间不宜有性生活。

【临证经验】

本病为"正虚毒恋"之象，正虚表现为肝肾阴虚或肺脾失健，毒恋表现为湿毒、瘀血、气滞等征象。治疗当以扶正化毒为原则。以内服加味四妙汤和轻乳散，外用加味苦参汤洗治之。内服处方：生黄芪、当归、银花、生甘草、生地黄、天花粉、郁金、炙乳没、皂角刺、木贼草、马鞭草等。加减：纳差加保和丸；便溏加香连丸；抑郁加白金丸；失眠加天王补心丹；易感冒加玉屏风散；心脾两虚加归脾丸；气虚下陷加补中益气丸；肾阴虚加六味地黄丸；肾阳虚加金匮肾气丸等。外用处方：苦参、土茯苓、大黄、明矾、蛇床子、山慈菇、皂角刺、川朴，每日 2 次，10 天为 1 疗程，连用 3 个疗程。如能内外兼治，辨证和辨病论治相结合，近期和远期疗效颇为满意。

【现代研究进展】

1. 辨证分型治疗尖锐湿疣

郑淑清等将 72 例患者分为肝经湿热、热毒炽盛、瘀血阻滞、脾虚湿浊四型，分别用龙胆泻肝汤、三黄解毒汤合六味地黄汤、桃红四物汤、参苓白术散加减。每型均配以外洗药。处方：板蓝根、木贼草、香附、紫丹参、赤茯苓、薏苡仁各 30g，白花蛇舌草、黄柏、鸡血藤、牡蛎、地肤子、苦参各 15g，桃仁 12g，红花 10g。水煎熏洗，每日 1~2 次，每次 10~15 分钟。病情严重者可用鸦胆子去壳取仁碾碎，加老陈醋调成糊状，用棉签取少许涂于疣体上，并保护正常组织。4~5 天后赘疣脱落，再服中药以善其后。54 例痊愈，12 例显效，4 例有效，2 例无效。治愈病例随访 3 个月，有 2 例复发，又用同法治愈。

邢占敏治疗肛门尖锐湿疣 31 例。湿热下注型用萆薢渗湿汤加减；风热郁毒型用疏风解毒汤去当归加马齿苋、板蓝根、土茯苓；肝虚血燥型用补肝汤加紫草、土茯苓、马齿苋、大青叶；气滞血瘀型用逍遥散合桃红四物汤加减。用中药大青叶、马齿苋、蒲公英、土茯苓、败酱草各 20g，苏木、三棱各 15g，煎后去渣，先熏后洗，每日 2 次，每次 10~15 分钟。并配合聚肌胞、5-氟尿嘧啶同治。与单纯西药治疗对照。结果：治疗组（31 例）痊愈 23 例，有效 7 例，总有效率 96.77%；对照组（23 例）痊愈 15 例，有效 8 例，总有效率 76.67%。

2. 张仁军等自拟方治疗尖锐湿疣

共 35 例，药用生黄芪、生薏苡仁、冬瓜仁各 50g，土茯苓、马齿苋各 30g，炒白术、紫草、大青叶、板蓝根各 20g，蜂房 10g。每日 1 剂，水煎服。2 周为 1 疗程，观察 2~3 个疗程后判效。结果：痊愈 25 例（71.4%），10 例未愈者中，改激光治疗 6 例有效，无效 4 例。

3. 金鑫以治疣汤治疗尖锐湿疣

共 52 例，药用：板蓝根、大青叶各 30g，土茯苓 20g，龙胆草 15g，丹皮、生地、炒黄柏、玄参各 10g，生甘草 6g。每日 1 剂，水煎服。并用药渣煎水熏洗患处，配合消疣灵药液疣体表面点涂，每日 2 次，10 天为 1 疗程。结果：1 疗程痊愈 35 例，有效 17 例，2 个疗程内全部治愈。

4. 朱丽君等治疗尖锐湿疣

共 21 例。用无花果苦参汤治疗锐湿疣。取鲜无花果颈部乳白色汁液涂擦疣体及基底部，避免触及周围正常皮肤。苦参、白花蛇舌草、蛇床子、金银花、黄柏、鸡冠花、败酱草、夏枯草各 30g，荆芥、防风各 12g，上药分两次煎汤，两煎混合，待温凉后坐浴，每日 2 次。结果：4 天治愈 5 例，5 天治愈 7 例，6 天治愈 8 例，7 天治愈 1 例。随访 3 个月，2 例复发，同法再次治疗而愈。

5. 赵文立等用中药熏洗、涂擦治疗尖锐湿疣

共 32 例。药用：黄柏、地肤子、蛇床子、苦参、龙胆草、山豆根各 20g，板蓝根 30g，黄连 10g，水煎，坐浴浸泡患处，每次 20 分钟，每日 1 次，10 天为 1 疗程，连用 2 疗程。另外采用自配"疣净"涂擦疣体，3 天为 1 疗程，治疗 4 个疗程。结果：治愈率为 100%。随访 4 个月未见复发，未见任何毒副作用。

6. 卓煜娅等治疗尖锐湿疣研究

尖锐湿疣患者 56 例，随机分为对照组（单纯 CO_2 激光组）24 例，实验组（CO_2 激光加消疣灵组）32 例。实验组于 CO_2 激光治疗后次日口服自拟消疣灵煎剂 1 周（黄芪 20g，牡蛎、黄柏、甘草、板蓝根、大青叶各 10g，苦参、当归、金银花各 15g，生薏苡仁 6g），两组分别在治疗前和治疗后 1 周作 E-花环形成试验（E-RFC）和淋巴细胞转化试验（LTT）。结果提示 CO_2 激光对机体细胞免疫功能影响不大，而实验组（CO_2 激光加消疣灵）有提高细胞免疫功能的作用，并能防止 CO_2 激光治疗后复发。

7. 薛冬英用强力抗毒液防治尖锐湿疣

应用免疫学方法，通过检测患者治疗前后外周血 T 淋巴细胞亚群 CD_3、CD_4、CD_8 的百分率和 CD_4/CD_8 的比值，对中药强力抗毒液（由连翘、大青叶、板蓝根、香附、生薏仁等组成，治疗时根据脾虚湿浊下注的不同而分别加党参、白术、茯苓和黄柏、苦参、木通）内服、外洗防止尖锐湿疣复发的作用进行了临床观察和实验研究。结果显示：局部消除疣体后中药强力抗毒液内服外洗对防止尖锐湿疣复发有显著疗效，痊愈率为 83.33%。与单纯局部消除疣体相比有显著性差异（P<0.01）。

8. 查旭山等预防尖锐湿疣的复发

微波治疗后按有无煎药条件分为两组。治疗组口服中药，对照组口服阿昔洛韦片，两组均服药 30 天，治疗后跟踪观察半年。治疗组 32 例口服自拟消疣汤（板蓝根、大青叶、郁金、薏苡仁、柴胡、车前子、泽兰、北芪、甘草），每日 1 剂，分 2 次服。对照组服阿昔洛韦 0.2g，每日 5 次。两组治疗前后均测血清 IL-2。治疗结果：两组临床疗效基本相同（P>0.05），而两组的 IL-2 测定，治疗前两组 IL-2 无明显差异，治疗后两组均升高，但对照组治疗前后无明显差异（P>0.05），治疗组治疗前后有明显差异（P<0.05）。本研究表明，治疗组治疗后 IL-2 水平明显高于治疗前，说明消疣汤不仅有抗病毒作用，而且有增强免疫功能的作用，可在一定程度上降低尖锐湿疣的复发率。

9. 吴汉光自拟方预防尖锐湿疣复发

临床观察提示中药组方的疗效较干扰素为优。均用 20% 复方足叶草酯酊外搽于疣体，待疣体全部去除，醋酸白试验为阴性，随机分中药组和西药组。中药组 52 例，用"祛毒消疣汤"。药用：板蓝根、薏苡仁、白花蛇舌草各 20g，马齿苋、蒲公英、紫草、玄参各 15g，紫花地丁、三棱、莪术、龙胆草各 10g，甘草 6g。每日 1 剂，水煎服，3 周为 1

疗程。西药组 48 例，精制人白细胞 α-干扰素（IFN-α）100 万 U，肌注，每周 3 次，连续 3 周。疗程结束随访半年，总复发率中药组为 17.3%，西药组为 39.7%，有显著性差异（P<0.05）。

10. 李素卿用中药治疗预防尖锐湿疣的复发

提示熏洗对亚临床感染和潜在 HPV 感染有效。治疗组（电离子机加中药）45 例，药用黄芩、黄柏、栀子、土茯苓、龙胆草各 12g，泽泻 10g，板蓝根 30g，苍术、柴胡各 15g，甘草 6g，苦参、薏苡仁各 20g。每日 1 剂，水煎分早晚各服 1 次。药渣再煎，熏洗，待温坐浴，每次 30 分钟，阴道病损可蘸药液擦洗，每日 1 次，共两周。对照组单用电离子机治疗 45 例。随访半年，前者复发 7 例（15.6%），后者 16 例（35.6%）。

【小结】

临床上尖锐湿疣的治疗去除肉眼可见的外生性疣体并不困难，有效的方法亦较多，目前治疗存在的最大难题是易复发。据文献报道，现有治疗尖锐湿疣的方法，如 CO_2 激光、微波、冷冻、电灼和其他化学药物点涂复发率在 30%~75% 之间，复发率是很高的。甚至有的临床医生和专家学者认为，尖锐湿疣的 HPV 是不能彻底清除的。如何减少和防止尖锐湿疣复发成了目前临床上治疗尖锐湿疣最受重视的问题。中医认为，本病复发总的病机为正虚邪恋，因此，中医治疗复发性尖锐湿疣的原则以益气养血为主，清热解毒，活血化瘀为辅，部分中药具有清除体内残存病毒，提高人体免疫力，诱导细胞产生干扰素等作用，从而抑制已感染的病毒的复制，控制亚临床感染以减少复发。

传染性软疣

传染性软疣是因感染痘病毒中的传染性软疣病毒而引起的皮肤浅表性良性赘生物。一般以皮肤浅表组织出现良性赘生物为主要临床表现。本病多见于儿童及青年。好发于胸背，皮损为半球形丘疹，表面光亮，中央有脐凹。

中医学文献中称传染性软疣为"鼠乳"、"水瘊子"。本病的最早记载见于春秋时期，《五十二病方》已有了灸法治疣的记载。《灵枢·经脉》则有"虚则生疣"的论述。隋代《诸病源候论》称传染性软疣为"鼠乳"。明清时期《外科正宗》《薛氏医案》《医学入门》等对疣有了进一步认识，从病因、症状到治疗都有很多论述。临床所见实证以风热、湿热、血瘀为主，虚实夹杂证则多兼有肝血不足，治疗的基本大法为疏风清热解毒，养血活血柔肝。

【病因病机】

中医学认为本病的发生与外感风热毒邪有关，隋·巢元方《诸病源候论·疣目候》曰："疣目者，人手足边忽生如豆，或如结筋，或五个或十个相连肌里，粗强于肉，谓之疣目，此亦风邪搏于肌肉而变生也。"明·陈实功《外科正宗》则曰："枯筋箭乃忧郁伤肝，肝无荣养，以致筋气外发。"故本病因外感风热毒邪，客于肌肤致气血不和而成。病因病理主要是气血不和，外感风热毒邪，凝聚肌肤而发疹，腠理不密，毒邪播散而成本病。

综上所述，本病的关键是外感风热毒邪，气血不和。

【诊断与鉴别诊断】

1. 诊断

多发于儿童和青年。皮疹初起为针头、粟粒大半球形丘疹，质较硬，以后可逐渐增大至豌豆大，质地变软，灰白色、乳白色或正常肤色，表面有蜡样光泽，中央凹陷呈脐窝状，挑破顶端可挤出白色乳酪样物质，即为软疣小体。初起质地较硬，逐渐变软，正常肤色、灰白色或乳白色，皮疹数目不定，由数个到数十个不等，常散在分布，也可群集但不融合。可发于身体的任何部位，多发于躯干，其次为四肢、面部。一般无自觉症状，有时有轻微的瘙痒。皮疹可自然消退，不留痕迹。

因此，根据皮疹形态特点及好发部位，不难进行诊断。

2. 鉴别诊断

角化棘皮瘤：多发于老年人，皮疹为坚韧的半球形小结节，半年内自然消退，遗留瘢痕。

【辨证施治】

风热客表证

证候：胸背、四肢或面部针头、粟粒至黄豆大小的半球形丘疹，表面有蜡样光泽，中央有脐凹，可挤出白色乳酪样物，伴瘙痒，舌红苔薄黄，脉浮数。

分析：气血不和，外感风热毒邪，凝聚肌肤而发疹，腠理不密，毒邪播散而成本病。

基本治法：疏风清热，解毒消疹。

方药运用：桑菊饮加减。常用药物：桑叶、菊花、连翘、薄荷、蝉衣、金银花、马齿苋、败酱草、紫草、板蓝根、大青叶、蒲公英、木贼草、香附、红花、生甘草等。

外治法：可用马齿苋、板蓝根、大青叶、败酱草、香附、紫草、红花、木贼草、大黄、黄芩、黄柏、苦参等药煎水外洗患处，每日2次；或局部消毒后，用三棱针、消毒针头、镊子，将传染性软疣顶部挑破或摘除，挤出软疣小体，然后外涂紫药水或碘状。如皮疹数目较多，可分批治疗，3~4天1次；或用苦参、菊花各60g，金银花、蛇床子各30g，白芷、黄柏、地肤子各15g，大菖蒲9g，煎水擦洗传染性软疣患部，每日1~2次；或桑叶、红花各10g，菊花、败酱草、蒲公英、大青叶、马齿苋、生牡蛎、灵磁石各20g，煎水擦洗传染性软疣患部，每日1~2次。

耳针：取穴肺、脑穴，针刺后留针30分钟，每日1次。

【转归及预后】

本病病程与皮损无关，愈后一般不留瘢痕。

【预防与调护】

1. 避免搔抓，以防病毒自身接种而致皮疹扩散。

2. 不宜去游泳池及公共浴室，尤其不应使用公共浴巾，以免传染他人。

3. 宜勤洗澡，勤换衣服，衣物应沸水蒸煮消毒。

【临证经验】

传染性软疣系痘病毒感染所致，中医中药治疗本病有一定特色和优势，常见患者体质较差、免疫力低下，软疣损害呈泛发或多发性等，中医中药有较好疗效，据现代药理研究，活血化瘀和清热解毒中药对诱导干扰素、调节人体免疫功能等方面有一定作用。

【现代研究进展】

姚凌峰应用灯草灸治传染性软疣 13 例

取隐白、大敦、血海、百虫窠、阿是穴（患处疣体）。先将 1 扎条灯草搓结实，后蘸蜈蝎油，点燃蘸油的一端对准选定的穴位施灸。灸位如疼痛难忍，可涂些肥皂液，如起疱，待次日消毒后，用针刺穿，排出疱液，涂 2% 龙胆紫液，每隔 3 天灸 1 次。一般灸 2 次疣体即完全坏死，为巩固仍需再灸 3 次。灸疣体时，如无疼痛感觉，应重新灸。

【小结】

传染性软疣是临床上常见的痘病毒所致的皮肤病之一，不但发病率高，且复发率也较高。目前临床治疗传染性软疣多采用夹疣术。临床观察提示此法仅适于软疣小体已成熟的皮疹。对未成熟皮疹，夹疣时出血较多，易造成皮肤损伤，为软疣的自身接种人为地提供了条件，使复发率升高，严重者造成软疣的泛发。对此类皮疹最好采用中药治疗，驱邪与固本结合，从根本上治愈本病。

腹股沟肉芽肿

腹股沟肉芽肿又称性病肉芽肿，系由肉芽肿荚膜杆菌引起的一种慢性进行性性传播性疾病，过去又称第五性病，常在生殖器及其附近的皮肤黏膜发生无痛性肉芽肿性溃疡，有轻度传染性，我国发病率较少。

由于该病发生于生殖器及其附近部位，为慢性增生性溃疡，属于中医的"痈疽"、"疳疮"、"鱼口"、"便血"等范畴，多发于热带和亚热带地区，年轻人多见。

【病因病机】

本病因交合不洁，感染淫秽邪毒，郁于皮肤，蕴久化热，热盛生湿，湿热互结，瘀滞气血，腐肉伤肌，而发疳疮鱼口；若邪毒随经上犯，可内攻脏腑；若邪毒瘀聚，经络阻塞则发象皮肿。

【诊断与鉴别诊断】

1. 诊断

本病潜伏期 8~30 天，平均 17 天。皮疹初起为单个或多个红色结节、小丘疹，渐扩大融合，溃破而形成界限清楚的溃疡，基底为牛肉红色肉芽组织，有分泌物，恶臭，可扩大成皮缘高起呈卷边状的基底肉芽增生的肉芽组织性溃疡，触之易出血，无疼痛。由于自身接种可播散呈卫星状损害。好发部位男性以包皮、冠状沟、阴茎、龟头和系带为主，女性则以小阴唇、大阴唇与阴唇系带为主。播散性者约6%的患者可通过血行或淋巴途径播散面部、口腔、颊部、胸部等处。肉芽肿性溃疡有时出现淋巴结肿大，但腹股沟淋巴结并无受累，只是周围组织受累而形成结节、脓肿，溃破而渐成上述增生性肉芽肿性溃疡，故曰"假性横痃"，可数年不愈。溃疡增大变深，有大量瘢痕形成而导致生殖器、尿道、肛门的残缺不全；甚至淋巴管阻塞而形成生殖器假性象皮病、持久性瘘管、肥厚瘢痕与色素脱失。

2. 鉴别诊断

本病非典型者应注意与下列疾病鉴别。

（1）**性病性淋巴肉芽肿**：外阴部位可出现一过性的溃疡，继之出现腹股沟淋巴结肿大、溃破，产生窦道，流出脓液，有疼痛。

（2）**软下疳**：潜伏期2～5天，初疮为丘疹、脓疱，而后发生多发性溃疡，基底软，有脓性分泌物，边缘不整齐，疼痛剧，腹股沟有痛性横痃。

（3）**硬下疳**：潜伏期3～4周，为单个无痛性硬结，可形成溃疡，分泌物少，涂片暗视野检查可见梅毒螺旋体，不经治疗可自行消退，1～2个月后梅毒血清反应阳性。

（4）**丝虫病**：后期可发生生殖器象皮肿，但无生殖器溃疡史，发病初期有发热和阴囊肿胀，晚上取外周血可找到微丝蚴。

【辨证施治】

1. 肝经湿热证

证候：前阴或肛门见硬结，四周焮肿，患处灼热，表面轻度糜烂，腹股沟部杏核肿大；或出现胸腹、腰、四肢屈侧及颈部杨梅疹、杨梅痘或杨梅斑。伴见发热恶寒、胸胁胀痛、心烦易怒、口苦纳呆、小便赤短涩痛、大便秘结或稀而灼肛，舌红，苔黄腻，脉弦数。

分析：湿热之邪下注肝经，致阴部气血失和，灼伤脉络，腐肌溃脓。

基本治法：清肝解毒，利湿化斑。

方药运用：龙胆泻肝汤加减。常用药物：龙胆草、栀子、干地黄、车前子、泽泻、柴胡、黄芩、土茯苓、丹皮、赤芍等。

外治法：四黄散（黄连、黄柏、黄芩、大黄、乳香、没药，研细末）或金黄散（大黄、黄柏、姜黄、白芷、南星、陈皮、苍术、厚朴、甘草、花粉，研细末）用水蜜调后热敷，每日2次；用冲和膏（紫荆皮、独活、赤芍、白芷、石菖蒲，熬成膏）或千捶膏（蓖麻子肉、松香、东丹、银朱、茶油，熬成膏）外涂患处，每日1次；用五倍子炒黄研末，百草霜适量，研细末和匀，醋调外敷患处，每日1次；脓成而未出头者，可用拔核法，取白降丹（朱砂、雄黄、水银、硼砂、火硝、食盐、白矾，炼制成丹）适量与米饭粒捣和，捏成绿豆大小，扁形，敷于肿核顶端，外盖太乙膏（玄参、白芷、归身、肉桂、赤芍、大黄、土木鳖、阿魏、轻粉、柳槐枝、血余、东丹、乳香、没药、麻油，熬成膏），2～3天换药 1 次，以核出为度。

2. 毒热瘀滞证

证候：胯腹合缝处横痃，红赤肿硬，灼热焮痛，不久溃破，流出脓血，稠黏臭秽，伴发热、便秘，舌质红，苔黄燥，脉弦数。

分析：素体湿盛，久郁化热，火热内炽，败精蕴结成毒，毒热瘀滞所致。

基本治法：清热解毒，消肿排脓。

方药运用：仙方活命饮加减。药用金银花、天花粉、蒲公英、赤芍、虎杖、贝母、白芷、当归、防风、皂刺、山甲、甘草。横痃较硬加夏枯草、生牡蛎；脓稠难出加百部、蜂房；热结便秘加生大黄、生首乌。

外治法：肉芽鲜红者用四黄膏外敷；如肉芽组织不新鲜者，脓腐难脱，可用八二丹（熟石膏 8g，升丹 2g，研细末）药线引流，提脓去腐；横痃溃后疮口久久难收者，可用五倍子膏（五倍子 250g，研极细末，另取蜂蜜 250g，置锅中用文火熬熟，加五倍子面搅匀，以不焦煳为度，取出晾干研面），用时加米醋适量调膏，涂敷患处，根据病情，1~2 日换药 1 次；脓腐已尽，疮面肉芽组织新鲜者，可用生肌膏（制炉甘石、滴乳石、滑石、朱砂、冰片，研极细末，凡士林调成膏）或白玉膏（熟石膏、制炉甘石，油调成膏）外敷；窦道可用红升丹药线，脓腔可用红升药捻，祛腐，提毒生肌，腐去后掺生肌散，外敷生肌玉红膏（当归、白芷、白蜡、轻粉、甘草、紫草、血竭、麻油，熬成膏）；晚期双侧腹股沟遗留瘢痕肉块，阴户皮肤硬肿肥厚粗糙，凹凸不平者，取丹参、大黄、大枫子、赤芍、白鲜皮各 30g，红花 10g，水煎至 200ml，微温外洗坐浴。

【其他治疗】

1. 复方新诺明，口服，每日 2 次，每次 2 片，共用 3 周。

2. 四环素，口服，每日 4 次，每次 500mg，共用 3 周。

3. 二甲胺四环素，口服，每日 2 次，每次 100mg，共用 3 周。

4. 红霉素，口服，每日 4 次，每次 500mg，共用 3 周。

5. 氯霉素，口服，每日 3 次，每次 500mg，共用 3 周。

6. 羟氨苄青霉素，口服，每日 3 次，每次 250mg，共用 3 周。

7. 链霉素，肌注，每日 1 次，每次 1.0g，共用 20 天。

8. 庆大霉素，肌注，每日 1 次，每次 8 万 U，共用 3 周。

【转归及预后】

本病为慢性经过，可迁延数年甚至数十年，不易自愈。常可合并其他性传播性疾病，如梅毒、性病性淋巴肉芽肿等。经久不愈的损害和瘢痕组织内可并发鳞状细胞癌，特别是与阴茎鳞状细胞癌关系密切。

【预防与调护】

1. 预防措施与其他性病相同，应洁身自爱，杜绝不良性行为。

2. 患病期间忌食辛辣和发物。

【临证经验】

腹股沟肉芽肿每发于热带和亚热带地区，在非洲、印度、新几内亚、东南亚和巴西呈小流行，人群中以社会经济状况较差的地方发病率较高，我国发病率较低，本病有损害性，经久不愈，属性传播疾病中顽固难治的慢性疑难杂症之一。

本病可考虑中西医结合治疗，基本思路是西药选用高敏感度的抗生素，中药以辨证施治为主，初期湿毒壅滞，治宜清热利湿，泻火解毒，方选龙胆泻肝汤、黄连解毒汤、五味消毒饮、银花解毒汤（银花、紫花地丁、犀角、黄连、赤芍、连翘、丹皮、夏枯草）等；元气壮实的，宜服防风败毒散（防风、荆芥、赤芍、连翘、黄连、银花、甘草、大黄、木通、穿山甲、皂角刺、槐米）加僵蚕、蜈蚣，以解其毒；慢性者可用九龙丹（儿茶、血竭、乳香、没药）合山甲内消散（穿山甲、僵蚕、土木鳖）加山楂、莪术、皂角刺等以清热解毒，散滞引瘀。后期脾虚气陷可用补中益气汤；脾肾两虚可用水陆二仙丹加味。横痃初起用八将丹（腰黄、冰片、蝉衣、蜈蚣、全蝎、五倍子、穿山甲、麝香）合硇砂散（硇砂、辰砂、雄黄、火硝、西月石、麝香），林可膏药内贴之，以助其消散；若已溃破，则用拔毒药（红升、黄升、全蝎）或五虎丹（黄升、轻粉、川连、煅石膏、冰片）提脓拔毒；若疮面少血，脓水已净，难以愈合可用生肌玉红膏解毒，并以消毒纱布、胶布、绷带固定，促其愈合。

【小结】

腹股沟肉芽肿是由肉芽肿荚膜杆菌所引起的侵犯皮肤或黏膜的一种慢性、进行性、溃疡性肉芽肿。本病多见于热带，可因性接触或非性接触而传播。本病经过缓慢，可迁延数年甚至十数年，不能自愈。妊娠期发展迅速。在疾病初期常不被人注意。本病采用中医中药内外合治具有一定的疗效。

生殖器念珠菌病

生殖器念珠菌病是由念珠菌侵入皮肤、黏膜所引起的急性或慢性感染性皮肤病。当机体抵抗力下降时，容易发生本病。

【病因病机】

1. 脾虚湿困

病久脾气不足，湿郁化火，熏蒸肌肤，下灼于阴。

2. 胃阴不足

湿毒蕴结日久，虚损脾胃，导致胃阴不足，虚火内生。

【诊断与鉴别诊断】

诊断

男子可发生念珠菌性包皮龟头炎，自觉瘙痒或灼热感。

【辨证施治】

1. 脾虚湿困证

证候：外阴奇痒灼痛，小便不利，形寒肢冷，纳呆不欲饮，胸腹胀满，大便溏薄，舌苔白腻，脉濡细。

分析：病久脾气不足，湿郁化火，熏蒸肌肤，下灼外阴。

基本治法：健脾益气，祛风燥湿。

方药运用：健脾除湿饮、参苓白术散等。常用药：白术、苍术、茯苓、泽泻、陈皮、薏苡仁、川厚朴、白鲜皮、黄芩、六一散等。

2. 胃阴不足证

证候：口干唇燥，饥不欲食，干呕呃逆，皮屑色淡，红晕不明，身倦无力，舌红少津，苔中剥，脉细无力。

分析：湿毒蕴结日久，虚损脾胃，导致胃阴不足，虚火内生。

基本治法：益气养阴，和胃生津。

方药运用：沙参麦冬汤、益胃汤等。常用药：沙参、麦冬、生地、鲜芦根、玉竹、天花粉、桔梗、陈皮、麦芽等。

【其他治疗】

1. 外治

可用藿香、蛇床子、大黄、马齿苋、艾叶等药，煎水外洗，然后扑黄白散。

2. 西医治疗

一般可口服制霉菌素、两性霉素 B 或咪唑类药物。目前主要口服氟康唑或伊曲康唑等。外用药可先用碳酸氢钠或硼酸溶液温水坐浴，然后外用抗真菌药膏，每日 1~2 次，连续 2 周为 1 疗程。

【转归及预后】

该病由女性患有念珠菌性阴道炎，与其发生性接触后传染而致，故往往双方同时治疗。该病十分顽固，容易复发，治疗也要耐心、坚持。

【预防与调护】

避免长期应用大量抗生素、皮质类固醇激素及免疫抑制剂。

【临证经验】

念珠菌为条件致病菌，是否致病，虽有多种原因，但机体免疫功能低下，局部环境改变起决定作用。治疗除抑杀念珠菌外，临床应根据症状、体征进行辨证论治，调节各脏腑功能，使之阴平阳秘，是为治本之道。特别是复发性外阴念珠菌病兼肝肾疾患者，须禁用或慎用酮康唑、伊曲康唑等毒性大的西药，此时应以中药内服为主，配合外用抗真菌药，每能收到预期效果。可内服《温热经纬》甘露消毒丹加减。常用药：藿香、黄柏、连翘、金银花、椿根皮、茵陈、大黄、六一散、赤茯苓、蔻仁、石菖蒲等，以化浊利湿，清热解毒。急性期缓解后去六一散、黄柏，大便已通去大黄，胁痛加川楝子、延胡索，尿涩痛加木通、黛灯心，便溏加木香、黄芩，脾虚加水陆二仙丹。外用藿黄浸剂（藿香、黄精、大黄、皂矾），煎汤熏洗，每晚1次，1周为1疗程。治疗期间禁止性交，性伴侣预防性治疗。

【现代研究进展】

1. 刘春英等观察补中益气汤对感染白色念珠菌小鼠免疫功能的调节作用

结果表明，补中益气汤是良好的免疫激活剂，它能显著提高抗体水平及细胞免疫功能，表现对下降的T淋巴细胞α-醋酸萘酯酶（ANAE）阳性率、淋巴细胞转形率、巨噬细胞Fc受体活性（EA花环率）、溶血素、脾脏抗体形成细胞（PCF）具有升高作用，与未经药物治疗组比较有显著性差异（P<0.01）。提示补益类中药可以促进和调节白色念珠菌感染所引起的小鼠免疫功能紊乱的恢复。

2. 孟作仁研究速效脚癣粉体外抗白色念珠菌作用

实验结果表明：速效脚癣粉（黄柏、地榆、百部、枯矾、硫黄、苦参、白鲜皮、冰片、铜绿、珍珠与人工牛黄等中药制成复方粉剂）对白色念珠菌的MIC为2.5g/L，与其对红色毛癣菌、羊毛状小孢子菌、奥杜盎小孢子菌、石膏样小孢子菌、铁锈色小孢子菌、断发癣菌、石膏样毛癣菌、许兰氏黄癣菌、絮状表皮癣菌和叠瓦癣菌的MIC1.0~2.5g/L比较，二者相仿，证明其抗真菌效果可靠。

【小结】

生殖器念珠菌病归属于中医"阴痒"范畴，是由于湿热在体内蕴结，加上外受毒邪所致。湿热是内因，而毒邪是外因，内因外因相互作用使病情缠绵，日久湿热之邪必然要伤阴，出现阴伤、湿热阻滞的虚实夹杂的证候。中医治病特别注意不同的证候和不同的体质给予不同的药物。本病采用中医辨证施治、内外治法相结合可获良效。

生殖器疱疹

生殖器疱疹是由单纯疱疹病毒（HSV）引起的发生在生殖器部位的单纯疱疹。其特点是，生殖器部位皮肤黏膜成簇小水疱或糜烂溃疡，疼痛剧烈，易于复发。本病可发生于任何年龄，据统计以20~39岁居多，男女感染的机会均等，男性发病率高于女性。

生殖器疱疹当属于中医学"热疮"、"阴疮"、"阴疳"、"瘙疳"等范畴。

【病因病机】

本病多因房事不洁，外受湿热淫毒，困阻外阴皮肤黏膜和下焦经络，外阴生殖器出现水疱、糜烂，灼热刺痛。反复发作者，耗气伤阴，导致肝肾阴虚，脾虚湿困，正虚邪恶，遇劳遇热则发。

本病从外受之，湿、热、毒三邪合而致病，病在下焦，与肝脾肾三脏关系最为密切，初起多为实证热证，反复发作者多为正虚邪恋，虚实夹杂。

【诊断与鉴别诊断】

1. 诊断

生殖器疱疹的症状与口面部发生的单纯疱疹相似，只是部位发生于男性龟头、阴茎、尿道口、包皮与阴囊等处。严重时，大腿与臀部也偶可发生。

原发性生殖器疱疹即首次感染 HSV 病毒并出现症状，可伴有全身症状，如发热、头痛及肌痛。初起少数或多数小红丘疹，有痒感，迅速变成小水疱。3~5 天后水疱发生糜烂或溃疡，并有剧烈疼痛。溃疡可持续 4~15 天，直至结痂痊愈。男性患者可出现尿道分泌物及排尿困难。

复发性生殖器疱疹损害多位于生殖器部位，症状轻，愈合快，没有全身症状。约 50% 患者复发前有前驱症状，局部有瘙痒、烧灼或刺痛感。此后在红斑上出现水疱，局部有疼痛及瘙痒，发生溃疡时疼痛较重，一般 7~10 天愈合。

直肠、肛门感染时，可出现痒感，肛门直肠疼痛，肛门有分泌物，并有便秘或里急后重感，排便困难，骶部感觉异常及股后部皮肤疼痛，常伴发热及腹股沟淋巴结肿大。

男性常伴发淋巴管炎、淋巴结炎和精囊炎。严重者可并发脑膜炎、尿道炎、急性尿潴留。

根据有婚外性交史或配偶感染史；生殖器部位出现多个丘疹、小水疱或脓疱，继而糜烂或溃疡，自觉疼痛或瘙痒可初步诊断。实验室检查，如病毒培养等阳性可确诊。

2. 鉴别诊断

（1）梅毒硬下疳：主要表现为生殖器溃疡，较硬，常为单个损害，不痛。暗视野检查可见梅毒螺旋体，梅毒血清学试验多为阳性，但要注意合并发生生殖器疱疹的可能性。

（2）生殖器部位接触性皮炎：有接触过敏史，生殖器部位可引起水疱、糜烂及结痂，炎症超过水疱及糜烂范围，查不到 HSV。

（3）白塞病：又名口、眼、生殖器综合征。临床主要表现为外生殖器溃疡和复发性口腔溃疡，眼虹膜睫状体炎，伴皮肤针刺反应阳性或关节炎、静脉炎。

【辨证施治】

1. 湿热下注证

证候：阴部出现群集小水疱，基底周边潮红，或糜烂，灼热痒痛，口苦纳呆，大便不爽，小便黄赤，舌红苔黄腻，脉弦滑数。此证多见于原发性生殖器疱疹或复发性生殖器疱疹发作期。

分析：因房事不洁，外受湿热淫毒，困阻外阴皮肤黏膜和下焦经络。

基本治法：清热利湿，解毒止痛。

方药运用：龙胆泻肝汤、萆薢渗湿汤等。常用药物：龙胆草、生地黄、柴胡、车前草、泽泻、萆薢、虎杖、紫草、板蓝根、栀子、郁金、香附等。

2. 热毒内蕴证

证候：阴部疱疹糜烂，脓液腥臭，疼痛明显，发热，头痛，纳差，心烦口干，小便短赤，大便无力，舌质红，苔黄腻，脉弦数。

分析：体内蕴热，外感毒邪，热毒相结。

基本治法：清热凉血，解毒利湿。

方药运用：黄连解毒汤、五味消毒饮等。常用药物：黄连、黄芩、黄柏、生地、薏苡仁、土茯苓、丹皮、蒲公英、泽泻、生石膏、芦根、大黄、生甘草等。

3. 肝肾阴虚证

证候：疱疹反复发作，疱液少，破溃后创面干燥，或有少许脓液，伴头昏耳鸣，腰酸膝软，心烦寐少，咽干渴饮，舌红苔少，脉细数。

分析：反复发作者，耗气伤阴，导致肝肾阴虚，脾虚湿困，正虚邪恶，遇劳遇热则发。

基本治法：滋补肝肾，养阴清热。

方药运用：知柏地黄汤、六味地黄丸等。常用药物：知母、黄柏、熟地、山茱萸、白芍、丹皮、泽泻、板蓝根、玄参、紫草、土茯苓等。

【其他治疗】

1. 外治

（1）三黄洗剂湿敷，每日 2 次。

（2）鲜马齿苋捣烂成糊状，涂敷患处，每日 2 次。

（3）大青叶 30g，马齿苋 30g，野菊花 20g，紫草 20g，香附 15g，煎水泡浸或湿敷患处，每日 2 次。

2. 针灸

（1）生殖器疱疹发作期可选用长强、会阴、曲骨等穴位针刺治疗，用泻法。

（2）生殖器疱疹非发作期可选用足三里、三阴交、肾俞、脾俞等穴位针刺治疗，用补法。

3. 物理治疗

（1）周林频谱仪局部照射，每次 10~15 分钟，每日 1~2 次。

（2）He-Ne 激光局部照射，每次 8~10 分钟，每日 1 次。

4. 西医治疗

（1）抗病毒治疗

原发性生殖器疱疹：①阿昔洛韦 200mg，口服，每日 5 次，连服7~10 日。②伐昔洛韦 300mg，口服，每日 2 次，连服7~10 日。③泛昔洛韦 250mg，口服，每日 3 次，连服7~10 日。

复发性生殖器疱疹：最好在出现前驱症状或损害出现 24 小时内开始治疗：①阿昔洛韦 200mg，口服，每日 5 次，连服 5 日。②伐昔洛韦 300mg，口服，每日 2 次，连服 5 日。③泛昔洛韦 125~250mg，口服，每日 3 次，连服 5 日。

频繁复发患者（1 年复发 6 次以上）：①阿昔洛韦 400mg，口服，每日 2 次。②伐昔洛韦300mg，口服，每日1次。③泛昔洛韦125～250mg，口服，每日2次。以上药物均需长期服用，一般服用4～12个月。

严重感染，原发感染症状严重或皮损广泛者：阿昔洛韦5～10mg/kg，静脉滴注，每8小时1次，用5～7日或直到临床症状消失。

（2）干扰素治疗：原发性生殖器疱疹，用干扰素每日5万U/kg，肌注，1～2周；对于复发性生殖器疱疹，则用10万U/kg，单剂量1次肌注。

（3）局部治疗：①局部保持清洁干燥，尽量避免继发。外涂3%～5%无环鸟苷霜，或30%～50%氧化锌油，面积较大者可用0.1%硫酸锌溶液湿敷。②如果局部出现细菌感染时，选用敏感的抗生素软膏外涂。③局部疼痛明显时，可用5%盐酸利多卡因软膏。

【转归及预后】

1. 本病难以用一般的隔离消毒方法来控制感染，免疫功能低下、新生儿等应尽可能避免与本病患者接触。

2. 本病很难彻底治愈，反复发作者可导致肝肾阴虚，脾失健运，正虚邪恋。

【预防与调护】

1. 洁身自爱，杜绝不洁性行为。

2. 忌食辛辣刺激、腥发食物，少食坚果类食品。

3. 保持局部清洁、干燥，洗浴时间不宜过长。

【临证经验】

在临床上对本病的治疗方案是，龙胆泻肝汤加板蓝根、马鞭草、虎杖、土茯苓，水煎服；或龙胆泻肝丸6g，每日服2次。合三抗素片8片，每日2次。外用加味苦参汤（苦参30g，地肤子15g，黄柏15g，蛇床子30g，白芷15g，石菖蒲10g，银花15g，野菊花15g，大青叶20g，羌活20g，临洗冲入新鲜猪胆汁1个），煎汤熏洗患处。外用熏洗直达病所，与内服药同用，以提高疗效，缩短疗程。

临床治愈后，要求再服知柏地黄丸和补中益气丸8粒，每日2次，连服3个月，以巩固疗效，预防复发。

【现代研究进展】

1. 罗军对中药大黄体外抗HSV的实验研究

采用无环鸟苷和病毒唑为对照，结果大黄提取液抗HSV作用程度相当于无环鸟苷（$P>0.05$），而优于病毒唑（$P<0.05$），同时发现大黄提取液抑制HSV-2的作用优于HSV-1，药物浓度增加，则抗病毒的效力增强。实验结果对临床运用大黄提供了依据，且大黄对细胞毒性作用低，临床常以煎剂口服，故可作为全身性HSV感染的治疗给药。

2. 张杰等对中药石榴皮体外抗HSV的实验研究

用中药石榴皮提制成药液，通过体外实验说明石榴皮对HSV-2有直接灭活作用，电镜形态学观察显示，药物与病毒混合作用5分钟，病毒颗粒出现明显的成团聚集，其效应与特异性抗体结合病毒抗原产生的免疫作用类似。随药物浓度增大，不仅病毒聚集程度增加，更加突出的是病毒囊膜明显出现不同程度的结构破坏，甚至完全缺失，影响病毒的感染性。石榴皮抗 HSV-2 的主要成分应是鞣质，当将其水提液除尽石榴皮中的鞣质成分，石榴皮抗病毒作用明显减弱（P<0.01）。所以中药石榴皮中抗病毒的主要成分应是其中的鞣质。

3. 罗新以免疫荧光法检测复方五倍子粉抗 HSV-2 的作用

采用无环鸟苷为阳性对照物，结果说明，复方五倍子粉浓度为 $200\mu g/ml$ 时有抑制病毒的作用，$500\mu g/ml$ 时有杀伤病毒作用，这与 $100\mu g/ml$ 浓度的无环鸟苷作用相当，而且随浓度的增加或时间延长其抗病毒的作用增强，说明该药是一种较好的局部抗病毒药物。但实验又证明该药不能保护细胞免受病毒的攻击，提示其抗 HSV-2 作用是在病毒进入细胞后的某个环节产生。故不宜作为预防用药。

4. 禤国维等用中药抗病毒胶囊体外抗 HSV 的实验研究

抗病毒胶囊由板蓝根、虎杖、茵陈蒿、紫草等组成。结果证实抗病毒胶囊在治疗给药、预防给药、同时给药等几种给药途径下对 HSV-2 均有较好的抑制作用。

5. 王知侠等用抗病毒 I 号方治疗生殖器疱疹

共 158 例，方用苦参、土茯苓、地肤子、败酱草、蒲公英、白头翁、白花蛇舌草、虎杖、丹皮、生甘草、炒白术各 15g，黄柏、白果各 10g。日 1 剂水煎服。药渣加水 2～2.5L，煎 15～20 分钟，药温约 35℃浸洗或湿敷或坐浴患处。日 1～2 次，1 周为 1 疗程，用 1～2 个疗程。结果：痊愈 26 例，显效 28 例，有效 68 例，无效 36 例，总有效率 77.2%。

6. 廖有志用中药治疗复发性生殖器疱疹

选择患者 37 例，用熟地扶正清毒汤：熟地、黄芪各 30g，板蓝根、薏苡仁各 20g，虎杖、土茯苓、贯众、紫花地丁、生地、玄参各 15g，黄柏、连翘各 12g。腹股沟淋巴结肿大加柴胡、夏枯草、丹参；脾虚纳呆去生地、玄参，加白术、陈皮、淮山药；头昏眼花，心悸加当归、黄精、枸杞子。日 1 剂水煎服，7 日为 1 疗程，用 1～2 疗程。结果：治愈 37 例，有效 3 例，无效 2 例，总有效率 94%。

7. 杨志波等用中药治疗复发性生殖器疱疹

中药组 32 例，口服黄白液（由黄芪、白花蛇舌草、大青叶、板蓝根等组成），每次 100ml，每日 2 次；对照组 30 例，口服泛昔洛韦，每次 100ml（含泛昔洛韦 0.25g），每日 2 次。均空腹给药。在开始用药后第 2、3、5、7 天观察治疗前后皮疹情况。结果：黄白液组皮疹改善情况、症状消失时间、结痂和痊愈时间略短于泛昔洛韦组，差异无显著性（P>0.05），两组抗复发疗效有显著性差异（P<0.05）。

8. 李德如等用复方疱疹合剂治疗生殖器疱疹

患者共 59 例。口服疱疹合剂（虎杖、银花、紫花地丁、板蓝根、薏苡仁、黄芪、晒参、甘草配方煎剂）30ml，每日 3 次；对照组 48 例，服阿昔洛韦 200mg，每日 5 次，两组均 7 天为 1 疗程。结果：两组痊愈率分别为 66.10%、68.75%，总有效率为 86.44%、87.50%，均为 P>0.05。

【小结】

在我国，生殖器疱疹的发病率较低，中药治疗生殖器疱疹起步较晚，所积累的经验还很有限。但经实验证实，许多中药有很好的抗病毒作用。近年来，生殖器疱疹的发病率增长较快，临床用中药治疗生殖器疱疹取得了很好的疗效，较之西药，中药在预防复发、药物副作用以及患者经济承受能力方面均有明显优势。

软 下 疳

软下疳是由杜克雷嗜血杆菌引起的一种性传播疾病。主要表现为生殖器部位发生一个或多个痛性溃疡，合并附近淋巴结化脓性病变。

目前，软下疳多见于热带及亚热带的贫困地区。在我国，新中国成立前及初期软下疳较为常见，60 年代软下疳基本绝迹。1991 年起在我国部分地区有病例报告。近年来，软下疳的报告病例数有上升趋势，病例主要集中在沿海地区，但多为临床诊断，未经实验室检查确诊。本病常见于男性，女性相当少见，男女比为 6~10：1。

软下疳中医称之为"妒精疮"、"阴疮"等。也有人认为本病总属中医"疳疮"范畴。外生殖器皮肤、黏膜处的肿痛或溃疡可泛称为"下疳"。疳疮在宋以前被称为"妒精疮"，宋以后又称为"蚀阴疮"，疳疮包括软下疳和梅毒硬下疳。

【病因病机】

中医认为，本病系肝胆湿热下注，兼外感时毒，蕴结肌肤、阻滞经络而发病。或邪淫欲火郁滞，败精浊血内阻，阴器不洁，淫乱交媾，互相传染而发病。

1. 肝经湿热

湿热之邪下注肝经，肝经环绕阴器，湿热久稽，加之妇女阴器瘀浊未净，接与交媾，以致淫水毒邪传袭，致阴部气血失和，灼伤脉络，腐肌溃脓，发生溃疡等疳疮。

2. 邪毒侵淫

纵欲过度，房事不洁，交媾染毒，或男子欲念萌动，或者外涂房术热药，强力入房，忍精不泄，致精搏血流，败精浊血，结而成毒，淫毒浊邪蕴于外阴而发疳疮。

3. 阴虚火炽

疾病后期，淫毒伤及阴液致阴虚火旺，疮形干陷，气血无力驱邪外出，久治不愈。

总之，湿热和毒热是本病的主要病因。湿热之邪及毒热之邪伤及肝脉，致阴部气血失和，出现疳疮。

【诊断与鉴别诊断】

1. 诊断

本病的潜伏期较短，一般在性交后 2~5 日，少数在 3~10 日发病，大多数患者无前驱症状。

（1）典型软下疳：典型软下疳的临床表现是开始在外生殖器入侵部位出现炎性小丘疹，周围有鲜红斑，24~48小时后很快就变成脓疱，脓疱破溃后形成痛性溃疡，溃疡常为圆形或卵圆形，边缘不整，可潜行穿凿。溃疡基底触之柔软，可明显区别于硬下疳。溃疡基底见颗粒状肉芽组织，易出血，覆以浅黄色脂样苔或脓性分泌物。溃疡大小不一，单个溃疡为3~20mm不等，通常仅为1~2个，因可自体接种而形成多发的卫星状溃疡，曾有多达10个损害的报道。溃疡不经任何处理，一般可持续1个月，但也有常年不愈者。

（2）不典型软下疳

一过性软下疳：发生在外阴部位的软下疳损害数日内很快消失，2~3周后腹股沟处发生典型的炎症性"横痃"。

崩蚀性软下疳：开始为小溃疡，损害迅速发展成广泛的组织坏死，使外阴破坏，甚至可累及大腿和腹部，在损害中可分离到梭菌螺旋体。

匐行性软下疳：多个浅溃疡损害，可相互融合或自体接种，形成浅而窄长的溃疡，愈合后产生不规则的瘢痕。

毛囊性软下疳：发生于生殖器部位毛囊的损害。初发为毛囊性丘疹，继而形成毛囊深部小溃疡。

丘疹性软下疳：初起为小溃疡，以后渐隆起，很像二期梅毒患者扁平湿疣的形态，特别是靠边缘的损害。

巨大软下疳：开始为小溃疡，但迅速扩展侵犯较大的范围，可累及耻骨上区域和大腿部。

矮小软下疳：非常小的损害，像生殖器疱疹损害中糜烂损害，但还是有不规则的基底和刀切样出血性边缘。

混合性软下疳：初起为软下疳，以后又感染梅毒螺旋体而发生硬下疳，可检出两种病原体和兼具两病的临床特征。

（3）腹股沟淋巴结炎：腹股沟淋巴结炎是软下疳另一特征性的临床表现，约在原发损害出现后数日到3周发生，约50%~60%的患者可出现，常为单侧，又称为软下疳横痃，临床表现为淋巴结肿大，有压痛，表面皮肤发红，有波动感。红肿的淋巴结最后破溃，流出脓液，形成溃疡和窦道，其创面外翻成唇状，可发生厌氧菌和需氧菌的继发感染，不会发生全身性播散。

（4）并发症

包皮炎和嵌顿包茎：包皮发生炎症，产生水肿，反复发作后，使包皮口缩小，并与龟头粘连，无法翻转，产生嵌顿包茎。

尿道瘘和尿道狭窄：软下疳的溃疡侵及尿道后产生瘘管，伴有排尿疼痛，继而致瘢痕形成，日久后产生尿道狭窄。

阴茎干淋巴管炎：男性急性期包皮龟头的软下疳，病原菌沿淋巴管上行，引起阴茎干淋巴管炎,表现为条状红肿或炎性结节或溃疡,呈串珠状。

阴囊象皮病:由于淋巴管或淋巴结炎,致外阴部淋巴液回流受阻,产生阴囊象皮病。

继发感染:软下疳的溃疡性损害致表皮屏障破坏,缺乏保护,易合并一些其他疾病的感染,如梅毒、生殖器疱疹、性病性淋巴肉芽肿或 HIV 感染,导致表现复杂化和诊疗困难。

本病诊断可根据以下几个方面进行:①有非婚性接触史或配偶感染史。②典型的临床表现为生殖器部位痛性溃疡,合并腹股沟淋巴结化脓性病变。③实验室检查:涂片见革兰阴性短杆菌,排列成鱼群状;培养见典型菌落,符合生化鉴定;暗视野显微镜检查阴性和梅毒血清学试验阴性。

2. 鉴别诊断

(1) **硬下疳**:潜伏期较长,一般为 2～3 周,溃疡浅或呈浅糜烂,多为单个,硬而不痛,作暗视野显微镜检查和梅毒血清学试验可证实为梅毒。

(2) **生殖器疱疹**:初为红斑,继之水疱,再为成群浅表的糜烂或浅溃疡,轻度灼痛,2～3 周后能自愈。

(3) **性病性淋巴肉芽肿**:外阴部位可出现一过性的溃疡,继之出现腹股沟淋巴结肿大,溃破,产生窦道,流出脓液。

【辨证施治】

1. 肝经湿热证

证候:外阴疳疮,红肿溃烂,多少不定,边缘不整如锯齿,疮壁深峭或似穿凿,上覆污秽脓液,气味恶臭,压痛剧烈,舌质红,苔黄腻,脉滑数。

分析:湿热之邪下注肝经,肝经环绕阴器,湿热久稽,以致淫水毒邪传袭,致阴部气血失和,灼伤脉络,腐肌溃脓。

基本治法:清热利湿,解毒化浊。

方药运用:龙胆泻肝汤加减。药用龙胆草 9g,黄芩、丹皮、木通、萹蓄各 12g,生地、泽泻各 15g,土茯苓、车前草、蒲公英各 30g,甘草 6g。脓稠臭秽加忍冬藤、野菊花;小便赤涩加白茅根、赤茯苓;疼痛剧烈加延胡索、制乳没。

2. 热毒蕴结证

证候:起病较急,外阴等处初为红斑丘疹或水疱脓疱,继而溃疡糜烂,灼热疼痛,伴发热恶寒,小便涩痛,舌质红,苔薄黄,脉浮数。

分析:纵欲过度,房事不洁,交媾染毒,致精搏血流,败精浊血,结而成毒,淫毒浊邪蕴于外阴而发。

基本治法:清热泻火,解毒散结。

方药运用:黄连解毒汤合五味消毒饮加减。药用黄芩、黄柏、栀子各 12g,黄连 8g,蒲公英、紫花地丁、金银花、野菊花、炮山甲各 15g,天葵子、皂角刺各 9g。壮热加生石膏、知母;便结加大黄;灼痛加延胡索、归尾。

3. 毒热瘀滞证

证候：胯腹合缝处横痃，红赤肿硬，灼热焮痛，不久溃破，流出脓血，稠黏臭秽，伴发热，便秘，舌质红，苔黄燥，脉弦数。

分析：素体湿盛，久郁化热，欲火内炽，败精蕴结成毒，毒热瘀滞所致。

基本治法：清热解毒，消肿排脓。

方药运用：仙方活命饮加减。药用银花、天花粉、蒲公英各15g，赤芍12g，虎杖、贝母、白芷、当归、防风各10g，皂刺、山甲各9g，甘草6g。横痃较硬加夏枯草、生牡蛎；脓稠难出加百部、蜂房；热结便秘加生大黄、生首乌。

4. 气阴亏虚证

证候：横痃破溃日久不愈，创面色淡，脓水稀少，身倦乏力，口干心烦，大便干结，舌质红，苔少，脉细。

分析：病程日久不愈，淫毒伤及气阴，致气阴亏虚。

基本治法：益气养阴，兼清余毒。

方药运用：托里消毒散加减。药用太子参、麦冬、白芍、蒲公英、金银花各15g，白芷、茯苓、皂角刺、桔梗各12g，黄芪20g，甘草5g。余毒未清加黄连、栀子；肾阳虚加制附片、肉桂。

5. 阴虚火旺证

证候：常见于后期患者，横痃破溃后，疮形平塌，疮脚散漫，疮色紫滞，脓水稀，伴有口唇干燥，大便秘结，小便短赤，舌红少苔，脉细数。

分析：淫毒伤及阴液致阴虚火旺，疮形干陷，气血无力驱邪外出，久治不愈。

基本治法：滋阴降火，清热解毒。

方药运用：知柏地黄丸加减。药用黄柏、熟地、山药、茯苓各10g，赤芍、天花粉、金银花各15g，知母、丹皮各12g，泽泻、山茱萸各9g。腐肉难脱者，加穿山甲、皂刺；舌干津少者，加玉竹、芦根；疼痛剧烈者，加制乳香、制没药。

6. 脾虚气陷证

证候：横痃破溃，久不收口，疮色滞暗，脓血清稀，新肉不生，迟迟难愈，伴神疲倦怠，自汗乏力，舌质淡，苔白或光滑无苔，脉沉濡。

分析：横痃日久，淫毒伤脾，致脾虚气弱。

基本治法：补脾益气，升阳生肌。

方药运用：补中益气汤加减。药用党参、黄芪各20g，白术12g，当归10g，陈皮3g，柴胡、升麻、炙甘草各6g。余毒未清加黄连、栀子；脓水清稀加肉桂、鹿角片；情志抑郁加合欢花、远志。

【其他治疗】

1. 外治

（1）大豆甘草汤：黑大豆50g，甘草30g，葱白三茎，槐树枝适量，煎水温洗，每日2

次。治痔疮痒痛。

（2）金银花、野菊花、大黄、蒲公英各 30g，黄连、枯矾各 15g，荆芥、苦参各 20g。水煎取液 2000ml，浸洗外阴溃疡。

（3）蛇床子、苦参、地肤子、大黄各 30g，白鲜皮 50g。煎水坐浴，每次 30 分钟，每日 2 次。

（4）三黄洗剂（黄芩、黄柏、大黄、苦参各 15g），外擦，每日 3 次。治早期糜烂创面。

（5）10%黄柏溶液浸洗湿敷，每日 2 次。用于早、中期软下疳糜烂、溃疡，脓液较多时。

（6）珍珠散：珍珠粉、黄连、黄柏、轻粉、定粉、象牙末、五倍子、儿茶、乳香、没药共研细末，先以米泔水洗患处，再将珍珠散撒于疮面，每日 1~2 次。治痔疮腐烂疼痛。

（7）凤衣散：凤凰衣 3g，轻粉 1.2g，冰片 0.6g，黄丹 3g。共研细末，鸭蛋清调敷，或干撒亦可。

（8）早螺散：煅白田螺壳 9g，轻粉 3g，冰片、麝香各 0.9g。共研细末，麻油调敷。

（9）炉甘石 30g，儿茶 3g，冰片 3g。研细末，外敷下疳溃疡处。

（10）密陀僧、黄丹、黄柏、乳香各 9g，轻粉 4g。研细末，麻油调敷。

（11）青黛散：青黛、黄柏各 60g，石膏、滑石各 120g。各研细末，和匀，干撒或麻油调敷。

（12）三黄膏（黄柏、黄连、黄芩、栀子），每日换药 1 次。或紫花地丁软膏，每日换药 1 次。

（13）红膏药（松香、樟脑、白芷、贝母、轻粉、银朱、蜈蚣、冰片），用于横痃肿痛，温贴患处，每次 1 剂。

2. 西医治疗

（1）抗生素治疗：①阿奇霉素 1g，口服，单次给药。②头孢曲松 250mg，肌注，单次给药。③环丙沙星 500mg，每日 2 次，共 3 日。④红霉素 500mg，每日 4 次，共 7 日。

（2）局部处理：①未破溃的丘疹或结节外用鱼石脂、红霉素软膏。②溃疡局部保持清洁，可用 1:1000~1:6000 的高锰酸钾溶液清洗，然后外用红霉素软膏。③横痃未化脓者予以热敷；已化脓，有波动感的肿大淋巴结应引流抽取脓液，以防止破溃形成慢性溃疡，标准方法是从正常皮肤用针头进行抽吸；也可以切开引流。

【转归及预后】

本病如能及时诊断，对症处理，多能够很快治好。

【预防与调护】

1. 洁身自爱，杜绝不洁性行为。

2. 治疗期间不宜食辛辣及刺激食物。

【临证经验】

软下疳，相当于中医所称的"疳疮"，伴有腹股沟淋巴结肿大，别称"横痃"范畴，溃后又称"鱼口"、"便毒"。

中西医结合治疗本病能提高疗效，缩短疗程。若败精流注，留滞经隧，内服八正散疏利肝肾火邪；体有横痃，兼有表证者，则用仙方活命饮合五神汤加减（银花、紫花地丁、防风、白芷、当归尾、陈皮、赤芍、大贝、制乳没、炒甲片、牛膝、六一散、天花粉），另服万消化坚丸，每服 14 粒，每日 1～2 次；湿毒传袭于下者，则用萆薢化毒汤（粉萆薢、赤芍苓、泽兰泻、牛膝、黄柏、丹皮、通草、防己、生薏苡仁、滑石）；精久不泄，火郁络肺者，治宜清热通泻汤（银花、紫花地丁、当归、赤芍苓、桃仁、丹皮、乳香、没药、甲片、皂角刺、丝瓜络、连翘、六一散、薏苡仁），另服大号小金丹 1 粒，每日两次；溃破久不收口，正虚邪恋者，内服加味四妙汤（生黄芪加川断、甲片、皂角刺、炒白芍、银花、香附、甘草、生姜）或参芪内托散（人参、黄芪、当归、川芎、厚朴、防风、桔梗、白芷、紫草、官桂、木香、白芍、甘草）。

【小结】

软下疳是由杜克雷嗜血杆菌引起的一种性传播疾病。红毒素和复方新诺明对本病有较好疗效，但易复发。若采用内服西药、中草药外洗方法治疗本病，不但可加速溃疡面愈合，而且大大减少了本病的复发率，疗效甚佳。

滴 虫 病

滴虫病是由鞭毛原虫阴道毛滴虫感染引起的一种性传播性疾病。多数是由性交传染而致病，多发于性旺盛期的妇女，16～35 岁感染率最高，而儿童感染率低。本病常与其他性传播性疾病同时存在，性伴侣双方往往皆有感染。有时也可通过非性交途径感染，如公共浴池、浴缸、脚盆、毛巾、坐式马桶和游泳衣裤等。此外，经消毒不严的窥阴器等医疗器械也可造成医源性感染。

本病属于中医的"阴痒"范畴，亦称"阴蚀"，即虫蚀阴中之意。

【病因病机】

中医认为本病的病因可以概括为虚实两部分，由于湿热下注，感染病虫，虫蚀阴中发生瘙痒，属于实热证；久病体虚，精血亏损，血虚生风化燥，肝肾阴虚，脏虚虫动者属于虚热证。此外，外阴是肝脏循行部位，按照脏腑辨证，本病的发生与肝经郁热或夹湿邪下注有一定关系。

【诊断与鉴别诊断】

1. 诊断

从阴道分泌物、尿道或前列腺液中查到阴道毛滴虫是确诊的依据。

本病的潜伏期 4～28 天。外阴及阴道有不同程度的痒感及灼热感，或蚁走感。阴道分泌物增多，典型的呈白色泡沫状白带，有化脓菌合并感染时，可有黄绿色脓性白带，有恶臭，严重时阴道黏膜出血可有赤带。如病变波及尿道、膀胱时，可有尿频、尿急、尿痛等尿道炎症状。临床检查可有阴唇脓肿，会阴部、阴道口、尿道口黄绿色分泌物，阴道黏膜及子宫颈红肿，重症者可见点状出血及草莓状突出，阴道检查有时有触痛。部分感染者可无任何症状，男性患者尤其如此。阴道毛滴虫能吞噬精子，可造成部分人不育。

2. 鉴别诊断

阴道毛滴虫应与肠道寄生虫相区别。

【辨证施治】

1. 湿热下注证

证候：外阴及阴中瘙痒或奇痒难忍，带下量多，呈灰白色泡沫状或脓性，秽臭，或可伴有尿黄、尿频、尿急、尿道灼痛，心烦少寐，口苦，胸闷，舌红苔黄腻，脉弦滑。

分析：湿热下注，感染病虫，虫蚀阴中。

基本治法：清热利湿，杀虫止痒。

方药运用：龙胆泻肝汤加减。药用龙胆草、黄芩、山栀子、泽泻、车前草、生地、白鲜皮、贯众、川楝子、鹤虱各10g，柴胡、当归、木通各6g，甘草3g。

2. 肝肾阴虚证

证候：外阴及阴中瘙痒不堪，白带量少色白，外阴皮肤肥厚，色紫褐或灰白，心烦寐少，头昏眼花，经事紊乱，舌红苔少，脉细数无力。

分析：久病体虚，精血亏损，血虚生风化燥，致肝肾阴虚。

基本治法：滋阴降火，调补肝肾。

方药运用：知柏地黄汤加减。药用生地、山药各15g，丹皮、山茱萸、泽泻、茯苓、知母、黄柏、白鲜皮、地肤子、鹤虱各10g，乌梅6g。

【其他治疗】

1. 外治

（1）银杏散：轻粉、雄黄、水银（铅制）、杏仁各3g，共研细末，调匀，每次取1.5g，以枣肉1枚和丸，用丝绵或纱布包裹，外用长线扎紧，将药塞入阴道内，线头留在外面，每日换药1次。

（2）苦参汤：苦参、菊花各60g，蛇床子、银花各30g，白芷、黄柏、地肤子各15g，大菖蒲10g，煎水去渣，临用前加入猪胆汁4~5枚，熏洗，每日1次。

（3）蛇花汤：蛇床子30g，花椒、黄柏、白矾各10g，苦参15g，煎水熏洗或冲洗阴道。

（4）鸦胆子煎剂：鸦胆子20个，用水1杯，煎成半杯，用带线棉球浸药汁后塞入阴道，12小时后取出，每日换药1次。

2. 西药治疗

可口服甲硝唑或替硝唑等。外用灭滴灵栓，或用0.5%~1%乳酸溶液、0.5%醋酸溶液或 1∶5000 高锰酸钾溶液冲洗阴道，每日 1 次。

【转归及预后】

该病临床症状消失后 3 个月内，3 次检查均为阴性方为治愈。

【预防与调护】

1. 洁身自爱，注意个人卫生。

2. 保持外阴清洁，内裤勤洗勤换，避免使用公用坐便器和浴缸、毛巾等。

3. 夫妻间一方患病，其配偶或性伴应同时接受检查和治疗。

【临证经验】

主张用甲硝唑杀虫，萆薢分清饮内服、苦参汤加猪胆汁熏洗。能分清泌浊，解毒杀虫，有扶正祛邪之功。一则改善内环境，杜绝滋生滴虫之源，调整恢复机体免疫功能，二则降低西药副作用，可收相得益彰之效。

【现代研究进展】

罗木仁用蒙药对滴虫病的治疗

分口服药、外洗药、涂抹药粉：①内服药分主药和药引子：主药每日早上服用那仁·满都拉；中午萨丽·嘎日迪；晚上孟根乌苏-18 水丸；药引子每日早上百屈菜独味汤送服；中午用翻白草、旋覆花二味汤送下；晚上白头翁、七叶一枝花、岩白蒿煎汤送服，10 天为 1 个疗程。②外洗药：由飞燕草、泡囊草、苦参、黄连、蒺藜、草乌、可瓜子、鸡血藤、千金子、毛茛、三棵针、鹤虱草、胡椒、文冠木组成。每日洗 1~2 次，每次 20 分钟左右。③涂抹粉：白云香、硫黄、寒水石、轻粉、冰粉、冰片、草乌、大黄、黄连、皱叶酸模、可瓜子、蔓荆子、三棵针组成。用一次性手套或专用器具放入阴道内。本组患者 60 例，治疗结果：经过蒙药内外结合治疗 2~3 个疗程后统计疗效，60 例患者中痊愈 29 例，显效 18 例，有效 11 例，无效 2 例，总有效率达 96.67%，均未出现明显的毒副作用。

【小结】

滴虫病是由阴道毛滴虫引起，传播途径较多，且传染性较强。甲硝唑结合高锰酸钾外用治疗是目前西医常规疗法之一，用药得当，疗效肯定。本病病因多为外阴不洁，虫蚀感染或湿热蕴结，流注下焦，治当清热燥湿，杀虫止痒。在西药治疗的基础上加中药治之，比单纯用西药治疗的治愈率高，疗效满意，值得在临床上推广。

股 癣

发生在腹股沟或股部的皮肤浅部真菌感染性皮肤病者，称股癣，中医名为"阴癣"。多由接触而传染，常于夏季发作，冬季好转。

【病因病机】

中医认为风、湿、热、虫侵袭肌肤是引起本病的主因素。多发于夏季，暑邪当令，湿热之邪郁于肌肤，或感染虫毒，或肌热多汗，与气血搏结而发。

【诊断与鉴别诊断】

1. 诊断

（1）好发部位：主要发于腹股沟、大腿内侧根部及股部。

（2）皮疹特点：初起为丘疹或水疱，逐渐形成境界清楚的钱币状红斑，其上有细薄鳞屑，以后皮损中央可自愈，呈环状，边缘向四周蔓延，有小丘疹、水疱、痂皮等。多数红斑融合，可呈多环状，如在红斑中心发生新皮疹，即呈同心圆环形。发于腹股沟、大腿内侧根部及股部，皮损可浸润肥厚。

（3）自觉症状：瘙痒剧烈。

根据皮疹形态，境界清楚，真菌镜检阳性可以确诊。

2. 鉴别诊断

（1）慢性湿疹：红斑色暗，浸润肥厚，抓之有渗液、结痂、瘙痒，真菌镜检阴性。

（2）银屑病：红斑上有多层银白色鳞屑，刮之鳞屑有点状出血现象，不易治愈，真菌镜检阴性。

【基本治疗】

1. 外治

治以杀虫解毒，清热祛风。外用土槿皮酊及癣药水、癣药膏等。一般初起为小水疱者，用癣药水；以后脱皮者，用癣药膏；如水疱及脱屑相间，则可用癣药水与癣药膏交替外搽。本病也可用颠倒散外搽。

2. 单方验方

（1）鲜羊蹄根适量，米醋浸汁，外搽患处。

（2）土大黄根适量，洗净捣烂，食醋浸泡1周，取汁涂敷患处，每日2~3次。

（3）生半夏或生南星，醋磨汁，涂搽患处。

（4）丁香9g，生大黄15g，加食醋90ml浸泡5日，滤过，外搽患处。

（5）明矾6g，白凤仙花12g，研细末，食醋调成糊状外涂。

3. 西医疗法

多选克霉唑及益康唑、咪康唑、联苯苄唑、特比萘芬、布替萘芬等制剂外用。

【转归及预后】

股癣十分顽固，容易复发，由于真菌最适宜的生长温度为25°C以上，夏天及炎热季节易发病。

【预防与调护】

1. 注意个人卫生，勤洗澡、勤换衣。

2. 患者衣物用开水烫煮消毒，或阳光下充分暴晒。

【临证经验】

本病以局部治疗为主，选用藿黄浸剂（藿香、黄精、生军、皂矾等份）煎浓汤外搽，经数千例临床观察，疗效比较满意。抑制试验证实，藿黄浸剂对真菌有着显著的抑制作用。

单方桑皮汁外涂治疗股癣其效甚佳。桑树皮上用小刀划一深痕，待有白汁流出即可取汁均匀地涂于患处，用后切勿用水冲洗。每日 1~2 次，10 日为 1 疗程。桑皮汁亦可储在小瓶中备用，但效果以新鲜者为优。若继发感染，可用新鲜马齿苋、车前草煎汤冷湿敷，每日 2 次，每次 1 小时，拭干后可以用青黛散调敷。

验案举例

丁某，15 岁，初诊。

游泳后两腹股沟部出现红疹瘙痒，搽氟轻松软膏后范围变大，在本院皮肤科诊为"体癣"，改用十一烯酸药水涂搽后症状更重，皮肤破碎，颜色紫褐，境界清晰。又用藿黄浸剂浸汤坐浴，内服消风合剂，病情继续发展，两胯间红疹密布，今又延及阴囊，瘙痒渗水，小便黄，舌尖红。此湿热充斥于下，泛溢皮肤而致，拟清泄之法。

处方：①皮炎洗剂，外洗患处，每日 2 次。②青黛散菜油调涂患处，每日 2 次。③龙胆草 3g，生山栀 9g，泽泻 9g，柴胡 2g，车前子（包）9g，黄芩 5g，木通 3g，生地 12g，生甘草 3g，黄柏 6g，地肤子 10g，5 剂，水煎服。

二诊：经治后红疹已明显消退，瘙痒大减，渗水亦止，小便已清，舌红转淡，舌根苔尚黄。

处方：同上。

5 天后即痊愈。

按：《外科心法》中说："癣疮……总由风热湿邪侵袭皮肤，郁久风盛，则化为虫，是以瘙痒无休。"此案得之于游泳之后，是由湿热侵于皮肤而成。今红疹密布于两胯之间，瘙痒渗液，延及阴囊而舌光红，小便黄，其湿热之盛可以概见，后用皮炎洗剂、青黛散以清洗涂敷，内服龙胆泻肝汤以清其湿热，是为急性发作而设，若经久不愈，又当别论。

【现代研究进展】

南国荣等用治癣汤熏洗治疗体、股癣

南国荣等对 174 例体、股癣患者随机分为治疗组和对照组。治疗组用中药治癣汤（白鲜皮 15g，黄连 15g，黄柏 20g，菖蒲 20g，防风 20g，白芷 20g，地肤子 20g，银花 30g，蛇床子 20g，苦参 60g，菊花 60g）熏洗并外涂皮康霜；对照组单纯外涂皮康霜。经过临床对比观察，治疗组的治愈率为 81.82%，对照组为 50%，$P < 0.05$，有显著差异。治愈时间治疗组比对照组缩短 5.18 天。提示中西医结合治疗体、股癣效果满意。

【小结】

本病治疗禁忌外用皮质类固醇类药物，以防皮疹扩大蔓延。搽药必须连续，为保证治疗彻底，应在皮疹完全消退 1 周后方可停用外搽药物。

疥 疮

疥疮是由疥螨寄生于人体表皮引起的一种接触性传染性皮肤病，可通过握手、同卧等

密切接触传播，易在集体和家庭中流行。若成人发病并通过性接触而传染，属于性传播性疾病范畴。中医文献对本病早有记载，如南北朝的《刘涓子鬼遗方》、隋代《诸病源候论》、明代《外科正宗》、清代《医宗金鉴·外科心法要诀》等，《医学金鉴》称为"虫疥"，《外科正宗》称本病为"疥疮"。本病继发感染者，称为"脓窝疥"；一般俗称"癞疥"、"干疤疥"等。

【病因病机】

本病由于疥虫侵袭皮肤，风、湿、热、虫蕴结肌肤所致。

【诊断与鉴别诊断】

1. 诊断

（1）皮损分布：疥虫常侵犯皮肤皱褶及薄嫩部位，故皮损好发于指缝、腕部屈侧、肘窝、腋窝、妇女乳房、脐周、腰部、下腹部、股内侧、外生殖器等部位，多对称发生。成人头、面、掌跖等处不易受累，但婴幼儿例外，皮损可遍及全身。卫生条件较好者，症状可较轻微。

（2）皮损特点：皮疹主要为丘疹，可形成小水疱和少数隧道及结节。丘疹约小米粒大小，淡红色或正常肤色，可有炎性红晕。根据传染轻重及卫生条件，皮疹可疏散分布或密集成群。水疱一般约小米粒大，多见于指缝、腕部等处。隧道为灰白色或浅黑色线纹，长约 3~15mm，弯曲微隆起，末端可有丘疹和小水疱，为雌虫停留处。典型隧道不易见到，可能因清洗、搔抓或继发性病变，如感染、湿疹化及苔藓样变而不典型。儿童中的隧道还可见于掌跖等处。结节样损害多发生于阴囊、阴茎、大阴唇等皮肤浅层，有浸润及瘙痒，约豌豆大小，呈半球形，淡红色，消退缓慢。有的患者可以伴发风团。由于搔抓可出现抓痕、结痂及湿疹样变或引起继发感染而发生脓疱疮、毛囊炎、疖、淋巴结炎，甚至发展为肾炎等。少数严重患者可发生挪威疥，皮疹泛发全身。

（3）自觉症状：自觉剧痒，尤以遇热及夜间为甚，常常影响睡眠。

根据接触传染史，常家庭或在集体生活环境中数人同时或先后患病。根据皮肤皱褶及柔嫩之处有丘疹、水疱及隧道，夜间瘙痒加剧等，不难诊断。若能找出疥螨，则可确诊。

2. 鉴别诊断

（1）皮肤瘙痒症：无原发性皮疹，仅有抓痕、血痂、脱屑继发性损害，皮肤干燥。

（2）痒疹：皮肤有散在绿豆至黄豆大小丘疹，结节，或有抓痕、血痂、脱屑继发性损害，瘙痒剧烈，无传染性。

（3）湿疹：皮疹为多形性损害，红斑、丘疹、水疱、糜烂、渗液、结痂等同时存在，瘙痒。

（4）虱病：分为头虱、体虱、阴虱不同，分别寄生于以上各部位，虱虫叮咬皮肤可有红色小丘疹，刺痒，可找到虱虫及虱卵。

【辨证施治】

湿热蕴结证

证候：皮损以水疱为多，丘疱疹泛发，壁薄液多，破流脂水，浸淫糜烂，或脓疱多，或起红丝走窜，臀核肿痛，舌红，苔黄腻，脉滑数。

分析：由于疥虫侵袭皮肤，合并风、湿、热、虫蕴结肌肤所致。

基本治法：清热化湿，解毒杀虫。

方药运用：黄连解毒汤合三妙丸加地肤子、白鲜皮、百部、苦参；或用消风散合黄连解毒汤加减。

外治法：疥疮重在外治，中医学采用硫黄治疗疥疮的方法一直沿用至今。

【其他治疗】

1. 外用10%硫黄软膏

先用热水和肥皂洗澡，然后搽药，自颈以下，遍搽全身，每日1~2次，连续3~4日为1疗程。搽药期间，不洗澡，不更衣，以保持药效。疗程结束后，洗澡及换用清洁衣被，彻底消灭皮肤和衣服上的疥螨。治后发现新发皮疹，应重复第2疗程。注意婴幼儿用5%硫黄软膏。

2. 外用40%硫代硫酸钠溶液

热水肥皂洗澡后，用40%硫代硫酸钠溶液遍搽颈以下皮肤，随后立即用2%盐酸溶液涂布全身；如是每日1~2次，连续治疗3~4天。

3. 外用25%苯甲酸卡酯乳剂

本品杀虫力强，刺激性低，一般用温水洗涤，将皮肤擦干，勿搓破皮肤，可每日搽药1~2次，共2~3天，效果较好。

4. 外用1%γ-666霜剂

有较强抗疥螨作用，全身搽药，搽药前不应洗澡，以免过度吸收。一般只搽1次，成人用量不超过30g，12~24小时后用温水洗澡，勿用热水以减少药物吸收。此药大量吸收后可较长地在脂肪组织中积蓄，排出较慢。为预防对肝、肾功能损害，尤其是中枢神经系统中毒（如头痛、呕吐、昏迷等），在较大面积抓破皮损处，最好不搽。一次治疗未愈者，一般需间隔1~2周后方可重复使用。治后应更换清洁衣被。

5. 抗感染治疗

化脓感染者同时采用抗感染药物治疗。

6. 结节性疥疮的治疗

对结节性疥疮可外用强的松软膏及焦油制剂，或局部注射强的松龙混悬液，必要时可冷冻或切除。

【转归及预后】

本病经过治疗可痊愈。由于疥虫的生长有周期性，有时需要2~3个疗程，故治疗时多采用连续搽药，以彻底杀灭疥虫及虫卵。

【预防与调护】

1. 加强卫生宣传及监督管理，对公共浴室、旅馆、车船上的衣被应定期严格消毒。

2. 注意个人卫生，勤洗澡，勤换衣服，被褥常洗晒。

3. 接触疥疮患者后，用肥皂水洗手。患者所用衣服、被褥、毛巾等均需煮沸消毒，或在阳光下充分暴晒，以便杀灭疥虫及虫卵。

4. 彻底消灭传染源，注意消毒隔离。患者应分居，家中或集体中同时患病者宜同时治疗，以杜绝传染源。

5. 发病期间忌食辛燥鱼腥发物。

【临证经验】

疥疮，古有"五疥"之分。悉以外治为主，硫黄制剂沿用至今。干疥瘙痒皮枯而起白屑；砂疥形如细砂，焮赤痒痛，抓之有水；虫疥瘙痒彻骨，挠之知痛。以上三疥疮，均可用绣球丸搽之。湿疥焮肿作痛，破流黄水；脓疥形为豆粒，便利作痒，脓清淡白，为湿热过胜，则顶含稠脓，痒痛相兼。这两种疥疮宜搽臭灵丹或一扫光。

对皮炎症状较重，且伴有感染者则宜配以内治。初起身体状实的，俱服防风通圣散表里双解。体虚者宜服荆防败毒散散其风湿。及至疥形已定，不论虚实，干疥宜服消风散，湿疥宜服苍术膏，虫疥疮宜服芦荟丸，砂疥宜服犀黄饮子，脓疥宜服秦艽丸。如经久不愈，血燥生风的，宜服当归饮子。

【现代研究进展】

1. 方敏用复方灭疥汤外洗治疗疥疮

共200例，药用川椒、百部各30g，蛇床子、地肤子、苦参、秦皮各60g，玄明粉15g，白鲜皮60g，五倍子、黄柏各30g，硫黄粉20g，野菊花、金银花各30g。浓煎浸泡外洗，每日2~3次，15天为1个疗程。治疗痊愈190例，有效10例。

2. 张贵菊用中西医结合外治法治疗疥疮

共53例，据现代药理研究，百部、苦参具有杀虫作用，配青蒿清热除烦，芒硝、石膏清泻皮火之毒。辅以西药复方优力肤软膏，加入甲硝唑粉、扑尔敏粉起消炎、杀虫、抗敏止痒作用。总有效率为96.23%。

3. 王丽珍等用单味蜈蚣汁内服治疗疥疮

蜈蚣辛温，有毒，入肝经，具有祛风定惊、攻毒散结的作用。实验研究证实，蜈蚣水浸剂（1∶4）在试管内对着色毛癣菌、许兰黄癣菌、奥托韦小芽孢癣菌、腹股沟表皮癣菌、红色表皮癣菌等皮肤真菌有不同程度抑制作用（《中药大辞典》），为蜈蚣治疗疥疮提供了客观依据。治疗186例，治愈174例，好转5例，无效4例，复发3例，总有效率96.24%。

4. 易建平用七子杀虫止痒合剂外洗治疗疥疮

共 150 例，药用蛇床子、地肤子、花椒子、苍耳子、大枫子、五倍子、川楝子、百部杀虫止痒之品浸泡外洗，痊愈 115 例，好转 33 例，无效 2 例。

5. 吴育珍自拟复方硫黄百部外洗汤治疗疥疮

共 153 例，方中硫黄、百部、枫子仁杀虫效果确实；蛇床子、土花椒除有一定杀虫效果外，尚有止痒效果；硫黄、黄柏、野菊花兼有消炎抑菌功效；苦参、荆芥、浮萍、蝉衣有良好止痒功能；诸药合用，可发挥灭疥、抑菌、消炎、止痒的疗效。治愈率达 98.7%，疥疮皮疹平均好转时间为 3.83 天，平均消退时间为 5.30 天，痒感平均好转时间为 1.88 天，痒感平均消失时间为 3.73 天。

6. 陈国喜等自制中药苦桉液治疗疥疮

药物组成为苦楝皮、蓝桉叶，苦楝皮的主要成分为苦楝素，蓝桉叶含桉叶油，两药均具有较好的杀虫止痒作用。观察 94 例，1 个疗程后均治愈，用药 4~6 小时后瘙痒消失 72 例，用药次日消失 22 例。随访 3 个月无复发 63 例，无 1 例发生药物中毒及不良反应。

7. 梁厚佳用龙胆苦蛇汤熏洗治疗疥疮

药用龙胆草、苦参清热燥湿；何首乌、艾叶、海桐皮养血祛风；蛇床子、硫黄、雄黄、大枫子、地肤子杀虫止痒。在应用中未发现副作用。观察 128 例，治愈 110 例，好转 15 例，无效 3 例，有效率为 97.7%。

8. 王亚斌自拟疥灵方外治疥疮

疥灵方中苦参味苦性寒，硫黄味酸性温，苍耳子味苦甘辛，三药均为味苦有毒之品，与味苦性寒之炒白鲜皮相配而达杀虫止痒之功；方中黄连、黄芩、黄柏、栀子四药苦寒，相配后具有清热燥湿，泻火解毒之功。观察 80 例患者中，治疗 1 疗程后痊愈 68 例，占 85%，多为无继发感染者或有继发感染而症状较轻者，病程多在 60 天以内；有少量新皮损出现 12 例，占 15%，但继续治疗 1 个疗程后均痊愈。

9. 刘成新用苦参液浸浴外治疥疮

该配方中苦参清热燥湿，杀虫止痒，含苦参碱、黄酮类，有抗菌消炎，升白细胞和镇静作用。大黄凉血解毒，逐瘀通经，含大黄蒽醌，有降低毛细血管通透性，收敛和抗菌消炎作用。黄柏清热燥湿，泻火解毒，含小檗碱，可抑菌消炎。蛇床子祛风燥湿杀虫。大枫子祛风燥湿、攻毒杀虫。地肤子除湿止痒。枯矾解毒杀虫燥湿止痒。硫黄杀虫止痒，因含硫，与皮肤接触产生硫化氢，可溶解角质，杀灭皮肤寄生虫和抗真菌。冰片清热止痛，含消旋龙脑，有抗菌消炎作用。观察 74 例，显效 58 例，占 78.4%；有效 12 例，占 16.2%；无效 4 例，占 54%；总有效率为 94.6%。

10. 宋广英自拟疥洗剂

方中硫黄、雄黄解毒杀虫止痒，为治疥疮之要药；花椒含有挥发油，其主要成分为异茴香醚、枯醇等，有麻醉的作用，故止痒止痛功不可没；百部、石榴皮、苦参、白鲜皮、蛇床子、烟梗具有较强的杀虫止痒之效；明矾酸涩，善疗湿疮疥癣；黄柏、十大功劳清热燥湿解毒。诸药合用，共奏杀虫止痒，清热燥湿解毒之效。观察 300 例全部治愈，治愈率 100%。

11. 蔡志强应用五子苦参汤外治疥疮

方中苦参、硫黄、大枫子、百部杀虫燥湿；五倍子、蛇床子、地肤子、苍耳子、白鲜皮解毒杀虫，除湿止痒；紫花地丁、蒲公英、大黄清热解毒。本组 100 例，治愈 90 例，好转 8 例，无效 2 例，总有效率 98%。疗程最短 3 天，最长 12 天，平均 6.5 天。

12. 俞海峰用灭疥汤治疗疥疮

方中以硫黄杀虫疗疥，为主药；以使君子、鹤虱、苦楝皮、槟榔、芜荑杀虫止痒为辅；用苦参、白矾、黄柏、黄芩、滑石等燥湿解毒为佐；配以丹参、三棱、莪术活血破瘀。治疗 61 例，其中 9 例用药 3 天，31 例用药 5 天，13 例用药 7 天，8 例用药 8~10 天。

13. 纳猛等外用中药治疗疥疮

以疥疮外洗方 200g，煎水 300ml，洗浴全身，每 3 天 1 次；同时外擦愈疥膏，每日两次。疥疮外洗方为夜交藤 5 份，百部 2 份，苦参 1 份，共研细末备用。愈疥膏组成为川椒、荆芥、地肤子、防风、白鲜皮等份研末后，取 20g 与升华硫黄 10g 混匀，白凡士林加至 100g，制成备用。治疗组 100 例中，痊愈 72 例，好转 18 例，无效 10 例，有效率 90%，平均治疗时间 15 天。

14. 江春莲用消风散加减治疗疥疮

内服以消风散加减，即防风 10g，蝉蜕 5g，苦参 10g，土茯苓 30g，蒺藜 10g，百部 12g，黄柏 5g，薏苡仁 30g，连翘 10g，每日 1 剂，水煎内服。外用方药：苦参 15g，青黛 15g，蝉蜕 10g，百部 15g，川椒 10g，艾叶 10g，雄黄 10g，白鲜皮 15g，煎水外洗，每日 2~3 次，每次浸泡 20~30 分钟。在服药期间，禁服辛辣及发散食物。30 例中，痊愈 25 例（84%），显效 3 例（10%），有效 1 例（3%），无效 1 例（3%）。总有效率为 97%。

【小结】

疥疮是由疥虫感染所致，传染性大，若治疗不彻底很容易复发，即使经过治疗后，仍应观察 2 周左右，注意有无复发迹象。本病的治疗传统都是采用硫黄软膏，其疗效也是比较确切的，应用的浓度一般为 10%~20%。我们发现，高浓度的硫黄软膏对皮肤的刺激较大，引起过敏反应的情况较多，而低浓度的硫黄软膏刺激性相对较小且杀虫效果亦可，故一般可选用 10% 硫黄软膏即可。由于硫黄软膏使用过程中不能洗澡，又污染衣物，故现在临床主要选用一些使用方便的药物，如疥宁霜等。

阴 虱

虱病是虱子叮咬吸血引起的瘙痒性皮肤病。虱子寄生在阴毛上为阴虱。人与人之间的直接接触或通过被褥、衣、帽等间接接触而传播。虱子吮血的机械性刺激和唾液内的毒性分泌物可引起瘙痒和皮疹。阴虱通过性接触而传染也属于性传播性疾病范畴。

【病因病机】

本病常因洗浴不勤，换衣不常，不讲卫生，积湿生热，而致湿热生虫；或因内衣油腻，毛生脂厚，虱藏衣缝，或躲毛丛，互相沾染而得；或因房事不洁，淫乱滥交，而致虫淫作痒。

【诊断与鉴别诊断】

1. 诊断

阴虱主要寄生于阴毛，常由性生活传染，属于性传播疾病之一。阴虱以其足紧抱于毛干下段，其头深入于毛囊口，不易使人注意，但附于毛干上的虫卵呈铁锈色小粒，易被发现。阴虱叮咬处发生丘疹、血痂，伴有强烈刺痒感。

根据局限性瘙痒，皮肤上有丘疹、血痂、抓痕，同时在内衣和毛发上发现虱和虱卵，即可确诊。

2. 鉴别诊断

（1）疥疮：好发于皮肤皱褶部位，如指缝、肘窝、腋窝、小腹、腹股沟、外阴、肛周等处，夜间瘙痒剧烈，可找到疥虫。

（2）湿疹皮疹：为多形性损害，红斑、丘疹、水疱、糜烂、渗液、结痂等同时存在，瘙痒。

（3）皮肤瘙痒症：无原发性皮疹，仅有抓痕、血痂、脱屑继发性损害，皮肤干燥。

【辨证施治】

虫毒感染证

证候：阴毛局部有小斑点、丘疹、瘙痒、皮肤潮红、抓痕、血痂或糜烂，流脂水，有脓疱、痂皮，阴毛囊处找到虱和虱卵，伴心烦、口渴、大便或秘，尿短赤，舌红，苔黄，脉弦滑。

分析：湿热虫毒浸淫肌肤，故见上述诸症。

外治法：剃去阴毛后用25%百部酊或10%硫黄软膏外涂。

【其他治疗】

应剃去阴毛，搽上5%白降汞软膏等。

【转归及预后】

只要注意个人卫生，避免不洁性交，经适当治疗，很快可以治愈。

【预防与调护】

1. 注意个人卫生，经常洗头洗澡，勤换衣被，一旦发现患病，应及时治疗。

2. 外出时不用公用毛巾、浴巾，尽量不与他人共用卧具。

3. 杜绝不洁性交，夫妻患病应同时治疗。

4. 患者的衣物应单独洗涤，并用开水烫洗或阳光暴晒。

【临证经验】

1. 阴虱治疗当以局部处理为主

用药前应剃除病毛，并焚烧灭虱，内衣裤应煮洗或熨烫。先用石菖蒲、白果煎汤洗涤，将虱挑去，再用百部浸烧酒涂抹，或用银杏无忧散（水银、轻粉、杏仁、芦荟、雄黄、狼毒、麝香）擦涂亦可。兼服芦柏地黄丸（六味地黄丸加芦荟、黄柏）以断其根。

2. 治疗阴虱的单方

用"疥灵霜"（有效成分为1%林丹）在阴毛中进行涂抹。一次即可杀灭成虱，1周后重复用药，便可自愈。此法安全有效，使用方便，且不用剃去阴毛，深得患者好评。

【现代研究进展】

1. 石平荣等用复方治疗虱病

复方拟除虫菊酯气雾剂主要成分为0.3%胺菊酯、0.1%氯菊酯及精制煤油。胺菊酯、氯菊酯的毒性及对皮肤、黏膜的刺激性均小于溴氰菊酯。氯菊酯、胺菊酯均有很强的和胃杀虫作用，尤其是氯菊酯击倒快且有杀卵驱避作用。精制煤油为赋形剂，对人畜无毒害作用，但能增强杀虫剂的驱避效果。观察虱病48例，经1~2次治疗，治愈率达100%。

2. 李明等用食醋治疗阴虱

嘱患者先剔除阴毛，每次治疗前洁净外阴。取食醋250g加热至适度，用加厚纱布浸泡醋中后，敷贴患处，再用塑料薄膜包裹纱布外1小时，以保持湿润，每天2~3次。治疗93例，93例均治愈。食醋古谓之苦酒，味酸性涩，能泄营中郁热而除湿，杀虫止痒，用于阴虱每获佳效。

【小结】

过去虱病是较常见的疾病，随着人民生活水平的提高，其发病率已经大大降低了，但该病有传染性，特别是阴虱已划入性传播性疾病范畴，应引起我们的足够重视。

梅 毒

梅毒是苍白螺旋体感染所引起的一种慢性、系统性性传播疾病。其特点是，临床表现多种多样，病程较长，几乎可侵犯全身各组织与器官。早期主要侵犯皮肤黏膜，晚期还可侵犯心血管系统和中枢神经系统。另一方面，梅毒又可能多年无症状而呈潜伏状态。梅毒主要通过性交传染，也可通过胎盘传给下一代发生先天梅毒。

梅毒，中医称之为"霉疮"、"广疮"、"时疮"、"杨梅疮"或"杨梅大疮"等，现在一般将一期梅毒硬下疳称"疳疮"，二期梅毒称"杨梅疮"，三期梅毒称"杨梅结毒"。

【病因病机】

本病多因房事不洁，感受淫秽邪毒，蕴热化火，毒气流经走络，外发肌肤，内伤脏腑，其入髓结毒，渐致形毁骨枯，口鼻俱废，甚则危及性命，并遗患后代。早期梅毒以实证表现为主，晚期以虚证为主。

1. 精化染毒

不洁性交传染，阴器直接感受淫秽邪毒而致病。随处可生，发无定处，证候复杂。

2. 气化染毒

非性交传染，病位主要在脾肺二经受毒，疮轻细小而干，毒气少入侵骨髓、关窍、脏腑。

3. 胎传遗毒

系父母患梅毒，遗毒于胎儿。既有父母先患梅毒而后结胎，称之禀受，多病重；又有先结胎，父母后患梅毒，毒气由母而传于胎儿，称之为染受，多病轻。

【诊断与鉴别诊断】

1. 诊断

（1）一期梅毒：主要症状为硬下疳，常发生于不洁性交后 2~4 周。多发于生殖器部位，初起为一丘疹，很快破溃，呈圆形或椭圆形，边缘整齐，浸润显著，疮面平坦，无痛与压痛，具软骨样硬度。伴有近卫淋巴结肿胀，即梅毒横痃。

（2）二期梅毒：梅毒螺旋体由局部经淋巴结进入血液，在人体内大量播散而出现全身性的表现。一般发生于感染后 7~10 周，早期可有发热、头痛、头晕、全身关节痛、淋巴结肿大等症状。临床表现以皮肤黏膜损害为主，其特征是广泛而且对称，自觉症状轻微，皮疹破坏性较小，但传染性强。

梅毒疹：可有斑疹、斑丘疹、丘疹、脓疱疹等：①斑疹：为二期梅毒，最早发生的皮肤损害。皮损分布于躯干、肩及四肢屈侧，斑疹呈圆形，直径 0.5~1cm，玫瑰色。一般在数天内消退。②斑丘疹：是二期梅毒最常见的病损。皮疹分布于全身，包括面、躯干、四肢屈侧，但下肢较上肢少。掌跖部的斑丘疹具有特征性。③丘疹：也是二期梅毒最常见并具有特征性的皮疹，呈铜红色，丘疹大小不一，表面光滑或有鳞屑。广泛分布于躯干、上下肢、掌跖及面部。④脓疱疹：不常见，斑丘疹或丘疹坏死后形成。最常见于面及头皮。

扁平湿疣：好发于肛门周围、外生殖器等皮肤互相摩擦和潮湿的部位。由表面湿的扁平丘疹融合而形成，稍高出皮面，界限清楚，表面糜烂，如菜花，覆有灰白色薄膜，内含大量梅毒螺旋体。

梅毒性白斑：原发性白斑好发于二期梅毒中期，呈点状、条状或片状的淡白色斑，边缘清楚，面积较小，常与其他梅毒疹同时存在；继发性梅毒白斑是其他梅毒疹消退后遗留的色素脱失斑，好发于二期梅毒的晚期。

梅毒性脱发：发生较晚，常在 6 个月后，有很多小而分散的斑片状脱发，呈虫蚀状，主要发生于颞额部及头后部，梅毒性脱发是暂时性的，不管患者是否得到治疗，均可再生。

黏膜损害：约 1/3 的二期梅毒患者可发生黏膜损害，见于唇及颊的内侧、舌、咽、扁桃体、喉部，也可发生于生殖器。表现为黏膜红肿，有浅糜烂，圆形、扁平或稍高起，上覆灰白色渗出物，边缘有一暗红晕，无疼痛。黏膜损害具有高度传染性。

其他损害：可发生骨、眼、神经等组织损害，表现为骨膜炎、关节炎、虹膜炎、脑膜炎等。

（3）三期梅毒（晚期梅毒）：约40%未经治疗的梅毒患者可发生一种或另一种活动性晚期梅毒。

结节性梅毒疹：多数皮下小结节，直径约0.5cm，呈古铜色，分布局限，不对称。常见于前额、臀、面部、肩部及肩胛间、四肢等处，有的可自然消失，遗留萎缩斑，或发生浅溃疡，愈后遗留浅瘢痕，边缘又发生新的小结节，自觉症状轻微。

树胶肿：开始时为皮下小硬结，逐渐增大，与皮肤相连，形成浸润性斑块，数周后直径可达4~5cm以上。中心逐渐软化，发生溃疡，排出血性脓液，并逐渐变深及扩大，常一面愈合，一面继续发展。多见于四肢伸侧、前额、头部、胸骨部、下腿及臀部等处，损害数目不多，可以自愈，愈后其瘢痕常呈萎缩状。上腭及鼻中隔黏膜树胶肿可侵犯骨质，产生上腭、鼻中隔穿孔及马鞍鼻，引起吞咽困难及发音障碍。少数可发生喉树胶肿而引起呼吸困难、声音嘶哑。

皮下结节：发生于髋、肘、膝及骶关节等关节附近。呈对称性，坚硬。其上皮肤无炎症，压迫时稍有痛感，无其他自觉症状。1~2cm直径大小，发展缓慢，不破溃，治疗后可逐渐消退。

骨梅毒：以骨膜炎为常见，常侵犯长骨，与二期梅毒相似，但损害较少，疼痛较轻。其次是骨树胶肿性骨炎，常见于扁骨，如颅骨，可形成死骨及皮肤溃疡。

眼梅毒：少数可发生虹膜睫状体炎、视网膜炎及间质性角膜炎等，可导致失明。

晚期心血管梅毒：见于约10%未经抗梅治疗的患者，多发生在感染后10~30年，约25%同时合并神经梅毒，主要有：①梅毒性单纯性主动脉炎。②梅毒性主动脉瓣关闭不全。③梅毒性主动脉瘤。④梅毒性冠状动脉口狭窄。⑤心肌树胶肿等。

晚期神经梅毒：主要有：①无症状神经梅毒。②脑膜血管梅毒。③脑实质梅毒：包括麻痹性痴呆、脊髓痨、视神经萎缩等。可致患者出现电击样疼痛、局部感觉障碍、腱反射消失、记忆障碍、情绪失常、癫痫、失语等。

结合病史、体检及实验室检查结果，进行综合分析，可作出诊断。有不洁性交史，或同性恋史，或配偶感染史；梅毒疹表现多样，但无急性炎症现象，无自觉症状；实验室检查：RPR（+）、TPHA（+）。

2. 鉴别诊断

（1）一期梅毒硬下疳须与软下疳相鉴别：软下疳的溃疡常为多发性，疼痛而有渗出，但无硬结。

（2）二期梅毒须与玫瑰糠疹、花斑癣、尖锐湿疣等相鉴别。

玫瑰糠疹：好发于胸、胁肋部，皮疹为椭圆形或圆形斑片，红色或淡红色，长轴与皮纹一致，有糠秕状鳞屑，1~3个月可自愈。

花斑癣：好发于颈、胸、臀及四肢近端。皮损为大小不一、境界清楚的圆形或不规则形斑，呈淡褐或深褐色，上附细糠秕状鳞屑，轻度瘙痒或无自觉症状。夏季发作，入冬后减轻或痊愈。真菌镜检（＋）。

尖锐湿疣：疣体可呈乳头状、菜花状，部分融合成团块状。实验室检查梅毒螺旋体阴性。

【辨证施治】

1. 肝经湿热证

证候：前阴或肛门见硬结，四周焮肿，患处灼热，表面轻度糜烂，腹股沟部杏核肿大；或出现胸腹、腰、四肢屈侧及颈部杨梅疹、杨梅痘或杨梅斑。伴见发热恶寒，胸胁胀痛，心烦易怒，口苦纳呆，小便赤短涩痛，大便秘结或稀而灼肛，舌红，苔黄腻，脉弦数。

分析：湿热之邪下注肝经，致阴部气血失和，灼伤脉络，腐肌溃脓。

基本治法：清肝解毒，利湿化斑。

方药运用：龙胆泻肝汤等。常用药物：龙胆草、栀子、干地黄、车前子、泽泻、柴胡、黄芩、土茯苓、丹皮、赤芍等。

2. 痰瘀互结证

证候：疳疮色呈紫红，四周坚硬突起或横痃质坚韧，或杨梅结呈紫色结节，或腹硬如砖，肝脾肿大，舌淡紫或暗，苔腻或滑润，脉滑或细涩。

分析：纵欲过度，房事不洁，交媾染毒日久，致痰凝瘀结，结而成毒。

基本治法：祛瘀解毒，化痰散结。

方药运用：消疬丸、化斑解毒汤等。常用药物：陈皮、制半夏、牡蛎、桃仁、番红花、夏枯草、紫草、土茯苓、白茅根、柴胡、枳壳、甘草等。

3. 脾虚湿蕴证

证候：疳疮破溃，疮面淡润；或结毒遍生，皮色褐暗；或皮肤水疱，滋流黄水；或腐肉败脱，久不收口。伴筋骨酸痛，胸闷，纳呆，食少便溏，肢倦体重，舌胖润苔腻，脉滑或濡。

分析：交媾染毒日久，湿热秽浊之气留恋不去，致脾气虚弱。

基本治法：健脾化湿，解毒化浊。

方药运用：芎归二术汤等。常用药物：白术、苍术、川芎、当归、茯苓、木瓜、皂角刺、厚朴、防风、木通、独活、金银花、薏苡仁、土茯苓等。

4. 气血两虚证

证候：病程日久，结毒溃破，疮口苍白，脓水清稀，久不收口，伴面色无华，头晕眼花，心悸怔忡，气短懒言，舌淡苔薄，脉细无力。

分析：色欲太过，湿热秽浊之气留恋不去，久蕴人体，日久致气血两虚。

方药运用：十全大补汤、八珍汤等。常用药物：党参、白术、川芎、茯苓、熟地、白芍、黄芪、当归、土茯苓等。

【其他治疗】

1. 外治

（1）疳疮：鹅黄散或珍珠散外撒，每日 3 次。

（2）横痃、杨梅结毒未溃时：选用冲和膏，醋、酒各半调成糊状外敷；或用金黄膏、四黄膏外敷。

（3）横痃、杨梅结毒破溃：可用珍珠层粉撒在创面，外敷四黄膏，每日 1 次；待其腐脓去后，再用生肌膏外敷。

2. 针灸

（1）针刺

主穴：关元、中极、次髎、行间、阴陵泉、三阴交、太溪。

配穴：眼受损者，加风池、睛明、太阳、肝俞、太冲；有消化系统损害者，加脾俞、胃俞、足三里、上巨虚、下巨虚；有心血管损害者，加心俞、厥阴俞、内关、足三里、膈俞、委中；有呼吸系统损害者，加尺泽、太渊、照海；有泌尿系统损害者。加肾俞、膀胱俞；有骨骼损害者，加大椎、肾俞、悬钟；有神经系统损害者，加百劳、百会、大椎、肾俞。

（2）艾灸：可选用针刺穴位艾灸，每次悬灸 20 分钟，每日 1 ~ 2 次，适用于虚或寒者。

3. 穴位注射

适用晚期梅毒，选用肺俞、心俞、肝俞、脾俞、肾俞、膀胱俞。可用复方丹参注射液 4ml；或维生素 B_1 100mg 加维生素 B_{12} 500μg；或胎盘组织液 4ml 左右穴位注射。每日 1 次或两日 1 次，10 次为 1 疗程。

4. 西医治疗

（1）早期梅毒：包括一期、二期及病期在 2 年以内的潜伏梅毒。

青霉素：①苄星青霉素 G（长效西林）：240 万 U，分两侧臀部肌注。每周 1 次，共2~3次；②普鲁卡因青霉素 G：80 万 U，每天 1 次，肌注，连续 10 ~ 15 天，总量800 万 ~ 200 万 U。

对青霉素过敏者：①盐酸四环素：0.5g，口服，每天 4 次（每天 2g），连续 15 天（肝、肾功能不良者禁用）；②多西环素：0.1g，口服，每天 2 次，连续 15 天；③红霉素：用法同盐酸四环素。

（2）晚期梅毒及二期复发梅毒：晚期梅毒包括三期皮肤、黏膜、骨骼梅毒、晚期潜伏梅毒或不能确定病期的潜伏梅毒。

青霉素：①苄星青霉素 G：240 万 U，臀部肌注，每周 1 次，共 3 周；②普鲁卡因青霉素 G：80 万 U，肌注，每天 1 次，连续 20 天为 1 疗程。也可根据情况停药，2 周后进行第 2 个疗程。

对青霉素过敏者：①盐酸四环素：0.5g，口服，每天 4 次，连续 30 天；②多西环素：0.1g，口服，每天 2 次，连续 30 天；③红霉素，用法同多西环素。

（3）心血管梅毒：不用苄星青霉素。应住院治疗，如有心力衰竭，应予以控制后，再开始抗梅毒治疗。为避免吉海反应，青霉素注射前 1 日开始口服泼尼松，每次 10mg，每日 2 次，连续 3 日。水剂青霉素 G 应从小剂量开始，逐渐增加剂量。首日 10 万 U，每日 1 次，肌注；次日 10 万 U，每日 2 次，肌注；第 3 日 20 万 U，每日 2 次，肌注；自第 4 日普鲁卡因青霉素 G，80 万 U，肌注，每日 1 次。连续 15 天为 1 疗程，总量 1200 万 U。共两个疗程，疗程间停药两周。必要时可给予多个疗程。对青霉素过敏者，选用多西环素或红霉素。

（4）神经梅毒：应住院治疗。为避免吉海反应，可在青霉素注射前 1 日开始口服泼尼松，每次 10mg，每日 2 次，连续 3 日。水剂青霉素 G 每日 1200 万~2400 万 U，静脉滴注，即每次 200 万~400 万 U，每 4 小时 1 次，连续 10~14 日；继以苄星青霉素 G240 万 U，每周 1 次，肌注，连续 3 次。或普鲁卡因青霉素 G240 万 U，每日 1 次，同时口服丙磺舒，每次 0.5g，每日 4 次，共 10~14 日；继以苄星青霉素 G240 万 U，每周 1 次，肌注，连续 3 次。对青霉素过敏者，可选用多西环素或红霉素。

【转归及预后】

梅毒的临床表现多种多样，可侵犯全身各组织与器官，临证应作各系统的全面检查，感染期短的患者应注意检查皮肤、黏膜、阴部、肛门、口腔等处；感染期较长的患者应注意检查心脏、神经系统、皮肤、黏膜等部位。而且梅毒病程较长，治疗后应定期复查，追踪观察时间应足够长。

早期梅毒只要积极对症治疗，还是很快可以治好的，而晚期梅毒对全身各组织与器官有损害，较为难治。本病需明确诊断后进行系统规范治疗，应及早、及时，否则将贻误病情。对晚期梅毒，强调预备治疗，防止吉海反应。

【预防与调护】

1. 强化精神文明建设，净化社会风尚，禁止嫖娼卖淫，加强性病防治。

2. 早诊断，早治疗，坚持查出必治，治必彻底原则，并建立随访追踪制度。

3. 做好孕妇胎前检查，对梅毒患者要避孕或及早终止妊娠。

4. 夫妇双方共同治疗。

【临证经验】

1. 青霉素是现代最好的抗梅毒药，效果好，疗程短，副作用小，便于使用，直至现在还未发现梅毒螺旋体对青霉素有抗药性的情况，若对青霉素过敏，可改用四环素，孕妇及儿童可改用红霉素，必要时可用氯霉素及先锋霉素。

2. 本病为阴寒致病，证有深浅之别，浅者毒蕴肌肤，多可见于早中期，深者毒伏筋骨，多见于晚期，还可化热化火，累及脏腑。

（1）毒蕴肌肤者：治可解散疮毒，方选万灵丹加减，常用药：白茅根 10g，石斛 10g，天麻 10g，当归 10g，生首乌 10g，炙全蝎 3g，炙甘草 3g，麻黄 5g，川芎 6g，羌活 6g，荆芥 6g，防风 6g，制草乌 6g，细辛 3g，雄黄 0.5g（装胶囊吞）。

（2）毒伏筋骨者：治以搜风解毒，方选搜风解毒汤加减，常用药：白鲜皮 10g，防风、防己各 10g，秦艽 10g，炙僵蚕 10g，皂荚子 10g，川草薢 10g，威灵仙 10g，生薏苡仁 15g，银花藤 15g，土茯苓 30g，木通 5g，炒桑枝 20g。

以上两证，若治后疮色淡白，宜再服金蝉脱甲煎（好酒 5 斤，浸大蛤蟆 1 只，封瓶口，煮两炷香，次日去蛤蟆，随酒量大小，以醉为度，不分冬夏，盖暖出汗，酒尽则疮愈）以绝其根源；继用六味地黄丸以善其后。

3. 如疮毒溃烂，浸淫成片而作痛者，以鹅黄散（轻粉、石膏、黄柏）各等分，共为末，干掺患处，即可生痂；如瘢痕不退作痒者，则用翠云散（铜绿、胆矾、轻粉、石膏等分共，研极细末）点之。

【现代研究进展】

1. 高丹枫中药抗菌药理研究

金银花、黄芩、连翘、白芷、防风、当归、蒲公英等中药经现代药理研究，抗菌范围广泛，尤其对革兰阳性菌、革兰阴性菌及螺旋体均有明显抑制作用。在许多实验研究中，发现此类中药治疗微生物感染时、毒血症可得以迅速改善，并延缓毒素所引起的细胞病变，从而减轻对组织的损害，同时还发现金银花等中药能增强白细胞和网状内皮系统的吞噬功能，提高非特异性免疫力，抑制变态反应。大黄、芒硝为通利大便的泻下中药，对革兰阴性、阳性菌，螺旋体、真菌、病毒有明显抑制作用。据现代药理研究发现，大黄素和大黄酸对小鼠 S-37、黑色素瘤、乳腺瘤等均有抑制作用，其机制目前认为是抑制了癌细胞的呼吸、氧化脱氢及 DNA 的生物合成。因此，也认为对梅毒引起的肉瘤型肿块或硬下疳的瘤体细胞进行直接破坏而起到治疗作用。蜈蚣、全蝎、僵蚕实验证明有一定的镇痛和抗菌作用。乳香、没药、羌活、独活、木瓜、防己、牛膝、续断为活血化瘀中药，以破血散结，扩血管作用最强。实验证明，该类中药能改善全身或局部病位血液的浓、黏、凝、聚状态，消除炎性肿块。同时，还有抑菌和镇痛作用。

2. 冯素华总结了梅毒的中医治疗

外用方面：一期梅毒硬下疳，用黄连粉 3g，儿茶粉 1.5g，甘草 1g，凤凰衣 1.5g 共研细末，干撒或香油调涂；二期梅毒扁平湿疣等可以黄连 10g，黄芩、马齿苋、败酱草各 30g，苦参 15g，甘草 6g 煎水冷敷患处；三期梅毒树胶肿可用川连、乳香、没药、贝母、雄黄各 60g，天花粉、大黄、赤芍各 120g，甘草 45g，牛黄 12g，冰片 15g，研细末配成 10%~20% 的粉剂或油膏外用。

内服方面：一期梅毒拟清热解毒，滋阴降火，可用黄连解毒汤、知柏地黄汤；二期梅毒拟解毒散瘀、疏风托毒，可用桔梗解毒汤、二生汤、解毒天浆饮；三期梅毒拟固本扶正、活血散瘀、补血养心、益气安神，方用化毒散、归脾汤、血府逐瘀汤。此外单味土茯苓（每日煎服 60g，连服 10~15 天为 1 疗程）、土茯苓合剂（土茯苓 40g，金银花 15g，甘草 6g，每日 1 剂，连服 5~10 天为 1 疗程）内服对促使梅毒血清转阴有一定帮助。

3. 赵晓香自制药丸治疗梅毒

将黄升丹、雄黄、白矾混合研成细末，将大米蒸熟，待凉后搅拌成软泥状，加入上三味药粉，搅匀，搓成蚕豆大小的药丸。每次口服 20 粒，每日 2 次，15 日为 1 疗程。服药期间停用一切抗生素及其他药物。共治疗 40 例（一期梅毒 17 例，二期梅毒 21 例，三期梅毒 2 例），治愈 15 例，显效 16 例，有效 8 例，无效 1 例。

4. 秦伯未等用攻邪补元法治疗梅毒

攻邪法：药用土茯苓单方或复方。补元法：以当归饮子为主方，药用当归、川芎、白芍、生地各 12g，防风、白蒺藜各 10g，何首乌、黄芪各 15g，甘草 3g。加减：命门不足，督脉阳虚加鹿角霜、淫羊藿、锁阳；肝肾阴虚，加枸杞子、炙首乌；刺痛如闪电，加羌活、独活、川乌、草乌、红花、木瓜、牛膝。按上法首批治疗梅毒有明显临床症状者，2~3 周开始生效，总计治疗 24 例，均有显著疗效，其中 1~12 年随访 17 例，有 15 例疗效基本巩固。

5. 柏选正用托里攻毒汤治疗梅毒

药物用金银花、土茯苓各 45g，蒲公英 30g，生黄芪、薏苡仁、赤小豆各 20g，龙胆草、马齿苋、苍耳子、皂刺各 10g，大枫子仁 3g，车前子 15g。伴下疳阴疱或龟头溃烂者，加孩儿茶 3g；脾虚血亏者，加党参、白术、当归各 10g；肾阴或肾精不足者，加淫羊藿、菟丝子各 10g；毒在胸上者，加桔梗 12g；毒在腹下者，加牛膝 12g。水煎服，每日 1 剂。外洗方（盐汁石硇液）：煅石膏 100g，硇砂 10g，大青盐 2000g，包心白菜 5000g，取包心白菜去根洗净，切成 3cm 厚的片，将青盐末分层撒在菜体上，加盖密封腌 1 周。压榨取汁，再将硇砂与石膏粉加入搅匀即可，冷藏保存。外洗，每日 2~3 次。共治疗 59 例梅毒，早期梅毒痊愈 38 例，有效 2 例，无效 2 例（其中 1 例再次性乱）；晚期梅毒痊愈 13 例，有效 2 例，无效 2 例，总有效率为 93%。本治疗方法能促进局部和全身气血运行，达到扶正固本，清热解毒，化腐生肌，激发机体免疫功能之目的。

6. 马宽玉等用驱梅毒汤配合西药治疗梅毒

驱梅毒汤由土茯苓、马齿苋各 60g，忍冬藤、半枝莲、黄柏、滑石各 30g，萆薢、苦参各 15g，生甘草 6g，水煎服，每日 1 剂，15 天为 1 疗程。对一期和二期早发梅毒，用苄星青霉素，每侧臀部各 120 万 U，肌注，每周 1 次，共 2 次；对二期复发梅毒需连用 3 周。对青霉素过敏者，用红霉素或四环素，每日 2g，连用 15 天。共治疗 30 例，取得满意疗效。

7. 王砚宁以中西医结合治早期梅毒

收治患者 36 例。用土茯苓、黄芪各 15g，茯苓、川芎、白术各 12g，金银花、生薏苡仁各 20g，木通、木瓜、皂荚子各 10g，生大黄 4.5g。每日 1 剂，水煎餐后服。与对照组 21 例，均首次治疗前半小时 1 次性用地塞米松 5mg，肌注；并用普鲁卡因青霉素 80 万 U，肌注，每日 1 次。结果：两组分别治愈 31 例、12 例，好转 4 例、5 例，无效 1 例、4 例，总有效率 97.2%、81%（P<0.05）。随访 1 年，血清快速血浆反应素环状卡片试验分别转阴 32 例、13 例（P<0.05）。

【小结】

梅毒的临床表现多种多样，可侵犯全身各组织与器官，临证应作各系统的全面检查，感染期短的患者应注意检查皮肤、黏膜、阴部、肛门、口腔等处；感染期较长的患者应注意检查心脏、神经系统、皮肤、黏膜等部位。而且梅毒病程较长，治疗后应定期复查，追踪观察时间应足够长。

青霉素是治疗梅毒的首选药物，除了极少数对青霉素过敏的患者外，都应争取及早用青霉素治疗，而且治疗剂量要足，力争达到临床和血清学都治愈的目的。中医药对早期梅毒的治疗主要是改善症状、加快皮疹消退和辅助血清阴转的作用。晚期梅毒，中医治疗有举足轻重的作用，中医可根据辨证，扶正祛邪，促进恢复。

艾 滋 病

艾滋病（AIDS）是"获得性免疫缺陷综合征"的简称，是由人类免疫缺陷病毒引起的细胞免疫缺陷性疾病。临床可出现发热、消瘦、盗汗、困倦、纳呆、腹泻、发斑、出血、昏迷、全身淋巴结肿大、并发卡氏肉瘤等症状。本病多见于青壮年男性同性恋及吸毒者。

艾滋病是在 20 世纪 80 年代初才被人们发现的一种新型性传播疾病，本病在中医文献中没有记载，根据其流行特点和临床表现，艾滋病与中医学中的"瘟疫"、"瘟毒"、"虚劳"、"阴阳易"、"瘰疬"、"癥积"等有关，但不能完全等同。

【病因病机】

本病多因长期纵欲淫乱，精气亏损，肝肾不足，下元空虚，疫疠淫毒乘虚入侵，损伤机体。内外合因，正虚邪实，正不胜邪，瘟邪淫毒横行，戕伐脏腑功能，终致气血衰败，阴阳离决。正虚邪实，邪正交争则长期发热；疫毒内传脏腑则咳嗽，腹泻；日久气血耗伤则消瘦乏力，畏风自汗；气虚血瘀则发癥瘕、癌瘤；正不胜邪，邪盛正衰则致窍闭痰蒙甚或阴阳离决。

【诊断与鉴别诊断】

1. 诊断

潜伏期一般 2~15 年，平均为 8~10 年，典型的 HIV 感染从感染到死亡经历四个阶段。

（1）急性 HIV 感染：在感染 HIV 后 6 天至 6 周内，53%~93% 的感染者出现急性症状，似感冒样表现，如发热、淋巴结肿大、咽炎、皮疹、肌痛或关节炎、腹泻、头痛、恶心和呕吐、肝脾肿大、鹅口疮、神经症状，不经特殊治疗，一般可自行消退。出现症状后 2~4 周，机体 HIV 抗体逐渐阳转。这段从感染到血清阳转的时间，称为"窗口期"。

（2）无症状HIV感染：随着急性感染症状的消失，感染者转入无症状HIV感染，除了少数感染者可查到"持续性全身性淋巴腺病"外，没有其他任何临床症状或体征。持续性全身性淋巴腺病是指除腹股沟淋巴结外，至少有两处不相邻部位的淋巴结发生肿大，直径在1cm以上。以颈部和腋下淋巴结肿大多见。此阶段的感染者体内，CD4细胞呈进行性减少。成年人无症状感染期的时间往往较长，一般为7~10年，平均为8年。

（3）艾滋病前期：感染者出现持续或间歇性的全身症状和"轻微"的机会性感染，即出现艾滋病相关综合征。全身症状包括持续性全身淋巴结肿大、乏力、厌食、发热、体重减轻、夜间盗汗、反复间歇性腹泻、血小板减少。较轻微感染多表现于口腔、皮肤黏膜，包括口腔念珠菌病、口腔毛状黏膜白斑、特发性口疮、牙龈炎；皮肤真菌感染、带状疱疹、单纯疱疹、毛囊炎、脂溢性皮炎等。这时感染者血浆病毒载量开始上升，CD4细胞减少速度明显加快。对没有接受抗反转录病毒治疗者而言，从严重的免疫抑制（CD4细胞<200/μl）开始，发展成艾滋病的平均时间是12~18个月。

（4）艾滋病期

机会性感染：卡氏肺囊虫肺炎、呼吸系统念珠菌病、食道念珠菌病、肺外球孢子菌病、肺外隐球菌病以及除肝、脾、淋巴结外的巨细胞病毒感染等。卡氏肺囊虫肺炎发生率为60%~80%，是艾滋病患者最常见的机会性感染。临床症状包括逐渐加重的发热、咳嗽及呼吸困难。X线检查的典型表现是肺弥漫性间质浸润，也可见肺结节及空洞。确诊依赖痰或支气管灌洗液中检出卡氏肺囊虫孢子或滋养体。

并发恶性肿瘤：最常见的恶性肿瘤包括卡波济肉瘤、非霍奇金淋巴瘤和肛门、生殖器鳞癌等。肿瘤多先从四肢、面部及生殖器皮肤开始，尔后侵入淋巴组织和内脏。活检、HIV-8核酸及抗体的检测可用于确诊。

神经系统疾患：常见的是艾滋病痴呆症、巨细胞病毒性视网膜炎、周围神经炎、进行性神经根病等。艾滋病痴呆症是最常见的神经系统疾患，临床表现为行为意识及运动障碍。

2. 我国艾滋病病例诊断标准

（1）HIV感染者：受检血清初筛试验，如酶联免疫吸附试验、免疫酶法或间接免疫荧光试验等方法检查阳性，再经确证试验，如蛋白印迹法等方法复核确诊者。

（2）确诊病例：艾滋病病毒抗体阳性，又具有下述任何一项者，可确诊艾滋病：①近期内（3~6个月）体重减轻10%以上，且持续发热达38℃1个月以上。②近期内（3~6个月）体重减轻10%以上，且持续腹泻（每日达3~5次）1个月以上。③卡氏肺囊虫肺炎（PCP）。④卡波济肉瘤（KS）。⑤明显的霉菌或其他条件致病菌感染。

若抗体阳性者体重减轻、发热、腹泻症状接近上述第一项标准且具有以下任何一项时，也可确诊艾滋病：①CD4/CD8淋巴细胞计数比值<1，CD4细胞计数下降。②全身淋巴结肿大。③明显的中枢神经系统占位性病变的症状和体征，出现痴呆，辨别能力丧失，或运动神经功能障碍。

3. 鉴别诊断

（1）免疫缺陷病：免疫系统先天性发育不良，或后天继发性障碍，而致免疫应答异常、免疫功能低下的一组疾病。临床以反复出现各系统的感染性病变为主，常伴各种顽固性咳嗽、鹅口疮、腹泻、关节疼痛、湿疹等症状。原发性免疫缺陷多见于儿童，继发性免疫缺陷多见于成年人。但无 HIV 感染。

（2）特发性 CD4T 淋巴细胞减少症：表现酷似 AIDS，但无 HIV 感染。

（3）原发性的卡波济肉瘤：无 HIV 感染。

【辨证施治】

1. 肺肾阴虚证

证候：此型多见于以呼吸系统症状为主或早、中期患者，尤以卡氏肺囊虫肺炎、肺结核较多见。症见发热，干咳无痰，或少量黏痰，或痰中带血，气短胸痛，动则喘促，全身乏力，消瘦，口干咽燥，声音嘶哑，盗汗潮热，神疲腰酸，周身可出现淡红色皮疹，伴轻度瘙痒，舌质红，少苔，脉沉细小数。

分析：纵欲淫乱，精气亏损，肺失宣降，下元空虚，疫疠淫毒乘虚入侵，损伤机体。

基本治法：益气养阴，清热化痰。

方药运用：百合固金汤、麦门冬汤、六味地黄丸等。常用药物：百合、百部、浙贝母、桔梗、北沙参、天门冬、麦门冬、玉竹、熟地、怀山药、玄参、枇杷叶、瓜蒌皮、五味子、山茱萸、生地黄、牡丹皮、黄芩、甘草等。

2. 脾胃虚损证

证候：此型多见于以消化系统症状为主的患者。症见腹泻久治不愈，腹泻呈稀水状，少数夹有脓血或黏液，里急后重不明显，常伴有腹痛。并见发热，消瘦，全身乏力，食欲不振，恶心呕吐，吞咽困难或腹胀腹鸣，口腔黏膜、舌部疼痛及有白斑，或有白色块状物（鹅口疮），舌质淡，苔黄腻或白腻、花剥，脉濡细。

分析：疫疠淫毒乘虚入侵，损伤机体，导致脾胃虚损。

基本治法：健脾益气，和胃止泻。

方药运用：补中益气汤、真人养脏汤、参苓白术散加减。常用药物：黄芪、广木香、白术、怀山药、茯苓、扁豆、当归、白芍、石榴皮、人参、诃子肉、肉豆蔻、炙甘草等。

3. 脾肾两亏证

证候：此型多见于晚期患者，预后极差。症见发热或低热缠绵，形体极度消瘦，神情倦怠，心悸气促，头晕目眩，腰膝酸痛，食欲不振，恶心或呃逆频作，腹泻剧烈或五更泄泻，腹痛肢冷，盗汗，口干，毛发枯槁易脱落，爪甲苍白，皮肤瘙痒，或有鹅口疮。舌红无苔，或舌淡苔薄白，脉沉细无力或细数。

分析：长期纵欲淫乱，内外合因，正虚邪实，正不胜邪，瘟邪淫毒横行，致脾肾两亏。

基本治法：温补脾肾，益气回阳。

方药运用：肾气丸、四神丸、右归丸、理中汤等。常用药物：附子、续断、肉豆蔻、肉桂、山茱萸、菟丝子、枸杞、怀山药、杜仲、白术、仙茅、五味子、熟地、茯苓、鹿角胶等。

4. 气虚血瘀证

证候：以卡波济肉瘤多见。亦可见于其他恶性肿瘤。症见周身乏力，气短懒言，面色黄白，饮食不香，并见四肢、躯干部出现多发性肿瘤，瘤色紫暗，易于出血，淋巴结肿大。舌暗淡，脉沉细无力。

分析：正虚邪实，邪正交争日久，导致气虚血瘀。

基本治法：补气化瘀，活血清热。

方药运用：补阳还五汤合犀角地黄汤等。常用药物：生地、桃仁、红花、当归、赤芍、丹皮、黄芪、鳖甲、猫爪草、白花蛇舌草、半枝莲、紫花地丁、三棱、莪术等。

5. 窍闭痰蒙证

证候：此型多见于艾滋病侵犯中枢神经系统的晚期垂危者。此型病情凶险，预后极差，常可在数日内死亡。症见发热，头痛，恶心呕吐，神志不清；或神昏谵语，项强惊厥，四肢抽搐；或伴癫痫或呈痴呆状；或因周围神经损害，有肢体疼痛，行动困难等。苔黄腻，脉细数或滑数。

分析：病久正不胜邪，邪盛正衰则致窍闭痰蒙，甚则阴阳离决。

基本治法：清热化痰，熄风开窍。

方药运用：安宫牛黄丸、紫雪丹、钩藤饮等。常用药物：西洋参、郁金、五味子、麦门冬、龟板、鳖甲、龙骨、牡蛎、白芍、天竺黄、石菖蒲、生地、玄参、琥珀等。

【其他治疗】

1. 针灸与推拿

（1）初期：体虚伴外感发热，治以扶正补虚，清热解毒。

主穴：足三里、关元、大椎、合谷、风池。

兼肺气虚咳嗽者，加肺俞、列缺；兼脾虚腹泻为主者，加天枢、脾俞；精神抑郁者加肝俞、太冲；偏肾阴虚者加肾俞、太溪。

（2）艾滋病相关综合征、艾滋病期：①肺气阴两虚：肺俞、膏肓、足三里、关元、大椎、列缺、太渊。②脾虚湿阻：足三里、脾俞、阳陵泉、天枢、中脘。③肝郁气滞：肝俞、太冲、神门、膻中、足三里、天枢。④脾肾亏虚：脾俞、肾俞、关元、足三里。偏肾阳虚加命门、关元、足三里，重用灸法；偏肾精不足加三阴交、太溪。⑤肝肾阴虚：太溪、太冲、肾俞、足三里、大椎。⑥痰浊阻滞：天井、少海、足三里、大椎、肾俞、曲池。

（3）艾滋病并发症阶段：①瘀血痰浊阻滞：肾俞、足三里、大椎、丰隆、少海、期门。②热毒内蕴：大椎、足三里、曲池、合谷，配以局部点刺放血。偏肺热内蕴加尺泽、肺俞；偏热毒蕴脾加天枢、上巨虚；偏湿热下注加阳陵泉；皮肤瘙痒偏血虚加血海。③痰蒙心神：神门、大陵、印堂、丰隆、人中。如发为闭证，加点刺十二井穴启闭开窍，针劳宫以降心火安神。④肾阴阳两衰：肾俞、关元、足三里、太溪、命门。

2. 西医治疗

（1）抗 HIV 的药物：这些药物的作用机制是阻止 HIV 在体内复制、增殖。

核苷类反转录酶抑制剂：已用于临床的核苷类反转录酶抑制剂有 5 个。联合用药时，疗效优于单独用药：①叠氮胸苷（AZT 或 ZDV）200mg，口服，每日 3 次或 250～300mg，口服，每日 2 次。②地丹诺辛（ddI）200mg，口服，每日 2 次；体重<60kg 者，150mg，口服，每日 2 次。③扎西他滨（ddC）0.375～0.75mg，口服，每日 3 次。④司他夫定（D_4T）40mg，口服，每日 2 次；体重<60kg 者，30mg，口服，每日 2 次。⑤拉米夫定（3TC）150mg，口服，每日 2 次。

蛋白酶抑制剂：蛋白酶抑制剂必须用足剂量，如小于最合适的剂量，HIV 可迅速产生耐药。目前已用于临床的蛋白酶抑制剂有：①沙奎那韦（SAQ）600mg，口服，每日 3 次。②英地那韦（IDV）400mg，口服，每日 3 次。③Ritonavir 600mg，口服，每日 2 次。④Nelfinavir 750mg，口服，每日 3 次。

非核苷类反转录酶抑制剂（NNRTIs）：目前已有三个药物进入Ⅲ期临床试验。本类药物易发生耐药，应与核苷类反转录酶抑制剂联合用药：①奈韦拉平 200mg，口服，每日 1 次，连用 2 周后改为 400mg，口服，每日 1 次。②Delavirdine 400mg，口服，每日 3 次。③洛韦胺 100mg，口服，每日 3 次。

核苷酸：Adefovir125mg 或 250mg，口服，每日 1 次，目前已进入Ⅱ期临床试验。

（2）增强免疫功能：①α-干扰素（IFN-α）（36～54）×10^6IU，肌内注射，每日 1 次，4 周后改为每周 3 次，共用 8 周。②重组白细胞介素-2（IL-2）250～2.5×10^6U，24 小时连续静脉滴注，每周 5 次，共 8 周。③丙种球蛋白主要用于小儿 HIV 感染，以减少条件性感染的几率。

（3）治疗条件性感染：根据不同的病原体选用相应的药物。

（4）治疗并发的恶性肿瘤：治疗卡波济肉瘤的方法有病损内注射长春新碱，放射治疗或柔红霉素、阿霉素、博来霉素及长春新碱联合治疗，以及大剂量 α-干扰素。但疗效常为暂时性的。

【转归及预后】

1. 典型艾滋病在 HIV 感染后 3～5 年，免疫系统受到严重破坏，出现多种机会性感染及卡波济肉瘤。

2. 无症状 HIV 感染。随着急性感染症状的消失，感染者转入无症状 HIV 感染，除了少数感染者可查到"持续性全身性淋巴腺病"外，没有其他任何临床症状或体征。成年人无症状感染期的时间往往较长，一般为 7～10 年，平均为 8 年。

3. 部分患者由于 HIV 感染，使机体细胞免疫功能部分或完全丧失，继而发生条件致病性感染，恶性肿瘤等而死亡。

【预防与调护】

1. 对青少年进行青春期性教育及成年人性道德教育，严禁嫖娼、吸毒、同性恋行为。

2. 积极治疗其他性传播疾病，对性病患者进行抗 HIV 抗体的检测。

3. 提倡安全性行为，包括使用安全套。

4. 使用血液、血液成分及血液制品时，必须经 HIV 检测。

5. 对患者进行隔离治疗，患者的污染物进行严格的消毒处理。

6. 增加患者饮食中高蛋白、高能量、低脂肪食物的摄入，以增强体质。

【临证经验】

据近年来国内外学者的研究，许多中药具有促进干扰素诱生的作用，干扰素具有抗病毒繁殖，抗细胞分裂，调节免疫反应等多种生物活性。因此许多单味中药或中药合剂在临床上已证实对艾滋病的治疗作用，可能与其具有提高机体诱生干扰素的能力有关。

具有较强促进干扰素诱生作用的中药可分为两大类：一类为清热解毒药，一类为扶正祛邪药。而这两类中药都是临床上治疗艾滋病必用的。

根据中药对 T、B 细胞和单核细胞的作用，经临床和实验已证实以下中药可能具有促进干扰素诱生的作用。

1. α 干扰素诱生作用类

具有促进单核细胞吞噬功能，如党参、灵芝、香菇、青黛、白术、怀山药、茯苓、当归、地黄、蝮蛇、淫羊藿、补骨脂、刺五加、杜仲等。

2. β 干扰素诱生作用类

能促进抗体形成，促进 IgM、IgG、IgA 产生，对 β 细胞有激发作用，如黄芪、人参、茯苓、香菇、何首乌、胎盘、地黄、淫羊藿、蝮蛇、补阳方、养阴方、参苓白术汤等。

3. γ 干扰素诱生作用类

能激发 T 淋巴细胞功能，提高淋巴母细胞转化率，如黄芩、黄连、生地、银花、蒲公英、紫花地丁、甜蒂、五味子、芍药、菟丝子、淫羊藿、巴戟天、玉竹、女贞子、首乌、怀山药、枸杞子、人参、黄芪、灵芝、甘草、黄精、茯苓、薏苡仁、阿胶等。

【现代研究进展】

1. 李泽琳等用中药治疗艾滋病

约 400 例，所用中药分别为克艾可、802、806、810、生脉饮、中研 1 号等。其中克艾可为甘草提取物，每片含有效成分 60mg，每日 2 次，每次 2 片。802 为冬虫夏草提取物，每安瓿 10ml，每日 3 次，每次 10ml，口服。806、810、中研 1 号主要为黄芩、黄芪、甘草、冬虫夏草等。3 个月为 1 疗程，大部分患者的临床症状均有好转，免疫功能，如 CD4、CD8、CD3 细胞数量等检测指标均有改善。

2. 吕维柏等用中医药治疗 HIV/AIDS 血清抗体转阴

共 8 例。确诊无症状携带者（AC）、艾滋病（AIDS）各 1 例、艾滋病相关综合征

（ARC）6 例，用中药方剂（802、806、809、810、生脉饮、中研 1 号）87~463 天后，复查患者血清艾滋病病毒抗体已转为阴性。用 PCR 法证实，有 5 例为 PCR 阳性，2 例 PCR 阴性，1 例 3 个月后阳转。连续观察 11~49 个月，这种"血清阴性，核内阳性"的情况仍保持不变。这些患者属于免疫静止型 HIV 感染。还发现所有阴转患者均属免疫功能良好者。从而证明艾滋病是一种病程可逆的疾病，阴转现象和免疫功能密切相关。本组患者所用中药有 6 种，比较分散，但各种中药有一共同点，即对免疫功能的增强和调节作用。用中药提高免疫功能可能有助于阴转现象的出现。

3. 李致重治疗机会感染 1 例

AIDS 至晚期出现发热、腹泻，日久不愈的患者，通过辨证施以中药治疗，使发热、腹泻在两天内得到控制。一诊药用：清半夏、炒薏苡仁、黄芩、杏仁、炒白芍、葛根、黄连、竹叶、白通草、甘草、白豆蔻皮；二诊药用：炒薏苡仁、黄芩、杏仁、陈皮、厚朴、苍术、法半夏、白蔻仁、通草、滑石、郁金，另加香砂六君子丸。患者后因全身衰竭而亡，但在中药治疗后发热、腹胀未再出现，提示中医治疗艾滋病机会性感染有一定的潜力。

4. 王健运用清热解毒活血法治愈艾滋病患者舌炎 1 例

处方：夏枯草 15g，紫草 12g，黄芩 12g，大黄 6g，桑白皮 12g，川芎 6g，丹皮 16g，黄柏 10g，丹参 15g，杏仁 10g。并口服活血通脉宁 1 瓶，每日 2 次，每次 3 片。共 7 诊，治疗 3 月余，中药随证加减，舌肿痛、糜烂已愈，全身症状明显好转。

【小结】

艾滋病是当前流行最广泛、危害性最大、治疗最困难的疾病。自 1987 年以来，现代医学研究防治艾滋病进入停滞阶段，国内外许多学者极其关注中医药的研究，认为中医药防治艾滋病有其优势和特长。治疗艾滋病时，应以提高免疫力，加强患者免疫系统的防御能力为主要目标，中药中有调节免疫功能的方药很多，扶正是中医学的优势。

参考文献

[1] 张杰．中药石榴皮对淋球菌感染的体内外抑制作用 [J]．中国皮肤性病学杂志，1996，10（2）：75

[2] 唐书谦．61 种中草药体外对淋病奈瑟菌的抑菌试验 [J]．中国皮肤性病学杂志，1996，10（1）：33

[3] 袁昌衡．80 种中药水煎剂对淋球菌的抑制试验 [J]．中国医院药学杂志，1997，17（11）：508

[4] 刘志新．通淋汤为主治疗淋病 36 例 [J]．山东中医杂志，1999，18（1）：28

[5] 蔡子鸿．中西医结合治疗急性淋病体会 [J]．实用中医药杂志，1995，11（2）：25

[6] 刘保祥．中西医结合治疗淋病 58 例疗效观察 [J]．河北中医，1998，20（20）：108

[7] 王桂林．清淋解毒汤治疗急性淋病 56 例 [J]．陕西中医，1995，16（10）：452

［8］ 汪培土 . 10 种中药抗沙眼衣原体活性的体外药敏试验 ［J］. 中华皮肤科杂志，2000，
　　 （3）：187

［9］ 李建军 . 泌尿生殖道沙眼衣原体清热中药的药敏试验 ［J］. 中国性病艾滋病防治，
　　 2001，7（1）：30

［10］ 谭德友 . 沙眼衣原体中药体外敏感性试验 ［J］. 中华皮肤科杂志，1999，32
　　 （1）：52

［11］ 徐英春，张小江，谢秀丽，等 . 热淋清颗粒对淋病奈瑟菌体外抑菌活性的研究 ［J］.
　　 临床泌尿外科杂志，2001，16（6）：287

［12］ 表淑贞 . 双黄连体外抗解脲支原体试验及临床疗效观察 . 中华皮肤科杂志，1996，
　　 29（3）：181

［13］ 李少文 . 清热利湿法治疗衣原体尿道炎 120 例 ［J］. 湖南中医杂志，1998，14
　　 （3）：56

［14］ 王隆胜 . 中西医结合治疗非淋菌性尿道炎疗效观察 ［J］. 实用中医药杂志，2000，
　　 16（10）：20

［15］ 曾冲 . 清热解毒饮治疗非淋菌性尿道炎 97 例 ［J］. 内蒙古中医药，1998，17
　　 （1）：11

［16］ 曹贵东 . 益肾通淋汤治疗非淋菌性尿道炎的临床观察 . 中医药研究，1999，15
　　 （1）：10

［17］ 李学兴 . 蒲苓解毒汤治疗非淋菌性尿道炎 72 例 ［J］. 实用中医药杂志，2001，17
　　 （6）：17

［18］ 孔文清 . 薏琥升降散加味治疗非淋菌性尿道炎 24 例 ［J］. 实用中医药杂志，2001，
　　 17（7）：34

［19］ 何清湖 . 非淋清汤治疗男性解脲支原体尿道炎 40 例 ［J］. 湖南中医学院学报，
　　 2001，21（4）：48

［20］ 郑淑清 . 72 例尖锐湿疣的治疗观察 ［J］. 中原刊医，1997，24（10）：31

［21］ 邢占敏 . 中西药内外合治肛门尖锐湿疣 31 例临床观察 ［J］. 云南中医学院学报，
　　 2001，24（1）：29

［22］ 张仁军 . 单纯内服中药治疗尖锐湿疣 35 例观察 ［J］. 皮肤病与性病，2000，22
　　 （1）：53

［23］ 金鑫 . 治疣汤联合消疣灵治疗尖锐湿疣 52 例 ［J］. 岭南皮肤性病科杂志，2001，8
　　 （4）：221

［24］ 朱丽君 . 无花果合苦参汤治疗尖锐湿疣 21 例 ［J］. 中医外治杂志，2001，10
　　 （4）：53

［25］ 赵文立 . 中西医结合治疗尖锐湿疣 32 例报告 ［J］. 中国性病艾滋病防治，2002，8
　　 （1）：38

［26］卓煜娅，陶真，杨海燕，等．CO_2 激光与 CO_2 激光加中药消疣灵综合治疗尖锐湿疣的实验观察［J］．中国皮肤性病学杂志，1996，10（2）：91

［27］薛冬英．中药强力抗毒液内服外洗治疗尖锐湿疣的临床观察［J］．陕西中医学院学报，2001，24（4）：31

［28］查旭山．中药（消疣汤）对预防尖锐湿疣复发初探［J］．北京中医，2001，（3）：40

［29］吴汉光．"祛毒消疣汤"对预防尖锐湿疣复发的疗效观察［J］．岭南皮肤性病科杂志，1997，4（3）：38

［30］李素卿．中药对尖锐湿疣复发的预防作用［J］．中国麻风皮肤病杂志，2001，17（3）：186

［31］姚凌峰．灯草灸治传染性软疣13例．辽宁中医杂志［J］，2003，（3）：34

［32］刘春英，胡小萍，赵金茹，等．补中益气汤对感染白色念珠菌小鼠免疫功能调节作用的实验研究［J］．中国中医基础医学杂志，1997；3（2）：19

［33］孟作仁．速效脚癣粉体外抗白色念珠菌观察［J］．河南医科大学学报，1996；31（3）：69

［34］罗军．生殖器疱疹的诊治［J］．中华传染病杂志，1991，（3）：160

［35］张杰，詹炳炎，姚学军．中药石榴皮对生殖器疱疹病毒的灭活作用及其机理探讨［J］．中国人兽共患病杂志，1996，（1）：50

［36］张杰，詹炳炎，姚学军．中药石榴皮鞣质成分抗生殖器疱疹病毒作用［J］．中国中药杂志，1995，（9）：556

［37］罗新．复方五倍子粉抗 HSV-2 作用的实验研究［J］．现代妇产科进展，1995，（2）：124

［38］范瑞强，谢长才，褟国维，等．中药抗病毒胶囊对Ⅱ型单纯疱疹病毒作用的电镜观察［J］．中华微生物学和免疫学杂志，2000，20（4）：306~308

［39］王知侠，朱经建．抗病毒Ⅰ号方治疗生殖器疱疹158例临床观察［J］．陕西中医函授，1997，（3）：23

［40］廖有志．中药治疗复发性生殖器疱疹37例观察［J］．实用中医药杂志，1997，13（5）：11

［41］杨志波．黄白液治疗复发性生殖器疱疹的临床疗效观察［J］．中国麻风皮肤病杂志，2002，18（1）：60

［42］李德如．复方疱疹合剂治生殖器疱疹临床观察［J］．中国皮肤性病学杂志，2001，15（2）：102

［43］罗木仁．蒙药内外结合治疗生殖器滴虫病60例［J］．中国民族医学，2004，（1）：45

［44］南国荣，王刚生，郭文友．中西医结合治疗体、股癣临床研究［J］．皮肤病与性

病，1995；17（4）：32

[45] 方敏．复方灭疥汤煎剂外治疗疥疮 200 例［J］．辽宁中医杂志，1997，24
（7）：314

[46] 张贵菊．中西医结合外治法治疗疥疮 53 例［J］．中国中医急症，2001，10
（6）：374

[47] 王丽珍，余霞萍．单味蜈蚣汁内服治疗疥疮 186 例［J］．上海中医药杂志，1999，
（2）：52

[48] 易建平．七子杀虫止痒合剂外洗治疗疥疮 150 例［J］．湖南中医杂志，1999，15
（2）：33

[49] 吴育珍．自拟复方硫黄百部外洗汤治疗疥疮 153 例［J］．皮肤病与性病，2004，26
（1）：93

[50] 陈国喜，和平，郭强，等．自制中药苦桉液治疗疥疮 94 例［J］．人民军医，2003，
46（12）：837

[51] 梁厚佳．龙胆苦蛇汤熏洗治疗疥疮 128 例［J］．湖南中医杂志，2002，18（5）：73

[52] 王亚斌．自拟疥灵方外治疥疮［J］．中医外治杂志，1999，8（5）：25

[53] 刘成新．苦参液浸浴外治疥疮 74 例［J］．四川中医，2000，18（12）：93

[54] 宋广英．自拟疥洗剂治疗疥疮 300 例［J］．广西中医药，2002，25（6）：28

[55] 蔡志强．五子苦参汤外治疥疮 100 例［J］．中医外治杂志，2000，9（1）：55

[56] 俞海峰，曹志红，顾泮芳，等．灭疥汤治疗疥疮 61 例［J］．新中医，2000，32
（9）：29

[57] 纳猛，李兰英，肖蓉．中药外用治疗疥疮 120 例疗效观察［J］．云南中医中药杂
志，1996，17（6）：33

[58] 江春莲．消风散加减治疗疥疮 30 例［J］．湖南中医杂志，1997，13（2）：65

[59] 石平荣，袁建成．复方拟除虫菊酯气雾剂治疗虱病疗效观察［J］．中国皮肤性病学
杂志，2000，14（3）：271

[60] 李明，关春玲，罗巧玲．食醋治疗阴虱 93 例［J］．新中医，2001，33，（1）：56

[61] 冯素华．梅毒的诊断与治疗［J］．中国医刊，1999，34（11）：37

[62] 赵晓香．黄升丹丸治疗梅毒 40 例疗效观察［J］．浙江中医学院学报，1994；18
（3）：27

[63] 柏选正．托里攻毒法治疗梅毒 59 例［J］．陕西中医，1991，（6）：253

[64] 马宽玉，朱国平，李治牢．早期梅毒 30 例临床报导［J］．陕西中医学院学报，
1991，（2）：33

[65] 王砚宁．中西医结合治早期梅毒 36 例［J］．江西中医药，2000，31（2）：48

[66] 李泽琳，王仲民，刘学周，等．祛毒增宁胶囊治疗艾滋病的疗效观察［J］．中华实
验和临床病毒学杂志，2004，18（4）：305~307

［67］吕维柏、温瑞兴、关崇芬，等．中医药治疗 HIV／AIDS 血清抗体阴转 8 例报告［J］．中国中西医结合杂志，1997，17（5）：271

［68］李致重．艾滋病机会感染治案 1 例［J］．新中医，1995，（12）：14

［69］王健．运用清热解毒活血法治愈艾滋病患者舌炎 1 例报告［J］．云南中医杂志，1994，15（5）：17

□ 第十章 □

男科常见综合征诊治

第一节 男子更年期综合征

中老年男子部分雄激素缺乏综合征（PADAM），习惯上称男子更年期综合征。是由于男性雄激素在青年期达到高峰后逐渐下降引起的一系列生理、心理变化和临床症状。

"男子更年期综合征"一词是 Werner 于 1939 年率先提出后，奥地利泌尿学会在 1994 年欧洲的男科学研讨会上提出将男子更年期综合征更名为"中老年男子部分雄激素缺乏综合征"，认为其更接近本综合征的生理病理本质，后来得到国际老年男子研究学会的认可和推荐，并在医学界得到越来越广泛的认可。

男子更年期综合征出现的时间很不一致，发病年龄一般在 50~65 岁左右，临床表现轻重不一，轻者不以为然，重者影响生活及工作。通常有性功能减退、神经和血管症状、男性化体征减退并伴随情绪变化，如焦虑、不安、忧郁等身心症状的出现。既往之所以称为男子更年期综合征是与女性更年期综合征相对应之故。

中医学虽无有关病名，但对本病的认识却比较早。本病实质上是指中老年男性因增龄等生理、病理因素导致体内阴阳平衡失调，脏腑功能紊乱而出现的一系列症候群。中医学中的"虚劳"、"郁证"、"阳痿"、"脏躁"、"眩晕"、"心悸"、"不寐"等与 PADAM 的临床表现相似。

【病因病机】

本病多因年老肾衰，天癸将竭，精血不足，阴阳失调而起，并可累及心、肝、脾诸脏功能失调。盖肾为先天之本，内寄真阴真阳，主人体的生殖、生长、发育、性事、衰老全过程。男子到了更年期，由于肾精匮乏，肾气日衰，天癸渐竭，气血由盛而枯，形体由强而弱，性功能和生殖能力由旺而衰，生命即从壮年步入老年。倘若先天禀赋不足，素体亏虚，或后天淫欲过度，精血过耗，或平素起居失常，劳力过度，劳神太过，睡眠不足；或平素郁怒忧思，过喜过悲，情志内伤，均可导致更年期提前到来，或出现明显症状。又气血之充盛，阴阳之协调，又有赖于心、肝、脾诸脏的功能健旺和谐，如果心血不足，肝失条达，脾失健运，必然影响精血的化生，髓海的充盈，气机的调畅，肌肉的丰盛，情志的抒发，最终导致肾气虚衰及阴阳失衡，促使 PADAM 的发生。

【诊断与鉴别诊断】

1. 诊断

本病诊断依据年龄、主要症状及实验室检查来考虑。

（1）年龄：好发于 50~65 岁左右的中老年男性，发病年龄有早有迟，有早在 40 岁左右或迟至 70 余岁者，持续时间也有长短之别。

（2）主要症状：PADAM 症状主要包括 4 个方面：

男性化减退症状：体能和精力下降，肌量和肌力降低、性毛脱落和腹型肥胖；消瘦乏力、食欲不振、腹胀纳减；腰膝等骨骼和关节疼痛，酸软，少腹冷痛。

性功能障碍症状：性欲减退，晨勃消失，阳事举而不坚，挺而不久，勃起困难，性活动减少，性欲高潮质量下降，射精无力和精液量减少，性交难以成功或满意。

情志神经症状：包括情绪和认知功能变化，嗜睡，缺乏生活动力，脑力下降，情志不畅，焦虑忧郁，多愁善感，或烦躁易怒，或自卑胆怯，恐怖健忘，注意力不集中，近期记忆力减退，缺乏自信，自我感觉不佳，工作效率降低；难以入寐，失眠多梦；局部麻木、刺痛或有痒感，或心肝火旺，或心胆气虚、血虚。

神经和血管舒缩症状：潮热，阵汗，失眠心悸和神经质等血管运动症状。

本病还可出现面色㿠白，畏寒怕冷，精神疲倦，常善太息，头晕耳鸣，耳聋失聪，发脱齿摇，腰膝发凉，腹部冷痛，胸胁胀满，皮肤瘙痒，夜热盗汗，阴茎、睾丸冷凉，阴部多汗，精清精冷，小便清长，大便溏薄或五更泄等。

（3）PADAM 症状评分量表：包括 ADAM 问卷和 AMS 问卷，可作为本病的初筛和症状严重程度的评估。

（4）"3T 试验"：有助于检验男性更年期症状是否与雄激素缺乏有关。这个试验的具体操作就是在对患者进行为期 4 周的睾酮治疗以及治疗 4 周后停止治疗时，对患者的症状进行评价。如果患者的症状只是在治疗期间内有改善，说明该患者需要睾酮补充治疗，也就是说该患者可能患有 PADAM。

（5）实验室检查：血清总睾酮低于正常水平，目前许多医院大多采用此法监测。特别强调的是测定血中生物可利用睾酮（Bio-T），包括游离睾酮和白蛋白结合睾酮更有意义。研究证明，健康男子的血清 Bio-T 水平是随年龄的增长而逐渐下降的。如果 Bio-T 值降低，即可拟诊 PADAM，故这种方法比测定总睾酮方法准确。

2. 鉴别诊断

主要排除器质性病变及其他心理精神病变引起的类似症候群。男性更年期又是躯体各脏器好发器质性疾病的时期，如冠心病、脑动脉硬化症、高血压中的头痛头昏、失眠健忘；酒精及药物依赖者、糖尿病、严重的慢性贫血、胃肠道的恶性肿瘤、神经损伤及其他精神心理因素引起的勃起功能障碍；心理障碍中的焦虑症、抑郁症、神经衰弱所出现的精神症状等。这些疾病也有类似男子更年期综合征的症状，若不经仔细的诊断，盲目下结论，就有可能耽误和影响其他疾病的诊断和治疗。对于这些由明确的疾病所引发的临床症状，不应该归属于 PADAM 范畴。因此，进行全面充分地鉴别诊断来排除器质性病变及精神病变将是诊断男子更年期综合征非常重要的环节。

【辨证施治】

1. 脾肾阳虚证

证候：以男性生理体能和性功能减退症状为主。畏寒喜暖，嗜睡蜷卧，四肢不温，腰膝酸冷，关节疼痛；性欲降低，性事减少，性力减退，阳事举而不坚，挺而不久，阴囊冷痛，或伴有神疲乏力、处世淡漠、懒言低声、尿频尿多、大便溏稀，舌淡胖苔白，脉沉细等。

分析：本证是 PADAM 的基本证型，多见于阳虚体质和多病之身。命门火衰，少阴虚寒，既有寒象，又有性和相关膀胱、脾胃功能代谢下降等表现。火衰则御寒力弱，故畏寒喜暖，嗜睡蜷卧；腰为肾府，肾又主骨，阳虚不能布达四肢腰脊，则四肢不温，腰膝酸冷，关节疼痛；肾主性和作强、伎巧，肾虚则作强不能，性事不想或力不从心；脾阳虚则中气弱，神疲乏力、懒言低声；脾虚不思，处世淡漠；阴器缺命火之温煦，则阴囊冷痛；肾与膀胱相表里，膀胱失却肾阳的温煦则气化不能，固摄无权，故尿频尿多；火不暖土，运化不及则大便溏稀。舌淡胖苔白，脉沉细等则为脾肾阳虚不振之典型征象。

基本治法：健脾补肾，壮阳益气。

方药运用：还少丹加减。方中肉苁蓉、巴戟天、楮实子，助阳补虚，充肌壮骨，合小茴香温肾而补命门相火之不足，火旺则土强而脾能健运。用熟地、山茱萸、山药三补肾肝脾之阴，配枸杞有阴中求阳，"益火之源"之意，水足则用以济火，不亢不害。杜仲、牛膝补腰膝以助肾；茯苓加山药，渗湿以健脾，配大枣补气益血，润肺强脾，脾强土旺，则后天可补先天；远志、菖蒲，通心气以交心肾，宁心安神。寒甚可加附子、肉桂，气虚懒言可加党参或人参、黄芪；四肢不温加当归、细辛。

偏于肾阳不足者可用右归饮加减。方中熟地、山药、山茱萸、枸杞子培补肾阴，肉桂、附子温养肾阳；炙甘草补中益气；杜仲强壮益肾。适用于命门火衰而致的虚寒证。

偏于脾阳虚寒者，可用附子理中汤。

中成药：①金匮肾气丸，温补肾阳为主，每服 10 粒，每日 2~3 次。②还少胶囊，每服 5 粒，每日 2~3 次。或还少丸，每服 1 粒，每日 2 次。③附子理中丸，温脾祛寒，理中益土。每服 1 粒，每日 3 次。④仙乐雄胶囊，温肾补气，益精助阳，养血生髓，安神健脑强性，每服 2 粒，每日 3 次。⑤三鞭胶囊：温元阳，壮命火，补阴活血，阴中求阳，每服 3 粒，每日 2 次。

针灸：治以温补脾肾，取穴关元、中极、肾俞、脾俞、足三里、三阴交。纳呆便溏者酌配中脘、天枢，治以补法，或针后加灸关元、肾俞、足三里。

耳针：取脾、肾、睾丸，酌配神门、交感、内分泌。方法是每次只取一侧耳穴，以急性子双耳轮流贴压，隔日换 1 次。每日揉按所贴耳穴 5~6 次，每次 2~3 分钟，以耳廓微有胀麻痛或灼热感为度。10 次为 1 疗程。

食疗：当归 30g，牛尾巴 1 条（去毛洗净，切成小段），加水适量，煲至透熟，调味饮汤食肉。

2. 肝肾阴亏证

证候：以生理机能提早衰退症状为主。形体消瘦，头晕目眩，视物模糊，耳鸣失聪，健忘多梦，发脱齿落，口干咽燥，腰膝酸软，烦躁易怒，忧郁紧张，潮热盗汗，尿少便干，阳痿遗精，舌红苔少，脉象弦细。

分析：此证多见于阴虚体质，虚火尚不太旺，但生理机能衰退较快。人过中年，阴气自半，阴虚则瘦人为多，阴精不能上荣头目，故头晕目眩；水不涵木，肾阴肝血不能养目，则视力模糊减退；不能养血之余，则须发早白不荣，甚则早脱；肾水不能养耳窍，则耳鸣失聪；不能充骨之余，则牙齿松动早落；肾水不济心阴，心神难以守舍，则健忘多梦；心液难以守藏则盗汗；阴虚膀胱津亏则尿少，肠道津亏则传导艰便干；肝肾阴血不荣宗筋，阴茎痿弱自当难免；肾虚精液失固则遗精早泄。苔少而光红，脉弦而细者，其阴必虚。

基本治法：滋养肝肾。

方药运用：左归饮加减。左归饮系张景岳创制，意在壮水之主，以补左肾真水，故名"左归"；乃六味地黄去泽泻、丹皮之泻，加枸杞、甘草而成。左归饮与左归丸均为纯补之剂，同治肝肾阴不足之证。然左归饮皆以纯甘壮水之品滋阴填精，补力较缓，故用饮以取其急治，适宜于肾阴不足较轻之证。本方去茯苓、炙甘草，加川牛膝、菟丝子、鹿胶、龟胶、蜜丸，则称"左归丸"，则在滋阴之中又配以血肉有情之味及少许助阳之品，补力较峻，常用于肾阴亏损较重者，意在以丸剂缓图之。潮热盗汗，或五心烦热者加龟板、当归、地骨皮、白薇，以育阴除热；耳鸣甚者加石菖蒲、磁石。心烦失眠者加莲子心、百合、炒枣仁，以养心安神；皮肤感觉异常者加赤芍、凌霄花、蝉蜕、防风，以除风润燥；头晕、肢体抽动者加钩藤、天麻，以平肝潜阳；头痛者加蔓荆子、菊花，以清头风。

也可用杞菊地黄汤加黄精、制首乌、杜仲、地骨皮。此方为治疗肝肾阴亏的代表方剂，滋阴潜阳，以调节阴阳平衡。

中成药：①二至丸，每服 6g，每日 3 次。②左归丸，每服 6g，每日 3 次。③六味地黄丸，或杞菊地黄丸，每服 8 粒，每日 3 次。④耳聋左慈丸，本方由六味地黄丸加五味子、磁石而成，具有补肾纳气、滋阴潜阳之功效，对耳鸣耳聋明显者尤为适用。

针灸：治以滋养肝肾，取穴太溪、三阴交、肝俞、肾俞（补），行间、神门、内关（泻）。

耳针：取肝、肾，酌配神门、交感、内分泌、睾丸。

食疗：①熟地粥：先取熟地黄 30g，用纱布包扎，加水 500ml，放入砂锅内浸泡片刻，用文火先煮，经过数次沸腾后，见药汁呈棕黄色，药香扑鼻，渐转为慢火，成微波形的沸腾时，放入上好粳米 50g 烹煮。待米仁开花，药汁浸入米仁内，形成粥糜，呈稀薄粥时，去掉熟地黄片即可。每日晨起空腹，温热服食 1 次。具补肾阴、养肝血之效。在煎煮熟地粥时，可以放入少许金橘饼或陈皮末，既可调味，又可防其滋腻之弊。②萸肉粥：洗净山茱萸 15g，糯米 50g，红糖适量。同入砂锅，加水 450ml，用文火烧至微滚到热腾，米开粥稠，表面有粥油为度。每日晨起空腹温热顿服 1 次。

3. 心肾不交证

证候：以精神心理症状和血管运动症状为主。五心烦热，心烦不寐，怔忡不安，烦躁易怒，失眠多梦，潮热盗汗，口苦咽干，形体消瘦，腰膝酸软，眩晕耳鸣，或伴阳痿早泄、遗精、尿频尿少、尿黄灼热、便秘，舌红苔少，脉细数。

分析：本证多见于阴虚体质，或消耗性疾病以后。此证与上证相比，肾水亏而心火旺，心肾不能既济，虚火旺盛明显，而上证主要以阴虚为主。本证肾阴虚则君相火常旺，故有潮热；虚火迫津外泄则盗汗；肾水不涵肝木则烦躁易怒；肾水不济心火，心火独旺则五心烦热、心烦不寐、失眠多梦、怔忡不安；肾水不足，故形体消瘦；心火炎上，沿经脉上犯舌本则口苦咽干；上犯头目则眩晕，滋扰肾窍则耳鸣；腰为肾府，肾虚不能壮腰则腰膝酸软；肾水不滋宗筋，勃起无能则阳痿；相火旺精关失固则早泄、遗精；膀胱失约则尿频；阴虚津少则尿少而黄，有火则灼热；肠道津亏则便秘；阴虚火旺则舌红苔少，脉细数。

基本治法：滋补肾阴，温补肾阳。

方药运用：中和汤加减。方中以人参大补元气，补益心脾，鹿角胶补肾阳、益精血，熟地养血滋阴，阴阳并补，气血共调，合为君药。黄芪补气升阳，龟板胶滋阴潜阳，益肾健骨，巴戟天补肾助阳，菟丝子补阳益阴，山茱萸补肾固精，共为臣药。佐以黄柏清肾中伏火，五味子生精，敛汗宁心，远志、柏子仁养心安神，白术健脾益气，甘草调和诸药。此为《辨证录》起阴汤加味，意在调和阴阳，故名中和汤。

或用二仙汤加减：仙茅、淫羊藿、巴戟天、当归、熟地、山茱萸、知母、黄柏。方中仙茅、淫羊藿、巴戟天温补肾阳；当归补血养阴；熟地、山茱萸、鹿角胶滋阴益精；知母、黄柏泻火以坚阴。共达阴阳双补之功。

若悲喜不常尤为明显者，宜二仙汤合甘麦大枣汤加石菖蒲、郁金以补肾养心，化痰开窍。

中成药：①参茸卫生丸，每次 9g，每日 2 次。②十全大补丸，每次 9g，每日 2 次。具有补益气血、阴阳两补之功。③补肾益脑胶囊，每次 3 粒，每日 3 次。

针灸：承命穴和太阴蹻穴是治疗男女更年期综合征的特效穴位。承命穴位于小腿远端胫侧，内踝上缘2.5寸，跟腱前缘处。太阴蹻穴，位于足内踝下凹陷中。用手指强压承命穴会促进激素分泌，缓解情绪不稳和自律神经失调，捺压太阴蹻穴使头昏和焦躁不安等症状消失。每天压5次，直到有疼痛感为止。

食疗：肉苁蓉15g，加水煎汁，煮烂后去渣留汁。精羊肉100g，切片后加入药汁，再加水煮烂羊肉。然后加大米50g，加水如常法煮粥，煮至米开汤稠加入少许葱、姜，熟后温热服食。具有补肾壮阳填精的作用。

4. 阴阳两虚证

证候：以生理体能和各项机能减退和性功能减退等症状为主。头晕耳鸣，失眠健忘，倦怠乏力，腰膝酸软，畏寒怕冷，性欲淡漠，阳事不举，性力减退，食欲不振，尿频便溏，小便频数（夜尿频），残尿感，尿失禁，性功能下降，听力视力下降，腰膝酸软，健忘痴呆，牙齿松动，舌淡苔薄，脉细数。

分析：多见于PADAM日久，阴损及阳，或阳损及阴，脾肾阳虚及阴者。既有阴虚的头晕耳鸣，失眠健忘，肾阴亏不壮腰的腰膝酸软；又有阳虚火衰的畏寒怕冷；性欲淡漠，阳事不举，性力减退更是水火不壮性事的明证；火不暖土则脾虚，食欲不振，尿频便溏等症可见；阴阳俱损，肾气不足，则固摄无权，膀胱失约，小便频数（夜尿频）、残尿感、尿失禁；阴阳俱损，则髓海不充，在耳窍则听力下降，在目窍视力模糊，在脑窍则健忘痴呆，在齿舌则齿动而摇；舌淡苔薄，脉细数，正是阴阳两虚的表现。

基本治法：交通心肾。

方药运用：既济汤合交泰丸加减。本方以制何首乌、熟地、枸杞子、女贞子滋补真阳，使肾水上承；以五味子、酸枣仁、柏子仁、磁石滋养心阴，使心阳不亢，且能下降以滋肾水；合欢花、夜交藤养心安神，解欲除烦，并可防阴药之滋腻；何首乌入肾经，夜交藤归心经，属同一植物的阴阳两部分，二者合用可起到交通心肾的作用；黄连泻心火；肉桂引火归元。诸药合用，可奏交通心肾、水火既济之功。

此外，尚可以知柏地黄汤加五味子、合欢花、夜交藤，适用于心肾不交，以肾阴虚为主兼心阴虚者；或天王补心丹去桂枝、天冬，加制首乌、枸杞子，适用于心肾不交心阴虚为主兼肾阴亏虚者。

中成药：①天王补心丹，每次9g，每日2次。②柏子养心丸，交通心肾，养血安神，每次6g，每日2次。

针灸：治以交通心肾，取穴神门、内关、百会、足三里、三阴交、肾俞、太溪，治以平补平泻法。

耳针：取心、肾，酌配神门、交感。

食疗：新鲜竹叶心（最好早晨采集带有露水的竹叶心）30g，莲子20g，肉桂3g，鸡蛋1个。竹叶心、莲子加水煎取药汁，去竹叶心备用。肉桂研粉，鸡蛋液搅拌，将药汁倒入鸡蛋液内，再调入肉桂粉，稍加煮沸，加调味品即可食用。每日早晚各服1次，连服

7日。

5. 肝郁胆热证

证候：以精神心理症状和血管运动症状为主。情志不畅，焦虑抑郁，疑惧不安，胆怯心悸，善太息，烦躁易怒，寐多恶梦，胸胁胀痛，食欲不振，腹胀，腹痛欲泻，泻后痛不减，午后潮热，口苦咽干，头晕耳鸣，性欲减退，阳痿早泄，舌红苔薄黄腻，脉弦。

分析：多见于那些平时心理脆弱，疑惧多虑，性格不稳定者。随着年事渐高，阴阳失调，以致肝气郁结，日久化火，故情志不畅，焦虑抑郁，疑惧不安，胆怯心悸，善太息，烦躁易怒；肝郁气滞，则胸胁胀痛；肝郁克犯脾土，则食欲不振，腹胀，腹痛欲泻，泻后痛不减；相火引动君火，神不守舍则寐多恶梦；火动则精泄不固，早泄遗精在所难免；肝火夹胆热，上犯则头晕耳鸣，口苦咽干，冲动易怒；肝郁气滞，血脉凝涩，宗筋失养，加上心神被扰，心肾不济，则性欲减退，阳痿不举；舌红苔薄黄腻，脉弦乃肝火胆热之征象。

基本治法：滋肾养肝，疏肝解郁。

方药运用：柴胡疏肝散加味。方中用柴胡、白芍、香附、郁金、枳壳等疏肝解郁，理气行滞；加丹皮、栀子清肝火；加黄连、竹茹清胆热；川芎行血；合欢皮、酸枣仁安神；旱莲草、女贞子系二至丸，意在平补肾水，以涵肝木。肝郁脾虚，腹泻便溏者加白扁豆、石莲子、山药以健脾止泻。

中成药：①逍遥丸，每服6g，每日3次。肝火旺盛用丹栀逍遥丸。②舒肝丸，每服9g，每日3次。

针灸：取穴心俞、大椎、中脘、合谷、足三里、蠡沟、太冲；失眠配神门、四神聪、风池；易怒配肝俞；心悸配内关、大陵；健忘配列缺、神门；眩晕配百会、焦氏头针晕听区；耳鸣、耳聋配听宫、听会。足三里可用灸法或针刺补法，中脘灸法，大椎点刺不留针，针刺列缺、神门用补法，肝俞、合谷、太冲、蠡沟用泻法，百会用温和灸法，针刺心俞、胆俞、肝俞用补法，其余诸穴用平补平泻法。

食疗：①玫瑰花干品30g，大米50g，加水如常法煮粥喝。玫瑰花清而不浊，能调畅气机，疏肝解郁。②金橘根煲猪肚：金橘根30g，猪肚100~150g（洗净切块），加水4碗煲至1碗半，以食盐少许调味，饮汤吃肉。

【转归及预后】

男子更年期综合征是男子在向老年期过渡过程中所出现的一系列症候群，通常只要保持良好心态，主动适应并适当调理就能减轻症状，并逐步相对平安地过渡到老年期，故预后良好。

需要注意的是，有些男子服用雄激素制剂，应在医师的指导下进行，并注意观察，防止出现前列腺癌、男性乳腺癌等倾向，红细胞过度增多症、过度肥胖伴睡眠呼吸暂停综合征者也不宜采用雄激素补充疗法。

【预防与调护】

1. 抗衰防老是预防本病的最基本途径。提高机体素质，推迟衰老是预防或延缓、减轻男性更年期症状的根本。

2. 修心养性，保持良好的精神状态，保持心态年轻，养成乐观、舒畅、豁达、随和的积极心态，善于排解苦闷、忧郁、恼怒和自卑的不良情绪，尽量避免忧思恼怒，精神紧张，恐惧多思，疑虑等情志刺激。对这类患者，医护人员和家属要多加关心体贴，给予安慰、开导和鼓励，以消除他们的恐惧等消极心理因素，帮他们树立起信心和勇气。同时，介绍一些中老年保健知识，使患者能以科学的态度和平和的心态来对待疾病。

3. 积极参加各种文化娱乐、体育活动，例如下棋打牌、练习气功、打太极拳等；多阅读书报、和人聊天，参加小区公益活动，使老有所为、老有所乐。延缓性机能和体力衰老的关键之一在于强化腰和足的功能，因此要加强下半身的活动锻炼，诸如慢跑、步行、散步等，尽可能以步代车。

4. 《素问·脏气法时论》中指出："以谷为养，五果为助，五畜为益，五菜为充，气味和而充之，以补养精气。"患者的饮食调理要避免偏嗜，以清淡为主并注意营养平衡。不宜嗜食辛辣甘肥，厚味炙烤，难以消化的食物，以避免湿热内生加重病情，饮食应给予清淡易消化助胃气之品，要多食蔬菜水果，保持大便通畅。还可配食淡水鱼、豆浆等动植物高蛋白饮食和有针对性的食疗食物，如鲶鱼、泥鳅、韭菜、虾肉、羊肉、牛肉、狗肉、核桃、蜂王浆、奶类等，具有壮性力、强筋骨、益精血的作用。适量饮酒，戒烟。

5. 按时起居，生活规律，养成早睡早起习惯，做到有劳有逸，保持适当体重，才能气血平和。

6. 保持适度、规律、均衡的性生活，不过早分床、绝欲；不过度纵欲，适度房事能促进性激素的定时分泌，防止早衰，有助于延年益寿；适度房事，能愉悦情志，保持心理年轻，能加深夫妻感情，使生活幸福美满；适度房事，能促进气血周流，脏腑功能维持良好状态，特别是延缓性器官的早衰和萎缩。

【临证经验】

1987年，徐福松在《实用中医泌尿生殖病学》一书中，以"男子脏躁"作为男子更年期综合征的中医对照病名。"男子脏躁"和"妇人脏躁"一样是客观存在，仅是发病多少而已。

清·唐容川《血证论》曰："男女血本同源。""戊与癸合，男女皆然。""生血之法，男女略同。""女子、男子，皆有血与水病，宜通观之。"男子脏躁，若以精神神经系统症候群为主者，悉因气郁化火，脏阴不足，浮火妄动，上扰心神，气机紊乱所致。亦可用《金匮要略》主治妇人脏躁之甘麦大枣汤主之。盖脏躁虽属虚证，不宜太补；虽有虚火，不宜苦降，唯有用甘草以甘平柔润，用小麦以安养心气，用大枣以补虚润燥，药仅三味，组方精妙，符合《内经》"肝苦急，急食甘以缓之"之旨。

【现代研究进展】

1. 杨慧敏对更年期综合征的认识

本病为虚实夹杂，本虚标实肾气虚衰为本，痰瘀内阻为标，致脏腑功能失调，自主神经功能紊乱的一系列症候群，故而在治疗时应先予化痰理气，活血化瘀之法，待临床症状消失后，再滋养肝肾，调治根本。用二陈汤加减。基本方：茯苓 15g，陈皮 12g，法半夏 10g，枳壳 9g，竹茹 15g，丹参 15g，甘草 6g，大枣 7 枚。心烦失眠，加黄连、肉桂、夜交藤；腰痛加仙茅、淫羊藿、女贞子、旱莲草；头痛加川芎、蔓荆子、钩藤；头晕加天麻；耳鸣加枸杞子、磁石；惊悸加珍珠母、龙骨、浮小麦；浮肿加黄芪、泽泻、车前子。

2. 有关 PADAM 的诊断

（1）ADAM 问卷：美国密苏里州圣路易斯（the saint louis）大学的 Morley 教授于 2000 年推荐了一种非常流行、经济、方便的老年男性雄激素部分缺乏（ADAM）问卷量表，覆盖体能、精神心理和性功能等方面的症状。问卷的 10 个问题是甄别睾酮缺乏非常有效的工具，有助于 PADAM 的初步诊断。这个问卷已经在世界上广泛使用，并被翻译成法语、汉语、日语、西班牙语、阿拉伯语、德语和荷兰语等。实践证明，对于 ADAM 问卷阳性的患者给予积极的治疗，可以降低问卷的症状积分：①是否有性欲降低？②是否觉得精力不足？③体力和耐力是否减退？④体重是否减轻和身材变矮？⑤生活乐趣是否减少？⑥是否垂头丧气或脾气暴躁？⑦勃起能力是否降低？⑧近期体育活动是否减少？⑨是否一吃完晚饭就想睡觉？⑩工作表现和效率是否退步？

如果你的患者对第 1 和第 7 个问题回答"是"，或者对任何其他三个问题回答"是"，那么受试者即被认为可能存在 PADAM。Morley 这个调查问卷的合理有效性分析是在对 316 个 40~62 岁男子的评价中完成的，所有这 10 个简单问题与生物可利用睾酮都密切相关，这一问卷可能发现存在睾酮水平低下的敏感度较高，达 88%，而特异性相对较低，仅为 60%。不能反映患者症状的严重程度，这个问卷在临床诊断和疗效判断应用中有一定的局限性，可以用作 PADAM 诊断的初筛。

（2）AMS 问卷：德国柏林流行病学与卫生研究中心的 Heinemann 等于 2001 年提出了一个比较客观的老年男性症状（AMS）问卷表，此表不是设计来普查老年男性雄激素缺乏的工具，而是用来比较系统地描述"男子更年期综合征"临床症状的严重程度。AMS 问卷覆盖精神心理、体能和性功能三个方面的症状，是评估老年男性临床症状的有价值的工具，问卷包括 17 个问题，总积分系统的反复检验呈现高度的可信性，相关有效系数达到 0.93，可能更科学、客观，并方便患者的回答和填写。它还适合于不同文化背景、社会阶层和不同语种的人群使用，包括有亚洲的韩国语、泰国语、日本语等版本。

请仔细核对下列的哪些症状发生在你的身上，并请根据症状的不同程度进行标记：①一般健康的感觉下降。②肌肉关节疼痛。③多汗。④睡眠障碍。⑤嗜睡并经常感觉疲乏。⑥容易发脾气，易怒。⑦精神紧张、坐立不安。⑧焦虑、惊恐。⑨体力衰竭、缺乏活力。⑩肌力下降、感觉虚弱。⑪情绪压抑、抑郁。⑫感觉不在正常状态。⑬感觉筋疲力尽、处在最差状态。⑭胡须生长减慢。⑮性能力与性生活频度下降。⑯晨起阴茎自主勃起次数减少。⑰性欲望下降。

此外，您是否具有上述17个问题之外的主要症状，如果有，请具体描述。

对上面的17个问题逐一回答，每一个问题按照症状的严重程度划分为没有、轻微、中等、严重、特别严重五个级别，分别记分1、2、3、4、5分。总分越高，病情越严重。推荐积分在17~26的为基本正常；27~36为轻度异常；37~49为中度异常；50分以上为严重异常。这一问卷在判断雄激素缺乏方面的敏感度83%，特异性39%。

德国的Moore等于2004年首次通过观察1174例雄激素缺乏男性接受庚酸睾酮治疗前及治疗12周后AMS积分的变化，治疗前后症状变化的观察，发现AMS可以具有让人信服的能力来测量药物治疗所引起的各种程度的主诉及生活质量影响的改变，故也有利于疗效的评判。

3. 疗效评定标准和治疗原则

（1）丘勇超等提出PADAM疗效评定标准：①痊愈：血清睾酮水平较治疗前提高，并恢复到正常水平；PADAM症状评分较治疗前提高，并恢复到正常评分以上。②有效：血清睾酮水平较治疗前提高，但尚未恢复到正常水平；PADAM症状评分较治疗前提高，但尚未恢复到正常评分以上。③无效：血清睾酮水平与治疗前相比没有变化，或者反而降低；PADAM症状评分与治疗前相比没有变化，或者反而降低。

（2）治疗原则：只要患者的PADAM症状评分达到正常，或者血清睾酮水平恢复到正常，就可以结束治疗。如果治疗结束之后，患者再次出现PADAM表现，也可以重新开始治疗。所以说PADAM的治疗是没有固定的疗程，是否结束治疗，要根据患者的具体情况而定。

PADAM的治疗原则是根据患者的具体情况采取个体化治疗，虽然这样会增加临床操作的难度，但可以最大限度地达到理想的治疗效果。常用的治疗方法有睾酮补充治疗（TST）、中医药治疗、饮食疗法、物理疗法（按摩、理疗、针灸等）、气功或心理疗法等。如果患者血清睾酮水平下降得到确认，则应该将睾酮补充治疗（TST）作为一线治疗的首选，同时辅助使用中医药疗法等其他治疗方法。因为这时睾酮补充治疗（TST）可以直接提高患者的血清睾酮水平，同时其治疗费用并不是很高，可以比较长期地使用。如果患者的PADAM症状评估高于标准，但血清睾酮水平没有明显的下降，这时应该首选中医药疗法和其他疗法，必要时辅助使用睾酮补充治疗（TST）。

4. 特色疗法研究

（1）皮肤针疗法：可选用肾俞、心俞、志室、关元、中封、大赫、气海、三阴交、内关、神门、中极、会阴、太溪、京门、太冲、夹脊（11~21椎），以皮肤针叩刺，每次约15分钟，每日或隔日1次。

（2）穴位注射疗法：①可选用关元、气海、中极、肾俞、心俞、足三里，每次选2~3个穴位，药物选用黄芪、当归注射液，或维生素B_1注射液，每穴注入二者混合液2ml，隔日1次。②可选用肾俞穴、命门穴、三阴交穴、关元穴，药物选用维生素 B_1 注射液 100mg，维生素 B_{12} 注射液500mg，丙酸睾酮5mg，混合抽入10ml注射器内，局部皮肤消毒，用6号半针头刺入穴位，"得气"后缓慢注入药液。双侧肾俞穴及命门穴各1ml，双侧三阴交及关元穴各1ml。每隔2天1次，3次为1个疗程，共3个疗程。③可选用关元、石门、气海、足三里、肾俞，药物选用丹参注射液2ml（每毫升相当于原生药1.5g）、当归注射液2ml（每毫升相当于当归0.1g）两药混合，每穴每次0.5ml，腹部穴位取仰卧位，背部穴位取俯卧位；常规消毒后用2ml注射针筒及6号注射针头快速刺入穴位，以局部出现酸、胀、重感为度，回抽无血后即可注入，隔日1次穴位注射，10次为1疗程，每个疗程中间可间隔3~5天。

（3）针灸穴位注射并用：针灸取穴：主穴取关元、中极、三阴交；配穴：肝肾阴虚者加肝俞、肾俞、太溪；肝郁气滞者加曲泉、阳陵泉、太冲；湿热下注者加脾俞、丰隆、足三里；气滞血瘀者加膈关、血海。每次取主穴2个，配穴2个，留针30分钟。

穴位注射胎盘组织液4ml，维生素 B_{12} 500mg，注射用穴同针灸取穴，每穴注射药液0.5~1ml，每天1次，10天为1疗程，同时可灸关元、中极。疗程间休息3天。

（4）冲任督带导引功

晨功（坐式）：端坐于床上，两边盘屈，两脚底相对，中间隔一拳之距。两手交叉胸前，分别以双手抚按双乳，两目微开视鼻端，调息，入静。意守丹田，舌舐上腭，叩齿36遍，令华池水（唾液）充满口中，以意念送华池水循冲、任二脉之经入丹田，片刻以意引气，导丹田之气循带脉绕行一周，贯气入血海（胞中，相当前列腺部位），复出会阴，稍顿，导气绕肛穿尾骶，循脊上行，沿督脉过颈上巅，于百会穴稍顿。此时复以意领气从巅入口，化为阴津（华池之水），如此为一周。男行16周。功毕，以手抚摩双乳4分钟，接着以左手抚丹田（小腹），右手抚腰，分别向横向相反方向揉摩50次，换手再揉摩50次，之后左手食指揉按右足涌泉穴，右手食指揉按左脚涌泉穴各80圈。至此收功，起床。

晚功（卧式）：仰卧于床上，两手抚乳，两腿稍叉开伸直，两大趾靠近，双眼微开平视鼻端，调息入静。舌舐上腭，叩齿36遍，咽津，以意念送华池之水循腹正中线沿任脉至脐下丹田处，稍顿，领气循带脉绕行一周，复领气入血海，出前阴，经会阴，绕肛沿尾骶上行，经督脉入百会，稍顿，复领气入口化津，至此为一周。男行16周。功毕，双手交叉抚摩双乳4分钟，然后双手上下轻轻摩擦小腹至发热为止。至此收功，可入睡。

（5）推拿疗法：自我按摩足三里、神门穴。每穴按摩3~5分钟，每日1次，坚持1个月，对男子更年期失眠、多梦、神经衰弱及性欲低下者有较好效果。

【小结】

1. 中老年男子部分雄激素缺乏综合征（PADAM），习惯上称男子更年期综合征，是部分男子过渡至老年期所出现的一系列症候群。

2. 本病的诊断主要依据年龄、症状及实验室检查发现雄激素降低，特别是游离睾酮和白蛋白结合睾酮的降低更有意义，经调理后大多数症状都能缓解，平安过渡到老年期。

3. PADAM 其形成的以高年肾虚为主，肾之阴阳失调为疾病之根本。本病多属虚证，或虚中夹实。脾肾两虚是本，心肝火旺是标，肝郁是本病发生或发展加重的诱发因素。由于个体的身体心理素质不同，因而还能出现诸多变证，如心脾两虚、肝郁脾虚、肾气不固等。

4. 抗衰防老是预防本病的最基本途径。提高机体素质，推迟衰老是预防或延缓、减轻男性更年期症状的根本。保持良好的精神状态，参加各种有益的文体娱乐休闲活动，夫妻维持均衡、规律、适度的性生活，均衡的营养，合理的饮食都是预防和调护的重要保健措施。

第二节　房事疲劳综合征

房事疲劳综合征系指房劳过度（长期纵欲）所引起的全身性多系统器官劳损所致的病理状态和系列症状。中医学原称"房劳伤"、"房劳复"、"色欲伤"、"色复"、"女劳复"等。在男科疾病中占有特殊地位，故立出专节讨论。

本病青中年各年龄层次中都可发生，尤以对性特感兴趣，及配偶同样性欲旺盛者易得此病。其次，则以慢性病患者不能节制房事，以致旧病复发或加重者易见。

【病因病机】

1. 病因

（1）已婚者房事不节，纵欲无度，每夜必欲，或一夜数交，耗精伤液，肾元亏损，而成房劳伤。

（2）未婚者，沉溺于色情性刺激之中，频繁手淫，追求瞬时泄欲之快感，或遗精过频，失精耗神，同样可导致房事劳伤。

（3）房事后起居、饮食等不慎，如房后远行，房后饮冷、汗出当风。

（4）病后未复，如冠心病、慢性肝病、慢性肾病等尚未复原，急于恢复房事，元气阴精亏损，不足以应付房事体力所需，引发房劳伤损而出现各种症状。

2. 病机

（1）肾虚精怯：年少手淫，或早婚早育，或色欲频频，既可使相火偏旺而伤阴，也可使命门火衰而伤阳；伤阴伤阳的过程又可互相转变，或表现为阴阳两伤。

（2）心肾两虚：心肾相交，水火既济为正常生理，若房劳伤肾，元阴受损，肾水不能奉于心，则心火独亢，心肾不交；或肾衰火来侮水，发生反克，由房劳伤肾而累及于心，此外，心病也可及肾，发展成心肾俱损。

（3）脾肾两虚：房劳伤肾，或为阴虚"肾移热于脾"，或为阳虚"肾移寒于脾"，最后导致脾肾俱虚。此外，脾肾损伤是互为转变的，脾病及肾而成劳者亦有之。

（4）肝肾俱虚：肝肾乙癸同源，共居下焦。若劳伤肾阴，则为水不涵木，可致以肝肾阴虚为主的房劳。此外，肝病亦可及肾，如疏泄太过则肾不闭藏，木火下趋则扰动精室，俱可导致肾伤精竭。

（5）肺肾两虚：肺肾为母子之脏，在病理上每多互相影响，肾病及肺多是"五脏之精乃伤，则病必自下而上，由肾而脾，以及于肺。"反之，肺病日久，亦可及肾，形成以肺肾虚损为主的房劳伤。

（6）瘀血内结：贪色纵欲，久战不泄，劳伤宗筋，瘀血内郁；或老年房劳太过，遏制气血运行，旧血不去，新血难生，气血不能外荣，渐发干血痨症。

【诊断与鉴别诊断】

根据病史，症状、体征及有关检查，便可作出诊断。

1. 本病多有房劳无节，性事无度，频繁手淫或遗精的病史，即有导致房劳伤的原因。

2. 早衰证。未老先衰，面容憔悴苍老，头发枯白脱落，牙齿缺损动摇，性欲减退，阳痿早泄，精少不育。

3. 虚劳证。面色灰滞黧黑，倦怠无力，精神萎靡，形体消瘦，头晕耳鸣，腰酸脚弱，或咳嗽痰少，午后潮热，夜寐盗汗。或形体消瘦，口渴引饮，多食善饥，小便清长，或尿糖阳性。

4. 房劳复。大病方愈（如伤寒，失血，痈疽，虚劳证，消渴病、结核病、慢性肝病、慢性肾病等），过早行房，引起旧病复发，更难医治。

5. 虚损劳伤证候在房事后，或手淫、遗精后加重，病程较长。房事后出现伤损，病因与房事密切相关的一类病证，亦可诊断为房事疲劳综合征。

6. 体检和实验室检查。血压波动，可比房劳前升高；心电图可出现心肌损伤或缺血表现；EPS检查，慢性前列腺炎症可加重；原有结核活动等，但房事疲劳综合征本身无特异检查阳性发现。

7. 房事疲劳综合征是一组多系统，多器官受损的症候群，其症状表现呈多样化。

（1）全身症状：神志恍惚，记忆力衰退，夜寐不佳，倦怠思睡，饮食少进，未老先衰，腰酸背痛，筋骨支离，体态枯槁，面色㿠白，有气无力，动则气喘。

（2）性功能障碍：性功能明显衰退，阳痿不举、早泄，遗精，滑精，血精，或精液枯竭，精子数稀少，活力低下，失却生育能力。

（3）泌尿系统症状：常有尿频，尿急，尿痛，尿末滴沥，淋浊不止。

（4）慢性病复发症状：如结核活动，出现慢性干咳，咯血，潮热，盗汗等。或慢性肝病加重，神疲乏力，肝区不适，食欲不振，检查血谷丙转氨酶等肝功指标异常；或慢性肾病加重，肾功能检查又有反复。

【辨证施治】

1. 精血亏损证

证候：多见于房劳过度而出现早衰者。性欲减退，阳痿不举，挺而不久，精少不育，腰膝酸软，精神疲倦，四肢无力，面色憔悴，发枯齿槁，唇舌指甲色淡，头晕眼花，舌淡红苔少，脉细。

分析：肾者，作强之官，主性、主生殖，房劳过度，精液耗竭，阴精受伤，为本证的发生根源。欲火无水不旺，故性欲淡漠；阴茎失阴血之滋润则宗筋衰痿不起，或挺而不久；肾藏精主生殖，精血不足则精液量少，精子密度低，难以令女方受孕；肾主骨，齿为骨之余，腰为肾府，发为血之余，房劳伤肾，精血两亏，则腰膝酸软，发枯齿槁；血虚则面色憔悴，唇舌指甲色淡；精血不能上荣头目，外润肌肉，则头晕眼花，精神疲倦，四肢无力。舌淡红苔少，脉细乃精血亏虚之象。

基本治法：补血生精。

方药运用：四物汤合聚精丸加减。常用药：熟地、当归、白芍、川芎此四味为四物汤，方中熟地滋阴养血填精；白芍补血敛阴和营；当归补血活血调经；川芎活血行气开郁。四物相配，补中有通，滋阴不腻，温而不燥，阴阳调和，使营血恢复。聚精丸原用鱼鳔胶合沙苑蒺藜，以补精固精，现考虑药源不用鱼鳔胶，改用紫河车大补精血，人参大补元气，枸杞子阴阳双补，制首乌补精益血。

中成药：①全鹿丸，每次9g，每日2~3次。②参茸卫生丸，每次1丸，每日2次。

食疗：当归20g，炙黄芪100g，子母鸡1只。味精、料酒、胡椒面、生姜、葱、食盐各适量。将子母鸡宰杀后，去毛和内脏，然后用开水余透，捞在凉水内冲洗干净，沥净水分；将当归、黄芪装入鸡腹，然后放入盆内（腹部向上），摆上葱、生姜，加入清汤、食盐、料酒、胡椒面，加盖盖好，用湿棉纸将盆口封严，上笼蒸约2小时取出。揭去绵纸，拣出生姜、葱，加味精，调好味即成。

2. 肝肾两虚证

证候：以肝肾两脏之阴亏为主，或原有糖尿病者。阳痿早泄，口渴欲饮，饥而欲食，形瘦或胖，骨蒸潮热，面额红赤，五心烦热，夜寐盗汗，舌红苔少，脉来细数。

分析：房劳伤肾，乙癸同源，由肾及肝，肝肾阴亏，肾不作强，不能固精，故阳痿早泄；阴虚火则旺，津伤则渴，消谷则饥，烁阴则瘦；虚火上炎则面额红赤；外燔则骨蒸潮热，五心烦热；迫津外蒸则盗汗；舌红苔少，脉来细数乃肝肾阴虚之征。

基本治法：养阴生津，补益肝肾。

方药运用：八仙长寿丸合滋胰饮加减。患者肝肾阴虚为主，故选用八仙长寿丸，此方即六味地黄丸减泽泻之利湿清热，加麦冬、五味子而成，以加强养阴生津，敛津益肾之功。方中再加太子参，即有生脉散之意，在养阴生津的同时又有益气而不助火之意。此型糖尿病患者初期易见，故配滋胰饮。药用黄芪、生地黄、怀山药、山茱萸、生猪胰子，此型用药不能纯补其阴，方中用黄芪、太子参补气，气足则运化健，阴生有源，不能用红参，因红参虽能补气，但性热助火劫阴，有虚虚之弊。

如无糖尿病史，可去猪胰。视物昏花可加枸杞子、菊花；腰腿酸软加杜仲、续断、怀牛膝；遗精早泄可加芡实、金樱子。

中成药：①大补阴丸，每服6~9g，每日3次。②杞菊地黄丸，每服8粒，每日3次，或归芍地黄丸，每次9g，每日2~3次。

3. 心肾不交证

证候：多见于精神神经系统失调的证候。欲心太炽，思想太过，遗精早泄，失眠多梦，夜卧不宁，心悸烦热，或有盗汗，舌尖红苔少，脉细数。

分析：房劳伤肾水，不能上济心火，使欲心太炽；思想太过，心火独旺，进而下吸肾水，使肾阴更不足，不能固精故遗精早泄；心火旺则扰神明，故失眠多梦，夜卧不宁，心悸烦热；水亏火旺迫津外蒸则盗汗；舌尖红苔少，脉细数也是水亏火旺之候。

基本治法：交通心肾。

方药运用：心肾两交汤加减。心肾两交汤出自《医学碎金录》，原方用熟地、麦冬、山药、芡实、黄连、肉桂，旨在养阴泻火，交通心肾。方中黄连、肉桂即交泰丸意，肉桂有温肾引火归元之意，黄连善于清心火，使心火下交肾水。此处可再加生地、山茱萸、当归以补肾阴，滋肾水；配麦冬、枣仁以养心安神；用人参养心气，益神智；用龙骨、牡蛎以重镇安神，敛汗止遗；五倍子涩精止遗；地骨皮清虚烦内热。

中成药：①脑灵素片，每次 3~4 片，每日 3 次。②柏子养心丸，每次 6g，每日 2 次。

食疗：①莲子蛋：莲子 150g，鸡蛋 2 只，冰糖适量。鸡蛋蒸熟去壳。莲子用热水浸过，去衣及心，先在锅内加水文火煮烂，续将冰糖、鸡蛋加入，再煨 10 分钟，便可进食。②夜交合欢茶：夜交藤 15g，合欢皮 10g，灵芝 3g，上肉桂 1g。均切成小片后加水煎，沸后去渣留汁，代茶饮服，也可睡前顿服。连服 7 日。

4. 脾肾阳虚证

证候：多见于阳虚体质、性功能及消化功能减弱之人。阳痿早泄，弱精不育，面色黄白或晦暗，肢体不温，自汗气促，精神疲倦，便溏纳少，舌质胖嫩，边有齿痕，脉来细数。

分析：房劳过度，耗损阳气，尤以脾肾为主，肾阳系生命之火，主性主生殖，肾阳受损，勃起无能，固精无力，则阳痿早泄；阳弱则精子无动力前趋成弱精，精子活动率低下，前向活力降低，成精弱不育；肾火不暖脾土，脾肾阳气两虚，火不暖四肢，则肢体畏寒不温；气血生化乏源，面色不荣而晦暗黄白；阳气虚而不摄，则自汗气促；运化不及则纳少便溏；脾阳不振则精神疲倦；舌质胖嫩，边有齿痕，脉来细数系脾肾阳虚之象。

基本治法：温补脾肾。

方药运用：拯阳理痨汤合右归丸加减。新定拯阳理痨汤源于《医宗必读》卷六，由黄芪、人参、肉桂、当归（酒炒）、白术、甘草、陈皮、北五味子、生姜、大枣等组成，能补脾益气，助阳固表，以补脾阳为主。而右归丸则以附子配肉桂，温补命门，扶植阳气，但方中更以大补阴精、滋培肾水的熟地、枸杞子、山药、山茱萸、当归滋肾阴，养肝血为前提，从而使附子、肉桂补其阳而不损阴；鹿角胶、杜仲、菟丝子补肾阳，益精血更强化补肾阳之功。

如精少而弱，不育者加菟丝子、覆盆子、车前子；阳痿加仙茅、淫羊藿；咳嗽加麦门冬；夹湿加茯苓、苍术；痰多加半夏、茯苓；泄泻加升麻、柴胡；口渴加葛根；夏月去肉桂；冬月加干姜。

此外，《证治准绳》用固精丸"治嗜欲过度，劳伤肾经，精元不固，梦遗白浊：肉苁蓉、阳起石、鹿茸、川巴戟、赤石脂、白茯苓、炮附子、鹿角霜、生龙骨、炒韭子各等分，上为细末，酒煮糊为丸，如梧子大，每服七十丸，空心用盐汤送下"。又用"枸杞丸，补精气：枸杞子、黄精各等分，为细末。两味相和捣成块，捏作饼子，干，复研末，炼蜜为丸，如梧子大，每服五十丸，空心温水送下"。

中成药：①紫河车粉，每日吞服 3g。②脾肾双补丸，每次 9g，每日 2~3 次。③苁蓉补肾丸，口服，每次 9g，每日 3 次。④三肾丸，口服，每次 9g，每日 3 次。

5. 肺肾阴虚证

证候：多见于阴虚体质，或原有肺结核感染等肺阴素亏者。性欲亢进，梦遗早泄，或不射精，咳嗽痰少，口咽干燥，形体消瘦，骨蒸潮热，舌红苔少，脉来细数。

分析：房劳过度，不见肾阴受损，且子盗母气，肺阴亦常不足，阴虚相火偏亢，肾精不固，故性欲亢进，梦遗早泄；精少源涸，无精可射，或兼有肺气不足则不射精；肺阴不足，肺叶气道失润，肺气不降，则口咽干燥，咳嗽痰少；瘦人阴虚多火，形体失养，虚火外迫如蒸，故形体消瘦，骨蒸潮热。

基本治法：滋补肺肾。

方药运用：用八仙长寿丸加减。即在麦味地黄丸的基础上加补肺滋阴的北沙参、玉竹、百合；除蒸退热加地骨皮；盗汗加煅牡蛎、煅龙骨；不射精加炮山甲、路路通、生麻黄；咳嗽痰少加川贝母、百部。

中成药：①党参固本丸，每次 6~9g，每日 2 次。②人参滋补片，每次 4~6 片，每日 3 次。

食疗：沙参 30~50g，玉竹 30~50g，老雄鸭 1 只约重 2000g，葱、姜、味精、盐各少许。将鸭常规宰杀后，除去毛和内脏，洗净放入砂锅（或搪瓷烧锅）内，再放沙参、玉竹、葱、姜、清水（适量），用武火烧沸后，转用文火焖煮 1 小时以上，使鸭肉煮烂，最后放盐、味精。

6. 瘀血内结证

证候：多见于原有瘀血体质者，或有肝病等慢性疾病者。性欲淡漠，阳痿无精，身体羸瘦，不思饮食，痞闷作胀，大便秘结，骨蒸潮热，肌肤甲错，肤色晦滞，口唇色紫，手足麻木，舌质紫暗或有瘀点，脉弦细而涩。

分析：房劳日久，伤精耗气，精气受伤，气滞血瘀，如有宿瘀，则可加重瘀血症状。瘀血阻络，宗筋失养，难以完成性事，故性欲淡漠，阳事不举；肌肉失养则身体羸瘦，手足麻木；唇肤失养则口唇色紫，肤色晦滞，肌肤甲错；气滞则脾气不运，故不思饮食，痞闷作胀；肠道不运则大便秘结；舌质紫暗或有瘀点，脉弦细而涩亦是瘀血内结之象。

基本治法：活血补虚。

方药运用：大黄䗪虫丸合下瘀血汤加减。药用大黄、地鳖虫、干漆、干地黄、炙甘草、水蛭、白芍、桃仁、虻虫、蛴螬、焦山楂、川厚朴。方中用地鳖虫、水蛭、虻虫、蛴螬等虫类药，有强烈的搜剔通络，活血化瘀之功。用地黄、白芍等养血滋阴之品，既可补阴血之不足，又可防逐瘀伤正。

中成药：①丹参口服液，每服 1 支（10ml），每日 2~3 次。②活血通脉胶囊，每服 3 粒，每日 3 次。

食疗：牛膝人参酒：牛膝、山茱萸、川芎、制附子、巴戟天、五味子、黄芪、人参 20g，五加皮、肉苁蓉、生姜、防风各 25g，肉桂、生地、蜀椒各 15g，海风藤 10g，磁石（醋煅）20g，白酒 1500ml。将前 17 味捣碎，置容器中，加入白酒，密封，浸泡 7 天后，过滤去渣，即成。

【转归及预后】

本病因房劳过度，阴阳受损，脏腑功能失调所致。随着性知识的普及，人们对房劳损伤的认识逐步完善，夫妻双方一旦发现有因房劳过度而出现疲劳、腰酸、神疲等症状，自动会加以节制，故预后良好。只是少数有原发慢性肝病、慢性肾病，其肝功能、肾功能不全，或原有活动性肺结核者，如不注意节制房事，常会诱发或加重原发疾病，以至于预后不良。

【预防与调护】

《罗氏会约医镜》指出："凡一切损身者戒之，益身者遵之。"可作为本病预防保健应遵循的原则。

1. 性生活要有节制。所谓节制，要因人而异。根据夫妇双方的年龄、体质而定。一般 40 岁以下，以每周性生活 1~2 次为宜。如性生活后次日感觉疲劳，精神不振，就应减少房事。

2. 精神内守，戒除手淫，减少性冲动，以免伤肾损精，日久成劳。

3. 大病后体力未复，不要过早房事，尤其是有慢性支气管炎、肺心病、慢性肝病、慢性肾病、糖尿病、高血压、冠心病等病史者更应注意原发病的治疗，不宜房劳过度，否则，不仅易出现房事疲劳综合征，并可加重或诱发原有慢性疾病。

4. 当初出现房劳伤时，应分居静养，暂时禁止房事，排除一切外源性和内源性干扰，以利康复。

5. 房劳伤的治疗，不可专用药物，还需适当进行体育锻炼，补充营养，增强体质，保持乐观情绪，才能有助于提高疗效。

6. 饮食宜清补不宜温补，尤以高蛋白饮食为佳，不宜进食膏粱厚味。

7. 配合气功疗法。这里介绍保健功，共 18 节，有利于房劳伤的恢复。

（1）静坐：两腿盘膝坐，轻闭双目，含胸，舌轻抵上腭，两手四指轻握大拇指，置于两侧大腿上，意守丹田，用鼻呼吸 50 次，用自然呼吸法或腹式呼吸法。静坐后要深呼吸 10 次。

（2）耳功：两手分别按摩耳轮 18 次，然后用两手鱼际处掩住耳道。手指放在后脑部，用食指压中指并滑下，轻弹后脑 24 次（旧称鸣天鼓）。

（3）叩齿：思想集中，上下牙齿轻叩 36 次。

（4）舌功：用舌在口腔内上下牙齿外运转，左右各 18 次（旧称搅海）。

（5）漱津：闭嘴，将舌功所生唾液鼓漱 36 次，分三口咽干，咽下时用思想诱导唾液慢慢到丹田。

（6）擦鼻：两手大拇指指背先擦热，然后用两手大拇指指背夹鼻，轻轻擦鼻翼两侧各 18 次。

（7）目功：轻闭两眼，拇指微曲，用两侧指关节处轻擦两眼皮各 18 次。再用两大拇指背轻擦眼眉各 18 次。再轻闭两眼，眼球左右旋转各 18 次。

（8）擦面：将两手掌互相摩擦发热，用两手掌由前额经鼻两侧往下擦，直至上颌，再由下颌反向上至前额，如此一上一下共 36 次。

（9）项功：两手指相互交叉抱后颈部，仰视，两手与颈争力 3~9 次。

（10）揉肩：以左手掌揉右肩 18 次，再以右手掌揉左肩 18 次。

（11）夹脊功：两手轻握拳，两上肢弯曲，肘关节呈 90 度，前后交替摆动各 18 次。

（12）搓腰：先将两手互相搓热，以热手搓腰部两侧各 18 次（旧称搓内肾）。

（13）搓尾骨：用两手食指和中指揉尾骨部，两侧各 36 次。

（14）擦丹田：指擦小腹。两手搓热，先用左手手掌沿大肠蠕动方向绕脐作圆圈运动，顺时针方向与逆时针方向各作 100 次。

（15）揉膝：用手掌揉膝关节，两手同时进行各 100 次。

（16）擦涌泉：用左手中指擦右足心 100 次，再用右手中指擦左足心 100 次。

（17）织布式：两腿伸直并拢，足尖向前，手掌向外，两手向足部作推动姿势，同时躯干前俯，并配合呼气。推尽即返回，此时手掌向里，配以吸气，如此往返 30 次。

（18）和带脉：自然盘坐，两手胸前相握，上身旋转，自左而右转 16 次，再自右而左转 16 次，探胸时吸气，缩胸时呼气。

验案举例

蔡某，男，37 岁。

起病 3 日前，略有感冒乍愈，遂行房事，随食大田螺 30 余只，又饮冷水两大碗。后二日，少腹剧痛欲死，胸脘胀闷，微恶寒，因痛极流汗肤热，脉无伦次，面有浮光如戴阳状，舌苔满布浊腻，色白而润，口不干，大便不通。详察病情知系寒中少阴，食阻胃肠，即所谓"阴盛格阳"、"真寒假热"而又夹食不化之症，较两感症尤杂。汗固不可，下亦为难，勉以辛温逐寒，苦降导其食。

处方：淡附片 4.5g，制川朴 4.5g，广木香 4.5g，北细辛 1.8g，枳实炭 12g，炙鸡内金 4.5g，干姜 4.5g，广郁金 6g。

二诊：少腹痛大减，转为绕腹作阵痛，大便欲解不得，稍下粪水，面部戴阳已敛，脉已较有次序，断为少阴寒邪略解，阳气已振。但冷饮腻物阻滞于肠胃未化，再当驱其未尽之寒，导其停滞之食。

处方：淡附片 3g，淡干姜 1.5g，莱菔子（炒）12g，大腹皮（洗）12g，广木香 4.5g，北细辛 1.2g，炒枳实 12g，焦六曲 12g，制川朴 4.5g，广陈皮 4g。

另：田螺 3 只，煅黑研末开水送下。

服药后，腹躁动，连续矢气，彻夜不绝，痛渐止，至次日大便自下 3 次，宿垢甚多，热退脉平。又调治两次，遂愈。

【现代研究进展】

部分学者主张辨病治疗

（1）鲍相玉敖：参莲丹，即怀山药、枸杞子、五味子、山萸肉、锁阳、酒制黄柏、知母各 30g。人参、石莲子、黄芪、蛤粉各 30g，白术 60g，山药打糊为丸，每服 9g，每日服 2~3 次。

（2）浙江省中医研究所：回生膏，即人乳、藕汁、白酒、白蜜、童便（临时取用）各等分，煎膏，滴水不散为度，每日空腹水送服。

（3）龚自璋：鳖甲银柴丸，即北沙参、大熟地、银柴胡、鳖甲、知母、石斛、川贝、地骨皮、麦冬各 60g，为末，炼蜜为丸，早晚桂圆汤送下。

（4）彭静山：二参丸，即人参 60g，桂心、牡蛎、山药、黄柏、细辛、炮附子、苦参各 10g，泽泻 15g，麦冬、干姜、干地黄各 12g，菟丝子 16g，共为细末，蜜和为丸，如梧桐子大，酒服 3 丸。

【小结】

1. 房事疲劳综合征是房事不加节制所引起的一组症候群，常随原有疾病的轻重而有不同的预后。

2. 本病的诊断并不困难，主要是根据病史，有房劳不加节制的原发因素。

3. 本病的辨证以虚证居多，常以精血亏虚在先，阴伤及阳，阳气虚损在后。

4. 本病的调护关键在于节制房事，减少性冲动，并配合食补、锻炼等。

第三节 输精管结扎术后综合征

输精管结扎术后综合征是指男子输精管结扎术后所出现的一系列并发症的总称（简称男扎术后综合征）。这些并发症主要有出血形成血肿、感染、痛性结节、附睾郁积、性功能障碍等，一旦形成，给术者带来不小的精神负担，影响生活质量。

本病是上世纪 70 年代男扎术风行后所出现的新病种，其中的痛性结节、附睾郁积症相当于中医文献记载的"子痛"、"肾子痛"、"癥积"等范畴，以瘀血阻络为主要病机，中医治疗后，可软化局部组织，疏通气血循环，缩小结节，改善症状。

【病因病机】

本病总的病因为手术伤正，或有情志紧张；病机是瘀血阻络为主，病位在肝经所过的外肾、附睾和精管，累及脏腑依次为肾及心脾。

1. 血肿

手术损伤血络，血液外溢，离经之血，瘀滞不去，积于囊内，久成癥积。

2. 术后感染

手术损伤，湿热菌毒乘虚侵入局部，久则血腐肉败，化为脓肿。

3. 痛性结节

外科术后损伤经筋，正气虚弱，加上经气不畅，气血瘀阻于精道；或手术不洁，感染湿热、菌毒，热毒瘀滞，不通则痛；或术后肝郁气滞，气血不畅，凝聚成积；或败精瘀阻，形成痛性结节。其以瘀血和败精、湿热相合居多。

4. 附睾郁积症

输精管结扎术后，精管切断不通，精聚远端，日久瘀阻成积，或继发湿热菌毒感染，附睾吸收障碍或分泌增加，肝经络脉瘀阻；或术后过早交媾、性交过频，使附睾中精聚郁积成败精，并超出附睾吸收功能；或术后过早劳动或骑车，血脉不能通畅，致附睾郁积症，其以瘀血、败精、湿热等因素为主。

5. 术后性功能障碍

手术损伤，肝经气血瘀阻，宗筋血流难充；加上患者精神紧张，或有误解，以至肝气郁结，疏泄不畅，气血凝滞，宗筋失养，以致阳痿。其中又以精神因素为主。如《景岳全书·阳痿》说："凡焦劳思虑忧郁太过者，多致阳痿，盖阳明总宗筋之会，若以忧思太过，抑损心脾，则气血亏而阳道斯不振矣。"术后性功能障碍以阳痿为主，极少数致性欲淡漠。

【诊断与鉴别诊断】

1. 诊断

男扎术后综合征由以下五种症状所组成，其诊断依据是：

（1）出血与血肿：出血与血肿多发生在术后 24 小时内，也有术后几分钟内即出现。多为单侧，以左侧较多。主要类型有：①阴囊皮下出血，术后发生切口渗血或出现皮下淤血区。②精索血肿，呈圆柱或梭形，边缘清楚，可随精索活动。③阴囊内血肿，形成阴囊内广泛积血，阴囊极度肿大、疼痛、皮肤青紫。有的扩散到大腿内侧和腹股沟上方，若不及时发现给予处理，则有生命危险。

（2）感染：多由于手术操作中无菌操作不严，亦可由于泌尿系统原有潜在感染引起：①切口感染：仅局限于切口处，有红肿疼痛或有脓性分泌物。②精索炎：精索肿胀，输精管粗硬，有粘连，局部疼痛，可放射到腹股沟处。③附睾炎：附睾局部肿胀、质韧、疼痛，可放射到下腹部和腰部，亦可出现发烧、全身不适。④前列腺精囊炎：腰骶部及下腹部酸痛，会阴肛门部有灼热痛，尿道有白色分泌物，出现尿路刺激症状，有时发生血尿。肛门指诊检查前列腺、精囊肿大，有压痛。前列腺液中白细胞增加，有时发冷发热。

（3）痛性结节：输精管结扎 1 个月后，结扎局部结节呈持续性疼痛，触之疼痛明显，则称为痛性结节。疼痛常放射到睾丸、腹股沟、下腹部、腰部等处。结节大小与疼痛不成正比，检查局部压痛明显。通常患者本身原有前列腺炎、精索炎、附睾炎等疾病，术前未引起重视，未作治疗势必将炎症扩散，产生痛性结节。

（4）附睾郁积症：附睾郁积症分为单纯性附睾郁积与慢性附睾炎并附睾郁积两种：①单纯性附睾郁积：结扎半年以后，有的单侧或双侧附睾逐渐胀大、疼痛，性生活或劳累后症状加重，牵扯精索向下及腰部不适，甚至影响性功能，做附睾检查时可发现附睾呈均匀肿大，表面光滑，质韧有压痛，与周围无明显粘连，输精管近睾端增粗，其远端及前列腺均正常。②慢性附睾炎并附睾郁积：在随访中发现，绝大部分受术者在术后 2~3 个月后感到睾丸坠胀，腰酸疼痛，查附睾有所胀大，轻度疼痛。经过热敷理疗或未予处理，其症状、体征可逐渐减轻，半年左右大多消失而不发生郁积，但个别病例症状体征持续加重而造成附睾郁积。

（5）性功能障碍：可由精神心理因素引起。大部分患者对手术有顾虑，担心影响身体健康、影响性功能，造成大脑皮层性兴奋中枢抑制加强。亦可因生殖器系统质性疾病引起，如痛性结节、附睾郁积、精索静脉曲张等导致性交疼痛或不适，对性不感兴趣。其临床表现为性欲低下和阳痿，常伴有神经衰弱症状。

对本病的诊断要慎重，要弄清是结扎手术本身引起的后遗症，还是患者心理紧张所造成的，抑或是其他原发疾病及增龄等因素所致，以免对节育手术造成负面影响。

2. 鉴别诊断

（1）痛性结节与急慢性附睾炎、附睾结核、睾丸肿瘤等相鉴别。附睾炎都有明显感染迹象，急性期红肿热痛，无手术史，实验室检查白细胞可增加。附睾结核则有肺结核或肾结核病史，伴有输精管珠状结节，疼痛较轻，压痛不明显，可伴有潮热、盗汗、乏力等消耗症状，实验室检查淋巴细胞增多，血沉加快，尿中出现红细胞等，无相关手术史。

（2）附睾郁积症与附睾炎、附睾结核、附睾肿瘤、精液囊肿、痛性结节相鉴别。痛性结节在结扎区，而附睾郁积在附睾，前者肿块坚硬，疼痛明显，触痛敏感，后者的肿块是增大的附睾，质地不甚坚硬，触痛不太敏感。

附睾郁积与精液囊肿之区别，前者是附睾自身的膨大肿胀，附睾张力大，疼痛不甚明显，有男扎手术史；而后者是位于附睾附近，肿块边缘清楚，表面光滑，质软带有波动感，多呈圆形，无输精管结扎史。

【辨证施治】

1. 血肿

证候：男扎术后，出现血肿而到男科就诊时，基本已到中后期。阴囊皮色紫褐，变厚，时有刺痛；或肿胀持续不消而成结块，疼痛不著，或精索增粗变硬，会阴坠胀，舌质紫暗，苔薄，脉弦涩。

分析：手术不慎，渗血不止，渐成血肿，瘀血日久，聚而难散，致成癥积；血瘀气滞，不通则痛，故会阴坠胀疼痛，或有刺痛；舌紫，脉涩也是瘀血之象。

基本治法：破瘀活血，消癥散结。

方药运用：桂枝茯苓丸合抵当汤加减。方中桂枝温通经脉以利血行；桃仁、丹皮、大黄活血祛瘀，散血消肿；赤芍和血缓急；水蛭、虻虫破血消瘀，消癥散结；茯苓淡渗利水，共奏破血化瘀散结之功。如瘀热互结者，去桂枝，加蒲黄、生地、蒲公英、土茯苓化瘀清热。痛甚加沉香、延胡索行气止痛。

如血肿日久可用复元活血汤合活络效灵丹加减。方中当归、丹参、红花、桃仁、乳香、没药等活血化瘀，行气止痛；大黄破瘀血，消肿块；穿山甲通络消癥散血；柴胡引药入肝，且能疏理气机。再加水蛭以破血逐瘀，牡蛎、夏枯草软坚散结。诸药合用，功能活血破瘀，消癥散结。若有气虚坠胀，加黄芪、升麻，以益气升举。如证候偏寒，阴囊冷凉者，加入小茴香、肉桂等以温经，或用少腹逐瘀汤加三棱、橘核、穿山甲等。

中成药：①生三七粉，每次1.5g，每日2次，冷开水调服。或用三七胶囊，每次3~5粒，每日2~3次。②云南白药，重者先服保险子1粒，以后每服0.5~1g，每日2~3次，冷开水调服。同时也可用白药陈醋调敷局部。③跌打丸，每次1粒，每日2~3次。同时用跌打丸，黄酒化开，调成糊状，外敷阴囊局部。

理疗：血肿晚期机化者，可配合理疗方法，如音频疗法、超声波疗法等进行治疗。

切开引流：血肿较大应手术切开，清除血肿，彻底止血，必要时引流。

2. 术后感染

证候：相对较少见。急性切口感染多发生在术后2~3天内，以局部红、肿、热、痛为特征，或切口有分泌物渗出。向附近蔓延可并发精索炎，出现精索肿胀，输精管粗硬，有粘连，局部疼痛，可放射到腹股沟处。如并发附睾炎则附睾局部肿胀、质韧、疼痛，可放射到下腹部和腰部，亦可出现发热恶寒，全身不适。

分析：术后感染多因手术过程中忽视无菌操作所致，湿热菌毒乘虚而侵入人体，蕴结阴囊、精管，久则血腐肉败，化而成脓，形成脓肿；向上下蔓延可侵犯精索、附睾，湿热菌毒致局部肿胀疼痛等。

基本治法：清热利湿，解毒排脓。

方药选用：仙方活命饮加减。方中金银花清热解毒，防风、白芷祛风除湿，排脓消肿；当归、赤芍、乳香、没药活血散瘀止痛，炮山甲、皂角刺托里透脓，大贝母、天花粉清热散结；白花蛇舌草、车前草利湿；陈皮理气；生甘草解毒，调和诸药。体虚加党参、黄芪；早期脓未成可用五味消毒饮合四妙丸加川芎、泽泻，以消解为主。

中成药：如意金黄散，温开水调敷，每日1次。

3. 痛性结节

证候：多见于术后1月，因瘀阻络脉所致。结节大小不一，持续疼痛，阴囊精索触痛明显；疼痛常放射到睾丸、腹股沟、下腹部、腰部等处。结节大小与疼痛不成正比，劳动或房事后，疼痛加重或发作，可伴有精神紧张焦虑，烦躁失眠，性欲低下，或有阳痿。湿热菌毒侵袭，伴有感染，则结节增大，可抽出脓液或咖啡样液，结节局部灼热疼痛，或有寒热，尿黄，苔腻等症。

基本治法：行气活血，化瘀散结，消癥止痛。

方药运用：少腹逐瘀汤合金铃子散加减。方中当归、赤芍、桃仁、红花、川芎、小茴香，行气活血；蒲黄、五灵脂、延胡索、川楝子散瘀止痛；川牛膝引药下行；柴胡引药入肝；水蛭、炮山甲为强烈的走窜入络消癥散结之品。若结节疼痛甚者加乳香、没药、三棱、莪术；便秘者加生大黄；有寒湿者，痛引少腹，有凉感，加吴茱萸、干姜等。伴有湿热菌毒感染者，用龙胆泻肝汤加大剂量的金银花、蒲公英、紫花地丁等，以清利湿热。初期结节较软，偏于气滞者，可用柴胡疏肝散加金铃子散、橘核、荔枝核、沉香等，以理气止痛。结节较硬者加皂角刺、昆布。

中成药：①茴香橘核丸，每服6~9g，每日2~3次。②乳倍膏（《百病良方》第四集），该方由乳香、没药、五倍子、大黄各30g，三棱、莪术各15g所组成。上药共研极细末，用凡士林适量调成膏状备用。用药前先将阴囊皮肤剃毛，清洗阴囊后将药膏涂敷于痛性结节处，并予固定。每日换药1次，7天为1疗程。连用2~3个疗程。阴囊切口皮肤有感染时不宜使用本法。

针灸：艾灸结节局部阿是穴、气海、血海（双）。随证配穴：气滞配膻中；血瘀加膈俞；气虚加双足三里；阳虚加关元、双肾俞。具体方法是将燃烧艾条置于所选穴位的上方3~5cm处，灸至局部皮肤温热红晕为度，轻者日1次，重者日2次，灸10日为1疗程，最多3个疗程。

4. 附睾郁积症

证候：多因瘀血败精互结所致。阴囊坠胀疼痛明显，附睾肿大，触痛或压痛明显，或肿胀疼痛虽不著，但持续3个月以上，劳累或交媾后加剧。或有高低不平、质坚、触痛明显的硬结。

分析：手术损伤精管，气血运行受阻，附睾络脉阻塞，瘀浊内阻，败精受阻，充斥管腔，膨大肿胀而成。若气少散血无力，瘀血不易消散则有坠胀感。肝藏血，足厥阴肝经是多血少气之经。肝经布于会阴，形成了附睾阴囊在生理上具有多阴血而少阳气的特点。所以一旦损伤，脉络破损，病变主要为伤血成瘀，久成癥积。一旦附睾管腔破裂，精液外溢，形成附睾精溢肉芽肿，就可表现为高低不平、质坚、触痛明显的硬结。

基本治法：活血化瘀，理气散结，利湿消肿。

方药运用：附睾汤（中研院广安门医院方）加减，该方以虎杖活血化瘀，清热解毒，辅以乳香、没药、川芎、桃仁活血，以改善附睾局部血液循环；选当归活血不伤正；夏枯草、萆薢清热解毒，软坚散结；白芍养肝柔肝。另加赤芍、红花以加强活血作用，山栀子、白花蛇舌草、生薏苡仁消热利湿，化瘀消肿，既防止瘀血化热，又能疏通清利附睾瘀浊。诸药合用共奏解毒活血、软坚散结、化浊利湿之功。现代药理研究表明，虎杖、乳香、没药有镇痛作用，可减轻患者阴囊部疼痛不适。桃仁、川芎有抗凝作用，可加强附睾局部血液循环。抗菌试验表明，虎杖、夏枯草、萆薢均有不同程度的抑制金黄色葡萄球菌、大肠杆菌、变形杆菌等作用。

肿胀疼痛显著加延胡索、川楝子、青皮、橘核活血消肿。睾囊本为多血少气之处，术后正气更易虚损，以致气虚无力引血上行消散，虽经活血化瘀、理气散结治疗，但仍可症见阴囊重坠胀痛、四肢乏力，劳累后症状加重，坐卧休息后减轻。可合用补中益气汤加减（黄芪、白术、甘草、陈皮、升麻、柴胡、党参、当归），以增益气升阳之功。此外，气虚之人，睾囊伤后，攻利不可太过，要注意病减后，即补气扶正，使气复瘀散，病可痊愈。

中成药：茴香橘核丸，每服 6~9g，每日 2~3 次。

外治法：①用小茴香 60g，大青盐 120g（或用芒硝），炒热，置布袋内热敷患侧阴囊，每日 1~2 次。②消肿止痛膏：黄连 20g，红花 20g，大黄 20g，乳香 20g，没药 20g，冰片 5g，共研细末，用松节油调成糊状，敷于患处，用纱布绷带或绵纸包扎好，用于局部肿胀疼痛者。

红外线局部照射：每次 15~20 分钟。每日 1 次，7 天为 1 个疗程。

灸法：方法同痛性结节。

5. 性功能障碍

证候：多因精神紧张、心理因素而引起。精神紧张，不断上访求医，认为是手术引起阳痿、阴茎难以勃起，或举而不坚，挺而不久，性欲淡漠，或有早泄，性欲亢进偶见。

分析：肝气郁结，疏泄不畅，肝经气血难以充润宗筋，是以宗筋难以勃起，挺举不坚不久。如因心理障碍明显，还可出现性欲淡漠等现象。

基本治法：疏肝解郁，活血解痉，壮阳通络。

方药运用：舒肝健脾汤加减。方药：柴胡、茯苓、当归、白芍、白术、鹿角、黄芪、枸杞、川芎、桃仁、红花、薄荷、蜈蚣。方中柴胡、薄荷有疏肝解郁作用；当归、白芍有养血柔肝之功；中医认为人有三宝，即精、气、神，方中重用鹿角通督脉，壮肾阳，提精神；枸杞、黄芪、党参、茯苓、白术有益精补气健脾之效；佐以桃仁、红花，特别是蜈蚣以活血通络，解除宗筋血脉之痉挛；甘草调和诸药。此方有通润宗筋，疏补之用，故而能起阳振痿。

中成药：①逍遥丸，每服 10 粒，每日 3 次。②活血通脉胶囊，主要成分是水蛭，每服 3 粒，每日 3 次。③仙乐雄胶囊：由淫羊藿、熟地、人参、鹿茸等药组成，有气血阴阳兼顾，温热甘咸并施的特点，每服 1~2 粒，每日 2~3 次。三种成药可同时配合服用。

外治法：取淫羊藿 30g，巴戟天 20g，泽泻 20g，胡芦巴 20g，石菖蒲 20g，柴胡 20g，茯神 30g，川芎 10g，附子 10g，肉桂 10g。以上 10 味药加水浸没，煎煮 30 分钟，去渣取汁约 1000ml，每日 1 剂，日煎洗 2 次，乘热边熏洗，边用力擦小腹部、腹股沟及阴茎，每次 10 分钟。

【转归及预后】

不同的并发症其预后及转归亦有所差异。血肿小者可在短期内治愈，如血肿大，治疗不及时可导致血肿机化，增加治疗难度。如出血不止，则有可能导致失血性休克，危及生命。术后感染大都能经过及时治疗而得到控制，预后甚好。痛性结节只要发现及时，短期即可治愈。严重的可影响日常生活和工作，降低劳动效率。附睾郁积症本身预后良好，不会发生其他不良后果，关键是消除患者的精神负担和疑虑，以免诱发性功能障碍和其他神经症。男扎术后所致性功能障碍，由于大都是精神心理因素所致，容易形成恶性循环，影响夫妻生活，因而只要医生加以心理疏导配合药物治疗，基本都能恢复正常的性功能，只有极少数人需要行输精管复通术才能彻底解除其思想困惑和症状。

【预防与调护】

输精管结扎虽是小手术，但是计划生育重要措施之一，手术之成败均影响国策的声誉及人民之健康，也决定并发症是否出现的首要因素，为防止出现不应有的后遗症，应做到如下几点：

1. 要把小手术当作大手术做，术前要严格掌握禁忌证及适应证。①凡有凝血障碍或出血倾向者不应施行手术，以免发生出血或血肿。②有生殖道慢性炎症者，如前列腺炎、精索炎、附睾炎等疾病应先治愈后再手术，以减少术后感染的发生。

2. 作好术前清洁工作及手术野皮肤消毒；术中严格无菌操作，可有效地降低感染率及因感染引起的组织粘连等后果。并要按常规操作。

3. 熟悉阴囊、睾丸局部解剖。如在阴囊、精索等处有丰富的静脉丛，且局部组织疏松，术中损伤血管或止血不彻底均可引起出血、血肿，且易继发感染。手术操作要仔细，轻柔，减少过多组织损伤或出血。输精管剥离及切除的长度要适当。结扎时勿带入其他组织，结扎线的松紧、粗细要适度，少留线头，以减少局部组织的反应及发生粘连。在结扎近附睾端的输精管时要留出一段距离，以容贮留网液及附睾液。术后应留观3~4小时，如有渗血可及时处理。

4. 术后最好卧床1~2天，可早期轻微活动，不能过早参加重体力劳动和剧烈运动。凡能使手术区受到过度摩擦、牵拉和使线头脱落致出血的活动都应禁忌。休息7天后才能逐渐恢复劳动。术后也需禁忌房事2周左右。2周后也应节制房事。

5. 穿松软棉内裤。短期内禁止性生活。阴囊需用"丁"字带托起。

6. 大力宣传生理卫生及绝育术科普知识，使受术者了解性生理知识，告诉受术者男扎术不会影响劳动力，不会影响性生活，解除受术者及配偶的思想疑虑，配合手术，才能最大限度减少术后性功能障碍的发生。

7. 术后短期内饮食宜清淡，忌食辛辣刺激，发物；不饮酒。

【临证经验】

1. 局部出血（血肿）

早期：阴囊肿胀，重坠，皮色青紫。为脉伤血溢。治宜凉血止血，佐以祛瘀止痛。处方：十灰散加味。常用药：大小蓟各15g，荷叶10g，侧柏叶10g，白茅根15g，茜草根10g，黑山栀10g，大黄6g，牡丹皮6g，棕榈皮10g，香附10g，怀牛膝10g，川楝子10g。

中成药：云南白药，参三七粉，七厘散等。

外治：小量渗血，休息，压迫，冷敷；大量血肿，须取出凝血块，重新止血，并控制感染。

中期：阴囊肿胀，皮色红紫，灼热疼痛，大便秘结。为瘀热阻滞。治宜活血化瘀，通腑泄热。处方：吴氏桃仁承气汤。常用药：桃仁10g，厚朴6g，枳实10g，生大黄（后下）10g，生蒲黄10g，五灵脂10g，犀角1g，赤芍10g，丹皮6g，生地黄12g，生甘草3g。

中成药：外科蟾酥丸。

外治：冷敷；如意金黄散或马氏青敷膏外敷。

后期：血肿肌化，阴囊内结块硬痛。为血凝脉瘀，治宜活血祛瘀，消积散结。处方：少腹逐瘀汤加减。常用药：干姜3g，延胡索10g，当归10g，川芎10g，官桂（后下）2g，小茴香6g，赤芍10g，蒲黄10g，五灵脂10g，三棱6g，莪术6g，丹参10g。

中成药：十宝丹。

外治：热敷；樟木、松针煎汤熏洗患处。

2. 局部感染

早期：切口周围红肿热痛，压痛明显，伴发寒热。治宜疏风活血，清热消肿。处方：仙方活命饮加减。常用药：穿山甲6g，皂角刺10g，炙乳没各6g，当归尾10g，赤芍10g，银花15g，贝母6g，防风6g，白芷6g，天花粉10g，陈皮6g，甘草3g。

外治：青敷膏外敷。

中期：阴囊脓肿形成，按之波动。治宜清热解毒，托里透脓。处方：托里消毒散加减。常用药：银花藤15g，紫花地丁15g，车前子（包）10g，牛膝10g，赤芍苓各10g，黄连3g，连翘10g，皂角刺10g，穿山甲6g，生黄花12g。

外治：成脓者切开引流，溃后按常规换药。

后期：睾丸、附睾增大，精索增粗，疼痛触痛。正虚者治宜扶正化毒。处方：四妙汤加味。常用药：香附10g，生黄芪10g，当归10g，银花15g，紫花地丁15g，川楝子10g，生甘草3g。体实者解毒散瘀。处方：解毒散瘀汤加减。常用药：银花15g，蒲公英15g，紫花地丁15g，土茯苓15g，红藤15g，赤芍10g，炙乳没各6g，皂角刺10g。

3. 痛性结节

早期（肝气郁结证）：结扎处结节坠胀疼痛，向会阴及少腹部放射，伴胁肋胀痛，烦躁易怒，苔黄脉弦。治宜疏肝解郁，散结止痛。处方：柴胡疏肝汤加减。常用药：柴胡5g，川芎6g，陈皮6g，枳壳6g，赤芍10g，制香附10g，炙甘草3g。

外治：七厘散，醋调敷患处。

中期（湿热壅遏证）：结节疼痛，阵发性加剧，阴囊坠胀重着，间或少腹拘急，小便黄赤，舌红苔黄腻，脉滑数。治宜清热利湿，通遏止痛。处方：三仁汤加减。常用药：杏仁10g，蔻仁2g，薏苡仁15g，川厚朴6g，制半夏6g，滑石20g，竹叶10g，桃仁10g，郁金6g，乳香5g，没药5g。

外治：毛茛膏。

后期（气滞血瘀证）：结节坚硬，疼痛如刺，固定不移，触之更甚，入夜加剧，得热稍缓，舌紫暗，脉沉涩而紧。治宜行气导滞，消瘀散结。处方：复元活血汤加减。常用药：柴胡3g，当归10g，天花粉10g，桃仁10g，红花5g，炮山甲5g，酒大黄10g，赤芍10g，片姜黄6g，三棱6g，莪术6g，甘草3g。

外治：紫金锭膏。

迁延期（肝阴不足证）：结节胀痛，时作时止，绵绵不休，伴心烦，头晕目眩，失眠心悸，善怒易惊，舌红苔少，脉虚弱而细数。治宜养阴柔肝，补虚止痛。处方：一贯煎加减。常用药：沙参12g，麦冬6g，当归10g，生地12g，枸杞子10g，川楝子10g，宣木瓜10g，穿山甲6g，丹参10g，山茱萸10g。

4. 附睾郁积症

气滞型（单纯性）：橘核丸加减。疏肝理气，利水渗湿。常用药：橘核10g，木香6g，川楝子10g，桃仁10g，延胡索10g，木通8g，官桂3g，厚朴5g，枳实6g，昆布10g，海藻10g，茯苓10g，车前子（包）10g。

湿热型（炎症性）：香棱丸。清热解毒，兼泄肾火。常用药：木香5g，丁香5g，茴香5g，枳壳6g，青皮6g，川楝子10g，三棱6g，莪术6g，知母6g，黄柏6g。

【现代研究进展】

1. 陈敏文应用睾囊伤方治疗输精管绝育术并发附睾郁积症

陈敏文应用浙江宁波陆氏伤科治伤验方"睾囊伤方"治疗输精管绝育术并发附睾郁积症35例，取得了较满意的效果。睾囊伤方组成：当归10g，赤芍10g，桃仁10g，红花10g，延胡索10g，川楝子10g，青皮10g，橘核10g，小茴香6g，荔枝核10g，焦山栀10g，三七（杵粉分吞）6g，枳实6g，车前子10g。每日1剂，7剂为1疗程，间隔1日可再服1~2疗程。后期用补中益气汤加减进行调理至痊愈。"睾囊伤方"方中以当归、赤芍、桃仁、红花、延胡索活血消肿；川楝子、青皮、橘核等理气散结；山栀子消热化瘀，防止瘀血化热。若为创伤日久者，多易耗气伤血。睾囊本为多血少气之处，术后正气更易虚损，以致造成气虚无力引血上行消散，虽经活血化瘀，理气散结治疗，但仍可症见阴囊重坠胀痛，四肢乏力，劳累后症状加重，坐卧休息后减轻。可合用补中益气汤加减（黄芪12g，白术10g，甘草3g，陈皮3g，升麻3g，柴胡3g，党参10g，当归10g），以增益气升阳之功。此外，气虚之人，睾囊伤后，攻利不可太过，要注意病减后，即补气扶正，使气复瘀散，病可痊愈。

2. 吕玉才等以中西医结合治疗输精管结扎术并发痛性结节

吕玉才等于1993~2003年运用中西医结合疗法治疗输精管结扎并发痛性结节48例，取得满意的疗效。湿热下注型28例，气滞血瘀型15例，肝气郁结型5例。

（1）湿热下注型：输精管结扎术后3个月以上，症见手术部位输精管形成结节肿大，较硬，结节时大时小，增大时偶可抽出脓液或咖啡样液，结节局部灼热疼痛，疼痛时轻时重，压痛明显，疼痛拒按，伴有恶寒，发热，小便黄，舌质红，苔黄腻，脉弦数。治以清热解毒，利湿消肿。拟龙胆泻肝汤加减：龙胆草9g，栀子10g，黄柏10g，柴胡10g，车前子12g，木通6g，泽泻9g，生地黄10g，当归10g，金银花30g，蒲公英30g，白芍10g，甘草6g。便秘者加大黄9g。

（2）气滞血瘀型：症见阴囊皮肤有紫斑，结节肿大而有囊性感，表面粗糙，常与阴囊皮肤粘连，活动或牵拉时坠胀疼痛，多在性交射精时结节明显增大，疼痛加重，伴有腰酸乏力，舌有紫斑，苔薄白，脉弦紧。治以活血化瘀，行气止痛。拟少腹逐瘀汤合金铃子散加减：当归10g，川芎10g，红花10g，小茴香10g，蒲黄10g，延胡索12g，川楝子12g，五灵脂10g，牛膝12g，白芍10g。若结节疼痛甚者加乳香10g，没药10g。

（3）肝气郁结型：症见结节肿大不明显，较硬，其疼痛呈间歇性，有时突感针刺样疼痛，可向腹股沟放射，伴有精神抑郁，胸闷，胸胁胀痛，腹胀纳呆，舌质淡苔黄，脉弦紧。治以疏肝理气，解郁止痛。拟柴胡疏肝散合金铃子散加减：柴胡10g，枳壳10g，川芎10g，香附15g，郁金10g，青皮10g，白芍15g，延胡索12g，川楝子12g，牛膝12g。结节较硬者加皂角刺10g，昆布10g。

中西医结合组除按以上辨证施治内服中药和中药坐浴外，结合应用1%普鲁卡因5ml加地塞米松5mg结节周围封闭，每周1~2次。有炎症者加庆大霉素8万U；如结节坚硬者加糜蛋白酶5mg。另外结合理疗及对症处理。西药组只应用以上西医处理方法，未内服及外用中药。

结果：中西医结合组疗效明显优于西药组。中西医结合治疗组在所有症状，体征消失后，继续服中药5~10剂，以防止复发。本组48例1年后随访，除11例阴囊时有坠胀感和3例结节时大时小，有时轻微疼痛外，其余34例3年后随访均无复发。

【小结】

1. 男子输精管结扎术后综合征是指男子输精管行结扎节育术后所出现的一系列并发症的总称，主要有出血形成血肿、感染、痛性结节、附睾郁积症、性功能障碍等。

2. 总的病因为手术伤正，或有情志紧张；病机是瘀血阻络为主，病位在肝经所过的外肾、附睾和精管，累及脏腑依次为肾及心脾。

3. 男扎术后综合征的治疗总以活血化瘀，消癥散结为总的治疗原则。必要时内外兼治。

4. 预防和调护关键在手术前要严格掌握禁忌证及适应证，做好受术者的性知识普及和解释、鼓励等工作。术中手术手法轻柔细致，减少对组织的损伤，术后注意休息，饮食调理，节制房事。

第四节 白塞病

白塞病（behcet's disease, BD），原名口眼生殖器综合征，也叫白塞综合征。2003年

12月中华风湿病杂志发表的白塞病诊治指南（草案）明确本病的概念是一种全身性、慢性、血管炎症性疾病。主要临床表现为复发性口腔溃疡、生殖器溃疡和眼炎，同时多发皮肤损害，也可累及血管、神经系统、消化道、关节、肺、肾、附睾等器官，大部分患者预后良好，眼、中枢神经及大血管受累者预后不佳。由于男性外阴也可出现溃疡，故男科医生应重视对本病的诊治。

本病虽然全身各系统均可受累，但较少同时出现多种临床表现。有时患者需经历数年甚至更长时间才相继出现各种临床症状和体征。

【病因病机】

中医认为本病发生的原因有外因，也有内因。

1. 外因

外湿为六淫之一，指雨露雾湿、气候潮湿等，湿邪多犯脾胃，致脾失健运，湿从内生，而脾失健运，又容易招致外湿的侵袭。风湿相合，也易侵犯皮肤筋骨关节。外感风温或湿热邪毒，热病之后，余毒未清，或热病伤津，体虚难复，进而外邪入里，郁久化热。

2. 内因

情志不遂、忧思郁怒、郁而化火；或劳倦过度，内伤发热；或饮食辛辣肥甘、伤脾生湿蕴热；内湿既是病理产物，又是致病因素。内湿与外湿在发生过程中又常相互影响，合而致病。或房事不节，气血精液亏耗，虚火内生，或久病气虚，脾土失运，湿邪内蕴。

本病总由肝郁化火，脾伤生湿，肺虚卫弱，外邪乘虚而入，与内生湿热火瘀，相互胶结，充斥上下，诸邪循经上攻，出现口舌生疮、眼目发炎，赤如鸠眼，甚至脑部病变；湿热浊毒下注，导致下阴溃疡以及肠道病变；毒邪窜络，外攻皮肤络脉，出现皮肤斑疹、血管关节损害，内陷脏腑，伤及肺肾，甚则扰动神明，出现神经精神等心神症状。

以发病的标本论，则中气不足，肝肾阴虚为发病之本；湿热内蕴，瘀毒阻络为症状出现之标，湿热毒瘀互结是白塞病发病的病理基础。本虚标实，邪毒久羁，伤阴血，湿伤阳气，又可表现为虚实夹杂，病情缠顽、久发频发的现象。

【发病机制及病理】

现代医学认为本病的病因尚不清楚，可能与病毒感染、变态反应、免疫因素、内分泌失调等因素有关。有学者认为患者首先具有一定的遗传易感性，在病原体（病毒、细菌）感染后，继发机体免疫功能失调，从而引起疾病的发生。

【诊断与鉴别诊断】

1. 诊断

（1）临床表现：反复发作的复发性口腔溃疡、眼炎、生殖器溃疡以及特征性皮肤损害，另外出现大血管或神经系统损害，应高度提示白塞病的诊断。

患者几乎都会发生口腔黏膜，咽（包括唇、舌、颊、龈、颊颊或鼻内）部的复发性痛性溃疡，数目不定，大小不等，小似豆粟，大如梅核，轮廓清楚，上覆白膜，周边红晕。

眼部以结膜炎为主要症状，初起目赤如鸠，后反复出现发作性虹膜睫状体炎以及其他眼部疾患。前后二阴反复出现溃疡，多少不定、大小不一，周边焮赤；上生白腐，或长或圆，浸渍蔓延。皮肤表现结节性红斑样皮疹、脓疱疮等损害，有的患者面部颜色呈异常改变。全身可伴有关节痛及胃肠道、精神神经系统等多种症状。

（2）实验室检查：本病无特异性实验室异常。活动期可有血沉（ESR）增快、C 反应蛋白（CRP）升高；部分患者冷球蛋白阳性，血小板凝集功能增强。HLA－B51 阳性率57%～88%，与眼、消化道病变相关。急性发作期，白细胞总数和嗜酸性粒细胞计数增高。

（3）皮肤刺痕试验阳性：在局部注射生理盐水，或用无菌针刺入皮肤，24 小时内注射或刺入部位出现脓疱者为阳性。此试验特异性较高，且与疾病活动性相关，阳性率约60%～78%。

（4）特殊检查：神经白塞病常有脑脊液压力增高，白细胞数轻度升高。脑 CT 及磁共振（MRI）检查对脑、脑干及脊髓病变有一定帮助，急性期 MRI 的检查敏感性高达96.5%，可以发现在脑干、脑室旁白质和基底节处的增高信号。慢性期行 MRI 检查应注意与多发性硬化相鉴别。MRI 可用于神经白塞病诊断及治疗效果随访观察。胃肠钡剂造影及内窥镜检查、血管造影、彩色多普勒有助于诊断病变部位及范围。肺部 X 线片可表现为单或双侧大小不一的弥漫性渗出或圆形结节状阴影，肺梗死时可表现为肺门周围的密度增高的模糊影。高分辨的 CT 或肺血管造影、同位素肺通气/灌注扫描等均有助于肺部病变诊断。

2. 白塞病国际诊断标准

（1）反复口腔溃疡：1 年内反复发作 3 次。

（2）反复外阴溃疡：由医生观察到或患者诉说外阴部有溃疡或瘢痕。

（3）眼病变：前和（或）后色素膜炎、裂隙灯检查时玻璃体内有细胞出现或由眼科医生观察到视网膜血管炎。

（4）皮肤病变：由医生观察到或患者诉说的结节性红斑、假性毛囊炎或丘疹性脓疱；或未服用糖皮质激素的非青春期患者出现痤疮样结节。

（5）针刺试验阳性：试验后 24～48 小时由医生看结果。

有反复口腔溃疡并有其他 4 项中 2 项以上者，可诊断为本病，但需除外其他疾病。其他与本病密切相关并有利于诊断的症状有：关节痛或关节炎、皮下栓塞性静脉炎、深部静脉栓塞、动脉栓塞、动脉瘤、中枢神经病变、消化道溃疡、附睾炎和家族史。

应用标准时注意，并非所有白塞病患者均能满足国际研究组的标准；对血管及神经系统病变的关注应成为进行疾病评价的一部分；患者的多种表现可以在几年内陆续出现，医生的记录应作为诊断依据。

3. 鉴别诊断

（1）白塞病应与口疮、口疳、口糜、喉疳等病相鉴别。本病以口腔溃疡为首发症状为主，且所有患者均有反复发作性口腔溃疡，合并其他部位病变则有早晚之分，最早者 2 个月，最晚者 17 年。所以，有反复口腔溃疡症状表现时应引起重视，详细了解病史，注意观察，以免长期误诊为其他的口腔疾病。在疾病活动早期有必要作针刺试验。这些疾病，虽有与本病相似的口腔、咽喉溃烂，但无其他外生殖器溃疡和眼部的相关症状组成的症候群。

（2）白塞病患者眼部的损害以男性占多数。3~5 年内出现视力丧失者占有一定比例。因此，眼部病变早期尽管已经出现葡萄膜病变，但应与其他眼部疾病作鉴别，注意观察是否伴发口腔溃疡和生殖器溃疡等相关病变。

（3）皮肤黏膜损害应与多形红斑、结节红斑、寻常性痤疮、单纯疱疹感染、系统性红斑狼疮、周期性粒细胞减少、艾滋病相鉴别。一些皮肤病如结节性红斑等，仅局限在皮肤的损害，而白塞病既有皮肤损害，又同时有口腔、眼、外生殖器的症状。

（4）阴部溃疡，包括附睾炎症应排除传统的炎症性溃疡、淋病性溃疡、软下疳等，根据其相关病史、症状及实验室检查，亦不难鉴别。

（5）本病以某一系统症状为突出表现者易误诊为其他系统疾病。如以关节症状为主要表现者，应注意与类风湿关节炎、强直性脊柱炎相鉴别；胃肠道受累应与溃疡性结肠炎相鉴别。神经系统损害与感染性、变态反应性脑脊髓膜炎、脑脊髓肿瘤、多发性硬化、精神病相鉴别；附睾炎与附睾结核相鉴别。

（6）狐蜃病与白塞病不能画等号。由于历史的局限，狐蜃病以口眼二阴的症状描述为主，而当今命名的白塞病则是多系统全身性慢性血管性疾病，不局限在口、眼、生殖器，因此，临床观察、诊断，要多角度、从整体出发，注意皮肤、血管、胃肠道、关节等处的损害。

【辨证施治】

1. 湿热内蕴证

证候：多见于疾病早期，正气尚盛者。口腔、咽喉溃疡，大小不等，表面颜色暗淡，有少量脓性分泌物，红肿灼痛，缠绵难愈；外阴溃疡深大，疼痛剧烈，疮久不愈，行走困难，目赤如鸠，多伴发热头痛、关节酸痛、口苦咽干、腹满纳呆、便干、溲赤。苔黄腻，脉弦滑带数。

分析：外内湿邪相合，伤害人体，湿为阴邪，易阻碍气机，其性重浊黏腻，来去滞缓，病势缠绵，久病深入脏腑，湿困脾胃则腹满纳呆；隐匿经隧，积久化为湿毒，伺机作变。每逢阴虚津亏之人，其形瘦而内火易动，久必化热，或遇脏腑积热火盛者，湿亦从热化，成为湿热之证。湿热之邪内蕴成毒，循经上攻，头痛口苦咽干，或熏灼口眼诸窍，则见口舌生疮，溃烂不愈，目赤如鸠；或流注关节经络，与瘀互结，则关节肿痛；或下注二阴，则见生殖器、肛周等处溃疡。热伤津则便干、溲赤；苔黄腻，脉弦滑带数乃湿热困阻脾胃之象。

基本治法：清热解毒，和营利湿。

方药运用：选用龙胆泻肝汤合泻黄散加减。方中龙胆泻肝汤清热利湿，泻黄散组成为防风、藿香、栀子、石膏、甘草。栀子能清心肺之火，使之下行，从小便出；藿香可理脾肺之气，去上焦壅热，避恶调中；石膏性大寒，能泻热，并能解肌；甘草甘平和中，又能泻火；重用防风乃取其升阳，能发脾中伏火，又能于土中泻木。此方可酌加蒲公英、银花、玄参、板蓝根、白花蛇舌草清热解毒。湿盛者可加六一散、薏苡仁、土茯苓；便秘者加枳实、大黄。如属风温蕴毒证，可疏风清热、和营解毒，方选普济消毒饮、黄连解毒汤加减。

如因感受湿热而致，热邪侵犯，煎熬血液或热迫血动而溢出脉外，即可致瘀。血热成瘀，多见血管病变，肢体肿胀，巩膜瘀丝，肌肤甲错和色素沉着等。可用四妙活血汤加减：金银花、蒲公英、紫花地丁、野菊花各30g，玄参、当归、黄芪、生地、丹参各15g，牛膝、连翘、漏芦、防己各12g，黄芩、黄柏、贯众、红花、生甘草各10g，乳香、没药各3g。

外治法：①青吹口散：用煅石膏、煅人中白各9g，青黛0.9g，黄柏2.1g，川连1.5g，煅月石18g，冰片3g，研极细末，敷口腔溃疡。②青黛散：用青黛60g，石膏120g，滑石120g，黄柏60g，研极细末，敷阴部溃疡。③用锡类散或用冰硼散外用，吹、敷溃疡。

中成药：①牛黄解毒片，每次4片，每日3次。②清开灵口服液，每次2瓶，每日3次。③羚翘解毒丸，每次1丸，每日3次。④当归龙荟丸，每次6g，每日2~3次。⑤湿热痹冲剂，每次1袋，每日3次。⑥银黄注射液，每次2ml，每日2~3次。⑦萆薢分清丸，每次1丸，每日2~3次。

2. 阴虚内热证

证候：多见于阴虚体质者，或病后阴伤者。口腔、外阴溃疡日久，溃口暗红灼痛，反复发作，视力减退模糊、眼球充血，目赤如鸠，眼球痛，畏光流泪，下肢红斑结节，或有脓疱皮疹，伴低热起伏，心烦不宁，失眠多梦，头昏头痛，口燥咽干，手足心热。舌红苔剥，脉弦细数。

分析：素体阴虚，渐生虚火；或热病后期，阴液耗伤；或吐泻日久，伤津亡液，以致阴虚而生内热，低热起伏；扰动心神，心烦不宁，失眠多梦。虚火上炎于目窍，则目赤目痛，视力模糊减退，或虚火循经上浮，头昏头痛，口燥咽干；虚火与湿热胶结，走窜经隧则下肢红斑结节，或有脓疱皮疹，窍生痈疡。舌红苔剥，脉弦细数是阴虚内热的之象。

基本治法：滋阴清热，解毒利湿。

方药运用：选用玉女煎或知柏地黄汤加减。玉女煎主治少阴不足，阳明有余之证。阳明之脉上行头面，入上齿中，阳明气火有余，胃热循经上攻，则见头痛牙痛口疮。此为水亏火盛相因为病，而以火盛为主。治宜清胃热为主，兼滋肾阴。方中石膏辛甘大寒，清阳明有余之火而不损阴，故为君药。熟地黄甘而微温，以滋肾水之不足，用为臣药。君臣相伍，清火壮水，虚实兼顾。知母苦寒质润、滋清兼备，一助石膏清胃热而止烦渴，一助熟地滋养肾阴；麦门冬微苦甘寒，助熟地滋肾，而润胃燥，且可清心除烦，二者共为佐药。牛膝导热引血下行，且补肝肾，为佐使药，以降上炎之火，止上溢之血。本方的配伍特点是清热与滋阴共进，虚实兼治，以治实为主，使胃热得清，肾水得补，则诸症可愈，其作用偏上，以治口、眼为主。红肿羞明者，可用温清饮（即四物汤合黄连解毒汤），并酌加菊花、密蒙花、夏枯草、谷精草等。红肿清退之后，即改用滋肾清肝为主。热盛者加地骨皮、鳖甲、知母；患处溃烂灼痛加人中白、银花、连翘、野菊花、赤芍。

知柏地黄汤则以六味地黄丸为基础滋补肾阴，另加知母、黄柏清肾火为主，作用偏下，以治外阴溃疡为主。可另加淡竹叶、甘草梢、蒲公英、白及粉。

如以肝肾阴虚为主，治宜滋肾养肝、育阴清热。方选一贯煎、二至丸、六味地黄丸合方。方用：生地黄20g，枸杞子12g，麦门冬、沙参、玄参、白芍各15g，女贞子12g，旱莲草12g，川楝子10g，当归10g，山药18g，龟板30g，甘草6g。水煎服。热盛者，选加玄参、白薇、地骨各15g，知母、黄柏各12g。

一贯煎方中多为甘寒之品，重用生地黄为君，滋阴壮水以涵肝木，配伍枸杞子补肝血、养肝体以和肝用，使肝得所养，肝气条达，则无横逆之虞；又辅以沙参、麦门冬滋补肺胃之阴，既助脾胃生化之源，又滋水之上源，肺胃津旺，金气清肃下行，自能制木，令其疏泄条达而无横逆之害，共奏培土养金，以制肝木之功；当归养血活血以调肝，借其辛温之性，使诸药补而不滞；更入少量川楝子，性寒不燥，疏肝理气，顺其条达之性，平其横逆，又能引诸药直达肝经。如此配伍，寓疏散于滋补之中，滋补不壅滞，疏散不伤正，可使阴血复、肝气疏，诸证乃平。

若气阴两虚者，可合生脉散。

中成药：①知柏地黄丸，每次9g，每日3次。②双料喉风散，吹喉舌口腔溃疡处，每日3次。③补肾滋阴片，每次5片，每日3次。

单方验方：玄参、生地黄、熟地黄、党参、茯苓皮各15g，山药20g，山茱萸、泽泻、菟丝子各12g，郁金、牡丹皮各9g，甘草6g。水煎服。

3. 脾肾阳虚证

证候：多见于素体脾虚，或久病气虚，或久服苦寒者。反复出现口腔、外阴溃疡，遇冷加重，病程长，伴有全身乏力，少气懒言，食欲不振，纳少便溏，畏寒肢冷，下肢浮肿，便清，阳痿，舌淡，体胖有齿痕，苔白或腻，脉沉细。

分析：素体脾虚，或久病气虚，或久服苦寒，损伤中阳，以致中气虚弱，脾失健运而湿浊内生，湿郁日久，损伤中阳，以致中气虚弱，脾失健运而湿浊内生，湿郁日久，化热内扰，流注经络，伤及外窍，则发痈疡。或阴虚日久，阴损及阳，致脾肾阳虚，正虚无力祛邪，故口腔、外阴溃疡反复出现，病情缠绵。阳虚生外寒，则遇冷加重、恶寒肢冷。脾虚化源不足，则少气懒言乏力。脾阳虚寒，胃肠失于温煦，则食少便溏。肾阳虚，则性无能阳痿。脾肾阳虚，水湿不化，则下肢浮肿。舌淡，苔白，脉沉细，为阳虚有寒之象。

基本治法：补脾益肾，温阳和血。

方药运用：选用真武汤合附子理中汤加减。真武汤由附子、茯苓、白术、白芍、生姜等组成，其功效为温阳利水。方中附子温肾阳，宜用制附片，且应久煎；苓、术温脾阳；

白芍阴柔以制术、附之燥，且合生姜和营卫，其中生姜务必是新鲜的，取其宣发之性，而不能用干姜代之，不然就失去用姜的意义。附子理中丸源出《阎氏小儿方论》，为温阳祛寒、益气健脾而设，两方相合，能补脾益肾，温阳散寒。

中成药：①补中益气丸，每次 10g，每日 3 次。②附子理中丸，每次 1 丸，每日 2~3 次。③绞股蓝总甙胶囊，每次 4 粒，每天 3 次。

【其他治疗】

1. 外治

（1）阴部溃疡可用紫色溃疡膏（经验方）。轻粉、红粉、琥珀、血竭、青黛各 10g，乳香 45g，黄连 30g，煅珍珠面 0.3g，蜂蜡 10g，香油 500g。将前八味研细末，将香油置火上烧开后加入蜂蜡搅匀，离火冷却再加药粉，搅拌均匀成膏。直接涂在病损上。

（2）结节红斑可用紫色消肿膏（《经验方》）。紫草 15g，赤芍、当归、升麻各 30g，贯众 6g，白芷 60g，紫荆皮、草红花、儿茶、芥穗红曲、荆芥、羌活、防风各 15g。将上药研极细末，过重箩，取 200g，加血竭面 100g，冰片 50g，凡士林 2000g，搅匀即成，可直接涂皮疹上。

（3）吴茱萸适量，研为细末，用醋调成糊状，置于纱布上，贴两足心涌泉穴，每晚 1 次。

2. 针灸

（1）口腔、咽喉溃疡取合谷、大椎、曲池；外阴溃疡取三阴交、肾俞、肝俞、脾俞；眼赤等加睛明、风池。实证用泻法，虚证用平补平泻，留针 10~15 分钟，隔日 1 次，7 次为 1 疗程。睛明穴轻刺不留针。脾虚湿郁证可配合温灸。

（2）取足阳明胃、足太阴脾经穴及俞募穴，针宜平补平泻法。取穴隐白、太白、足三里、中脘、上脘。隐白、太白为脾经穴，用平补法有健脾助运，除湿通络之功；足三里、中脘、上脘可用平补平泻法，意在通降胃气，清除湿热。用以治疗狐惑病湿热阻络证，以湿热内蕴、升降失职为主要表现者。

3. 耳针

取脾、胃、交感、腹、内分泌穴，用平补平泻法。脾、胃、腹三穴，可健运脾胃，清除湿热；交感、内分泌穴可调理脾胃，疏通经络。适用于狐惑病湿热阻络证，偏于经络阻滞者。

【转归及预后】

白塞病一般呈慢性，症状多变，是较为难治的疾病，常反复发作。但大部分患者预后良好，缓解与复发可持续数周或数年，甚至长达数十年。在病程中可发生失明、腔静脉阻塞及瘫痪等。本病由于中枢神经系统、心血管系统、胃肠道受累偶有致死。有关资料报道本病病死率为 4%，主要为脑膜炎等中枢神经系统损害、胃肠道穿孔引起急性腹膜炎和大动脉破裂所致。但白塞病眼病常导致失明，未经治疗的患者中失明率可达 65%。但临床上只要辨证准确，施治得法，大多可获较好疗效。

【预防与调护】

1. 急性活动期，应卧床休息。发作间歇期应注意预防复发。如控制口、咽部感染，避免进刺激性食物。伴感染者可行相应的治疗。

2. 生活起居规律，避免精神刺激，保持心情舒畅，保证睡眠时间，静心休养，坚持治疗。

3. 积极锻炼身体，增强身体素质，提高抗病及自身免疫力。

4. 发作期间，尽量避免注射用药和局部刺激。

5. 发病后加强营养，注意饮食有节，尽量进食清淡食物，少食肥甘厚味、忌食辛辣、羊肉、狗肉等热性发物，戒酒忌烟，以免酿湿助热，湿热内生，诱发本病。

6. 预防感冒，凡遇外感，应及时治疗，以免感受风温之邪，反复迁延，继发本病。

7. 平时节制房事，以防耗气伤津，发病后则应禁忌房事，以防虚热内生，变生他症。

【临证经验】

白塞病相当于中医的"狐蜜病"。"狐蜜病"的病位主要在肝，亦可涉及于心、脾、肾、肺，并使相关经络、肤窍受损。本病总属本虚标实，肝肾不足。正虚阴亏是其本，湿热毒火、气血凝滞是其标。阴虚火旺者，用玉女煎合增液汤化裁，养阴清热，壮水制火。阴虚内热者，重用生地、玄参；低热缠绵，配生石膏、知母以增清火之力；如兼热毒、湿毒者，则加黄柏、土茯苓等苦寒之品。湿热蕴毒者，用龙胆泻肝汤合狐蜜汤化裁，清热利湿，解毒化腐。本方宜暂不宜久，以免损伤脾阳，并要求中病即止，及时改用健脾除湿或滋阴清热药；注意切勿清晨空腹服用，以半空腹服用为宜。脾虚湿滞者，用甘草泻心汤合补中益气汤化裁，以健脾除湿。甘草泻心汤自仲景创制迄今，用治狐蜜病历验不爽。"因湿毒上冲复下注，上下交病须治其中"，故甘草宜重用 15~30g，甚则用至 50g，并可生炙同用，生者解毒，熟者和中。佐以参、枣补益脾胃。健脾益气可选用人参或党参，党参用量 30~50g，人参用量 10~15g，柴胡一味照常使用，不必拘泥于"劫肝阴"之说。气血瘀滞者，用赤小豆当归散合血府逐瘀汤化裁，理气活血，凉血化瘀。赤小豆发芽风干者升发力强，不发芽则入下焦而通肾经积滞，以丹参代当归，取其"一味丹参，功同四物"，调和气血优于原方，如妇女月经来潮，又当调经养血。本病不论何型，凡有气血瘀滞者，均可配用此法，热证而用温通，久病阴虚或阳虚者，切勿专事清利。慎之慎之。

【现代研究进展】

1. 朱良春治疗白塞病的经验

名中医朱良春认为本病临床多见虚中夹实，阴阳不济，咎由湿热邪毒蕴结心肝脾经络，上熏下迫所致。认为《金匮》载"甘草泻心汤"为正治方，朱老师融后世各家之长，取仲景泻心汤重用甘草补泻兼施，寒温同用之意，结合临床经验，拟"土苓百合梅草汤"随证加味内服，配合"吴萸生栀散"外敷两足心涌泉穴，药简、效宏、灵活加味寓于其中。

（1）湿热成疳分肝脾，泻黄泻肝随证理：症见眼睑、口唇局部白溃糜烂，乃因眼睑、口唇为脾所主，皆因脾气不运，湿邪内蕴，蕴久化热，湿热相搏成疳。肝经湿热拟"土茯百合梅草汤"合"龙胆泻肝汤"加减，药用：土茯苓、忍冬藤各30g，乌梅8g，甘草、生地各20g，龙胆草、柴胡各6g，炒栀子、黄芩、川木通、车前子、泽泻各10g。基本方"土茯百合梅草汤"乃取百合有安心益志，清泄肺胃之热，而通调水道，导泄郁热之功；又取其益气，利气，养正去邪，渗利和中之妙用。土茯苓味甘淡而平，益脾胃，通肝肾，清湿热，解邪毒，强筋骨，利小便，除湿毒，能补，能和，《本草正义》云其"利湿去热，能入络，搜剔湿热之蕴毒"颇合"狐蜃病"之病机。现代药理证明土茯苓具有良好的抗炎、抗病毒、抗菌及抗螺旋体作用。如大剂量使用，颇能提高疗效，但必须指出本品确忌铁锅煎煮，切勿忽视。本病因湿热相搏成疳，责其脾胃虚弱，"脾胃何以弱，肝木克之也"。故用乌梅敛肝舒脾。乌梅合甘草虚证重用有奇功，实证少用亦效宏，虚中夹实当不忌。重用甘草乃取仲景"甘草泻心汤"之意，李东垣谓甘草"补脾胃不足，而大泻心火……其性能缓急，而又协和诸药，使之不争，故热药得之缓其热，寒药得之缓其寒，寒热相杂者，用之得其平"。取"龙胆泻肝汤"去水即所以清热之意，方中用泽泻、川木通（川者色白，不大苦至呕）、车前子，三利水药，利血中之水，即是去血中之热，盖去血中之热即是去肝经之热。本方加柴胡以疏利火郁，彻内彻外，生地助龙胆草，虽言泻之，不啻补之，前贤释为以泻肝之剂，作补肝之药，所以为妙，诚非虚誉。脾经湿热则用"土茯百合梅草汤"合钱仲阳"泻黄散"，乃取泻黄散"不清之清，不泻之泻"之妙。白塞病脾经湿热见证者，责之脾胃虚弱，故勿轻议攻，勿轻议下，亦勿过投苦寒，本方仅用石膏、栀子，以清泻、化解脾经湿热相搏，而加藿香以和中，防风以和表，盖不从下泻，而从外泻，中气即自为旋转斡运，而中热得泄，络中伏火潜消，此清化之良方也。方名泻黄，而方中药物，并无攻实泻下之品，颇合虚中夹实之白塞病之用药实际和宜忌。

（2）阴虚成疳补肝肾，清热养阴一贯煎：白塞病阴虚见证者亦不鲜见，症见反复发作，舌红少苔，五心烦热，脉细数等，法当养阴清热，利湿消疳。以基本方"土茯百合梅草汤"合魏玉璜"一贯煎"加减（药用土茯苓、百合各30g，乌梅、生甘草、北沙参、麦冬、生地、银花各15g，当归、栀子各10g，竹叶6g）。前贤有"肝肾同治之说"，乃因肾藏精，肝藏血，肝肾同源之理，取"一贯煎"滋水涵木之意，从滋肾养肝，补肝体以和肝用，合基本方"土茯百合梅草汤"敛肝舒脾，养正祛邪，导泄郁热，清热养阴，而治疗肝肾阴虚见证之白塞综合征疗效卓著。此型之主要矛盾是肝肾阴虚，肾为肝之母，虚则补其母，滋水即能涵木，以柔其刚悍之性，方中生地、枸杞子养肝肾阴血，阴血充，则肝木柔和；肺主治节，灌溉诸脏，故清肺金亦能制肝木；胃土本受木克，治当培土抑木，土茯苓甘淡健脾培阴土，合北沙参、麦门冬清肺益胃补阳土。"盖肝最不平，且不可平，乃平之不平，敛之则平，敛肝之功，擅之乌梅"，故重用乌梅。本方有生地、甘草加竹叶取局方"导赤散"之意，盖仲景"甘草泻心汤"治"狐蜮病"用黄连，乃治实邪，泻子以清母。导赤散用生地黄，乃治虚邪，虚邪责之水不足，壮水以制火。竹叶甘淡寒，《药品化义》

云："气味俱清且专清心气，味淡利窍，使心经热血分解，又气清入肺，是以清气分之热，非竹叶不能。"此方用药，集敛肝舒土，滋水涵木，清金制木，培土抑木四法于一炉，围绕肝木，以平主要矛盾，更妙在兼顾脾肺。

（3）脾虚久痹理中增反治法仿李时珍：白塞病是一种自身免疫性疾病，临床表现为眼、口、生殖器三联溃疡，但半数患者仅有口腔溃疡，给诊断带来困难，尤其易和复发性口腔溃疡混淆。口腔溃疡，中医称"口疮"或"口疳"，是指口腔黏膜上或齿龈上、舌边缘、舌底等部位，发生黄白色大小不等的豆状溃点，并伴有灼热疼痛为特征的疾病，现代医学认为与微生物感染，内分泌失调，维生素或某种元素缺乏及自身免疫等因素有关。中医学认为口疮连年不愈者是虚火，是心脾或肝经蕴热所致，如患者无神志不安，恍惚迷乱或精神抑郁，多疑善虑等症，无眼、口、生殖器三联溃疡综合征，临床应以辨证施治为主，即使是白塞病，如仅有口腔溃疡，按口疮、口疳论治，同样治愈。口属脾窍，久用寒凉药损脾，脾虚失养，则口腔黏膜溃疡久治不愈，李时珍云："口疮久服凉药不愈，理中汤加附子反治之。"汪昂也指出："治口疮用凉药不效者，乃中气不足，虚火上炎，宜用反治之法，参、术、甘草补土之虚，干姜散火之标，甚加附子，以引火归原。"朱丹溪亦有此说，据前贤之要言不烦。朱师结合临床经验，用"土苓百合梅草汤"合"附子理中汤"配合"吴萸生栀散"外敷，屡屡获效。

2. 曲环汝等从"疡"论治

曲氏等认为该病本在"疡"，虚、瘀、毒作祟。狐为疡，蟊亦为疡，疡在一体，患在同时，仅差在病位，何以上为火下为湿，治上降火，疗下利湿，治之有殊，别如天壤。再者，白塞病病情久恋，溃疡反复难愈，一派虚象，即有湿热，亦是末节，岂能仅重湿热，一味清折肝经，虚虚害人，遗殃病家。考究白塞病临床表现，虽复杂多样，涉及全身多系统，但其主要表现为反复口腔溃疡、生殖器溃疡、眼部损害（色素膜炎、前房积脓、视网膜血管炎等）、皮肤损害（结节性红斑、无菌性脓疱、痤疮性毛囊炎等）、针刺反应阳性及消化道损害（多发性溃疡）等等，此类表现无疑隶属中医学疮疡范畴，不明医者论治白塞病为何抛弃疮疡外在直观诊断，而因因相循，囿于狐蟊，臆测病机，胶柱而治。白塞病既以"疡"为主要表现，其病因病机、治疗法度必可法于疮疡。《医宗金鉴》曰："痈疽原是火毒生，经络阻隔气血凝。"《素问·生气通天论》曰："营气不从，逆于肉理，乃生痈肿。"疮疡多因感受六淫邪毒，入内化热、生火、酿毒，毒窜血脉，凝滞气血，阻于肌肤，留于筋骨，外注九窍，内攻脏腑而致。疮疡日久，可耗气伤血，灼阴损阳，变生虚证。虚、瘀、毒贯穿疮疡病变始末，白塞病亦合于此。其多由脏腑功能失调，或素体阴虚血热，或五志过极，肝郁化火，加之嗜食肥甘厚味，浊酒醇乳，导致湿热蕴毒，伏藏于内，流注血脉。及至感召外邪，则内外相引，毒发于外，充斥腠理，熏蒸诸窍，腐肉为疡，则口烂阴溃，目睛肿赤；热毒痹阻经络，流注关节，浸渍肌肤，发为关节肿痛、结节、红斑、血痹、静脉炎等；热毒内炽，内伤脏腑，可有高热烦躁、恶心呕吐、腹痛便血、神昏谵语，重笃者死。病久不愈，耗气伤阴，灼血为瘀，或阴损及阳，无力托毒，终至患者形体瘦羸，虚象毕现，溃疡反复，缠绵难治。

总之，白塞病其本为疡，乃虚瘀毒为祟作患而成。整个病变过程，初期邪实为主，热毒炽盛，血脉失和；热毒难去，耗阴伤津，乖违气血，血瘀于内，经久损及脏腑，抑遏阳气，后期形成正虚邪实之候。

疡之论治，常依其初期、成脓、溃后不同阶段，合理运用清、托、补三法，或解毒，或养荣，或内托，或温补。白塞病病变过程中，虚、瘀、毒兼夹转化，病程不同，邪之轻重、正气强弱不一，故当明辨标本，分期论治。

初期溃疡红肿热痛，多为热毒炽盛，血脉失和，治当清热解毒，活血化瘀，并注意顾护气阴，方选黄连解毒汤合四妙勇安汤加减，药用玄参、生地黄、金银花、连翘、黄连、黄柏、栀子、黄芩、白花蛇舌草、金雀根、当归、赤芍、白芍、生甘草等。热毒重者，蒲公英、草河车、乌蔹莓、板蓝根等药择一二加之；毒邪夹湿者，合用生薏苡仁、土茯苓、车前草、鸭跖草、龙胆草等利湿解毒之品。

此期白塞病即使邪盛毒壅明显，亦不可一味清热解毒，应早早佐加益气养阴之品，如黄芪、生地黄、生甘草等，既纠毒伤气阴之虞，又扶正托毒达邪，有利于病愈和防止复发。

病变后期疮疡反复发作或久不收口，热盛伤阴耗气，涩脉留瘀，或阴损及阳，属虚实夹杂者多。当益气托毒，勿忘化瘀，必要时益气温阳，施以托里消毒散合甘草泻心汤，药用黄芪、生甘草、炙甘草、生地黄、金银花、生白术、茯苓、黄芩、黄连、川芎、当归、白芍等。病情反复，至五脏失调，阳气怠顿，脾肾亏虚明显者，佐用仙茅、淫羊藿平济阴阳；附子、肉桂、干姜温阳壮气，引火归原。

应注意的是，白塞病基本病理变化为血管的炎症和损伤，且所表现诸症如溃疡、结节性红斑、游走性静脉炎、色素沉着等皆为中医血瘀之征，可认为白塞病无论早晚，时时夹瘀。因此，活血化瘀法宜贯穿白塞病治疗始终，有助于提高疗效。

同时，强调内外合治，坚持以"疡"为轴心。如眼部受损可用木贼、薄荷、菊花煎汤熏洗眼部；外阴溃烂则以苦参、黄柏、蛇床子、白鲜皮、冰片煎洗；口腔溃疡可用锡类散、冰硼散或六神丸研末外敷以消肿止痛。此外，白塞病病情复杂，病位甚广，累及上下内外，为害多端，临床应在辨证的基础上，结合病位，随症变通，灵活用药。眼部受害，目赤肿痛，加菊花、青葙子、密蒙花；口舌溃疡，选黄连、生地黄、莲子心、淡竹叶清泄心火；阴部溃疡，用土茯苓、黄柏、苦参清化下焦湿热；结节性红斑，加赤芍、牡丹皮、王不留行；关节肿痛，加忍冬藤、威灵仙、青风藤；腹痛便血者，加生地榆、槐花；神志抑郁者，加生地黄、野百合。

3. 张立军等以"阴疽"立论

张立军等人运用温阳补血，散寒通滞法治疗白塞综合征17例，9例痊愈（溃疡全部愈合，临床症状消失，停药3个月未复发），8例好转（溃疡缩小或消失，临床症状减轻或消失，但停药3个月内复发）。基本方药用熟地30g，鹿角胶、赤芍、黄芪各15g，皂角刺、白芥子、肉桂各 6g，麻黄、炮姜、生甘草各 3g。口腔溃疡较重者加竹叶、灯心草；兼生殖器溃疡者加川楝子；兼眼部症状者加枸杞子。每日 1 剂，水煎分 2 次服，连服 30 天为 1 疗程，2 个疗程后判断疗效。

4. 名医和各家经验

（1）赵炳南：认为本病治疗应谨守病机，详细辨证，兼顾相关脏腑，不能只着眼于局部病变。同时用药不宜过急求功，应权衡轻重缓急，徐徐图之，提高机体免疫力，内服药与外用药同时运用，必将取得良好效果。主张湿热用除湿解毒汤加减。大豆卷 10g，生薏苡仁 20g，土茯苓 20g，生地 20g，丹皮 9g，银花 12g，连翘 12g，木通 10g，滑石 20g，淡竹叶 10g，甘草 6g。

（2）顾伯华：认为本病多为心脾积热，胃火偏旺伤阴或肝胆湿热内蕴，风邪阻于经络。治疗用龙胆泻肝汤清利湿热或用清气热、泻胃火、养阴生津的白虎汤加味，效果良好。

（3）陆德铭：强调疾病初起湿毒之邪明显时，可辨证选用清热利湿解毒之品，随着湿热化解，标实渐去，应以益气养阴为主，并逐渐加大黄芪用量。认为清解湿热只是权益之计，益气养阴方为收功之本，并且强调应妙用虫甲之品，故在治疗时，尤其重用黄芪、龟板、蜈蚣 3 味药。现代药理研究证明，蜈蚣、龟板中含动物胶、角蛋白等成分，能促进溃疡愈合；黄芪对体液和细胞免疫均有明显双向调节作用，且有抗炎、改善毛细血管通透性、改善微循环之作用，三药合用，气阴自复，邪去正安，免疫功能得以调整，病情得愈。

（4）张耘：强调临床治疗白塞病勿忘抗痨，其以此为原则论治本病，临床上取得一定疗效。我国不少学者认为白塞病与结核有非常密切的关系，很可能是结核杆菌感染引起自身免疫性反应而发病。

（5）吴氏：以育阴清热活血之四妙勇安汤加味内服治疗 25 例，痊愈 3 例，显效 11 例，有效 10 例；以滋补肝肾之杞菊归芍地黄汤加麦冬、菟丝子、女贞子治疗 28 例，痊愈 7 例，显效 9 例，有效 10 例；以温补脾肾、活血化瘀之白塞病加减方（炙附子、党参、白术、茯苓、半夏、三棱、莪术、归尾、赤芍、红花各 10g，肉桂、干姜、甘草各 3g，气虚者加重黄芪）治疗 35 例，痊愈 5 例，显效 19 例，有效 10 例。

（6）冒氏：用昆明山海棠，每日 6~9 片，分 3 次服，治 5 例 1 周后皆效。

（7）秦万章：用雷公藤，每日量小于 50g 配合其他中药内服治疗，一般 2 周后见效，诸多见症和实验室指标获改善。

（8）高国俊：自制中药散剂治疗白塞综合征 40 例。药用知母、黄柏、山茱萸、丹皮、升麻、炒白术、白芷、青皮、陈皮各 10g，熟地 20g，山药、泽泻、当归各 12g，川芎 9g，皂刺、黄芪各 15g。制成散剂，每天 15g，分 2 次口服，连用 3 周。结果痊愈 17 例，好转 18 例，无效 5 例，总有效率 87.5%。

【小结】

1. 白塞病原称白塞综合征，一度曾称口眼生殖器综合征。其中的口疮、眼炎、生殖器溃疡等症状相当中医所称的"狐惑病"。

2. 本病中气不足，肝肾阴虚为发病之本；湿热内蕴，瘀毒阻络为症状出现之标，湿热毒瘀互结是白塞病发病的病理基础。本虚标实，邪毒久羁，热伤阴血，湿伤阳气，又可表现为虚实夹杂。体虚则正不胜邪，诸邪留恋，湿热凝滞，病程漫长；病久入络，伤血动脉，病情更加缠绵，是频频复发的重要原因。

3. 辨证分型大体划分为湿热、阴虚、阳虚三类，或兼气血两虚，或兼有瘀血阻络。

4. 本病一般呈慢性，症状多变，较为难治，常反复发作。但大部分患者预后良好。

5. 急性活动期积极控制感染，发作间歇期应注意预防复发。避免进刺激性食物。生活起居规律，避免精神刺激，保证睡眠时间，积极锻炼身体，尽量避免注射用药和局部刺激。注意饮食有节，尽量进食清淡食物，戒酒忌烟，预防感冒，平时节制房事。

第五节　性病神经综合征

性病神经综合征，原称性病神经症，包括临床上人们习惯称的性病恐怖症和性病过治综合征。其以心理、行为障碍多发的一组症候群为主，与性病后综合征以泌尿生殖道局部疾患为主，并伴有全身症状的一组症候群有所区别，故主张以性病神经综合征命名更贴切。

性病恐怖症是指某些人对性传播性疾病（以下简称性病）产生了过度的不安、害怕和惊惧等一系列心理反应和相应的症状。

性病过治综合征是对性病这一事件产生强烈的心理反应而引起的一系列症状感觉和过度防治表现。

这两种都属于并不少见的身心疾病，均发生在性病（或疑似性病）以后，表现为对性病的无知、误解和偏执。不同的是前者以心理恐怖为主，后者则有过度治疗等行为现象，故一并叙述。

中医无此病名，根据其一系列症状及行为异常，大体符合中医学中"不寐"、"惊悸"、"郁证"等范畴。

【病因病机】

中医认为，本病的发生由忧思惊恐等情志因素而起，加上素体衰弱，心理禀赋先天不足，心胆气虚，更易致五志过极。在情志刺激下，使五脏气机失调，经气运行不畅，阴阳失去平衡，五脏所藏之神不安，或五脏所主失常，易致伤精耗气，气血阻滞，则可出现本病。而脏腑功能活动失常则进一步加剧精神症状。"血不足则恐"，故气血不足也是恐怖症发生的重要原因。五脏所藏之神各不同，涉及何脏，则见何证。

【诊断与鉴别诊断】

1. 临床表现

（1）自觉症状

精神症状：如头晕头痛、失眠、恶梦、心悸、纳差、耳鸣乏力、口臭等。

外阴部症状：如排尿不尽、小便不畅，或尿道瘙痒，疼痛不适，阴部不适，阵痒、阵痛、阵发性麻木或抽动，尿道口有"分泌物"，阴囊、下腹部坠痛不适，遗精、早泄、阳痿、性欲下降等。严重者可感到尿道内虫咬感等感觉过敏症状。

非特异症状：如腰背酸痛，下肢乏力酸痛，皮肤瘙痒等，甚或有全身各种不适，如游走性疼痛、肌肉跳动等。

上述各种临床表现在工作紧张、注意力转移、睡眠时消失或不明显。

（2）精神症状

疑病性恐惧：自疑得了性病或性病未愈，痛苦不堪，无法摆脱。

强迫行为：反复寻医求诊，要求进行各项检查和治疗，甚至自己采取了许多不必要的过分的防治措施，如不惜一切代价地要求医生给做多种先进的精细的检验。对可能传染性病的途径高度警惕和回避，如不敢与配偶同房，自用洗漱用具，反复强迫洗涤，有的一日多次求医咨询，或到多家医院找不同的医生进行咨询治疗，以图减轻自身精神压力。

强迫思维：对有利于本病的诊断或化验结果抱住不放，夸大病情，试图证实自己的观点，对检验之后的阴性结果持怀疑态度，对其假阳性结果则要求医生当作真性病来处置。

（3）主观症状与体征、化验结果不相符。

（4）滥用药物：患者不惜耗用重金，自用或要求医生用多种治性病的传统药、贵重药或新药，通常患者在用药之初自觉好转，数日之后又有不适，于是随意加大用药剂量、延长用药时间、配用其他药物或频繁更换用药方案，到处打听性病良医，四处奔走、异地求医，使病人和医生都得出性病难治、病菌顽固的结论。其中一些人因过量应用抗生素，造成菌群紊乱，导致霉菌生长，使病情更加复杂化。

（5）心理自责：患者常常为仅有的一次婚外性行为、一次意外的性遭遇或仅仅使用过一次不洁的被褥而悔恨不已，不但自我陷入性病难医的焦虑之中，拒绝房事，自我隔离，使夫妻关系疏远，而且迫使全家老小反复查病治病，甚或导致意想不到的社会悲剧。

2. 诊断标准

（1）有婚外性交史，尤其是不洁性交史，或与性病有关的恐怖史、性病史。有些患者尽管无不洁性交史，由于缺乏对性病的正确认识，亦可造成非性病患者对性病产生病态恐惧。

（2）体格检查及实验室检查，无性病所致的阳性改变。

（3）对性病有心理和行为的异常表现，影响正常生活、工作，病程超过 3 个月。

3. 鉴别诊断

（1）各种躯体疾病所致神经症，无不洁性交史及性病史，临床症状相同，但病史诱因不同。

（2）性病所致的实质性脑损害，也可能出现精神症状，要注意区分。

（3）各种性病。

（4）诊断时要关注实验室检查的局限性。有些患者或某些医生常因无知或草率，仅凭检验单上的假阳性即确诊性病，造成不良后果。例如，至少有 5~6 种不致病的细菌在涂片上都可以是革兰染色阴性双球菌，与淋菌不能区别；又如查衣原体抗体荧光阳性同样不能区别致病的和不致病的衣原体，有些检验的准确率不高，正常人也常出现有时阳性、有时阴性的结果，意义不大。为防止误判，须由有经验的医生结合临床症状，具体分析后慎重判断，然后决定有无必要做某些补充检验或仅给予恰当处理。一些基层"医院"、"诊所"把"新技术 PCR 检测手段"当作性病的常规检测手段，但是 PCR 技术要求的条件极其严格，多数基层实验室并不符合防污要求，极易出现假阳性结果，故用于临床诊断要慎重。

【辨证施治】

1. 肝郁化火证

证候：多见于性情急躁者。心烦易怒，情绪不稳，多方求医，过度治疗，失眠多梦，口苦咽干，胸胁胀满，舌边尖红，苔黄，脉弦。

分析：心主神明，肝主疏泄，性喜条达，五志化火，则心火首旺，君火动则引动相火，心肝火旺故心烦易怒，情绪不稳，性情急躁，恨不立愈，多方求医，宁愿过度治疗，而不愿"姑息养奸"；心火扰动神明则夜寐不安，失眠多梦；肝火上炎则口苦咽干；肝郁气滞则胸胁胀满；肝郁化火则舌边尖红，苔黄，脉弦为肝郁之脉。

基本治法：清肝泻火，平肝安神。

方药运用：丹栀逍遥丸加减。丹栀逍遥丸是在《太平惠民和剂局方》所载"逍遥散"基础上加丹皮、栀子二药组成。方药组成为丹皮、栀子、柴胡、芍药、当归、茯苓、白术、甘草、薄荷、生姜。原用于月经不调、潮热、自汗或盗汗等症的治疗。现临床用于抑郁症等多种身心疾病的治疗，具有良好的临床疗效。方中丹皮、栀子清肝火，除烦热；栀子导热从小便而解；丹皮兼能清血分伏热；柴胡疏肝理气，配薄荷之轻清散郁；茯苓、白术健脾利湿，实脾助运，调和肝脾；当归、白芍养血柔肝，疏肝理气，有助肝之条达功能，故具有稳定患者情绪，减轻症状之作用。与抗抑郁剂相比，该方没有依赖性及副作用。急躁易怒，还可加龙胆草、夏枯草；心火旺，失眠多梦加炒枣仁、黄连、龙骨、牡蛎；如尿道时感灼痛、刺痒，加通草、灯心草、滑石。

中成药：丹栀逍遥丸，每服 6~9g，每日 2 次。

2. 肝郁脾虚证

证候：多见于性格内向，情绪抑郁者。情绪抑郁，心胸烦闷，唉声叹气，多疑善虑，食欲不振，辗转难眠，胸胁胀满，腹胀，舌淡，苔白，脉弦细。

分析：感染性病，惊恐焦虑，肝郁气滞，疏泄不畅，故情绪抑郁，心胸烦闷；木郁克土，肝郁犯脾，消化受阻，故腹胀，食欲不振；思虑伤脾，脾伤则焦虑更甚；子亏及母，心气亦虚，则虚烦失眠；肝郁气滞则胸胁胀满；胆为决断之官，肝胆相连，肝病累及胆腑，故多疑善虑；舌淡，苔白，脉弦细均为肝郁脾虚之征。

基本治法：疏肝解郁，健脾化痰。

方药运用：逍遥散加减。柴胡、白术、白芍、当归、茯苓各 30g，甘草 15g。上方研末，加煨姜、薄荷少许，煎汤温服，每次 9g，每日 3 次。如服汤剂，酌情增减药量。本方以柴胡为君药，疏肝解郁，使肝气得以条达。白芍酸苦微寒，养血敛阴，柔肝缓急；当归养血和血，使血和则肝和，血充则肝柔，且气香可理气，为血中之气药，两者为臣药，三者同用，补肝体而助肝用。白术、茯苓、甘草健脾益气，非但实土以抑木，且使气血生化有源，用薄荷（少许）疏散郁遏之气，透达肝经郁热；烧生姜降逆和中，且能辛散达郁，二者为佐药；柴胡兼为肝经引经药，又兼使药之用。如此配伍既补肝体，又助肝用，气血兼顾，肝脾并治，立法全面，用药周到，故为调和肝脾之名方。清陈修园曾评价此方："此方解肝郁也，而诸郁无不兼治。"

中成药：逍遥丸，每服 6~9g，每日 2 次。

3. 心脾两虚证

证候：多见于多思善虑者。多思多虑，惊恐不安，精神倦怠，失眠多梦，心悸乏力，纳少便溏，舌淡，舌边有齿痕，脉沉细弱。

分析：心主神明，主血，脾主思，后天气血生化之源，多思焦虑，损伤心脾，心脾两虚，气血不足，故精神倦怠，失眠多梦；心血虚亏则惊恐，心悸乏力；脾气虚弱，不主健运，则纳少便溏；舌淡，边有齿痕，脉沉细弱均为心脾气血两虚之候。

基本治法：养心安神，益气健脾。

方药运用：归脾汤加减。药用人参、白术、黄芪、茯神、龙眼肉、酸枣仁各 10g，木香、炙甘草各 5g，煎加生姜 5 片，大枣 1 枚。

本方所治心脾两虚之证，乃思虑过度，劳伤心脾所致。方中黄芪甘温补气，健脾益肺；人参大补元气，生津安神；龙眼肉补心气而安神，滋脾阴而益血，三药并同，补脾为主，兼及心肺；补气为主，兼益阴血，共为君药。白术、茯神健运渗湿，以增益气补脾之功；酸枣仁养心安神，兼可除烦敛汗，俱为臣药。君臣相合，益气补血，健脾养心，则神自足而志亦安。脾虚则化迟，升运无力，故佐木香舒理脾气，使补而不滞，更增补气生血之效；炙甘草益气补中兼和诸药，姜、枣开胃健脾而和营卫，助君臣以资化源，都是佐使之品。本方不拘泥"虚则补其母"的常法，而独重补脾气健化源，使脾健则心亦得养，气旺而营血自生，是其配伍特点之一。脾气旺，心血充，则体倦、惊悸怔忡、失眠健忘等症自除。如兼有腰酸膝软，加杜仲、续断、桑寄生。

中成药：归脾丸，每服 6~9g，每日 2 次。

针灸：以辨证取穴为主：①情绪不稳，烦躁失眠，惊恐不安取肾俞、阳陵泉、太冲、三阴交。②情绪低落，烦闷多疑取支沟、期门、脾俞。③精神倦怠，多思多虑，胆怯者以内关、神门为主。

气功：以静功为主，对改善症状，增强体质很有帮助。

综合治疗：心理治疗加针灸气功。一般来说，患者表现的是心理障碍和神经症。通过上述行为对消除症状、解除患者顾虑有明显疗效。

【其他治疗】

心理治疗

（1）向患者普及性病常识，仔细倾听病史及症状，耐心解释病因病理，鼓励安慰患者，医患沟通，争取患者对医生信任，是治疗成功的关键。用详细的体检和相关化验结果来打消患者顾虑。这是药物治疗能否取效的前提。

（2）暗示疗法。有针对性地运用语言、理疗及药物来暗示患者，以解除患者恐惧心理。

（3）对待心理和行为严重异常者，可请精神科大夫给予催眠疗法、音乐疗法等。

（4）必要时，家属配合治疗也是患者消除顾虑的重要措施，以解除对性病的恐惧。

（5）医生若能针对现有症状给予正确指导和心理安抚，常可以不药而愈，避免许多不该有的痛苦、医疗资源耗费和社会悲剧。

【预后及转归】

本病不是性病，发生在性病后，属身心疾病，只要心理障碍排除，预后甚好。但如医患沟通不好，则病情可迁延反复，出现其他神经症和躯体障碍，治疗就比较棘手。

【预防与调护】

1. 预防本病的最根本措施是洁身自好，不参与性乱；贯彻预防措施，包括阻断间接传染的途径；正确使用安全套。

2. 性病恐怖和性病过治综合征的防治需要全社会参与。国家应规范性病诊治市场，坚决取缔非法行医、非法诊所，使性病患者能到正规医疗机构就医。同时健全医院、性病防治院等正规医疗单位的性病诊治规章，从制度上解决性病滥治问题。社会和家庭不应当歧视性病患者。

3. 患者应学习一些性病的传播途径、特点、症状表现、治疗措施等知识；不讳疾忌医，及时到正规医院的专科就诊，防止陷入过治陷阱。

4. 对一些性病疑病患者，可以在进行心理暗示基础上，用抗精神病药物（如舒必利）来消除各种精神症状。

5. 若患者出现失眠、焦虑、痛痒等不适，可每晚睡前让其服用脑益嗪或鱼肝油丸等予以暗示治疗；同时应告知患者不该把自身的各种不适都与性病或性病未愈相联系。

验案举例

案一　贺某，25岁。1997年5月26日初诊。

患者自诉淋病愈后约1周。查：沙眼衣原体、支原体仍为阳性，服用大量阿莫西林、阿奇霉素、利菌沙等抗生素 20 余日。随后出现精神抑郁，胸部闷塞，胁肋胀痛，不思饮食，腹胀便溏，尿道灼热，外阴部有虫行感觉，表情淡漠，愁眉不展，两眼呆滞，舌质淡红，苔黄白厚腻，脉滑。证属肝郁脾虚，痰浊湿阻。治宜疏肝健脾，化痰泄浊，佐以安神镇静。用涤痰汤加减。

处方：胆南星、制半夏、枳实、竹茹、石菖蒲、炙远志、白术、陈皮、郁金各 10g，朱茯神 15g，丹参 20g，砂仁 3g，木香 6g，生龙牡各 50g。水煎服，每日 1 剂。

服用 30 余剂，恢复正常。

案二　赵某，53 岁，1997 年 9 月 22 日初诊。

患者自诉 2 周前有不洁性交。现症见表情淡漠，急躁面容，彻夜难眠，头昏耳鸣，阳物难以勃起，有自责恐惧感，舌质红尖赤，苔黄白厚腻，脉弦细。实验室检查：单纯疱疹病毒、淋球菌、支原体、沙眼衣原体、人乳头瘤病毒、梅毒螺旋体等均为阴性。证属心肾阴伤，虚火上炎，湿热浊邪内扰。治宜滋阴降火安神，清化湿热浊邪。

处方：郁金、远志、五味子、萆薢、石菖蒲、泽泻、生地各 10g，麦冬、丹参、茯神、车前子各 15g，枣仁 20g，制半夏 8g，黄连 5g。水煎服，每日 1 剂。

服用 30 余剂而愈。

【现代研究进展】

1. 黄灿用酸枣仁汤合导赤散治疗性病恐怖症

恐怖心理皆因肝气虚使然。茎为肝之筋，肝肾不足则茎痿软无力，头晕；肝气不舒则小腹胀痛，睾丸疼痛；肾虚则尿频尿急，素有下焦湿热或性病后余热未清而觉茎中不适。综观此症，虚实夹杂，因此治宜调养肝肾，养心阴，佐以利水导热，方选酸枣仁汤合导赤散。其中酸枣仁汤调肝气、养心神、消除恐怖感，再佐导赤散清心养阴，利水导热，二方合用，恐怖之症可除。药用：酸枣仁 15g，茯苓 30g，川芎 6g，知母 9g，生地黄 15g，川木通 12g，淡竹叶 12g，甘草 6g。每日 1 剂，水煎 400ml，分 2 次服，5 天为 1 疗程，一般服 2 个疗程判定疗效。

研究结果表明，方中酸枣仁、川芎能抑制中枢神经系统，有镇静安神作用；川木通治肾虚膀胱热；生地黄滋肾凉心为肝肾之要药；茯苓宁心安神，利水止眩晕；淡竹叶清热除烦利水。临证上辅以心理疏导，病症可很快消除。治疗结果 30 例中痊愈 24 例，好转 4 例，无效 2 例。

2. 庄逢康用疏肝解郁治疗性病恐怖症

临床应用逍遥散为主方，加减治疗性病恐怖症。药用当归、白芍、柴胡、茯苓、白术、薄荷、甘草、生姜为主。湿热下注加用萹蓄、瞿麦、茵陈、泽泻、滑石、木通、车前草。肾阴虚加用知母、黄柏、金樱子、桑螵蛸、益智仁、山茱萸。心阴虚加用夜交藤、合欢皮、炒枣仁、远志、莲子心。肾阳虚加用仙茅、淫羊藿。结果在所治疗的 60 例中治愈 32 例，显效 16 例，有效 8 例，无效 4 例。总有效率 93.3%。

【小结】

1. 性病恐怖症是指某些人对性传播性疾病（以下简称性病）产生了过度的不安、害怕和惊惧。性病过治综合征则是对性病这一事件产生强烈的心理反应，而引起的一系列症状感觉和过度防治表现。这两种都属身心疾病，表现有同有异。

2. 本病的发生由忧思惊恐等情志因素而起，加上素体衰弱，心理禀赋先天不足，使五脏气机失调，经气运行不畅，阴阳失去平衡，而内脏功能活动失常则进而加剧精神症状。

3. 治疗方面中医分别应用清肝泻火、疏肝解郁和补益心脾气血之治则，以调整其脏腑功能，解其心结，活其气血。同时配合心理治疗。

4. 预防本病的最根本措施是洁身自好，不参与性乱；患者应学习有关性病的防治知识；不讳疾忌医，及时到正规医院的专科就诊，防止陷入过治陷阱。必要时用抗精神病药物（如舒必利）来消除各种精神症状。

第六节　性病后综合征

性病后综合征是指患淋病、非淋菌性尿道炎等性传播性疾病后，经过有效的抗感染治疗，已经达到临床和实验室痊愈的患者，仍主诉以泌尿生殖器局部疾患为主，并伴有全身症状的一组症候群，是我国性传播疾病流行中出现的与社会文化、性格特征、疾病认识、滥用药物等有关的一种心身疾病。

性病后综合征作为一个独立病名被提出，首见于李元文等人的报道。近年来，性传播疾病发病率居高不下，性病后综合征的患者也随之增多。患者虽然有极痛苦的体验却无病理、生化的证据，被称作"躯体化病人"。究其原因，与患者性病后的认识态度、心理应激、信息超载、滥用药物等多元因素有关，给患者带来难言的心身痛苦。

有关本病的病名与诊断标准目前尚未统一，文献报道有"性病后综合征"、"性病后前列腺炎综合征"、"性病性慢性前列腺炎"、"性病后慢性前列腺炎"、"性病后尿道炎综合征"、"性病神经综合征"等不同病名；诊断标准也不尽相同，有的报道包括了前列腺液中性病病原体阳性的病例，有的报道又排除了这些病例，容易在临床诊断和治疗上产生混淆。随着对前列腺炎病因的不断认识，根据新的国际前列腺炎分类方法，所谓"前列腺炎综合征"只是一种笼统性的临床经验性诊断。"性病性慢性前列腺炎"应特指由淋球菌、沙眼衣原体、解脲支原体等性病病原体导致的 CBP 或 CABP，是性病的并发症之一，而"性病后慢性前列腺炎"、"性病后尿道炎综合征"是特指那些曾患性病，经大量抗生素治疗，性病病原体已阴性，但又有慢性前列腺炎，或类似尿道炎表现的病例，是性病的后遗症之一。同时，这些患者还存在其他心理、神经症状和性功能障碍等表现，因此，命名以宽泛的"性病后综合征"更符合患者一系列性病后的身心症状的表现。

至于部分患者在罹患性病或性病后，以心理症状，如恐怖并伴随过度治疗等行为表现更突出者则归属于性病性神经综合征更确切。

中医学无此病名，随着疾病谱的改变，中医对此已经引起重视，中医把男性性病综合征所出现的一些症状归属于"淋症"、"郁证"、"阳痿"等范畴。

【病因病机】

本病的发生是湿热菌毒之邪伤人在先，虽经治疗菌毒已灭，但余邪未尽，局部湿热未除，加上忧患焦虑，肝气郁结，气血阻滞，日久可伤及心、脾、肾，表现为脾肾阳虚或肝肾阴虚，心肾不济等症状。以湿、热、郁、瘀、虚为其证候特点。

1. 湿热余毒未清

有感染淋球菌、衣原体、支原体等性病史，经中西药物治疗，致病微生物已难检出，但湿热余毒未清，尿道受损未复，膀胱气化受阻，故仍有尿频、尿急、尿道刺痒灼痛及尿后余沥等尿路刺激，并伴有阴囊潮湿症状。

2. 气血瘀阻

其因有二，一是湿热余邪，阻滞局部气血，故会阴、少腹部疼痛不适，或龟头疼痛；二是精神紧张，怕传染家人，怕名声受损，怕病未治愈，焦虑忧郁，肝气郁滞，气滞血瘀，腹胀隐痛。

3. 脾肾阳虚

湿热余毒，阻滞日久，阴伤及阳，故四肢不温，纳减便溏，阳痿早泄，下腹冷痛。

4. 肝肾阴虚

湿热余毒，日久易伤肝肾之阴，腰膝酸软，水亏不能上济心火，则五心烦热，失眠多梦。

【发病机制及病理】

1. 西医认为部分男性性病后综合征是由于过用广谱抗生素而致尿道内菌群失调，继而出现的一组症状。若继续使用各种抗生素，可能使机体菌群进一步失调，使病情进一步加重。也可能是性病后泌尿、生殖道黏膜尚未恢复，或黏膜水肿、结缔组织增生、尿道狭窄。

2. 现代医学认为其病源是慢性无菌性前列腺炎（CAP）和慢性盆腔疼痛综合征（CPPS），其次是性病神经症（VN），三者约占此综合征的80%~90%以上。

3. 社会因素不能忽视。①医源性因素：个别医生过分强调性病的不良后果，加重患者的精神负担。②社会上对性病患者的巨大压力，不敢到正规的医院去进行规范化的治疗。③患者缺乏正确的生理和有关性病知识，常把尿道正常分泌物以及性病后遗留的尿路刺激症状以为性病未愈；随便怀疑生殖器痒痛、皮疹，关节酸疼，精神紧张所致的疲劳以及其他疾病的症状认为是性病。④部分患者可能存在某些神经、心理障碍的倾向或性格缺陷等遗传疾病。

【诊断与鉴别诊断】

1. 诊断

本病的诊断应符合以下几点：

（1）近期有淋病或者非淋菌性尿道炎病史，经治疗后已无实验室客观依据。

（2）泌尿生殖器症状：有不同程度的尿频、尿道灼痛、排尿困难，尿后或便末用力时滴白，尿后淋漓不尽，尿道口轻度红肿；不同程度疼痛放射至阴茎龟头及会阴，或有腰骶、腹股沟、尿道内、阴囊、睾丸、附睾、会阴部等处疼痛。

（3）精神神经症状：失眠多梦、头晕乏力、胸闷、心烦、抑郁、焦虑、强迫思维等。

（4）心血管系统症状：由于植物神经系统功能障碍，可出现心悸、心前区不适、胸闷、手足发热或发冷、出汗等。

（5）消化系统症状：呕吐、恶心、厌食、自觉吞咽不适、喉部有异物感，或腹胀腹痛等。

（6）性功能障碍：性欲减退，厌恶过性生活，未婚男女不愿结婚，勃起功能障碍，性交或射精疼痛，早泄，遗精等。

（7）专科检查：肛门指检前列腺肿大或触痛，也可完全正常，无明显的器质性病变发生。

（8）实验室检查：患者经淋球菌、衣原体和支原体培养、真菌培养、梅毒血清检查均为阴性。血常规、尿常规无异常。

（9）排除了各种性病、尿道炎及膀胱炎的患者。

2. 鉴别诊断

（1）性病后尿道炎综合征：主要表现为尿道口灼烧感、瘙痒刺痛感及轻微的尿痛，并有时伴有少量黏液性分泌物。再次尿道分泌物检验淋球菌、衣原体、解脲支原体均阴性。

（2）性病后尿道会阴综合征：是指患淋菌性、非淋菌性尿道炎等性传播疾病，经用大剂量高效抗生素治疗后，性病实验室检查报告阴性，但患者始终有尿道、会阴不适为主要临床症状的综合征。其主要症状有尿道不适，或轻或重的尿急，尿痛，排尿梗阻感，晨起尿道口有少量黏液性或浆液性分泌物；会阴、腰骶或胀或痛等不适感，甚至有苦不可言状。但实验室检查无阳性发现（包括淋球菌涂片及培养，支原体、表原体培养，真菌镜检及培养，梅毒血清试验、ItV 检测等），部分患者有类似前列腺炎的症状，但前列腺检查指标亦为阴性（镜检及普通细菌培养）。

（3）性病后慢性前列腺炎：是特指那些曾患性病，经大量抗生素治疗，性病病原体已阴性，但又有慢性前列腺炎表现的病例，是性病的后遗症之一。

以上三种疾病的表现都可归之于性病后综合征的范畴。

【辨证施治】

1. 湿热余毒证

证候：多见于近期感染性病，经治疗后的不长时期。尿频、尿道灼热，或刺痒不适，阴汗潮湿，或有阴部疼痛，会阴部胀满不适，舌红，苔黄腻，脉弦滑。

分析：性病感染后，使用药物治疗，致病微生物虽被抑制，但余毒未清，湿热下注尿道，尿道损害未复，膀胱气化不畅，故出现尿路刺激症状。湿热阻滞肝胆经脉，而肝脉绕阴器，故自觉阴部潮湿，或有阴痛，会阴部胀满不适；舌红，苔黄腻，脉弦滑均为湿热表现。

基本治法：清解湿热余毒，通淋活血止痛。

方药运用：淋必清汤加减。药用土茯苓 30g，猪苓 10g，茯苓 10g，丹皮 10g，丹参 10g，紫花地丁 20g，蒲公英 20g，败酱草 20g，生地 10g，生甘草梢 5g。每日 1 剂，水煎分早晚 2 次服。4 周为 1 疗程。连服 1~2 疗程。服药期间戒酒，忌辛辣之品，可正常性生活。

也可用八正散加减，以清热利湿通淋；或清泻肝胆湿热，用龙胆泻肝汤加减。方中以龙胆草为主药，清泻肝胆湿热；黄芩、山栀、柴胡配合主药清肝利胆；生地、当归滋阴养血，祛邪而不伤正；木通清热除湿；甘草调和诸药。

如阴部瘙痒者，加入地肤子、蛇床子；伴疼痛者，加入马鞭草、滑石。

中成药：①前列通瘀胶囊，每服 5 粒，每日 3 次。②泽桂癃爽胶囊，每服 2 粒，每日 3 次。连服 30 天为 1 疗程。③前列安栓，于每晚临睡前清洗肛门后，将栓剂涂上植物油塞入肛门 4~5cm 处，每日 1 次，1 个月为 1 疗程。连续使用 2~3 个疗程。

2. 气滞血瘀证

证候：多见于精神紧张，忧郁焦虑、心理障碍较突出，躯体化明显者。焦虑抑郁，忧思神呆，食欲不振，脘闷腹胀，会阴疼痛不适，胁肋胀痛，腰酸腰痛，睾丸胀痛，舌暗，脉涩。

分析：性病后，精神压力较大，肝气郁结，神色呆滞，气机不畅，肝脾不和，运化失司故食欲不振，脘闷腹胀；气滞日久则血行不畅，会阴疼痛不适，胁肋胀痛；经络阻滞，故腰痛；舌暗，脉涩为气血闭阻之候。

基本治法：活血化瘀止痛。

方药运用：肝郁气滞型，方用逍遥散加减。药用：柴胡、白芍、郁金疏肝理气；丹参理气配当归加强活血化瘀；苏子、厚朴、茯苓、白术健脾化痰；香附、陈皮理气散结。如咽部不适者，加入牛蒡子、诃子、桔梗；失眠者，加入远志、酸枣仁。急躁易怒，胁肋疼痛者加丹皮、栀子、川楝子、延胡索。

瘀血明显，会阴疼痛不适，胁肋胀痛者用血府逐瘀汤加减，以活血化瘀、理气止痛。方中当归、川芎、赤芍、红花、桃仁活血化瘀；柴胡、枳壳理气止痛。如腰痛酸软者，加入杜仲、续断；小腹坠胀者，加入乌药、小茴香；睾丸胀痛者加荔枝核、橘核、川楝子、延胡索。

中成药：①逍遥丸，每服 10 粒，每日 3 次。②丹栀逍遥丸，每服 10 粒，每日 3 次。③茴香橘核丸，每服 6g，每日 3 次。

3. 肝肾亏虚证

证候：多见于本病日久，或阴虚体质者。身体消瘦，五心烦热，失眠多梦，头晕耳鸣，遗精，射精量少，腰膝酸软，舌淡，苔白，脉沉细。

分析：素体阴虚，性病后茶饭不思，营养不足，睡眠不良，体质下降，肝肾不足，经脉失养，精血不能上荣头目耳窍，故出现头晕，耳鸣；阴虚火旺则五心烦热；肾虚不能壮腰府、强筋骨则腰膝酸软；精血不足，肾不固精则射精量少，遗精；舌淡，苔白，脉沉细均为肝肾不足之候。

基本治法：滋补肝肾清热。

方药运用：六味地黄汤加减。方中熟地、枸杞子、山茱萸滋补肝肾为主药；配合当归、山药健脾养血；加女贞子、旱莲草，平补肝肾；更以丹皮、泽泻、茯苓泻其有余的湿热，并能化瘀血。全方共奏调补肝肾之效。如阴虚火旺，心烦多梦，可加知母、黄柏。

中成药：①六味地黄丸，每服 10 粒，每日 3 次。如阴虚火旺者用知柏地黄丸。②左归丸，每服 9g，每日 3 次。

4. 脾肾阳虚证

证候：多见于本病迁延日久，或阴伤及阳者，症情由实转虚者。会阴部不适，四肢不温，面色萎黄，消瘦食少，精神不振，少气懒动，小腹冷痛，便溏阳痿，性欲淡漠，舌淡苔白，脉虚。

分析：性病后精神紧张，茶饭不思，肝脾失调，日久脾气不足，久则脾肾阳虚。不能运化水谷，气血化生乏源，故面色萎黄，消瘦食少；气虚则精神不振，少气懒动；阴寒凝聚故小腹冷痛，会阴部不适；脾不健运则腹泻便溏；肾阳不足则阳痿，性欲淡漠；舌淡苔白，脉虚为脾阳不振之候。

基本治法：温补脾肾，健脾化湿。

方药运用：附子理中汤加减。本方中以制附子为主药温中健脾；配合党参、白术、茯苓、炙甘草益气健脾。全方共奏温中健脾之效。如便溏腹泻者加入炒山药、肉豆蔻、葛根；小腹冷痛者加入乌药、吴茱萸；气虚党参改用人参，另加炙黄芪；阳痿加仙茅、淫羊藿。如心脾气血两亏，乏力纳减，自汗心悸，失眠多梦，记忆力下降，可用归脾汤加百合、龙骨、牡蛎、川芎、赤芍等。

中成药：①附子理中丸，每服 6g，每日 3 次。②金匮肾气丸，每服 8 粒，每日 3 次。③还少胶囊，每服 5 粒，每日 2 次。或仙乐雄胶囊，每服 2 粒，每日 3 次。

【转归及预后】

本病在治疗性病的同时应配合相关知识宣传，做好心理疏导工作，只要放下思想包袱，积极配合治疗，预后良好。如失治则心理症状会加剧发展成恐怖症、焦虑症等心理障碍。

【预防与调护】

1. 健康教育和心理调护。本病的发生与患者患性病后的错误观念、心理负荷、对性病知识的曲解、滥用药物等多种因素有关。因此，在中医辨证施治的前提下，健康教育和性心理的治疗不容忽视。特别是对有明显疑病、焦虑性格特征的患者，支持性的心理治疗尤为重要，以消除不必要的顾虑，树立良好的信心，方能事半功倍。

2. 洁身自好，不参与性乱，使用安全套，从源头上预防性病。一旦罹患性病请到正规医院进行规范治疗，不乱用抗生素，不过度治疗，以中西医结合治疗为宜。

3. 注意劳逸结合；避免过度性生活；不长时间骑车、不久坐等都是必不可少的措施。

4. 性病发作时，注意饮食调理，不饮酒，不吃辛辣食物，不吃虾蟹鱼腥等发物。

5. 定期做前列腺按摩，每日热水坐浴，清洗下身，以促进前列腺局部的血液循环，保持局部清洁卫生，充分发挥药物的治疗作用。

【临证经验】

1. 淋必清汤治疗性病后慢性前列腺炎

根据本病所出现的尿频、尿痛、尿道白色分泌物以及会阴部不适、腰骶区隐痛等症状，本病当属于中医学"精浊"、"劳淋"等范畴。患者性事不洁，淫秽之毒乘虚入侵，以致湿热淫毒相互搏结于精室而生本病。病理关键为湿浊瘀阻。治疗应清热解毒，活血止痛。淋必清汤正是因此机理而创立。方用土茯苓、猪苓、茯苓、丹皮、丹参、紫花地丁、蒲公英、败酱草、生地、生甘草。全方配伍严谨，辨病与辨证相结合。土茯苓、茯苓、猪苓祛湿导浊，清膀胱精室而排瘀浊，常有捷效；土茯苓合紫花地丁、败酱草，败毒消痈，共为治疗前列腺炎之佳品；蒲公英"治五淋癃闭，利膀胱"乃"通淋妙品"；丹皮、丹参清利荡涤，活血通络，推陈出新，促进引流；生地清热凉血，防日久伤阴；生甘草调和诸药。全方寓消补于一体，共奏祛湿化浊，解毒消炎，活血通络，畅通腺管之功。

【现代研究进展】

1. 曾跃斌对性病后慢性前列腺炎的病原菌及其耐药性研究

一般认为，革兰阴性菌，特别是大肠埃希菌为前列腺炎的主要病原菌，而除肠球菌外的革兰阳性菌可寄生于尿道黏膜上，是共生菌，不是致病菌。然而近年来的研究发现，凝固酶阴性葡萄球菌（如表皮葡萄球菌、腐生葡萄球菌、溶血性葡萄球菌等）可分泌并形成由多糖蛋白质复合物组成的生物膜把细菌包裹起来，阻碍抗生素对细菌的杀灭作用，并能降低机体免疫应答反应，抑制中性白细胞的趋化吞噬功能，因此是临床上的条件致病菌，其在前列腺炎中所起的作用，也越来越受到重视。本组131例性病后慢性前列腺炎患者的前列腺液细菌培养阳性率为86.3%，从113例阳性标本中共分离培养出14种117株细菌，其中以凝固酶阴性表皮葡萄球菌最为常见（45.2%），其构成比显著高于其他病原菌。药物敏感试验结果显示，前列腺液分离菌对临床常用的多种抗生素耐药，而对万古霉素、丁胺卡那霉素、呋喃唑酮、多黏菌素 B 等耐药率相对较低。患者感染性病后，如果长时间不正规地使用多种广谱抗生素治疗，在杀灭泌尿道性病病原体的同时，也大量杀灭体内正常菌群，导致人体菌群失调，可能促使正常存在于泌尿道内的条件致病菌群（如表皮葡萄球菌等）变成耐药菌、优势菌而大量增殖，并逆行感染至前列腺，从而导致性病后前列腺炎。

2. 刘忠信辨证治疗性病后尿道会阴综合征

（1）益肾导湿化瘀法：本法适用于性病治疗后，湿热之邪沉积下焦，伤及肾阴肾阳，阻滞脉络者。其湿热是标，肾虚是本，瘀滞亦是发病的重要环节。主要症状有尿道灼热痒痛，或有蚁行感，尿道口发红，晨起有少量黏液性分泌物，色白或微黄，会阴潮湿，多伴腰骶部发胀，性功能障碍，舌质暗红，苔薄黄或黄腻，脉沉细或沉弦。方用萆薢汤加减。常用药物：萆薢、菟丝子、茯苓、车前子、泽泻、牡蛎、枸杞子、续断、山药、沙苑子、丹参、炮山甲、石菖蒲、黄柏、甘草等。方中菟丝子治湿而不伤阴，补阴而不腻湿；茯苓、车前子、泽泻、牡蛎渗利导湿，分清去浊；续断、山药、沙苑子、枸杞子、益肾填精，滋阴和阳；丹参、炮山甲祛瘀生新；石菖蒲豁痰开窍；黄柏清泄湿热；甘草和中解毒而引诸药直达病所。

（2）益气暖肝化瘀法：本法适用于病程日久，反复应用大剂量高效抗生素，克伐脾胃而致中气亏虚，寒滞肝脉者。主要症状有尿道不适，尿频，尿急，尿道隐痛，排尿有梗阻感，甚或余沥不尽，会阴坠胀，多伴小腹、会阴、龟头欠温而有凉感，遇寒加重，得热症减，舌质淡暗，苔薄白，脉沉弱或沉弦。方用补中益气汤合暖肝煎加减。常用药物：黄芪、党参、白术、陈皮、柴胡、升麻、当归、乌药、吴茱萸、小茴香、肉桂、丹参、川芎、益智仁、炙甘草等。方中补中益气汤益气补中；乌药、吴茱萸、小茴香、肉桂、益智仁暖肝温肾散寒；丹参、川芎、当归、乌药活血化瘀，行气止痛。

（3）疏肝解郁化瘀法：本法适用于性病后恐惧，忧思抑郁，因郁致瘀，心理障碍者。主要症状有尿道、会阴或胀或痛，排尿有梗阻感，每因情绪波动而病情加重。多伴失眠、郁闷、焦虑、阳痿、性欲淡漠等，舌质红，苔薄白或薄黄，脉弦。方用逍遥散加减，常用药物：柴胡、当归、白芍、茯苓、白术、薄荷、甘草、郁金、香附、夜交藤、合欢皮、丹参、王不留行、延胡索、川楝子等。若肝郁化热，酌加牡丹皮、炒栀子、蒲公英。方中逍遥散疏肝解郁，养血健脾；夜交藤、合欢皮解郁安神；郁金、香附、丹参、王不留行、延胡索、川楝子行气化瘀止痛；牡丹皮、栀子、蒲公英清肝凉血。

3. 刘尚全用自拟清淋汤治疗男性性病后遗症

刘尚全用自拟清淋汤（80 例）与阿奇霉素（治疗 40 例）对照。治疗组口服自拟清淋汤：白花蛇舌草、金银花、泽泻、茯苓、车前子、田基黄各 15g，白茅根 20g。尿道灼热疼痛者加海金砂、金钱草各 15g；失眠、多梦、不易入睡者，加石菖蒲、远志、煅龙骨各 15g；病史日久，性功能减退者，加生地、枣皮、山药各 15g；全身肌肉抽动或游走性疼痛者，加醋延胡索、荔枝核各 15g。每日 1 剂，水煎服。对照组阿奇霉素 0.5g，每日 1 次，饭前1小时顿服。两组均治疗10天为1个疗程。结果治疗组治愈60例，好转18例，无效2例，总有效率97.5%，对照组总有效率仅37.5%。

自拟清淋汤中，白花蛇舌草、金银花具有清热解毒作用；白茅根、泽泻、茯苓具有清热利湿作用；车前子、田基黄利小便，通大便，使体内湿热之邪从前后二阴而出；病久致脾肾亏虚，出现阳痿、早泄者，加生地、枣皮、山药，以补肾壮阳。现代药理研究证实，白花蛇舌草、车前子、金银花、田基黄对多种细菌都有不同程度的抑制作用；白花蛇舌草除对细菌有抑制作用外，还能刺激机体网状内皮系统增生并增强吞噬细胞活力，提高机体的免疫力；茯苓、泽泻、车前子具有显著的利尿作用，能增加尿量，使邪毒从小便而出。

【小结】

1. 性病后综合征是指患淋病、非淋菌性尿道炎等性传播性疾病后，经过有效的抗感染治疗，已经达到临床和实验室痊愈的患者，仍主诉以泌尿生殖器局部疾患为主，并伴有全身症状的一组症候群，中医药配合心理治疗效果是肯定的，预后也好。

2. 性病后综合征的诊断关键是近期有淋病或者非淋菌性尿道炎等性病病史，经治疗后已无实验室客观依据，而出现泌尿系刺激、精神心理及性功能障碍等多方面的症候群。

3. 本病初期湿热余邪之毒蕴结下焦，日久热郁伤阴，湿遏阴气，或阴伤及气、阳，可致肝肾阴虚，或脾肾阳虚，从实转虚。同时由于气血运行障碍还可伴有气滞血瘀症状。

4. 中医治疗本病有标本兼顾，形神同治的优势，兼顾心理疏导，方能事半功倍。中药治疗首要清解余邪，伴以疏肝理气，活血止痛，或滋肝肾之阴，或温脾肾之阳。

5. 预防与调护注意告诫患者洁身自好，远离性病，一旦罹患要到正规医院进行中西医结合规范治疗，放下思想包袱，注意饮食调理，配合坐浴等。

第七节 男子慢性疲劳综合征

慢性疲劳综合征（CFS）是现代高效快节奏生活方式下出现的一组以长期极度疲劳（包括体力疲劳和脑力疲劳）为主要突出表现的全身性症候群，可伴有头晕、头痛、失眠、健忘、低热、肌肉疼痛、关节疼痛和多种精神症状。其基本特征为长时间极度疲劳、休息后不能缓解、临床上找不出实质性病变，但在躯体、心理和人际交往上出现种种不适应的感觉和症状，从而呈现出活力、反应能力和对外界适应能力降低的一种生理状态，它是人体多种疾病的重要起源和基础。

WHO一项全球性调查结果表明，全世界真正健康的人（第一状态）仅占5%，经医生检查、诊断有病的人（第二状态）也只占20%，75%的人处于健康和患病之间的过渡状态，WHO称其为"第三状态"，国内常称之为"亚健康状态"。我国处于亚健康状态的人已超过7亿，占全国人口总数的60%~70%，以脑力劳动者居多，多发于20~50岁之间，影响与干扰日常生活、工作和学习，严重地危害着人们的身心健康。男子承受更大的社会、事业的压力，免疫力比女性低下、身心更易疲惫，平均寿命比女性短，更易得此病。

慢性疲劳综合征普遍被认为是"亚健康"范畴的新成员。但本病又不完全等同于亚健康。作为国际上 20 世纪 80 年代提出的一个新病种，严格意义上而言，慢性疲劳综合征就是一种"病"，一种被西医理化检查没查出明显异常的病（至少目前如此），一种被中医认为与虚劳、郁证相似的疾病。

1998 年美国疾病控制中心正式命名此病，并预测慢性疲劳综合征将成为 21 世纪影响人类健康的主要问题之一。亚健康与慢性疲劳综合征最明显的不同是，后者有冷漠、空虚、孤独、无望、无助和轻率等表现。2006 年 8 月，在北京某医院神经内科公布的一项研究结果中，82 名被诊断为慢性疲劳综合征患者的心理测试表明，70% 的患者存在躯体不适、强迫症状、人际关系紧张、抑郁或焦虑等心理异常现象。因此，慢性疲劳综合征绝非完全是"亚健康"的非病状态。

尽管这种疾病西医对它病因的认识目前尚不十分明确，但其诱发因素与身心长期过度劳累，饮食、生活不规律，工作压力和心理压力过大等精神环境因素以及应激等造成的神经、内分泌、免疫、消化、循环、运动等系统的功能紊乱关系密切却是很明显的。

慢性疲劳综合征所谓的疲劳包括精神和体力两方面，在中医古籍中亦当与"神疲"（如精神不振，精神疲惫、萎靡，神疲乏力等）和"身疲"（如体倦乏力，四肢倦怠，筋骨痿软，不耐久立，怠惰嗜卧等）等相关。中医古籍常将其描述为"懈怠"、"懈惰"、"四肢劳倦"、"四肢不举"及"四肢不用"等。而郁证则概括了慢性疲劳综合征所出现的一系列精神方面的症状。而对记忆力下降或注意力不集中，咽喉炎，颈部或腋窝淋巴结触痛，肌痛，多发性非关节炎性关节疼痛，头痛，睡眠障碍等，其临床表现又交叉存在于"健忘"、"咽痛"、"关节痛（或痹证）"、"头痛"、"不寐"等记载中。

【病因病机】

1. 病因

（1）素体不健，禀赋异薄：先天禀赋不足，幼时后天失养，身体素质较差，稍长则不胜劳作，无论对体力、脑力劳动均比常人耐受性差，动则疲乏。或禀赋异质，如素体是阳虚质、阴虚质、瘀血质、痰湿质等病理体质的人，其体内气血阴阳平衡易致紊乱失调而出现疲劳诸症。

（2）生活节奏加快，压力加大：经济、心理、事业重负时时在心，心烦气躁，神难守舍，伤五脏六腑之大主，心主不安，则五脏难安。

（3）起居无常，劳逸失度：长期体力透支，积劳内伤，如运动员训练负荷过重，体力劳动者长期过度劳作，久行、久站、久坐、久视、久讲等消耗体力过多。《素问·宣明五气篇》曰："久视伤血，久卧伤气，久坐伤肉，久立伤骨，久行伤筋。"或由于长期睡眠休息不足，劳倦伤脾，也能耗气伤阴。另外，过度安逸，不参加脑力、体力劳动，缺乏体育锻炼，体力、脑力不用则退；色情刺激，房劳过度，致肾精亏损等，均可导致慢性疲劳综合征。

（4）情志不畅，用脑过度：与长期忧愁、悲戚、烦恼、思虑、用脑过度有关。悲忧伤肺，思虑伤脾，郁怒伤肝，惊恐伤肾，心主神明，藏神，五志过极可伤心血。五脏受伤，则气血失调。《灵枢·大惑论》曰："故神劳则魂魄散，志意乱。"这与临床所见患者多有思虑劳倦过度病史相符合。

（5）长期有病，病后失调：久病体虚，或病后未复，脏器受伤。如外感伤肺，热邪伤阴后，表证已除，但体力未复。或某些外科手术后，原发病虽已去除，可元气受伤，体力不复。

（6）饮食失调，饥饱不一：过饥则摄食不足，气血生化乏源，脏腑失滋；而过饱，或高糖、高脂肪、高蛋白饮食偏多，嗜酒、嗜辛辣厚味，致肠胃负担加重，运化不及，湿热、痰湿遂生，湿气过盛，困阻脾气，脾不主四肢肌肉，疲劳酸困，肢体懒动；痰湿阻络，气滞血瘀，影响血脉运行，头晕头痛，胸闷心悸，关节疼痛诸症先后出现。

（7）年老体衰，精血渐衰：中老年人，年过半百，肾气自半，精血渐衰，不能正常濡养脏腑、组织器官，致使脏腑功能低下，表现出体力不支，精力不济，社会适应能力下降等症。

2. 病机

慢性疲劳综合征的病机主要为五脏气化功能失常。因此，以五脏为中心来讨论本病的病机是十分贴切的。病位虽涉及五脏，但五脏中尤以肝、脾为最主要，心、肾次之。

（1）肝病：肝藏血，主筋，主疏泄，肝者，罢极之本。情志不畅，所欲不得，心理压力过大都可致肝气郁滞，疏泄失职，五脏气机失常，变证纷出，反过来肝气郁滞又会加重情志不畅，造成恶性循环。

肝的生理特性是主升发，喜条达而恶抑郁，并通过调畅周身气机，使气机的升降出入运动协调平衡，从而维持各脏腑器官功能活动的正常。肝在调畅气机的基础上，还有疏通血脉、通调水道、疏泄胆汁、助脾胃运化、协调呼吸等功能。若肝气充足，升发条达，则疏泄功能正常，气机通利，气血和平，脾升胃降，心肾相交，精神情志得以调畅。人体功能则"肝受血而能视，足受血而能步，掌受血而能握，指受血而能摄"（《素问·五脏生成篇第十》）。若肝的疏泄失常，就会产生气滞、血瘀、出血、水液输布代谢失常等病理变化，所以，《内经》有"百病生于气"，"一有怫郁，百病丛生"之说。

（2）脾病：脾主肌肉四肢，是肢体运动的根本。疲劳、四肢不欲动、懈怠等肌肉四肢的病变是脾的主要症状。脾主思，思虑易伤脾。脾胃居中央，是生命活动（气机运转）的"枢纽"，人体之气协调通畅，升降出入正常，人体则健康。心肺居上焦胸中，其气以降为顺，肝肾居下焦腹中，其气以升为和。心火下温肾水，使肾水不寒，肾水上济心火，使心火不亢；肺气清肃下行，以治肝气升发太过（金克木）；肝气疏达上散，以助肺气宣发肃降。脾胃位居中州，对各脏之间气机的运转和协调起着重要的中轴转枢作用。

（3）肾病：肾者主水，受五脏六腑之精而藏之，故五藏盛，乃能泻。肾藏精，主骨生髓，居腰府，主性主生殖，亦主生、长、壮、老、已的发育衰老过程，故筋骨劲强、筋骨隆盛、肌肉满壮、筋不能动、形体皆极等一系列体力旺盛和衰退的变化，皆与肾脏密切相关。肾虚则体力、脑力下降，过早衰老，腰酸膝软，骨节疼痛；肾水不足，不能涵木，则肝阴亦不足，头晕头痛，目涩昏眩；不能济火，则心火上炎，心烦舌疮，多梦失眠；肾阳不足，火不暖土，则脾胃阳虚，纳减便溏，四肢不温；命（相）火不旺，君火不动，性欲难起，性力低下。

肾阴、肾阳是人体的元阴、元阳，也是机体阴阳之根本，水火之泉源，无论体力或脑力疲劳，无论是何脏的阴阳的不足，归根结底，其本在肾之阴阳的不足。

（4）心病：心为五脏六腑之大主，主血，藏神，主神明，五志过极，心理创伤则伤心，心伤则神志不安。

由于肝主疏泄，脾主思均与精神思维活动关系甚为密切，故慢性疲劳综合征的脑力疲劳、精神症状不独与心血不足相关，更与肝郁、思虑伤脾在先的精神因素有关，继则出现心脾气血两伤，或心肝君相火旺的两脏以上同时有病的局面。

总之，五脏失调，气血失和，则气血化生无源，不能濡养脏腑组织；或气血虚而瘀滞，均可出现周身怠惰，身心疲劳的症状。

【诊断与鉴别诊断】

1. 诊断

（1）1994 年 11 月，美国疾病控制中心经修改后提出了慢性疲劳综合征的诊断标准，得到国外医学界的公认。其诊断标准一是有不明原因的持续或反复发作的严重疲劳，持续 6 个月或 6 个月以上，充分的休息后症状不缓解，活动水平较健康时下降 50%。二是同时具备下列症状中的四条或四条以上，持续存在半年或半年以上：①记忆力下降或注意力不集中，导致活动力下降。②咽喉疼痛。③颈部或腋窝淋巴结触痛。④肌肉疼痛。⑤多发性非关节炎性（无红肿）关节疼痛。⑥新出现的头痛。⑦睡眠障碍，不能使精力得以恢复。⑧劳累后持续不适超过 24 小时。

（2）实验室检查：进行必要的实验室检查，如血细胞计数、电解质、血糖、肌酐、尿素氮、钙、磷、总胆红素、碱性磷酸酶、谷丙转氨酶、谷草转氨酶、肌酸磷酸激酶、血清缩醛酶 A（ACD-A）、尿液分析、X 线胸片、心电图、抗核抗体、TSH、HIV 抗体、胸腺激素和纯蛋白衍生物皮肤对照试验。以上检查任意一项异常者应考虑到其他疾病。

2. 鉴别诊断

（1）与男性更年期综合征（PADAM）相鉴别：男性更年期综合征即中老年部分雄激素缺乏症的发病年龄相对偏大，约在50~65 岁。其次，理化检查发现血中雄激素睾酮含量降低，性能力下降明显，性生活次数明显减少，晨间自动勃起消失，勃起功能障碍，不能性满足，男性化体征明显减退，阴毛和胡须脱落、稀少，睾丸萎缩。血管运动状态和神经心理状态的症状两者均有，但 PADAM 潮热，易汗，心慌，血管舒缩功能障碍，四肢发凉，烦躁、不安，记忆力明显减退，抑郁症，自卑感，自信心缺乏，甚至厌食等症状也比慢性疲劳综合征（CFS）明显。

（2）与引起疲劳的其他相关疾病鉴别：如糖尿病，血糖可升高；高血压，其血压超出正常范围；冠心病有心电图改变；慢性肝病，则肝功能及相关免疫机制方面也有异常发现。

（3）其他：一些酷似疲劳综合征的疾病，如急性非病毒性感染、抑郁、内分泌紊乱、滥用药物、接触毒物等均需排除。

【辨证施治】

1. 肝郁血虚证

证候：抑郁不乐，表情淡漠，时欲叹息，神疲乏力，不耐久立、久行，纳呆厌食，少气懒言，失眠健忘，心慌气短，四肢松弛无力，关节酸痛，舌淡红，苔薄，脉弦细。

分析：肝病中以此型最具代表性。慢性疲劳综合征患者大都由于性格内向，加之劳倦过度伤筋、伤气，或郁怒伤肝，疏泄失职，肝气不足，致抑郁不乐，表情淡漠，时欲叹息，神疲；肝主筋，为罢极之本，肝气虚，肝阴不足，血不养筋，则疲乏足软，动作无力，不耐久立、久行；肝气疏泄无权，木不疏土致脾胃虚弱，运化无权，则出现纳呆厌食，少气懒言；肝血不能上荣心，甚则肝火扰心则失眠健忘，心慌气短；肝血不能滋养肌肉，则四肢松弛无力；肝血不能润养关节则关节酸痛；舌淡红，苔薄，脉弦细乃肝郁血虚之征候。此型中肝的功能失调在先，肝郁致脾虚，或肝火扰心，血不养心在后。

基本治法：调肝为先。疏肝解郁，佐以健脾。

方药运用：逍遥散加减。方中柴胡疏肝解郁；白芍、当归养血；白术、茯苓、炙甘草健脾；若郁久化火可加牡丹皮、栀子、夏枯草；血虚者可加熟地黄、制首乌、阿胶；气滞明显，胸胁胃脘胀闷可加青皮、陈皮、枳壳。

疏肝解郁，理气行滞也可用柴胡疏肝饮加减。

考虑到社会环境和精神心理压力带来的一系列以肝郁为代表的证候，临床上应首先调肝，以疏肝解郁等法，解除肝气郁结失调的病理状态。气不滞，血方行；肝木不旺，不犯脾土；肝血充足则心血不虚，肾水得滋。故治疗上抓根本从调肝着手，气滞宜疏肝用逍遥，或血虚宜养肝用归芍地黄，肝火旺易怒，宜清肝用丹栀，肝气上逆头痛则平肝，选天麻钩藤饮等等。

中成药：①逍遥丸，温开水送服，每服6~9g，每日2~3次。②丹栀逍遥丸，每服6~9g，每日2~3次。

静坐解郁制怒疗法：是一种心理调整方法，其锻炼程序如下：①于清晨或夜间，选择一个清静的环境，坐在一个舒适的位置，双脚自然着地，双手放于膝上；后背不要靠椅背，椅子不要太矮，最好使小腿与大腿约成90°角；闭上双眼，使自己安静下来，产生一种即将入睡的感觉。②放松全身肌肉，从足部开始向上直到头部。用鼻自然呼吸，呼气时默念"一"，保持一定的节律，持续10~20分钟，睁眼看一下时间，不要使用闹钟，然后再闭目静坐5~10分钟，具体时间个人掌握。③每日1~2次，不要刻意追求成功，要听其自然。练习中当注意力分散时，应自然地在呼气时重新把思想集中到"一"上。练习后，大多数人都有心情平静，精力充沛的感觉。但曾练过有自发动作（出过偏差）的气功的患者应在专人指导下练习。本静坐法应无自发动作出现。

食疗：①猪肝羹：猪肝100g，洗净切片，入锅加水和适量生姜末，小火煮至熟，加入豆豉、葱白，打入鸡蛋，加盐，蛋熟后放入味精即可。吃肝、蛋，喝汤。②玫瑰花粥：玫瑰花30g或鲜品50g，大米50g，加水如常法煮粥，趁热服。③猪肾粥：猪肾1对，去脂膜，粳米50g，豆豉10g，先煎豆豉取汁，后入猪肾与米煮粥，熟后加适量调料及料酒，调和即成，空腹服食。

2. 中虚气陷证

证候：形神疲惫，面色萎黄，食欲不振，纳谷不馨，饮食减少，肢体倦怠，乏力懒动，酸楚不适，喜卧好静，便溏，记忆力下降，或注意力不集中，或四肢不温，舌淡苔薄，脉濡。

分析：脾病中以此型最具代表性。由于机体长期处于体力和脑力过度劳累、超负荷劳作状态下，加上饮食失调，起居无律，伤脾损胃，耗气伤血，并影响心神活动，气血运行，肌肉关节运动，若久久得不到及时的调整和养息，便能进入亚健康状态。脾胃为后天之本，气血生化之源。脾胃既已受伤，则食欲不振，纳谷不馨，饮食减少；脾虚不运，水谷精微不得运化，气血生化乏源，故面色萎黄不华，加之脾阳不振，水湿停滞，阻碍气机，则清阳不升，浊阴不降，五脏六腑失其充，四肢百骸、腠理肌肤失其荣，故见患者形神疲惫，面色无华，肢体倦怠乏力，酸楚不适，喜卧好静，便溏次多等症；脾虚清阳不升，气血不荣头目，心脾气血两虚，则记忆力下降，或注意力不集中；脾虚及阳，太阴虚寒，则四肢不温；舌淡苔薄，脉濡乃脾虚气陷之象。

此型突出脾胃气虚，中气下陷在先，进而影响到心神，才能出现心脾气血两虚之证。

基本治法：健脾为要。健运脾气，升阳举陷。

方药运用：选补中益气汤加减。重用黄芪以补中益气，升阳举陷；配伍人参、白术、炙甘草以益气健脾；当归养血；陈皮理气，用少量升麻、柴胡升阳举陷。胀满明显者可加木香、枳壳；失眠多梦易醒、心悸加酸枣仁、合欢皮、远志；口干烦躁加牡丹皮、栀子；有低热不退较甚者加青蒿、鳖甲；咽痛较甚者加山豆根、射干；外周淋巴结肿大明显且疼痛较甚者加半枝莲、乳香、没药；头痛较甚者加川芎、白芷；心烦口疮者加黄连、竹叶；纳差、脘腹饱胀、食欲不振较甚者加茯苓、神曲、山楂；肌肉关节不适加川断、桑寄生、白术；关节疼痛较甚者加牛膝、桂枝。每日1剂，1个月为1疗程。

慢性疲劳综合征毕竟以肢体乏力，肌肉酸痛，劳累后加重，清阳之气不能上升，思考能力下降，运化不及等脾虚症状为主，因此，健脾益气，助运升阳治疗方法应放在很重要的地位，直到中虚气陷得以纠正，后天气血生化得以恢复为止，故治宜健脾为要。

若单纯的脾气不足可用补脾益气的四君子汤，运化不及用参苓白术散；清阳不升也可用升阳益气汤，脾阳虚而中寒可用附子理中汤。脾健则中焦枢运得畅，气血得生，清阳上升，精华四布，后天养先天，中气充宗气，脾土生肺金，心肺强而五脏安，体力、脑力疲劳得复。

若土不生金，脾肺气虚，易于罹患感冒，治疗时当益气固表，兼以疏散外邪。选用玉屏风散加味，重用黄芪以益气固表，白术健脾益气，佐以防风疏风散邪，补中寓散。临证时根据病情加味，亦可用人参败毒散加减。

若脾虚湿阻，脘腹胀闷，便溏苔腻，治宜健脾升阳除湿，以升阳益胃汤加减。

中成药：①屏风生脉胶囊：由黄芪、白术、防风、人参、麦冬、五味子、制附子组成，能益气扶阳，补虚固表。每服 3 粒，每日 2~3 次。②参苓白术丸：由党参、白术、茯苓、山药、白扁豆、莲子、薏苡仁、砂仁、甘草、桔梗、陈皮等组成。能补脾胃，益肺气。每次 6~9g，每日 2 次。③黄芪精口服液：每服 1 支，每日 2~3 次。

针灸：①针刺足三里、三阴交、关元、百会穴，每日或间日针刺 1 次，10 次为 1 疗程。②穴位注射：黄芪注射液注射双侧足三里穴，每穴 2ml，每日 1 次。

食疗：①黄芪灵芝炖猪肉：黄芪 15g，灵芝 10g，猪瘦肉 100g，加水煮汤，熟后去药渣，调味后饮汤食肉。②党参 15g，黄芪 18g，生姜 15g，母鸡 1 只，各色调料适量。党参、黄芪布包，生姜切片，同下锅加水烧沸，再改用文火煨炖，至鸡熟烂后去药包，调味即可，饮汤食肉。③牛肉大米粥：牛肉片 100g，大米 200g，五香粉、食盐各适量。按常法将大米和牛肉同煮，熟后放入五香粉，每日 1 次。

3. 肾阳虚证、肾阴亏证

证候：肾阳虚则恶寒蜷卧，肢体不温，纳少懒动，关节酸痛，腰酸腿软，性欲淡漠，大便溏，小便清，舌淡苔薄，脉沉细。

肾阴虚则自觉低热，咽喉干痛，视力减退，耳鸣头痛，夜寐不实，舌红苔少，脉细数。

分析：肾病中以此型最具代表性。肾阳虚证多见于阳虚体质，元阳不足，不能温暖肢体则恶寒蜷卧，肢体不温；不能壮骨强腰则关节酸痛，腰酸腿软；火不生土，脾虚中亏，则四肢不用，运化不及则纳少便溏；命火弱不主性则性欲淡漠；舌淡苔薄，脉沉细也是肾阳不足之候。

肾阴虚证多见于阴虚体质，或病后不复者，元阴受损，阴不制阳，虚火偏旺则自觉低热；火性炎上，则咽喉干痛；滋扰清空则耳鸣头痛；水不济火则夜寐不实；阴不养目则视力减退；舌红苔少，脉细数乃阴虚之候。

基本治法：益肾为本。益肾固本，滋水涵阳。

方药运用：阳虚者当以温阳补肾，兼用滋阴之品，方用右归丸加减。右归丸虽以附子、肉桂温补命门，扶植阳气，但方中更以大补阴精、滋培肾水的熟地、枸杞、山药、山茱萸、当归滋肾阴，养肝血为前提，从而使附子、肉桂补其阳而不损阴，使阳气得阴精之助而生化无穷；鹿角胶、杜仲、菟丝子补肾阳，益精血更强化补肾阳之功。值得注意的是，景岳在附子、肉桂项下，附注"渐加"、"因人而用"、"随宜而用"，说明对附、桂等辛热刚烈之品，既需用而又当慎用，目的亦在于补阳而不伤阴。

偏于阴虚者，当以滋阴补肾，佐以温阳之品，方用左归丸加减。左归丸在熟地、枸杞、山茱萸、龟胶等大剂滋阴药中加鹿角胶、菟丝子甘温助阳，不独补阴而不损阳，更使阴液得阳升之力（阳中求阴）而源泉不竭。

中成药：①补肾阳：金匮肾气丸，每服 8~10 粒，每日 2~3 次；还少胶囊，每服 5 粒，每日 2~3 次；仙乐雄胶囊，每服 2 粒，每日 3 次；三鞭胶囊，每服 3 粒，每日 2 次。②补肾阴：六味地黄丸，每服 8~10 粒，每日 3 次；左归丸，每服 6g，每日 3 次；杞菊地黄丸，每服 8~10 粒，每日 2~3 次。

食疗：①生地黄鸡：生地黄 250g，饴糖 150g，乌鸡 1 只。先将鸡去毛、肠，将地黄洗净切成薄片与糖和匀，放入鸡腹中，上锅内蒸熟。加盐少许，去地黄，食肉。②鹌鹑蛋：鹌鹑蛋 5 只，油、盐适量。鹌鹑蛋煮食或用油、盐炒食。适当喝些黄酒。每日进食 2 次，连食 10~15 天。③黑豆炖狗肉：狗肉 500g，黑豆 50g。狗肉切成块，黑豆以水先浸泡。放入锅内加水炖烂。日服 2 次，连服有效。

4. 气血两虚证

证候：面色苍白，唇舌色淡，记忆力下降或注意力不集中，导致活动力下降，工作难以出成绩，学习效率降低，脑力易疲劳，心悸气短，夜寐不安，失眠多梦，纳谷不馨，四肢懒动。

分析：心脾病变中以此型最具代表性。此型多见于脑力劳动者，用脑过度而伤心脾。心藏神，主血脉，气血旺盛则"阴平阳秘，精神乃治"。长期过度劳累，精神紧张，心理负担过重，势必造成心血暗耗，心气不足，心不主神明，神不守舍，心血不能养脑则记忆力下降或注意力不集中，导致活动力下降，工作难以出成绩，学习效率降低；心气不足，不能助心则心悸气短；心之气血两虚与脾之气血生化乏源关系甚密，后天失健，心失所养，出现心脾气血不足，心神失养，脾运失健之证候，如纳谷不馨，四肢懒动等。

基本治法：补益心脾气血。

方药运用：归脾汤加减。方中黄芪补脾益气；龙眼肉既能补脾气，又能养心血，共为君药。人参、白术补气，与黄芪相配，加强补脾益气之功；当归滋养营血，与龙眼肉相伍，增加补心养血之效，均为臣药。茯神、酸枣仁、远志宁心安神；木香理气醒脾，与补气养血药配伍，使之补不碍胃，补而不滞，俱为佐药。本方的配伍特点，一是心脾同治，重点在脾，使脾旺则气血生化有源。方名归脾，意即在此。二是气血并补，但重用补气，意在生血。方中黄芪配当归，寓当归补血汤之意，使气旺则血自生，血足则心有所养。本方原载宋·严用和《济生方》，但方中无当归、远志，至明·薛己为加强养血宁神之效，将此二味补入。若心烦易怒加郁金、合欢花；口渴咽痛加百合、生地黄。

也可用养心汤加减，方中茯苓、茯神、远志、柏子仁、酸枣仁，以益脾宁心安神；川芎、当归以养心血，肉桂引药入心经且助甘润当归生血；半夏去扰心之痰涎；甘草补土以培心气；五味子收神气之散越；人参、黄芪以补心气。所谓润以滋之，温以补之，酸以敛之，香以舒之，则益气补血，心得其养矣。

中成药：①归脾丸：每服 6~9g，每日 3 次。②天王补心丹：每次服 1 丸（9g），早晚各服 1 次；③安神补脑液：每服 10ml，每日 2 次。

食疗：①补虚正气粥(《圣济总录》)：黄芪 30~60g，人参 5~10g，或党参 15~20g，切成薄片，用冷水浸泡半小时，入砂锅煎沸，后改用小火煎成浓汁，取汁后，再加冷水如上法煎取二汁，去渣，将一二煎药合并，分 2 份于每日早晚同粳米 60~90g，加水适量煮粥，粥成后入白糖少许。每日早晚餐，空腹食之。②山楂栗子肉：山楂片、栗子肉各 60g，白糖 30g。山楂片与栗子肉一起放锅内，加水煮烂，白糖调匀，早晨空腹服，每天 1 次。③参枣汤 (《十药神书》)：党参 15g，大枣 20 枚。洗净，以水浸泡，放入锅内，用小火煎煮。半小时为 1 煎，共煎煮 2 次，合并煎液。每日分 2 次食用，吃枣喝汤。

【转归及预后】

疲劳综合征患者一般预后较好，但严重者也能影响生存质量。慢性疲劳综合征病情严重者常不能工作，因此，患者应及时休息，结合综合治疗。

【预防与调护】

1. 调整心理状态。保持积极乐观的生活态度，积极面对现实，尽自己最大努力适应环境。要淡泊名利，不为名利所累；要知足常乐，不与人攀比；要与人为善，不处心积虑；要调整不良的消极情绪，不郁怒、不悲愁、不过度思虑；要懂得仁者寿，德者寿。仁德者宽大的胸怀，良好的心态，有助于促进身心处于最佳状态。

2. 必要时应请心理医生给患者进行心理疏导，疏解困惑，指点迷津，帮助走出心理阴影。这是帮助患者疏肝解郁，畅脾悦心的重要先决条件和干预措施，也是预防慢性疲劳综合征的首要措施。

3. 克服不良生活习惯。养成良好的生活方式，如不吸烟、不酗酒，保持良好的饮食结构和习惯，积极参加体育锻炼，起居有律，劳逸适度。

4. 学会自我放松，缓解紧张状态。如工间休息，做操打拳，做深呼吸，听轻音乐(必要时配合相应的音乐疗法)，真正做到劳逸结合。

5. 工作学习、生活安排张弛有道，不超时劳作，不过度用力，防止疲劳的发生。

6. 注意保持正常体重，避免肥胖症的发生。

7. 配合按摩疗法，消除疲劳症状。

(1) 挺胸抬首，两手托于颈后，十指交叉，挺胸展臂，头用力后仰，同时深吸气，如此反复进行 7 次。

(2) 拧大椎、擦颈项：先用一手的拇指与食指、中指捏起大椎穴处的皮肤，捏拧 7 次，再以手掌快速横向搓擦颈项后侧数十次，以透热为度。

(3) 推肩摩背深呼吸：两手分别放于同侧肩上颈部两侧，掌心向下，然后在深吸气的同时，以双手用力伸向后背并缓缓挺胸，头略后仰，随后手指关节微屈，以四指指腹罗纹面附于背椎两侧的心俞、神堂俞或厥阴俞、膏肓穴处，边呼吸边向上、向前推抹，经肺俞、肩井、缺盆、气户等穴直至胸前乳中穴，手法动作应与呼吸紧密协调，反复推抹，伴随 7 次深呼吸。

（4）推按胸腹深呼吸：双掌紧贴前胸，指尖相对，边呼吸边向下推按至小腹，提掌时吸气，吸气要深，呼吸要慢，反复推按 7 次。

（5）按揉关元、神阙穴：正坐，口唇微闭，舌抵上腭，调匀呼吸，两掌放在腹部，大鱼际对神阙穴，小鱼际对关元穴，顺时针按揉 64 下，同时将意念专注于神阙、关元部位，本法有助中气、壮精神的作用。

（6）舒展四肢：仰靠在椅背上，两腿抬起，尽量伸直，两臂向上，向后伸展，挺胸深吸气坚持 8 秒钟后放松，恢复自然坐姿，如此反复 4 遍。

（7）搓揉腰部：两手握拳，以拳眼及虎口部搓擦两侧腰部片刻。

（8）指叩头部：以两手四指指端叩击头顶半分钟左右。

（9）浴面深呼吸：坐位，搓热双掌，沿两侧面部向上推擦，同时深吸气，擦至头顶，重压一下，再向下擦，同时呼气，并出声如打哈欠状，如此反复推擦 7 次。

上述方法可依次操作，也可根据疲劳的不同状况，选用其中的几种。可自我按摩，也可请家属或旁人按摩。

【临证经验】

慢性疲劳综合征是一种因劳倦过度而内伤不足的疾病。《素问·调经论》所谓："有所劳倦，形气衰少，谷气不胜。谷气不胜，上焦不行，下脘不通，而胃气热，热气熏胸中，故为热。"李东垣所谓："喜怒不节，起居不时，有所劳倦，皆损其气。气衰则火旺，火旺则乘脾土，脾主四肢，故困热无气以动，懒于言语，动作喘气，自汗心烦不安……"即指此等症而言。

本病治疗方法，当宗《内经》"劳者温之，损者益之"之旨，用辛甘温补，补中升阳，或用甘寒泻火之法，大忌苦寒损伤脾胃，切戒汗下劫夺津气。东垣补中益气汤有扶元补气，健脾强胃之功，为治此病之主方。咳痰加茯苓、半夏、姜汁之类；头痛加蔓荆；痛引巅顶加藁本、细辛；眩晕加天麻；腹痛加白芍；心下痞加黄芩、黄连；大便燥结倍用当归，再加火麻仁；食不易运加神曲；气滞加陈皮，等等。

若因劳倦过度而胃气不足，脾气下陷，气短无力，不时寒热，清晨昏闷，怠情嗜卧，五心烦热，此为阳气下陷，清阳不升，先服升阳补气汤（升麻、白芍、炙甘草、羌活、独活、防风、泽泻、厚朴、生地、柴胡、生姜、大枣），一俟昏闷烦热渐平，再服补中益气汤，使气复于中，阳达于外，则其症自愈。

【现代研究进展】

于雅婷等提出亚健康与中医的"未病"状态相似

（1）亚健康的临床症状涉及范围：目前，医学界对亚健康状态的确认尚未达成共识。但有专家提出，在排除疾病之后，在以下 30 项临床症状中，有 6 项者即可初步认定处于亚健康状态：①精神紧张，焦虑不安。②孤独自卑，忧郁苦闷。③注意力分散，思考肤浅。④容易激动，无事自烦。⑤记忆减退，熟人忘名。⑥兴趣变淡，欲望骤减。⑦懒于交往，情绪低落。⑧易感乏力，眼易疲倦。⑨精力下降，动作迟缓。⑩头昏脑涨，不易复原。⑪久站头昏，眼花目眩。⑫肢体酥软，力不从心。⑬体重减轻，体虚力弱。⑭不易入眠，多梦易醒。⑮晨不愿起，昼常打盹。⑯局部麻木，手脚易冷。⑰掌腋多汗，舌燥口干。⑱自感低烧，夜有盗汗。⑲腰酸背痛，此起彼伏。⑳舌生白苔，口臭自生。㉑口舌溃疡，反复发生。㉒味觉不灵，食欲不振。㉓泛酸嗳气，消化不良。㉔便稀便秘，腹部饱胀。㉕易患感冒，唇起疱疹。㉖鼻塞流涕，咽喉疼痛。㉗憋气、气急，呼吸紧迫。㉘胸痛胸闷，压榨感。㉙心悸心慌，心律不整。㉚耳鸣耳背，易晕车船。

（2）中医"未病"状态中异常体质状态临床症状涉及范围：中医的"未病"状态中涉及的异常体质状态有阳虚质、阴虚质、痰湿质、湿热质、瘀血质、气郁质、特禀质、阳亢型体质、气虚质、血虚质、热性体质、寒性体质、实性体质13种，临床症状涵盖亚健康的30项：①阳虚质：畏寒肢冷，倦怠乏力，面白自汗，少气懒言。伴精神不振，口淡不渴，毛发易落，小便清长，大便溏薄。体形多见肥胖，面色少华，肤色柔白，性格多沉静内向，易从寒化伤阳，舌质淡，苔白，脉虚迟。②阴虚质：五心烦热，潮热盗汗，午后颧红。伴形体消瘦，健忘多梦，口燥咽干，尿色黄，大便干结，四肢怕热，肤色苍赤。性格急躁，易化热伤阴，动火生风。舌红少津、少苔，脉细弦数无力。③痰湿质：胸闷身重，肢体不爽，痰多声浊。伴精神困顿，食纳不振，便溏腹胀，恶心痞闷，咳喘气短，头目不清或易恶心。舌体胖，苔滑腻，脉濡滑。④湿热质：面垢油光，易生痤疮，常口干、口苦、口臭、便干、尿赤。急躁易怒，易患疮疖，易患感冒，唇起疱疹，黄疸，热淋，衄血，带下等。舌红少津，少苔或无苔，脉细弦数无力。⑤瘀血质：部位固定的局部疼痛，面色黧黑，或口唇青紫，或肌肤甲错，或皮肤瘀斑，毛发易脱落。伴皮肤丝状红缕，蟹状纹络，口干欲饮而不欲咽，眼眶暗黑，白珠见青紫，丝赤斑斑，妇人行经腹痛，或夹有血块，或闭经。舌质青紫或暗，脉弦，或沉。⑥气郁质：胸胁胀痛，心烦易怒，精神抑郁，应激能力弱。伴胸闷，喜太息，咽中异物感，脘腹胀满，嗳气吞酸，易惊悸，失眠多梦，食欲不振，妇人多疑欲哭，月经不调，经期乳房，腰腹胀痛等症，神态多抑郁不爽，性格多孤僻，内向，气量狭小，多愁善感。舌质红偏暗滞，苔多，脉偏弦。⑦特禀质：对季节气候适应能力差，易患花粉症，易引发宿疾，易药物过敏。伴易致外邪内侵，形成风团、瘾疹、咳喘等。舌质淡，苔薄白，脉弦细数。⑧阳亢型体质：头晕目眩，头痛且胀，烦躁易怒，颜面潮红。伴失眠多梦，耳鸣目赤，头重脚轻，咽干口燥，腰膝酸软，肤色偏红，鼻略红，易出鼻血，性情急躁，大便易干易结，小便多黄赤，气息粗热，神志易露。舌质偏红，多披黄苔，脉弦有力，或洪数，或弦细数。⑨气虚质：食欲不振，倦怠乏力，面色苍白无血色或灰暗，少气懒言。伴精神不振，怕冷，怕风，抵抗力低下，头晕目眩，心悸，失眠，健忘，唇甲苍白，大便溏薄。舌质淡嫩，苔薄白，脉细弱无力。⑩血虚质：面色萎黄，唇甲苍白，头晕目眩，心悸不眠，倦怠乏力。伴精神不振，面白自汗，少气懒言，小便清长，大便溏薄，手脚易发麻，失眠，健忘。易从寒化伤阳。舌质淡嫩，苔薄白，脉细弱无力。⑪热性体质：口干舌燥，身体发热，怕热，心情急躁。伴常面红耳赤便秘，尿少且色黄，易患感冒，唇起疱疹。舌偏红，苔厚，脉细弦数无力。⑫寒性体质：怕冷，怕风，手脚冰凉，精神虚弱易疲劳。伴常有腹泻，小便色淡且次数多，脸色苍白，唇色淡，舌质淡红，舌苔薄，脉细数。⑬实性体质：易暴易怒，口干口臭，常有闷热的感觉。伴小便色黄而少，有便秘现象，呼吸气粗，容易腹胀，烦躁不安，失眠。舌质淡红，舌苔薄，脉细数。

（3）亚健康与"未病"的关系：亚健康的临床症状涉及范围在中医异常体质状态的临床症状涉及范围之中，将临床亚健康所涉及的症状以个体发病规律进行总结，按中医舌脉之象、症状属性、阴阳变化、脏腑特征等进行整合，则常见的亚健康状态可以说就是排除疾病状态的中医异常体质状态，即中医"治未病"理论中的"未病"状态。但"治未病"范畴与亚健康一样只有症候指标，无客观的数据化的诊断指标，所以应在寻找客观诊断指标方面进行深入的研究。

【小结】

1. 慢性疲劳综合征的基本特征为长时间极度疲劳，休息后不能缓解，临床上找不出实质性病变，但在躯体、心理和人际交往上出现种种不适应的感觉和症状，从而呈现出活力、反应能力和对外界适应能力降低的一种亚健康状态。

2. 其诊断主要根据患者有不明原因的持续或反复发作的严重疲劳，持续 6 个月或 6 个月以上，充分的休息后症状不缓解。

3. 辨证主要有肝郁血虚、中虚气陷、阳虚阴亏、气血两虚证等四型。

4. 本病治疗提出"调肝为先，健脾为要，益肾为本，补益气血"四原则。

5. 调护主要应调整好心态，必要时应请心理医生给患者进行心理疏导，克服不良生活习惯，保持良好的饮食结构和习惯，积极参加体育锻炼，起居有律，劳逸适度。

第八节　男子感染性疾病后机体功能失调综合征

男子感染性疾病后机体功能失调综合征是指男子罹患感染性疾病后经治疗，原感染性疾病得到控制，但后遗一系列身体机能失调的众多症候群。

人类社会和自然界的发展，生物多样性的改变，使疾病谱的构成也在发生相应变化，近几十年，流行性感冒病毒不断变异，多次在世界各地大流行；70 年代流行性出血热流行；80 年代发现艾滋病，而今和其他性传播性疾病的流行增长速度惊人；2003 年 SARS 即非典型性肺炎肆虐世界各地；近年来不断报道发生禽流感、手足口病等。可以说原有的流脑、乙脑、伤寒、疟疾、前列腺炎等感染性疾病尚未绝迹，新的感染性疾病又不断涌现，经治疗后其身体机能的失调，包括男性生殖和性功能失调所出现的一系列症候群正日益受到男科医生的重视。

感染性疾病后机体功能失调综合征这一病名虽新，但治法则与百合病及温病善后调理有共通之处。其所患疾病的表现在中医古籍中早有记载，张仲景在《伤寒杂病论》中所说的百合病的调治、清代研究温热病后的善后调理等，都是适用于这一综合征。此外，各种慢性前列腺炎、非淋等感染之后，会影响精子质量，进而导致男性不育或因感染后脏腑功能失调和种种精神负担而继发阳痿、早泄等性功能障碍。同时性病后也可继发前列腺炎；SARS流行之后，一些患者不久发现自己得了骨坏死，甚至两侧股骨头坏死，面临残疾的严酷后果等等。

各种感染性疾病以后，多可能不同程度存在一系列脏腑功能失调的众多症候，其间有轻有重，轻者经数日休养，配合食疗即可复原，重则需要配合中药，认真对待，积极予以辨证施治，或清理余邪，或滋阴，或扶阳，或益气血，或调情志等。

【病因病机】

男子感染性疾病后机体功能失调综合征，其总的病因源于感染，但感染者病程可否缩短，恢复是否良好，后遗症是否尽量减少，是否会罹患本病还有其他诸多原因。

1. 禀赋不足

内经云："正气存内，邪不可干。"患者素禀阳虚，则不能耐寒，易为寒邪所犯，患病后也容易寒化，病后易出现阳气虚亏证候。如患者素禀阴虚，或阳盛，则不耐热，患温病后易热化，病后多见阴虚之象。体虚则病程迁延，易于曲折反复，耗伤正气，病后恢复不易，终致机体功能失调。

2. 病后体虚，过度劳作

清·孙德润在《医学汇海》中说："凡伤寒愈后过劳心神或过劳筋力，以致病症复发，身热口渴，烦闷少神，错语昏沉，尿赤色，故名劳复，又名百合。"

3. 情志过极

情绪变化过于剧烈，持续时间过长，则可伤脏损腑，气血运行受阻。清·吴谦《医宗金鉴》曾云百合病可由"平素多思不断，情志不遂，或偶触惊疑，卒临景遇。因而形神俱病。"或因感染性疾病症险病重，劫后余生，受到惊恐，或思想无穷，所愿不遂，气郁化火，阴液灼伤，复感热病，继而发生本病。

4. 误治所致

各种感染治疗不当，如抗生素使用过多过滥、糖皮质激素使用量过大，时间过长，撤用太急，或中药过用苦寒清热，伤及脾胃，均可致病。

本病病机总属病后体虚，津亏血燥，元气匮乏，或阴阳俱虚，脏腑功能失调，或有余邪未清，留恋脏腑。其间本虚为主，余邪为次，少数患者虚中夹实。

病性属组织器官脏腑的功能失调，而少有实质性损害。

【诊断与鉴别诊断】

1. 诊断

男子感染性疾病后机体功能失调综合征是一新的病种，其诊断要考虑以下几点：

（1）近期有感染性疾病发作史，经治疗与感染有关的症状，如恶寒发热等基本控制。

（2）一般体格检查及实验室检查无明显异常发现。实验室检查提示与感染性疾病直接有关的特异性理化检查结果由阳转阴。如血中白细胞总数、中性粒细胞百分比均回归正常范围。

（3）男子感染性疾病后机体功能失调综合征是一组症候群，其症状的出现因人、因病而异。伤寒百合病的症状有的以脾胃消化机能失调的默默不欲食，食欲不振，时有泛恶吐利为主，有的以心功能失调所致的烦闷少神，错语昏沉，如有神灵附身，六神无主，卧行不能为主，但大多有口苦、小便赤、脉微数等余热症状。

（4）关于温病后遗症的症状，清·何廉臣《重订广温热论》中有"温热遗症疗法"专篇，专论温病后调治，其列举的症状有 22 种。其间有肺、皮肤症状，有余热未清的蒸热、腹热症状；有心神不安失眠、出汗症状；有脾胃消化不良，不食、喜唾症状；也有肾虚耳聋、遗精、发痿等症状，几乎牵涉大部脏腑功能的失调，何氏其实也只是举例而已，其他诸如腰酸乏力，骨节酸痛，性欲下降，阳痿，不育也可出现。

清·余霖《疫疹一得》则归纳为瘥后二十症：四肢浮肿、大便燥结、皮肤瘙痒、半身不遂、食少不化、惊悸、怔忡、失音、郑声、喜唾、多言、遗精、恐惧、昏睡、自汗盗汗、心神不安、虚烦不寐、劳复、温毒发疮（还论及食复、阴阳易）。

具备以上（1）、（2）项，参考第（3）、（4）项，在排除精神系统其他疾病后即可诊断本病。

2. 鉴别诊断

（1）本病的诊断首先肯定是继发于各类感染性疾病之后，而不是之中，因此要与原发感染所出现的各种症状以及恢复期表现相鉴别。

（2）百合病的发作也可能继发于房劳之后，因此要与房事疲劳综合征相鉴别。百合病其心神症状较明显，而房事疲劳综合征则全身脏腑皆可累及，病情较重。

（3）与郁证相鉴别：郁证与本病在病因方面皆可能有因情志所伤致病的一面，二者症状也有相近之处，但郁证均有明显情志所伤的病因，而本病主要发生于热病之后；郁证多表现为气机不畅的症状，如胸胁胀痛，嗳气频频，烦躁易怒等；而本病以精神恍惚，言、行、食、卧、寒、热均不能自主，症状来去不定，变化莫测等阴虚气亏，或有余热等为特点；郁证治疗常以行气开郁为主，而本病则以滋阴清热为主，或补虚，或清余热。

（4）发痿要注意排除多发性神经（周围性神经炎）及急性传染性多发性神经根炎（旧称格林巴氏综合征）的可能。功能失调综合征其肢体可随意活动，无运动障碍，无肌肉萎缩废弛不用等，只是软弱无力，不想行走而已。

【辨证施治】

1. 心肺阴虚证

证候：多见于百合病及温病瘥后诸症。神志恍惚，心神不安，惊悸怔忡，昏睡，虚烦不寐；行动失常，默然无语，失音、郑声、妄言多言、行卧不能，如寒无寒，如热无热，去来无定，自汗盗汗。或有皮肤甲错，痛痒，发疮，口苦，小便赤，脉微数。

分析：心藏神，肺藏魄，上焦心肺阴虚有热，治节无权，故恍惚无凭，去来无定，不主神明则心神不安,惊悸怔忡、妄言多言;虚火扰心则虚烦不寐;心阴不足不养心神则昏睡;汗为心液,虚火扰心,余热迫津外出,则自汗盗汗;肺阴不足,金虚不鸣,则失音;至于皮肤痛痒,宛如虫行,王孟英认为是"瘥后饮食渐进,气血滋生,润皮肤而灌筋骸,……最是佳境。"心肺阴虚,不荣皮肤,故皮肤甲错;心火有余,故皮肤发疮、痛痒,但其症状相对实火,应该较轻,犹如小的疮痱痒疹,而非疔毒痈疽。本病虽神志失常,症状多变,但形体如常,说明以心神病变为主,口苦,小便短赤而涩,则是心经阴虚内热,上炎于口舌,下移小肠之故;脉微数,阴虚有热故也。

基本治法:养阴清热,润肺清心。

方药运用:百合地黄汤加减。方中百合润肺清心,益气安神,阴伤较重,加生地黄汁益心阴,清血热,合成润养心肺,凉血清热之剂。使用本方时,应注意生地用量,一般不超过20g,因生地苦寒,过服则伤阳而致腹泻。另外,在煎煮时,如煎煮40分钟以上则可减轻泻利之弊。

如症状稍轻用百合知母汤,用知母养阴清热,除烦止渴,保肺清胃。药仅两味,轻清去热。如阴伤内热较重,小便短赤而涩,或有干哕,则可加滑石利尿清热,代赭石降逆和胃为滑石代赭石汤方。若虚烦不安,胃中不和,可用百合鸡子黄汤,滋养肺胃之阴。如口渴津伤明显,用栝楼牡蛎散,因栝楼根清解肺胃之热,生津止渴,牡蛎引热下行,使热不致炎上而消铄津液,津生热降,渴当自解。如百合病经久不愈,游走于经脉之热,郁于气分,变为发热,小便短赤而涩,脐下坚急,当用百合滑石散,用滑石清热利小便,使热从小便而去。

如精神、行动、饮食皆苦不能自主,伴自汗,短气乏力,睡不解乏,舌淡有齿痕,两寸脉弱,属心肺气虚,可合甘麦大枣汤,另加西洋参、黄芪、酸枣仁、麦冬、远志、牡蛎之类益气安神之品。

瘥后虚烦不寐,乃余火扰动,用黄连阿胶汤(黄连、黄芩、白芍、鸡子黄、阿胶)清滋之。

瘥后虚妄多言,宜导赤散(生地黄15g,淡竹叶5g,生甘草梢3g,木通3g)加麦冬6g,莲子心1g,朱砂染灯心21支。

瘥后自汗盗汗,属水不制火,余热未尽,苦坚清养为宜,苦坚如当归六黄汤(当归3g,黄连2g,黄芩5g,黄柏1.5g,生地黄5g,熟地黄5g,黄芪6g)加减,以育阴泻火固表;清养则用西洋参、生地、麦冬、黄连、甘草、小麦、百合、竹叶、茯苓、莲子心之类。慎勿骤补峻补。

瘥后皮肤甲错,为热病伤阴,阴液不能滋润皮肤,治宜补血养阴为主,用加减复脉汤(炙甘草18g,干地黄18g,生白芍18g,麦冬15g,阿胶9g,麻仁9g),亦有粥食调理自回者,可用黑木耳、猪肝、鸭血、菠菜、红枣、黑豆等食物调理。

瘥后咳嗽,何氏认为此余热在肺也。宜滋养肺胃之阴,其嗽自止,如南沙参、麦冬、地骨皮、知母、川贝、川石斛、花粉、茯苓、甜杏仁、桑皮、蔗汁、梨汁之类,或加生地、玉竹之类。

至于"皮肤痛痒，宛如虫行"，王孟英认为"最是佳景，不过数日，气血通畅而自愈矣"，故而无需用药。

中成药：朱砂安神丸。

外治法：用百合洗方药渍水洗身。

针灸：取心经、肺经、肾经等穴位，如神门、太溪、太渊、列缺、通里、三阴交、少冲、复溜、照海、太冲、肺俞、肾俞、心俞等，上述腧穴中，肺俞、肾俞、心俞、复溜先用平补平泻手法后，用补法行针5~10分钟后出针。其余腧穴则用捻转泻法，每次留针10~15分钟为度，不可太久。以针刺为主，用补脾泻肝法。

2. 脾胃气虚证

证候：多见于感染后，伤寒或温病后，中气受损者。意欲食，复不能食，甚至厌食，食少不化，喜唾；服药则反见呕吐下利；口干而不欲饮，神疲乏力，四肢倦怠，甚则半身不遂。

分析：胃主纳，脾主化，感染日久，中气受损，脾胃运化无力，因而胃不能纳，脾无力化，欲纳不能，食少不化；胃虚不降，服药反见吐利；土虚不能摄水，则喜唾；湿阻津不上承则口干不欲饮；中气不足则默然无语，声颤无力，语不接续而见郑声；脾虚不主四肢，则神疲乏力，四肢倦怠，甚则气虚络阻，瘥后语謇、半身不遂；气阴受伤，肾不主水，脾不化湿，水湿泛滥，故四肢浮肿。

基本治法：健脾益胃，补中益气。

方药运用：健脾益胃用叶氏养胃汤加减。药用麦冬、北沙参、扁豆、玉竹、桑叶、甘草。王孟英指出："不欲食病在胃，宜养以甘凉，食不化，病在脾，当补以温运，医者须分别论治。"因热病后阴液已经受伤，故健脾养胃不宜过于温燥，而以凉润为好。

瘥后有声无力，语不接续，名曰郑声，乃气虚也，宜补中益气汤。瘥后喜唾，可用六君子汤加益智仁，以补土摄水。

食疗：鲜梨、鲜藕、莱菔三等分，切片煮汁，送服益元散（滑石600g，甘草100g，朱砂30g）6~10g许，日服两次。

3. 肝肾亏损证

证候：多见于温热病伤阴之后，甚至阴伤及阳。瘥后耳聋；瘥后腰膝疼痛，甚者起不能立，卧不能动，似痿发作，甚则日后骨坏死；恐惧，大便燥结；男子不育，精少、精弱、精不液化；或遗精盗汗，阳痿早泄等。

分析：温热病高热或热病日久，伤阴耗液，或过用苦寒，折伤阴液，以致阴虚内热，水不济火，虚火上炎，则耳鸣耳聋；瘥后发痿，乃余热所伤经络，阴液不荣肢体，髓不养骨，则肢体痿弱，日久骨缺血而坏死；惊恐伤肾，肾伤更恐；下焦阴虚，营液未充，水难载舟，大便燥结；肾藏精，主性和生殖，肾阴不足，不养肾精，则精少、精弱；阴虚有火则精难液化；虚火迫精外流则遗精早泄；迫津外流则夜间盗汗；肾阴不足，不荣宗筋，阳事痿弱，性欲下降。

基本治法：滋补肝肾之阴，清泄虚火余热。

方药运用：知柏地黄汤加减。如瘥后惊悸、怔忡，属肾水不济心火者，配用朱砂安神丸补水养心。惊悸属余热夹痰者，用黄连温胆汤加减，药用黄连、竹茹、石菖蒲、半夏、胆南星、栀子、知母、茯苓、旋覆花、橘红，清余热而消痰。

瘥后发痿则宜养阴清热，通络起痿，用人参养营汤。该方出自《太平惠民和剂局方》，由十全大补汤去川芎，加五味子、陈皮、远志、生姜和大枣组成，原主要用于心脾肺三脏气虚，营血不足所致惊悸健忘、身热自汗、咽干唇燥、饮食无味、体倦肌瘦、毛发脱落、气短、腰背酸疼、小便赤涩等症。治肢体痿弱可再加木瓜、怀牛膝、续断，以壮腰膝，如有余热，少加黄柏、银花藤。王孟英还指出瘥后发痿"轻者，粥食调理自愈"。

至于严重急性呼吸综合征（SARS），即传染性非典型性肺炎致近1/3左右的患者出现骨缺血坏死等，一般在病后1~2年左右开始发病，故应病后立即加强预防，在疾病控制后早期使用补肾壮骨、益精填髓、活血通络的药物，以延缓发生或减轻症状。

瘥后大便燥结宜滋阴增水，润燥通便。用黑芝麻炒熟粉碎，每次1~2汤匙，或直接临睡前喝1汤匙麻油。或用炒决明子，每次10g，开水冲泡，代茶饮，日2剂。

瘥后遗精，因火动者多，宜清余热，固精封髓丹主之，药用黄鱼胶500g，蛤粉（炒松）、沙苑子各150g，牡蛎粉（炒松）、真川柏各90g，春砂仁30g，炙甘草20g，秋石15g，怀山药45g，煮烂捣丸，淡盐汤送下10g。

瘥后耳鸣耳聋，属肾虚精脱者，宜常服耳聋左慈丸（熟地、山茱萸、怀山药、丹皮、泽泻、茯苓、磁石、石菖蒲、五味子）或磁朱丸（磁石、朱砂、六神曲）等，以滋阴镇逆。

食疗：①肾阴虚精少不育：绿豆30g，黑豆20g，生山药（切片）60g。心烦少寐加莲子30g。加水适量先煮绿豆和黑豆，令开花烂熟，再加山药片，煮熟，再加糯米粉或藕粉适量，煮调成粥，每日1次。②肾阳虚精少不育：韭菜150g，鲜虾仁100~150g，鸡蛋1个，依常法炒熟，饮黄酒或低度白酒50ml，吃菜，每日1剂，10日1疗程。③气血两虚，精弱不育：大红枣、龙眼肉、瘦肉各30g，加水适量熬汤，如消化不良，便溏纳少加鲜山药片50g，每日1剂，连服15日。④精不液化：绿豆50g，海带20g，同煮熟，再加大米30g，煮粥食。每日1次。⑤性功能减退，阳事举而不坚，挺而不久：百合、山药、枸杞子各30g，银耳10g，加水煎成500ml，打入鸡蛋两个，搅匀，酌加冰糖20g，每日1剂，晚、早分食。⑥遗精、尿频、早泄：银杏（白果）100g，去壳、膜、胚芽，与芡实20g，桑螵蛸10g，同装纱布袋内，加水400ml，水煎成200ml，调入少许白糖，每日1剂，晚早分食。夜寐梦多加莲子30g。

【转归及预后】

男子感染性疾病后机体功能失调综合征的转归与预后，主要取决于以下几个因素：

1. 与患者身体素质的好坏有关，即正气之强弱；正盛邪易祛，对身体伤害小，机体功能失调的发生机会少；反之，正气虚，邪气盛，感染最后在药物的治疗下虽被战胜，但身体大伤元气，功能失调综合征的发病机会就高，预后相对就差。如高年老人罹患流感就比年轻人患流感的预后差。

2. 与病程长短有关，即正邪交争的时间长短，时间长则阴阳气血受伤亦重，机体功能易于失调，反之，时间短，脏腑气血功能受影响小，则预后好，病程短。急性淋病与慢性前列腺炎相比，急性淋病用药及时，病程短，疗效好；而慢性前列腺炎病程长，易有反复，易于影响性功能和生育。

3. 与感邪之轻重有关，即染毒之深浅有关；如流感与急性呼吸综合征（SARS）相比，流感相对较轻，后遗症少，而 SARS 的预后较差，后遗症多而重。

4. 与治疗是否得当有关。如百合病一般经过正确的治疗，约 1 周后症状可缓解，亦有 2~3 周渐减轻者，一般不会超过两个月，预后大多较好，无后遗症。而 SARS 的后遗症，如骨坏死，甚至股骨头坏死，则很可能会致残，后果严重。

【预防与调护】

1. 早期介入，截断治疗。在感染性疾病发生早期，在病原微生物还未查找清楚的情况下，中医即可早期介入，截断治疗，审证求因，据因立法处方，针对中医病因，早期治疗，辨证正确，处理适宜，可减弱病原体毒力及其对人体器官脏腑的损害；使用抗生素要得当，激素的应用时机掌握好，用量适中，撤退有序，防止应用过量抗生素和激素的副作用所带来的损害。

2. 重视扶正和祛邪方法并用。对感染性疾病要在直接杀灭、拮抗细菌、病毒的同时，扶助正气，促进损伤组织的修复，稳定机体内环境，减少病后脏腑功能失调的发生。

3. 感染性疾病发展过程中，及早和患者沟通，对患者态度要和蔼可亲，多给患者做耐心细致的思想工作，多介绍疾病的有关知识，减轻思想负担，消除疑虑和紧张，树立必胜信念，使其了解本病的起因及预后，稳定情绪，促进缓解。

4. 重视后期调理。中医对感染性疾病的后期调理更具优势，可将外感病辨证与内伤辨治方法结合，注意清除余邪，扶助正气，对瘥后饮食起居进行调理，促进损伤脏腑组织的修复。

5. 饮食以易消化、清淡为宜，并多进新鲜水果或果汁、蔬菜等。禁止吸烟、饮酒。改变嗜辛辣厚味的饮食习惯。

6. 病房或居室要保持空气流通新鲜、环境安静，避免强烈光线及颜色刺激。

验案举例

曹某，36 岁，1996 年 7 月 26 日初诊。

缘患者于两个半月前右上唇疱疹伴发高热、尿潴留 5 天，由南京市某医院传染科转入江苏省某医院传染科，诊断为单纯疱疹性脑炎合并尿潴留，经全市大会诊三次，用抗感染（抗生素）、激素、输液、物理降温（冰袋、酒精擦澡）、局部理疗、热敷、保留导尿、针灸等综合疗法，53 天高烧持续不退（39.5℃~41℃），尿潴留未能解除，乃请本人会诊。

诊得患者右唇疱疹已结痂，但仍有汗出热不解（39.9℃），头痛如裂、烘热，口干而黏，胸痞呕恶，不思饮食，小便不通，认证为湿热夹瘟毒阻于三焦，治拟清热化湿、辟瘟解毒，用三仁汤加味内服，晚蚕砂药枕枕于后脑。3日后高烧顿退，小便得通，乃拔除保留导尿管，嘱以原方加减，再服5剂，基本痊愈出院。出院后来本院门诊治疗，患者略见头重而昏，饮食少思，口微干黏，排尿欠畅，舌偏红，苔薄腻，脉带濡数，此余邪未尽之象也，故疏甘凉养胃，清撤余邪消息之。

处方：大豆卷10g，川贝母6g，云茯苓10g，炒扁豆10g，粉丹皮6g，炒谷芽10g，广陈皮6g，车前子（包）10g，滑石15g，炙甘草3g。5剂。

二诊（1996年8月16日）：药后胃气渐醒，小便通利，惟房事过频，而见神疲乏力，腰酸耳鸣，心悸少寐，舌红苔少，脉细带数，有房劳复之虞，再拟补肾益阴之法调理。

处方：生地黄12g，粉丹皮6g，云茯苓10g，山茱萸10g，怀山药10g，枸杞子10g，川断肉10g，福泽泻6g，五味子6g，肥麦冬6g，炒麦芽10g，炙甘草3g。

上方连服14帖而瘥。

【小结】

1. 男子感染性疾病后机体功能失调综合征是指男子罹患感染性疾病后经治疗，原感染性疾病得到控制，但后遗下一系列身体机能失调的众多症候群。病名虽新，治法则与百合病及温病善后调理有共通之处。

2. 辨证可参考温病的三焦辨证方法来划分，症状表现虽多，但不外乎归属上焦是心肺病变，中焦是脾胃消化症状，下焦则是肝肾的不足。辨证时首分三焦及所属脏腑，再辨症状的阴阳气血虚实属性。

3. 治疗强调以补养为主法，如有余邪则以清轻甘凉为主；注重情志调理；配合心理护理，心身两调，不能见药不见人；提倡养护胃气为先，否则虚不受补；主张多用食疗。

4. 预防与调护上，主张在感染病初期中医药即应早期介入，截断治疗，审证求因，据因立法处方，使用抗生素要得当，激素的应用时机要掌握好，用量适中，撤退有序，防止应用过量抗生素和激素的不良反应所带来的损害；重视扶正和祛邪方法并用；及早和患者沟通，多介绍疾病的有关知识，减轻思想负担，消除疑虑和紧张心理，并重视后期调理等。

参考文献

[1] 杨慧敏. 化痰活瘀法治疗男子更年期综合征［J］. 河南中医，1998，18（4）：206

[2] 丘勇超，宋文英. 中老年男子部分性雄激素缺乏综合征（PADAM）的中西医结合临床指导原则［J］. 中华中西医杂志，2004，5（3）：222

[3] 陈敏文. 睾囊伤方治疗输精管绝育术并发附睾郁积症35例［J］. 中医药通报，2004，3（5）：51

[4] 吕玉才. 中西医结合治疗输精管结扎术并发痛性结节48例［J］. 山东中医杂志，

2004，23（7）：421

［5］中华医学会风湿病学分会．白塞病诊治指南（草案）［J］．中华风湿病学杂志，2003，7（1）2：762

［6］邱志济，朱建平，马旋卿，等，朱良春治疗白塞氏综合征（狐鹕病）用药经验和特色选析［J］．辽宁中医杂志，2002（12）：113

［7］曲环汝，丁之江．白塞病从"疡"论治探讨［J］．新中医，2004，36（8）：3

［8］张立军，柴立民．从"阴疽"论治白塞氏综合征17例［J］．浙江中医杂志，2004，39（3）：116

［9］高国俊．中蒙西医结合治疗白塞氏综合征40例［J］．中国民族医药杂志，2003，12（4）：14

［10］黄灿．酸枣仁汤合导赤散治疗性病恐怖症30例［J］．广西中医药，2000，23（4）：24

［11］庄逢康．逍遥散为主方治疗性病恐怖症（忧郁症）60例临床分析［J］．北京中医，1996，（2）：22

［12］金保方，杨晓玉，商学军，等．淋必清汤治疗性病后慢性前列腺炎的临床研究［J］．中华男科学杂志，2005，11（3）：235

［13］曾跃斌，辜红妮．性病后慢性前列腺炎的病原菌及其耐药性研究［J］．中国微生态学杂志，2004，16（3）：167

［14］刘忠信．辨证治疗性病后尿道会阴综合征［J］．新中医，2002，34（2）：66

［15］刘尚全．清淋汤治疗男性性病后遗症的临床观察［J］．湖北中医杂志，2006，28（2）：38

［16］于雅婷，周冉，杨佳萍．浅析亚健康与中医的"未病"［J］，中医药管理杂志，2007，15（4）：290

□ 附录一 □

男科临床检验正常值

男科实验室诊断指标的正常参考值

一、精液分析

精液量	≥2.0ml
pH	≥7.2
外观	乳白色、均质、半流体状液体
气味	罂粟碱味
液化时间	<60 分钟
黏稠度	精液液化后的拉丝≤2cm
精子密度	$≥20×10^6/ml$；精子总数$≥40×10^6$
精子活力	a 级精子>25%，或 a+b 级精子>50%
精子活动率	≥60%
正常形态精子百分率	≥15%
精子存活率	≥75%
顶体完整率	≥75%
低渗肿胀率	≥70%
白细胞计数	$<1×10^6/ml$
免疫珠试验	<10%

MAR 试验	<10%
抗精子抗体 ELISA 试验	阴性
精浆 α-葡糖苷酶	35.1~87.7U/ml
精浆酸性磷酸酶	48.8~208.6U/ml
精浆果糖	0.87~3.95g/L
精浆 γ-GT	69.3~206.5U/ml
精浆锌	0.8~2.5mmol/L

二、生殖激素

血清睾酮	男性 12~34nmol/L
	女性 0.4~3.6nmol/L
	发育前 0.4~0.7nmol/L
血清游离睾酮	50 岁以下男性 12.4~40ng/L
	50 岁以上男性 10.8~24.6ng/L
血清雌二醇	男性 0.11~0.26pmol/L
	女性 0.13~3.15pmol/L
血清泌乳素	男性 <20μg/L
	女性 5~40μg/L
血清卵泡刺激素	男性 1~5IU/L
	女性 1~9IU/L
血清黄体生成素	男性 0~25IU/L
	女性随月经周期变化而改变
血清抑制素 B	参照试剂盒厂家提供的正常参考范围

注：不同厂家的试剂盒和不同方法的正常参考范围有所不同，请参照试剂盒说明书提供的正常参考范围。

三、前列腺液

外观颜色	乳白、稀薄
卵磷脂小体	满视野
白细胞	<10 个/HP
红细胞	<5 个/HP
颗粒细胞	<5 个/HP
淀粉样体	少量
上皮细胞	少量
精子	少量

滴虫	未见或（-）
霉菌	未见或（-）

四、性传播疾病

淋病双球菌	未查见革兰阴性双球菌
解脲支原体	阴性
人型支原体	阴性
沙眼衣原体	阴性

美国国立卫生研究院的慢性前列腺炎症状指数（NIH-CPSI）

◆ 疼痛或不适症状评分

1. 最近一周，你在以下区域出现过疼痛或不适吗？

    A. 睾丸与肛门之间区域（会阴部）　　　　　有（1）　无（0）

    B. 睾丸　　　　　有（1）　无（0）

    C. 阴茎头部（与排尿无关）　　　　　有（1）　无（0）

    D. 腰部以下、耻骨上或膀胱区域　　　　　有（1）　无（0）

2. 最近一周，你有以下症状吗？

    A. 排尿时疼痛或烧灼感？　　　　　有（1）　无（0）

    B. 性高潮（射精）时或以后出现疼痛或不适？　　　　　有（1）　无（0）

3. 最近一周，你在上述这些区域是否经常疼痛或不适？

    无（0）；很少（1）；有时（2）；经常（3）；频繁（4）；几乎总是（5）

4. 请你描述最近一周中平均疼痛或不适感觉的程度。

    □　□　□　□　□　□　□　□　□　□　□

    0　1　2　3　4　5　6　7　8　9　10分

    （不疼）　　　　　　　　　　　（最严重的疼痛）

◆ 排尿症状评分

5. 最近一周，你是否经常有排尿不尽感？

    无（0）。

    5次中少于1次（1）。

    少于一半时间（2）。

大约一半时间（3）。

多于一半时间（4）。

几乎每次都有（5）。

6. 最近一周，你在两小时以内排尿的频度有多少？

无（0）。

5次中少于1次（1）。

少于一半时间（2）。

大约一半时间（3）。

多于一半时间（4）。

几乎每次都有（5）。

◆ **症状的影响**

7. 最近一周，你是否因为临床症状而妨碍了你做事情？

无（0）；仅有一点（1）；有时候（2）；很多（3）。

8. 最近一周，你是否经常想起自己的症状？

无（0）；仅有一点（1）；有时候（2）；很多（3）。

◆ **生活质量**

9. 如果你的余生将会伴随着现在最近一周同样的临床症状，你会感觉如何？

非常高兴（0）。

愉快（1）。

比较满意（2）。

一般（3）。

不太满意（4）。

不愉快（5）。

非常恐惧（6）。

NIH-CPSI 积分研究结果

1. 疼痛和不适的评分包括1A，1B，1C，1D，2A，2B，3和4各个问题分数的总和在0~21之间。

2. 排尿症状评分包括对5和6问题分数的总和在0~10之间。

3. 临床症状对生活质量的影响评分包括对问题7、8、9回答分数的总和在0~12之间。

积分的报告形式包括

1. 将上述3个方面的积分分别报告，其中疼痛的亚评分为0~21分，排尿症状的亚评分为 0~10 分，症状对生活质量影响的亚评分为 0~12 分。

2. 将疼痛不适与排尿症状评分两项相加后进行报告，范围在 0~31。轻症的积分在 0~9；中等程度积分在 10~18；严重患者的积分在 19~31。

3. 报告总积分，范围在 0~43。轻症的积分在 1~14；中等程度积分在 15~29；严重患者的积分在 30~43。总积分越高，患者的临床症状或病情越严重。

WHO 男性不育诊断标准

1. 特发性少精子症

精子密度 $<20\times10^6/ml$，但是 >0，才可列为此。该诊断必备下列条件：

①正常的性功能（包括射精功能）。

②精子异常：少精子。

③没有其他可适用之诊断。

2. 特发性弱精子症

这要求精子密度正常，但是活动低下（快速直线向前的精子<25%）。该诊断必备下列条件：

①正常的性功能和射精功能。

②和精子异常：弱精子。

③和没有其他可适用之诊断。

3. 特发性畸形精子症

这要求精子密度和活动力正常，但是形态学数据低（正常形态精子头<30%）。该诊断必备下列条件：

①正常的性功能（包括射精功能）。

②精子异常：畸形精子。

③没有其他可适用之诊断。

4. 特发性隐匿精子症

若新鲜精液样本中未发现精子，但离心沉淀后可发现精子，且不符合其他诊断，可以作出此诊断。

5. 梗阻性无精子症

若精液分级为无精子而睾丸活检显示大多数曲细精管中有大量生精成分，则可诊断。由于睾丸活检仅限用于睾丸体积及 FSH 正常的患者，因此，这些条件亦适用于诊断。该诊断必备下列条件：

①正常的性功能（包括射精功能）。

②无精子。

③睾丸活检有精子存在。

④睾丸总体积≥30ml。

⑤正常的血浆 FSH。

⑥没有其他可适用的诊断。

6. 特发性无精子症

当患者的无精子不明其因时，即由于睾丸体积小或 FSH 升高，而无睾丸活检的指征或活检显示曲细精管中无精子，则可诊断。该诊断必备下列条件：

①正常的性功能（包括射精功能）。

②无精子。

③和/或血清 FSH 增高。

④和（或）总睾丸体积<30ml。

⑤或睾丸活检精子缺如。

⑥没有其他可适用之诊断。

精液分析正常标准
（主要根据 1999 年世界卫生组织诊断标准）

精液颜色：为乳白色或灰白色，长期未排精者颜色可以稍深。

精液量≥2.0ml。

pH≥7.2。

液化时间：一般为 5~20 分钟，不超过 60 分钟。

黏稠度：精液液化后的拉丝≤2cm。

气味：生石灰味，或有描述为罂粟碱味。

精子密度：≥$20×10^6$/ml。

精子总数：一次射精≥$40×10^6$。

未成熟精子：2%~3%。

精子活动率：射精后 60 分钟内前向运动（a+b）的精子比率≥50%；或快速直线运动精子（a）≥25%。

存活率：≥50%存活，或不着色（伊红染色法）。

精子凝集：≤5%。

形态：≥15%的正常形态精子。

白细胞计数：<$1×10^6$/ml。

免疫珠试验：<50%的活动精子可以与免疫珠结合。

混合免疫球蛋白（MAR）试验：附着粒上的活动精子少于 10%。

生化正常。

培养阴性（细菌数少于 1000/ml）。

精子尾部低渗膨胀（HOS）试验：精子尾部低渗膨胀百分率≤49%为异常，50%～69%为可疑，≥70%为正常。

性交后试验：标准试验中宫颈口及宫颈黏液中每高倍视野有 10 个以上快速前向运动（a 级）精子。

正常精液状态：射出的精液符合正常参考值。

少精子症：精子总数低于正常参考值，即一次射精精子数量<40.0×10^6。

弱精子症：精子活力低于正常参考值，即活动力<25%A 级活动力且<50%A+B 级活动力。

畸形精子：具有正常形态的精子少于正常参考值，即形态学<15%正常形态。

无精子症：所射精液中无精子。

国际勃起功能指数调查问卷表（IIEF）

1. 最近四周内你在性活动中 有多少次阴茎能够达到勃起？	没有性活动
	总是或几乎总是能够达到勃起
	多数时候能够达到勃起（多于半数）
	有时能达到勃起（约一半时候）
	少数时候能够达到勃起（少于半数）
	没有或几乎没有能够达到勃起
2. 最近四周内你在性刺激而有 阴茎勃起时有多少次能够感到 阴茎硬度足够插入配偶的阴道？	没有性活动
	总是或几乎总是能够达到勃起
	多数时候能够达到勃起（多于半数）
	有时能达到勃起（约一半时候）
	少数时候能够达到勃起（少于半数）
	没有或几乎没有能够达到勃起
3. 最近四周内你尝试性交时 有多少次能够插入配偶的阴道？	没有性活动
	总是或几乎总是能够达到勃起
	多数时候能够达到勃起（多于半数）
	有时能达到勃起（约一半时候）
	少数时候能够达到勃起（少于半数）
	没有或几乎没有能够达到勃起

4. 最近四周内你在性交时阴茎进入
   配偶的阴道内后，有多少次
   阴茎能够维持勃起状态？

   没有性活动

   总是或几乎总是能够达到勃起

   多数时候能够达到勃起（多于半数）

   有时能达到勃起（约一半时候）

   少数时候能够达到勃起（少于半数）

   没有或几乎没有能够达到勃起

5. 最近四周内你在性交时阴茎进入
   配偶的阴道内后，维持阴茎勃起
   直到性交完毕有多大困难？

   没有尝试性交

   困难极大

   困难很大

   困难

   有点困难

   不困难

6. 最近四周内你尝试性交的次数
   有多少？

   没有尝试性交

   1~2 次

   3~4 次

   5~6 次

   7~10 次

   11 次以上

7. 最近四周内你尝试性交时
   有多少次感到满足？
   阴茎能够维持勃起状态？

   没有性活动

   总是或几乎总是能够达到满足

   多数时候能够达到满足（多于半数）

   有时能达到满足（约一半时候）

   少数时候能够达到满足（少于半数）

   没有或几乎没有能够达到满足

8. 最近四周内你在多大程度上
   享受到性交的快乐？

   享受到极大快乐

   享受到高度快乐

   享受到一般快乐

   较少享受到快乐

   没有享受到快乐

9. 最近四周内你在性刺激或性交时，
   有多少次伴有射精？

   没有性活动

   总是或几乎总是伴有射精

   多数时候伴有射精（多于半数）

   有时伴有射精（约一半时候）

   少数时候伴有射精（少于半数）

   没有或几乎没有伴有射精

10. 最近四周内你在性刺激或性交时， 有多少次伴有高潮的感觉？	没有性刺激 总是或几乎总是伴有高潮的感觉 多数时候伴有高潮的感觉（多于半数） 有时伴有高潮的感觉（约一半时候） 少数时候伴有高潮的感觉（少于半数） 没有或几乎没有伴有高潮的感觉
11. 最近四周内你有多少次 感觉有性欲？	总是或几乎总是有性欲 多数时候有性欲（多于半数） 有时有性欲（约一半时候） 少数时候有性欲（少于半数） 没有或几乎没有性欲
12. 你对自己最近四周内的 性欲程度如何评价	很高 高 中等 低 很低或完全没有
13. 你对自己最近四周内的全部 性生活的满意程度如何？	很满意 满意 中等 低 很不满意
14. 你对自己最近四周内与配偶 的性关系满意程度如何？	很满意 满意 中等 低 很不满意
15. 你如何评价最近四周内对 阴茎勃起和维持勃起的自信度？	很高 高 中等 低 很低

PADAM 症状评分表
（伊斯坦布尔 Bosphorus 心理系推荐）

	症状	总是（3分）	经常（2分）	有时（1分）	没有（0分）	总分
体能症状	全身无力、失眠、食欲减退、骨和关节痛					
血管症状	潮热、陈汗、心悸					
精神心理症状	健忘、注意力不集中、恐惧感、烦躁易怒、对以前感兴趣的事物失去兴趣					
性功能减退症状	对性活动失去兴趣、对有兴趣的事物无动于衷、晨间自发勃起消失、性交不成功、性交时不能勃起					

老年男子症状（AMS）问卷

1. 感到总体健康状况下降（总体健康状况，主观感觉）。

2. 关节痛和肌肉痛（腰痛、关节痛、四肢痛、全背痛）。

3. 多汗（非预期的/突然的阵汗、非劳力性潮热）。

4. 睡眠障碍（入睡困难、睡眠过程障碍、早醒和感觉疲劳、睡眠不好、失眠）。

5. 需要增加睡眠时间，常常感到疲劳。

6. 烦躁易怒（爱发脾气、为小事生气、情绪化）。

7. 神经质（内心压力、焦虑、烦躁不安）。

8. 焦虑不安（感到惊恐）。

9. 体力极差/缺乏活力（表现总体下降、活动减少、对休闲活动缺乏兴趣、感到做事少和收获少、感到必须强迫自己参加一些活动）。

10. 肌肉力量下降（感到无力）。

11. 情绪抑郁（情绪低落、忧伤、几乎落泪、缺乏动力、情绪波动、感到做什么事都没有意思）。

12. 感到个人已走了下坡路。

13. 感到精疲力竭、人生已到了最低点。

14. 胡须生长减少。

15. 性活动的频率和能力下降。

16. 晨间勃起次数减少。

17. 性欲减退（性活动失去愉悦感、缺乏性交欲望）。

如有其他症状、请描述。

AMS 评分

症状序号	评分	心理症状	体能症状	性功能症状
1			√	
2			√	
3			√	
4			√	
5			√	
6		√		
7		√		
8		√		
9			√	
10			√	
11		√		
12				√
13		√		
14				√
15				√
16				√
17				√

以上每项症状的评分：没有＝1分，轻度＝2分，中度＝3分，重度＝4分，极重＝5分；所有症状评分累加为总分。总分的评价如下。

总分	17~26分	27~36分	37~49分	>50分
症状严重程度	无	轻度	中度	重度

□ **附录二** □

男科常用方剂

一　画

一贯煎（《柳州医话》）：沙参　当归　生地　麦冬　枸杞子　川楝子

一阴煎（《景岳全书》）：生熟地　丹参　益智仁　沙苑子　菟丝子　杜仲　白芍　麦冬　知母　龟甲　龙骨

二　画

二子消毒散（《医宗金鉴》）：土茯苓　猪脂　杏仁　僵蚕　蝉蜕　川牛膝　荆芥　防风　金银花　猪牙皂角

二鹿生精丸（验方）：黄芪　枸杞子　鹿胶　三棱　莪术　红参　鹿茸　枣皮　熟地　海狗肾　五味子　红花　牛膝　蛤蚧

二仙汤（《中医方剂临床手册》）：仙茅　淫羊藿　当归　巴戟天　黄柏　知母

二神散（《济生方》）：海金砂　滑石

二甲复脉汤加味（《男科纲目》）：生牡蛎　生鳖甲　炙甘草　生地黄　白芍　麦冬　阿胶　火麻仁

二地鳖甲煎（徐福松方）：生地黄　熟地黄　菟丝子　云茯苓　枸杞子　五味子　金樱子　生鳖甲　牡蛎　牡丹皮　丹参　天花粉　川续断　桑寄生

二地九子汤（《男科纲目》）：生地黄　熟地黄　五味子　枸杞子　覆盆子　菟丝子

藕莲子　女贞子　桑椹子　黑芝麻　乌麻子

二至丸(《证治准绳》)：女贞子　旱莲草

二陈汤(《太平惠民和剂局方》)：半夏　陈皮　茯苓　甘草

二海地黄汤（徐福松方）：生地黄　熟地黄　山茱萸　茯苓　怀牛膝　泽泻　海藻　昆布　丹皮　丹参　荔枝草　车前草　川断　碧玉散

二碧地黄汤（徐福松方）：碧玉散　瘰桃干　生地黄　牡蛎　车前子　鸡血藤　枸杞子　白芍　薏苡仁　生鳖甲　茯苓　泽泻

七味胎元丸(《验方新编》)：男孩脐带　陈棕　犀牛黄　槐角子　刺猬皮　象皮　地榆

七宝美髯丹（邵应予方）：鹿角胶　补骨脂　菟丝子　枸杞子　茯苓　制首乌　怀牛膝　当归

七疝统治方（陈修园方）：以二陈汤为主，加猪苓　泽泻　白术　桂枝　小茴香　木通　川楝子

八正散(《太平惠民和剂局方》)：木通　车前子　萹蓄　瞿麦　滑石　甘草梢　大黄　山栀

八仙长寿丸(《寿世保元》)：麦冬　五味子　太子参　丹皮　茯苓　山茱萸　熟地黄　山药

八珍汤(《正体类要》)：人参　白术　茯苓　甘草　当归　白芍　地黄　川芎

十灰散(《十药神书》)：大蓟炭　小蓟炭　荷叶　侧柏叶　白茅根　茜草根　栀子　大黄　牡丹皮　棕榈皮

十补丸(《沈氏尊生书》)：附子　肉桂　胡芦巴　补骨脂　巴戟肉　吴茱萸　川楝子　延胡索　木香　小茴香

十全大补汤(《太平惠民和剂局方》)：人参　白术　茯苓　炙甘草　川芎　当归　熟地黄　白芍　肉桂　黄芪

人参归脾丸(《校注妇人良方》)：炒白术　茯苓　人参　炒黄芪　当归　龙眼肉　远志　炒枣仁　木香　炙甘草

人参养营汤(《太平惠民和剂局方》)：十全大补汤去川芎　五味子　陈皮　远志　生姜　大枣

三　画

大补阴丸(《丹溪心法》)：知母　黄柏　熟地黄　龟甲　猪脊髓

大豆甘草汤(《医宗金鉴》)：黑豆　生甘草　青皮葱　槐米

大黄地榆膏（验方）：生大黄　大黄炭　生地炭　地榆炭

大补元煎(《景岳全书》)：人参　熟地黄　山药　山茱萸　杜仲　当归　枸杞子　炙

甘草

大承气汤(《伤寒论》)：大黄　厚朴　枳实　芒硝

大黄牡丹汤(《金匮要略》)：大黄　牡丹皮　桃仁　冬瓜仁　芒硝

大黄䗪虫丸(《金匮要略》)：大黄　黄芩　甘草　桃仁　杏仁　芍药　地黄　干漆　虻虫　水蛭　蛴螬　䗪虫

大黄附子汤(《金匮要略》)：大黄　细辛　附子

小柴胡汤(《伤寒论》)：柴胡　黄芩　半夏　人参　甘草　生姜　大枣

小儿偏坠方(《男科纲目》)：小茴香　乌药　川楝子　鱼腥草　黄芪　车前子　防己

小承气汤(《伤寒论》)：大黄　枳实　厚朴

小蓟饮子(《重订严氏济生方》)：竹叶　山栀　通草　木通　生地黄　甘草　小蓟　生地黄　当归　蒲黄炭　藕节

三黄膏（验方）：黄柏　黄连　黄芩　栀子

三黄洗剂（验方）：黄芩　黄柏　大黄　苦参

三黄疗毒汤（验方）：生大黄　黄连　黄柏　蚤休

三层茴香丸(《证治准绳》)：一层为大茴香　川楝子　沙参　木香　食盐；二层为一层加荜茇　槟榔；三层为二层加茯苓　附子

三才封髓丹(《卫生宝鉴》)：天门冬　熟地黄　人参　黄柏　砂仁　炙甘草

三仁汤(《温病条辨》)：杏仁　白蔻仁　薏苡仁　厚朴　半夏　通草　滑石　竹叶

三妙丸(《医学正传》)：苍术　黄柏　牛膝

下瘀血汤(《金匮要略》)：大黄　桃仁　䗪虫

干荷散（验方）：牡蛎粉　蛇床子　干荷叶　浮萍

卫矛汤(《实用中医泌尿生殖病学》)：鬼箭羽

马鞭草汤（徐福松方）：马鞭草　花槟榔　虎杖　丹参　土茯苓　制军　柴胡

马钱通关散(《男科纲目》)：马钱子　蜈蚣　冰片

四　画

升清降浊汤(《男科纲目》)：柴胡　升麻　桔梗　茯苓　猪苓　泽泻　车前子　木通

升阳举经汤(《内外伤辨惑论》)：补中益气汤加白芍　栀子

升陷汤(《医学衷中参西录》)：黄芪　知母　柴胡　桔梗　升麻

升阳补气汤（验方）：升麻　白芍　炙甘草　羌活　独活　防风　泽泻　厚朴　生地黄　柴胡　生姜　大枣

心肾两交汤(《辨证录》)：熟地黄　山茱萸　人参　当归　酸枣仁　白芥子　麦门冬　黄连　肉桂

五神汤《洞天奥旨》：金银花　紫花地丁　赤茯苓　车前子　牛膝

五草汤（徐福松方）：马鞭草　猫爪草　荔枝草　苎麻根　白茅根

五味龙虎散（《实用中医泌尿生殖病学》）：参三七　血竭　蜈蚣　全蝎　地鳖虫

五苓散（《伤寒论》）：茯苓　猪苓　泽泻　白术　桂枝

五淋散（《证治准绳》）：赤茯苓　芍药　甘草　当归　山栀　灯心草

五积散（《仙授理伤续断秘方》）：麻黄　白芷　葱白　生姜　苍术　厚朴　陈皮　甘草　法半夏　茯苓　桔梗　枳壳　白芍　川芎　干姜　肉桂　熟附子　淫羊藿　巴戟天　蜀椒目

五子补肾丸（《证治准绳》）：菟丝子　枸杞子　覆盆子　五味子　车前子

五皮饮（《中藏经》）：茯苓皮　陈皮　桑白皮　大腹皮　生姜皮

五味消毒饮（《医宗金鉴》）：金银花　野菊花　紫花地丁　天葵子　蒲公英

五虎消毒丹（验方）：生军　蜈蚣　僵蚕　甲珠　全虫

无比山药丸（《太平惠民和剂局方》）：山药　茯苓　泽泻　熟地黄　山茱萸　巴戟天　菟丝子　杜仲　牛膝　五味子

止痛如神汤（《外科启玄》）：当归　秦艽　桃仁　皂角子　苍术　防风　泽泻　黄柏　槟榔　大黄

水陆二仙丹（《成方切用》）：金樱子　芡实

公英葫芦茶（《男性病治疗》）：蒲公英　葫芦茶　冬葵子　车前子　瞿麦　石韦　藿香　王不留行　三棱　莪术　滑石　木通　怀牛膝

王不留行汤（徐福松方）：王不留行　延胡索　牡丹皮　丹参　皂角刺　桃仁　三棱　莪术　穿山甲　红花　苏木　川芎　赤芍　牛膝

六味二碧散（徐福松方）：生地黄　枸杞子　白芍　鳖甲　知母　牡蛎　碧桃干　泽泻　碧玉散　茯苓　车前子

六味地黄汤（《小儿药证直决》）：熟地黄　山茱萸　山药　牡丹皮　茯苓　泽泻

巴戟丸（《圣济总录》）：巴戟天　杜仲　石斛　山茱萸　桂枝　桑螵蛸　肉苁蓉　炮附子　川断　干地黄　鹿茸　龙骨　菟丝子　五味子　远志

巴戟二仙汤（《男科纲目》）：巴戟天　仙茅　淫羊藿　大熟地　桂枝　王不留行　干蜈蚣　乌药　小茴香　吴茱萸

天雄丸（《男科纲目》）：炮附子　白术　桂枝　龙骨

天王补心丹（《世医得效方》）：生地黄　人参　玄参　丹参　茯苓　桔梗　远志　酸枣仁　柏子仁　天冬　麦冬　当归　五味子

天台乌药散（《医学发明》）：天台　乌药　木香　茴香　青皮　良姜　槟榔　川楝子　巴豆

少腹逐瘀汤（《医林改错》）：干姜　延胡索　当归　川芎　官桂　小茴香　赤芍　蒲黄　五灵脂

丹参散结汤（《中医男科临床治疗学》）：广橘核　丝瓜络　莪术　忍冬藤　肉桂　白

芥子　丹参　当归　生地黄　熟地黄　鸡血藤　玄参　山药

丹栀逍遥散(《太平惠民和剂局方》)：牡丹皮　炒山栀　柴胡　薄荷　白芍　当归
生姜

丹参散结汤(《男科纲目》)：丹参　玄参　白芥子　当归　山药　丝瓜络　橘核　生
地黄　熟地黄　莪术　上肉桂　金银花藤　鸡血藤

乌梅丸(《伤寒论》)：乌梅　党参　细辛　干姜　当归　附片　桂枝　黄柏　黄连
蜀椒

乌梅甘草汤(徐福松方)：乌梅　甘草　白芍　天花粉　何首乌　泽泻　知母　黄精
生地黄　海藻

化肝煎(《景岳全书》)：青皮　陈皮　芍药　牡丹皮　栀子　泽泻

化阴煎(《成方切用》)：生地黄　熟地黄　牛膝　猪苓　泽泻　生黄柏　生知母　绿
豆　龙胆草　车前子　食盐

化岩汤合归脾汤(验方)：人参　黄芪　茯苓　茯神　白术　当归　五味子　忍冬藤
白芥子　蜀羊泉　半枝莲　茜草根

化斑解毒汤(《医宗金鉴》)：升麻　石膏　连翘　牛蒡子　人中黄　黄连　知母
玄参

化毒散(《医宗金鉴》)：大黄　穿山甲　当归尾　僵蚕　蜈蚣

化浊化瘀汤(《男科纲目》)：全瓜蒌　路路通　桃仁泥　红花　笋瓜皮　金银花　丹
参　粉草薢　延胡索　酒军

化湿解毒汤(《男科纲目》)：金银花　滑石　连翘　黄柏　白鲜皮　海桐皮　黄芩

亢痿灵(《男性病治疗》)：当归　白芍　甘草　干蜈蚣

开郁散(《洞天奥旨》)：柴胡　香附　郁金　白芍　白术　茯苓　瓜蒌　乳香、没药
天葵草　全蝎　当归　炙甘草

五　画

失笑散(《太平惠民和剂局方》)：蒲黄　五灵脂

加味四妙汤(《许履和外科医案医话集》)：生黄芪　当归　川断　甲片　皂角刺　炒
白芍　金银花　香附　甘草　生姜

加味苦参汤(《许履和外科医案医话集》)：苦参　地肤子　黄柏　蛇床子　白芷　石
菖蒲　金银花　野菊花　大青叶　羌活　新鲜猪胆汁

加味四妙汤(《外科真诠》)：生黄芪　当归　川断　穿山甲　皂角刺　白芍

加味二陈汤(《男科纲目》)：制半夏　青皮　陈皮　苍术　川贝　炙僵蚕　茯苓　怀
牛膝　王不留行　薏苡仁　鸡血藤　益母草

加味二陈汤(《男性病治疗》)：制半夏　青皮　陈皮　僵蚕　茯苓　黄柏　生草梢

牛膝　白芥子　荷叶　川贝

　　加味二陈汤(《男科纲目》)：制半夏　青皮　陈皮　茯苓　甘草　海藻　昆布　海蛤壳

　　加味逍遥散(《薛己医案》)：牡丹皮　山栀　柴胡　薄荷　当归　白芍　茯苓　白术　炮姜　甘草

　　加味失笑散(《男科纲目》)：川芎　蒲黄　五灵脂　赤芍　当归　小茴香　延胡索　没药　香附　橘核　川楝子

　　甘露消毒丹(《温热经纬》)：滑石　茵陈蒿　黄芩　石菖蒲　川贝　通草　藿香　射干　连翘　薄荷　蔻仁

　　甘草泻心汤(《伤寒论》)：半夏　黄芩　干姜　人参　甘草　黄连　生姜　大枣

　　甘麦大枣汤(《金匮要略》)：甘草　小麦　大枣

　　甘酸敛阴汤(《实用中医泌尿生殖病学》)：乌梅　白芍　诃子肉　生甘草　五味子　五倍子　白蔹　石莲肉　煅龙骨　煅牡蛎

　　右归丸(《景岳全书》)：熟地黄　山茱萸　怀山药　枸杞子　杜仲　制附子　肉桂　炙甘草

　　龙胆泻肝汤(《医宗金鉴》)：龙胆草　黄芩　山栀　柴胡　当归　生地黄　木通　车前子　泽泻　甘草

　　龙胆透脓汤(《男科纲目》)：龙胆草　黄芩　炒甲片　当归　赤芍　柴胡　王不留行　焦山栀　桃仁　金银花　蒲公英　生地黄　黄芪

　　生脉饮(《千金方》)：人参　麦冬　五味子

　　生精赞育丹(《景岳全书》)：熟地黄　当归　杜仲　巴戟天　肉苁蓉　淫羊藿　蛇床子　枸杞子　山茱萸　白术　肉桂　仙茅　韭子　附子　或加人参　鹿茸

　　白虎汤(《伤寒论》)：石膏　知母　甘草　粳米

　　仙方活命饮(《校注妇人良方》)：白芷　贝母　防风　赤芍　当归尾　甘草节　皂角刺　穿山甲　天花粉　乳香　没药　金银花　陈皮

　　玉屏风散(《世医得效方》)：生黄芪　白术　防风

　　玉女煎(《景岳全书》)：生石膏　知母　麦冬　熟地黄　怀牛膝

　　归芍地黄汤(《许履和外科医案医话集》)：生地黄　山茱萸　当归　白芍　泽泻　茯苓　牡丹皮　车前子

　　归脾汤(《济生方》)：党参　白术　茯苓　炙甘草　黄芪　当归　酸枣仁　龙眼肉　远志　木香　生姜　大枣

　　石韦散(《太平惠民和剂局方》)：芍药　白术　滑石　冬葵子　瞿麦　石韦　木通　王不留行　当归　炙甘草　小麦

　　代抵当丸(《证治准绳》)：当归　桃仁　大黄　芒硝　穿山甲　肉桂

　　打老儿丸(《成方切用》)：熟地黄　山药　牛膝　枸杞子　山茱萸　茯神　杜仲　远

志　五味子　楮实子　小茴香　巴戟天　肉苁蓉　石菖蒲　枣肉

四物汤(《太平惠民和剂局方》)：当归　川芎　白芍　熟地黄

四妙丸(《成方便读》)：苍术　黄柏　牛膝　薏苡仁

四妙汤(《医宗说约》)：生黄芪　当归　金银花　甘草

四逆散(《伤寒论》)：柴胡　枳实　芍药　甘草

四君子汤(《太平惠民和剂局方》)：人参　白术　茯苓　甘草

四神丸(《证治准绳》)：肉豆蔻　补骨脂　五味子　吴茱萸　生姜　红枣

甘姜苓术汤(《伤寒论》)：甘草　干姜　茯苓　白术

左归丸(《景岳全书》)：熟地黄　怀山药　山茱萸　鹿角胶　龟甲胶　枸杞子　菟丝子　怀牛膝

六　画

耳聋左慈丸(《干氏耳鼻咽喉口腔科学》)：熟地黄　山茱萸　怀山药　牡丹皮　泽泻　茯苓　磁石　石菖蒲　五味子

百合地黄汤(《金匮要略》)：百合　生地黄汁

百合固金汤(《医方集解》)：生地黄　熟地黄　麦冬　百合　当归　贝母　甘草　玄参　桔梗　芍药

红白皂龙汤(《实用中医泌尿生殖病学》)：红花　白毛夏枯草　桃仁　皂角刺　地龙　泽泻　车前子　生蒲黄　延胡索

红花散冰汤(验方)：当归　皂角刺　红花　苏木　僵蚕　连翘　石决明　穿山甲　乳香　贝母　大黄　牵牛

冲和膏(《外科正宗》)：紫荆皮　独活　赤芍　白及　石菖蒲

托里生肌散(《男科纲目》)：生黄芪　天花粉　鹿衔草　丹参　丝瓜络　白及　炙乳香　炙没药　赤芍　金银花　蒲公英　生甘草

托里生肌散(《实用中医泌尿生殖病学》)：生黄芪　天花粉　乳香　没药　生甘草

托里消毒散(《医宗金鉴》)：人参　远志　茯苓　茯神　石菖蒲

阳和汤(《外科全生集》)：熟地黄　白芥子　炮姜炭　麻黄　甘草　肉桂　鹿角胶

防己泽兰汤(《男科纲目》)：防己　泽兰叶　泽泻　草薢　柴胡　牛膝　牡丹皮　丹参　车前子　黄柏　滑石　赤芍

防风败毒散(《宣明论方》)：防风　荆芥　赤芍　连翘　黄连　金银花　甘草　大黄　木通　穿山甲　皂角刺　槐米

老人癃闭汤(《男性病治疗》)：潞党参　炙黄芪　茯苓　莲子　白果　车前子　王不留行　吴茱萸　肉桂　甘草

导痰汤(《济生方》)：半夏　陈皮　枳实　茯苓　南星　甘草

导赤散(《小儿药证直决》):生地黄　木通　竹叶　黄芩　灯心　甘草梢

导痰活血汤(《男科纲目》):苍术　白术　甘草　制半夏　茯苓　泽泻　车前子　萆薢　当归　桃仁　红花　穿山甲　路路通　枳实

达郁汤(《杂病源流犀烛》):柴胡　生麻黄　香附　炙升麻　川芎　白蒺藜　橘叶　青皮　夜交藤

当归龙荟丸(《丹溪心法》):当归　龙胆草　芦荟　木香　麝香　黑栀　青黛　黄连　黄芩　黄柏　大黄　姜汤

当归四逆散(《伤寒论》):当归　炙甘草　通草　大枣

当归补血汤(《兰室秘藏》):当归　黄芪

当归补血汤(《男科纲目》):黄芪　归身　熟地黄

当归承气汤(刘河间方):大黄　芒硝　甘草　当归　生姜　大枣

当归四逆汤加味(《男科纲目》):桂枝　白芍　当归　细辛　木通　附子　淫羊藿　锁阳　大枣　甘草

当归六黄汤(《兰室秘藏》):当归　黄连　黄芩　黄柏　生地黄　熟地黄　黄芪

当归生姜羊肉汤(《伤寒论》):羊肉　当归　生姜

安神定志丸(《医学心悟》):人参　茯苓　茯神　石菖蒲　远志

安肾丸(《太平惠民和剂局方》):肉桂　巴戟天　肉苁蓉　补骨脂　川乌　山药　茯苓　石斛　白术　萆薢　白蒺藜　核桃仁

交泰丸(《韩氏医通》):黄连　肉桂　蜜

血府逐瘀汤(《医林改错》):当归　牛膝　红花　生地黄　桃仁　枳壳　赤芍　柴胡　桔梗　川芎　甘草

七　画

杞菊地黄汤(《医级》):六味地黄汤加枸杞子　菊花

吴萸茴香汤(《男科纲目》):川楝子　青皮　台乌药　大茴香　小茴香　吴茱萸　细辛　荔枝核　赤芍　胡芦巴

吴茱萸汤(《伤寒论》):吴茱萸　人参　生姜

吴氏桃仁承气汤(验方):桃仁　厚朴　枳实　生大黄　生蒲黄　五灵脂　犀角　赤芍　丹皮　生地黄　生甘草

补心丹(《世医得效方》):人参　玄参　丹参　茯苓　五味子　远志　桔梗　当归　天冬　麦冬　柏子仁　枣仁　生地黄

补中益气汤(《脾胃论》):炙黄芪　人参　炒白术　当归　陈皮　炙甘草　升麻　柴胡

补阳还五汤(《医林改错》):黄芪　当归　川芎　桃仁　红花　赤芍　地龙

补肾导浊汤（验方）：萆薢　茯苓　车前子　益智仁　菟丝子　沙苑子　台乌药　益母草　川断　石菖蒲　生草梢

附子理中丸（《和剂局方》）：附子　人参　干姜　炙甘草　白术

附睾汤（中研院广安门医院方）：虎杖　乳香　没药　川芎　桃仁　当归　夏枯草　萆薢

麦门冬汤（《金匮要略》）：麦冬　半夏　人参　粳米　大枣

张氏胪损饮（张笑平方）：黄芪　党参　白术　当归　五倍子　陈皮　炙升麻　柴胡　五味子　煅牡蛎　炙龟甲　白芍　桑螵蛸　乌贼骨　没药　生甘草

沙参麦冬汤（《温病条辨》）：沙参　麦冬　玉竹　桑叶　生甘草　天花粉　生扁豆

龟鹿二仙膏（《兰台轨范》）：鹿角　龟甲　枸杞子　人参

龟鹿二仙胶（《医方考》）：鹿角血　龟甲　枸杞子　人参　法半夏　淡黄芩　茯苓　泽泻　木瓜　生姜　炙甘草

沉香散（《金匮翼》）：沉香　橘皮　当归　王不留行　石韦　冬葵子　滑石　白芍　甘草

沉香散（《类证治裁》）：沉香　石韦　滑石　当归　瞿麦　赤芍　冬葵子　白术　炙甘草　王不留行

利湿解毒汤《男科纲目》）：苍术　车前子　萆薢　黄柏　滑石　蒲公英　金银花　石菖蒲　土茯苓　甘草梢

芩连平胃散（《医宗金鉴》）：黄芩　黄连　厚朴　陈皮　苍术　甘草

两地汤（《傅青主女科》）：生地黄　地骨皮

沈氏达郁汤（《沈氏遵生书》）：川芎　香附　柴胡　升麻　桑白皮　白蒺藜　橘叶

杨氏秘精汤（《医学心悟》）：生牡蛎　生龙骨　生芡实　莲须　知母　麦冬　五味子　菟丝子　萆薢　益智仁　川断　沙苑子

启阳丸（验方）：女贞子　旱莲草　怀生地　山茱萸　山药　枸杞子　生白芍　淫羊藿

启阳娱心丹（《辨证录》）：人参　白术　山药　甘草　当归　白芍　枣仁　茯神　石菖蒲　远志　菟丝子　橘红　砂仁　神曲　柴胡

还少丹（《杨氏家藏方》）：肉苁蓉　巴戟天　牛膝　杜仲　茴香　熟地黄　枸杞子　山茱萸　五味子　楮实子　石菖蒲　远志　山药　茯苓

苍附导痰丸（《万氏女科》）：苍术　茯苓　制南星　法半夏　陈皮　枳壳　山药　车前子　泽泻

身痛逐瘀汤（《医林改错》）：当归　川芎　桃仁　红花　没药　五灵脂　香附　牛膝　甘草

苍术导痰汤（《男科纲目》）：苍术　白术　陈皮　茯苓　半夏　枳实　党参　山楂　神曲　南星　车前子　甘草

运脾合剂(《江育仁方》)：苍术　山楂　鸡内金　陈皮

八　画

知柏地黄丸(《医宗金鉴》)：茯苓　泽泻　山茱萸　炒山药　牡丹皮　知母　黄柏　熟地黄

知柏五子汤(《男科纲目》)：知母　黄柏　生地黄　粉丹皮　山茱萸　枸杞子　菟丝子　覆盆子　车前子　五味子　茯苓　怀山药　泽泻

参附汤(《世医得效方》)：人参　附子

参苓白术丸(《太平惠民和剂局方》)：党参　白术　茯苓　山药　白扁豆　莲子　薏苡仁　砂仁　甘草　桔梗

参芪内托散(《外科正宗》)：人参　黄芪　当归　川芎　厚朴　防风　桔梗　白芷　紫草　官桂　木香　白芍　甘草

参苓香连散(《男科纲目》)：即参苓白术散合香连丸

金锁固精丸(《医方集解》)：沙苑子　芡实　莲须　煅龙骨　煅牡蛎

金黄散(《医宗金鉴》)：大黄　黄柏　姜黄　白芷　南星　陈皮　苍术　厚朴　甘草　天花粉

金铃子散(《圣惠方》)：川楝子　延胡索

金匮肾气丸(《金匮要略》)：附子　肉桂　熟地黄　山茱萸　牡丹皮　泽泻　茯苓　山药

泻心汤(《金匮要略》)：大黄　黄芩　黄连

泻热汤(《外科证治全书》)：黄连　黄芩　当归　连翘　木通　甘草

泻热破瘀汤(《男科纲目》)：大黄　牡丹皮　桃仁　冬瓜子　芒硝

泻黄散(《小儿药证直诀》)：藿香　山栀　石膏　甘草　防风

虎杖消毒饮（验方）：金银花　蒲公英　虎杖　黄芪　柴胡　盐知母　盐黄柏　当归　白芍　生甘草

虎潜丸(《丹溪心法》)：黄柏　知母　熟地黄　虎骨　锁阳　当归　牛膝　白芍　陈皮

虎杖散(《证治准绳》)：虎杖　麝香

苦参汤(《男科纲目》)：苦参　黄柏　山栀　金银花　白花蛇舌草　野菊花　生薏苡仁　泽泻　瞿麦　生地黄　乌药

苦参汤(《疡科心得集》)：苦参　菊花　蛇床子　金银花　白芷　黄柏　地肤子　大菖蒲

青娥丸(《太平惠民和剂局方》)：补骨脂　胡桃肉　杜仲　大蒜头

青黛散(《男性病治疗》)：青黛　黄柏　石膏　滑石

乳痨汤(《种福堂公选良方》)：香附 青皮 橘叶 夏枯草

枇杷开肺汤(《实用中医泌尿生殖病学》)：生枇杷叶 杏仁 桔梗 车前子 泽泻 猪苓

固精丸(《济生方》)：肉苁蓉 阳起石 鹿茸 赤石脂 巴戟天 炒韭子 茯苓 鹿角霜 生龙骨 制附子

固阴煎(《景岳全书》)：熟地黄 菟丝子 怀山药 山茱萸 甘草 远志 五味子 人参

育子丹(《男科纲目》)：紫河车 鹿角胶 龟甲胶 人参 淮山药 熟地黄 枸杞子 菟丝子 韭子 当归 白芍 淫羊藿 山羊肾 狗肾 玄参

孟氏菟丝子丸(《孟氏诜诜方》)：菟丝子 熟地黄 白茯苓 石莲肉 远志肉 真龙齿

河车大造丸(《景岳全书》)：熟地黄 紫河车 天冬 麦冬 龟甲 黄柏 杜仲 牛膝

败酱草合剂(《中医男科临床治疗学》)：败酱草 马齿苋 马鞭草 荔枝草 川草薢 牛膝 延胡索 粉丹皮 生黄芪 枳壳 露蜂房

枕中丸(《医方集解》)：龟甲 远志 生龙骨 石菖蒲

九 画

济生肾气丸(《济生方》)：附子 茯苓 泽泻 山茱萸 山药 车前子 牡丹皮 官桂 川牛膝 熟地黄

茯菟丸加味(《太平惠民和剂局方》)：茯苓 菟丝子 莲子 芡实 炒白术 山药 黄芪 小茴香 桂枝 露蜂房 白花蛇

骨痨汤(《许履和外科医案医话集》)：青蒿 银柴胡 鳖甲 丹皮 地骨皮 金银花 紫花地丁 桃仁 红花 苏木 杜仲 牛膝 川续断

除湿解毒汤(验方)：大豆卷 生薏苡仁 土茯苓 生地黄 牡丹皮 金银花 连翘 木通 滑石 淡竹叶 甘草

除湿胃苓汤(《医宗金鉴》)：苍术 陈皮 茯苓 白术 党参 生黄芪 大青叶 土茯苓 薏苡仁 板蓝根 山药 炒扁豆

茴香橘核丸(验方)：小茴香 八角茴香 橘核 荔枝核 肉桂 川楝子 延胡索 莪术 三棱 木香 香附 昆布

拯阳理劳汤(《医宗必读》)：黄芪 人参 肉桂 当归 白术 甘草 陈皮 北五味子

既济汤(《中医男科临床治疗学》)：制首乌 熟地黄 枸杞子 女贞子 五味子 炒枣仁 柏子仁 磁石 合欢花 夜交藤

钩藤饮(《医宗金鉴》)：钩藤 羚羊角 全蝎 人参 甘草 天麻

复元活血汤(《医学发明》)：大黄　桃仁　当归　红花　穿山甲　天花粉　甘草　柴胡

祛风换肌丸(《医宗金鉴》)：大胡麻　何首乌　天花粉　当归　川芎　威灵仙　苦参　石菖蒲　苍术　牛膝　甘草

香贝养营汤(《医宗金鉴》)：香附　贝母　人参　茯苓　陈皮　熟地　川芎　当归　白芍　白术　桔梗　甘草　生姜　大枣

神效栝楼散(《外科精要》)：栝楼　当归　甘草　没药

前列腺Ⅲ号方(《实用中医泌尿生殖病学》)：小茴香　炙乳香　炙没药　当归　败酱草　苦参　红花　龙胆草　黄柏

活血通淋饮(验方)：赤芍　穿山甲　皂刺　莪术　土鳖虫　地龙　茯苓　三棱　石韦　萆薢　黄芪　补骨脂　芡实　肉桂　牛膝

活络效灵丹(《医学衷中参西录》)：当归　丹参　乳香　没药

活血四物汤(《医学入门》)：桃仁　红花　地黄　当归　芍药　川芎　苏木　连翘　防风　黄连

活血散瘀汤(《外科正宗》)：归尾　川芎　赤芍　苏木　丹皮　桃仁　槟榔　枳壳　瓜蒌仁　大黄

枸橘汤(《外科全生集》)：全枸橘　川楝子　秦艽　陈皮　防风　泽泻　赤芍　甘草

荔橘汤(验方)：荔枝核　橘核　柴胡　延胡索　川楝子　小茴香　当归　赤芍　制乳香　没药　红藤　白花蛇舌草　皂角刺

春泽汤(《证治准绳》)：人参　白术　桂枝　猪苓　泽泻　茯苓

栀子清肝汤(《类证治裁》)：山栀　牡丹皮　柴胡　当归　茯苓　川芎　牛蒡子　甘草　石膏　黄芩

保和丸(《丹溪心法》)：山楂　神曲　半夏　茯苓　陈皮　连翘　萝卜子

养胃汤(叶天士方)：麦冬　北沙参　扁豆　玉竹　桑叶　甘草

十　画

柴胡胜湿汤(《兰室秘藏》)：柴胡　羌活　黄柏　苍术　防风　当归　龙胆草　防己　五味子　泽泻　黄芩　升麻　红花　猪苓　茯苓　生甘草

柴胡疏肝散(《景岳全书》)：柴胡　川芎　陈皮　枳壳　赤芍　香附　炙甘草

柴胡疏肝汤(《实用中医泌尿生殖病学》)：柴胡　延胡索　乌药　荔枝核　橘叶　枸杞子　巴戟天　小茴香　郁金　枳壳　当归　白芍

柴胡渗湿汤(《男性病治疗》)：柴胡　羌活　茯苓　泽泻　薏苡仁　黄柏　龙胆草　当归　防己　萆薢　麻黄根　苍术

柴胡桂枝汤(《伤寒论》)：柴胡　黄芩　白芍　半夏　人参　甘草　生姜　大枣

柴胡清肝汤(《明医杂著》)：柴胡　黄芩　栀子　甘草　当归　川芎　牡丹皮　生地黄　升麻　黄连

逍遥散(《太平惠民和剂局方》)：柴胡　白术　白芍　当归　茯苓　薄荷　生姜　甘草

桃红四物汤(《中医内科学》)：即四物汤加桃仁　红花

资生丸(《先醒斋医学广笔记》)：白术　人参　薏苡仁　茯苓　山楂　橘红　黄连　豆蔻　泽泻　桔梗　藿香　甘草　扁豆　莲肉　山药　麦芽　芡实

益元散(《伤寒直格》)：滑石　甘草　朱砂

益气通窍汤(验方)：炙黄芪　台乌药　沉香　延胡索　蒲黄　五灵脂　赤芍　干地龙　甘草梢　王不留行　滑石　瞿麦　玄明粉　石韦　萹蓄　白茅根

益气通络汤(验方)：黄芪　党参　五味子　山茱萸　肉桂　鬼箭羽　红花　路路通　柴胡　台乌药

益胃汤(叶天士方)：沙参　麦冬　生地　玉竹　冰糖

涤痰汤(《济生方》)：胆南星　制半夏　枳实　竹茹　石菖蒲　炙远志　白术　陈皮　郁金　朱茯神　丹参　砂仁　木香　生龙

真武汤(《伤寒论》)：附子　干姜　茯苓　白芍　白术

真人养脏汤(《太平惠民和剂局方》)：人参　当归　白术　肉豆蔻　肉桂　炙甘草　白芍　木香　诃子

桑菊饮(《温病条辨》)：桑叶　菊花　连翘　薄荷　蝉衣　金银花

验方二草汤(《实用中医泌尿生殖病学》)：益母草　马鞭草

消肿散结汤(《男科纲目》)：柴胡　车前子　赤芍　台乌药　白花蛇舌草　地榆　当归　延胡索　猪苓　陈皮　橘核　泽泻　川草薢　通草　桃仁　黄柏

消瘰丸(《医学心悟》)：玄参　牡蛎　川贝

消疬散结汤(验方)：柴胡　青皮　香附　荔枝核　仙茅　淫羊藿　菟丝子　海藻　昆布　浙贝　赤芍　丹参　三棱　莪术

涤痰汤(《证治准绳》)：法半夏　陈皮　茯苓　甘草　制南星　浙贝母　枳实　郁金　木通　穿山甲　石菖蒲

熟地二香汤(徐福松方)：熟地黄　锁阳　阳起石　仙茅　淫羊藿　枸杞子　公丁香　广木香

桂枝汤(《伤寒论》)：桂枝　芍药　甘草　生姜　大枣

桂枝加龙骨牡蛎汤(《伤寒论》)：桂枝汤加龙骨　牡蛎

桂枝茯苓丸(《金匮要略》)：桂枝　芍药　茯苓　牡丹皮　桃仁

桑螵蛸散(《本草衍义》)：桑螵蛸　远志　石菖蒲　龙骨　人参　茯神　当归　龟甲

透脓散(《医学心悟》)：穿山甲　生黄芪　皂角刺　当归　川芎　白芷　牛蒡子　金银花　黄酒

　　海藻玉壶汤(《医宗金鉴》)：海藻　陈皮　贝母　连翘　昆布　制半夏　青皮　独活　川芎　当归　甘草

十一画

　　黄连阿胶汤(《伤寒论》)：黄连　阿胶　黄芩　鸡子黄　白芍

　　黄连膏(《许履和外科医案医话集》)：黄连

　　黄连清心饮(《沈氏尊生书》)：黄连　生地黄　当归　甘草　酸枣仁　茯神　远志　人参　莲子肉

　　黄连解毒汤(《千金方》)：黄连　黄芩　黄柏　山栀

　　黄连温胆汤(《千金方》)：竹茹　枳实　半夏　橘皮　茯苓　甘草　黄连　麦冬

　　黄芩汤(《伤寒论》)：黄芩　桑白皮　连翘　赤芍　桔梗　薄荷　荆芥　麦冬　生甘草

　　黄香饼(《许履和外科医案医话集》)：黄柏　乳香

　　黄芩滑石汤（验方）：黄芩　滑石　茯苓皮　大腹皮　白蔻仁　通草　猪苓　白茅根

　　清胃散(《兰室秘藏》)：当归身　生地黄　黄连　牡丹皮　升麻

　　清热化湿汤（验方）：苍术　黄柏　龙胆草　苦参　泽泻　土茯苓　栀子　紫花地丁　薏苡仁　甘草

　　清燥救肺汤(《医门法律》)：桑叶　石膏　人参　甘草　胡麻仁　阿胶　麦冬　杏仁　枇杷叶

　　清肺饮（验方）：黄芩　桑白皮　麦冬　车前子　木通　山栀　茯苓

　　清营汤(《温病条辨》)：犀角　生地黄　玄参　竹叶心　金银花　连翘　黄连　丹参　麦冬

　　清心莲子饮(《太平惠民和剂局方》)：黄芩　麦冬　地骨皮　车前子　炙甘草　石莲肉　白茯苓　黄芪　人参

　　清心丸(《成方切用》)：连翘　大黄　芒硝　甘草　栀子　黄芩　薄荷　黄连　竹叶　蜜

　　清瘟败毒饮(《疫疹一得》)：石膏　生地黄　犀角　黄连　栀子　桔梗　黄芩　知母　赤芍　玄参　连翘　甘草　牡丹皮　竹叶

　　清肾汤(《医学衷中参西录》)：知母　黄柏　龙骨　牡蛎　茜草　杭芍　怀山药　海螵蛸　泽泻

　　菟丝子丸(《沈氏尊生书》)：菟丝子　山药　茯苓　莲子肉　枸杞子

　　理中汤(《伤寒论》)：人参　干姜　甘草　白术

　　银花解毒汤(《疡科心得集》)：金银花　紫花地丁　犀角　黄连　赤芍　连翘　牡丹皮　夏枯草

蛇床子汤(《金匮要略》)：蛇床子　威灵仙　苦参　土大黄　缩砂壳　归尾　老葱头

蛇槿地黄汤（验方）：蛇床子　地肤子　川楝子　川黄柏

猪苓汤(《伤寒论》)：猪苓　茯苓　泽泻　阿胶　滑石

羚角钩藤汤(《通俗伤寒论》)：羚角　桑叶　川贝　生地黄　钩藤　菊花　茯神　白芍　甘草　竹茹

麻黄附子细辛汤(《伤寒论》)：麻黄　附子　细辛

犀角地黄汤(《千金方》)：犀角　生地黄　牡丹皮　赤芍

十二画

温胆汤(《千金备急要方》)：半夏　陈皮　茯苓　甘草　枳实　竹茹　生姜　大枣

滋阴凉血汤(《男科纲目》)：知母　黄柏　土茯苓　女贞子　牡丹皮　大蓟　小蓟　地榆炭　车前子　莲子心　太子参　生黄芪　川楝子　白茅根

滋阴起痿汤(《男科纲目》)：熟地黄　何首乌　枸杞子　怀山药　阳起石　淫羊藿　麻黄　黄狗肾

滋阴百补丸(《医方集成》)：熟地黄　山茱萸　炒怀山药　粉丹皮　泽泻　茯苓　枸杞子　怀牛膝　杜仲　肉苁蓉　补骨脂　巴戟天　莲须

滋阴除湿汤(《外科正宗》)：当归　川芎　黄芩　知母　贝母　白芍　地黄　地骨皮　陈皮　泽泻　生姜　甘草

滋水清肝饮(《男科纲目》)：熟地黄　怀山药　山茱萸　泽泻　牡丹皮　茯苓　白芍　山栀子　柴胡　当归　酸枣仁

滋肾通关丸(《兰室秘藏》)：肉桂　知母　黄柏

舒肝溃坚汤(《医宗金鉴》)：夏枯草　僵蚕　香附　石决明　当归　白芍　陈皮　柴胡　川芎　穿山甲　红花　片姜黄　生甘草　灯心

舒肝活血散(《男科纲目》)：当归尾　赤芍　丹参　红花　枳实　柴胡　陈皮　香附　青皮　穿山甲　橘核　全蝎　蜈蚣　土鳖虫　僵蚕　白花蛇

普济消毒饮(《东垣试效方》)：柴胡　黄芩　板蓝根　连翘　蒲公英　玄参　炒牛蒡子　僵蚕　炙升麻　青皮　炙甘草

越鞠丸(《丹溪心法》)：川芎　苍术　香附　神曲　栀子

黑锡丹(《和济局方》)：川楝子　胡芦巴　木香　附子　肉豆蔻　补骨脂　沉香　茴香　阳起石　肉桂

萆薢渗湿汤(《疡科心得集》)：萆薢　薏苡仁　黄柏　茯苓　牡丹皮　泽泻　滑石　木通

萆薢化毒汤（验方）：粉萆薢　赤芍苓　泽兰　泽泻　牛膝　黄柏　牡丹皮　丝通草　防己　生薏苡仁　块滑石

萆薢消肿汤（徐福松方）：萆薢　刘寄奴　马鞭草　牛膝　穿山甲

萆薢汤（徐福松方）：萆薢　菟丝子　茯苓　车前子　泽泻　牡蛎　枸杞子　续断　山药　沙苑子　石菖蒲　甘草

萆薢分清饮（《医学心悟》）：萆薢　黄柏　白术　莲子心　丹参　石韦　冬葵子　石菖蒲　茯苓　生地黄　车前子　黄芩

萆薢分清饮（杨氏方）：萆薢　石菖蒲　益智仁　台乌药　生草梢

萆薢饮（《医学心悟》）：萆薢　文蛤粉　石韦　车前子　茯苓　灯心草　莲子肉　石菖蒲　黄柏

搜风解毒汤（验方）：白鲜皮　防风　防己　秦艽　炙僵蚕　皂荚子　川萆薢　威灵仙　生苡仁　银花藤　土茯苓　木通　炒桑枝

斑龙丸（《景岳全书》）：熟地黄　菟丝子　茯苓　补骨脂　柏子仁　鹿角胶　鹿角霜

斑龙二至百补丸（《饲鹤亭集方》）：人参　鹿角　五味子　黄芪　生地黄　知母　黄柏　山药　山茱萸

十三画

蒲灰散（《金匮要略》）：蒲灰　滑石

瘀热汤（验方）：归尾　丹参　桃仁　三棱　莪术　川牛膝　冬葵子　穿心莲　土贝母　白花蛇舌草　木通　甘草

嗣育汤（《实用中医泌尿生殖病学》）：当归　白芍　熟地　台参

嗣育丹（《男科纲目》）：枸杞子　当归　何首乌　菟丝子　五味子　女贞子　车前子　覆盆子　金樱子　沙苑子　韭菜子　桑椹子　白术　茯苓　甘草　党参　熟地黄　白芍　川芎　淫羊藿　鱼鳔胶

暖肝煎（《景岳全书》）：当归　枸杞子　茯苓　肉桂　小茴香　乌药　沉香　生姜

暖肝煎加味（《男科纲目》）：暖肝煎加橘核　仙茅　淫羊藿

解郁合欢汤（验方）：合欢花　郁金　柴胡　薄荷　沉香　当归　白芍　柏子仁　茯神　远志　石菖蒲

解毒愈溃汤（验方）：炒苍术　黄柏　苦参　土茯苓　金银花　蒲公英　连翘　紫花地丁　当归　赤芍　牡丹皮　甘草

十四画

磁朱丸（《千金方》）：磁石　朱砂　六神曲

睾囊伤方（验方）：当归　赤芍　桃仁　红花　延胡索　川楝子　青皮　橘核　小茴香　荔枝核　焦山栀　三七　枳实　车前子

精泰来颗粒（徐福松方）：生地黄　白花蛇舌草　蒲公英　红花　生蒲黄　泽泻　益母草　赤芍

精脉疏通汤（《男科纲目》）：急性子　路路通　穿山甲　延胡索　丹参　桃仁　红花　牛膝　荔枝核　菟丝子　锁阳　制香附

聚精丸（《男科纲目》）：鱼鳔胶　沙苑子　五味子　淫羊藿　枸杞子　高丽参　甘草

聚精汤（《男性病治疗》）：沙苑子　黄鱼鳔胶　坎脐　熟地黄　人参　人乳汁　枸杞子　酒酿　白蜜

聚精汤（《男科纲目》）：地黄　沙苑子　人参　鱼鳔胶　坎脐　制首乌　黄精　鹿茸　枸杞子

缩泉丸（《妇人良方》）：乌药　益智仁　山药

膈下逐瘀汤（《医林改错》）：桃仁　牡丹皮　赤芍　乌药　延胡索　当归　五灵脂　红花　香附　枳壳　甘草

酸枣仁汤（《金匮要略》）：酸枣仁　甘草　知母　茯苓　川芎

十五画

增液汤（《温病条辨》）：麦冬　生地黄　玄参

增液承气汤（《温病条辨》）：玄参　麦冬　生地黄　大黄　玄明粉

僵蚕饮（《男科纲目》）：僵蚕　蝉蜕　防风　荆芥　姜黄　大黄　蒲公英　橘核

僵蚕达络饮（《中医男科学》）：白僵蚕　防己　苍术　半夏　陈皮　茯苓　瓜蒌　薏苡仁　黄芪　露蜂房　炒桂枝　九香虫

镇肝熄风汤（《医学衷中参西录》）：怀牛膝　代赭石　龙骨　牡蛎　龟甲　白芍　玄参　川楝子　麦芽　茵陈蒿　甘草

十六画

橘核丸（《济生丸》）：橘核　海藻　昆布　川楝子　桃仁　厚朴　木通　枳实　延胡索　木香

赞育丹（《景岳全书》）：肉苁蓉　巴戟天　蛇床子　韭子　当归　仙茅　淫羊藿　熟地黄　肉桂　附子　杜仲　白术　枸杞子　山茱萸

薏仁附子败酱散（《金匮要略》）：薏苡仁　附子　败酱草

十七画

礞石滚痰丸（《丹溪心法附录》引《王隐君方》）：青礞石　知母　黄柏　大黄

十八画

瞿麦汤(《类证治裁》)：瞿麦　木通　大黄　黄连　桔梗　当归　延胡索　枳壳　羌活　射干　大腹皮　牵牛子　肉桂

十九画

藿黄浸剂(《男科纲目》)：藿香　黄精　大黄　皂矾

藿朴夏苓汤(《感证辑要》)：杏仁　蔻仁　薏仁　半夏　厚朴　通草　滑石　竹叶　藿苡香　豆豉　猪茯苓　泽泻

鳖甲银柴丸(《家用良方》)：北沙参　大熟地　银柴胡　鳖甲　知母　石斛　川贝　地骨皮　麦冬　炼蜜

□附录三□

男科常用中成药

二 画

二至丸：由女贞子、旱莲草组成。功效补肾养肝。用于肝肾阴虚所致的血尿、血精、脓尿、蛋白尿、残渣尿、尿精症等。每次9g，每日2~3次，空腹温开水送服。

二陈丸：由半夏、陈皮、茯苓、甘草组成。功效理气燥湿化痰。用于痰湿内阻所致的性欲减退等症。每次6克，每日3次。

二号止痒膏（《许履和外科医案医话集》）：大黄　黄连　黄柏　制炉甘石　冰片　寒水石　烟胶　铜绿　广丹　太乙丹　青黛散　煅石膏　枯矾　无名异　密陀僧。功效燥湿止痒。用于慢性湿疹。用麻油调敷，每日一换。

丁桂散：由丁香、肉桂组成。功效温经通络。用于血脉瘀滞导致的阴茎硬结症。掺于硬结处，用胶布盖贴，每日换药1次。

人参滋补片：功效大补元气。用于肺肾阴虚所致的房事疲劳综合征等。每次4~6片，每日3次。

人参养荣丸：由白芍、当归、陈皮、黄芪、桂心、人参、白术、甘草、熟地黄、五味子、茯苓、远志组成。功效益气补血，养心安神。用于心脾两虚所致的少气、惊悸；正虚毒恋所致的残渣尿；气血两虚所致的血精症、精囊肿瘤等。每次9g，每日2~3次，温开水送服。

七味胎元丸：由男孩脐带、陈棕、犀牛黄、槐角子、刺猬皮、象皮、地榆组成。功效补肾祛邪，生肌敛疮。适于子痰溃后瘘管形成，以及气虚下陷所致的尿道瘘。每次2g，每日2次。

七厘散：由血竭、麝香、冰片、乳香、没药、红花、朱砂、儿茶组成。功效活血祛瘀。用于血脉瘀滞所致的阴茎硬结症，内服外用均可。

八将硇砂膏：功效消肿化脓。用于热盛肉腐所致的前列腺脓肿。外用5~7天换药1次。

八将丹：由腰黄、冰片、蝉衣、蜈蚣、全蝎、五倍子、穿山甲、麝香组成。功效理气活血，解毒消散。用于痈疽肿疡期。外用5~7天换药1次。

八正合剂：由木通、车前子、萹蓄、瞿麦、滑石、甘草梢、大黄、山栀组成。功效清热泻火，利水通淋。用于湿热下注所致的癃闭、乳糜尿、残渣尿、尿精症等。每次15~20ml，每日3次。

九一丹：由煅石膏、黄升丹组成。功效祛腐提脓。用于痈疡已溃提脓，外贴加味太乙膏。

十全大补丸：由人参、白术、茯苓、炙甘草、川芎、当归、熟地黄、白芍、肉桂、黄芪组成。功效大补气血。用于气血亏损所致的性欲减退；正虚毒恋所致的前列腺脓肿、前列腺癌、会阴脓肿、男子更年期综合征等。每次9g，每日2次，温水送服。

十二味温经丸：功效暖肝散寒。用于寒凝肝脉导致的阳痿。每次6g，每日3次。

三　画

三金片：由金樱根、金刚刺、海金沙等组成。功效清热解毒，利尿通淋。用于石淋、热淋。每次5片，每日3次。

三才封髓丹：由天冬、熟地黄、人参、黄柏、砂仁、炙甘草组成。功效滋阴清热。用于阴虚内热所致遗精、早泄；肾阴亏虚导致的尿精症。每次9g，每日2次，温开水送服。

三妙丸：由黄柏、苍术、牛膝组成。功效清热燥湿。用于湿热下注导致的阴囊红肿、尿频、尿急、少精子症、精子过多症。每次6g，每日3次。

三鞭胶囊：功效温元阳，壮命火，补阴活血。用于命门火衰导致的阳痿、早泄；脾肾阳虚所致的男子更年期综合征、房事疲劳综合征、男子慢性疲劳综合征。每服3粒，每日2次。

大补阴丸：由黄柏、知母、熟地黄、龟甲组成。功效滋阴降火。用于肝肾阴虚所致的阳痿、早泄、腰痛；正虚毒恋导致的脓尿、残渣尿、前列腺溢液、精阜炎、睾丸炎、阴臭症；阴虚火旺所致的血精症等。每次9g，每日2~3次，温开水送服。

大黄䗪虫丸：由大黄、黄芩、甘草、桃仁、杏仁、芍药、干地黄、干漆、虻虫、水蛭、蛴螬、䗪虫组成。功效活血破瘀，通经消痞。用于瘀血内停所致的肿块、蛋白尿、阴茎硬结症。每次3~6g，每日3次，温开水送服。

小柴胡冲剂：由柴胡、黄芩、半夏、人参、甘草、生姜、大枣组成。功效疏肝，和解少阳。用于恶寒发热、口苦胁痛等少阳症；气滞所致的膀胱疼痛、尿道痛。每次2包，每日 3 次。

小金丹：由木鳖、麝香、草乌、地龙、乳香、墨炭、白胶香、归身、没药组成。功效行气散结，化瘀止痛。用于脾虚肝郁所致的瘰疬、痰核初起色白者、会阴脓肿者，早晚各服 1 粒。

马氏青敷散：由大黄、姜黄、黄柏、白及、白芷、赤芍、天花粉、青黛、生甘草组成。功效清热解毒消肿。用于疮疡初起红肿热痛。每日换药 1~2 次。

下消丸：功效滋补肝肾。用于下焦热盛伤阴之糖尿。每次 6~9g，每日 2 次，温开水送服。

千捶膏：由蓖麻子肉、松香、东丹、银朱、茶油熬成膏。功效腐蚀赘疣。用于溃脓期气阴亏损所致的性病性淋巴肉芽肿。

四 画

五子补肾片：由枸杞子、覆盆子、五味子、车前子、菟丝子组成。功效益肾固涩，导湿泄浊。用于肾亏腰痛、阳痿、早泄、溺后余沥，肾虚不固之尿浊；肾阳不足所致的弱精子症。每次 6g，每日 3 次，温开水送服。

五虎丹：由黄升、轻粉、川连、煅石膏、冰片组成。功效清热利湿解毒。用于湿火下注所致的阴囊坏疽。研末外用。

五皮饮：由茯苓皮、陈皮、桑白皮、大腹皮、生姜皮组成。功效通淋利湿消肿，用于水湿浸淫所致阴囊、阴茎包皮水肿；湿浊下流所致的尿浊。每次 9g，每日 2 次，开水冲服。

五味龙虎散：由参三七、血竭、蜈蚣、全蝎、地鳖虫组成。功效化痰散结。适于不论何期的附睾结节；痰凝血瘀所致的睾丸肿瘤、前列腺结核、前列腺癌；湿热下注所致的阴茎结核。装入空心胶囊内，每次 1.5g，每日 2 次，温开水送下。

五淋丸：功效清热利尿通淋。用于膀胱蕴热所致的热淋、尿血、前列腺增生症等。每次 8 粒，每日 3 次。

五瘕丸：功效破瘀血，消积滞。用于气滞血瘀所致的睾丸炎。口服，每次 6g，每日 2 次。

六神丸：功效清热解毒散结。用于肿毒初起，以及肝肾阴虚所致的男子乳疬。内服外敷均可。

六味地黄丸：由熟地、牡丹皮、山茱萸、山药、茯苓、泽泻组成。功效滋阴补肾。用于肝肾阴虚所致腰酸、头晕等症；阴虚火旺所致的膀胱疼痛、阴阜痛、睾丸肿块、血精症、会阴脓肿、性病后综合征。每次 5g，每日 3 次。

元胡止痛胶囊：功效祛瘀止痛。用于慢性附睾炎、慢性前列腺炎的会阴痛、睾丸附睾疼痛；肝络失和所致的睾丸肿块。口服，每次 4 片，每日 3 次。

牛黄解毒片：功效清热解毒。用于痈疽初起红肿热痛，肝经毒火所致的阴臭症，瘟毒下注引起的睾丸炎。每次 4 片，每日 3 次。

天王补心丹：由生地黄、人参、玄参、丹参、茯苓、桔梗、远志、酸枣仁、柏子仁、天冬、麦冬、当归、五味子组成。功效交通心肾，养血安神。用于阴亏血少、心神不宁所致的心悸、失眠，心虚胆怯所致的性欲减退，心肾不交所致的性欲亢进、手淫症、男子更年期综合征等。每次 6g，每日 2 次，温水送服。

天台乌药散：由天台乌药、木香、茴香、青皮、良姜、槟榔、川楝子、巴豆组成。功效行气疏肝，散寒止痛。用于寒凝气滞所致的阴囊少腹疼痛，寒滞肝脉引起的精阜炎。每次 9g，每日 3 次。

太乙膏：由玄参、白芷、归身、肉桂、赤芍、大黄、土木鳖、阿魏、轻粉、柳槐枝、血余、东丹、乳香、没药、麻油组成。功效解毒消肿。外贴疮疡及气滞痰凝所致的男子乳房发育症。5~7 天换药 1 次。

丹参口服液：功效活血化瘀。用于瘀血内结所致的房事疲劳综合症。每服 10ml，每日 2~3 次。

丹栀逍遥丸：由丹皮、炒山栀、柴胡、薄荷、白芍、当归、烧生姜组成。功效疏肝清热，健脾养血。用于肝郁有热所致胁腹痛、睾丸痛、手淫症、早泄、不射精症、男子乳房发育症、性病神经综合征，气滞血瘀引起的性病后综合征。每次 6g，每日2~3 次。

云南白药：功效活血祛瘀止痛。用于多种跌打损伤，络伤血溢所致的睾丸损伤，血脉瘀滞引起的输精管结扎术后综合征等。重者先服保险子 1 粒，以后每服 0.5~1g，每日2~3 次，冷开水调服。同时也可用白药、陈醋调敷局部。

双料喉风散：功效清热解毒。用于阴虚内热所致的口眼生殖器综合征。适量吹口腔喉舌溃疡处，每日 3 次。

贝母合剂：功效开上涤下。用于肺气郁闭所致的前列腺增生症。每次 10ml，每日 3 次。

水蜈蚣冲剂：功效清热利湿通淋。用于膀胱湿热所致的乳糜尿。每次 20g，每日 3 次，开水冲服，1~2 月为一疗程。

五 画

四乳散：由黄柏、白芷、蛇床子、川椒、雄黄、铜绿、黄丹、松香、枯矾、苦参、烟胶、煅石膏组成。功效解毒杀虫，燥湿敛疮。用于阴囊湿疹、囊痈溃后、阴囊坏疽。研末外用。

四妙丸：由黄柏、薏苡仁、苍术、牛膝组成。功效清热利湿。用于湿热下注所致阴囊红肿湿痒、尿浊、脓尿、尿精症、血精症、性欲亢进、手淫症、阳痿、阳强、早泄、不射精症、逆行射精、死精子症、前列腺溢液、睾丸炎等。每次 6g，每日 3 次。

龙牡固精丸：功效收藏精气。用于肾虚遗泄，肾气不固所致的乳糜尿，恐惧伤肾引起的阳痿。每次6~9g，每日2次，温开水送服。

龙金通淋胶囊：功效清热利湿，通利小便。用于湿热下注所致五淋癃闭、附睾肿块等。每次4粒，每日3次，饭后服用。

龙胆泻肝丸：由龙胆草、黄芩、山栀、柴胡、当归、生地黄、木通、车前子、泽泻、甘草组成。功效泄肝胆实火，清下焦湿热。用于肝经实火所致的目赤耳聋、阴湿阴痒、小便淋浊，湿热下注所致的尿精症、睾丸痛、附睾结节、急性附睾炎、阴汗症、阴寒症、弱精子症、精索炎、会阴脓肿等。每次6~9g，每日3次，温开水送服。

右归饮：由熟地、山药、山茱萸、枸杞子、鹿角胶、菟丝子、杜仲、当归、肉桂、附子组成。功效温补肾阳，填精补血。用于肾阳不足，命门火衰所致阳痿、早泄、遗精、性欲减退、阴寒症、精液不液化症，肾气不足所致的尿精症、前列腺炎、前列腺脓肿、精阜炎。每次9g，每日3次，温开水送服。

左归饮：由熟地黄、山药、山茱萸、枸杞子、鹿角胶、菟丝子、龟胶、牛膝组成。功效滋阴补肾。用于真阴不足所致的阳痿、早泄、遗精、性欲减退、尿精症。每次5~9g，每日2~3次，温开水送服。

石韦片：功效利尿通利化石。用于湿热下注所致的湿热石淋、膀胱疼痛、尿道痛。每次3粒，每日3次。

宁泌泰胶囊：由四季红、白茅根、大风藤、三颗针、仙鹤草、芙蓉叶、连翘组成。功效清热解毒，利尿通淋，用于下焦湿热所致的尿频、尿急、尿痛、小腹拘急、急慢性前列腺炎、尿道炎、尿浊、阴阜痛、会阴痛、睾丸痛。每次4粒，每日3次，温开水送服。

玉泉丸：功效清热生津。用于肺热津伤所致的糖尿，正虚毒恋所致的脓尿。每次9g，每日3次，温开水送服。

玉屏风口服液：由防风、黄芪、白术组成。功效益气固表止汗。用于表虚自汗、容易感冒，肺脾气虚引起的精子自身免疫。每次10ml，每日3次。

仙乐雄胶囊：功效温肾补气，益精助阳，养血生髓，安神健脑。用于阳虚精亏所致阳痿、早泄、遗精、性欲减退，脾肾阳虚所致的男子更年期综合征、男子慢性疲劳综合征。每服2粒，每日3次。

甘露消渴胶囊：功效补肾固摄。用于肾亏不摄所致的糖尿。每次3粒，每日3次。

归脾丸：功效补益气血，健脾养心，安神通精。用于心脾两虚所致的睾丸肿块、血精症、阳痿、遗精、早泄、不射精症、精液清冷、性病神经综合征。每次6g，每日3次。温开水送服。

生肌散：由制炉甘石、滑石、滴乳石、血琥珀、朱砂、冰片。功效补血生肌。用于气阴两虚所致的阴囊坏疽。研末外用。

六　画

百合固金丸：由生地黄、熟地黄、麦冬、百合、当归、贝母、甘草、玄参、桔梗组成。功效滋阴润肺。用于虚劳干咳，肺肾两虚所致的蛋白尿。每次 6~9g，每日 2 次，温开水或蜂蜜茶送服。

血塞通片：功效破血逐瘀，疏通精道。用于精道瘀阻所致的精液酸碱度异常。每次 5 片，每日 3 次。

血府逐瘀口服液：由当归、牛膝、红花、生地黄、桃仁、枳壳、赤芍、柴胡、桔梗、川芎、甘草组成。功效活血祛瘀，行气止痛。用于瘀血阻滞所致的少腹胀痛、不射精症、逆行射精，痰浊凝聚所致的附睾结节等。每次 10ml，每日 3 次。

当归芦荟丸：由当归、龙胆草、芦荟、木香、麝香、黑栀、青黛、黄连、黄芩、黄柏、大黄、姜汤组成。功效清肝胆实火。用于肝经湿热所致的头晕目赤、便秘溲黄、阴汗症，肝脾湿热引起的口眼生殖器综合征。每服 9g，每日 3 次。

阳和丸：功效温经通络，消肿散结。用于痈疡偏寒者，痰瘀互结所致的阳强。每次 3g，每日 1 次。

阳和解凝膏加黑退消：功效温经通络，消肿散结。用于痈疡偏寒者，气滞痰凝所致的阴茎痰核、男子乳房发育症。盖贴患处，5~7 天换 1 次。

导赤散：由生地黄、木通、竹叶、黄芩、灯心草、甘草梢组成。功效清心养阴，利水通淋。用于心火上炎所致口渴口疮，及移热小肠所致的小便涩痛，湿热下注所致的畸形精子症。每次 6g，每日 3 次。

耳聋左慈丸：由熟地黄、山茱萸、怀山药、丹皮、泽泻、茯苓、石菖蒲、五味子、磁石组成。功效补肾纳气，滋阴潜阳。用于阴虚阳亢所致的耳鸣耳聋，肝肾阴亏所致的男子更年期综合征。每次 5g，每日 3 次。

全鹿丸：功效温补肾阳。用于肾阳亏虚所致的性欲减退，精血亏损引起的房事疲劳综合征。每次 9g，每日 2~3 次。

冰硼散：由玄明粉、硼砂、朱砂、冰片组成。功效收敛生肌。外用，吹、敷溃疡。

安神补脑液：功效生精补髓，增强脑力。用于神经衰弱之失眠、健忘、头痛、记忆力下降，心脾气血两亏引起的男子慢性疲劳综合征。每服 10ml，每日 2 次。

肉苁蓉丸：功效温补肾阳，通精开窍。用于命门火衰所致的不射精症，肾气亏虚所致的逆行射精。每次 6g，每日 3 次。

如意金黄散：功效清热利湿，解毒排脓。用于因机体抵抗力较差，术后不慎感染所致的输精管结扎术后综合征。外敷，5~7 天换药 1 次。

朱砂安神丸：功效养阴清热，润肺清心。用于心肺阴虚所致的男子感染性疾病后机体功能失调综合征。每次 6g，每日 3 次。

冲泽桂癃爽胶囊：由泽兰、皂角刺、肉桂组成。功效化气利水，通淋活血止痛。用于下焦湿热瘀阻所致的夜尿多、会阴痛、睾丸坠胀、性病后综合征、五淋、癃闭等。每服 2 粒，每日 3 次。

七　画

龟甲胶颗粒：功效补益肝肾。用于肝肾阴虚所致的尿血、蛋白尿。每次 3~9g，每日 2 次，温开水冲服。

补肾滋阴片：功效滋补肾阴。用于肾阴亏损所致的口眼生殖器综合征。每次 5 片，每日 3 次。

补气升提片：功效补中益气升陷。用于中气下陷所致的乳糜尿。每次 5 片，每日 3 次，温开水送服。

补肾强身片：功效补肾强腰膝。用于肾虚腰酸腿软、疲劳综合征，肾阳虚寒所致的阴汗症。每服 4 片，每日 3 次。

补肾益脑胶囊：功效补肾生髓充脑。用于阴阳两虚所致的男子更年期综合征。每次 3 粒，每日 3 次。

补中益气丸：由黄芪、甘草、人参、当归、陈皮、升麻、柴胡、白术组成。功效补中益气，升阳举陷。用于脾胃气虚所致内脏下垂、纳少、大便溏薄、小便清长，中气不足所致的男子阴吹症、慢性前列腺炎、前列腺增生症，以及气血两虚所致的前列腺癌。每次 6g，每日 2~3 次，温开水送服。

麦味地黄丸：由熟地黄、牡丹皮、山茱萸、山药、茯苓、泽泻、麦冬、五味子组成。功效敛肺纳肾。用于肺肾阴虚所致的蛋白尿。每次 1 丸，每日 2 次，温开水送服。

杞菊地黄丸：由熟地黄、牡丹皮、山茱萸、山药、茯苓、泽泻、枸杞子、菊花组成。功效滋补肝肾。用于肝肾阴虚所致眼干涩、疲劳、雀目、视物昏花、男子更年期综合征、房事疲劳综合征，肺热津伤所致的糖尿。每次 9g，每日 3 次，温开水送服。

抗饥消渴冲剂：功效滋阴清热生津。用于阳明燥热所致的糖尿。每次 10g，每日 3 次，温开水冲服。

杜仲补腰合剂：功效补肾强腰膝。用于肾虚腰腿不利。每次 25ml，每日 3 次。

附桂八味丸：由熟地黄、牡丹皮、山茱萸、山药、茯苓、泽泻、肉桂、附子组成。功效补肾壮阳。用于正虚毒恋所致的残渣尿，命门火衰所致的阴寒症，精液量过多症。每次 9g，每日 2~3 次，温开水或淡盐汤送服。

附子理中丸：由人参、白术、干姜、甘草、附子组成。功效温阳祛寒，益气健脾。用于中气不足所致的男子阴吹症，脾肾阳虚所致的男子更年期综合症、口眼生殖器综合征、性病后综合征。每次 6~9g，每日 3 次。

苍附导痰丸：功效燥湿健脾，行气化痰。用于痰湿内盛所致的阳痿、逆行射精、精索炎等。每服 10g，淡姜汤送下。

芦荟丸：功效解毒泻火。用于忍精火郁所致的阴茎头包皮炎。每服 6g，每日 3 次。

苁蓉补肾丸：功效温补肾阳。用于肾阳不足所致的房事疲劳综合征。口服，每次 9g，每日 3 次。

还少丹：由肉苁蓉、巴戟天、牛膝、杜仲、茴香、熟地黄、枸杞子、山茱萸、五味子、楮实子、石菖蒲、远志、山药、茯苓组成。功效温肾补脾，养血益精。用于肾阳亏虚所致的腰膝酸痛、耳鸣目眩、阳痿、早泄、遗精、性欲减退、精子过多症，脾肾阳虚所致的男子更年期综合症、性病后综合征、男子慢性疲劳综合征。每次 6g，每日 3 次。

尿感宁冲剂：由海金砂藤、连钱草、凤尾草、萹草、紫花地丁组成。功效清热解毒，利湿通淋。用于湿热下注之尿路感染、尿浊、尿血、脓尿、乳糜尿。每次 15g，每日 3 次，开水冲服。

八　画

金锁固精丸：由沙苑子、芡实、莲须、龙骨、牡蛎组成。功效补肾涩精。用于肾虚精亏所致的遗精、遗尿、早泄，肾虚不固所致的尿浊、蛋白尿、慢性前列腺炎等。每次 3～6g，每日 3 次，淡盐汤送下。

金钱通淋口服液：功效利尿通淋。用于湿热淋证，湿浊下流所致的尿浊，肾气亏虚所致的遗精，肾气不固所致的早泄。每次 10～20ml，每日 3 次。

金匮肾气丸：功效温补肾阳，益气培元。用于肾阳虚寒所致的阴汗症、男子阴吹症、精液不液化症、男子更年期综合征、性病后综合征、男子慢性疲劳综合征。每次 3～6g，每日 3 次，淡盐汤送下。

金水宝胶囊：由虫草菌粉组成。功效补益肺肾，填精益气。用于肺肾阴虚所致的精气不足、神疲、阳痿、早泄、干咳，阴虚火旺所致的尿血、蛋白尿、糖尿，命门火衰所致的精液清冷、前列腺增生症。每次 3 粒，每日 3 次，温开水送服。

金黄散：由大黄、黄柏、姜黄、白芷、南星、陈皮、苍术、厚朴、甘草、花粉组成。功效清热利湿，解毒消肿。用于湿热下注所致的精索炎、性病性淋巴肉芽肿。研细末用水蜜调后热敷，每日 2 次。

参茸卫生丸：由人参、鹿茸等组成。功效温补阳气，生精培元。用于阴阳两虚所致的男子更年期综合征，精血亏损所致的房事疲劳综合征。每次 9g，每日 2 次。

参芪健胃冲剂：由太子参、黄芪、白术等组成。功效益气健脾。用于气虚脾失健运所致的尿浊。每次 10g，每日 3 次，开水冲服。

参苓白术丸：由莲子肉、薏苡仁、砂仁、桔梗、扁豆、茯苓、人参、甘草、白术、山药组成。功效益气健脾。用于脾胃虚弱所致的纳少、便溏、尿浊、乳糜尿、阴阜痛、男子慢性疲劳综合征等。每次 6～8g，小儿用量酌减，每日 2 次，淡盐汤送下。

参芪膏：由人参、黄芪等组成。功效大补元气。用于脾虚气陷所致的乳糜尿。每次15g，每日3次，温开水送服。

肾炎阳虚片：功效补肾温阳。用于肾阳偏虚所致的蛋白尿。每次5片，每日2~3次，温开水送服，20天为一疗程，连用3个疗程。

季德胜蛇药片：功效清热解毒。用于湿热蕴结所致的残渣尿。每次4片，每日3次，温开水送服。

知柏地黄丸：由熟地黄、牡丹皮、山茱萸、山药、茯苓、泽泻、黄柏、知母组成。功效滋阴降火。用于阴虚火旺所致的残渣尿、膀胱疼痛、尿道痛、附睾结节、阴臭症、血精症、性欲亢进、手淫症、阳痿、阳强、遗精、早泄、不射精症、射精痛、死精子症、前列腺痛、慢性前列腺炎、前列腺结核、前列腺增生症、前列腺癌、精索炎、阴茎结核等症。每次9g，每日3次，温开水送服。

青蒿鳖甲片：由青蒿、鳖甲、生地黄、知母、牡丹皮组成。功效养阴透热。用于阴液耗伤，邪伏阴分之午后潮热、盗汗，阴虚火旺所致的残渣尿等。每次4~6片，每日3次，温开水送服。

青麟丸：功效清热利湿。用于肝经湿热所致的前列腺炎。每次5g，每日3次。

青敷膏：功效清热解毒。用于痈肿初起，湿火下注所致的阴囊坏疽。外敷会阴部，每日1~2次。

青黛散：由青黛、儿茶、黄连、人中白、冰片、硼砂组成。功效清热解毒，燥湿敛疮。用于肝经湿热所致的阴囊湿疹，湿毒内浸所致的生殖器疱疹等。适量外用。

国老膏：功效解毒生肌。适于正虚毒恋，日久成瘘所致的会阴脓肿。每次1匙，化汤吞服蜡矾丸，每日2次。

坤灵丸：功效调摄冲任，化痰散结。用于冲任失调所致的男子乳房发育症。每次15g，每日2次。

乳倍膏：由乳香、没药、五倍子、大黄、三棱、莪术组成。功效行气活血，化瘀散结，消癥止痛。用于气滞血瘀所致的输精管结扎术后综合征。上药共研极细末，用凡士林调成膏状备用。用药前先将阴囊皮肤剃毛，适量外敷。

拔毒药：由红升、黄升、全蝎组成。功效解毒杀虫，拔毒生肌。用于热毒壅盛所致的尿道瘘、囊痈等症。制成药捻外用。

九　画

复方金钱草颗粒：功效清热利尿，通淋排石。用于下焦湿热所致的尿痛淋漓、脓尿、热淋、石淋等。每次3~6g，每日3次，温开水冲服。

复方丹参片：功效活血祛瘀。用于瘀血内阻所致的睾丸痛，每次4片，每日3次。

复方穿心莲片：功效清热解毒。用于肝经毒火所致的阴臭症、射精痛等症。口服，每次 4 片，每日 3 次。

养血饮颗粒：功效益气养血。用于气血两虚所致的弱精子症。每次 6g，每日 3 次。

养阴清肺膏：功效清热滋阴润肺。用于肺肾两虚所致的蛋白尿。每次 15ml，每日 2 次。温开水冲服。

济生肾气丸：由熟地黄、牡丹皮、山茱萸、山药、茯苓、泽泻、肉桂、附子、车前子、牛膝组成。功效温补肾阳。用于脾肾阳虚所致的蛋白尿，肾气不足所致的尿精症。每次 10~14g，每日 2 次，空腹米汤或温开水送服。

茯菟丸：功效补肾利湿。用于肾气不固所致的乳糜尿。每次 3g，每日 2~3 次，饭前淡盐汤或温开水送服。

前列泰胶囊：功效清热利湿，泻火解毒。用于下焦湿热所致的阴阜痛、会阴痛。每次 4 粒，每日 3 次。

前列解毒胶囊：功效活血化瘀，散结止痛。用于血脉瘀滞所致的阴阜痛、会阴痛。每次 4 粒，每日 3 次。

前列倍喜胶囊：由猪鬃草、蝼蛄、王不留行、皂刺、刺猬皮组成。功效清热利尿通淋，活血化瘀。用于瘀热蕴结所致的小便不利、淋漓涩痛、五淋癃闭、睾丸肿块，气滞血瘀所致的前列腺痛。每次 5 粒，每日 3 次。

前列康片：功效清热解毒利湿。用于湿热下注所致的慢性前列腺炎。每服 3~4 片，每日 3 次。

前列安栓：由黄柏、虎杖、栀子、大黄、毛冬青、吴茱萸、威灵仙、石菖蒲、荔枝核等组成。功效清热解毒，通淋活血止痛。用于热毒互结所致的性病后综合征。于每晚临睡前清洗肛门后，将栓剂涂上植物油塞入肛门 4~5cm 处，每日 1 次。

前列通瘀胶囊：功效清解湿热余毒，通淋活血止痛。用于湿热余毒所致的性病后综合征。每次 4 粒，每日 3 次。

活血通脉胶囊：功效活血化瘀，通脉止痛。用于瘀血阻络，瘀血内结所致的蛋白尿、房事疲劳综合征。每服 3 粒，每日 3 次。

活血化瘀丸：功效活血化瘀。用于气滞血瘀所致的阳痿、射精痛，茎络伤损所致的阳强。每次 1~2 丸，每日 2 次。空腹，用红糖水送服。

柏子养心丸：由柏子仁、枸杞子、麦冬、当归、石菖蒲、茯神、玄参、熟地黄、甘草组成。功效养心安神，补肾滋阴。用于心肾不交所致的遗精、男子更年期综合征、房事疲劳综合征。口服，每次 6g，每日 2 次，温开水送服。每晚临睡前必须 1 次。

柏椿膏：由侧柏叶、椿树叶组成。功效脱毒生肌。用于毒恋瘀滞所致的尿道瘘。外涂瘘口，外盖消毒纱布，每日换药 2 次。

保精片：由萆薢、菟丝子、石菖蒲、泽泻、车前子等组成。功效补肾化浊。用于肾虚湿热所致的精液量过多症、慢性前列腺炎、前列腺增生症。每次 6 片，每日 3 次。口服。

茴香橘核丸：功效破气温阳散结。用于寒凝气滞所致的阴寒症，气滞血瘀所致的输精管结扎术后综合征、性病后综合征。每服 6~9g，每日 2~3 次。

绞股蓝总甙胶囊：功效补气养血。用于气血两虚所致的口眼生殖器综合征。每次 4 粒，每日 3 次。

屏风生脉胶囊：由黄芪、白术、防风、人参、麦冬、五味子、制附子组成。功效能益气扶阳，补虚固表。用于气短心悸、表虚自汗、乏力头晕、易于感冒、男子慢性疲劳综合征。每服 3 粒，每日 2~3 次。

十 画

健肾地黄丸：功效滋阴补肾。用于肾虚腰痛、尿浊。每次 60 粒，每日 3 次，空腹淡盐汤或温开水送服。

健脾资生丸：功效健脾消食。用于脾运失健所致的纳少无力、尿浊。每次 9g，小儿用量酌减，每日 2~3 次，米汤或温开水送服。

通塞脉片：功效活血化瘀。用于气滞血瘀所致的蛋白尿。每次 8~12 片，每日 3 次，开水送服，2~3 个月为一疗程。

消渴灵片：功效补气生津。用于肾亏不摄所致的糖尿。每次 8 片，每日 3 次，温开水送服。

消痰丸：功效健脾化痰散结。用于痰浊凝聚所致的阴茎硬结症。每服 6g，每日 3 次。

消瘰丸：功效行气化痰，软坚散结。用于气郁痰阻所致的瘰疬、痰核、男子乳房发育症。每次 6g，每日 2~3 次。

益肾灵颗粒：功效补肾利湿。用于肾虚湿热所致的尿精症。每次 20g，每日 3 次，温开水冲服。

逍遥丸：由柴胡、白术、白芍、当归、茯苓、薄荷、生姜、甘草组成。功效疏肝解郁，健脾和营。用于肝气郁结所致的慢性附睾炎、性欲减退、逆行射精、精液酸碱度异常、精阜炎、男子更年期综合征、性病神经综合征、性病后综合征。每次 6g，每日 2 次。

桂枝茯苓丸：由桂枝、芍药、茯苓、牡丹皮、桃仁组成。功效活血化瘀，缓消癥块。用于痰瘀阻滞所致的精液不液化症、少精子症、精子过多症、前列腺增生症。每次 6g，每日 3 次。

狼毒枣：由狼毒、大枣组成（剂量、制法见《男科纲目》）。功效解毒散结。用于痰凝血瘀所致的前列腺结核、前列腺癌、阴茎癌等。成人每服 10 枚，每日 3 次；二日后每日递增 1 枚，至每次 20 枚为极量，饭前服。

脑灵素片：功效补脑安神。用于心肾不交所致的房事疲劳综合征。每次 3~4 片，每日 3 次。

党参固本丸：功效滋补肺肾，益气固本。用于肺肾阴虚所致的房事疲劳综合征。每次 6~9g，每日 2 次。

柴胡疏肝丸：由柴胡、川芎、陈皮、枳壳、赤芍、香附、炙甘草组成。功效疏肝行气，和血止痛。用于肝郁不疏所致的胁肋疼痛、寒热往来、阳痿、遗精等症。口服，每次6g，每日3次，温开水送服。

珠黄散：由生黄柏、生蒲黄、飞朱砂、黄连、梅片、石膏组成。功效清热解毒，收湿敛疮。用于肝经湿热所致的阴部溃疡。适量外敷。

十一画

清火栀麦片（胶囊）片剂：由山栀子、瞿麦等组成。功效清热解毒利湿。用于毒流少阴所致脓尿。片剂每次2片，每日2次；胶囊每次2粒，每日2次，温开水送服。

清血解毒丸：功效清热解毒凉血。用于湿热蕴结所致的残渣尿。每次6g，每日2次，温开水送服。

清解片：功效清热解毒。用于毒流少阴所致的脓尿，肝肾阴虚所致的男子乳疬。每次10~15片，分3次吞服；儿童减半；婴儿服1/3。

清开灵口服液：功效清热解毒。用于湿热蕴毒所致的口眼生殖器综合征。每次2瓶，每日3次。

黄灵丹：由煅石膏、飞滑石、飞甘石、黄柏、轻粉、东丹、梅片组成。功效解毒杀虫敛疮。用于湿毒下注所致的尿道瘘、阴囊湿疹等。适量外用。

黄连解毒丸：由黄连、黄芩、黄柏、山栀组成。功效泻火解毒。用于淫毒传袭所致的阴茎头包皮炎。每次6g，每日3次。

黄芪精口服液：功效益气固表。用于气虚血亏所致的表虚自汗、四肢乏力、精神不足、男子慢性疲劳综合征。每服10ml，每日2~3次。

银黄注射液：功效清热解毒。适用于湿热蕴毒所致的口眼生殖器综合征。每次2ml，每日2~3次。

银翘解毒丸：功效清热解毒散结。用于痈肿初起，瘟毒下注所致的睾丸炎，湿热蕴结所致的阴囊感染、口眼生殖器综合征。每次9g，每日2~3次，鲜芦根煎汤或温开水送服。

犀黄醒消丸：功效凉血，解毒，散结。用于邪毒内结的男子乳癌。每次1-2丸，每日2次，黄酒适量送服。

犀黄丸：功效清热利湿解毒。用于湿热蕴结所致的阴囊感染、阴茎结核、男子乳癌。每服2粒，每日3次，温开水送服。

硇砂散：由硇砂、辰砂、雄黄、火硝、西月石、麝香组成。功效解毒消痈。用于热盛肉腐所致的前列腺脓肿。适量外敷。

萆薢分清丸：由萆薢、石菖蒲、益智仁、台乌药、生草梢组成。功效温暖下元，利湿化浊。用于湿热下注所致的遗精，湿热蕴毒所致的口眼生殖器综合征，尤适宜于肝脾湿热证湿浊偏盛流注外阴者。口服，每次6g，每日2次，温开水送服。

十二画

散结镇痛胶囊：功效散结镇痛。用于气滞血瘀所致的附睾结节。每次4粒，每日3次。

滋肾通关丸：功效助膀胱气化。用于膀胱积热所致的前列腺增生症。每次8粒，每日3次。

脾肾双补丸：功效补肾健脾。用于脾肾阳虚所致的房事疲劳综合征。每次9g，每日2~3次。

跌打丸：功效消肿化瘀，止痛散结。用于跌打损伤后期诸症，气滞血瘀所致的输精管结扎术后综合征。每次1粒，每日2~3次。同时用跌打丸，黄酒化开，调成糊状，外敷阴囊局部。

湿热痹冲剂：功效清热利湿，通络止痛。适用于湿热阻络所致的口眼生殖器综合征，伴关节疼痛者尤为适宜。每次1袋，每日3次。

琥珀蜡矾丸：功效益气养阴。用于气阴两虚所致的阴囊坏疽。每服5g，每日2次。

紫金锭：功效解毒消痈。用于热毒蕴于肌腠之痈肿、睾丸附睾炎。醋调涂搽患处，每日2~3次。

鹅黄散：由石膏、炒黄柏、轻粉组成。功效燥湿敛疮。用于痈疽溃后，湿热下注所致的囊痈等。适量外敷。

十三画

锡类散：功效解毒化腐，敛疮生肌。用于痈疡溃后、肿瘤。外用，吹、敷溃疡。

蒲芪片：由黄芪、生蒲黄等组成。功效益气化瘀。用于脾气虚弱所致的前列腺增生症。每服6片，每日3次，连服6周为一疗程。

十四画

缩泉丸：由乌药、益智仁组成。功效温肾祛寒，缩尿止遗。用于下元虚冷、小便频数、小儿遗尿，肾气不固所致的乳糜尿、射尿症。每次9g，每日2次，空腹温开水送服。

精泰来颗粒：由生地黄、牡丹皮、生蒲黄、益母草等组成。功效补肾利湿，化浊解毒。用于肾虚湿热瘀阻所致的精子自身免疫。每次9g，每日3次。

聚精丸：由黄精、太子参、紫河车、鱼鳔胶等组成。功效健脾滋肾填精。用于肾精亏虚所致的精液酸碱度异常、少精子症、弱精子症、精液清冷、性功能低下等。每次6g，每日3次。

十六画

癃清片：功效清热利湿。用于膀胱蕴热所致的尿血、五淋、癃闭，毒流少阴所致的脓尿。每次 4~6 片，每日 3 次，温开水送服。

糖尿乐胶囊：功效益气养阴。用于阳明燥热所致的糖尿。每次 3~4 粒，每日 3 次，温开水送服。

橘核丸：功效破气散结。用于气滞血瘀所致的睾丸炎、精索炎。每次 10g，每日 2 次。

十九画

藿香正气口服液：由苍术、陈皮、厚朴、白芷、茯苓、大腹皮、半夏、甘草、藿香、紫苏叶组成。功效解表祛暑，化湿和中。用于四时外感、中暑头晕、脘腹胀痛、呕吐泄泻，湿阻中焦所致的阴痒等症。每次 10ml，每日 2 次。

鳖甲煎丸：功能滋阴软坚散结。用于阴虚内热之癥块，血脉瘀滞所致的蛋白尿。每次 6g，每日 2~3 次，饭后，温开水送服。

主要参考书目

［1］褚澄．六醴斋医书，褚氏遗书［M］．修敬堂藏版，南北朝靖泰二年

［2］虞抟．医学正传．人民卫生出版社，明正德乙亥撰

［3］孙思邈．备急千金要方［M］．上海久敬斋书印行，清光绪戊申年

［4］韩善征．阳痿论（手抄本）［M］，清光绪23年撰

［5］唐容川．血证论［M］．上海：上海千顷堂书局，1935

［6］皇甫谧．针灸甲乙经［M］．商务印书馆，1955

［7］（日）丹波康赖．医心方［M］．浅仓屋藏版，人民卫生出版社影印，1955

［8］巢元方等．诸病源候论［M］．北京：人民卫生出版社，1955

［9］王孟英．温热经纬［M］．第一版．北京：人民卫生出版社影印，1956

［10］吴谦等．医宗金鉴［M］．上海：上海宝斋书局发行，1957

［11］王肯堂．证治准绳［M］．上海卫生出版社，1957

［12］张仲景．伤寒杂病论［M］．南京：江苏人民出版社，1958

［13］俞震．古今医案按［M］．上海科技出版社，1959

［14］张景岳．景岳全书［M］．岳寺楼藏版，上海科技出版社，1959

［15］喻嘉言．医门法律［M］．上海：上海科技卫生出版社，1959

［16］何廉臣编．重订广温热论［M］．第一版．北京：人民卫生出版社，1960

［17］黄帝内经［M］．北京：人民卫生出版社，1963

［18］张璐．张氏医通［M］．上海：上海科学技术出版社，1963

［19］程国彭．医学心悟［M］．北京：人民卫生出版社，1963

［20］陈实功．外科正宗［M］．北京：人民卫生出版社，1964

［21］王清任．医林改错［M］．北京：人民卫生出版社，1976

［22］傅青主．傅青主女科［M］．上海：上海人民出版社，1978

［23］五十二病方［M］．北京：文物出版社，1979

［24］南京中医学院外科教研室．《简明中医外科学》［M］．南京：江苏人民出版社，1958

［25］南京中医学院内科教研室．《简明中医内科学》［M］．上海：上海科学技术出版社，1959

［26］徐福松整理．许履和外科医案医话集［M］．南京：江苏科学技术出版社，1980

［27］单兆伟，邵荣世，张继泽．张泽生医案医话集［M］．南京：江苏科学技术出版社，1981

［28］苏明哲，邹燕勤，黄新吾．邹云翔医案选［M］．南京：江苏科学技术出版社，1981

［29］许履和，徐福松．增评柳选四家医案［M］．南京：江苏科技出版社，1983

［30］钱乙．小儿药证直诀［M］．南京：江苏科技出版社，1983

［31］朱丹溪．丹溪心法［M］．上海：上海科技出版社，1983

［32］高秉钧．疡科心得集［M］．南京：江苏科技出版社，1983

［33］王焘．外台秘要［M］．上海：上海鸿宝书局石印，1984

［34］李曰庆，赵树森．男子不育［M］．北京：人民卫生出版社，1984

［35］傅青主．傅青主男科［M］．福州：福建科技出版社，1984

［36］顾伯华．实用中医外科学［M］．第一版．上海：上海科学技术出版社，1985

［37］张锡纯．医学衷中参西录［M］．石家庄：河北科学技术出版社，1985

［38］张伯臾．中医内科学［M］．上海：上海科技出版社，1985

［39］岳甫嘉．妙一斋医学正印种子编［M］．北京：中国古籍出版社，1986

［40］徐福松．实用中医泌尿生殖病学［M］．济南：山东科学技术出版社，1987

［41］天津科学技术出版社编．实用男性学［M］．天津：天津科学技术出版社，1988

［42］王琦，曹开镛．中医男科［M］．天津：天津科学出版社，1988

［43］吕德滨，黄平治．实用简明男性学［M］．哈尔滨：哈尔滨出版社，1988

［44］黄宇烽．男性病实验诊断手册［M］．南京：东南大学出版社，1989

［45］黄平治，李永海．男性不育［M］．北京：科学技术文献出版社，1990

［46］黄海波，黄平治．男性不育的诊断与治疗［M］．呼和浩特：内蒙古人民出版社，1990

［47］张敏健，李小平．中医男科辑要［M］．上海：上海中医学院出版社，1990

［48］戴西湖，刘建华．古今男科医案选按［M］．北京：华夏出版社，1990

［49］李宝顺．名医名方录．华艺出版社，1990

［50］杨殿兴，林红，实用中医性病学［M］．第一版．成都：四川科学技术出版社，1990

［51］杜怀棠．中国当代名医验方大全．石家庄：河北科学技术出版社，1990

［52］李彪，何耀荣．男科证治指南［M］．长沙：湖南科学技术出版社，1990

［53］冷方南．中医男科临床治疗学［M］．北京：人民卫生出版社，1991

［54］金之刚，陈文伯．男性不育与性功能障碍．北京：学苑出版社，1991

［55］李广文．男女性疾病与不孕症［M］．济南：山东科学技术出版社，1991

［56］吴阶平，马永江．实用泌尿外科学［M］．北京：人民军医出版社，1991

［57］郭注．百子全书，山海经［M］．杭州：浙江人民出版社，1991

［58］谢文英，王一飞，江鱼．男性学［M］．上海：上海科学技术出版社，1991

［59］秦伯未．实用中西医结合诊断学［M］．北京：中国医药科技出版社，1991

［60］徐福松，高鸿程．男性病治疗［M］．南京：江苏科学技术出版社，1991

［61］李兴广，连增林．男科药食方萃［M］．北京：北京科学技术出版社，1992

［62］史宇广，单书健．当代名医临证精华·男科专辑［M］．北京：中医古籍出版
社，1992

［63］黄平治，李永海．男性性功能障碍［M］．北京：科学技术文献出版社，1992

［64］安崇辰，余明干．中医男科证治备要［M］．北京：科学技术文献出版社，1992

［65］张天，陈以平．实用中医肾病学［M］．上海：上海中医学院出版社，1992

［66］郑大坤．中国古今男科良方集成［M］．济南：济南出版社，1993

［67］安崇辰．中国男科学［M］，贵阳：贵州科技出版社，1993

［68］徐福松，黄馥华．男科纲目［M］．南京：南京大学出版社，1993

［69］吴阶平．泌尿外科［M］．济南：山东科学技术出版社，1993

［70］世界卫生组织．国家计划生育委员会科学技术研究所．人类精液及精子-宫颈黏液相
互作用实验室检验手册（第三版）［M］．北京：科学出版社，1994

［71］秦国政．实用中医男科学［M］，北京：中国工人出版社，1994

［72］王永炎．临床中医男科学［M］．第一版．北京：北京出版社，1994

［73］郭瑞林．实用男性疾病诊断治疗学［M］，北京：人民军医出版社，1994

［74］郭玉英，等．性·性行为·性疾病［M］，北京：中国医药科技出版社，1994

［75］戚广崇．实用中医男科手册［M］．上海：知识出版社，1995

［76］李曰庆．实用中西医结合泌尿男科学［M］．北京：人民卫生出版社，1995

［77］周智恒．现代中医药应用与研究大系［M］．男性科（第11卷）．上海：上海中医
药大学出版社，1995

［78］陈如钧，江鱼．不孕不育治疗学［M］．上海：上海科学技术出版社，1995

［79］王旭高．王旭高医学遗书六种［M］．北京：学苑出版社，1996

［80］曹开镛，徐福松．男科基础与临床［M］．北京：中国科学技术出版社，1996

［81］郭应禄，胡礼泉．临床男科学［M］，武汉：湖北科学技术出版社，1996

［82］郁觉初，巢因慈．临床实用中成药手册［M］．南京：江苏科学技术出版社，1996

［83］高丹枫．古今性病论治［M］．北京：学苑出版社，1997

［84］王琦．王琦男科学［M］．郑州：河南科学技术出版社，1997

［85］梁勇才．男科诊治精要［M］．北京：人民军医出版社，1998

［86］欧阳恒，王明忠．中西医临床性病学［M］．北京：中国中医药出版社，1998

［87］张登本，周志杰．中医男科病学［M］．西安：陕西科学技术出版社，1998

［88］陈奇．中成药名方药理与临床［M］．北京：人民卫生出版社，1998

［89］郭应禄．现代泌尿外科诊疗手册［M］．北京：北京医科大学中国协和医科大学联

合出版社，1998

[90] 窦国祥．中华食物疗法大全［M］．南京：江苏科学技术出版社，1999

[91] 黄煌．方药心悟——名中医处方用药技巧．江苏科学技术出版社，1999

[92] 米一鹗．首批国家级名老中医效验秘方精选（续集）．北京：今日中国出版社，1999

[93] 单书健，等．古今名医临证金鉴．北京：中国中医药出版社，1999

[94] 郭应禄．阴茎勃起功能障碍［M］．北京：北京医科大学出版社，1999

[95] 黄宇烽，许瑞吉．男科诊断学［M］．上海：第二军医大学出版社，1999

[96] 欧阳恒，杨志波．新编中医皮肤病学［M］．第一版．北京：人民军医出版社，2000

[97] 余保平，王伟岸．消化系疾病免疫学［M］．北京：科学出版社，2000

[98] 张有寯，于铁成．男科疾病诊断与治疗［M］．天津：天津科技翻译出版公司，2000

[99] 陈达灿，禤国维．皮肤性病科专病中医临床诊治［M］．北京：人民卫生出版社，2000

[100] 陈志强，江海身．男科专病中医临床诊治［M］．北京：人民卫生出版社，2000

[101] 曹开镛，王润和．中医男科研究新进展［M］．天津：天津科学技术出版社，2000

[102] 张元芳，吴登龙．男科治疗学［M］．北京：科学技术文献出版社，2001

[103] 朱永康，何映．前列腺疾病中医诊治［M］．南京：江苏科学技术出版社，2001

[104] 马永江，安崇辰．中西医结合男科学［M］，北京：中国中医药出版社，2001

[105] 张琪．全国著名老中医临床经验丛书·张琪临床经验辑要［M］．北京：中国中医药出版社，2001

[106] 刘照旭，范医东，等，性功能障碍的诊断与治疗［M］，济南：山东科学技术出版社，2002

[107] 陈武山．现代名中医男科绝技［M］．北京：科学技术文献出版社，2002

[108] 秦云峰，张小平．中医外治疗法集萃［M］．赤峰：内蒙古科学技术出版社，2002

[109] 姚睿智，丘勇超．男性性功能障碍中西医结合诊疗与调养［M］，广州：广东旅游出版社，2002

[110] 傅文录．专科专病名医临证经验丛书．肾脏病［M］．北京：人民卫生出版社，2002

[111] 郑伟达．前列腺疾病中医诊疗学［M］．北京：北京科学技术出版社，2003

[112] 郭应禄，李宏军．前列腺炎［M］．北京：人民军医出版社，2003

[113] 王琦．男科疾病中西医汇通［M］．沈阳：辽宁科学技术出版社，2003

[114] 于智敏．走出亚健康［M］．北京：人民卫生出版社，2003

[115] 何锦森．现代男科疾病［M］．北京：中国中医药出版社，2004

[116] 王琦．王琦谈男科病［M］．上海：上海科技教育出版社，2004

［117］刘继红，熊承良．性功能障碍学［M］．北京：中国医药科技出版社，2004

［118］王红玉．亚健康状态中医基本证候分布及生存质量研究．北京中医药大学硕士研究生学位论文集［M］．2004

［119］陈家旭．疲劳综合征调养与护理［M］．北京：中国中医药出版社，2004

［120］陈孝平．外科学［M］．第一版．北京：人民卫生出版社，2005

［121］郭应禄，李宏军．男性更年期综合征［M］．北京：中国医药科技出版社，2005

［122］贾金铭．中西医结合男科学［M］．北京：中国医药科技出版社，2005

［123］春泉．健康人亚健康状态中医基本征候及其诊断标准的临床研究．天津中医学院2005届博士研究生论文集［M］．2005

［124］朱永康，何映．前列腺疾病中医治疗［M］．南京：江苏科学技术出版社，2005

［125］郭军．男性性功能障碍的诊断与治疗［M］．北京：人民军医出版社，2005

［126］袁谭，张海峰．男科诊疗学［M］．哈尔滨：黑龙江科学技术出版社，2005

［127］徐宝，何映．亚健康状态及其研究现状．江苏中医男科提高班暨男科学术大会文集［M］．2006

［128］曾庆亮．中医药治疗慢性疲劳综合征的文献分析研究．北京中医药大学硕士研究生学位论文集［M］．2006

［129］孙则禹，等．睾丸肿瘤外科及手术学［M］．上海：第二军医大学出版社，2006

［130］徐福松，莫蕙．不孕不育症诊治［M］．上海：上海科技出版社，2006

［131］陈正平，等．朱少鸿医案［M］．香港：香港今日出版社有限公司，2007

［132］江苏省中医院．全国名老中医论文集．徐福松教授［M］．2007

［133］徐福松．男科临证指要［M］．北京：人民卫生出版社，2008

跋

"光阴逝，天地正春秋。露滴芙蓉红似火。莫愁湖畔确无愁，细浪逐轻舟。"——田芜

这是一个难眠的夜晚。当我阅毕全书，已临三更时分，人倦心累，凭倚休憩，万籁俱寂中，不觉万念频至，思绪万千。

两年前的十月金秋，北京两家出版社同时约稿于我。其中《中国中医名家经典实用文库》20位冠名专科专病目录中，悉系中医界泰斗、前辈，唯我是未满七秩小字辈。

我出身中医世家，涉足医林50载。家父惠之公"先做人，后做事"及舅父许履和老师"学医不精，不若不学医"的钧海棒喝，心篆肺铭，未敢有一日之忘。我勉竭心力，历练磨砺，渐知业界为人、治学、行医之道。

中医博大精深，非治学严谨、好学深思者不足以学成。尽善难求，功夫学养皆不负人。勤奋有恒，当不辍于月晨灯夕。学宗诸家，博综古今，积学储宝，思精心会；溯源流，识标本，度进退，得高明，方可望变通之奇。

身居中医最高学府，必以理论和临床并重，医教研全面进取。实践第一，不断升华，学验俱丰，留惠后人。为医者，临床乃第一要务；为医者，不可一日无临床。医高先须德馨，君子以美善其身为道，须信"德成而上，医成而下"为至理，对患者具疴瘵乃身"割股"心。将经验升华为理论，生命不息，医教研不断，笔耕不止。"留得清气满乾坤"。

行医贵有悟心，要用心看病。首先通过四诊，悟出患者的脉理、病理和心理，然后悟出其中的医理和哲理，最后因人、因时、因地、因源而宜，对症下药，审因疏导，始克有效。真积日久，出入规矩在先，活法从心，自我造化在后，如此随发生机，不难辟出自家天地。

医事传承，关系我中华民族万载之业。固从师不可忘师长，师长甘愿为人梯。既从严要求，为人师表，又循循善诱，和盘托出。学问亦是取之于民，用之于民，造福于民。"雄凰清于老凰声"，希望学生超过老师，中医才能名医辈出，代有发展。

名利乃身外之物。声誉从实践来，一分耕耘，一分收获，日积月累，自然形成。要搞真才实学，不搞沽名钓誉，不求虚名，但求实学。真才来自实学，实学才有真才，与其名不副实，毋宁实过于名。

医者欲脱俗身，需兼聪明愚拙二能。聪明当殚竭于有志，愚拙则应付于无聊，欲避圈

内相忌相轻之害，须谨慎自律，眼界之外更开胸界。宁可人负我，我绝不负人。

学海茫茫满招损，杏林苍苍谦受益。古有"一字师"、"三人行必有我师"之典故，今有长者为师、先者为师、能者为师、患者为师、徒者为师之美传。自撰晚号"一毛老人"，意即活到老，学到老，还只懂得九牛之一毛。

我资质愚善，才同鸠拙，公输之门，何敢弄斧？此前，虽曾刊过千万余言论著，然大都草草就之。悠悠岁月，忽已年迹古稀。年来笔墨抛荒，江花谢草，非复昔时风流。清代·袁随园诗曰："阿婆也似娇娇女，头未梳成不许看。"待到入境愈深，反愈生畏怯，故总以为"头未梳成"，不敢贻笑大方。而今幸遇伯乐，感慨时运，率而心动笔痒，不揣谫陋；加之男科才俊云兴，后起竟秀，始克胆气猛增，伏枥砺志。遂遵旨意，订计划，疏目录，撰样稿，复网络知音，联手道友，共襄编著大计；以华采为末，以体用为本，庶几不负领导师友期望之切，亦云推波助澜，雅附同气之意也。

值此之际，东方欲晓，依然五内未宁，意犹未尽。兹专修寸牍，聊表微衷，感仰云情，曷胜泥谢。

中国中医药出版社诸位领导，尤其是华中健主任，慧眼独具，不拘一格的信任、鼓励、推荐和指导，给我以肩负大任的机遇。

云南省中医医院院长秦国政教授、南京中医药大学男科学研究所所长金保方教授，两位执行主编亦徒亦师亦友，非凡的组织、编写、统稿才能，使本书得以顺利杀青、付梓。

江苏省徐州市中医院男性不育科秦云峰教授一马当先，保质保量地撰成本书诸多难点、亮点；江苏省中医院男科何映主任、生殖医学科刘承勇主任；广西中医学院附属瑞康医院泌尿外科杨文涛主任；魏跃钢、凌立君、王劲松、周翔、杨晓玉、周玉春、刘建国、张华俊、张新东、徐奚如等，亦为本书稿的圆满完成付出了辛勤的劳动，作出了积极的贡献。

特别荣幸的是，全国人大常委会副委员长、全国妇联主席顾秀莲女士，江苏省委原书记、省人大常委会原主任陈焕友先生，卫生部原副部长、全国政协科教文卫体委员会副主任孙隆椿先生，卫生部原副部长、中国医师协会会长殷大奎先生，江苏省卫生厅厅长郭兴华先生，澳门科技大学中医药学院院长、澳门科大医院院长项平教授，中国科学院院士、中国中西医结合学会名誉会长陈可冀研究员，分别为本书题词。

全国文联暨全国书法家协会副主席，江苏省文联副主席、书记处书记，省书法家协会主席言恭达教授为本书题签。

南京中医药大学校长吴勉华教授，全国著名中医学家、九十七岁高龄的干祖望大师为本书作序。

在此一并表示衷心的感谢！

本书编著过程中，我挪用了原本属于我夫人黄馥华教授的大量时间，在此深表歉意和感激。

最后，我谨引用两位古今大家的诗句聊作本跋的结束语，亦为我有生之年的座右铭，并与各位同仁共勉：

　　"路漫漫其修远兮，吾将上下而求索。"（屈原）

　　"探胜不畏攀登苦，求索永葆求实心。"（阮文辉）

徐福松

2008 年中秋于莫愁湖畔自求斋

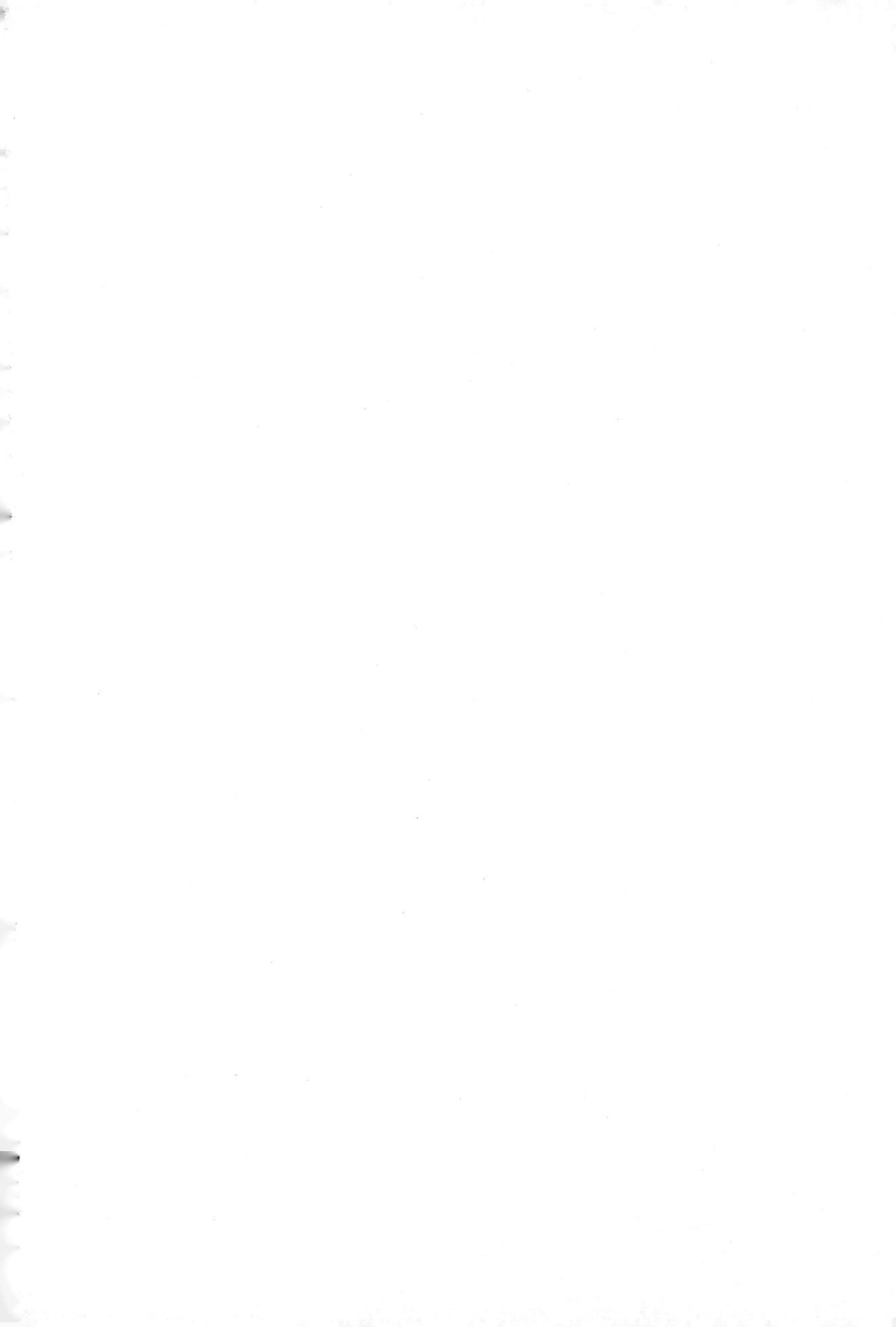